中国医学科学院整形外科医院　妇科整形临床指导丛书

妇科美容整形手术

第2版

名誉主编　李森恺

主　　编　李　强　李峰永

编　　者　李　强　李森恺　李峰永

　　　　　周　宇　曹玉娇　魏蜀一

　　　　　丁　健　张思娅　赵　阳

　　　　　强　帅　刘美辰　原　野

　　　　　王可可　张　甄　李一琳

　　　　　杨　堃

中国协和医科大学出版社

北　京

图书在版编目（CIP）数据

妇科美容整形手术 / 李强，李峰永主编. —2版. — 北京：中国协和医科大学出版社，2024.3
（中国医学科学院整形外科医院妇科整形临床指导丛书）
ISBN 978-7-5679-2363-8

Ⅰ.①妇…　Ⅱ.①李…②李…　Ⅲ.①美容－整形外科学　Ⅳ.①R622

中国国家版本馆CIP数据核字（2024）第050631号

主　　编　李　强　李峰永
责任编辑　李元君
装帧设计　锋尚设计
责任校对　张　麓
责任印制　张　岱
出版发行　**中国协和医科大学出版社**
　　　　　（北京市东城区东单三条9号　邮编100730　电话010-65260431）
网　　址　www.pumcp.com
印　　刷　小森印刷（北京）有限公司
开　　本　889mm×1194mm　　1/16
印　　张　32.25
字　　数　900千字
版　　次　2024年3月第2版
印　　次　2024年3月第1次印刷
定　　价　328.00元

名誉主编简介

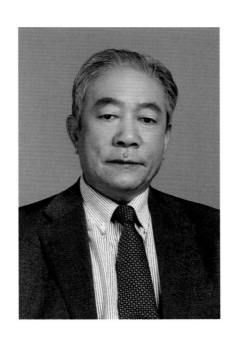

李森恺　1961年就读于中国协和医科大学医疗系，1979年就读于中国协和医科大学研究生院整形外科专业，获硕士学位。1986年在日本北里大学医院整形外科学习一年。曾任中国医学科学院整形外科医院副院长、科主任、二级教授、博士研究生导师。师从宋儒耀、李式瀛等著名教授，从事整形美容外科临床工作44年。主编《埋没导引缝合技术》《尿道下裂学》《实用尿道下裂手术》《中华医学百科全书·整形美容外科学》。发表论文300余篇。

| 主编简介 |

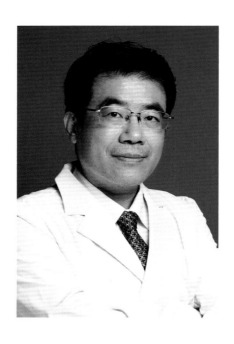

　　李强　主任医师，中国医学科学院整形外科医院整形十科主任，科室内包含妇科整形和体表肿瘤治疗两个中心。1985年毕业于山东医科大学，一直从事整形临床工作。现任中国抗衰老促进会女性生殖整形及修复分会分会长，中国医药教育协会整形美容外科专业委员会主任委员。先后师从岳纪良、李森恺教授，擅长妇科整形、男科整形、尿道下裂矫治、两性畸形治疗、瘢痕整形等，对于体表肿瘤、晚期面瘫、微创整形美容和手部整形也具有丰富的经验。发表论文80余篇。

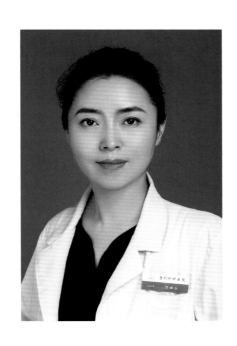

李峰永 中国医学科学院整形外科医院副主任医师，妇科整形中心副主任。中华医学会整形外科学分会会阴整形学组副组长、中国医药教育协会整形美容外科专业委员会副主任委员、中国研究型医院盆底医学学组组员、中国女医师协会整形美容专业委员会委员。擅长外阴先天畸形的整形手术、女性会阴部位美容整形手术、瘢痕修复、压力性尿失禁的早期治疗等。曾参编《尿道下裂学》《实用尿道下裂手术》《盆底医学》《埋没导引缝合技术》。

| 序 |

　　《妇科美容整形手术》于2019年应当时妇科和整形外科医务人员之需，由中国协和医科大学出版社出版。随着人们生活水平的提高和文化传媒的影响，妇科美容整形市场需求日益增加，但医务人员可以参考的专业书籍相对匮乏。当时中国医学科学院整形外科医院妇科整形中心的李强团队梳理了该中心既往20年的妇科美容整形手术治疗经验，并汇集成书出版，该书具有较强的指导性、实践性和可重复性，认真阅读该书后，具有一定临床经验的妇科和整形外科医师均可以独立地顺利完成这方面的手术。由于该书图文并茂、通俗易懂，在妇科美容整形领域颇受欢迎。《妇科美容整形手术》出版发行4年后，妇科美容整形领域渐趋成熟，从事妇科美容整形手术的专业医疗队伍日渐壮大，对于更高专业水准的相关专著的需求日增。于是中国协和医科大学出版社联合作者们决定推出《妇科美容整形手术》（第2版）。第2版在上一版基础上增加了大量的专业内容，仍由李强、李峰永团队编撰，他们在大量临床实践和经验的基础上，出于对求医者私密处疾患的痛苦和心理需求的深切感受、爱心的驱使，以及责任与义务的推动，将不断升华的妇科美容整形手术的专业学术水平又推到了更高的高度，成书势在必行。《妇科美容整形手术》（第2版）特色在于，作者依据国内外公开发表的大量文献，引经据典，旁征博引，把妇科美容整形的各个疾病分门别类地进行了梳理，附以大量的临床实践，让实践与理论相辅相成，使其内容具有更高的学术水准。

　　我相信读者阅读此书后，对此前的相关文献、临床手术经验一览无余，大有妇科美容整形手术观止之感。《妇科美容整形手术》（第2版）将成为妇科美容整形手术的经典之作。

李森恺

2024年1月

| 再版前言 |

妇科美容整形发展迅速，但专业领域尚不够成熟、规范，需要一些专业性的教材或专著给予指引。2019年我们出版了《妇科美容整形手术》一书后，颇受业界的欢迎，被认为是较好的初学者教材。虽然该书体现了中国医学科学院整形外科医院妇科整形中心20余年的临床研究与工作体会，但毕竟是一家之见，终有管中窥豹之憾。由于本专业技术进展很快，患者的要求日益提高，手术也向精细化发展，应各界需求，4年后我们推出了《妇科美容整形手术》（第2版）。

妇科美容手术的特点是入门易而精深难，过去面对一般要求的患者，拥有外科、妇科基本手术技能，掌握妇科美容整形的原则的医生就可以完成这些手术项目。但如今面对高要求的患者，则需要更多的整形技巧和较高的审美素养。当前妇科美容整形的发展趋势是向高标准、精细化发展，患者不再满足于服从医生建议进行概念性的手术，而是根据自己的审美愿望，提出更多个性化的要求，例如小阴唇缩小整形手术，患者不仅要求小阴唇宽度的缩小，而且希望厚度适中、长度紧致、边缘自然、细微结构对称、色泽浅而整体对称、美观等，这就大大增加了手术的难度。作为一个专业从事妇科美容整形的医者，除了有良好的外阴审美眼光，还要求同时掌握多种美容手术技巧，根据患者的解剖特点、审美要求，设计切实可行的个性化美容方案。正如每一个小阴唇都有其天然的形态特点，高水平的美容整形设计也应该千变万化、各有不同。为了实现理想的美容整形，做一个优秀的专业妇科美容整形医生，全面了解该领域的治疗原则，切实掌握各类整形技术是必不可少的过程。本书就是针对这类问题展开，不单从整形的角度开宗明义地提出了每一类手术的治疗原则，更是列举了目前报道的大部分文献，让大家不拘泥于一些固定的技术思维，可以灵活多变地随时引入各种技巧，使得手术更加趋于完美。

第2版中，我们力求博采众家之长，将国内外较有影响力的术式多纳入书中，以开拓大家的见闻，通过一些术式的起源，掌握这类手术的发展脉络，研究手术的发展方向，希望以术入道，丰富从业者手术体系。第2版传承了第1版的风格，引入了大量的手术相关图片，以图带文，直观手术过程深入浅出、易学易懂，是妇科美容从业者的良师益友。本书不仅适合初学者学习和应用，尤其适合有一定水平的专业医生借鉴和参考。

李强

2024年1月

| 前 言 |

　　妇科美容整形是一个新兴的学科，相关手术广泛开展，求美人群迅速增加，而国内尚缺乏相关的专业书籍作为行业的手术指南，故导致业内手术疗效参差不齐，各类并发症屡有发生。为了提高我国妇科整形美容行业的治疗水平，规范妇科美容整形手术治疗过程，减少并发症的出现，我们推出了这部专著。

　　本书从人体美学及女性外阴审美、女性外阴手术整形原则及局部解剖、女性会阴区域美容手术、女性会阴区域整形手术入手，总结了中国医学科学院整形外科医院妇科整形中心20余年的临床经验，从美学理念和解剖特点入手，将妇科整形的原则和手术技巧融会贯通，通过系列图示，将常见的妇科手术简易化、平面化，使之通俗易懂，好学易用。同时，对于妇科整形中常见的并发症也提出了有效的预防方法和应对措施，对于私密整形的初学者具有良好的指导意义，对国内妇科美容整形整体水平的提高具有较大的参考价值。

| 目　录 |

绪　论

第一篇　妇科美容手术

第二篇 妇科整形手术

| 绪　论 |

21世纪以来，女性妇科美容整形手术发展迅速，美国2007年会阴部年轻化手术总量达4505例，2012—2013年，手术增幅达44%；英国2000—2010年单纯小阴唇整形手术量增长了5倍。2015年，国际整形外科学会报道有95 010人进行阴唇整形，有50 086人进行阴道年轻化治疗。据国内媒体报道，近年来，女性妇科美容整形成为增长速度最快的医美项目，2019年国内增幅高达127.16%，全球增幅达45%。不论在国内、国外，都有数量众多的医疗人员在此领域投入大量的精力，使得女性妇科美容整形成为发展最快的整形类别。这个发展趋势，一方面表现为求治人数和手术量的激增，另一方面则表现为手术方法的推陈出新。在过去的20年中，作为需求量最多的小阴唇缩小整形术、阴道紧缩术和处女膜修复术，每类手术均有十几种到数十种术式报道。经过10余年的沉淀，近来手术操作方法有向经典手术靠拢的趋势。同时也有一些微创技术如激光、注射等在妇科美容整形中正逐渐占有重要的地位，并成为民营医疗机构的重要盈利项目。

下面我们讨论一下妇科美容整形相关的基本问题。

一、女性妇科美容整形手术的研究进展及发展趋势

（一）研究进展

女性生殖系统是生命的源泉，30岁以后随着体内雌激素水平的下降，女性外阴衰老的症状出现，包括会阴部皮肤和器官松弛、萎缩、下垂，性功能下降，女性自信心受到严重打击。减缓外阴衰老的有效手段是妇科美容整形手术。

最早的妇科外阴美容整形，可以追溯到古埃及法老时代，当时人们就通过装饰、染色、漂白、缩窄和扩张等手段来改变女性外阴。之后很长一段时间里，虽然妇产科医生一直在从事改变女性外阴功能及形态的工作，但并未形成明确的女性妇科美容整形概念。1978年，Honore和O'Hara在《欧洲妇产科和生殖生物学杂志》（*European Journal of Obstetrics & Gynecology and Reproductive Biology*）中首次提出女性生殖器美容整形（female genital plastic / cosmetic surgery，FGPS / FGCS）这一专有名词，其目的为增强女性性功能。1984年，Hodgkinson和Hait增加了这个概念的外延，提出FGPS的准确含义应该是"基于女性美学考量和性功能等因素而进行的外阴手术"。

由于女性妇科美容整形可以改善外阴形态、提升自信度，并增加夫妻的性满意度，近年来求诊手术量激增。近年来，女性外阴年轻化手术在整形外科、妇科、泌尿妇科领域都得到了广泛的开展。据美国美容整形外科学会（American Society for Aesthetic Plastic Surgery，ASAPS）统计，传统美容项目从2011年到2012年只有3.1%的增长，然而，阴道美容项目同比却有60%以上的增长。据ASAPS报道，仅针对阴唇缩

小术而言，2014年较2013年就有49%的增长，2015年全年病例数更是增至8745例。这个病例数量虽仍无法与其他传统美容整形手术相比，但女性生殖器整形已经呈现出持续、快速增长的趋势。

Ostrzenski对女性外阴年轻化手术（亦称外阴美容手术）的定义：把女性外阴粗糙的解剖结构转化成一种年轻的、美学上更能愉悦感官的外形结构，以达到美容和提高生活质量的目的。常见的女性外阴年轻化手术包括小阴唇、阴蒂包皮、大阴唇、阴阜、处女膜和阴道等部位的修复和改善。

1. 妇科美容整形手术

（1）阴阜成形术：阴阜为耻骨联合前方的皮肤隆起，一般呈三角形，常因皮下脂肪过度堆积出现异常突起，体重骤减后导致脂肪垫与皮肤出现下垂，或者因为消瘦出现阴阜不够饱满，影响会阴部形态美观，甚至导致性交困难。其矫治的手段主要有三个方面：因皮下脂肪过度堆积而异常突起者，可通过抽吸适量脂肪矫正外部形态；因体重下降后出现脂肪垫与皮肤下垂者，可采用"半月"形切口，切除多余组织与皮肤，并适当上提阴阜区脂肪垫，严重者可联合腹壁成形术上提阴阜区皮肤和脂肪垫，以实现从腹部至阴阜的平滑过渡；对于阴阜区不够饱满者，可以局部进行自体脂肪颗粒注射矫治。

（2）阴蒂包皮修整术：有学者认为阴蒂周围过多的包皮组织会影响女性的性功能和阴蒂的外形，而且过多的阴蒂包皮也容易藏污纳垢，引起炎症。1975年，Kramarosky和Manriquez首次报道了阴蒂包皮成形术用以缩小和重建过度肥大的阴蒂包皮。阴蒂包皮增生可分为3型：闭锁型、肥厚型、非对称性皮下肥厚型。年轻而美观的阴蒂包皮的特点：①包皮长2～3cm，宽0.6～1.0cm。②形状为前端单一条状、后端呈帽状覆盖阴蒂，两侧结合阴蒂系带后融入小阴唇。③质地清晰、紧致、不臃肿。

临床上要求行外阴年轻化手术的患者主要问题是阴蒂包皮过长：①横向的包皮过长，可以是单侧或双侧，表现为突出阴裂的阴蒂包皮，常存在多个不对称的皱褶；②纵向包皮过长，表现为阴蒂包皮下垂、过多地覆盖阴蒂头部。阴蒂包皮过长常与小阴唇肥大同

时存在，一般建议在做小阴唇年轻化手术同时矫正阴蒂包皮过长，否则，单纯行任一手术都可能呈现一种不自然、不和谐的外阴形态。

常用的阴蒂包皮修整手术：①水分离法结合倒"V"成形术，适用于闭锁型阴蒂包皮。②改良倒"V"成形术结合水分离法，适用于肥厚型阴蒂包皮。③阴蒂包皮部分切除术，适合非对称性皮下肥厚型阴蒂包皮。阴蒂包皮臃肿修整手术总原则：只切除阴蒂包皮的皮肤组织，不可损伤阴蒂的神经。

1）阴蒂包皮过宽：一般采取平行于阴裂的切口，去除两侧的臃肿包皮，尽量将瘢痕隐藏在大小阴唇间沟内。可以沿着矫正包皮过宽的切口，设计小阴唇弧形或楔形切除手术的手术切口。

2）阴蒂包皮过长：常设计横跨阴蒂包皮的倒"V"形切口，"V"形尖端朝向阴阜，切除全层皮肤组织后直接缝合。若阴蒂包皮紧包阴蒂头，有学者认为在缩短阴蒂包皮长度同时，解除包皮与阴蒂头粘连，可增加性敏感度。但也有部分学者认为，无论如何不应该暴露或进一步暴露阴蒂头，以防难以预料的性敏感度改变，应谨慎操作。

（3）小阴唇年轻化手术：临床上最常见的外阴年轻化手术为小阴唇年轻化手术，患者常感觉自己的小阴唇肥大或者不对称，要求行小阴唇缩小整形术。1681年，Francois首次报道三名女性因小阴唇肥大导致摩擦不适，要求行小阴唇缩小手术。然而目前寻求小阴唇整形手术的患者大多是想获得更年轻美丽的外观，而要求纠正功能缺陷的患者只占小部分。2011年，Crouch等对要求进行小阴唇缩小手术女性的外阴形态研究，认为需要行小阴唇缩小手术的客观标准为：小阴唇宽＞50mm，或者小阴唇左右宽度差距＞30mm。

目前流行的审美认为，年轻美观的小阴唇的标准：①宽度7～15mm。②两侧对称，线条清晰，柳叶状或前中部呈圆弧形。③质地紧致均匀，色泽为浅褐色或者粉色。④美丽的阴唇一般存在以下黄金比例，前唇距：后唇距=0.618：1，阴蒂包皮长：小阴唇底边长=0.618：1。小阴唇年轻化手术的主要目的是通过缩小、变薄、收紧小阴唇，使得小阴唇看起更加美观年轻。另外，在亚洲地区，小阴唇色素沉着的处理

情况与患者的满意度和手术方式选择也息息相关。

2009年，Goodman根据Franco小阴唇肥大4分类法提出相应的小阴唇年轻化术式，对于Franco Ⅰ型（小阴唇宽＜2cm）和Franco Ⅱ型（小阴唇宽2～4cm），应用"小阴唇中部去表皮法"。对于Franco Ⅲ型（小阴唇宽4～6cm）和Franco Ⅳ型（小阴唇宽＞6cm）的求诊者，如果想去除色素沉着明显的边缘，应用小阴唇边缘弧形切除术；如果保留小阴唇自然边缘，可以用小阴唇楔形切除术。目前并无公认的普适最佳法，常用的小阴唇年轻化手术方法主要分三类，各个术式特点如下。

1）小阴唇边缘弧形切除术：沿小阴唇边缘部分切除，该术式目前有三种切口设计方法。①沿着小阴唇自然弧线设计切口，切除、止血缝合。②为减少瘢痕挛缩，设计小阴唇边缘"S"形切口以期减少直线瘢痕，但瘢痕的长度会增加。③小阴唇内外侧根据Z成形术的原理设计相对应的连续"W"形切口，以期降低瘢痕形成和瘢痕挛缩。

2）小阴唇楔形切除术：对于小阴唇上部或中部呈尖突状明显突出、小阴唇下半接近正常、皮下组织量丰富、要求保留自然小阴唇边缘者较为适用。缺点是可能损伤主干血管和神经，可能发生小阴唇瘘和术后感觉减退等并发症。该术式目前有三种切口设计方法：①小阴唇中部横楔形切除法，通常切除小阴唇最突出臃肿的部分，缩小效果显著。术前可以尝试确定小阴唇主干血管，并尽量保留。②尖端直角双臂Z改形的中部楔形切除法，为了减少瘢痕挛缩，部分术者设计尖端为90°，两臂锯齿状切口，切除对合后应用Z成形术缝合切口。③小阴唇下极楔形切除术，又称上蒂小阴唇瓣术，是在小阴唇下极设计楔形切除范围。优点是减少损伤小阴唇主干血管神经的概率，且小阴唇弧形自然流畅，瘢痕隐藏在小阴唇基底及下极。

3）小阴唇中部"去表皮"或"开窗"术：适用于小阴唇肥大程度轻、Franco Ⅰ型或Ⅱ型、且皮下组织较薄者。目前主要有"倒直角三角形"和"脚踏车头盔形"两种切口设计方法。

（4）大阴唇年轻化手术：衰老的大阴唇表现为干瘪、松垂、皮肤皱纹／皱襞增多、表面粗糙不平，肥胖者也可能表现为局部过度的脂肪堆积，衰老的大阴唇站立位时皮肤脂肪下垂，外观呈"贝壳状"。年轻化的大阴唇的标准：①大阴唇长7～8cm，宽2～3cm。②形状饱满、略微高出阴股沟平面。③质地丰润紧致，颜色较浅。大阴唇年轻化手术的目标就是减少皮肤皱褶和保持大阴唇微凸的弧形外观。

2007年，Felicio首次描述了大阴唇成形术。常见的大阴唇美容整形手术有大阴唇丰隆术、大阴唇皮肤切除缩小术、脂肪抽吸等，常见的大阴唇年轻化手术有大阴唇丰隆术、大阴唇缩小术和大阴唇漂红术三大类。

1）大阴唇丰隆术：对于轻度外阴发育欠佳、大阴唇干瘪松弛，无明显皮肤冗余者，可分次自体脂肪颗粒移植填充，常可以达到满意效果，每次每侧脂肪注射量应＜20ml。如果有明显皮肤冗余，应慎用自体脂肪移植法，因为可能导致大阴唇臃肿、过分突出于阴股沟平面。

2）大阴唇缩小术：过分增大的大阴唇也是外阴衰老的表现之一，常因皮肤松垂和组织堆积，造成局部摩擦、炎症，影响正常生活和卫生养护。常用的大阴唇缩小术有三类，即大阴唇皮肤切除术、大阴唇皮肤切除脂肪固定术和大阴唇脂肪抽吸术。

大阴唇皮肤切除术：对于皮肤明显冗余、松弛下垂、干瘪的大阴唇，皮肤切除法比自体脂肪移植填充法常可取得更理想的年轻化效果。去除大阴唇皮肤切口部位的设计，有人建议在大阴唇中部或阴股沟处，但为使瘢痕隐蔽，大多学者更喜欢选择在大小阴唇间沟做切口。手术时采取截石位，切口常呈新月形，长度为大阴唇全长，捏起冗余、应该去除的大阴唇皮肤进行标记，以设计去除皮肤的宽度。注意不宜切除过多，以致阴道外口处张力增大而张开，应该以小阴唇无明显移位、大阴唇部稍有皮肤余量使之形成略高起的皱襞，为比较适合的去除宽度。如果大阴唇下垂明显，常可去除50%的宽度。切除的深度仅限于皮肤和皮下组织。由于大阴唇血供非常丰富，缝合皮肤前彻底的止血对于防止术后血肿十分重要。有些学者认为，当患者抱怨大阴唇皮肤皱褶多、下垂松弛的时候，除了皮肤冗余，也有可能同时存在衰老导致的脂肪缺失，这时可以切除皮肤联合大阴唇脂肪填充，以取得更好的大阴唇年轻化的效果。

大阴唇皮肤切除脂肪固定术：对于松垂大阴唇皮下脂肪的处理方法，Ostrzenski等认为应该收紧、缝合和固定，而不宜过多切除。他们通过11例新鲜尸体解剖发现了一个新的解剖结构——大阴唇"脂肪囊"，并在大阴唇手术患者中得到验证。他们认为：大阴唇的衰老与皮下Colles筋膜的松弛、皮下脂肪囊的破裂和皮肤松弛三个因素有关。大阴唇缩小术垂直切除大阴唇皮肤和皮下脂肪组织的方法，破坏了大阴唇的"脂肪囊"和大阴唇自然的微凸结构，术后大阴唇形态不自然。他们提出大阴唇脂肪固定：不改变大阴唇脂肪总量，沿切口收紧大阴唇的Colles筋膜，修补大阴唇脂肪囊壁，然后去除冗余的大阴唇皮肤，术后大阴唇脂肪囊更加紧致且恢复大阴唇的微凸轮廓。并且术后患者的自我认知形象显著提高，神经末梢的感觉依旧敏锐。

大阴唇脂肪抽吸术：过于丰满突出的大阴唇也可能造成患者的不适。如果没有明显的皮肤冗余，可用小直径的吸脂针（<3mm）抽吸部分大阴唇脂肪，常可以取得一定效果，注意一定要保留大阴唇的浅层脂肪以免凹凸不平。因术后常见局部的长期水肿，术前要与患者充分交流。有报道一名39岁艾滋病患者常年服用抗反转录病毒药物后，双侧大阴唇严重增生，耻骨区突出类似男性生殖器，给社会家庭生活带来极大不便，行大阴唇脂肪抽吸，术后效果可。

3）大阴唇漂红术：大阴唇区域的色素沉着是影响女阴美观的一个重要因素，尤其对于亚洲地区的女性，成年后多有一定的大阴唇色素沉着。为了恢复年轻的外观，人们进行了许多尝试，如文绣、激光和生物制剂的注射等。目前认为比较安全有效的是能量治疗法，应用点阵CO_2激光、铒激光或射频破坏部分色素细胞，可实现一定阶段的局部色泽减退，使之呈现年轻的外观。

（5）处女膜修补术：处女膜为附着于阴道外口处的薄层黏膜组织，在幼女时期，对生殖系统起保护作用，但随生殖系统发育成熟，成年女性处女膜并无明显生理功能，其本身也变得菲薄质脆，血供差。圆环形及半环形的处女膜是较常见的，处女膜常由于性交、剧烈运动、手淫、手术操作等原因导致破裂，初次破裂多位于截石位3~9点之间。处女膜修补手术主要分两大类。第一种是快速处女膜修补法，这类患者来求治时往往婚期迫近，她们并不期望处女膜真正愈合，而是更注重处女膜的象征意义。对于这类患者，应用Ming-Cheh Ou等报道的方法，即用羊肠线或者可吸收缝线在处女膜内层黏膜处环形缝合或裂口处间断缝合即可达到效果。然而要求行永久处女膜修补手术的患者其实更多，她们虽然暂无结婚打算，但是因交友、运动、外伤、强暴或者手术治疗致处女膜破裂，想通过处女膜修补手术来重获自信。Logmans A和Prakash V报道了裂口直接缝合的永久性处女膜修补术，主要步骤包括辨别处女膜的破裂口、去除破裂口两侧的上皮层、将破裂口两侧处女膜内外层黏膜组织创面对合缝合。文献报道的永久性处女膜修补术的传统方法包括贯穿缝合法、瓦合法、裂隙劈开错位法等，这些手术方法本质也是裂口直接缝合法，因为缝合后创缘对合面积小、内外两层处女膜黏膜的缝合切口位于同一直线上，张力完全由质脆的处女膜组织承受；处女膜血液循环差，加之毗邻于尿道、肛门及阴道等器官，分泌物的污染、潮湿的环境等影响，因此手术成功率低，大约为50%。部分学者在传统的裂口直接缝合法的基础上提出了改良式式，即合并环形缝线法或（半）荷包缝合法，使张力集中于阴道黏膜下层而非处女膜层，处女膜愈合率有所提高，但却存在必须在缝线完全吸收之前进行性生活且可能线头暴露的问题。

我们提出了三层缝合法处女膜修补术（包括Ⅰ式和Ⅱ式），其优势有：①愈合率高，将切口的张力集中于抗张力强的处女膜基底筋膜层（中层），处女膜裂口对合时黏膜缝合张力很小；采用横行切开处女膜缘纵向缝合的方法，创面接触面大，血供好，并且采用了更有利于愈合的错位缝合法。对131例处女膜修补术后随访显示，本法愈合率高达93.2%。②三层缝合法在恢复处女膜完整性、缩小处女膜孔的同时，增加了缝合后的处女膜厚度，因此理论上突破感、疼痛感较强，研究表明该法术后第一次性生活满意率

92.9%，见红率（59.4%）与自然处女膜相似。三层缝合法 I 式主要适合截石位4~8点之间破裂的患者，II 式主要适合截石位3~9点破裂的患者。因此三层缝合法适用范围大、安全有效、成功率高。

（6）阴道年轻化手术：性健康对于女性的整体幸福感至关重要，阴道作为主要的性器官，其年轻化手术是常见的妇科美容手术之一。严格意义上说，阴道属于内生殖器官，然而由于阴道外口位于阴道前庭，手术操作主要是在阴道外口及阴道下1/2，因此在此一并讨论。年轻化阴道的标准：阴道内径正常容纳2指，阴道长度7~9cm。常见的阴道年轻化手术主要包括阴道前壁、侧壁、后壁的缝合术和会阴体修复法阴道紧缩术。单纯切除阴道后壁或者前壁黏膜的阴道紧缩术常效果不持久。阴道的老化在外阴部主要表现为会阴体部突出、膨隆、松弛，为盆腔肌肉力量不足和功能异常导致。因此只有加强盆底肌的力量，阴道紧缩术才会成功。会阴体修复法阴道紧缩术在中线处逐层缝合肛提肌及会阴体结构，并去除阴道黏膜的瘢痕组织，缩小阴道外口。强化骨盆肌力、提高会阴体、可以提高性功能。另外，盆腔肌肉训练可以提高肌力、减少肛提肌裂隙、缩短松弛的肌肉，有利于手术效果的长久保持。

（7）女性外阴年轻化手术的并发症：女性外阴年轻化手术近年蓬勃发展，关于术后结果随访以及并发症的研究目前不甚充足，最多的是关于小阴唇年轻术后的随访。根据中国循证医学中心的分级标准，除Goodman 2016年前瞻队列研究证据级别达到 III 级，其他研究的循证医学证据水平多为 IV 级。女性外阴年轻化手术还需要更多的改进和临床随访验证其疗效。

2. 妇科美容整形的非手术治疗　这是女性妇科美容整形的一大重要分支，主要是通过局部注射、能量治疗等微创手段，改善女性外阴的外观、功能和感受。最常用的方法有性敏感点注射（G点、O点）、光电-能量治疗和外阴漂红术等。

（1）G点增大术：G点是由德国妇产科医生Ernst Gräfenberg于1950年首次提出，他发现阴道前壁距离阴道口2~3cm处，存在一个高度的性敏感区域，当受到刺激时，能够引发高度性兴奋和性高潮，并导致液体从尿道排出。30多年后，Addiego等人研究提出："G点"是性爱的敏感区，并以Ernst Gräfenberg的首字母G命名。2012年，Ostrenski报道称，在一个83岁老年女性新鲜尸体上成功分离出该解剖位置的典型结构。

女性的G点存在与否，尽管性学界多半认可，但在医学界一直存在争议。如果G点存在，理论上增大G点即可增加性活动时对G点的刺激，提升性兴奋度和满意度，于是，出现了G点增大术。有人提出，所有女性可能都有G点，并非所有女性都能体验到G点性高潮，因为阴蒂更为表浅而且容易被刺激到，而G点这个位置更为隐蔽和难以刺激到。相比那些只关注阴蒂高潮的女性，那些更愿意去发现她们的性敏感区域的女性似乎更可能体验到G点性高潮，所以，了解患者体验过哪种性高潮尤为重要。那些没有阴道性高潮（G点性高潮）的患者应该去探索如何达到G点性高潮，并需要患者自己去寻找G点位置，仅仅G点增大治疗并不能保证患者能体验到G点性高潮。因其不确定性，应当避免使用"G点增大术"这样的词汇，以避免法律纠纷。

G点增大的注射材料多选用可降解的胶原蛋白或透明质酸（hyaluronic acid，HA）充填剂，要尽量避免填充剂入血，以免引起血管栓堵。建议选用低弹性模量、高动力学黏度的透明质酸钠产品。注射时，应准备透明质酸酶，用于血管栓塞急救。近年来，有患者在注射5ml透明质酸后发生肺栓塞的严重并发症的报道，需格外谨慎。也可以采用自体脂肪注射的方法进行G点增大，但因为阴道壁富含粗大的静脉窦，在此注射脂肪颗粒极易发生脂肪栓塞，手术风险很大。

（2）性高潮刺激注射：O Shot是Orgasm Shot的缩写，即性高潮刺激注射（又称O点注射），通常是将富血小板血浆（platelet-rich plasma，PRP）注射在阴蒂和阴道口前方位置，因PRP富含趋化因子、生长因子和细胞因子，可以有效促进组织修复与刺激再生。O点注射尚缺乏同行评议的学术性文章。Aguilar等将2ml HA与2ml PRP混合用于外阴年轻化治疗，治疗后无并发症发生，经过3个月的随访，其性生活满意度也有所增加。

（3）光电-能量治疗：作为一项微创治疗已经被

应用多年，因其具有微创、恢复快、可提高患者性敏感度，并且几乎无并发症等优点，被广大女性所接受。其中，以二氧化碳（CO_2）点阵激光、微剥脱CO_2点阵激光、铒-YAG激光和射频（radiofrequency，RF）治疗为主要代表。Filippini等报道了386例绝经女性在接受了CO_2点阵激光治疗后，出现了外阴阴道萎缩症状（干燥、瘙痒、烧灼感、性交困难等），然而，这可能和绝经女性的生理特征有关，该作者还发现了利用微剥脱CO_2点阵激光可改善阴道上皮化，并能减少性交困难等不适症状。Vizintin等应用铒-YAG激光的SMOOTH模式，采用非剥脱的热作用来刺激阴道的胶原增生和重塑，取得了提升阴道弹性和紧致的良好疗效。

另一种广泛应用的阴道光电-能量治疗是射频（RF）治疗。传统的RF治疗作为一种微创治疗方法被用于面、颈部皮肤松弛的治疗，近年有多种RF仪器被用于阴道年轻化治疗方向。Millheiser等用75～90J/cm^{2}的RF能量，作用于24位女性的阴道肌层，用于改善阴道松弛，87%的女性表示在接受了6个月的治疗后阴道的紧致度和性敏感度均有所增加，通过一些量表的测评，她们的性功能也有实质性的改善。在另一项研究，Sekiguchi等用90J/cm^{2}的RF能量用于30位绝经前女性，仅1个月治疗，这些女性即能感受阴道松弛的改善，在6个月的随访中，这些女性的性功能和性行为活动的精神压力均有所改善。然而，美国食品药品监督管理局（Food and Drug Administration，FDA）提醒，光电-能量类设备在阴道年轻化治疗方面的安全与疗效评估机制并未建立，反复治疗，可能有一定损伤阴道造成局部瘢痕化甚至阴道-直肠瘘的风险。

随着社会文明的发展，女性外阴结构逐渐清晰地展现在人们的视野之中，越来越多的女性开始关注外阴结构美观并求诊行年轻化手术。大小阴唇年轻化手术是目前开展最多的手术，但是要对整个解剖区域（大小阴唇、阴蒂包皮、会阴体、阴阜区）进行系统的术前评估和术中改进，才能获得年轻、美观的外阴形态。若同时进行多个会阴年轻化手术，可以先做大阴唇手术（因为小阴唇手术过程中需缝线牵引小阴唇最突出处便于手术进行），然后行小阴唇手术，最后行阴道紧缩手术。女性外阴年轻化手术目前种类较少、尚未得到足够的安全性和有效性评估，关于女性外阴年轻化手术的解剖形态基础和循证医学证据还有待进一步研究。

（二）发展趋势

全球性的女性妇科美容整形大潮无可阻挡，正在被越来越多的女性所接受。随着社会需求量的增加，女性妇科美容整形必将成为美容整形外科的重要领域。时间的积淀让大量的临床治疗技术日趋成熟，随访和相关研究的开展很快将催生出这个学科的整体构架。目前发展最快的有两个分支，一个是传统手术操作规范和评价标准的产生，另一个是微创医疗技术在女性妇科美容整形中的应用。大量专家已反复讨论女性妇科美容整形的相关规范和标准，已经推出了相关的专家共识和初步的治疗指南，很快相关的手术路径和疗效评价标准也会出台，并逐渐成熟而被大家所接受。这些治疗规范的形成，标志着这个行业正在走向成熟。另外，新的微创技术也大量地涌入女性外阴年轻化领域，如干细胞及相关产物的注射、各类生长因子注射、导引线技术的引入和能量治疗等。虽然目前这些治疗尚处于探索阶段，无疑将为这个行业的成长注入强大的生命力。

二、女性妇科美容整形市场基础及诊治特点

（一）市场基础

1. 社会需求　会阴部形态对夫妻双方的感情和家庭的稳定有重要意义。荷兰调查显示，95%的女性会经常观察自己的外阴，美国调查发现2/3女性认为外阴形态非常重要。会阴衰老会影响女性的自信，她们感觉自己"老态、破旧，没有性吸引力，性生活成为一种负担，特别怀念年轻时亲密自信的性生活"。2012年，Yurteri-Kaplan等调查发现，年龄较大女性对外阴年轻化手术更感兴趣，她们想恢复到年轻时的状态。为了增加个人性魅力，很多女性都尽力寻找各种方法来改善外形和自信，如各种私密美容、按摩等，但真正能够带来明显改善的手段无疑首推女性妇科美

容整形手术。

2. 审美多样性与心理需要　女性外阴具有很大的个体差异性，可以说千人千样，很难找到两个完全相同的表型（图0-1），其审美标准也很宽泛，很难界定哪些人需要手术治疗，哪些人则完全不必要，除了心理需求和生理需求之外，很多人是因宣传而进入医院。因此作为主诊医生，必须了解女性会阴年轻化手术的功能，即提高女性阴道和外阴的美学状态，从而

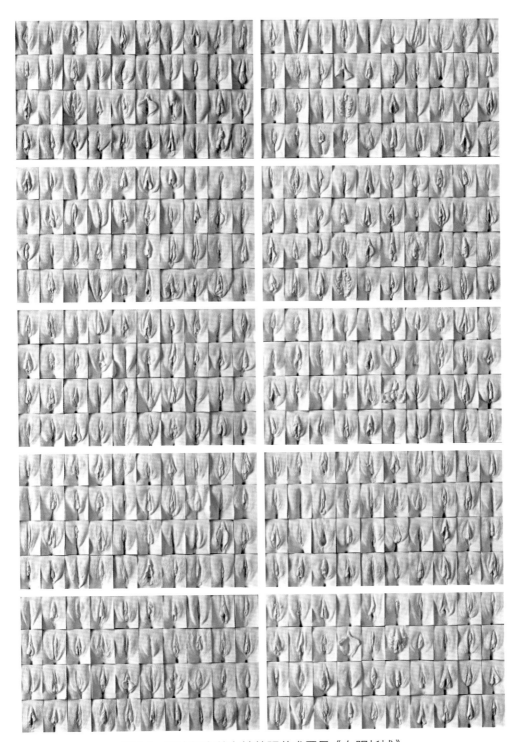

图0-1　石膏拓印的女性外阴艺术展品《女阴长城》

资料来源：Artist Jamie McCartney (http://www.greatwallofvagina.co.uk/home).

提高患者的总体自信，并从生理和心理两个层次改善女性性功能。

个体手术与否的关键在于心理的需求，这也是所有美容手术的特点。对于明显超出正常范围，或者明显不对称，对生活造成不便者无疑应该推荐整形治疗，Sarah C（2017）对50例进行阴唇整形患者进行前瞻性研究分析，发现多数患者存在一到数种的阴唇综合征，如性交时阴唇牵拉不适（50%），穿紧身衣不适、穿泳衣阴唇外露（40%），自我形象欠佳、对性伴侣缺乏吸引力（100%）等。对于其他人，则要根据体像烦恼的程度、对局部要求的高低、对生活的态度等方面适当地推荐。

（二）诊治特点

1. 技术与规范　女性妇科美容整形是20世纪末21世纪初，由美容整形外科衍生出的一个全新分支，从审美特点、精细解剖、生理影响、治疗手段到心理变化均有其独特的理论体系。由于缺乏深入的研究、大量病例积淀和长期的随访，目前这个治疗体系尚非常稚嫩，很多都是个人治疗体会，尚未构建出公认的标准。2007年，美国妇产科学会认为：所谓的阴道年轻化、阴道整形和G点增大术，是由一些从业者提供的阴道外科操作，这些操作并非医学认定的，其安全性和效果并无可靠的证据支持，临床医师在接到患者进行类似操作的要求时，应与患者充分讨论手术的原因、患者的诉求，并进行一个全面的症状和体征评估，从而指导外科手术的方向和目的。患者应该被告知，这些操作的效果缺乏数据支持，包括手术的可能并发症如感染、感觉改变、性交困难、粘连和瘢痕。尽管缺乏成熟的理论支持，可大量的外阴美容整形手术依然在进行，并不断地有文献就美容整形的随访结果进行报道。2013年，在加拿大由Shaw D牵头联合14个城市27名妇产科和伦理学专家，系统分析2011—2012年出版的文献后建议：妇产科医生在帮助女性理解她们的解剖和个体变化等问题方面扮演着一个重要角色；对于要求阴道年轻化的女性，必须进行全面的医疗、性功能和妇科病史采集，应该确认性功能和心理紊乱缺陷，而强制或广告诱导出的需求应该排除；对于要求外阴美容整形的女性，应该首先进行辅导，

告知整个生命跨度过程中正常的标准和生理的变化，以及女性妇科美容整形手术可能造成的意外结果，手术效果缺乏证据支持，随后在妊娠和更年期方面的变化也缺乏数据支持等问题，应该在知情同意的过程中进行沟通与讨论；几乎没有证据支持任何的女性妇科美容整形在性满意度和自我形象方面有改善，因此选择进行女性妇科美容整形手术的医生应该避免为促进这类手术而强调其增强性功能的作用。接诊要求进行女性妇科美容整形的青少年时，医生应该特别注意，这类手术应该在生殖器成熟以后才能进行。除了不规范的提法，如阴道年轻化、阴蒂包皮修整和G点增大术等之外，缺乏专门的医疗术语，也没有专门的医疗指南，缺乏科学的评估方法。

2. 手术效果与存在问题　2013年，Abedi P对79例患者随访了6个月，发现：90%以上的患者感觉满意，性功能有改善，个别患者存在性交困难增加和阴道滑润度降低。2016年，美国的Goodman MP对120例行女性妇科美容整形的患者随访2年后发现：90%以上的患者可以改善性满意度或自我对生殖器形象的评价，少数人对自我评价和自尊无显著影响。总之，目前在女性妇科美容整形方面，由于理念的不同或操作的不规范，尚有5%~10%的患者会出现一些问题，有些需要再次手术纠正，个别技术甚至可能危及患者的生命。能量治疗也有一定的风险，最近，美国食品药品监督管理局（Food and Drug Administration，FDA）宣布：包括激光、射频在内的一些能量治疗操作不当可能带来严重的问题，如阴道疼痛、烧灼感、性交困难和慢性疼痛。而澳大利亚和新西兰皇家妇产科学院认为，没有证据表明能量治疗可有效地增强性功能或改善自我形象，并且具有潜在的风险，如瘢痕、粘连、永久性的外形损毁、感染、性交困难和性感受改变等。因此，整个行业尚需要更加完善的操作规范和客观评价方法，以保证整个行业有序、可靠地发展。

3. 私密性　女性妇科美容整形是一种非常个性化的行为，几乎所有的就诊者都不希望除治疗以外的人员了解或观摩其治疗内容，她们需要一个独立的就诊和治疗空间，一个更温馨的环境来充分诉说困惑，

一个专用的登记系统，对其个人信息进行保密。多数公立医院很难满足她们的要求。因此，尽管公立医院具有治疗技术和医疗条件的优势，但多数患者宁愿选择私人诊所进行治疗。据报道：女性妇科美容整形手术有77.62%在私人诊所进行，22.38%在公立医院。因此，对于公立医院相关的治疗体系必须有所调整，以适应女性妇科美容整形的需要。

三、女性外阴审美特点

外阴美容整形是一种对女性外阴进行美的重塑过程，因此，作为主诊医生必须充分了解外阴审美的要素，通常包含四个方面的内容，即解剖结构测量均值、目前审美的潮流、各个部位的比例特点和衰老的表现特征。

1. 女性外阴主要解剖结构测量的均值 关于小阴唇的测量最早可以追溯到1899年，Waldeyer报道了小阴唇的高度在2.5～3.5cm。Lloyd等报道了50名女性外阴的测量，认为外阴测量数据与年龄、产次以及性活动情况没有统计学关联。Seitz等测量了28名正常体重女性的阴阜，认为阴阜的测量数据与体重和年龄相关。目前报道较大样本量的女性外阴测量文献，国外主要是A Kreklau（2018，657例），国内主要有史建（1997，356例）、曹玉娇（2015，319例；2018，512例）、王鲁文（2018，700例）等。通过精确的测量（图0-2～图0-4），已经初步获得女性外阴的解剖数据，综合他们的文献数据，我们可以粗略地估计女性外阴的各个解剖结构的平均值（表0-1）。

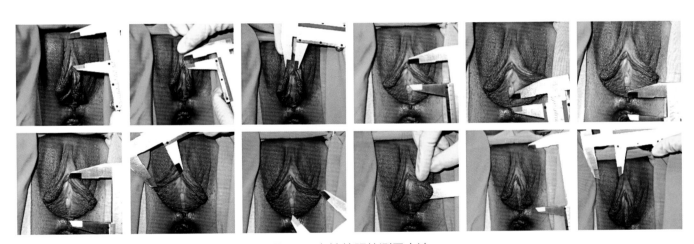

图0-2 女性外阴的测量方法

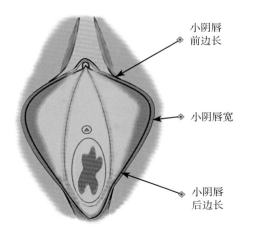

图0-3 女性外阴测量示意图

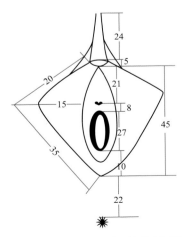

图0-4 女性外阴测量均值示意图

表 0-1　成年健康女性外阴主要解剖结构的测量均值

解剖部位	曹玉娇测量	王鲁文测量	A Kreklau测量	均值
标本量/例	319、234、278	700	657	2188（总数）
民族	混合、汉族、维吾尔族	混合黄种人	混合白种人	
阴蒂包皮长度/mm	25.66、25.08、21.58	25.38		24.70
阴蒂头长度/mm	5.04、4.83、5.03	4.08	6.89	5.26
阴蒂头宽度/mm	4.14、3.28、3.90	2.64	4.62	3.68
阴蒂体长度/mm		26.45		26.45
阴蒂尿道距/mm	24.95、22.36、21.20	19.68	22.63	21.81
尿道阴道距/mm	2.90、8.40、11.73	9.47		8.35
阴道口前后径/mm			27.91	27.91
阴蒂阴道距/mm		29.81		29.81
阴道会阴距/mm	13.82、9.76、10.10	9.96		10.76
会阴体长度/mm	24.56、21.37、21.59	24.30	21.34	22.79
小阴唇底边长/mm	47.99、48.96、52.78	43.67（L）、43.31（R）	42.97（L）、42.10（R）	45.76
小阴唇前斜边长（L）/mm	28.37、16.03、16.06	20.51		20.65
小阴唇前斜边长（R）/mm	28.77、17.15、15.63	20.42		20.79
小阴唇后斜边长（L）/mm	47.75、34.59、34.76	30.41		35.45
小阴唇后斜边长（R）/mm	49.73、33.65、30.61	29.98		34.77
小阴唇外侧宽（L）/mm	19.92、12.91、11.04	16.21	13.4	14.90
小阴唇外侧宽（R）/mm	21.26、12.91、10.06	15.61	14.15	15.00
小阴唇厚度/mm		3.79（L）、3.82（R）		3.80
大阴唇长度/mm	75.71、85.25、84.40	76.73（L）、76.73（R）	79.71（L）、79.99（R）	79.40
大阴唇宽度/mm	20.53、25.60、27.49	23.02（L）、22.91（R）		23.66

2. 流行的女性外阴审美要点　由于拟真芭比娃娃在全世界的流行和影响，目前普遍流行的女性外阴审美观点是：正如含苞待放的花是最美的，青春期的女孩也是最美的。因此，很多成熟的女性渴望将自己的外阴修整到十几岁时青葱年华的形状。为了迎合这些社会需求，相应的整形手术应运而生，如小阴唇缩小术、阴蒂包皮修整术、大阴唇丰隆术、阴道紧缩术和会阴体重建术等。其总体目的在于将呈现衰老外观的女性外阴修整到产前、婚前或少女时代的样子（图0-5）。

3. 女性外阴的整体审美比例　美观未育个体的女性外阴相互之间可能存在一定的比例关系，如黄金比例关系（图0-6、图0-7）；而生育后女性外阴多存在一定的节律性，如等长关系（图0-8）和等差关系等。常见的比例关系如下。

（1）黄金比例关系

阴蒂包皮长度：阴道前庭长度（≈27.81：45）= 0.618：1（黄金分割）。

即：A：B=0.618：1（均值24.7：45.76=0.54：1）（图0-6）。

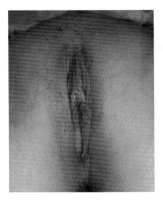

图0-5 青春期女孩的外阴表现

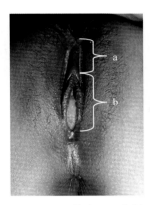

图0-6 阴蒂与阴道前庭的黄金比例

注：a. 阴蒂包皮长度；
b. 阴道前庭长度。

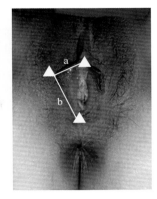

图0-7 小阴唇前唇距与后唇距的黄金比例

注：a. 小阴唇前唇距；
b. 小阴唇后唇距。

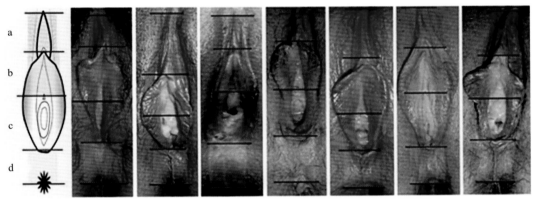

图0-8 阴蒂包皮、阴蒂尿道距、阴道会阴距和会阴体长度之间的比例

注：a. 阴蒂包皮长；b. 阴蒂尿道距；c. 尿道会阴后联合距；d. 会阴后联合肛门距。

小阴唇前边长：小阴唇后边长（≈21.63∶35）=0.618∶1（黄金矩形）。

即：C∶D=0.618∶1（均值20.7∶35.1=0.59∶1）（图0-7）。

（2）等差和等长关系

（会阴体长度+阴蒂尿道距）/（阴蒂包皮长度+阴道口前后径）=1（等长）。

即：（a+c）/（b+d）=1［均值（22.79+29.81）/（24.7+27.91）=52.6/52.61≈1］（图0-8）。

理想女阴纵轴线上的主要部位的测量数据（mm），将构成2的等差数列（等差），即：d+2=a，a+2=c，c+2=b。

会阴体长度+2=阴蒂包皮长度（均值：22.79+2=24.79≈24.7）。

阴蒂包皮长度+2=阴道口前后径（均值：24.7+2=26.7≈27.91）。

阴道口前后径+2=阴蒂尿道距（均值：27.91+2=29.91≈29.81）。

4. 女性外阴形态随年龄变化特点 根据中国医学科学院整形外科医院妇科整形中心的对照研究（640例），我们发现随着女性年龄的增长，雌激素水平会逐渐下降（图0-9、图0-10），其外阴的测量值存在一定的变化规律，主要表现为横向轴线的缩小和纵向轴线的延长（图0-11），多次经阴分娩和性生活频率较高时，可能加重外阴的老化迹象。绝经后，一些外阴器官表现明显衰老迹象。女阴年轻化手术的设计应该考虑这些因素。

（1）女性外阴器官垂直方向有松弛下垂的衰老趋

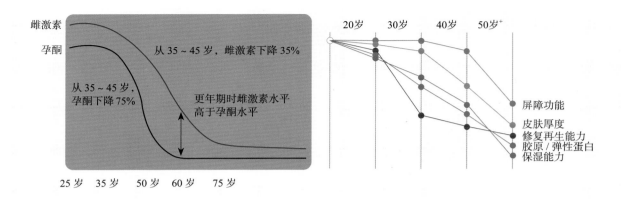

图0-9　女性雌激素水平及外阴皮肤生理特点随年龄增长而变化的规律

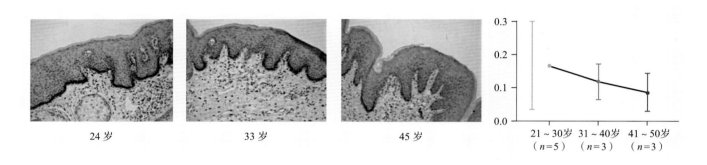

图0-10　女性外阴皮肤雌激素受体表达量

注：小阴唇雌激素受体（ER）免疫组织化学染色（20×），ER随年龄增长而减少。

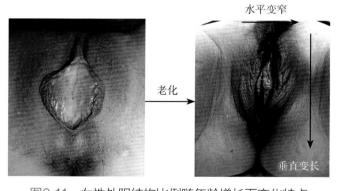

图0-11　女性外阴结构比例随年龄增长而变化特点

势（正相关）：21～70岁，年龄每增长10岁，会出现外阴长度的增加，小阴唇底边长度平均增长1.6mm、大阴唇长度增长2.6mm、阴蒂包皮长度平均增长0.7mm、阴蒂头长度平均增长0.1mm、会阴体长度增长2mm。

（2）女性外阴器官水平方向有萎缩变窄衰老趋势

（负相关）：21～70岁，年龄每增长10岁，小阴唇宽度缩窄2mm、阴蒂头宽度缩窄0.3mm。

四、女性外阴手术整形原则、手术技巧及常用手术器械

整形外科的手术特点就是以美学标准为准绳，以原则和技巧为路径，根据个体差异的不同，设计手术调整方案。因此作为妇科美容整形，必须明确女性外阴结构的审美特点，依据相关的手术原则和个人的手术技巧、能力，给患者可行的建议。

1. 手术原则　妇科整形的8个基本原则。

（1）沟通原则：患者是美容整形的主体，整形是患者愿望和医生能力之间的统一。首先是患者提出愿望，根据患者的特点，接诊医生提出几种可能的改善计划和需要付出的代价以及可能的效果，患者根据自

己的条件选择某些改善计划后，医生就患者的选择，强调可能的效果和风险，在患者认可的前提下实施具体的治疗。

沟通流程：愿望→备选方案→患者选择→效果与风险→接受→实施手术。

（2）整体和谐原则：美丽是外观、功能和心情的和谐统一。由于对外阴美的认知不同，要个性化对待女性妇科美容整形，设计手术时，局部结构特点要服从外阴整体形态和功能需求的特点，外阴结构特点要适合个人需求的特点，医疗调整特点要适合患者的心理诉求。

结构正常≠患者满意。

（3）组织量评估：进行整形手术之前，必须首先进行整形评估，即判断局部组织量的多少和分布情况。组织过多，则要进行组织切除；组织移位，则要进行组织复位；组织过少，则要进行组织补充。

治疗顺序：先复位，后修复，再移植。

（4）对称原则：对称是生物审美的基本要素之一，但对称是相对的。女性外阴应该是基本对称的，有少部分的小阴唇存在一定程度的不对称（约占求诊患者的1/5）（图0-12），小阴唇不对称者往往存在阴蒂包皮不对称，个别患者尚伴有阴唇间沟不对称；极少数患者存在大阴唇不对称（图0-13）；阴道侧切修复后常有阴道不对称。应采用整形的手段，调整不对称的结构，使之尽量对称（图0-14）。

处理原则是：组织调整、切多、补少。

（5）组织保留原则：要切除的组织永远放在最后切除。设计时要在自然状态下，而非拉紧状态下，设计要标线，不能单凭印象。要珍惜组织，设计留有余量，先做非切除性操作，后做切除。

（6）整形外科的三大敌人：创面、缝合张力和直线瘢痕（图0-15）。创面：可采用直接缝合、邻近组织转移或远位组织移植的方法进行修复；缝合张力：周围组织充分松解、张力转移到皮下、必要时进行组织移植；直线瘢痕：减少设计与皮纹、轮廓线不一致的直线切口，化直线为曲线，可以进行"W"改形、"Z"改形。

（7）量力而为原则：生门不入、熟门不出，不做无准备的冒险尝试。根据自己的技术特长设计手术方

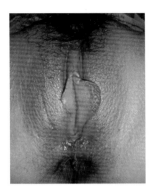
图0-12 小阴唇不对称

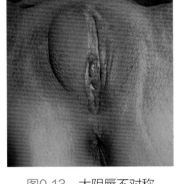
图0-13 大阴唇不对称

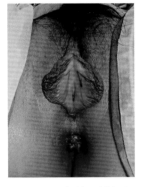
图0-14 术前设计标记

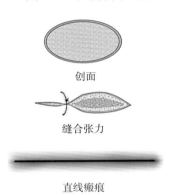
图0-15 整形外科三大"敌人"示意图

案，根据自己经验丰富程度选择手术方式，根据自己对结果的预见力向患者介绍手术风险和相应的应对措施。开展新手术前一定要在理论上、解剖上、技术上、风险上做足功课。不确定的不做、有疑问随时停下和修改，不要把遗憾留到术后。

（8）救生艇原则：永远需要一个补充救援计划。整形是三维重塑过程，风险是潜在的、难以完全预知的，手术设计要留有充分的余地，以应对随时可能存在的手术方案的变动，在手术风险中要告知患者手术方案可能会有变化，出现了问题怎样应对。

多给患者留条路=多给自己留条路。

2. 手术技巧 妇科整形手术9个常用技巧。

（1）术前拍照、测量与手术设计的标记：手术前需要拍照、测量并标记——评估畸形的范围以及手术方案的可行性；消毒后要测量标记——准确切割和分离（图0-14）；手术中要测量——评估现状与设计之间契合度，并决定是否修改方案；手术后要测量——对手术的效果、对称度等进行评价，并决策是否需要进一步修整。

（2）选择隐蔽切口：沿着轮廓线设计切口，沿着皮纹设计切口，按照朗格线设计切口。

（3）小刀、利刃、精确切开：选择15号刀片，选择激光刀切开，在肿胀麻醉下切开。

（4）把握精确的解剖层次：术前熟悉解剖特点，在需要的解剖层次中注射肿胀液以增大其间隙、方便术中剥离，分离时注意保证蒂部组织的宽度，减少损伤神经、血运和淋巴回流障碍，注射治疗时切记回抽，严防充填物入血。

（5）无血操作：术前注射适量的肾上腺素（1/10万）+利多卡因溶液（0.5%），术中双极电凝止血，激光刀切割。

（6）术中随时测量、把握手术量：由于组织弹性变化较大，术前、术中、术后需要经常测量组织，使得设计精确，手术测量应结合目测和尺测，从全局和局部不同的角度进行衡量，测量应包括自然状态和拉紧状态的测量，以免组织麻醉肿胀后出现测量误差，

对称的测量应该在对称的状态下进行，如基底变化，应留出余量。

（7）均分线缝合法——匀称：较长切口缝合时，每针均从中点进行。如方便标记，缝合前可做几个均分标线。缝合组织两边不等长时强调二分缝合法（图0-16）。

（8）分层缝合法——减张、对齐、消灭死腔：尽量把张力转移到皮下组织中。缝合真皮层，分层缝合皮下肌肉和筋膜层，如有必要，可做减张缝合；缝合表层皮肤时要强调小针、细线、无张力（图0-17、图0-18）。

（9）减少瘢痕与缝线切割的缝合：体表用5-0~6-0可吸收或单丝尼龙线缝合，减小缝合的针距（3~5mm）和边距（2~3mm），缝合线不要拉得太紧，分层缝合减少死腔，尽量减少缝合创面的张力。

3. 女性妇科美容整形的常用器械　女性妇科美容整形除了外科常规器械外，尚需要一些特殊器械以完成一些精细操作或者深部操作。常用的手术器械见图0-19。

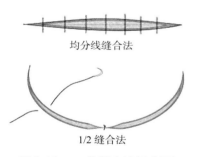

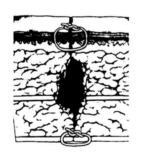

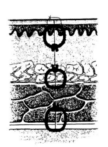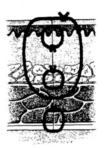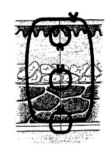

图0-16　二分缝合法示意图　　　图0-17　缝合层次少而出现的死腔　　　图0-18　分层缝合、减张缝合、消灭死腔示意图

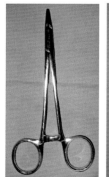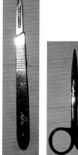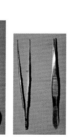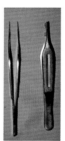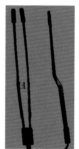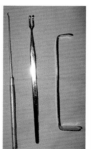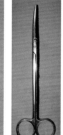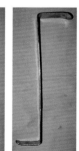

A. 精细针持　B. 15号刀　C. 眼科剪　D. 眼科镊　E. 整形镊　F. 双极电凝　G. 单钩、双爪钩、小甲钩　H. 钢尺　I. 组织剪　J. 大甲状腺拉钩

图0-19　女性妇科美容整形常用手术器械

五、女性外阴的解剖要点

1. 女性外阴的解剖分区　女性外阴一般是指女性体表的会阴区域及其相关的生殖器官，外观近似长方形，两侧以股部内侧为界，前方以耻骨联合为界，后方以尾骨尖水平为界。

（1）传统分区：一般分成前后2个三角，即前方的尿生殖三角和后方的肛门三角，两者以会阴浅、深横肌为分界线分列上下（图0-20）。

（2）美容分区：在外阴美容整形外科，根据手术部位分界更加方便，可以把女性外阴分成5大区域，即上方的阴阜区域、下方的会阴肛门区域、两侧外部的大阴唇区域、两侧内部的小阴唇与阴蒂包皮区域和正中的阴道前庭区域（图0-21）。在女性妇科美容整形手术中，每个区域有一些相关的手术，如阴阜丰隆术、大阴唇丰隆术、小阴唇阴蒂整形术、阴道缩紧术和会阴体重建术等。

2. 女性外阴的主要结构　女性外阴重要结构包括阴毛、阴阜、大阴唇、小阴唇、阴蒂、阴道前庭（尿道、阴道、处女膜）、前庭大腺、会阴后联合、会阴体等（图0-22）。

当去除女性外阴表面的皮肤、软组织时，可以见到女性外阴皮下的一些重要结构，如阴蒂（头、体、脚）、坐骨海绵体肌、前庭球、前庭大腺、会阴体等（图0-23）。

（1）阴毛（pubic hair）：阴毛是人体的第二性征之一，主要分布在下腹部和外阴区域。正常成年女性下腹部的阴毛分布多呈倒三角形，数量一般在数百到千余，长度在1~4cm。常见的相关美容整容手术有阴毛去除术和阴毛种植术。前者是利用激光的选择性光热效应，去除过多的、形态欠佳的阴毛，使得阴毛形态良好。后者是利用毛发移植技术，将分离好的毛发单元种植到需要的部位，从而获得良好的阴毛形态（图0-24）。

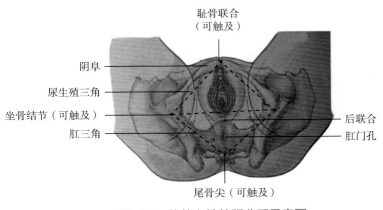

图0-20　传统女性外阴分区示意图

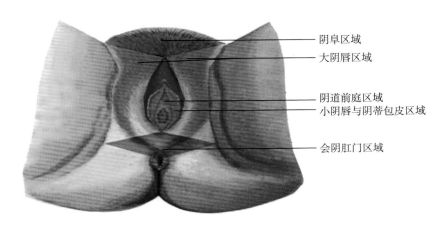

图0-21　女性妇科美容整形外科分区示意图

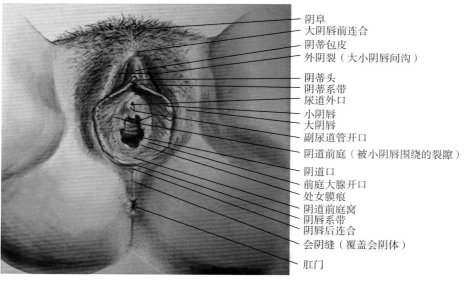

图0-22 女性外阴表层主要结构示意图

阴阜
大阴唇前连合
阴蒂包皮
外阴裂（大小阴唇间沟）
阴蒂头
阴蒂系带
尿道外口
小阴唇
大阴唇
副尿道管开口
阴道前庭（被小阴唇围绕的裂隙）
阴道口
前庭大腺开口
处女膜痕
阴道前庭窝
阴唇系带
阴唇后连合
会阴缝（覆盖会阴体）
肛门

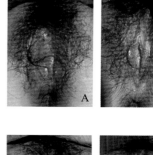
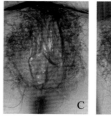
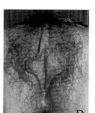
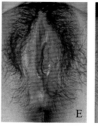
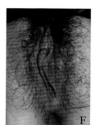
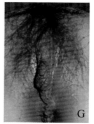
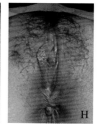

图0-24 女性外阴阴毛的分型

注：A～C.浓密型；D～F.均匀型；G～H.疏淡型。

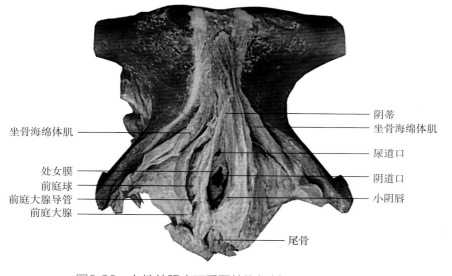

坐骨海绵体肌
处女膜
前庭球
前庭大腺导管
前庭大腺

阴蒂
坐骨海绵体肌
尿道口
阴道口
小阴唇
尾骨

图0-23 女性外阴皮下重要结构解剖

（2）阴阜（mons pubis）：阴阜是人类女性阴户外前方的部分，即位于耻骨联合前面的三角形皮肤隆起，内含丰富的脂肪，外观丰满，阴阜的体积随激素和体脂肪的多少而异。成年后有阴毛呈倒三角形分布，皮肤富有皮脂腺和汗腺。阴阜往下延伸分出大阴唇的纵向缝隙（阴裂），从正面看，阴阜位于阴裂的上方，上与腹壁、下与大阴唇相连，亦称为"维纳斯丘"（图0-22）。

（3）大阴唇（labium majus）：是女性生殖器官之一，在阴道外口的外围，呈纵行长圆形隆起的皮肤皱褶。双侧大阴唇内侧通过阴唇间沟与小阴唇相邻，两者共同构成围绕阴道前庭的门户；大阴唇的外侧逐渐变平，与阴股沟区相连接，多以色素或毛发分布改变处为分界线；两侧大阴唇共同围成外阴门，其前端两侧汇合成隆起的唇前联合，向上移行于阴阜；其后端汇合成唇后联合，距离肛门约3cm。大阴唇皮肤内富含脂肪并具有弹性，长7～8cm，宽2～3cm，在发生学上和男性的阴囊相当。大阴唇分内、外两面，外面与皮肤相似，含有汗腺、皮脂腺和浅褐色色素沉着，并生有稀疏的阴毛，有时该区皮肤松弛，可出现多少不等的皱纹；内面较湿润，似黏膜，呈暗红或粉红色，光滑，有大量的皮脂腺、汗腺。大阴唇饱满的女性的两侧大阴唇自然合拢，其间裂隙称为阴裂，遮掩着小阴唇、阴道口及尿道口。子宫圆韧带经腹股沟管穿出后，止于大阴唇前上部的脂肪组织或皮肤上。先天性腹股沟斜疝患者的疝内容物可经腹股沟管下滑至大阴唇的皮下。

（4）小阴唇（labium minus）：属于女性生殖器官之一，位于大阴唇内侧，构成阴道前庭侧壁的一对较薄的特殊皮肤皱襞，性质柔软，通常表面湿润光滑，内侧淡粉而外侧浅褐色，小阴唇肥大时，常见上半较光滑或充满皱褶并有深浅不一的色素沉着，无阴毛，富含皮脂腺和汗腺，由弹性纤维、和结缔组织构成，但无脂肪组织，黏膜下有丰富的神经分布，因此感觉十分敏锐。

（5）阴道前庭（vestibulum vaginae）：又称尿生殖前庭。为尿道外口、阴道口以外，小阴唇以内的菱形区域，上尖下圆，由胚胎时期的尿生殖窦形成。其前端以阴蒂头为界，后端较圆以阴唇系带为界。阴道前庭内有阴道口、尿道口、尿道旁腺（斯基恩腺）开口、两个前庭大腺及其开口和许多黏液性前庭小腺的开口，长40~50mm，前后两端较狭窄，中部宽大。在阴蒂头后下方20~25mm处有矢状尿道外口，周缘隆起呈乳头状，其后外侧有尿道旁腺管的开口。尿道口后方5~10mm，大约在阴道前庭的中央部有阴道开口，阴道口与阴道前庭交界处有处女膜或处女膜痕。在小阴唇后内侧近处女膜边缘、阴道口的后外侧，两侧各有一个前庭大腺排泄管的开口，前庭小腺的开口则位于尿道外口和阴道口附近。阴道口和阴唇系带之间有一较浅的前庭窝（又称舟状窝），分娩后前庭窝多消失。

（6）阴蒂（clitoris）：又称阴核。位于耻骨联合前下部，为一勃起结构，在发生学和组织结构上类似男性阴茎，由阴蒂海绵体构成，阴蒂海绵体可分为阴蒂脚、阴蒂体和阴蒂头三部分。阴蒂海绵体的下半向左右两侧分开，称阴蒂脚（crus of clitoris），呈倒"V"字形分别附于两侧耻骨下支和坐骨支的内侧，表面覆以坐骨海绵体肌。两脚向内上汇合成圆柱形阴蒂体

（body of clitoris），长2~4cm，两阴蒂体之间有不完整的海绵体中隔（又称梳状隔）将它们隔开。阴蒂体折转向前下方，其游离端即阴蒂头（glans clitoridis），类似男性阴茎头，为圆形的小结节，直径6~8mm，上面神经分布密集，是最敏感的性感受器，受伤后易出血。阴蒂头下面以阴蒂系带连于小阴唇，阴蒂头的上方有阴蒂包皮（prepuce of clitoris），阴蒂头与阴蒂包皮之间的阴蒂沟内，常有阴蒂垢。阴蒂海绵体包以白膜，其外面被有阴蒂筋膜，其上方借两条结缔组织索——浅、深阴蒂悬韧带将阴蒂体悬吊于耻骨联合前下部。阴蒂头部有丰富的感觉神经末梢，感觉敏锐，与男性阴茎头同源，均为性器官中易兴奋部位，易受刺激引起勃起，是性反应的重要结构。

（7）前庭球（bulbus vestibuli）：又称球海绵体。在发生学上，前庭球是与男性尿道海绵体相当的器官，由海绵状静脉窦外被纤维膜构成，呈"A"字形贴附在尿道生殖膈下面、阴道前庭的两侧和前方。前庭球表面覆盖球海绵体肌及大阴唇的皮下结缔组织；其深面为尿道生殖膈下筋膜和会阴深横肌、尿道阴道括约肌等；前庭球的前端尖锐，于阴蒂下侧左右会合，称为前庭球中间部（intermediate part of bulbs），在阴蒂和尿道之间，借助两条纤细的勃起组织束与阴蒂头紧密连接，并与阴蒂静脉相通。其主体为前庭球外侧部（lateral part of bulbs），长约3cm，宽约1cm，为两个海绵状勃起组织，位于尿道口、阴道口的两侧；其后端钝圆，毗邻前庭大腺。

（8）前庭大腺（greater vestibular gland）：又称巴托兰腺（Bartholin gland）。与男性的尿道球腺相当，为豌豆状圆形或卵圆形小体，呈红黄色，左右各一。前庭大腺最早由丹麦解剖学家卡斯帕尔·巴托兰（1655—1738）在17世纪描述。一些资料将其发现归因于他的祖父、神学家和解剖学家老卡斯帕尔·巴托兰（1585—1629）。前庭大腺位于阴道前庭后外侧，阴道口两侧，前庭球的后端，并常与其重叠。在尿道生殖膈中，其表面被球海绵体肌覆盖，深部依附于会阴深横肌。前庭大腺可分成腺体、导管两个部分。腺体属于复泡管状腺，质较坚硬，在唇后连合附近隔皮肤可以触及，导管长1.5~2.0cm，向内前方斜行，开

口于阴道前庭、阴道口两侧，小阴唇后侧内面近处女膜痕边缘的沟内，性兴奋时能分泌黄白色黏稠液体，起润滑阴道前庭的作用。也可能与女性外阴部的特殊气味有关系。若腺体被感染，腺管闭塞则形成脓肿或囊肿。

（9）阴道（vagina）：是女性性交、月经排出和胎儿娩出的器官，为前后略扁的中空肌性管道。其外周由多个肌肉组成阴道括约肌群，主要成分是肛提肌的内侧部分，这些肌肉在维持阴道的弹性、扩张能力和性活动能力方面，具有重要作用。阴道的比邻关系：上接子宫颈部、下连阴道前庭、前靠膀胱尿道、后邻直肠。阴道上端较宽，以向上突起的穹隆围绕在子宫颈阴道部周围，形成一环状间隙，称阴道穹隆（vaginal fornix），包括前、后和两侧部，以阴道后穹隆向上的陷窝最深，并与子宫直肠陷凹紧密相对。两者间仅隔以阴道后壁和少量结缔组织及腹膜，当子宫直肠陷凹内有积液时，可经阴道后穹隆进行穿刺或引流。阴道的下部较窄，以阴道口（vaginal orifice）开于阴道前庭，周围有处女膜附着。阴道腔有前后两壁，前壁较短，约7cm，前方是膀胱和尿道，后壁较长，约9cm，后方是直肠，两壁平时互相接触，封闭子宫与外界的联通。阴道壁虽不厚，但富伸展性，尤其是在分娩时，内径可扩张到10cm以上，以保证胎儿的娩出。阴道肌上段为很薄的平滑肌，下段穿尿道生殖隔部位，加入横纹肌构成尿道阴道括约肌，对阴道有括约作用。

（10）处女膜（hymen）：又称阴道瓣。在阴道外口与阴道前庭交界处围有环形黏膜皱襞覆盖在阴道外口处，称处女膜，其两面覆以复层鳞状上皮，其中含有结缔组织、血管和神经末梢。它是多种哺乳动物外阴胚胎发育的遗留物，是雌性发育的最后阶段。处女膜的形状、厚度和位置变化较大，常见的处女膜厚度为1~3mm，曾有学者报道完整处女膜孔的内径多数少于15mm，约可容小指尖。处女膜形态、厚度个体差异较大，经生育后处女膜多呈破碎状，为处女膜痕。

（李　强　李峰永　李森恺　曹玉娇　魏蜀一）

参考文献

[1] ANDRIKOPOULOU M, MICHALA, CREIGHTON SM, et al. The normal vulva in medical textbooks[J]. J Obstet Gynaecol, 2013, 33(77): 648-650.

[2] Statistics. NHSHE . http://wwwhesonlinenhsuk2010/.

[3] The American Society for Aesthetic Plastic Surgery CSNDB[EB/OL]. Available at: http://wwwsurgeryorg/download/2007statspdf (2009-08-30).

[4] BOURAOUI K, LINA T, ALEXANDRA CG, et al. Assessment of Female Genital Surgery Education in Plastic Surgery Training: Report of an Expert Opinion Survey[J]. Aesth Plast Surg, 2019, 43(4): 1102-1110.

[5] CLERICO C, LARI A, MOJALLAL A, et al. Anatomy and Aesthetics of the Labia Minora: The Ideal Vulva?[J]. Aesth Plast Surg, 2017, 41: 714-719.

[6] KONING M, ZEIJLMANS IA, BOUMAN TK, et al. Female attitudes regarding labia minora appearance and reduction with consideration of media influence[J].

Aesthet Surg J, 2009, 29(1): 65-71.

[7] MIKLOS JR, MOORE RD. Postoperative Cosmetic Expectations for Patients Considering Labiaplasty Surgery: Our Experience with 550 Patients[J]. Surg Technol Int, 2011, 21: 170-174.

[8] KINGSBERG S ML. Vaginal laxity after childbirth: qualitative survey of women's perceptions, effect on changes in self-image and sexual relationships[J]. J Sex Med, 2010, 7(Suppl): 127-128.

[9] YURTERI-KAPLAN LA, ANTOSH DD, SOKOL AI, et al. Interest in cosmetic vulvar surgery and perception of vulvar appearance[J]. Am J Obstet Gynecol, 2012, 207(5): 428, e1-7.

[10] HAMORI CA. Aesthetic surgery of the female genitalia: labiaplasty and beyond[J]. Plast Reconstr Surg, 2014, 134(4): 661-673.

[11] GOODMAN MP, PLACIK OJ, BENSON RH, 3rd, et

al. A large multicenter outcome study of female genital plastic surgery[J]. J Sex Med, 2010, 7(4 Pt 1): 1565-1577.

[12] GOODMAN MP, PLACIK OJ, MATLOCK DL, et al. Evaluation of Body Image and Sexual Satisfaction in Women Undergoing Female Genital Plastic/Cosmetic Surgery[J]. Aesthet Surg J, 2016, 36(9): 1048-1057.

[13] SORICE SC, LI AY, CANALES FL, et al. Why Women Request Labiaplasty[J]. Plast Reconstr Sur. 2017. 139(4): 856-863.

[14] Committee on Gynecologic Practice, American College of Obstetricians and Gynecologists. ACOG Committee Opinion No. 378: Vaginal "rejuvenation" and cosmetic vaginal procedures [J]. Obstet Gynecol, 2007, 110(3): 737-738.

[15] ABEDI P, JAMALI S, TADAYON M, et al. Effectiveness of selective vaginal tightening on sexual function among reproductive aged women in Iran with vaginal laxity: a quasi-experimental study[J]. J Obstet Gynaecol Res, 2014, 40(2): 526-531.

[16] SHAW D, LEFEBVRE G, BOUCHARD C, et al. Female genital cosmetic surgery[J]. J Obstet Gynaecol Can, 2013, 35(12): 1108-1114.

[17] GOODMAN MP. Female Genital Plastic and Cosmetic Surgery[M]. Robert D, Moore JR, Ma OC, editor. UK: John Wiley & Sons, Ltd, 2016.

[18] ALEXANDRA B, AUSTIN DC, SABINE E, et al. Labiaplasty: Indications and Predictors of Postoperative Sequelae in 451 Consecutive Cases[J]. Aesthet Surg J, 2018, 38(6): 644-653.

[19] SINGH A, SWIFT S, KHULLAR V, et al. Laser vaginal rejuvenation: not ready for prime time[J]. Int Urogynecol J, 2015, 26: 163-164.

[20] FDA Warns Against Use of Energy-Based Devices to Perform Vaginal "Rejuvenation" or Vaginal Cosmetic Procedures: FDA Safety Communication 2018[EB/OL]. Available from: https://www.fda.gov/medic aldev ices/ safet y/alert sandn otice s/ucm61 5013. htm.

[21] RANZCOG Women's Health Committee. Vaginal "rejuvenation" and cosmetic vaginal procedures[J]. Aust N Z J Obstet Gynaecol, 2019: Online ahead of print.

[22] AACoOaGCON. Vaginal "Rejuvenation" and Cosmetic Vaginal Procedures[J]. Obstet Gynecol, 2007, 110: 737-738.

[23] MOTAKEF S, RODRIGUEZ-FELIZ J, CHUNG MT, et al. Vaginal labiaplasty: current practices and a simplified classification system for labial protrusion[J]. Plast Reconstr Surg, 2015, 135(3): 774-788.

[24] WEI SY, LI Q, LI SK, et al. A new surgical technique of hymenoplasty[J]. Int J Gynaecol Obstet, 2015, 130(1): 14-18.

[25] 刘德成. 116例处女膜破裂修补术治疗体会[J]. 医学信息（上旬刊）, 2011, 24（1）: 411-412.

[26] 徐凯, 许冬生, 孔生生. 处女膜修补术不同术式的临床应用探讨[J]. 中国美容医学, 2005, 14（6）: 687-689.

[27] HOBDAY AJ, Haury L, DAYTON PK. Function of the human hymen[J]. Med Hypotheses, 1997, 49(2): 171-173.

[28] RAVEENTHIRAN V. Surgery of the hymen: from myth to modernisation[J]. Indian J Surg, 2009, 71(4): 224-226.

[29] 杨晓. 半荷包式缝合法在处女膜修补术中的应用[J]. 中国美容整形外科杂志, 2011, 22（1）: 47-49.

[30] 李峰永. 裂隙劈开错位缝合法处女膜修补术[J]. 中国美容医学, 2010, 19（8）: 1122-1123.

[31] OU MC, LIN CC, PANG CC, et al. A cerclage method for hymenoplasty[J]. Taiwan J Obstet Gynecol, 2008, 47(3): 355-356.

[32] van MOORST BR, van LUNSEN RH, van DIJKEN DK, et al. Backgrounds of women applying for hymen reconstruction, the effects of counselling on myths and misunderstandings about virginity, and the results of hymen reconstruction[J]. Eur J Contracept Reprod Health Care, 2012, 17(2): 93-105.

[33] 魏蜀一, 李强, 李森恺, 等. 三层缝合法处女膜修补术131例临床疗效观察[J]. 中国妇产科临床杂志, 2015, 16（2）: 108-111.

[34] SINNO S, WILSON S, BROWNSTONE N, et al. Current Thoughts on Fat Grafting: Using the Evidence to Determine Fact or Fiction[J]. Plast Reconstr Surg, 2016, 137(3): 818-824.

[35] KHOURI RK JR, KHOURI RE, LUJAN-HERNANDEZ JR, et al. Diffusion and perfusion: the keys to fat grafting[J]. Plast Reconstr Surg Global open, 2014, 2(9): e220.

[36] MASHIKO T, YOSHIMURA K. How does fat survive and remodel after grafting? [J]. Clin Plast Surg, 2015, 42(2): 181-190.

[37] ASPS National Clearinghouse of Plastic Surgery Procedural Statistics Plastic Surgery Statistics[EB/OL]. www. PlasticSurgery. org. 2016.

[38] KATO H, ARAKI J, DOI K, et al. Normobaric hyperoxygenation enhances initial survival, regeneration, and final retention in fat grafting[J]. Plast Reconstr Surg Global open, 2014, 134(5): 951-959.

[39] 中国卫生统计年鉴. 中国计生统计提要报告. 中国统计年鉴. 2017. http://www.stats.gov.cn/tjsj/ndsj/.

[40] 颜嘉楣. 女性生殖衰老的特点与分期[J]. 首都医药, 2013, 12（上）: 48-49.

[41] KONING M, ZEIJLMANS IA, BOUMAN TK, et al. Female attitudes regarding labia minora appearance and reduction with consideration of media influence[J]. Aesthet Surg J, 2009, 29(1): 65-71.

[42] MIKLOS JR, MOORE RD. Postoperative Cosmetic Expectations for Patients Considering Labiaplasty Surgery: Our Experience with 550 Patients[J]. Surg Technol Int, 2011, 21: 170-174.

[43] KINGSBERG S, MILLHEISER L. Vaginal laxity after childbirth: qualitative survey of women's perceptions, effect on changes in self-image and sexual relationships[J]. J Sex Med, 2010, 7(Suppl): 127-128.

[44] YURTERI-KAPLAN LA, ANTOSH DD, SOKOL AI, et al. Interest in cosmetic vulvar surgery and perception of vulvar appearance[J]. Am J Obstet Gynecol, 2012, 207(5): 428, e1-e7.

[45] HAMORI CA. Aesthetic surgery of the female genitalia: labiaplasty and beyond[J]. Plast Reconstr Surg, 2014, 134(4): 661-673.

[46] PAULS RN, FELLNER AN, DAVILA GW. Vaginal laxity: a poorly understood quality of life problem; a survey of physician members of the International Urogynecological Association (IUGA) [J]. Int Urogynecol J, 2012, 23(10): 1435-1448.

[47] AKBIYIK F, KUTLU AO. External genital proportions in prepubertal girls: a morphometric reference for female genitoplasty[J]. J Urol, 2010, 184(4): 1476-1481.

[48] GOODMAN MP. Female cosmetic genital surgery[J]. Obstet Gynecol, 2009, 113(1): 154-159.

[49] BASARAN M, KOSIF R, BAYAR U, et al. Characteristics of external genitalia in pre- and postmenopausal women[J]. Climacteric, 2008, 11(5): 416-421.

[50] FARAGE M, MAIBACH H. Lifetime changes in the vulva and vagina[J]. Arch Gynecol Obstet, 2006, 273(4): 195-202.

[51] VERKAUF BS, VON THRON J, O'BRIEN WF. Clitoral size in normal women[J]. Obstet Gynecol, 1992, 80(1): 41-44.

[52] LLOYD J, CROUCH NS, MINTO CL, et al. Female genital appearance: "normality" unfolds[J]. BJOGJ Obstet Gynaecol, 2005, 112(5): 643-646.

[53] FUJIMURA T, SATO N, OPHASWONGSE S, et al. Characterization of vulvar skin of healthy Thai women: influence of sites, age and menopause[J]. Acta Derm Venereol, 2013, 93(2): 242-245.

[54] CAO Y, LI Q, ZHOU C, et al. Measurements of female genital appearance in Chinese adults seeking genital cosmetic surgery: a preliminary report from a gynecological center[J]. Int Urogynecol J, 2015, 26(5): 729-735.

[55] VaNAMAN M, BOLTON J, PLACIK O, et al. Emerging Trends in Nonsurgical Female Genital Rejuvenation[J]. Dermatologic surgery, 2016, 42(9): 1019-1029.

[56] ROBERTS H. Reconstructing virginity in Guatemala[J]. Lancet, 2006, 367(9518): 1227-1278.

[57] LOGMANS A, VERHOEFF A, RAAPR B, et al. Should doctors reconstruct the vaginal introitus of adolescent girls to mimic the virginal state? [J]. BMJ, 1998, 316(7129): 459-462.

[58] ESSEN B, BLOMKVIST A, HELSTROM L, et al. The experience and responses of Swedish health professionals to patients requesting virginity restoration (hymen repair) [J]. Reprod Health Matters, 2010, 18(35): 38-46.

[59] STEWART ST. Hymenal characteristics in girls with and without a history of sexual abuse[J]. J Child Sex Abus, 2011, 20(5): 521-536.

[60] ADAMS JA, BOTASH AS, KELLOGG N. Differences in hymenal morphology between adolescent girls with and without a history of consensual sexual intercourse[J]. Arch Pediatr Adolesc Med, 2004, 158(3): 280-285.

[61] PRAKASH V. Hymenoplasty-how to do[J]. Indian J Surg, 2009, 71: 221-223.

[62] 李峰永, 李强, 周传德, 等. 裂隙劈开错位缝合法处女膜修补术[J]. 中国美容医学, 2010, 19（8）: 1122-1123.

[63] HEPPENSTALL-HEGER A, MCCONNELL G, TICSON L, et al. Healing patterns in anogenital injuries: a longitudinal study of injuries associated with sexual abuse, accidental injuries, or genital surgery in the preadolescent child[J]. Pediatrics, 2003, 112(4): 829-837.

[64] STEIN TA, DELANCEY JO. Structure of the perineal membrane in females: gross and microscopic anatomy[J]. Obstet Gynecol, 2008, 111(3): 686-693.

[65] 曹玉娇. 女性外阴美学初步研究及基于小阴唇精细解剖的小阴唇缩小整形术术式改良[D]. 北京: 北京协和医学院, 2015.

[66] HUNTER JG, LABIA MINORA, LABIA MAJORA, et al. Experience-Based Recommendations[J]. Aesthet Surg J, 2016, 36(1): 71-79.

[67] MAGON N, ALINSOD R. Female Cosmetic Genital Surgery: Delivering What Women Want[J]. J Obstet Gynaecol India, 2017, 67(1): 15-19.

[68] GOODMAN MP. Female genital cosmetic and plastic surgery: a review[J]. J Sex Med, 2011, 8(6): 1813-1825.

[69] WALLEN K, LLOYD EA. Female sexual arousal: genital anatomy and orgasm in intercourse[J]. Horm Behav, 2011, 59(5): 780-792.

[70] 赵阳, 李强, 李森恺, 等. 会阴体修复联合阴道黏膜皱褶缝合阴道紧缩术的疗效[J]. 中国临床妇产科杂志, 2015, 16（2）: 112-114.

[71] CAO YJ, LI FY, LI SK, et al. A modified method of labia minora reduction: the de-epithelialised reduction of the central and posterior labia minora[J]. J Plast Reconstr Aesthet Surg, 2012, 65(8): 1096-1102.

[72] HAMORI CA JJ. Labiaplasty and beyond[J]. Cosmetic Surgery Times, 2016(4): 30-34.

[73] HUNTER JG. Considerations in female external genital aesthetic surgery techniques[J]. Aesthet Surg J, 2008, 28(1): 106-107.

[74] OSTRZENSKI A. Labiopexy and Labioplasty for Labium Majus Rejuvenation in Light of a Newly Discovered Anatomic Structure[J]. Aesth Plast Surg, 2014, 38: 554-560.

[75] HAILPARN TR. What is a girl to do?: the problem of adolescent labial hypertrophy[J]. Obstetrics & Gynecology, 2014, 123(Suppl 1): 124S-125S.

[76] SHAW D, LEFEBVRE G, BOUCHARD C, et al. Female genital cosmetic surgery[J]. J Obstet Gynaecol, 2013, 35(12): 1108-1114.

[77] KOPELMAN LM. Make her a virgin again: when medical disputes about minors are cultural clashes[J]. J Med Philos, 2014, 39(1): 8-25.

[78] 徐向民. 处女膜修复术致大出血一例[J]. 中华医学美学美容杂志, 2007, 13（4）: 233.

[79] KARAŞAHIN KE, ALANBAY I, ERCAN CM, et al. Comment On A Cerclage Method For Hymenoplasty[J]. Taiwan J Obstet Gynecol, 2009, 48(2): 203.

[80] 蹇洪, 何明武, 黎瑞红. 重叠缝合环形埋线法处女膜修补术[J]. 中华医学美学美容杂志, 2003, 9（4）: 247.

[81] GIR P, BROWN SA, ONI G, et al. Fat grafting: evidence-based review on autologous fat harvesting, processing, reinjection, and storage[J]. Plast Reconstr Surg, 2012, 130(1): 249-258.

[82] VARGHESE J, GRIFFIN M, MOSAHEBI A, et al. Systematic review of patient factors affecting adipose stem cell viability and function: implications for regenerative therapy[J]. Stem Cell Res Ther, 2017, 8(1): 45.

[83] COLEMAN SR. Structural fat grafting: more than a permanent filler[J]. Plast Reconstr Surg, 2006, 118(Suppl 3): 108s-120s.

[84] GEISSLER PJ, DAVIS K, ROOSTAEIAN J, et al. Improving fat transfer viability: the role of aging, body mass index, and harvest site[J]. Plast Reconstr Surg, 2014, 134(2): 227-232.

[85] NGUYEN A PK, BOUVIER TN, HASSETT CA, et al. Comparative study of survival of autologous adipose tissue taken and transplanted by different techniques[J]. Plast Reconstr Surg, 1990, 85(3): 378-386; discussion 387-389.

[86] DAVIS K, RASKO Y, ONI G, et al. Comparison of adipocyte viability and fat graft survival in an animal model using a new tissue liquefaction liposuction device vs standard Coleman method for harvesting[J]. Aesthet Surg J, 2013, 33(8): 1175-1185.

[87] HONORE LH, O'HARA KE. Benign enlargement of the labia minora: report of two cases[J]. Eur J Obstet Gynecol Reprod Biol, 1978, 8(2): 61-64.

[88] HODGKINSON DJ, HAIT G. Aesthetic vaginal labioplasty[J]. Plast Reconstr Surg, 1984, 74(3): 414-416.

[89] Cosmetic surgery National Data Bank: statistics 2012[J]. Aesthet Surg J, 2013, 33(Suppl 2): 1S-21S.

[90] Cosmetic Surgery National Data Bank statistics[J]. Aesthet Surg J, 2014, 34(Suppl 1): 1-20.

[91] Cosmetic Surgery National Data Bank Statistics[J]. Aesthet Surg J, 2015, 35(Suppl 2): 1-24.

[92] OSTRZENSKI A. Selecting aesthetic gynecologic procedures for plastic surgeons: a review of target methodology[J]. Aesthetic Plast Surg, 2013, 37(2): 256-265.

[93] CHANG P, SALISBURY MA, NARSETE T, et al. Vaginal labiaplasty: defense of the simple "clip and snip" and a new classification system[J]. Aesthetic Plast Surg, 2013, 37(5): 887-891.

[94] FELICIO YA. Labial surgery[J]. Aesthet Surg J, 2007, 27(3): 322-328.

[95] FASOLA E, GAZZOLA R. Labia Majora Augmentation with Hyaluronic Acid Filler: Technique and Results[J]. Aesthet Surg J, 2016, 36(10): 1155-1163.

[96] GRAFENBERG E. The role of urethra in female orgasm[J]. Int J Sexol, 1950, 3: 145-148.

[97] OSTRZENSKI A. G-spot anatomy: a new discovery[J]. J

Sex Med, 2012, 9(5): 1355-1359.

[98] VANAMAN M, BOLTON J, PLACIK O, et al. Emerging Trends in Nonsurgical Female Genital Rejuvenation[J]. Dermatol Surg, 2016, 42(9): 1019-1029.

[99] AGUILAR P, HERSANT B, SIDAHMED-MEZI M, et al. Novel technique of vulvo-vaginal rejuvenation by lipofilling and injection of combined platelet-rich-plasma and hyaluronic acid: a case-report[J]. Springerplus, 2016, 5(1): 1184.

[100] FILIPPINI M, DEL DE, NEGOSANTI F, et al. Fractional CO_2 Laser: From Skin Rejuvenation to Vulvo-Vaginal Reshaping[J]. Photomed Laser Surg, 2017, 35(3): 171-175.

[101] VIZINTIN Z, LUKAC M, KAZIC M, et al. Erbium laser in gynecology[J]. Climacteric, 2015, 18 (Suppl 1): 4-8.

[102] MAGON N, ALINSOD R. ThermiVa: The Revolutionary Technology for Vulvovaginal Rejuvenation and Noninvasive Management of Female SUI[J]. J Obstet Gynaecol India, 2016, 66(4): 300-302.

[103] MILLHEISER LS, PAULS RN, HERBST SJ, et al. Radiofrequency treatment of vaginal laxity after vaginal delivery: nonsurgical vaginal tightening[J]. J Sex Med, 2010, 7(9): 3088-3095.

[104] SEKIGUCHI Y, UTSUGISAWA Y, AZEKOSI Y, et al. Laxity of the vaginal introitus after childbirth: nonsurgical outpatient procedure for vaginal tissue restoration and improved sexual satisfaction using low-energy radiofrequency thermal therapy[J]. J Womens Health (Larchmt), 2013, 22(9): 775-781.

[105] 乔治. 维加莱洛. 人体美丽史[M]. 关虹，译. 长沙：湖南文艺出版社，2007.

第一篇

妇科美容手术

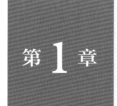

第 1 章　小阴唇整形术

小阴唇肥大表现多样，对女性外阴形态的影响非常明显。小阴唇缩小术是目前女性妇科美容整形术中开展最多的一类，其主要目的是通过手术切除的手段，把发育较大或者不对称的小阴唇进行缩小和修正，使之符合现有的审美特点，同时改善不适症状。

第一节　基础知识

一、小阴唇的分类及审美特点

1. 小阴唇的分类　随着小阴唇缩小术的广泛开展，小阴唇肥大的表型（图1-1-1）也随着诊疗目的和视角的不同，进行了不同的分类。小阴唇分类的目的主要有两方面，一是描述小阴唇的表型，二是方便小阴唇手术（图1-1-2）。目前小阴唇主要有3种分类方法，即根据小阴唇宽度分类、根据小阴唇形状分类、根据小阴唇肥大是否合并包皮臃肿分类。这3类分类方法相辅相成，应该综合起来分析，才能获得最准确的表型。

（1）根据小阴唇的宽度分类法：1993年，Franco最早提出了按照小阴唇大小分类，认为根据小阴唇宽度不同，可以分为4型，宽度在4cm以内为生理性肥大，超过4cm为病理性肥大。之后，Motakef（2015年）简化了Franco分类，提出一种简易的小阴唇肥大的分类方法，即测量大小阴唇间沟到小阴唇边缘的距离，然后分成3度，用以描述小阴唇增生情况。

1）Franco小阴唇分类法（1993年）：Ⅰ型（小阴唇宽度<2cm）；Ⅱ型（小阴唇宽度2~4cm）；Ⅲ型（小阴唇宽度4~6cm）；Ⅳ型（小阴唇宽度>6cm）。

2）Motakef小阴唇分类法（2015）：Ⅰ度，大小阴唇间沟到小阴唇边缘的距离为0~2cm（轻度）；Ⅱ度，大小阴唇间沟到小阴唇边缘的距离为2~4cm

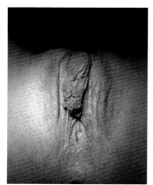
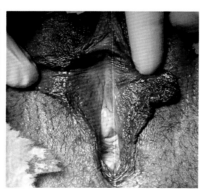
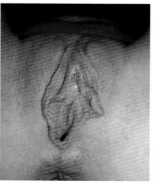
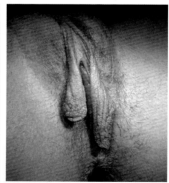

A. 小阴唇合并观　　　　B. 小阴唇展开观　　　　C. 伴有包皮增生　　　　D. 小阴唇明显下垂

图1-1-1　常见小阴唇肥大表型

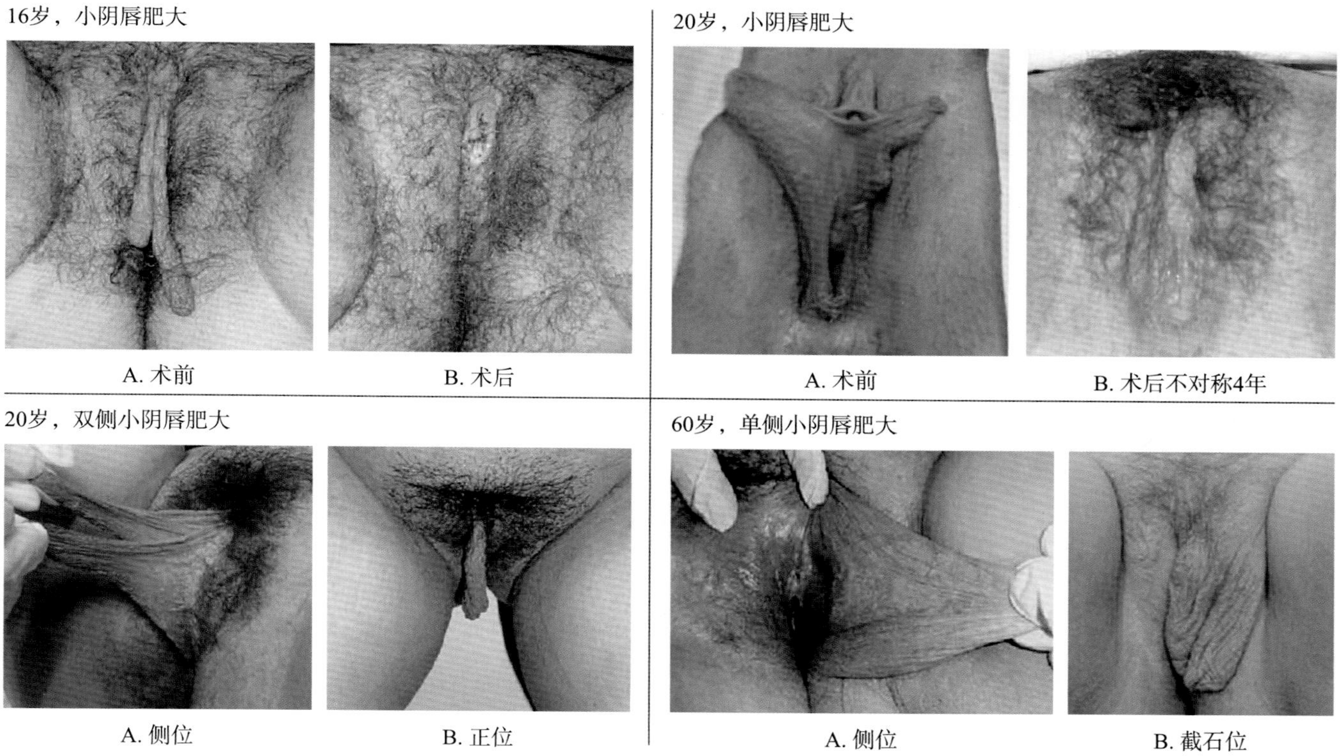

16岁，小阴唇肥大

A. 术前   B. 术后

20岁，小阴唇肥大

A. 术前   B. 术后不对称4年

20岁，双侧小阴唇肥大

A. 侧位   B. 正位

60岁，单侧小阴唇肥大

A. 侧位   B. 截石位

图1-1-2　小阴唇肥大的表型及手术的效果

资料来源：Claudia E. Marchitelli，Maria Celeste Sluga，Myriam Perrotta, Roberto Testa，Initial Experience in a Vulvovaginal Aesthetic Surgery Unit Within a General Gynecology Department Journal of Lower Genital Tract Disease, Volume 14, Number 4, 2010, 295-300.

（中度）；Ⅲ度，大小阴唇间沟到小阴唇边缘的距离为＞4cm（重度）。

这种分类方法的优点在于很容易对小阴唇的大小进行评估，但对于美容整形方法的选择尚缺乏一些重要的信息，不利于合理方案的制定。

（2）根据小阴唇形状分类：Smarrito（2017）等观察到小阴唇的宽度和患者的临床症状存在不一致的现象，认为小阴唇肥大的形状对患者症状及手术方案的选择影响更大，小阴唇的大小只是影响因素之一，因此建议根据小阴唇外形和临床症状进行分类。他们将小阴唇肥大分为3型，以判断小阴唇的形状与功能特点。

1）Smarrito小阴唇肥大分类法（2017）：Ⅰ型，上1/3外突，旗形，外形不美观，穿紧身衣时会阴区不适，但因小阴唇不阻挡阴道外口，因此无性生活不适或者性交痛。Ⅱ型，中1/3外突，斜形，整体肥厚外观，或伴有穿衣不适和性生活不适。Ⅲ型，下1/3外突，完全型，组织肥厚，性生活不适感较Ⅰ型和Ⅱ型严重。

2）在Smarrito分型的基础上，我国学者李强为了准确描述小阴唇的大小和形状，提出了拟真分型法，即根据实际小阴唇的大小和形状，可以分成6类13型（表1-1-1），这样可以比较准确地评价小阴唇的状态。

根据小阴唇形状分类的优点是比较准确地描述了小阴唇的形状，可以根据诊断基本还原其表型，但对小阴唇大小、形态的描述尚不够细致，应该和根据宽度分类结合，才能更准确地描述小阴唇的真实表型。

（3）根据小阴唇肥大是否合并阴蒂包皮臃肿分类：这是一种更为贴近手术方案制定的分类方法，Cunha等（2011）根据阴蒂包皮受累及的程度将小阴唇肥大分为3种类型。Motakef（2015）提出应该在小阴唇肥大的同时将不对称和包皮增生因素附加于诊断中（图1-1-3）。Clerico（2017）等在分类时则更加强调了包皮和系带部位的增生（图1-1-4）。李峰永等（2019）提出根据小阴唇及阴蒂包皮组织增生的程度，将小阴唇增生分为3型（图1-1-5～图1-1-7），根据不同的分类选择适

表 1-1-1　成年女性小阴唇拟真分型法（李强，2018）

阴唇大小	分类	分型	是否伴有阴蒂包皮臃肿
过小 （宽度<8mm）	先天过小类	迷你形	−
	后天过小类 （因手术或病变变小）	残旗形（前大后小或不规则）	++
		湮灭形（前后均小）	+
正常 （宽度8~15mm）	美观类	柳叶形（前面略宽）	+
		蝶翼形（前宽后窄）	+
过大 （宽度>15mm）	尖突类 （前部增宽呈突出状，后部变窄）	前突形（前半突向外上方）	++
		上突形（前半突向外侧）	++
		中突形（中1/3突向外侧）	+
	均匀增大类 （前后均明显增宽）	菱形（前半明显增大，外侧突出成角，呈菱形）	+++
		扇形（中间明显增大，边缘呈圆弧形，如展开的扇子）	+++
不均 （两侧不均等）	不对称类 （两侧大小、形状、质地不对称）	主从形（一侧大一侧小）	++
		兄妹形（两侧大小相近，但形状不对称）	++
		不规则形（先天或后天造成）	++

注：−几乎没有；+偶或会有；++常有；+++大半都有。

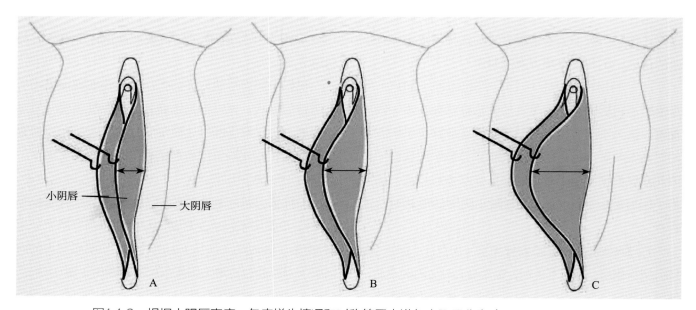

图1-1-3　根据小阴唇宽度、包皮增生情况和对称等因素进行小阴唇分类（Motakef，2015）

注：A. Ⅰ度，0~2cm；B. Ⅱ度，2~4cm；C. Ⅲ度大于4cm，如果不对称则+A，如果伴有阴蒂包皮臃肿则+C。

资料来源：Saba Motakef, Jose Rodriguez-Feliz, Michael T. Chung, Michael J. Ingargiola, Victor W. Wong, Ashit Patel. Vaginal Labiaplasty: Current Practices and a Simplified Classification System for Labial Protrusion, 2015. Plast. Reconstr. Surg. 135: 774-788.

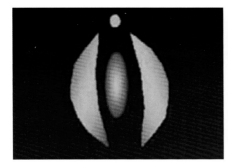
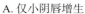
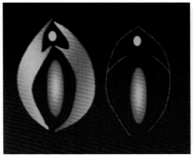
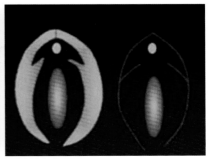

A. 仅小阴唇增生　　　　　　　　B. 增生累及小阴唇部分包皮和系带　　　　C. 增生涉及小阴唇及整个阴蒂包皮及系带

图1-1-4　小阴唇肥大与包皮增生的关系（Clerico，2017）

资料来源：C. Clerico · A. Lari · A. Mojalla · F. Boucher Anatomy and Aesthetics of the Labia Minora: The Ideal Vulva? Aesth Plast Surg(2017) 41: 714-719 DOI 10.1007/s00266-017-0831-1.

合的术式，下面将对这一分类方法进行详细介绍。

　　Ⅰ型：单纯小阴唇肥大型（图1-1-5）。

　　Ⅱ型：单纯阴蒂包皮增生型（图1-1-6）。

　　Ⅲ型：复合增生型（小阴唇肥大伴有阴蒂包皮增生）（图1-1-7）。

　　根据阴蒂包皮、小阴唇肥大是否相伴进行分类的优点是有利于考虑手术范围和手术顺序，如果伴有包皮增生，应该首先进行包皮缩小，使之变成单纯的小阴唇肥大再行小阴唇缩小术，这样可以把复杂的整体手术设计简化为简单的2步操作，以保证效果。正如老子所说："图难于其易，为大于其细。"

　　2. 常见各类小阴唇的形状　根据拟真分型法，我们把中国成年女性常见的小阴唇形状列举在下方（图1-1-8~图1-1-20），以便增强理解，方便医生判断和分型。由于对小阴唇宽度和阴蒂包皮的描述尚不精确，还需要结合Smarrito和李峰永的分型法，才能够准确诊断。

　　有些增大的小阴唇会伴有明显的阴蒂包皮臃肿（图1-1-21~图1-1-27）。

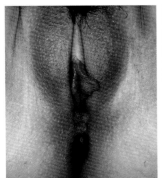
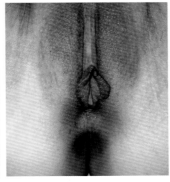

图1-1-5　Ⅰ型小阴唇肥大　　　　　　　　　　　　图1-1-6　Ⅱ型小阴唇肥大

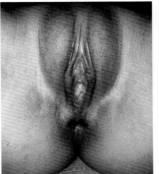
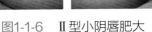
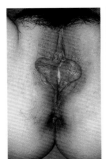
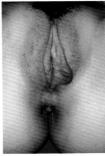
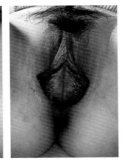
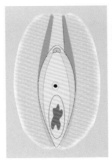
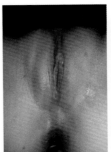
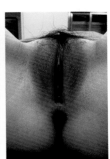

图1-1-7　Ⅲ型小阴唇肥大　　　　　　　　　　　　图1-1-8　迷你形小阴唇

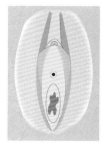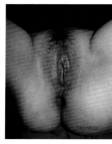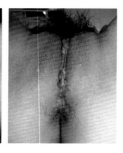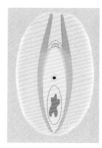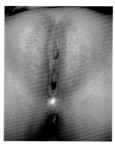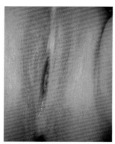

图1-1-9 残旗形小阴唇 　　　　　　　　图1-1-10 湮灭形小阴唇

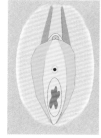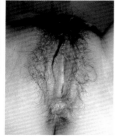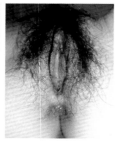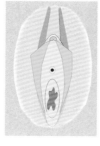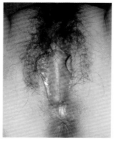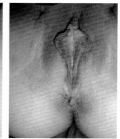

图1-1-11 柳叶形小阴唇 　　　　　　　　图1-1-12 蝶翼形小阴唇

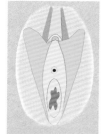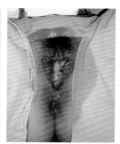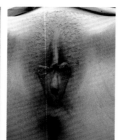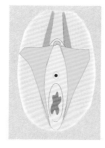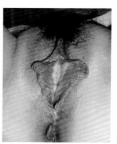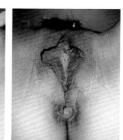

图1-1-13 前突形小阴唇 　　　　　　　　图1-1-14 上突形小阴唇

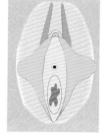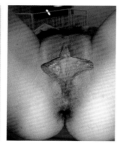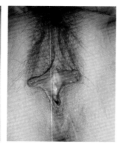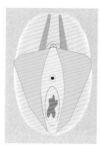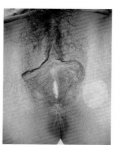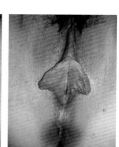

图1-1-15 中突形小阴唇 　　　　　　　　图1-1-16 菱形小阴唇

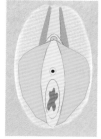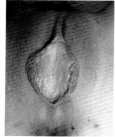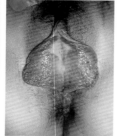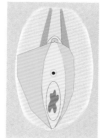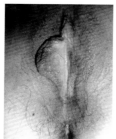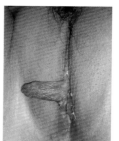

图1-1-17 扇形小阴唇 　　　　　　　　　图1-1-18 主从形小阴唇

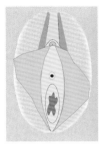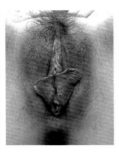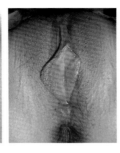

图1-1-19　兄妹形小阴唇

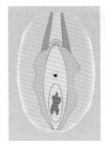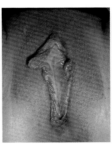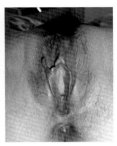

图1-1-20　不规则形小阴唇

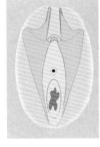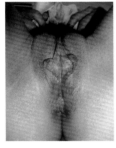

图1-1-21　阴蒂包皮臃肿前突形

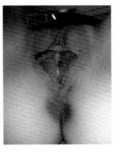

图1-1-22　阴蒂包皮臃肿上突形

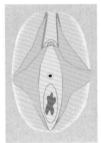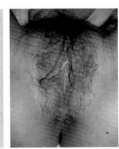

图1-1-23　阴蒂包皮臃肿中突形

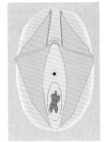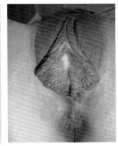

图1-1-24　阴蒂包皮臃肿菱形

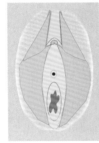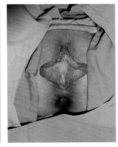

图1-1-25　阴蒂包皮臃肿扇形

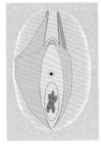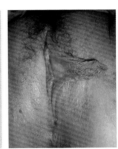

图1-1-26　阴蒂包皮臃肿主从形

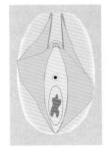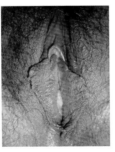

图1-1-27　阴蒂包皮臃肿兄妹形

3. 小阴唇的审美　漂亮的小阴唇究竟应该是什么样子，目前尚无统一的看法。一般认为漂亮的小阴唇应该具有以下特点：两侧对称、大小适中、光滑细腻、色泽粉红、中上1/3交界处略宽、厚度较薄、线条宜清晰忌繁复、质地宜紧致忌松弛、结构分明。

（1）小阴唇的最佳宽度和厚度：综合各个报道的测量数据，成年女性小阴唇的宽度均值为15mm（阴唇间沟到小阴唇最宽处的距离），而厚度为3mm。目前流行的医疗审美建议小阴唇的宽度最好在8~15mm，厚度宜薄，但不建议过薄，以免小阴唇不能独立挺直，显得松垮。

（2）小阴唇的最佳比例：在中国医学科学院整形外科医院妇科整形中心的测量中发现，年轻未生育女性中有些美丽的小阴唇在结构上可能存在两个黄金比例（图1-1-28）。

小阴唇的底边长（B）：阴蒂包皮长（A）=1.618：1，两者组成一个黄金分割。

小阴唇下斜边（D）：小阴唇上斜边（C）=1.618：1，两者构成一个黄金矩形。

（3）小阴唇与周边的关系：美丽的小阴唇与周边

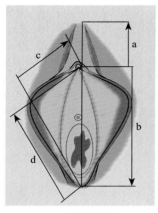
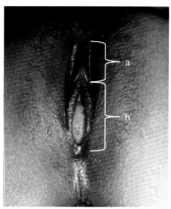
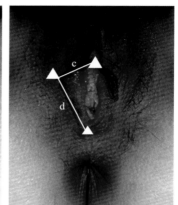

A. 黄金分割　　　　　　　B. 阴蒂包皮与小阴唇长　　　　　　C. 小阴唇上下边长

图1-1-28　小阴唇黄金比例

注：a. 阴蒂包皮长；b. 阴道前庭长；c. 小阴唇前唇距；d. 小阴唇后唇距。

器官的关系重点为3个方面，即与阴蒂、大阴唇和阴道前庭三者的关系。

1）小阴唇与阴蒂：小阴唇宽度应该大于或等于阴蒂包皮的高度，即在视觉中女性外阴的中心最好是小阴唇的中上1/3交界处。

2）小阴唇与大阴唇：在站立位时，小阴唇应该被大阴唇掩藏，即站立位时小阴唇的宽度应低于大阴唇的高度。

3）小阴唇与阴道前庭：站立位时，小阴唇最好是可以隐藏阴道前庭，即站立位小阴唇应该可以并拢，以便保护尿道口和阴道口。

（4）小阴唇缩小术的手术标准：漂亮的小阴唇究竟应该多宽，目前也没有一致的标准。与许多求治的患者交流，发现她们多半并不太清楚，很多人希望越小越好；与业内专家讨论，大家一般认为小阴唇的宽度在8～15mm为宜。韩国专家建议可以再小些，在他们的问卷调查中，6～7mm大小似乎更受欢迎。欧美专家则认为应该稍大，15～20mm好像更符合当地女性的审美。我们根据临床反馈和局部生理要求，认为小阴唇的宽度以10mm左右最佳。有一些业内专家认为，美丽小阴唇的宽度不应该单独评判，而是应该以包覆在大阴唇中为美。但是当大阴唇发育欠佳时，这种评判标准就比较困难了，往往需要做大阴唇丰隆术后才可以达到。由于小阴唇肥大的女性往往伴有大阴唇发育欠佳，而并非每个人都希望进行大阴唇丰隆

术，因此，我们认为最好把小阴唇独立考虑，界定一个手术的基本标准，然后再根据患者的要求和局部的解剖特点进行调整。当然，小阴唇美容整形的效果可以分为即刻效果、近期效果、远期效果和绝经后的变化等几个方面（图1-1-29、图1-1-30），作为一个专业会阴整形医生要全面考虑。

二、小阴唇缩小术相关的生理解剖要点

1．小阴唇的大小及形态特点　小阴唇的宽度一般在6～70mm，一般超过40mm就归为病理性小阴唇肥大，小阴唇厚度一般在3～5mm。美丽的小阴唇要色泽浅淡、大小适中，两侧对称，线条清晰，通常认为8～15mm的宽度是比较理想的（图1-1-31）。

（1）小阴唇形态结构：小阴唇的基本结构包括两面、两缘和两端。

内侧面：边缘部分是皮肤，菲薄而有较重的色素沉着，有时有明显皱褶，由边缘到基底色素也逐渐变浅，到基底部变成黏膜后，完全没有色素，这个色素从有到无的分界线称为哈特线（图1-1-32）。

外侧面：皮肤菲薄，均带有一定的色素沉着，边缘部较粗糙，无明显的毛发分布。

基底（上缘）：上方由结缔组织与会阴深筋膜相连，外侧借助阴唇间沟与大阴唇相连，内侧包绕阴道前庭，与前庭黏膜相延续。

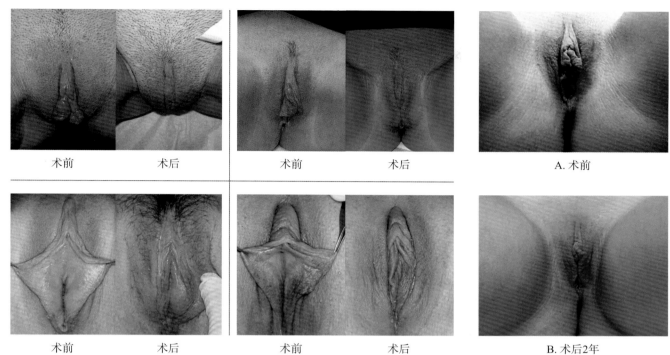

| 术前 | 术后 | 术前 | 术后 | A. 术前 |

图1-1-29　小阴唇缩小术的即刻效果

B. 术后2年

图1-1-30　小阴唇缩小术的长期效果

资料来源：Michael N. Mirzabeigi, MS. John H. Moore, Jr., MD, FACS, Current Trends in Vaginal Labioplasty A Survey of Plastic Surgeons Ann Plast Surg 2012; 68: 125-134.

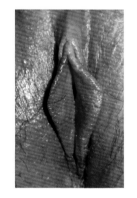

图1-1-31　理想小阴唇

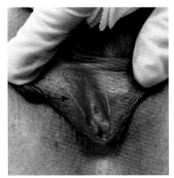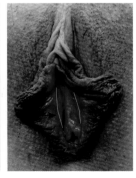

图1-1-32　哈特线和繁复的阴蒂包皮皱褶

注：哈特线（Hart's line）. 阴唇内侧皮肤色素分界线。

边缘（下缘）：比较锐利，略呈厚刃状，相对光滑，色泽较深。如果明显增生，则呈不规则皱褶堆积，色深而厚。

前端：分出两个叶，中间形成一个10°～15°的夹角，其内侧叶稍宽、稍短，行向前内，与阴蒂系带相连，其外侧叶略窄、略长，也行向前内侧，延伸为阴蒂包皮，两侧融合，包绕阴蒂头部形成阴蒂包皮帽。如果包皮臃肿堆积，则可呈现繁复的多层皱褶（图1-1-32）。

后端：宽度逐渐变窄，包绕阴道前庭，在中心汇合形成阴唇系带。如果小阴唇后端较宽，常可感觉不适，可以适当缩窄。

小阴唇组织富含皮脂腺结构和神经末梢，皮肤皱褶较多，无脂肪组织分布。如果小阴唇较大、皮肤皱褶较多、色素过深，则会影响美观，可以借助整形手术进行修整。

（2）小阴唇组织学：小阴唇被覆复层鳞状上皮，表面有丰富的乳头状突起，有大量的黑色素沉着。其主体是由结缔组织和血管性勃起组织组成，其中富含淋巴细胞和大量的皮脂腺，但无脂肪组织

（图1-1-33、图1-1-34）。小阴唇组织含有丰富的淋巴管和神经纤维，后者多与血管伴行，小阴唇中央有较为粗大的神经轴索结构，其外周只有细小的神经末梢分布，其内、外侧面神经纤维的分布特点相似（图1-1-35、图1-1-36），内侧面比外侧面神经感受器密度高，但无显著统计学差异。

2．小阴唇的血供特点

（1）血供来源：主要是阴部内动脉的分支会阴动脉，该动脉在穿过会阴浅横肌之后，分出阴道动脉分支，其主干延续为阴唇后动脉，自后向前分布在小阴唇的中后部大半。小阴唇的第二个重要血供来源是来自阴部外动脉的分支阴唇前动脉，它与阴唇后动脉分支相互吻合形成动脉弓。另外，来自会阴动脉的分支阴蒂背动脉和来自髂内动脉的分支闭孔动脉均发出分支参与小阴唇的血液供应。诸多来源的血供相互联合形成网状（图1-1-37、图1-1-38）。

（2）局部血供模式：小阴唇血供具有明显的个体差异，模式变化较大，目前的研究尚不够全面，只能粗略地进行一下分类。黄文义曾报道小阴唇的血供一般由阴唇前、后动脉分成数级血管弓实现小阴唇的网状供血（图1-1-39、图1-1-40）。我们的研究提示：小阴唇的血供主要分为一支主干分型和两支主干吻合型（图1-1-41），前者约占1/4，后者占3/4。研究发现，小阴唇动脉分布一般不与静脉相互伴行。

小阴唇的血供一般自前缘、中间和后缘穿入，多数在中部有一个或数个较大的血管，做楔形切除时常可见到血管喷血，要注意止血。由于小阴唇血供变异较大，因此在设计小阴唇缩小术的切口时，要注意血供模式，不宜千篇一律地采用同样的切口，以防出现血供不足带来的伤口愈合不良（图1-1-42、图1-1-43）。尤其是对于后支供血的一支主干型患者，如果设计后楔形切除，很容易导致局部血供欠佳（图1-1-44），

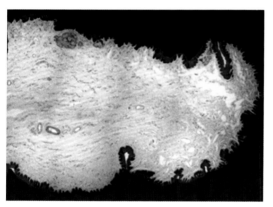

图1-1-33　小阴唇全层切片

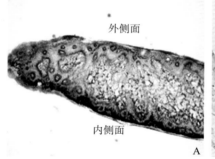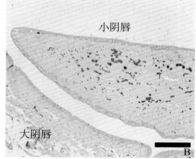

图1-1-35　小阴唇神经末梢分布（ST100抗体染色）

注：A. 小阴唇冠状截面，内侧比外侧有更多的神经分布；B. ST100抗体神经染色，小阴唇中心有神经轴索结构，外周只有细小神经分布，小阴唇冠状切面，比例尺，1mm。

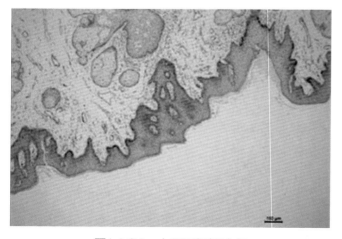

图1-1-34　小阴唇组织特点

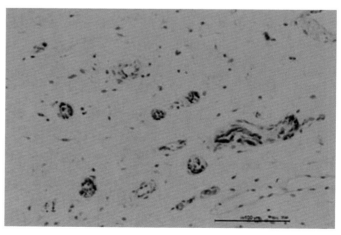

图1-1-36　小阴唇神经纤维染色

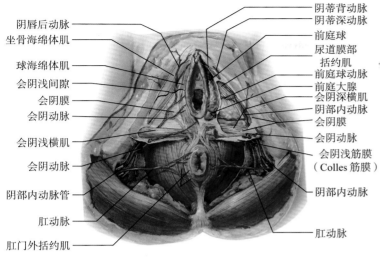

图1-1-37 外阴血管供应示意图

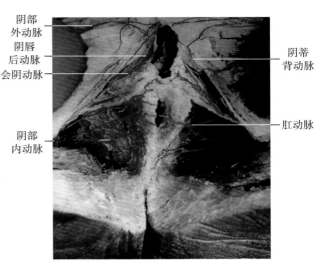

图1-1-38 外阴血管供应

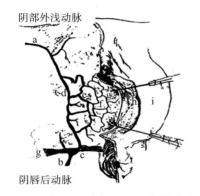

图1-1-39 多级弓形小阴唇血供模式示意图

注：小阴唇动脉分布. a. 阴部外浅动脉；b. 阴部内动脉；c. 阴唇后动脉；d. 第一动脉吻合弓；e. 第二动脉吻合弓；f. 第三动脉吻合弓；g. 第四动脉吻合弓；h. 小阴唇；i. 大阴唇；j. 会阴浅横肌。

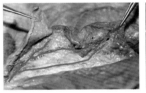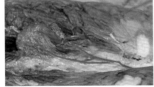

图1-1-40 来自阴蒂动脉分支的小阴唇前动脉

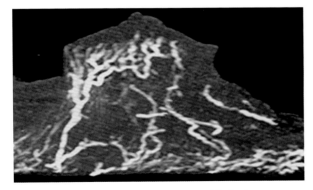

图1-1-42 小阴唇灌注血管造影

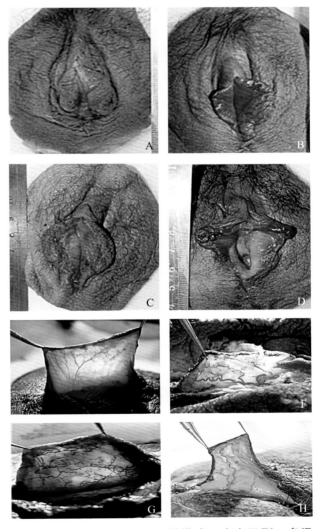

图1-1-41 常见的小阴唇血供模式一支主干型、多级弓型、两支主干吻合型

注：A~D. 解剖前小阴唇形态；E~H. 解剖后显示血供特点。

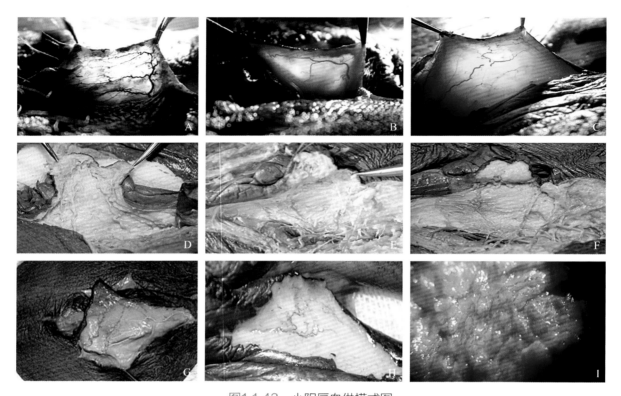

图1-1-43　小阴唇血供模式图

注：A～C.单一主干分支供血型；D～H.多干吻合成网供血型；I.显示无明显动静脉伴行。

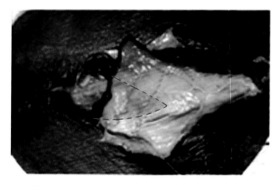

图1-1-44　后方一支主干型设计后楔形
切除后局部血供欠佳

虽然不至于出现皮瓣坏死，但可导致伤口的感染和愈合能力下降，甚至引起伤口裂开。

Georgiuo（2015）提出，小阴唇的主要供血动脉位于黏膜下层，如果手术中只切除黏膜而保留黏膜下层，则不会损伤黏膜小阴唇血供（图1-1-45）。

3. 小阴唇的感觉神经分布特点

（1）小阴唇感觉神经传入阶段及分布神经的走行：外阴的感觉神经大部分通过躯体感觉神经和副交感神经传入纤维传导到骶髓的S3～S4段，主要的传导通路为阴部神经的分支阴唇后神经和阴蒂背神经（图1-1-46、图1-1-47）；部分感觉通过交感神经的传入纤维传导到腰髓的L1～L2段，主要传导通路为交感干。小阴唇上分布的阴唇后神经一般分为3～4支，自小阴唇的后上方向斜向前下方走行分布（图1-1-48）。这种分布特点提示，下楔形切除术有可能损伤部分小阴唇的感觉神经，因此蒂部宜宽，应该少做横断切口设计，以免影响小阴唇的感觉。

（2）小阴唇内感觉神经纤维的分布模式：小阴唇内部的神经分布多呈树枝状，其主干来源为阴唇后神经和阴蒂背神经的分支，其中阴唇后神经一般分成数支，由后上走向前下；而阴蒂背神经则是先在阴蒂脚表面的深筋膜层中走向前方的阴蒂根部，然后行向后下方，并分支分布到阴蒂头、阴蒂包皮及小阴唇前方（图1-1-49）。通过S100染色小阴唇组织切片发现，不同宽度的小阴唇组织神经纤维分布密度相似，无显著统计学差异；不同年龄段的小阴唇组织神经纤维分布相似，无显著的差异；小阴唇与阴蒂包皮神经纤维分布最多，而处女膜和阴道外口部神经纤维分布密度略低（图1-1-50）。

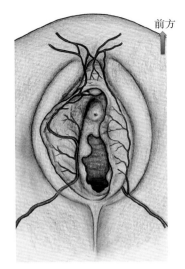

图1-1-45 Georgiuo（2015）报道小阴唇血供模式
示意图

资料来源：Previously published in Georgiou CA,Benatar M, Dumas p,
et al. A cadaveric study of the arterial blood supply of the
labia minora. Plast Reconstr Surg. 2015; 136: 167-178.

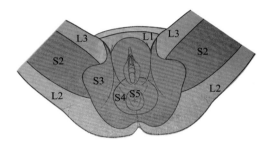

图1-1-46 会阴区域神经传入阶段示意图

注：S. 骶神经根；L. 腰神经根。

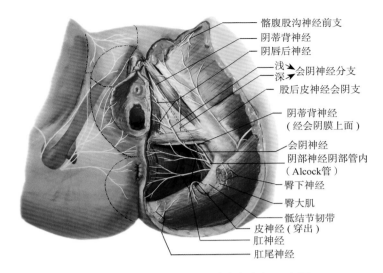

图1-1-47 阴部神经及其分支走行示意图

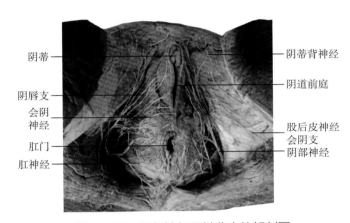

图1-1-48 阴部神经及其分支的解剖图

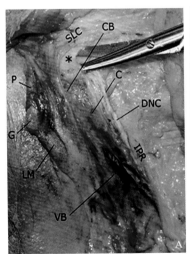
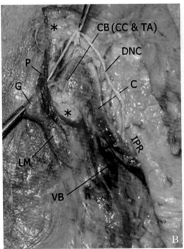
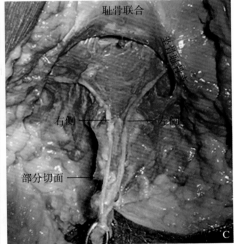

图1-1-49 阴蒂背神经的行走层次

注：新鲜尸体左侧阴户的解剖. SLC. 阴蒂悬吊韧带；CB. 阴蒂体；TA. 白膜；CC. 海绵体；C. 阴蒂脚；G. 阴蒂头；DNC. 阴蒂背
神经；IPR. 坐骨耻骨支；LM. 小阴唇；P. 阴蒂包皮；VB. 前庭球。

资料来源：Jackson et al. Clitoral anatonty and histology with clinical applications to vulvar surgery. Am J Obstet Gynccol 2019.

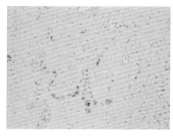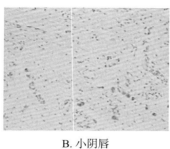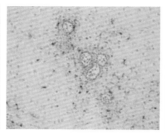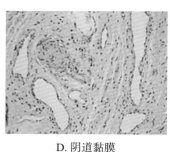

A. 阴蒂包皮　　　　　　　B. 小阴唇　　　　　　　C. 处女膜　　　　　　　D. 阴道黏膜

图1-1-50　外阴不同组织S100染色

4. 小阴唇的淋巴回流　小阴唇的淋巴一般由边缘向基部回流，因此设计小阴唇缩小手术时，皮瓣不宜设计得蒂部太窄，以免形成术后长期水肿。有人认为，小阴唇肥大的部分成因系淋巴回流不良，与淋巴水肿相似。研究提示，肥大小阴唇的淋巴结构与正常小阴唇相似，不支持上述学说。如果术后出现顽固性小阴唇水肿，建议半年后再次行边缘弧形切除术，以保证小阴唇缩小的效果。

5. 小阴唇的功能要求及特点　小阴唇的主要作用为保护、性感受和性美感。

（1）阴道前庭的保护作用：小阴唇位于大阴唇内侧，构成阴道前庭外的第二道屏障，起着保护尿道、阴道和内生殖器的作用，是女性自然防御功能的一部分。生育前，两侧小阴唇并在一起，保护作用；生育后，有人两侧的小阴唇出现闭合障碍，其保护作用下降。

（2）性感受：小阴唇表面无阴毛，其皮肤表面为复层鳞状上皮，皮下为纤维弹性基质，富含神经血管成分，非常敏感。刺激小阴唇可以诱发性兴奋和性高潮。性兴奋时，小阴唇会出现充血、肿胀，其体积可能有所增大。

（3）性美感：小阴唇是女性外阴的重要组成部分之一，对女性外阴的美感起着举足轻重的作用，美丽的小阴唇可以在一定程度上增加女性的性魅力。理想的小阴唇为双侧对称、线条清晰、小而薄、色浅粉、质均匀、感觉敏锐，站立时隐藏在两侧大阴唇之间。小阴唇大小、形态因人而异。①形状：整体看来其上下两端较低，而中间部较高，略呈抛物线状或菱形，小阴唇较小时，则呈柳叶状，有些小阴唇形状和边缘不规则，有异常小突起。②大小：小阴唇大小具有显著的个体特征，每个人差距较大，从阴唇间沟量

起，一般中间高度在5~50mm，个别可能更小或者更大。③对称性：多数小阴唇两侧接近对称，部分小阴唇两侧形态、大小差距较大。④厚度：较小时多半较薄，约3mm，而肥大的小阴唇则较厚，可达4~5mm。⑤色泽：从边缘到基部色泽逐渐变浅，内侧边缘多呈微红至褐色，基部则呈粉红色，而外侧色泽变化较小，多呈浅褐色，有的小阴唇外侧面呈棕黑色，内侧面为粉红色。一般而言，其颜色随年龄增长和分娩次数增加而加深。⑥质地：多数表面光滑湿润，靠近边缘质地相对较粗糙，而基部相对光滑细腻。有些小阴唇肥大者，边缘部分质地非常粗糙，布满皱褶和色素沉着。

6. 小阴唇的血管分布对手术方法的限制　根据本中心的研究发现，小阴唇的血供模式多可分成一支主干型（约占1/4）和两支汇合型（约占3/4）。对于两支汇合型血供模式的患者，因为小阴唇具有多重血供来源，一般各种缩小术式均可保证较好的局部血液供应，因此术后伤口的愈合也有一定的保障；但对于一支主干型血供类型，其主干血管多从后上行向前下，如果采用后楔形切除手术，则可能损伤其主要血供，使得术区血供降低，虽然一般不至于导致小阴唇皮瓣坏死，但可使得其抗感染能力和伤口愈合能力下降，有时会引起术区感染或伤口裂开。术前判断小阴唇血供的方法，一是凭借经验或选取术式避开其主干血管；二是通过小阴唇血管透射试验，即在较暗的环境中，用强光灯照射小阴唇的一面，在另一面可借助透射光线了解其主要血管的走行特点（图1-1-51）。注意，在试验时，如患者的小阴唇质地较薄、色泽较浅时，透射比较清晰；反之则影像可能不清楚。

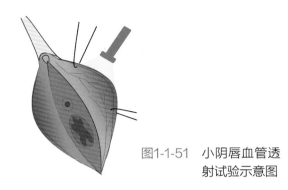

图1-1-51 小阴唇血管透射试验示意图

三、手术方法对术后感觉的影响

小阴唇缩小术后是否会出现感觉减退一直是人们关注的问题之一，大多数医者的回答是不会影响感觉，但偶尔也会有人持反对意见。中国医学科学院整形外科医院妇科整形中心对2008—2020年在我院进行小阴唇缩小术的患者中随机抽取808名进行问卷调查，其中414人回复，有3人感觉其小阴唇在性活动中敏感度有一定程度下降或出现牵扯痛，占总回复人数的0.72%，主要是楔形切除术后出现；有2人在术后发生瘢痕，占总回复人数的0.483%，主要在边缘切除术后（又称弧形切除术）出现。若术中操作无误，术后切口附近可能会出现感觉异常，敏感度可增强或减弱，但随着创面愈合会逐渐恢复正常。Kelishadi（2016）曾对4具新鲜尸体的小阴唇组织进行分析，结果显示小阴唇的感觉神经分布不均匀，他认为小阴唇手术不易造成感觉丧失。Sinnott（2020）回顾了2009—2018年77名接受FCGS患者的病历，有1位患者出现小阴唇局部感觉减退、性生活不满意，且并未随着时间的推移而改善。因患者同期行阴阜区吸脂，该研究通过进一步对比发现此附加手术与并发症具有密切关联，并且可作为楔形切除术后并发症发生的独立危险因素。

我们从小阴唇的感觉神经行走路径来分析，一般小阴唇的感觉神经分支多是由后上行向前下，如果采用的缩小术式横过神经分支，切断了主要的感觉神经，有可能造成局部感觉减退，但因其神经分布密度较高，多半影响不大，偶尔出现可察觉的敏感度变化。这主要表现在楔形切除术中，尤其是下楔形切除

术，如果小阴唇神经分支多从后上部分出，有可能会出现术后感觉异常或减退。由于横楔形切除设计本身是要通过缩小小阴唇的长度来提高阴唇后联合的高度，如果抬高较多，可能在性活动中造成牵扯痛。

四、小阴唇缩小术的相关问题和手术方法的历史进展

女性自我认同和自尊体现与所感知的外阴外观密切相关。外阴美学的产生可以说是文化发展和女性审美观念变化的产物。现代美学更倾向于光洁的外阴，失去了阴毛的掩盖，使得小阴唇细微的"异常"变得更加明显。此外，网络信息的传播、传媒的商业宣传，使许多女性感到自己的外阴形态不够"正常"。这些女性往往比较自卑和敏感，避免穿紧身裤或泳衣、集体淋浴或性亲密。患者意识的转变导致了对外阴美容整形手术的巨大需求，根据美国整形外科医生协会2017年的统计数据，2012—2017年，小阴唇整形的手术量增加了217.2%。女性妇科美容整形手术可以极大地改善患者所感知的外阴"异常"所导致的心理不适和功能障碍，阴蒂包皮修整也可以呈现更紧致、自然的外观。虽然没有确立外阴美学的标准，但其基本准则包括：①对称的小阴唇，站立位时不突出大阴唇。②阴蒂包皮没有冗余组织覆盖。③大阴唇丰满。除此之外，肥大的小阴唇还会导致女性各方面不适，如运动、穿紧身裤、性生活、局部卫生及尿流方向改变。

小阴唇肥大的病因尚不清楚，但目前存在一些假说，有研究认为小阴唇肥大是一种激素相关的病变，类似于纤维上皮间质息肉，或是慢性淋巴水肿的表现，而不是一种解剖变异，最初提出的小阴唇肥大与手淫或多胎妊娠相关的假设已被摒弃，并且鲜有发生大阴唇伴随性肥大。小阴唇整形手术的主要适应证是肥大引起的功能障碍和/或外观不佳。国外文献报道指出，寻求小阴唇整形术的最常见原因是对小阴唇外观的不满意，其次是性生活期间的不适或疼痛，以及卫生或感染相关的问题。

1. 适应证和禁忌证 尽管有些人认为女性在分

娠、激素治疗和年龄增长后小阴唇有肥大趋势，但绝大多数情况下小阴唇肥大是先天性的。在成年女性中，绝大多数的小阴唇缩小术都是出于审美原因进行的。她们通常认为理想的小阴唇应该颜色略浅、厚度较薄、双侧对称。

（1）适应证：当小阴唇宽度超过15mm或存在明显的不对称，影响患者的主观审美或者造成客观的不适，患者强烈要求修整时可以进行小阴唇缩小术。如果未成年女性肥大症状很重，影响生活和性心理可以进行小阴唇缩小术。

（2）禁忌证：除了心、脑、肺、肝等重要脏器功能、身体功能状态、严重传染病等对手术的限制以外，尚应包括心理问题，如体像障碍患者、精神异常患者等，以及那些要求过高的患者，如希望通过这种手术来提高性生活和达到性高潮能力的求诊者等。

2. 术前评估与准备　若患者的诉求，即对外观和功能改善结果的期望，与手术可能达到的效果基本一致，则可进行手术。促使女性接受手术修复的主要原因是功能性和/或美观性的问题，如局部卫生状态欠佳反复炎症、性生活不适、穿着紧身衣或在骑自行车等体育活动中摩擦和疼痛等。患者对小阴唇外观的不满意往往会引发心理不适，甚至对性生活产生了负面影响，即使处在婚姻状态也可能拒绝任何性接触。心理方面的障碍和美学需求通常是混杂在一起的，很少有求诊者只表明对外观的不满意而不存在心理不适。因此，良好的术前沟通更能明确患者的真正诉求，有利于术者采取合适的方案进行诊疗。

手术一般在局麻下进行，除了术前常规准备外，尚要求距离月经结束时间较长，最好是月经后3天到下一次月经前1周进行手术，为便于操作通常需要备皮。手术前后在相同的位置、角度拍摄照片，尽可能客观地显示手术结果，尤其是患者站立位的正面照、截石位的双侧斜位照，以及截石位的正面照。手术结束后，立即重复拍摄，至少拍摄截石位的状态。如果条件允许，需获取术后6个月的照片。然而远期照片并不易获取，如果手术达到了患者的要求，她们大多不愿复诊从而失访。

因术后术区会有持续数日的疼痛，术前需开具足量的镇痛药，抗生素的常规使用有些争议，但必要时仍需使用。术前谈话应告知患者可能发生的后果，如肿胀、疼痛、出血、血肿、伤口愈合不良、瘢痕和敏感度的改变等。

3. 手术方式　为了获得美观和功能上的满意效果，人们对小阴唇缩小术的最佳手术方式提出了不同的看法。总的来说，目前已有10种以上术式报道，这些手术方式可以分为三组：边缘切除、楔形切除和中部"去表皮"或"开窗"术。小阴唇缩小术可以显著改善外阴的美观，并在亲密过程中增加女性的自信；但过度切除可能会导致不良后果，严重者无法纠正。这需要术者具有丰富的临床经验，以及和患者之间的充分沟通，才能尽可能达到理想的效果。

（1）小阴唇边缘切除术：边缘切除即采取直线或者弧形切口设计，直接切除小阴唇的边缘色素沉着部分，从而实现小阴唇宽度的缩小。这是文献首次报道的小阴唇缩小术（Capraro，1971），它通过切除小阴唇最突出的部分达到缩小的目的，迄今仍是主流术式。对于容易瘢痕增生的个体而言，这种沿着小阴唇边缘直接切除的方法术后可能会发生瘢痕挛缩。为了减少直线瘢痕，很快出现了改良的"S"形切除（Laufer，1995；Yhelda，2007）或"W"形切除（Maas，2000；Solanki，2010）。前者虽然减少了直线瘢痕，却增加了瘢痕的长度；后者将两个相对的"W"形切口闭合，形成一条无张力的"Z"形缝合线，虽然"W"形切除术避免了其他术式可能出现的许多潜在问题，如伤口纵向和横向的挛缩，减少伤口裂开的风险，而且不损伤小阴唇前后联合和小阴唇底部周围的组织，因此不影响会阴浅神经的分支，从而保存性功能和性感觉。但手术技术要求较高，操作难度较大，并且术后会遗留"锯齿样"色素交错的边缘，外观不佳。既往文献报道的术式大多可以获得较高的满意度和低并发症发生率，但Hodgkinson和Hait（1984）的研究指出，此类手术效果在外观美学的满意度欠佳。手术并发症常为保留的小阴唇过少，可能导致小阴唇完全缺失或小阴唇中部缩短畸形。总之，边缘切除术设计简单，操作容易，效果满意。但其过于简单的设计，容易造成切面过厚，缝合后可造成阴唇"Z"字形弯曲（李哲昊，2020）；或是切除过多造成小阴唇感觉减退（葛华强，2018）。廖莉等（2018）主张分离阴唇内外侧皮肤后，将多余的皮下游离组织切除，认为该法可保留皮肤感觉，同时使用皮下锁边缝合减少切口边缘瘢痕形成。

（2）小阴唇楔形切除术：1998年Alter首次提出了小阴唇楔形切除术，他认为该术式的主要适应证为小阴唇下垂的尖端至少超出阴唇系带2cm（González P I，2015）。从小阴唇最隆起的部分进行"V"形切除，可保留小阴唇自然边缘的同时显著缩小阴唇，并且瘢痕隐蔽。2008年，Alter对407名患者进行楔形切除术，术后患者满意度得分较高（9.2/10），并发症发生率（4%）和二次手术率较低（2.9%）。2000年，Rouzier等人使用了下楔形切除术并进行报道，结果显示93%的患者对效果表示满意；余7%的患者因伤口轻微裂开而接受二次修复，导致美学效果不理想。2006年，Munhoz等人描述了一种改良的重建技术，使用这种术式，楔形切除的角度和范围取决于组织量和皮肤松弛度。他们的研究平均随访46个月，85.7%的患者表示外观美容效果良好或非常好，95.2%的患者对美容效果非常满意，21例（23.8%）患者出现并发症。Giraldo等人于2004年提出了90°"Z"字形楔形切除术，在他们的研究中，所有的患者都对术后小阴唇的外观满意。2009年，洪志坚等人应用了同样的技术，患者满意度很高，并发症发生率非常低，然而，他们的病例数相对较小（$n=11$）。

Kelishadi等（2013年）也倡导使用下楔形切除术，术中首先沿小阴唇外侧缘标记出下楔形边界切除的轮廓，以保留自然色泽和组织，他们的研究平均随访3个月（范围为2周至1.5年）。在整个随访过程中，没有关于感觉异常或性生活不适的回复，仅有2例发生了并发症：裂开（$n=1$）和血肿（$n=1$）。无独有偶，1971年Martincik和Malinovsky曾报道过一种非常类似的技术，12例患者中有11例获得满意结果，术后1例出血。

近年来，基于小阴唇楔形切除术的基本理念，又衍生出一些改良术式。首先，在各种传统楔形切除术的基础上，衍生出新的上部、中央型及中下部楔形切除术（图1-1-52A、B）。

目前，大多数楔形切除术都已摒弃最初的简单垂直切除方式，而是通过内、外侧面不对称的切口设计，使切面不垂直，避免术后瘢痕挛缩（周洋，2015）。具体到不同部位，切口设计又有所不同。

上部楔形切除术可保留小阴唇的自然外观及色泽，但对小阴唇的血供影响较大，切除过度会造成小阴唇变形。中央型楔形切除术则用于小阴唇中部肥厚者，操作简单，可显著改善横向肥大。赵巧霞（2016）施行31例楔形切除术，切口根据小阴唇肥大形态设计，未见明显术后并发症，术后满意度高。但也有学者认为，该法可因缝合不够隐匿而造成阴唇色泽中断，或是切除过度造成小阴唇瘢痕挛缩。

小阴唇下楔形切除法或中下部楔形切除法则将切口设计于小阴唇与阴唇间沟交界部，可避免缝合线显露，在大面积切除肥厚组织的同时，保持了阴唇色泽的完整性。Yang和Hengshu（2020）对多种楔形切除法（上部、中央型及中下部）进行分析研究，结果表明楔形切除术可获得良好的术后效果。但当切除面积过大时（如阴唇联合包皮切除），可能造成阴唇供血不足，愈合不佳而导致切口开裂。Kelishadi等（2013）使用下楔形切除法对22例患者进行治疗后，术后有2例发生并发症，分别为伤口裂开及血肿。

在上述3种不同方法中，中央型楔形切除术是应用最为广泛的一种，也常作为对比分析不同小阴唇缩小术式的优选对照组。多位学者将楔形切除术与边缘切除术进行对比研究，认为楔形切除术切口裂开、感染、局部血肿、愈合不良及瘢痕增生等并发症的发生率小于边缘切除术，且差异具有统计学意义（$P<0.05$）（周阁，施婧，2019；奈嫚嫚，2021）。不过，研究的结果也都显示，在外观的满意度上，两种术式并无显著差异。而Ouar等（2017）的研究中，在并发症发生率方面，楔形切除术并未显现出优势（$P>0.05$）。这一系列的研究，虽不能明确肯定楔形切除术的优越性，但却也证实楔形切除术是合适、可行的小阴唇缩小术，其术后效果是令人满意的。

2018年，Surroca提出了"W"形楔形切除术：对于纵向肥大的小阴唇，上述楔形切除术并未显现出明显优势。因此，有学者通过设计"W"形切口改变切线的角度与方向，从而在横向和纵向上同时解决肥大问题。但是，该法的设计颇有难度，对于经验不足的临床医生来说并不适用，还有可能因切口设计不合理，造成严重的瘢痕畸形。Surroca等（2018）对58例患者分别施行"W"形楔形切除术（44例）及中央型楔形切除术（14例），术后共出现9例并发症，其中切除不足3例、伤口裂开6例。该文作者认为中央型楔形切除术切口隐蔽，可保持原有解剖结构的同时降低二次手术的风险，因此认为"W"形楔形切除术不是最佳的小阴唇缩小术式。同时，也有学者认为，该法设计复杂，但术后效果与其他楔形切除术并无显著差异，因而并不具有推广的意义（Filho OP，2020）。

2020年，Filho提出了蝴蝶形楔形切除术（图1-1-52C），同样是为了解决横纵两向肥大的问题，他们提出将原有的"V"形切线由直线改为弧形，即扩大切除范围中的纵向范围。双侧对称设计时，切口外观类似蝴蝶，故命名为蝴蝶形楔形切除术。此法可根据小阴唇肥大的形态、肥厚程度设计"蝴蝶翅膀"的形状及大小，设计个体化，操作容易。同时，可以切除阴唇色素沉着的部分，使外观年轻化。实际上，该术式更像是楔形联合边缘切除术的变形形式，但在具体操作上仍存在差异。

（3）小阴唇中部去表皮或"开窗"术：为了保留小阴唇自然的边缘和结构，建议采用中部去表皮（Choi，2000）或"开窗"术（Ostrzenski A，2014）。Choi和Kim在2000年对6例患者实施以小阴唇为中心的三角形标记的去表皮化技术，同年郎景和也报道了类似的小阴唇缩小术式。2012年，曹玉娇等对此术式进行了改良，此研究包括了大量的病例（n=167），并在随访中显示了较高的满意度，所有患者术前出现的功能性症状均已改善，只有2例患者感觉小阴唇仍有轻微冗余。2010年，Ellsworth等报道了5例接受中部去表皮术的患者，与Choi和Kim的手术相似，但2013年，Mayer对这种术式持有反对意见，认为它可能会使唇底变厚。然而，在所有的中部去表皮术的研究中，并发症很少，仅有1例发生伤口裂开（Ellsworth，2010），1例出现轻微的伤口愈合困难（曹玉娇，2012）。

（4）其他术式：2006年，Pardo等发表了对55名接受小阴唇激光整形手术患者的回顾性报道，虽然失血量很小，但一些小动脉仍需要电凝。在为期60天的随访中，所有患者都完成了一份满意度调查问卷。结果显示，所有患者对美容效果均非常满意（91%）或满意（9%）；术后对功能改善的满意率为100%；仅发生1例并发症（伤口裂开）。笔者推测小阴唇激光整形术可能比传统切除术更易于操作，然而其具体效果仍需大样本量长期随访进行验证。

4. 多种术式联合法小阴唇缩小术　为了改善小阴唇缩小术的效果，近期的小阴唇缩小术多联合其他术式同时进行，以便获得理想的和谐效果。

（1）小阴唇楔形切除术联合边缘切除术：通过楔形切除法去除肥厚的小阴唇组织，同时加做边缘切除，修整小阴唇的宽度。该术式既能解决两个维度上的肥大，还可去除色素沉着，使小阴唇年轻化。同时，可以个性化设计切口，获得完美的术后效果。2013年，曹玉娇等（2013）对47例小阴唇肥大患者实施楔形联合边缘切除术，术后出现1例切口开裂，并发症发生率为2.1%。2年后她们再次报道将该法治疗49例小阴唇肥大，术后出现伤口开裂（2例）及外观不对称（1例），并发症发生率为6.1%（2015）。孟晓燕等（2019）采用该术式治疗38例患者，获得理想效果，术后未见明显并发症，满意度为100%。

利用楔形联合边缘切除术在切除肥大小阴唇的同时，可能造成切除范围过大，进而可能会影响小阴唇血运和感觉，导致术后切口开裂、愈合不良等问题。因此，吴舒等（2020）再次对该术式进行调整，提出分层楔形切除联合边缘切除术，即对于一部分阴唇完全楔形切除，而对另一部分阴唇的外层进行分离，仅去除外侧皮肤，保留内层的黏膜、血管及神经组织，缝合后再纵向切除组织。可以在大面积切除阴唇的同时，保证组织的血供。该术式术后未见明显并发症，患者术后满意度高。

（2）小阴唇楔形切除术联合去表皮术（图1-1-52D）：去表皮术是通过仅去除阴唇上皮组织来缩小阴唇，并保证阴唇色泽、血供及阴唇敏感度，其缺陷之处在于无法大面积切除肥厚组织。近年来，部分学者

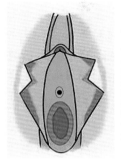 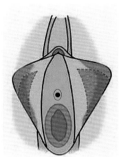 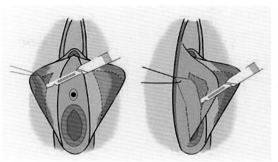 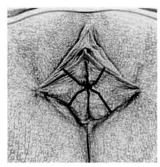

A. 楔形切除术（中央型）B. 楔形切除术（下部）　　　　　　C. 楔形联合云表皮　　　　　　　D. 蝴蝶形楔形切除术

图1-1-52　小阴唇楔形切除术及部分改良术式

提出联合楔形切除术与去表皮术治疗小阴唇肥大。Ju等（2019）、刘冰等（2018）均采用楔形切除联合去表皮术（分别为：下部楔形切除联合皮下血管蒂保留术、内外侧区分设计改良去表皮术）治疗小阴唇肥大，术后均有1例患者切口开裂。楔形切除联合去表皮术将阴唇内侧面设计为下楔形切口，外侧面为长弧形切口，去除外侧组织，保留下部血管蒂及神经组织，可避免单纯应用楔形切除术造成切除过度、切口裂开或瘢痕挛缩，也避免单纯应用去表皮术而造成切除不足，引起术后肥大。

（3）小阴唇楔形切除术联合大阴唇丰隆术：近年来，不少学者认为，不能将小阴唇手术单纯看作局部的阴唇修复，而应该用整体观念进行全局考虑。这是因为，不少小阴唇肥厚的患者实际伴有不同程度的大阴唇萎缩，而这凸显了小阴唇外观上的肥大。因此，单纯进行小阴唇切除术可能既不能真正改善阴唇肥大，还可能会因一味追求外观而导致切除过度。此时，联合大阴唇丰隆术是比较理想的选择。Di Lorenzo等（2018）对27例女性实施小阴唇缩小术的同时，通过自体脂肪填充丰隆大阴唇，结果显示，术后仅出现1例因切除不足造成的小阴唇肥厚复发，96.3%的患者对此方法表示满意。同样，Hersant等（2018）对21例女性施行该法，术后出现1例切口裂开的并发症。Karabagli等（2015）则选择使用皮瓣填充大阴唇，也达到了阴部年轻化的目的。同时，他认为利用皮瓣进行填充的稳定性好于脂肪填充，不易被组织吸收。

（4）小阴唇切除术联合阴蒂包皮切除术：在临床实例中，不少女性小阴唇肥大的同时伴有阴蒂包皮肥厚。在性生活时，阴蒂包裹于肥大阴蒂包皮中无法显露，从而影响患者的性兴奋性（Di Lorenzo，2018）。而肥大的包皮还会加重小阴唇肥厚的外观，所以单纯行小阴唇切除术并不能取得很好的术后效果（Li，2020）。在此基础上，部分学者将小阴唇切除术与阴蒂包皮切除术联合，达到同时缩小小阴唇及暴露阴蒂的目的（Oranges，2015）。Yang和Hengshu（2020）对楔形切除联合阴蒂包皮切除术的研究显示，术后仅有1例发生伤口裂开。他们认为，并发症的发生与阴唇切除的面积相关，切除面积越多，小阴唇血运损伤越严重，造成术后水肿恢复期延长，增加切口裂开的可能性就越大。

5. 治疗小阴唇肥大的新方式

（1）双极射频治疗：该阴蒂利用组织对射频的阻抗产生热量，诱使上皮组织增生、毛细血管及胶原蛋白生成。大量生成的胶原蛋白可增加阴唇的弹性，促进肥大阴唇收缩（Sadick，2016）。该技术相较传统切除术，具有创伤小、术后恢复快、操作简单及并发症少等优点。Dayan等（2020）对10例患者采用双极射频进行治疗。阴唇肥大和突出的术前测量值分别为（4.4±1.3）cm和（3.9±2.3）cm。术后6个月对所有患者进行测量，测量的平均改善为（2.7±2.2）cm和（3.1±2.3）cm，差异具有统计学意义（$P<0.05$），术后患者满意度量平均得分为9.5（满分10分）。

（2）CO_2激光治疗法：该法与双极射频治疗的原理相似，同样是通过热量对上皮组织进行刺激，促进上皮组织及组织胶原纤维的生成，减少胶原纤维束的厚度，使皮肤更加紧致（Eming，2017）。Gonzalez-Isaza（2018）对112例接受该法治疗的小阴唇肥大患者进行调查，发现术后对性伴侣的总体满意度评分为（7.3±1.6）分［相较术前的（1.89±0.74）分］。但是，该文作者并未对术前和术后小阴唇缩小的直径进行比较。

上述2种方式缺乏大样本案例报道，无法证实其真正的有效性，因此目前应用范围并不广。

6. **手术效果** 有关小阴唇缩小术效果鲜有报道，既往文献平均纳入人数为65，且随访时间不一，结果不明确。所有研究的证据级别都是Ⅳ级，在循证医学角度此级别较低，说明小阴唇缩小术目前的效果证据不足，但一些研究已经在足够多的患者中对楔形切除法进行了满意度评估（113～407名患者）（Alter G J，2008；Brauer M，2015；Lista F，2015）。在Rouzier（2000）研究中包括163名患者，术后1个月93%的患者外观改善感到满意；在98例完成满意度调查的患者中，81例（83%）对手术结果满意，87例（89%）对美容效果满意，91例（93%）对功能改善结果满意；这个研究中只有4名女性表示不会再次接受同样的手术。在Alter研究中（2008），407名患者中有166人完成了术后满意度调查问卷。这些女性大多数对手术结果感到满意，平均得分为9.2分（满分10分）。总体而言，93%的患者表示自尊有所提高，71%的性生活有所改善，95%的不适度有所降低，并发症发生率仅为4%。在Lista（2015）研究中涉及113名女性，15名患者出现短期的疼痛和肿胀，1名患者有少量出血，4名患者需要二次手术，没有严重并发症发生。这三项研究的结果表明，小阴唇缩小术具有较高满意度，并且能提高自尊水平，而且不会发生严重不良结果。求诊者应被告知有关手术的所有信息及风险，虽然术后出现疼痛、肿胀或其他不适感的比例较小，但也要一并告知，便于她们进行决策。此外，如果患者要求解决有关性生活方面的问题，需要及时向患者明确小阴唇缩小术仅仅可以减少组织量，对性功能的改善具有不确定性。仍需进一步提高人群对外阴多样性的认识水平，如有必要，应调整求诊者的期望值（Goodman M P，2011）。

（曹玉娇 赵 阳 张 甄）

第二节　小阴唇边缘切除缩小术

小阴唇边缘切除术（又分为小阴唇弧形边缘切除术、小阴唇直线边缘切除术）是指沿着小阴唇色素沉着的边缘设计手术切口，切除边缘臃肿的小阴唇组织，从而实现小阴唇宽度的缩小。边缘切除术是最早出现的小阴唇缩小手术方法，也是最常用的手术方法之一。其优点在于手术设计简单、操作方便、愈合迅速、并发症较少。缺点在于可能出现色泽不自然，对于容易瘢痕增生的个体可能出现瘢痕增生和挛缩，只能对小阴唇的宽度进行缩小而不能够对小阴唇的长度进行调整。常用的边缘切除术术式有四类，即弧形设计、直线设计、"S"形设计和连续"W"形设计。

一、小阴唇弧形边缘切除术

1. **最佳适应证**

（1）小阴唇宽度明显增大、增厚，呈扇形或菱形者。

（2）小阴唇稍有增大，仅需少量修整者。

（3）小阴唇明显不对称，且一侧接近美观者。

（4）小阴唇缩小术后，保留过多或出现不对称需要进二期修整者。

2. **相对禁忌证**

（1）小阴唇长度明显臃肿，呈现过度松垂者。

（2）小阴唇中部、下极过小，接近缺如者。

3. **手术基本过程** 避开月经期、采用截石位

（图1-2-1）、备皮、碘伏消毒3遍、严格无菌铺巾。

（1）术前测量：采用消毒钢尺，无张力状态下分别测量小阴唇长度和内、外侧宽度。

（2）手术设计：以小阴唇外侧的阴唇间沟为基点，沿着小阴唇外侧设计一条宽度在8~15mm的弧形切口，用消毒记号笔清晰标线，以小阴唇标线边缘的宽度为依据，设计小阴唇内侧的切口线并清晰标线，保留的小阴唇应该中间略宽、两侧稍窄，其最宽点在小阴唇的前、中1/3交界处或者略后方的前中部黄金分割处（约为5/13交界处，即小阴唇的前段：后段≈5：8），最窄处在小阴唇后端（图1-2-2）。

（3）麻醉：最好采用局部肿胀麻醉（肿胀麻药的配比为0.5%的利多卡因+1/10万肾上腺素），应该用足量的麻药将小阴唇充分膨胀，使之变硬、变脆，以方便准确切割和减少术中出血。其缺点为小阴唇变形明显，加大了评估小阴唇最终形态的难度。有人曾经建议全麻下手术，认为局部保持小阴唇的原状进行切割，术中更容易把握小阴唇的大小和形态。但是因为小阴唇过于柔软，容易变形，原状下很难按照设计标线准确切割，术中的大小和形态判断也有难度，因此，多数医者宁愿肿胀麻醉下手术。

（4）切除：按照标记的切口线切除臃肿的小阴唇组织，切除时如果把握不大，如标记线模糊时，最好在切割时留出一定的余量，以方便最后的修剪。切除顺序：如果存在阴蒂包皮臃肿，最好优先切除，然后根据所留组织的多少，决定小阴唇的切除量。

（5）止血：最佳的止血方法是用两把镊子显露小阴唇切口的出血点，以双极电凝反复止血。由于存在肾上腺素的影响，可能出现术后反跳性出血，因此要止血可靠。在出血明显的部位进行皮下缝合，以免术后出血。

（6）术中测量、修整：这是保证手术效果非常关键的一步，手术前的测量和切口设计标线因为位置和形态的关系，往往存在一定的误差，尤其是小阴唇与阴蒂包皮连接的部位，其三维结构的特点使得术前设计很难一步到位，还需要根据切除后创口的特点和保留组织的形状来进一步规划精确的修整方案。所以，大部分组织切除和缝合定形后，需要重新测量、切除

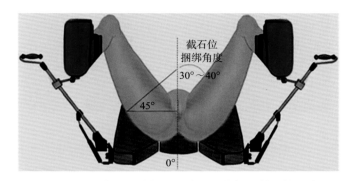

图1-2-1 女性会阴美容整形手术采用的标准截石位示意图

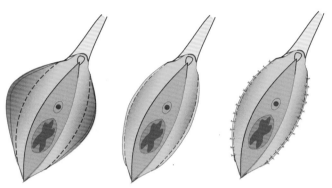

A. 设计弧形切口　　B. 切除边缘部分　　C. 缝合切口边缘

图1-2-2 小阴唇边缘弧形切除术示意图

和修整。

（7）分层缝合：弧形切除组织后，所留创面的缝合一般要分层缝合，即皮下组织要间断缝合，尤其是主要出血点处，而皮肤则可以连续缝合，也可以在重要的塑形部位间断缝合几针。

（8）术后测量：在基本缝合后，应该再次测量两侧小阴唇的大小，评估小阴唇的形状，如有不适，则要拆线重新缝合。

4．文献报道　边缘切除术已经成为目前小阴唇缩小术的主流术式，它不单是最早见于报道的手术方法（1977），而且是追踪最久、研究最多的术式（图1-2-3）。几乎每一个新的术式都是以边缘切除术为参考而进行研究的。其效果相对稳定，并发症也较少。

5．手术注意事项

（1）小阴唇宽度：最佳的小阴唇宽度在10mm左右，以便保证其保护阴道前庭的作用，保证足够的性美感空间和保留足够的性感觉单元。术中保留小阴唇

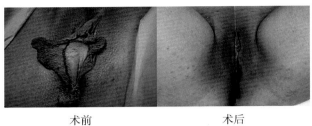

术前　　　　　　　　术后

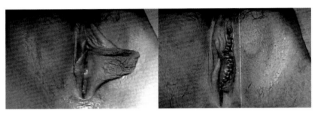

术前　　　　　　　　术后

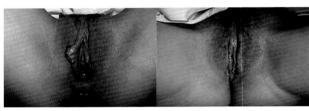

术前　　　　　　　　术后

图1-2-3　小阴唇弧形边缘切除术术前术后对比

资料来源：J. Pardo, V. Solà, P. Ricci, E. Guilloff. Laser labioplasty of labia minora. International Journal of Gynecology and Obstetrics (2006)93, 38-43.

的宽度主要根据3个因素，即患者审美要求、医者审美经验和阴蒂包皮的高度。一般情况下小阴唇的宽度应该大于或等于阴蒂包皮的高度，使之成为视觉中心。

（2）阴唇间沟的深度对小阴唇保留宽度的影响：阴唇间沟是小阴唇审美的基础背景，当阴唇间沟较浅时，如果保留小阴唇过多则可能术后小阴唇过大或仍有摩擦不适现象。其解决方案有2种，一个是缩小保留小阴唇的宽度，但不宜小于8mm；另一个是加深阴唇间沟，可以进行大阴唇丰隆术，或者行阴唇间沟加深固定术。

（3）小阴唇的边缘处理方式：常用的边缘切除术小阴唇处理方式有3种（图1-2-4）：①适当去除部分保留小阴唇边缘中间的组织，充分止血后分层缝合，使得小阴唇边缘变薄，显得更加锐利和自然。②内侧面小阴唇皮肤多保留1~2mm，使切口缝线稍外翻，显得内侧小阴唇较宽，如开放的花瓣。其优点是比较美观，缺点是术后容易出现粘内裤或有摩擦感，有些东方人喜欢这样的造型。③外侧小阴唇多保留1~2mm，使得切口缝线稍有内翻，显得小阴唇更小，有些西方人喜欢这种造型。

（4）小阴唇切除术术中测量和修整的依据：小阴唇肿胀麻醉后，往往变形明显，切除部分组织后，随

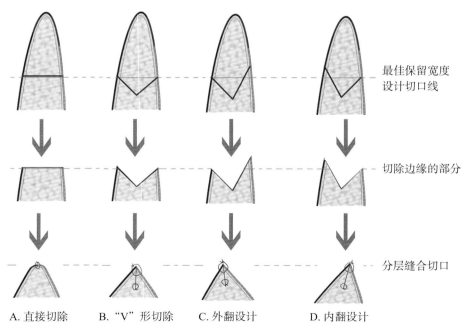

　　　　　　　　　　　　　　　　　最佳保留宽度
　　　　　　　　　　　　　　　　　设计切口线

　　　　　　　　　　　　　　　　　切除边缘的部分

　　　　　　　　　　　　　　　　　分层缝合切口

A. 直接切除　　B. "V" 形切除　　C. 外翻设计　　D. 内翻设计

图1-2-4　切除小阴唇边缘的常用处理方法示意图

着部分组织液的流出,其膨胀程度又有变化,这时如何测量和修正保留的小阴唇组织呢?一方面是根据经验,另一方面可以两侧小阴唇进行比较,在相似状态下的两侧小阴唇应该大小、形状相似,而不应存在明显的差别。另外,也可根据小阴唇组织的弹性特点分析保留组织的最终大小,一般情况下,膨胀的小阴唇表面积会增加1.5~2倍,而切除部分组织后,其膨胀率有所下降,多在1.2~1.5倍。

(5)小阴唇的缝合要点:小阴唇的缝合方法对其最后的形态影响甚大,一般要从缝线选择、缝合顺序和缝合方法3个方面进行考虑。①缝线最好选择6-0可吸收缝线,吸收时间最好为2~4周。一般的聚乙醇酸(polyglycolic acid,PGA)或聚乳酸(polylactic acid,PLA)线吸收时间在1个月左右也可以选用。除非瘢痕体质,一般不建议用不吸收线,以减少术后水肿引起缝线切割效果。②一般情况下,小阴唇的缝合要强调顺序,比较合理的顺序是先缝合小阴唇的皮下组织,再缝合阴蒂包皮部位的创口,最后修整一下保留的小阴唇,再缝合小阴唇的伤口。其理由是小阴唇切开止血后,宜放置一会,使之渡过反跳出血阶段,必要时再次止血,等小阴唇的组织膨胀也降到较小的程度,确认两侧对称再缝合切口。③缝合方法有两个观点,一个主张间断缝合,另一个主张连续缝合,前者强调缝合的可靠,以及一旦出血容易部分拆线引流,后者强调缝合张力较小,缝合遗留的痕迹较小。

6.评价 弧形设计的边缘切除术的优点在于设计方便、手术简单、恢复迅速,仍是最常用的手术方法之一,也是术后满意度最高的小阴唇缩小术式,比较适合初学者开始尝试时应用,尤其是面对结构比较复杂的小阴唇肥大者。但是由于只能在宽度上缩小,不能在长度上缩小,而且对于下极缺如者也不宜采用,所以使用也有一定的局限性。

二、直线边缘切除术

1.最佳适应证

(1)尖突状小阴唇,仅需要部分切除,大部分边缘的宽度和弧度均可以保留者。

(2)小阴唇个别部分增大,仅需要少量切除修整者。

2.相对禁忌证

(1)小阴唇长度明显较长,外形松垂者。

(2)小阴唇下极过小甚至阙如者。

3.手术基本过程 基本操作参见弧形设计边缘切除术。

(1)手术设计:按照适当的宽度设计直线状切口(图1-2-5),用无菌记号笔清晰标记,一般在小阴唇尖突部位。

(2)切除:局麻下,按照设计的切口线切除臃肿的小阴唇组织,充分止血后,修整保留小阴唇组织的边角处,使边缘形态自然。

(3)分层缝合:以6-0可吸收缝线,分层缝合小阴唇边缘部位的创口。

4.手术注意事项

(1)术式的局限性:虽然该术式设计比较简单,但是因为线条过分僵直,不易形成外形自然的弧度,所以应用范围也明显受限,尤其在小阴唇明显增大的患者。

(2)术式的必要附加步骤:采用直线切除法,通常在设计的两端出现小的棱角,必须进行修剪,使之

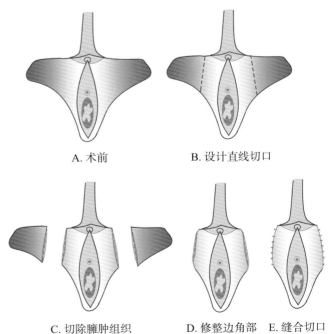

A. 术前 B. 设计直线切口

C. 切除臃肿组织 D. 修整边角部 E. 缝合切口

图1-2-5 小阴唇直线边缘切除法手术过程示意图

与周边的弧度自然融合为宜。有时两边的对称性欠佳，也应该以较小的一侧为模板，修整另一侧，力求两边对称。

5. 评价　直线设计边缘切除术是一种非常实用的手术方法，单独作为一种阴唇缩小术局限性较大，仅适用于尖突形小阴唇。但是作为一种辅助手段，对其他术后不理想小阴唇的修整经常可以用到，简单实用，只是需要完成主体修剪后进一步修整，才能实现比较理想的效果。

三、"S"形边缘切除术

1. 最佳适应证

（1）类似弧形设计边缘切除术，尤其是小阴唇明显肥大者。

（2）有瘢痕增生可能性的小阴唇肥大者。

2. 相对禁忌证

（1）小阴唇长度明显臃肿松垂者。

（2）小阴唇后方过小甚至缺如者。

3. 手术基本过程　基本操作参见弧形设计边缘切除术。

（1）手术设计：将小阴唇自然铺平，距离阴唇间沟10～15mm距离设计横向的"S"形切口（图1-2-6、图1-2-7），其最宽处应该在前、中1/3交界部，最窄处在小阴唇的后方，以无菌记号笔清晰标记切口。

（2）切除：局部肿胀麻醉下，按照设计切口切开小阴唇，切除臃肿组织，充分止血后，修剪保留小阴唇边角部组织，使之与周边组织的弧度自然连接。

（3）分层缝合：以6-0可吸收缝线，分层缝合保留小阴唇的切口。

4. 手术注意事项

（1）设计要求：设计"S"形皮瓣的时候，前端一定要与小阴唇的自然弧度衔接，以保证保留的小阴唇的弧度比较自然。小阴唇后方不宜设计得过窄，以方便以后的修整。

（2）增加修整步骤：切除小阴唇的臃肿部分后，在保留小阴唇皮瓣的后端常余小的棱角，应该进行进一步的修整，使之与周围组织边缘的弧度一致，然后

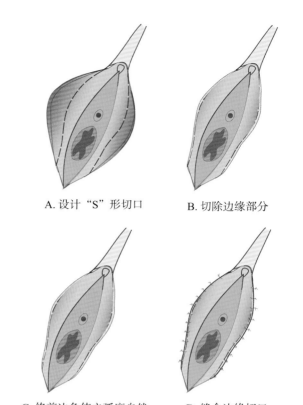

A. 设计"S"形切口　　　　B. 切除边缘部分

C. 修剪边角使之弧度自然　　D. 缝合边缘切口

图1-2-6　小阴唇"S"形边缘切除术示意图

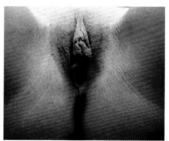

A. 术前　　　　　　　　B. 术后2年

图1-2-7　小阴唇"S"形边缘切除术手术前后对照

再缝合，效果更佳。

5. 评价　"S"形边缘切除术设计的初衷在于增加小阴唇边缘的长度，减少小阴唇边缘瘢痕挛缩的风险。但在临床实际应用中，出现小阴唇边缘瘢痕挛缩的风险较小，大多数人更喜欢用比较直接的弧形设计边缘切除或直线设计边缘切除法，只有在存在瘢痕挛缩迹象者，如在身体其他部位存在瘢痕增生的表型，家族中有比较严重的瘢痕增生患者等，才会借用一些减少瘢痕挛缩风险的设计，其中"S"形边缘切除术是可以考虑应用的方法之一。

四、连续 "W" 形边缘切除术

1. 最佳适应证

（1）有明显的瘢痕增生倾向，小阴唇明显肥大且严重影响生活，强烈要求行阴唇缩小手术者。

（2）曾经行小阴唇手术，保留小阴唇尚多，术后出现瘢痕挛缩，需要矫治修整者。

2. 相对禁忌证

（1）严重的瘢痕体质表型，外阴已经挛缩变形明显者，如再次手术可能加重局部的瘢痕增生。

（2）小阴唇内外两侧色差过大，"W" 形边缘切除后可能出现锯齿状色泽交替现象。

3. 手术基本过程　基本操作参见弧形设计边缘切除术。

（1）手术设计：沿着小阴唇的外侧下半，距离阴唇间沟8～10mm画一条弧形基线，其最宽处在小阴唇上中1/3处略后（图1-2-8）。在基线上方以边长3～5mm设计连续 "W" 形切口；在小阴唇内侧对应水平位置，设计相应的连续 "W" 形切口，并用无菌记号笔清晰标记。

（2）切除：局部肿胀麻醉下，按照设计切口精确切开内、外侧小阴唇皮肤及皮下组织，切除臃肿的小阴唇边缘组织，以双极电凝充分止血。

（3）分层缝合：将内、外侧皮瓣相应的尖角部进行交错，分层缝合切口。

4. 文献报道　连续 "W" 形设计边缘切除术目前只见于少量报道，最早见于Mass（2000，图1-2-9），

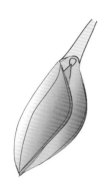 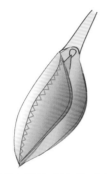

A. 小阴唇外侧设计基线　　B. 在基线上设计连续 "W" 形切口

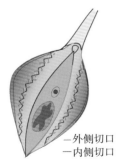 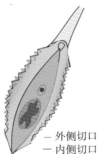 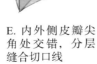

C. 在内侧同一水平相应位置设计对应的连续 "W" 形切口，两侧均设计连续 "W" 形切口

D. 按照切口设计切除边缘组织

E. 内外侧皮瓣尖角处交错，分层缝合切口线

图1-2-8　小阴唇连续 "W" 形边缘切除术示意图

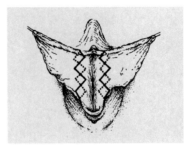 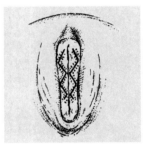

A. 手术设计示意图　　　　B. 结果示意图

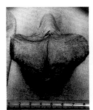 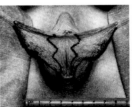 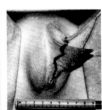

C. 术前　　　　D. 内侧设计　　　　E. 外侧设计

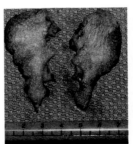 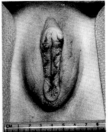 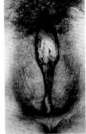

F. 切除组织　　　G. 术后即刻　　　H. 术后3个月

图1-2-9　小阴唇连续 "W" 形设计边缘切除术手术步骤（Msss，2000）

资料来源：Sylvester M. Maas, M. D., and J. Joris Hage, M. D., Ph, D. Functional and Aesthetic Labia Minora Reduction. PRS 2000, APRIL, 1453-1456.

因其设计、操作比较复杂，效果一般，且容易出现术后色素交错现象，目前已经很少有人应用。

5. 手术注意事项

（1）本术式设计比较复杂，需要一定的整形外科功底，初学者不宜尝试。

（2）本方法因切口线比较长，对瘢痕的增生也有一定的影响，不一定可以实现理想的防挛缩效果。

（3）因交错皮瓣的影响，小阴唇边缘较厚，且可能出现色素交错现象。

6. 评价

连续"W"形边缘切除术是早期探索的一种术式，因其操作复杂、效果欠佳，目前已经很少应用。但是在有明显瘢痕增生体质者，如果小阴唇内外色差较小，也可以尝试应用，但需要一定的整形外科基础。

（李峰永　周　宇　刘美辰）

第三节　小阴唇楔形切除缩小术

小阴唇楔形切除术是目前最常应用的手术方法之一，也是研究最多、改良方法最多的术式。Alter在1998年最早报道了横楔形切除术，之后该方法几经改良又衍生出数种新的术式。2000年，Rouzier等报道了下楔形切除术，之后，该方法也出现了几个改良术式。总之，楔形切除术已经成为主流的小阴唇缩小术式之一，它的优点在于：不单可以缩小小阴唇的宽度，而且可以缩小小阴唇的长度，使得小阴唇更加紧致；小阴唇原有边缘保存较多，外形更加自然。其缺点在于：楔形的切口有时愈合不良，可能导致伤口裂开或穿孔；小阴唇两个部分对合在一起有时会出现色泽不一致现象，即形成色素分界线。

一、小阴唇横楔形切除术

1. 最佳适应证

（1）尖突形小阴唇，同时存在因小阴唇长度臃肿，呈现明显松垂状者。

（2）具有一定的瘢痕增生体质，伴有小阴唇松垂明显者。

（3）小阴唇质地较厚，上下部色差较小。

2. 相对禁忌证

（1）小阴唇下方1/3很小或匮乏者。

（2）扇形小阴唇过大，需要切除很多者。

3. 手术方法

避开月经期，截石位、规范3遍消毒、规范铺巾、术前测量、肿胀麻醉。

（1）测量设计：首先测量阴道前庭的长度，它约等于小阴唇底边长度，在小阴唇最突出部分，设计"V"形切口，使得上半皮瓣边缘和下半皮瓣边缘之和等于或者大于阴道前庭的长度；尽量使上部皮瓣边缘长度：下部皮瓣边缘长度接近0.618：1；"V"形皮瓣的尖端应该在哈特线附近，即接近阴唇间沟水平（图1-3-1）。将切口线用无菌记号笔清晰标识。

（2）切除止血：肿胀麻醉下，按照设计切口切开小阴唇内侧的皮肤，然后用组织剪按照切口的引导，全层剪除中央楔形的小阴唇臃肿组织，以双极电凝反复止血。

（3）分层缝合：以牵引线缝合两侧皮瓣的边缘，

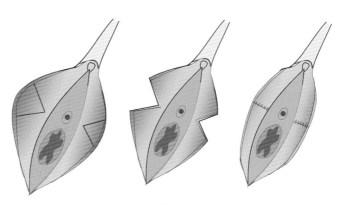

A. 设计"V"形切口　　B. 楔形切除小阴唇　　C. 分层缝合切口

图1-3-1　小阴唇横楔形切除术示意图

牵拉固定，以便牵引引导两侧的对称，以6-0可吸收缝线分别对小阴唇内侧、外侧，按照皮下组织和皮肤分层进行缝合。

4. **文献报道** 最早报道横楔形切除术的专家是Alter（1998），之后很多同行都报道了相同手术方法的效果，该方法成为主流的手术方法之一（图1-3-2）。

5. **手术注意事项**

（1）切口设计要点：需要楔形切除的组织不宜过宽，以免造成两边皮瓣的缝合张力过大，增加瘢痕和伤口裂开的风险；楔形切除的底边应该在阴唇间沟附近，这样皮瓣对合要更自然；如果伴有阴蒂包皮臃肿，可以在"V"形皮瓣的底边采用附加切口设计，同时修整阴蒂包皮和小阴唇臃肿，这种伤口缝合后多呈"L"形。

（2）切除组织多少的判断：切除组织的多少不宜以对合上、下皮瓣组织后保留小阴唇的宽度为准则，而应该以无张力缝合上、下两个皮瓣为度。前者可以一次实现小阴唇的成形，但并发症较多，设计的难度明显增加；后者虽然可能出现保留小阴唇过宽的问题，但经过适当调整多可达到理想效果，同时还能减少原设计带来的并发症。

（3）切口缝合要点：小阴唇组织薄而易感染，上、下小阴唇瓣缝合后容易裂开或穿孔。因此，其缝合有一定的要求：切口缝合张力宜小、要彻底止血、不留死腔、分层缝合。为了减少缝合张力，务必不要切除过多的小阴唇组织；要用双极电凝反复止血，免得将来继发性出血造成血肿；用较细的可吸收缝线多层缝合皮下组织以消灭死腔；缝合皮肤宜用6-0可吸收缝线，无张力缝合，免得因缝线切割造成瘢痕或伤口裂开。我们通常是缝合4层（图1-3-3）。也有人采用3层缝合以减少操作，但不宜采用一层贯穿缝合或者只是分别缝合内、外两层皮肤，以免出现切口愈合不良。

（4）小阴唇最终宽度的调整：在避免缝合切口张力过大的前提下，针对明显肥大的患者，行单纯的"V"形切口手术后，常出现保留小阴唇过宽的问题。目前已有多种设计可以解决该问题、缩小小阴唇宽度，如星形切除法、弧形+楔形切除法等。

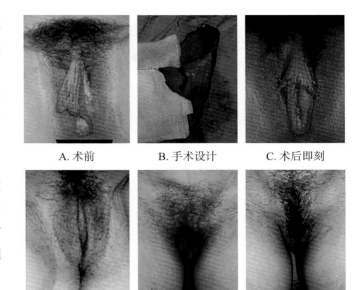

A. 术前   B. 手术设计   C. 术后即刻

D. 术后半年   E. 术前站位   F. 术后站位

图1-3-2 小阴唇横楔形切除术的手术效果

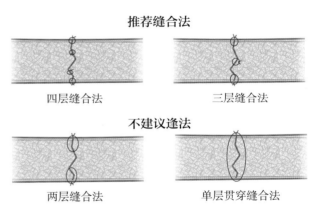

推荐缝合法

四层缝合法   三层缝合法

不建议缝法

两层缝合法   单层贯穿缝合法

图1-3-3 小阴唇楔形切除术常用切口缝合技术示意图

（5）切除工具的选择：最好选用冷刀，创伤小、恢复快、瘢痕小；也可以选用激光刀，创伤相对较小、出血少、手术快；有些人喜欢用电刀，但其损伤较大、恢复慢、瘢痕明显（图1-3-4）。

6. **评价** 横楔形切除术是一种简单实用的技术，可以同时实现小阴唇宽度和长度的缩小。其最佳适应证是尖突形中度肥大的小阴唇，适应证恰当且操作得当时，术后外观比较自然、美观，已经成为一种颇受欢迎的常用术式。但是，其操作需要顾及的问题较多，如保留小阴唇的张力、宽度，对阴唇后联合高度的影响，色素匹配，切口愈合等。因此，需要有一定经验的临床医生来开展，初学者要慎用。

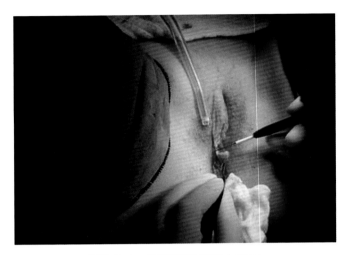

图1-3-4　使用电刀切除小阴唇

注：一般不建议使用电刀切除小阴唇。

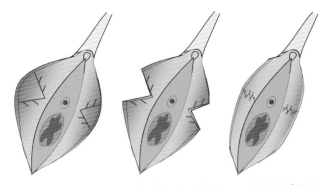

A. 设计尖端直角双　B. 楔形切除小阴唇　C. 改形后缝合切口
　　臂"Z"改形　　　　　组织

图1-3-5　小阴唇尖端直角双臂双"Z"改形法横楔形切除
　　　　　术示意图

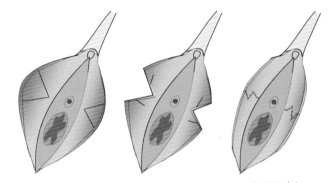

A. 设计"V"形切口　B. 楔形切除小阴唇　C. 分层缝合切口

图1-3-6　小阴唇尖端直角双臂单"Z"改形法横楔形切除
　　　　　术示意图

二、小阴唇改良横楔形切除术

横楔形切除术在小阴唇缩小术中具有举足轻重的地位，随着应用的广泛，也显露出其不足：一是偶有直线瘢痕挛缩；二是保留小阴唇的宽度过宽；三是切口容易愈合欠佳。为了改善手术效果，相继出现了一些相关的改良术式。

1. 最佳适应证　同横楔形切除术。

2. 相对禁忌证　同横楔形切除术。

3. 手术方法　常见的改良术式主要有6种。

（1）小阴唇尖端直角双臂"Z"改形法横楔形切除术：本术式改良的目的在于改善小阴唇上的直线瘢痕，减少瘢痕挛缩的风险。

1）手术方法（图1-3-5、图1-3-6）：①在尖突状小阴唇最宽处，设计尖朝小阴唇基部前、中1/3交界方向的直角三角形切口，尽量使得两个边长长度相似，以利于保留小阴唇皮瓣的对合。②在保留小阴唇部分设计1个大的或2个小的"Z"改形的辅助设计。③局部肿胀麻醉下，切除尖端臃肿小阴唇，并按照辅助切口设计线切开保留部分小阴唇。④以双极电凝反复止血后，交错皮瓣，以6-0可吸收缝线分层缝合皮下组织和小阴唇皮肤。

2）评价：尖端直角双臂"Z"改形法横楔形切除术是一种操作简单、实用的方法，它适用于小阴唇

较窄且有瘢痕增生迹象的患者，因为"Z"改形可以增加小阴唇的宽度、缩小小阴唇的长度，而且延长了手术切口，减少了瘢痕增生挛缩的风险。其缺点在于不适用于小阴唇过宽者，另外，"Z"改形需要一定的整形外科基础知识。

（2）小阴唇星形横楔形切除术：这是一种针对术后小阴唇过宽问题提出的改良策略。

1）手术方法（图1-3-7、图1-3-8）：①设计传统的横楔形切除术的"V"形切口。②在保留小阴唇皮瓣的两个边上中部分别设计一个横向"V"形切口，使整个设计区域略呈倒置的五角星形。③局部肿胀麻醉下，首先切除原设计中的"V"形组织，然后切除两侧的两个小三角形组织，使得切口呈现五角星形。④以双极电凝充分止血，然后将皮瓣向中下方汇聚，

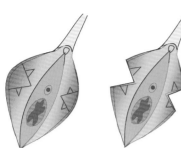
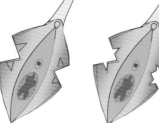
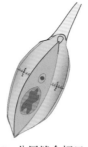

A. 设计"V"形切口 B. 楔形切除小阴唇 C. 切除横向的 D. 分层缝合切口
小三角瓣

图1-3-7 小阴唇星形横楔形切除术示意图

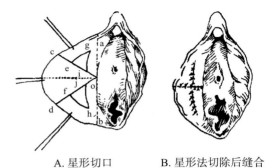
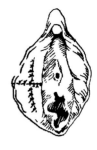

A. 星形切口 B. 星形法切除后缝合

图1-3-8 小阴唇星形横楔形切除术示意图
（刘嘉峰，2008）

注：a、o、b. 小阴唇内侧基线；c、o、d. 楔形切除部分；
e、g、i、f、h、j. 上下小阴唇瓣部分切除。

使得切口略呈"十"字形，以6-0可吸收缝线分层缝合皮下组织及小阴唇皮肤。

2）文献报道：小阴唇星形横楔形切除术是为了缩小小阴唇的宽度而设计的一种手术方法，Marcelo Daher（2015）应用该术式获得良好的效果（图1-3-9），并发症很少。

3）评价：星形横楔形切除术是通过将保留的两侧小阴唇皮瓣进一步切除，实现小阴唇的宽度缩小。其优势在于保留了更多原小阴唇边缘，外观比较自然。其缺点在于两个横向小三角形的组织切除，对于边缘的调整比较间接，有时不能充分实现边缘的自然弧线。另外，横向切开对于血运和感觉神经也有一定损伤，可能增加术后愈合不良和感觉减退的风险。

（3）小阴唇横楔形+弧形切除术：这也是一种针对横楔形切除术术后小阴唇过宽或者边缘弧度不理想的修正方法。

1）手术方法（图1-3-10）：①首先在小阴唇突出最明显的部位，设计常规的横楔形切除"V"形

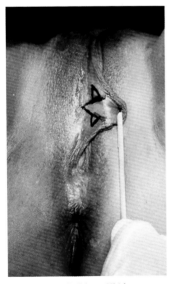
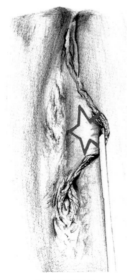

A. 星形切口设计 B. 星形设计

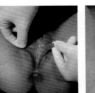

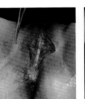
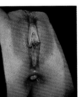

术前正位 术前侧位 一侧切除后 两侧切除后

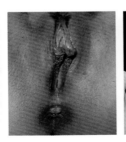
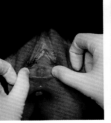
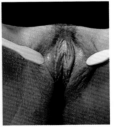

术前 术后即刻显示 术后3个月
C. 手术效果

图1-3-9 小阴唇星形横楔形切除术手术设计示意图及手术效果图

资料来源：MARCELO DAHER, ALAN RODR GUEZ MU IZ, ALVARO COSAC DAHER, KARINA VANZAN, GUILHERME MONTEIRO, JAIR MACIEL6, ISAAC MOURA7. Star nymphoplasty: a surgical technique for labia minora hypertrophy(2015). Ninfoplastia em estrela: técnica para redu o dos pequenos lábios vulvares, Rev. Bras. Cir. Plást. 2015; 30(1): 44-50.

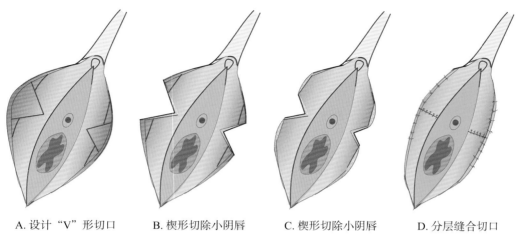

A. 设计"V"形切口　　B. 楔形切除小阴唇　　C. 楔形切除小阴唇　　D. 分层缝合切口

图1-3-10　小阴唇横楔形+弧形切除术示意图

切口。②在保留小阴唇宽度10～15mm处设计弧形切口线。③局部肿胀麻醉下，首先切除"V"形切口内的臃肿小阴唇组织，充分止血后分层缝合。④然后根据弧形切口的部位，适当调整后进行保留小阴唇组织的弧形切除，务必使得保留小阴唇的宽度在10～15mm，其最宽处位于小阴唇前、中1/3交界稍后方，且弧度自然，⑤然后进行两侧比对，力求对称。⑥充分止血后，以6-0可吸收缝线间断缝合皮下组织，连续缝合切口皮肤。

2）文献报道：2015年，曹玉娇报道了我院采用的小阴唇中央横楔形+弧形边缘切除术（图1-3-11），该方法极为实用、方便，目前仍是我们常用的术式之一。

3）评价：横楔形+弧形切除术是为了将小阴唇的宽度和弧形最后进行调整，具有设计简单、易行，操作方便，结果可靠等优点，是一种非常实用的手术方法。其缺点在于对于扇形明显增宽的小阴唇，需要将一个手术做两遍，即楔形切除和弧形切除，不如直接做弧形设计边缘切除术简单快捷。

（4）小阴唇切口交错法横楔形切除术：这是一种针对楔形切除术术后容易出现伤口愈合不良或者穿孔而设计的改良术式。

1）手术方法（图1-3-12）：在小阴唇最宽处设计横楔形切除术的"V"形切口，在阴唇内侧皮肤面，将该"V"形设计向后旋转移动3～5mm，而在阴唇外侧皮肤的"V"形向前旋转移动3～5mm，使得两面的"V"形切口交错5～8mm。局部肿胀麻醉下，按照设计分别切开内、外侧小阴唇的皮肤，切除臃肿的小阴唇组织。以双极电凝器充分止血后，以6-0可吸收缝线分层缝合两侧的皮下组织和小阴唇皮肤。

2）文献报道：改善小阴唇楔形切开的愈合是很多医者十分重视的方面，洪志坚曾提出内外交错皮瓣小阴唇缩小术的方案（2009，图1-3-13），Hamori（2013，图1-3-14）相继报道了不对称横楔形切除小阴唇缩小术获得成功的案例，而强帅（2020）随后也报道了中国医学科学院整形外科医院妇科整形中心交错切口术式的设计。大量的案例证明，这种小阴唇缩小设计可行，且并发症较少，是对楔形切除术一种有益的补充。

3）评价：小阴唇的厚度仅3～5mm，保留小阴唇上下部皮瓣的切口接触面积很小，当切口缝合张力较高时，容易出现术后切口愈合欠佳。切口交错法横楔形切除术是通过增加切口的创面面积，改善局部的愈合能力，从而实现切口的顺利愈合。其优点在于使得小阴唇内外侧的切口不在同一个平面，使其血运有所改善，有利于术后切口的愈合，同时也可以减少因为直线瘢痕挛缩而形成的术后继发性畸形。

（5）蝶形切口横楔形切除术：这是一种改变小阴唇楔形切除术设计的边缘弧度，从而减少术后中央部的张力，并可以切除较多的臃肿小阴唇的术式。

1）手术方法：设计原则同横楔形切除术，只是其"V"形切口的下半边缘1/3要缩小角度，而上半边缘2/3要略增大角度，使得整个外形如蝶翼状

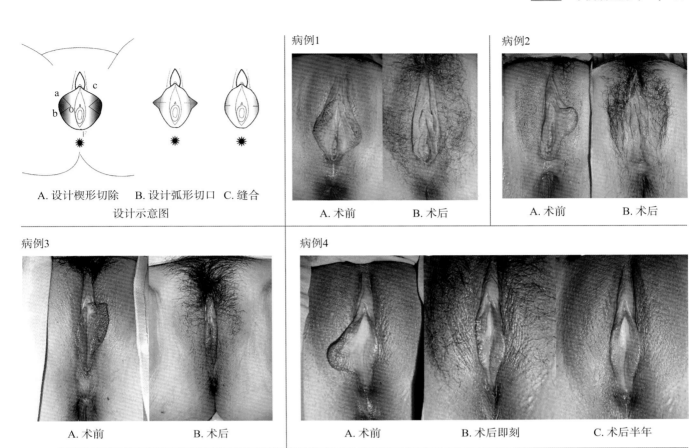

A. 设计楔形切除　B. 设计弧形切口　C. 缝合
设计示意图

病例1

A. 术前　　　　B. 术后

病例2

A. 术前　　　　B. 术后

病例3

A. 术前　　　　　　　　B. 术后

病例4

A. 术前　　　　B. 术后即刻　　　　C. 术后半年

病例5

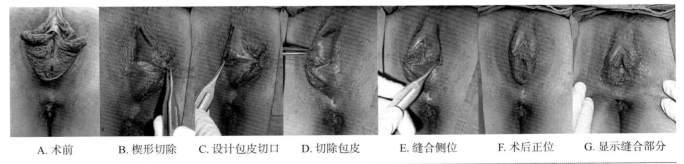

A. 术前　　B. 楔形切除　　C. 设计包皮切口　　D. 切除包皮　　E. 缝合侧位　　F. 术后正位　　G. 显示缝合部分

病例6

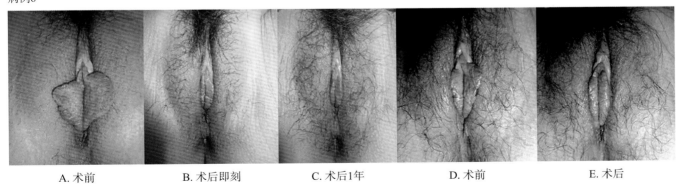

A. 术前　　　B. 术后即刻　　　C. 术后1年　　　D. 术前　　　E. 术后

图1-3-11　中央横楔形切除+弧形边缘修整小阴唇缩小术设计及效果

资料来源：Yujiao Cao, Qiang Li, Fengyong Li, Senkai Li, Chuande Zhou, Yu Zhou, Siya Zhang, Shuyi Wei, Yang Zhao. Aesthetic Labia Minora Reduction with Combined Wedge-edge Resection: A Modified Approach of Labiaplasty. Aesth Plast Surg(2015)39: 36-42 DOI 10.1007/s00266-014-0428-x.

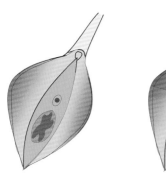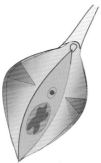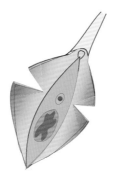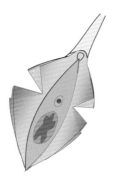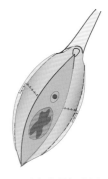

A. 术前 B. 设计交错皮瓣 C. 切除中央重叠部分 D. 分别切除部分内、外侧皮瓣 E. 瓦合内外侧皮瓣缝合切口

图1-3-12 小阴唇切口交错法横楔形切除术示意图

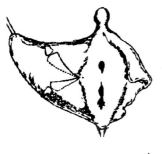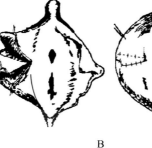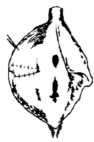

A   B   C

图1-3-13 内外交错皮瓣（非对称"Z"形切除）小阴唇缩小术示意图（洪志坚，2009）

注：A. 手术切口，虚线为背侧面切口设计；B. 肥大小阴唇切除后；C. 缩小后小阴唇。

病例1

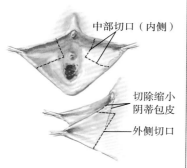

中部切口（内侧）

切除缩小阴蒂包皮

外侧切口

手术切口设计

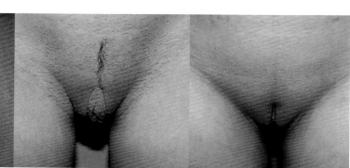

术前截石位   术前站立位   术后站立位

病例2

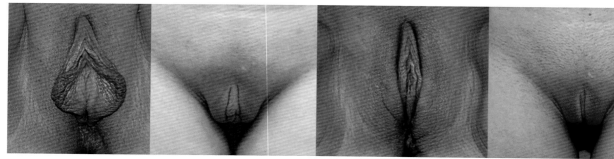

术前截石位   术前站立位   术后截石位   术后站立位

图1-3-14 不对称横楔形切除术手术效果（Hamori，2013）

病例3

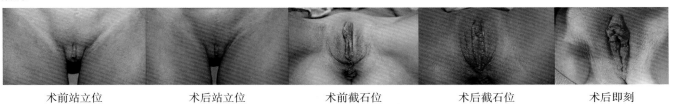

| 术前站立位 | 术后站立位 | 术前截石位 | 术后截石位 | 术后即刻 |

病例4

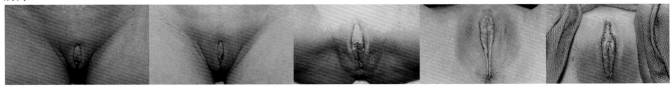

| 术前站立位 | 术后站立位 | 术前截石位 | 术后截石位 | 术后即刻 |

图1-3-14 不对称横楔形切除术手术效果（Hamori，2013）（续）

资料来源：Christine A. Hamori. Postoperative Clitoral Hood Deformity After Labiaplasty. Aesthetic Surgery Journal, 2013, 33(7): 1030-1036.

（图1-3-15）。肿胀麻醉下切除臃肿小阴唇，充分止血。以牵引线将保留小阴唇的两个尖角缝合在一起以实现牵引固定，以6-0可吸收缝线分层缝合小阴唇的皮下组织及皮肤。

2）文献报道：通过改变楔形切除术的设计切口弧度来改善小阴唇缩小的效果是近些年来一些医者的改良思路（Filho，2020，图1-3-16），不同的切口弧度会切除不同的小阴唇组织量，且形成不同的缝合张力，这使得术后愈合条件可控，从而减少并发症的发生。

3）评价：这是通过改变楔形切除术切口的角度来调整不同部位小阴唇的切除量，其优势在于减少了小阴唇切开基部的张力，使得术后裂开的风险有所降低。但由于小阴唇边缘的张力仍较大，所以不宜切除较多的臃肿小阴唇。

（6）飞燕状横楔形切除术：这是另一类通过调整横楔形切除术"V"形切口的边缘弧度而实现的小阴唇缩小术。

1）手术方法：自然舒展小阴唇，在小阴唇边缘设计飞燕状切口，其"V"形切口的尖端位于阴唇间沟水平，中间部张开的角度与小阴唇长轴要缩小的量相关，每侧边长12～15mm，然后折转为近于水平于阴唇间沟的方向的翼状弧形切口设计，其末端与周边的小阴唇边缘自然衔接（图1-3-17）。小阴唇内、外侧设计切口相对应，以无菌记号笔清晰标记。局部肿胀麻醉下，按照切口设计线切开小阴唇皮肤，充分止血。以牵引线将保留两个小阴唇皮瓣的折角处缝合固

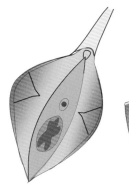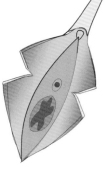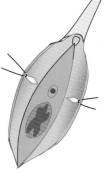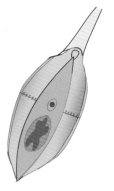

A. 蝶形设计切口　　B. 切除臃肿组织　　C. 缝合牵引固定　　D. 分层缝合皮下皮肤

图1-3-15 蝶形切口横楔形切除术示意图

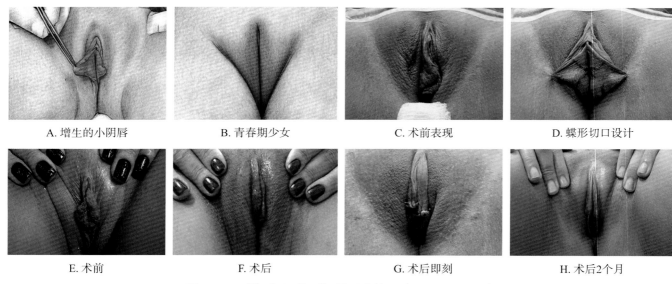

A. 增生的小阴唇   B. 青春期少女   C. 术前表现   D. 蝶形切口设计

E. 术前   F. 术后   G. 术后即刻   H. 术后2个月

图1-3-16 蝶形切口楔形切除手术效果（Filho，2020）

资料来源：Osvaldo Pereira Filho, Jorge Bins Ely, Kuang Hee Lee, Elizabeth Machado Paulo, Labiaplasty with Stable Labia Minora Retraction-Butterfly-like Approach Plast Reconstr Surg Glob Open 2020; 8: e2664; doi: 10.1097/GOX.0000000000002664; Published online 29 April 2020.

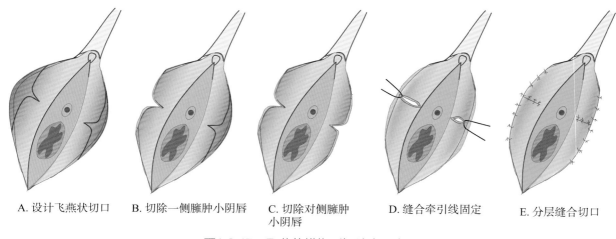

A. 设计飞燕状切口   B. 切除一侧臃肿小阴唇   C. 切除对侧臃肿小阴唇   D. 缝合牵引线固定   E. 分层缝合切口

图1-3-17 飞燕状横楔形切除术示意图

定，以6-0可吸收缝线分层缝合小阴唇的皮下组织和皮肤。

2）评价：这是一种通过横楔形切除术的边缘角度的调整，实现小阴唇长度和宽度两个方向调整的手术方法。其优点是一次性实现小阴唇的切口设计，缺点是需要一定的临床经验来调整"V"形切口的角度及牵引线缝合固定点，从而实现对小阴唇宽度和紧致程度的调节。

4. 手术注意事项 以上方法均是以Alter报道的横楔形切除术为基础，进行技术改良的各种术式，其适应证和禁忌证也相仿。但是因为侧重点有所不同，

结果也在不同的方面有所改善。应用时可以针对患者的具体情况，将多种技术混合应用，从而实现更加理想的结果，不必拘泥于照搬某种术式。但要强调两方面，一是保留小阴唇的缝合张力不宜过高，二是保留小阴唇的宽度应该控制在10~15mm，并力求对称。

5. 特点 改良横楔形切除术均是针对原始横楔形切除术中的某些不足而设计的手术方法，各有其特有的适应证，以解决特定的问题。如果能够熟练应用，可以获得良好的手术效果。但总体而言，更适用于尖突形小阴唇肥大，且增加了原有的手术操作，其效果多优于原始设计。

三、小阴唇下楔形切除术

本术式最早是由Rouzier（2000年）报道，因其手术效果比较理想，术后瘢痕较为隐蔽，是一种不错的小阴唇缩小术式。

1. 最佳适应证

（1）较大的扇形肥大的小阴唇，边缘比较光洁平整者。

（2）尖突状肥大的小阴唇，边缘比较光滑整洁者。

（3）尖突状肥大的小阴唇，下半明显过小近于缺如者。

2. 相对禁忌证

（1）后方供血为主的单支供血型小阴唇。

（2）小阴唇边缘过于粗糙、繁复和色素沉淀过于明显者。

3. 手术方法

针对不同表型的小阴唇肥大，操作要点有所区别。

（1）扇形增生小阴唇下楔形切除术：要点在于切除臃肿的后半小阴唇，尽量保护其血运和感觉神经。

1）手术方法：①在阴唇后半内、外侧分别设计对应的楔形切口，其下边要与阴唇间沟重合，尖部不宜超过小阴唇的中心部位，其上边约与小阴唇上缘平行，宽度在10~15mm，用无菌记号笔清晰标记（图1-3-18）。②在局部肿胀麻醉状态下，分别切开小阴唇内外侧皮肤，适当保留皮下组织，减少血管、神经的损伤。③切除臃肿的下半小阴唇，以双极电凝器充分止血。④以牵引线缝合保留小阴唇瓣的两个尖端，形成一个整体，以6-0可吸收缝线分别缝合内外侧的皮下组织和小阴唇皮肤。

2）文献报道：下楔形切除术是一种常用的小阴唇缩小术式，很多人进行过相关研究，甚至已经引为教科书中的经典术式（图1-3-19、图1-3-20），

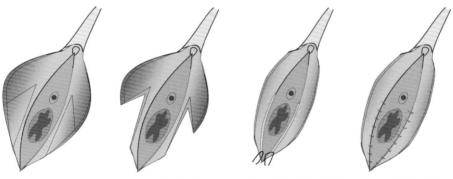

A. 设计后楔形切口　B. 切除小阴唇下方组织　C. 缝合皮瓣尖端牵引线　D. 分层缝合切口

图1-3-18　扇形增生小阴唇下楔形切除术示意图

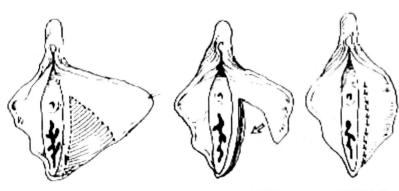

A. 外侧切口线设计　　　B. 剪开形成镰状瓣　　　C. 切除肥大的小阴唇

图1-3-19　镰状瓣法下楔形切除术示意图（何成君，2004）

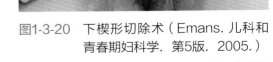

图1-3-20　下楔形切除术（Emans. 儿科和青春期妇科学. 第5版. 2005.）

资料来源：Emans SJ, Laufer MR, Goldstein DP. Pediatric and Adojescent Gynecology, 5th ed. Lippincott, Williams, Willkins; 2005: 352.

Munhoz（2006）认为，其切口设计主要根据小阴唇肥大的程度和患者的诉求，如果肥大程度明显，而要求术后小阴唇较小，则可以设计较大的角度，反之，则要设计较小的角度，一般这种角度的变化范围在60°～120°（图1-3-21、图1-3-22），这样手术后的

效果会比固定的角度设计效果更好（图1-3-23）角度越大、切除组织越多、要更加慎重、避免切除过度。Kelishadi（2013）则认为，对于较为肥大的小阴唇，下楔形设计成梯形可能缩小效果更为明显（图1-3-24）。

（2）尖突形增生小阴唇下楔形切除术：要点在于

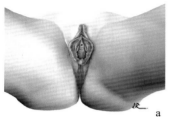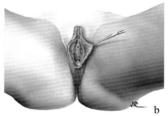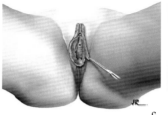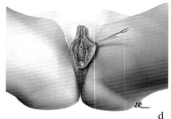

A. 手术设计示意图

注：a. 术前，显示自然舒展的小阴唇；b. 使用小镊子，进行夹痛试验：用镊子夹住小阴唇中部的理想点定义为Ⅰ点；c. 阴道后部小阴唇定义为Ⅱ点；d. 然后，设计两点之间的楔形区域。

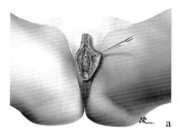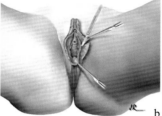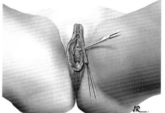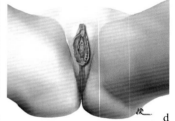

B. 手术过程示意图

注：a. 小阴唇内侧皮肤切开到皮下组织；b. 在小阴唇外侧行互补切口，切除全部楔形区域组织；c. 然后将点Ⅰ点下移合并为Ⅰ与Ⅱ；d. 关闭内侧和外侧切口。

图1-3-21 下楔形术示意图（Munhoz，2006）

资料来源：Alexandre Mendonça Munhoz. José Roberto Filassi, Marcos Desidério Ricci, et al. Aesthetic Labia Minora Reduction with Inferior Wedge Resection and Superior Pedicle Flap Reconstruction. 2006. Plast, Reconstr. Surg. 118: 1237.

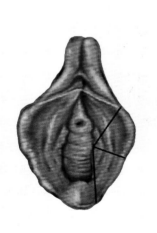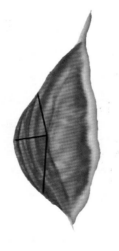

图1-3-22 手术切口角度变化示意图（Munhoz，2006）

注：切除区域和上部皮瓣的设计。标线为切口线对于中度肥大，建议两线夹角<90°的小幅度缩小。如果存在严重的肥大，且患者希望更小，角度可达>120°。

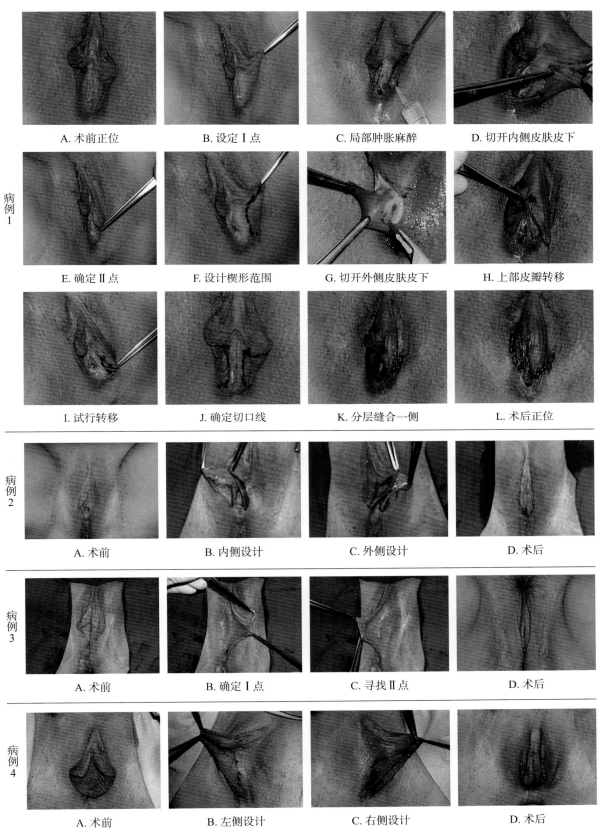

图1-3-23　下楔形切除术手术步骤及效果（Munhoz，2006）

资料来源：Alexandre Mendonça Munhoz. José Roberto Filassi, Marcos Desidério Ricci, et al. Aesthetic Labia Minora Reduction with Inferior Wedge Resection and Superior Pedicle Flap Reconstruction, 2006. Plast, Reconstr. Surg. 118: 1237.

手术设计效果素描图

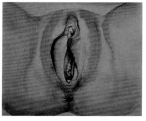

A. 肥大小阴唇

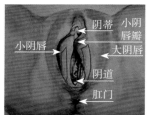

B. 切口设计

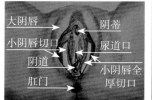

C. 下移上方小阴唇瓣

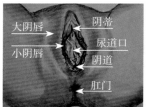

D. 术后示意图

病例1

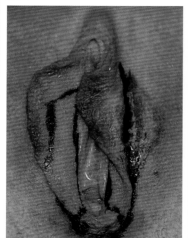

A. 术前切口设计

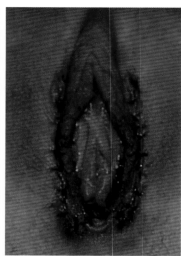

B. 术后外观

病例2　21岁

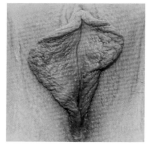

A. 术前

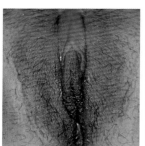

B. 术后1个月

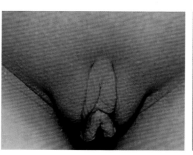

C. 术前站立位

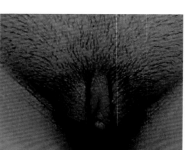

D. 术后站立位

病例3　31岁

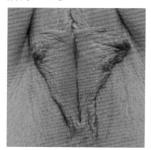

A. 术前截石位

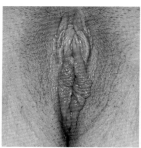

B. 术后2个月

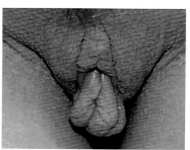

C. 术前站立位

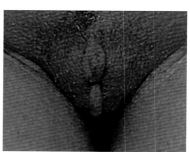

D. 术后2个月站立位

图1-3-24　下楔形（梯形）切除术术后效果（Kelishadi，2013）

资料来源：Shahrooz Sean Kelishadi; Joshua Brandon Elston; Arun Jay Rao; John Paul Tutela; and Nana N. Mizuguchi. Posterior Wedge Resection: A More Aesthetic Labiaplasty. Aesthtic Surgery Journal, 2013, 33(6): 847-853.

多去皮、少去皮下组织，保护更多的血管和感觉神经分支。

手术方法：①自然外展肥大的小阴唇组织，设计下楔形手术切口，要求如上述（图1-3-25）。②局部肿胀麻醉下，按照切口设计线分别切开小阴唇内外侧皮肤，以小剪刀去除下方小阴唇皮肤及少量皮下组织，尽量勿损伤神经、血管，以双极电凝器充分止血。③用牵引线将两个皮瓣的尖端缝合固定，以6-0

可吸收缝线分层缝合皮下组织和小阴唇皮肤。

（3）上部尖突形增生下半匮乏小阴唇下楔形切除术：要点是以上方臃肿的小阴唇组织转移补充下方的缺损部分。

手术方法：①设计切口线如上述，只是小阴唇最后方的切口内外侧合并成一条线（图1-3-26）。②局部肿胀麻醉下，按照设计切开内外侧小阴唇皮肤，切除设计范围内小阴唇的皮肤，保留皮下组织，小阴唇最后方只是切开向两侧稍加分离即可。③以双极电凝器充分止血，将前方的小阴唇瓣后移，以牵引线缝合两个皮瓣的尖端，使之合拢固定。④针对内外侧创口，以6-0可吸收缝线分层缝合小阴唇的皮下组织和皮肤。

4. 手术注意事项 下楔形切除术的特点是保留原有的小阴唇边缘，使之比较自然美观。

（1）血运与伤口愈合：下楔形切除术形成的小阴唇皮瓣血运有时会出现问题，常见的是后支单干型供血者，在形成小阴唇皮瓣后，虽然多半尚不致皮瓣缺血坏死，但其抗感染能力和伤口愈合能力均会有所下降，因此术后出现切口感染和切口裂开的风险明显增加。所以，采用该术式时最好先进行一下透光试验，确认小阴唇供血类型后再实施手术。

（2）小阴唇皮瓣的宽度：设计小阴唇皮瓣的宽度不宜过分细长，应该保留一定的宽度，建议最少不少于10mm，其末端可以变细些，以便保留理想的弧度。

（3）保护小阴唇血供和感觉神经的技巧：为了尽量改善小阴唇的血供和感觉，在形成小阴唇皮瓣时，可以在去除小阴唇皮肤的同时，多保留一些皮下组织，使得在其中穿行的血管、神经得以保全，甚至可以只去除皮肤，完全不切除皮下组织，这样可以最大程度地保留原有小阴唇的感觉和血供，只是术后小阴

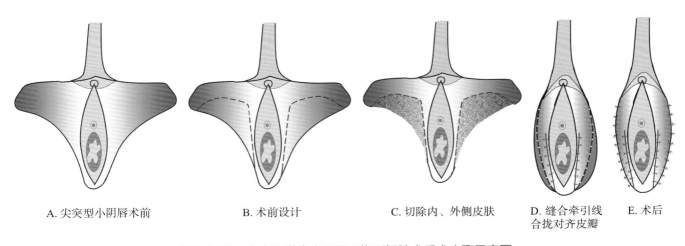

A. 尖突型小阴唇术前　　　B. 术前设计　　　C. 切除内、外侧皮肤　　　D. 缝合牵引线　E. 术后
　　　　　　　　　　　　　　　　　　　　　　　　　　　　　　　　合拢对齐皮瓣

图1-3-25　尖突形增生小阴唇下楔形切除术手术步骤示意图

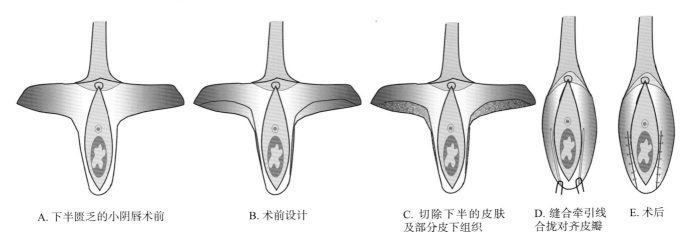

A. 下半匮乏的小阴唇术前　　　B. 术前设计　　　C. 切除下半的皮肤　　　D. 缝合牵引线　E. 术后
　　　　　　　　　　　　　　　　　　　　　及部分皮下组织　　　合拢对齐皮瓣

图1-3-26　上部尖突形增生下半匮乏小阴唇下楔形切除术

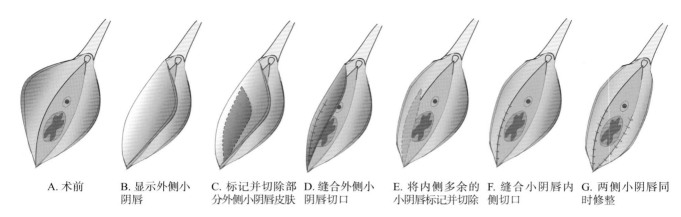

A. 术前　　　　B. 显示外侧小　　C. 标记并切除部　　D. 缝合外侧小　　E. 将内侧多余的　　F. 缝合小阴唇内　　G. 两侧小阴唇同
　　　　　　　　　阴唇　　　　　　分外侧小阴唇皮肤　　阴唇切口　　　　小阴唇标记并切除　　侧切口　　　　　　时修整

图1-3-27　内外交错下楔形切除术手术步骤示意图

唇的厚度较大，美观度稍有下降，对于较薄的小阴唇则影响较小。

5．评价　下楔形切除术是一类常用的手术术式，其特点是尽可能地保留了原来小阴唇的边缘，使得其术后瘢痕隐蔽、自然度较高。但如果术中损伤了神经血管，则可能造成术后的切口愈合不良和感觉减退，所以术前宜行透光试验或超声检查，以确保手术效果。对于边缘过分粗糙、暗沉的小阴唇，最好选用其他术式。

四、改良下楔形小阴唇缩小术

针对下楔形切除术有时出现的术后切口感染和愈合不良等问题，人们提出了一些改进术式，常用的术后包括切口交错下楔形切除术、单纯去皮下楔形切除术和辅助边缘修整的下楔形切除术三类。

1．最佳适应证　同下楔形切除术。

2．相对禁忌证　同下楔形切除术。

3．手术方法

（1）切口交错下楔形切除术：要点是小阴唇内外侧分别设计相互交错的下楔形皮瓣，使得切口接触面积增大，减少皮瓣裂开的风险。皮瓣的交错可以是上下交错，也可以是内外交错（图1-3-27、图1-3-28）。

1）手术方法：首先常规设计小阴唇外侧楔形切除的皮瓣，然后在小阴唇内侧，将对应的楔形设计向后8～10mm，使得两侧皮瓣切口形成8mm左右的相互交错。局部肿胀麻醉下，按照设计切口，分别切开

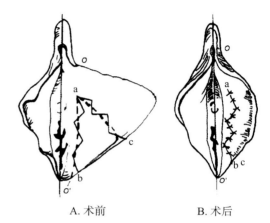

A. 术前　　　　　　　B. 术后

图1-3-28　切口交错下楔形（锯齿瓣法）切除术示意图
（邓艳雯，2006）

注：oo'. 外阴中线；ab. 下楔形切除下方线；ac. 下楔形切除上方线。

小阴唇内、外侧皮肤，去除臃肿的小阴唇组织，充分止血。将相互交错的小阴唇皮瓣进行叠合，以牵引线缝合固定后，以6-0可吸收缝线分别缝合内、外侧小阴唇的皮下组织和皮肤。

2）文献报道：下楔形的不对称皮瓣也是一种可行的设计，Ju（2019）建议主要切除小阴唇两侧的皮肤，而中央部的皮下组织则尽量保留，这样可以减少手术对神经血管的损伤，提高手术的效果（图1-3-29、图1-3-30）。

3）评价：该方法增加了小阴唇切口的接触面积，有利于小阴唇的术后愈合，但是为了隐蔽切口，设计的倒"V"形切口一般偏后，所以对于色素沉着最重的小阴唇边缘部位不能明显改善，且不能完全避免小阴唇后方血管和神经分支的损伤。其最大的优点是切口隐蔽、外观自然。

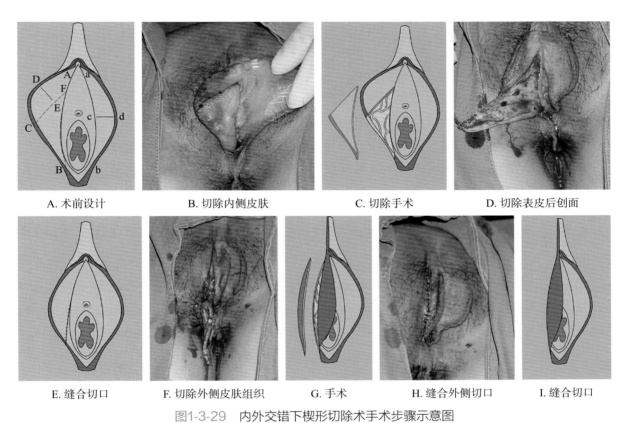

A. 术前设计　　B. 切除内侧皮肤　　C. 切除手术　　D. 切除表皮后创面

E. 缝合切口　　F. 切除外侧皮肤组织　　G. 手术　　H. 缝合外侧切口　　I. 缝合切口

图1-3-29　内外交错下楔形切除术手术步骤示意图

资料来源：Mengran Ju, Weixin Wang, Ning Ma, Wen Chen. Reduction of Hypertrophic Labia Minora by Posterior-Lateral Wedge Resection with Preservation of the Central Blood Vessels and Nerve Bundle. Aesth Plast Surg(2019)43: 742-749. https://doi.org/10.1007/s00266-019-01326-4.

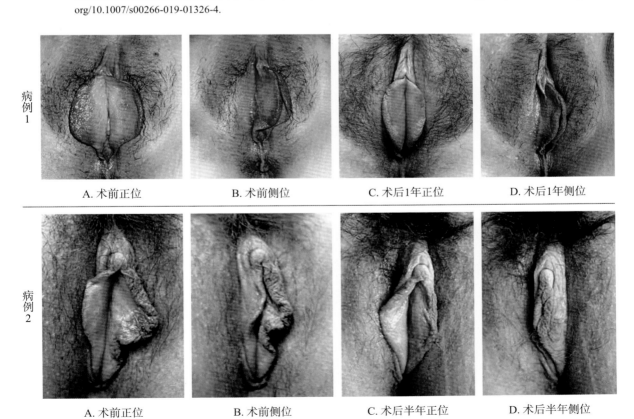

病例1

A. 术前正位　　B. 术前侧位　　C. 术后1年正位　　D. 术后1年侧位

病例2

A. 术前正位　　B. 术前侧位　　C. 术后半年正位　　D. 术后半年侧位

图1-3-30　内外交错下楔形切除术报道

（2）单纯去皮法下楔形小阴唇缩小术：该术式的要点在于只是去除小阴唇的部分皮肤，而保留大部分小阴唇皮下组织，从而使得小阴唇愈合良好、感觉正常。

1）手术方法：首先按照传统的下楔形切除法设计小阴唇内、外侧切口，并用无菌记号笔清晰标记。局部肿胀麻醉下，按照设计切口，分别切开小阴唇内、外侧皮肤，切除设计区域中的小阴唇内、外侧皮肤，保留皮下组织（图1-3-31）。用双极电凝器充分止血，在两个皮瓣的尖端缝合牵引线进行固定，以6-0可吸收缝线分别分层缝合小阴唇内、外侧的皮下组织和皮肤。

2）文献报道：2012年，曹玉娇报道了我院采用单纯去皮法下楔形切除术的病例（图1-3-32），获得良好的效果，其不足之处在于局部保留组织较厚。不适用于小阴唇太厚的患者。

3）评价：单纯去皮法下楔形切除术是一种很实用的手术方法，其最大的优点是完整地保留了原有小阴唇的神经、血管，术后愈合良好，感觉正常。其缺点是由于不去除皮下组织，当小阴唇过大过厚时，缩小术后小阴唇厚度较厚，外观稍欠。但对于小阴唇较薄的、中等大小的，外观和功能要求较高的患者可以推荐。

（3）辅助边缘修整的下楔形切除术：主要是针对小阴唇边缘不整齐，需要修整者，在进行常规下楔形切除后，再修整其边缘，力求边缘整齐、美观。

1）手术方法：按照常规设计下楔形切除术切口，并加以标记。局部肿胀麻醉下，切除设计区域的臃肿小阴唇组织。充分止血后，缝合牵引线固定，分别分层缝合小阴唇的皮下组织和皮肤。然后把不规则的、粗糙不美观的边缘小阴唇组织进行少量修整，使得其整齐、美观、两侧对称、弧度自然、宽度合适（图1-3-33）。

2）评价：辅助边缘修整的下楔形切除术是一种简单的手术方法，只是需要在设计保留的小阴唇皮瓣时，预留出再次修整的余量，免得修整后小阴唇过窄或血运欠佳。这样可以将边缘外形欠佳的患者纳入下楔形切除术的适应证中，只是其边缘修整只是边角修剪，不宜切除过多，以免累及小阴唇瓣的正常血供。

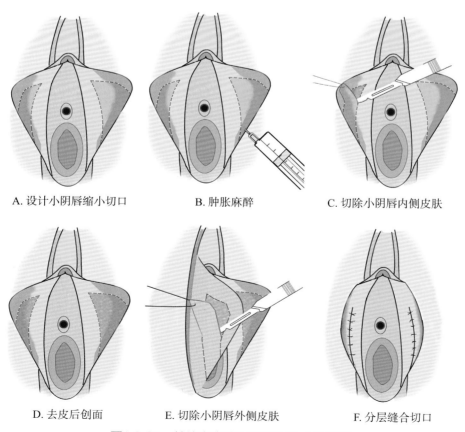

A. 设计小阴唇缩小切口　　　B. 肿胀麻醉　　　C. 切除小阴唇内侧皮肤

D. 去皮后创面　　　E. 切除小阴唇外侧皮肤　　　F. 分层缝合切口

图1-3-31　单纯去皮法下楔形切除术示意图

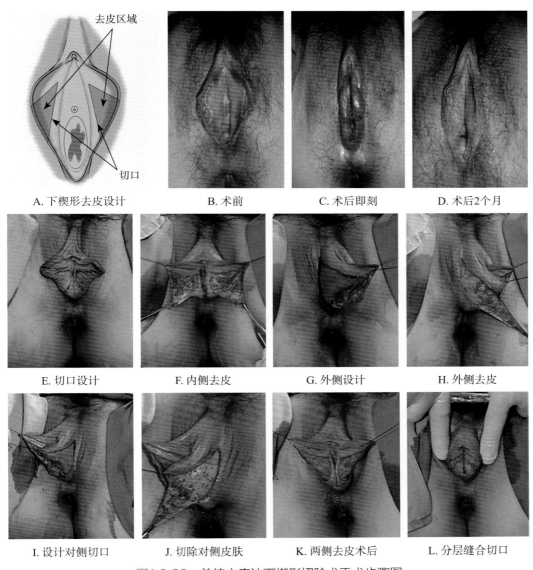

A. 下楔形去皮设计 B. 术前 C. 术后即刻 D. 术后2个月

E. 切口设计 F. 内侧去皮 G. 外侧设计 H. 外侧去皮

I. 设计对侧切口 J. 切除对侧皮肤 K. 两侧去皮术后 L. 分层缝合切口

图1-3-32 单纯去皮法下楔形切除术手术步骤图

资料来源：Y. J. Cao, F. Y. Li, S. K. Li, C. D. Zhou, J. T . Hu, J. Ding, L. H. Xie, Q. Li. A modified method of labia minora reduction: The de-epithelialised reduction of the central and posterior labia minora. Journal of Plastic, Reconstructive & Aesthetic Surgery, 2012, 65: 1096-1102.

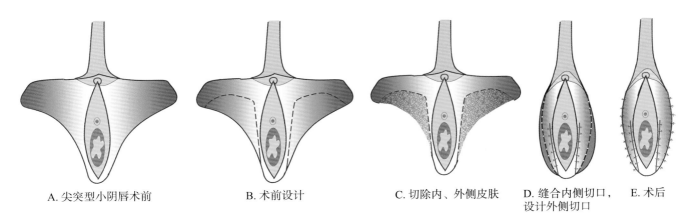

A. 尖突型小阴唇术前 B. 术前设计 C. 切除内、外侧皮肤 D. 缝合内侧切口，设计外侧切口 E. 术后

图1-3-33 辅助边缘修整的下楔形切除术手术步骤示意图

4．手术注意事项　改良下楔形切除术是分别针对原设计的一些不足进行的改进，各有其适应情况，可以混合应用，但使得操作变得比较复杂。小阴唇较厚是其应用限制，但对薄而适中的小阴唇效果良好。

5．特点　该类术式总体的优势是瘢痕隐蔽、外观比较自然，且分别针对血供、感觉和边缘不齐等问题，给出了相应的解决方法，不失为一类实用的小阴唇缩小术式。只是操作比较复杂，需要一定的经验，血运和感觉均有可能受到一定的伤害，所以初学者要慎重实用。

（李　强　曹玉娇　强　帅）

第四节　其他小阴唇缩小术

小阴唇表型多样，臃肿的部分颇有变化，其治疗方法已有很多报道，且各有优劣。到目前，尚无公认的可以适用于所有类型小阴唇缩小的术式。故将常见报道的或临床应用的小阴唇缩小术式列举于下，以供有一定临床经验者借鉴，用来改进自己的手术效果。

一、用于小阴唇前部的缩小术

1．前楔形切除小阴唇缩小术

1）手术方法：在小阴唇前端设计楔形切口，局部肿胀麻醉下切开小阴唇全层，充分止血后，在小阴唇上缘瓣的尖端和内侧皮瓣的尖端缝合牵引线，将小阴唇拉拢。分层缝合小阴唇组织，修整小阴唇边缘使之弧度自然（图1-4-1）。

2）评价：该方法主要使用于小阴唇向前端突出的患者，其主要臃肿部分均在小阴唇的前方，设计该术式可以就近切除修整，而接近美观的中后部不用手术。其缺点在于可能损伤来自阴蒂包皮的血供和感觉神经支，而且由于其局部存在李氏三角样立体结构，手术设计时要兼顾比较困难。

2．边缘弧形切除+前楔形切除小阴唇缩小术

1）手术方法：首先按照保留小阴唇宽度10～15mm的原则设计边缘切除术，局麻下切除臃肿的小阴唇边缘。如果保留的小阴唇长度上仍有臃肿，且其前端存在结构紊乱，则可以在其前1/3部设计一个楔形或梯形切口（一般"V"形皮瓣的角度小于30°），将多余的小阴唇进一步缩小。充分止血后，分层缝合

小阴唇的前端切口和边缘切口（图1-4-2）。

2）评价：该手术主要用于过分宽大的小阴唇，在进行常用的边缘切除后，发现其长度仍然臃肿，且结构紊乱不好处理，则可以补充进行前1/3前楔形切除，其目的在于紧致小阴唇，同时处理好紊乱的前部结构，是一种可行的辅助手术。操作简单且效果明显，只是建议楔形切口处采用4层缝合法，以免出现

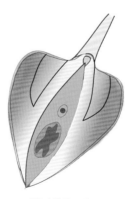

A. 设计前楔形切口

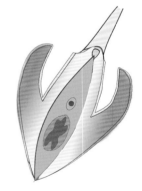

B. 切除臃肿小阴唇组织

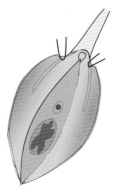

C. 转移皮瓣缝合牵引

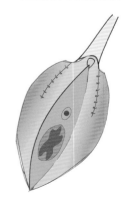

D. 分层缝合皮下皮肤

图1-4-1　前楔形切除小阴唇缩小术手术步骤示意图

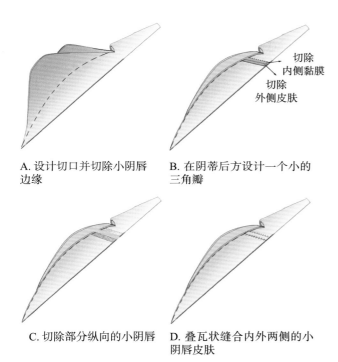

A. 设计切口并切除小阴唇
边缘

B. 在阴蒂后方设计一个小的
三角瓣

C. 切除部分纵向的小阴唇

D. 叠瓦状缝合内外两侧的小
阴唇皮肤

图1-4-2 边缘弧形切除+前楔形切除小阴唇缩小术手术步骤示意图

术后愈合不良。一般情况下"V"形切口的宽度最好在30°以内，特别松弛者可以增加到45°，甚至60°。只是术后切口张力可能比较大，有时影响术后愈合。

3. 组合式小阴唇缩小术

1）手术方法：该术式最早由Gress（2013）提出，是将小阴唇及周边结构分成几个部分，分别缩小后再组合在一起形成新的小阴唇外观（图1-4-3）。一般首先设计边缘弧形切口，切除小阴唇边缘组织，然后在

小阴唇前部设计两条平行的正弦波状切口，切除保留小阴唇长轴和前庭前部的臃肿组织。如果存在阴蒂包皮的臃肿，可以设计倒"V"或者"H"形切口，切除臃肿的阴蒂包皮。充分止血后，分层缝合阴道前庭、小阴唇切口、小阴唇边缘和阴蒂包皮上的伤口，组成新的小阴唇及周边结构。

2）评价：该术式将小阴唇理解为几个单元的组合，因此在设计理念上把这几个单元进行拆解、缩小、修整，然后再组合起来，其优点在于可以把一个复杂的问题解析成几个简单问题，最后重新组合形成新的外观。其缺点是在分解过程中，毕竟不是按照发育单元进行的，其血运、感觉神经分布等均有明显的交叉，因此容易在分解时损伤，影响血运和感觉。另外，一般而言，阴道前庭的前部不存在明显的松弛现象，在这儿收紧似乎意义不大。

4. 三叶瓣式小阴唇缩小术

1）手术方法：该术式是将边缘切除+前楔形切除+包皮修整联合到一起去的一种综合术式（图1-4-4）。首先设计小阴唇内侧的边缘切口，保留宽度10～15mm，然后根据小阴唇长轴的臃肿情况设计"V"形切口，形成小阴唇前端三角皮瓣，其长度约2cm，宽度约1cm。最后设计小阴唇外侧的切口，包括保留小阴唇宽度10～15mm，小阴唇前端的"V"形切口设计和包皮臃肿部的切口设计。局麻下分别切开内、外侧小阴唇皮瓣，形成三个组织瓣，即小阴唇后侧瓣、小阴唇前端三角瓣和阴蒂包皮瓣。充分止血后修整皮

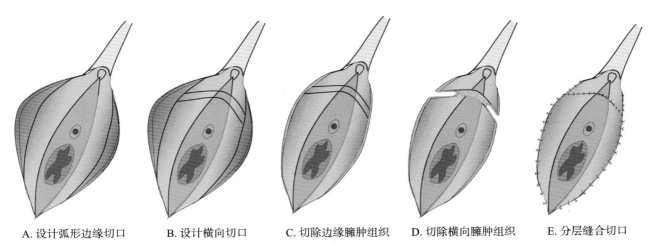

A. 设计弧形边缘切口

B. 设计横向切口

C. 切除边缘臃肿组织

D. 切除横向臃肿组织

E. 分层缝合切口

图1-4-3 组合式小阴唇缩小术手术步骤示意图

瓣，然后分层缝合，使得小阴唇前端三角瓣与后方组织瓣合成一个弧线自然的整体，并闭合阴蒂包皮伤口。

2）评价：该方法将边缘切除法、楔形切除法和阴蒂包皮臃肿修整结合到一起，同时解决小阴唇宽度、长度问题和包皮臃肿问题，设计思路比较巧妙，

但设计的恰当需要一定的经验，否则还需要最后的修整。李峰永、周宇对一组采用该术式的患者进行了报道（图1-4-5），多数患者反应良好。该术式的缺点是小阴唇前端三角瓣和后部组织瓣的缝合处有时会出现愈合欠佳，应尽量采用褥式缝合以保证顺利愈合。

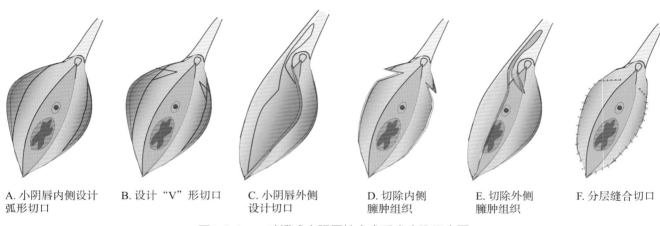

A. 小阴唇内侧设计弧形切口   B. 设计"V"形切口   C. 小阴唇外侧设计切口   D. 切除内侧臃肿组织   E. 切除外侧臃肿组织   F. 分层缝合切口

图1-4-4 三叶瓣式小阴唇缩小术手术步骤示意图

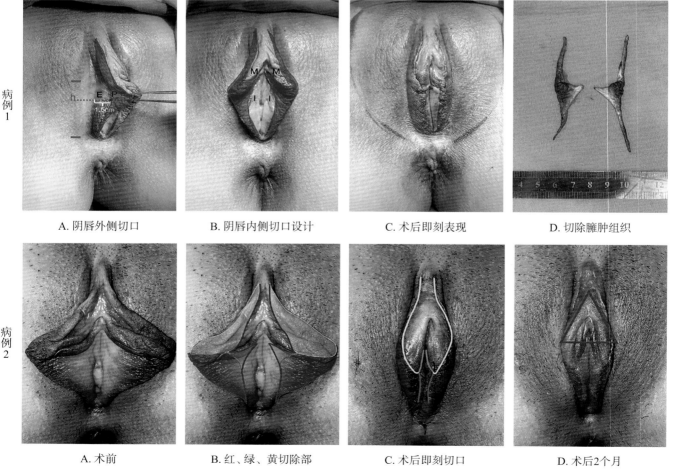

病例1

A. 阴唇外侧切口   B. 阴唇内侧切口设计   C. 术后即刻表现   D. 切除臃肿组织

病例2

A. 术前   B. 红、绿、黄切除部   C. 术后即刻切口   D. 术后2个月

图1-4-5 三叶瓣式小阴唇缩小术手术过程及术前术后对比

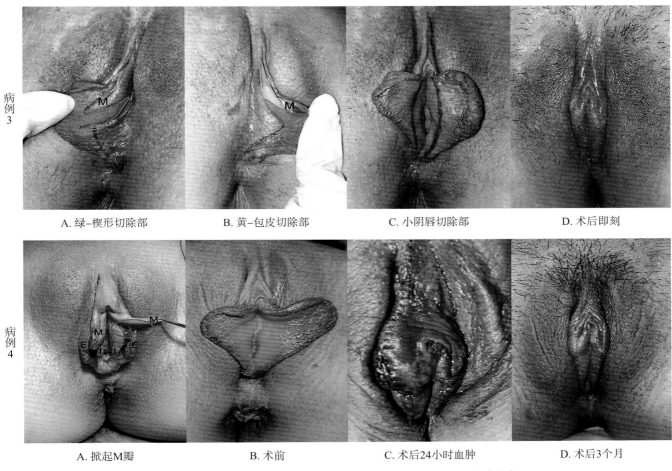

病例3

A. 绿–楔形切除部　　B. 黄–包皮切除部　　C. 小阴唇切除部　　D. 术后即刻

病例4

A. 掀起M瓣　　B. 术前　　C. 术后24小时血肿　　D. 术后3个月

图1-4-5　三叶瓣式小阴唇缩小术手术过程及术前术后对比（续）

资料来源：Yu Zhou, Qiang Li, Senkai Li, Yujiao Cao, Meichen Liu, Yilin Li, Kexin Che, Ye Yuan, Zhen Zhang, Keke Wang, Fengyong Li. Trilobal Methods for Composite Reduction Labiaplasty. 2022. Aesth Plast Surg. https://doi.org/10.1007/s00266-022-02841-7.

二、用于小阴唇中部的缩小术

1. "W"形切除法小阴唇缩小术

1）手术方法：该手术的设计是基于Mass报道的连续"W"形边缘切除术改良而来，设计理念是小阴唇内侧设计两个"W"形切口，而外侧则设计一个"M"形切口，切除组织后，将小阴唇内侧切口中最前端和最后端的"V"形切口直接闭合以缩短小阴唇的长轴，而余下的几个三角形皮瓣则内外交错进行缝合，以免长轴的瘢痕挛缩（图1-4-6）。

2）评价：其优点是既同时缩小了小阴唇的长轴和宽度，同时也实现了皮瓣的交错，避免了瘢痕性挛缩（图1-4-7）。其缺点是设计比较复杂，可能出现色泽交错的现象。但对于存在瘢痕体质的患者，可以适当选用。

2. 烧瓶样横楔形切除术

1）手术方法：该手术设计是基于横楔形切除术改良而来，其核心就是按照烧瓶样设计，分别去除内外侧小阴唇的皮肤组织，对其中央的皮下组织适当保留，然后进行组合形成美观的小阴唇。首先在小阴唇外侧设计一个烧瓶样切口，其底部平行于阴唇间沟部，长度约等于增宽小阴唇的范围，保留的皮肤宽度在10～15mm，保留的长度为上下皮瓣长度相加不小于阴唇基部的长度（图1-4-8）。然后设计对应的阴唇内侧烧瓶样切口，局麻下分别切除设计范围内的皮肤，充分止血后，分层缝合保留的皮瓣。

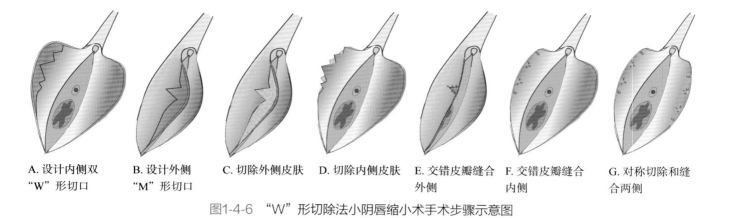

A. 设计内侧双 "W" 形切口　　B. 设计外侧 "M" 形切口　　C. 切除外侧皮肤　　D. 切除内侧皮肤　　E. 交错皮瓣缝合外侧　　F. 交错皮瓣缝合内侧　　G. 对称切除和缝合两侧

图1-4-6　"W" 形切除法小阴唇缩小术手术步骤示意图

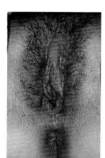
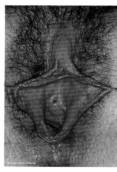
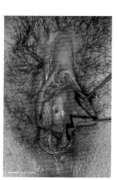
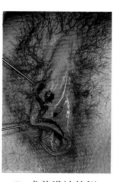
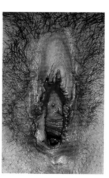
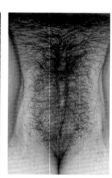

A. 术前自然正位　　B. 术前展开正位　　C. 术前设计内侧　　D. 术前设计外侧　　E. 术后即刻　　F. 术后一年

图1-4-7　"W" 形切除法小阴唇缩小术手术效果（Solanki，2009）

资料来源：Aesthetic and functional reduction of the labia minora using the Maas and Hage technique N. S. Solanki[b], R. Tejero-Trujeque[a]，A. Stevens-King[a]，C. M. Malata[a].

[a]Department of Plastic and Reconstructive Surgery, Addenbrooke's University Hospital, Cambridge University Hospitals NHS Trust. Cambridge CB2 200. UK.

[b]Linical School of Medicine, Cambridge University, Cambridge UK.

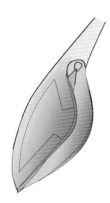
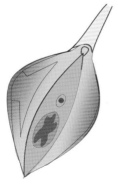
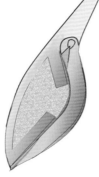
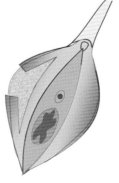
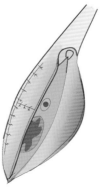
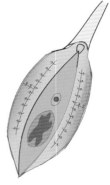

A. 设计外侧瓶装切口　　B. 设计内侧瓶装切口　　C. 切除外侧皮肤组织　　D. 切除内侧皮肤组织　　E. 缝合外侧皮肤　　F. 缝合内侧皮肤及对侧阴唇

图1-4-8　烧瓶样横楔形切除术步骤示意图

2）评价：手术的设计比较复杂，要兼顾到对增生小阴唇的判断、宽度和长轴的量等因素，所以，虽然从原理上该术式比较合理，但临床中应用并不广泛。其优点是可以定量地对小阴唇进行修剪和重组，可操控性强，其缺点是容易误伤小阴唇的血管和神经，产生血运和感觉的障碍。而且保留小阴唇的边缘有时比较粗糙，且有色素沉着，因此在获得自然外观的同时也容易出现色素沉着较重、组织较厚等问题（图1-4-9）。

3. 中央去皮法小阴唇缩小术

1）手术方法：这是一个非常经典的小阴唇缩小术式，其核心目的是通过减少小阴唇中央部的皮肤或者全层组织，来缩小小阴唇的形态。首先在小阴唇内

外侧设计对应的中央部皮肤切口，可以为三角形或者自行车头盔形（图1-4-10、图1-4-11），其基部一般位于阴唇间沟部位，边缘则保留10mm左右的组织。局麻下切除小阴唇内、外侧皮肤（有人建议可以全层切除），充分止血后分层缝合（图1-4-12、图1-4-13）。

2）评价：中央去皮法小阴唇缩小术作为一种经典术式，其实报道并不多，主要原因可能是术后形态不是太理想，也比较厚，如果全层切除可能影响术后感觉和切口愈合。但在特殊情况下也不失为一种理想的术式，如很薄、较小的小阴唇，边缘比较光滑美观者。其优点是去皮一般不影响感觉和切口愈合，且可以保持原有的自然边缘。缺点在于术后比较臃肿，如果全层切除则可能影响术后的感觉，切口愈合出现问

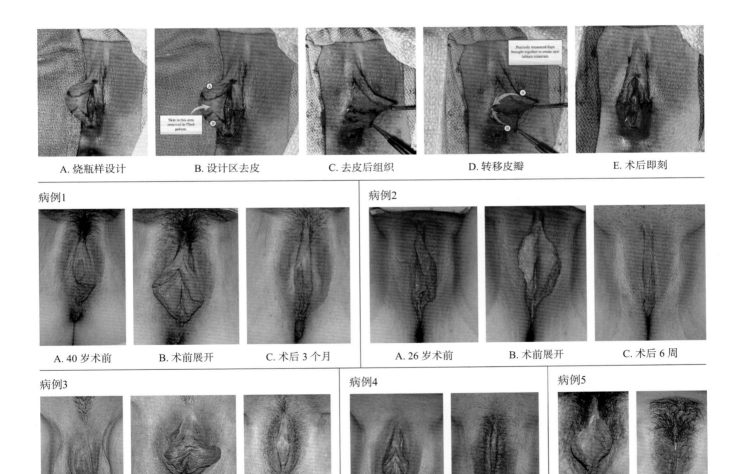

A. 烧瓶样设计　　B. 设计区去皮　　C. 去皮后组织　　D. 转移皮瓣　　E. 术后即刻

病例1　　　A. 40 岁术前　　B. 术前展开　　C. 术后 3 个月

病例2　　　A. 26 岁术前　　B. 术前展开　　C. 术后 6 周

病例3　　　A. 41 岁术前　　B. 术前展开　　C. 术后 5 个月

病例4　　　A. 32 岁术前　　B. 术后 4 个月

病例5　　　A. 38 岁术前　　B. 术后 2 个月

图1-4-9　烧瓶样横楔形切除术手术设计与结果（Gonzalez，2015）

资料来源：Federico Gonzalez, MD, FACS, Dennis Dass, MD. and Becki Almeida, BS · Custom Flask Labiaplasty. Annals of Plastic Surgery. 2015, 75(3).

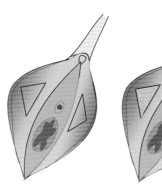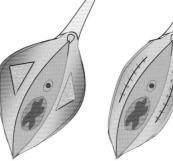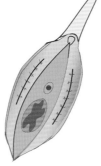

A. 设计倒直角切口　　B. 切除内外侧小阴唇皮肤　　C. 缝合切口组织

图1-4-10　三角形设计中央去皮法小阴唇缩小术手术步骤示意图

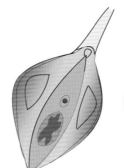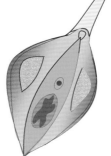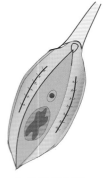

A. 设计脚踏车头盔形切口　　B. 切除小阴唇内外侧皮肤　　C. 分层缝合切口

图1-4-11　自行车头盔样设计中央去皮法小阴唇缩小术手术步骤示意图

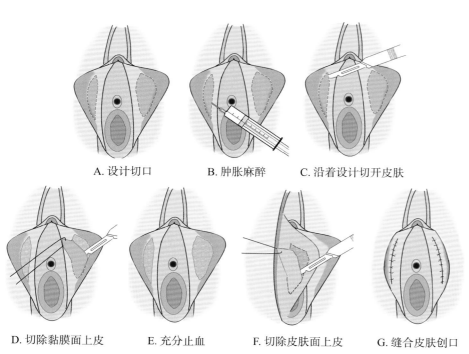

A. 设计切口　　B. 肿胀麻醉　　C. 沿着设计切开皮肤

D. 切除黏膜面上皮　　E. 充分止血　　F. 切除皮肤面上皮　　G. 缝合皮肤创口

图1-4-12　中央去皮法小阴唇缩小术手术步骤示意图

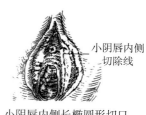

A. 小阴唇内侧长椭圆形切口

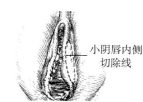

B. 小阴唇外侧切口

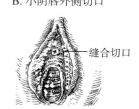

C. 小阴唇整形术后外观

图1-4-13　中央去皮法小阴唇缩小术示意图（郎景和，2000）

题则可能出现小阴唇穿孔。

三、小阴唇复合阴蒂包皮修整术

小阴唇肥大经常合并阴蒂包皮的臃肿，因此很多报道的术式都是同时解决小阴唇肥大和阴蒂包皮臃肿问题，其组合可能是边缘切除+包皮切除，也可能是楔形切除+包皮切除。

1. 弧形边缘切除+包皮切除小阴唇缩小术

（1）手术方法：这是一种最常见的组合方法，很多知名的专家喜欢采用，文献中也常有相关报道（图1-4-14～图1-4-16）。一般首先设计并清晰标记小阴唇和阴蒂包皮的手术切口，然后在肿胀麻醉下分别切开小阴唇和阴蒂切口线，切除包皮臃肿组织后，根据

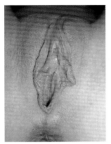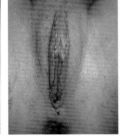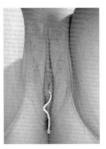

A. 术前　　　　　　B. 术后即刻　　　　　C. 术后半年

图1-4-14　小阴唇+包皮联合切除手术效果

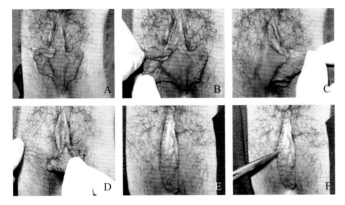

图1-4-15　小阴唇缩小联合包皮切除手术效果（田雅光，2014）

注：A. 切口设计，左侧倒置"L"形。右侧"Y"形。切口位置设计在小阴唇颜色由深转浅处，略向深色处移行部位；B. 切口位置内侧面；C. 切口位置外侧面；D. 右侧切口向阴蒂包皮延伸；E. 术后即刻外观；F. 指示处显示保留的皱襞。

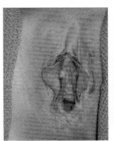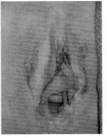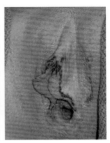

A. 小阴唇包皮联合切口　　B. 右侧观　　　　C. 左侧观

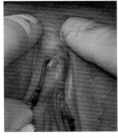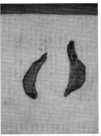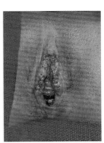

D. 切除后保留阴蒂系带　　E. 切除组织　　　F. 分层缝合切口

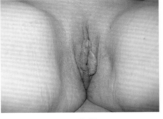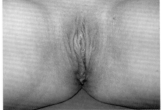

G. 术前　　　　　　　　H. 术后6个月

图1-4-16　小阴唇包皮联合切口设计示意图

资料来源：Frank Lista, MD; Bhavik D. Mistry, HBSc; Yashoda Singh; and Jamil Ahmad, MD The Safety of Aesthetic Labiaplasty: A Plastic Surgery Experience Aesthetic Surgery Journal 2015, Vol 35(6): 689-695.

包皮形态再切除小阴唇边缘组织，充分止血后分层缝合。

（2）注意事项：根据我们的经验，该术式最好注意两个顺序。①切除顺序：该组合术式切除时要注意先后顺序，鉴于先切除小阴唇容易引起阴蒂包皮的修整困难，李峰永建议先切除阴蒂包皮，将伴有阴蒂包皮臃肿的小阴唇转变为单纯增生的小阴唇，然后按照单纯小阴唇的治疗方法进行治疗效果较好。②缝合顺序：切除完毕后缝合顺序要注意，最好先充分止血，先缝合小阴唇皮下，然后缝合阴蒂包皮，最后再修剪和缝合小阴唇的皮肤，这样术后外观更加真实，且血肿的发生率会明显下降。

（3）评价：该组合术式是最常用的临床设计，因其简单易学、效果较好，多为初学者拥趸。其优点是手术设计比较简单、操作清晰，可以同时解决小阴唇的宽度和臃肿的阴蒂包皮，对于明显增生的小阴唇尤为适用。其缺点是不能解决小阴唇长轴的臃肿，有时边缘的色泽不够自然。

2. 马蹄铁样设计边缘切除+包皮切除小阴唇缩小术

（1）手术方法：这也是同时进行小阴唇边缘切除和包皮切除的一种设计，主要适用于包皮臃肿比较明显者，由于该设计左右联合在一起形如马蹄铁状，故称之为马蹄样设计（图1-4-17、图1-4-18）。首先设计小阴唇边缘弧形切口和阴蒂包皮的边缘切口，再根据包皮过长的程度标识两侧设计联合处切口的宽度。局

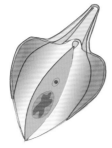

A. 小阴唇肥大伴有包皮臃肿 　　B. 设计马蹄铁形切口线

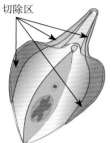

切除区

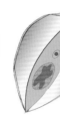

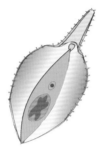

C. 组织切除区　　D. 切除组织后　　E. 缝合切口

图1-4-17　马蹄铁样设计小阴唇缩小术手术步骤示意图

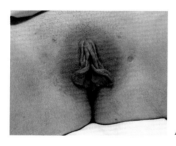

A. 术前截石位

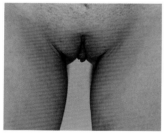

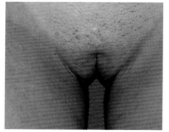

B. 术前站立位　　　　　C. 术后站立位

图1-4-18　马蹄铁样设计小阴唇缩小术手术效果
（Oppenheimer，2017）

资料来源：Adam J. Oppenheimer. MD. FACS. The Horseshoe Labiaplasty Problems and Pearls. Ann Plast Surg 2017, 78: S286-S288.

麻下同时切除小阴唇和阴蒂包皮臃肿部分，充分止血后分层缝合。

（2）注意事项：主要是包皮切口的设计最好在阴唇间沟处，以免显露瘢痕，同时注意阴蒂包皮上提的量与阴蒂头暴露程度，不宜暴露超过1/3的阴蒂头，以免术后引起摩擦不适甚至疼痛。

（3）评价：这是一种同时解决小阴唇肥大和阴蒂包皮臃肿的手术方法，其亮点在于可以同时上提阴蒂包皮，矫治包皮过长。缺点在于有时包皮臃肿并不位于两侧阴唇间沟部位，按照该设计手术有时矫治效果不理想。

3．横楔形切除延伸设计小阴唇缩小术

（1）手术方法：这是Alter为伴有阴蒂包皮臃肿的患者专门设计的一种术式，它改进了原来横楔形切除术的局限性，把同时治疗阴蒂包皮臃肿和小阴唇肥大组合在一起。首先根据小阴唇的长度设计小阴唇内侧的"V"形切口，使得前、后阴唇瓣的长度之和不小于小阴唇底边的长度，同时设计小阴唇外侧的对应切口，其"V"形切口的后半与内侧对应，其前部则向阴蒂包皮延伸，要包含增生臃肿的阴蒂包皮。局麻下分别切开小阴唇内、外侧和阴蒂包皮的切口，充分止血后，以牵引线拉拢小阴唇前后皮瓣的尖端，分层缝合阴唇和阴蒂包皮切口。

（2）注意事项："V"形切口的角度要合适，不宜过大，以免缝合张力过大影响切口愈合。而小阴唇外侧前端延伸切口的设计主要根据阴蒂包皮臃肿的位置而定，随之上移或下降，不宜拘泥于阴唇间沟部位，以免包皮臃肿矫治不理想。如果术后仍感小阴唇宽度不理想，可以借用边缘切除的原理适当修整。

（3）评价：这也是临床最常用的手术设计之一，其优点在于可以同时矫治小阴唇的宽度、长度和阴蒂包皮的臃肿，术后外观比较自然、紧致（图1-4-19）。其缺点在于对小阴唇宽度的调整有时不够可控，必要时需要结合边缘切除使之更加完美。另外，小阴唇前后瓣的缝合要求较高，最好采用多层缝合法，否则可能出现术后切口裂开等并发症。

4．横楔形延伸切除+边缘修整小阴唇缩小术

（1）手术方法：该术式是对Alter改良术式的一种补充，既解决了前者术后愈合不良的问题，同时也使得小阴唇最终宽度完全可控。首先设计小阴唇内侧"V"形切口，务必使得小阴唇前后皮瓣长度之和大于或等于阴道前庭的长度，然后根据阴蒂包皮臃肿的

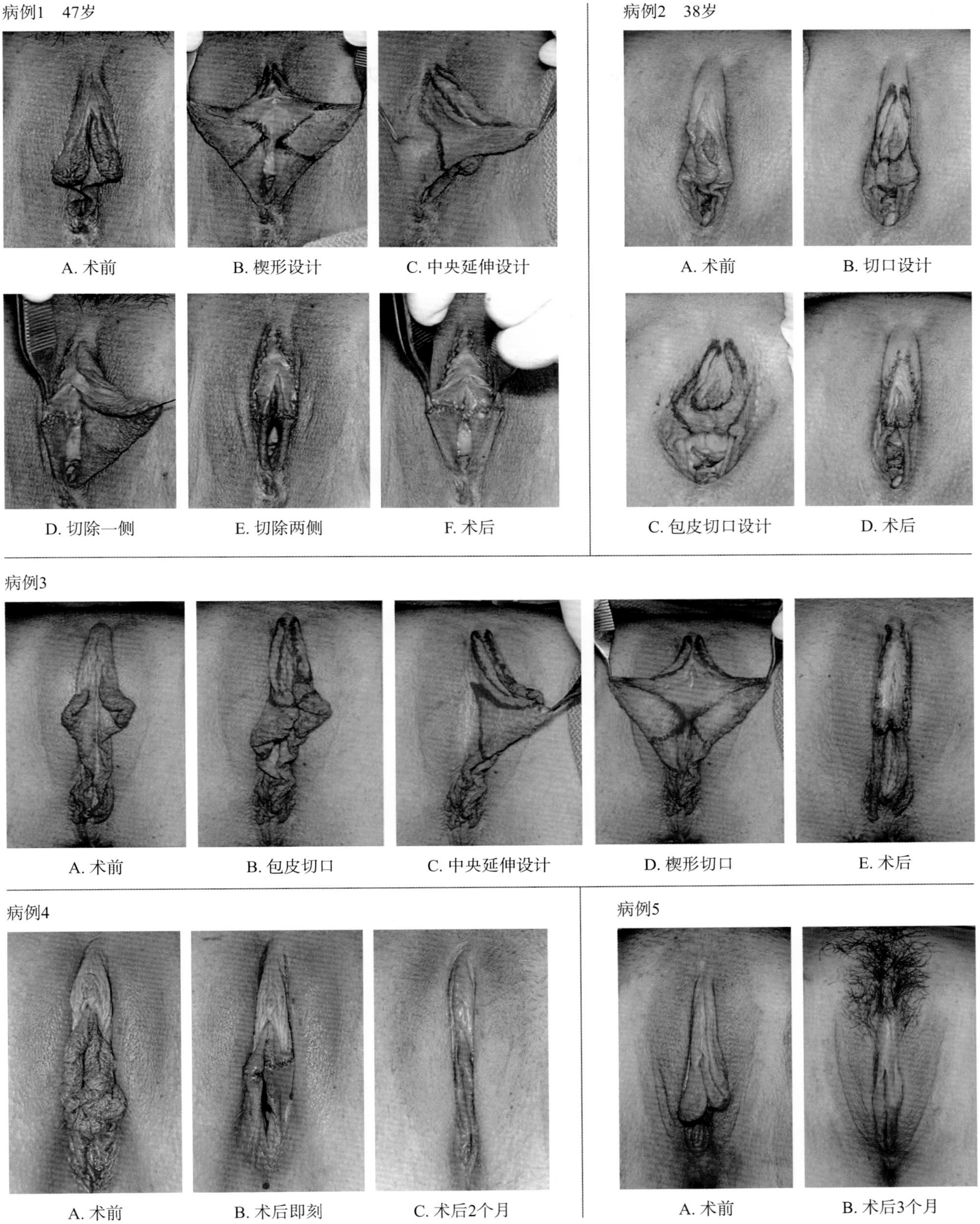

病例1 47岁

A. 术前   B. 楔形设计   C. 中央延伸设计

D. 切除一侧   E. 切除两侧   F. 术后

病例2 38岁

A. 术前   B. 切口设计

C. 包皮切口设计   D. 术后

病例3

A. 术前   B. 包皮切口   C. 中央延伸设计   D. 楔形切口   E. 术后

病例4

A. 术前   B. 术后即刻   C. 术后2个月

病例5

A. 术前   B. 术后3个月

图1-4-19 横楔形切除延伸设计小阴唇缩小术手术效果（Alter，2008）

资料来源：Gary J. Alter, M. D. Aesthetic Labia Minora and Clitoral Hood Reduction Using Extended Central Wedge Resection. Plast. Reconstr. Surg. 122: 1780, 2008.

部位设计小阴唇外侧延伸的皮瓣。局麻下切除小阴唇和臃肿的阴蒂包皮，充分止血后，牵引线拉拢缝合小阴唇保留的前后皮瓣的尖端，分层缝合小阴唇和阴蒂包皮切口，测量两侧小阴唇宽度和形状，设计最后保留小阴唇的宽度和形状，臃肿部分采用边缘切除法进行修整，缝合小阴唇边缘伤口（图1-4-20）。

（2）注意事项：最后修整小阴唇的宽度是在局部肿胀麻醉后测量和调整，不宜过窄，以免消肿后小阴唇过小，一般以12～15mm为宜。

（3）评价：这是一种非常实用的临床技术，既兼顾了Alter手术的优点，又调整了小阴唇的宽度，且

减少了手术后的并发症，实用且简单，非常值得推广。其缺点是手术比较复杂，步骤较多，尤其是对于肥大非常明显的患者。

5．下楔形切除+包皮修整小阴唇缩小术

（1）手术方法：这是在设计下楔形切除术的基础上又叠加了阴蒂包皮臃肿切除术。首先设计经典的下楔形切除术切口，同时根据臃肿的阴蒂包皮的情况，设计倒"U"形的包皮切口（图1-4-21）。局麻下切除小阴唇和包皮的臃肿组织，充分止血后分层缝合。

（2）评价：该术式也是常用的手术方法之一，更加适用于前部尖突形小阴唇，其优点是术后外形比较

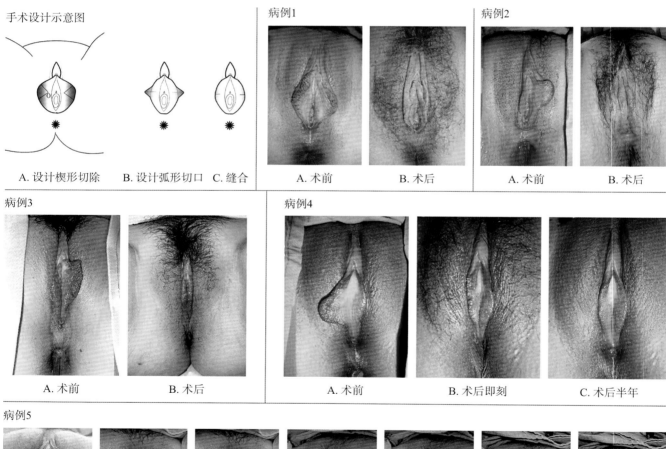

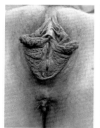 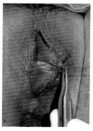 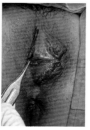 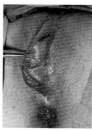 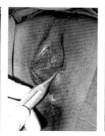 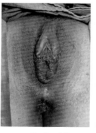 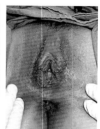

图1-4-20　小阴唇横楔形延伸切除+边缘修整手术过程及效果（曹玉娇，2015）

病例6

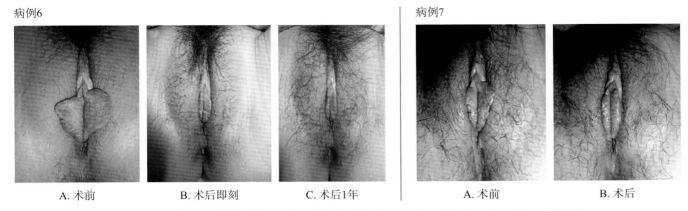

| A. 术前 | B. 术后即刻 | C. 术后1年 | A. 术前 | B. 术后 |

病例7

图1-4-20　小阴唇横楔形延伸切除+边缘修整手术过程及效果（曹玉娇，2015）（续）

资料来源：Yujiao Cao, Qiang Li, Fengyong Li, Senkai Li, Chuande Zhou, Yu Zhou, Siya Zhang, Shuyi Wei, Yang Zhao. Aesthetic Labia Minora Reduction with Combined Wedge-edge Resection: A Modified Approach of Labiaplasty. Aesth Plast Surg(2015)39: 36-42 DOI 10.1007/s00266-014-0428-x.

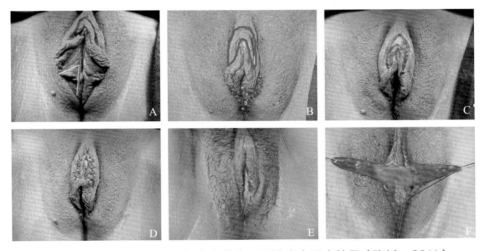

图1-4-21　下楔形切除术+包皮修整小阴唇缩小术手术效果（张斌，2011）

注：A. 小阴唇肥大"V"形切除术前切口线设计；B. 小阴唇肥大"V"形切除后阴蒂包皮切除术前"U"形设计；C. 术中阴蒂包皮倒"U"形切口切除多余的包皮组织；D. 切除"U"形阴蒂包皮和切除"V"形小阴唇缩小联合术；E. 术后1个月；F. 分层"V"形切除后形成蒂在上方部分去表皮的小阴唇瓣。

自然，切口比较隐蔽，保留了更多的原有小阴唇边缘，同时可以补充小阴唇后部的匮乏。缺点是保留小阴唇色素较深，如果存在血管的解剖变异，可能出现术后伤口愈合不良。

四、综述报道中认为比较有影响的术式

一种术式的特点和占有的学术地位往往和其使用范围和深入研究的报道量相关，这在综述文献中反映得最为明显。关于女性妇科美容整形中应用最多的小阴唇缩小术式，往往是综述研究的聚焦点，每过一段时间，就会有一些相关的综述进行研究和报道。小阴唇缩小术式的报道中比较具有代表性的综述列举如下。

2004年，刑新教授就当时刚刚兴起的小阴唇缩小术的常用术式进行了综述分析，认为当时比较具有影响力的术式主要有三类（图1-4-22），即边缘切除法、楔形切除法和中央去皮法。尽管它们各有改良和变形，如直线改变成连续"W"形切除或者"S"形切除、横楔形改为下楔形或者双"V"形切除等（图1-4-23），但是基本原理是相似的，因此往往我们

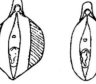 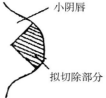 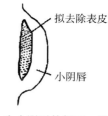 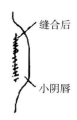

a. 肥大的小阴唇　b. 阴影部分为拟　c. 术后　　　　　a. 设计　　　　b. 术后　　　　a. 为小阴唇外侧面，阴影　b. 缝合后
　　　　　　　　　切除部分　　　　　　　　　　　　　　　　　　　　　　　　　　部分为拟去表皮部分

A. 直线切除缝合法示意图（Choi HY，2000）　B. 楔形切除法示意图（Alter GJ，1998）　C. 小阴唇肥大中央去表皮缝合矫正法示意图
　　　（Choi HY，2000）

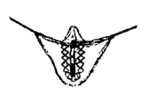 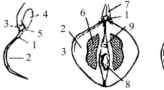 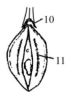

D. 小阴唇边缘 "W" 形切除整形术
（Maas SM，2000）

1. 阴蒂；2. 肥大的小阴唇；3. 在阴蒂悬韧带与耻骨间用3-0线缝合上
提阴蒂；4. 耻骨；5. 阴蒂悬韧带；6. 拟去表皮部分；7. "Y" 形切开；
8. 阴道口；9. 尿道口；10. V形缝合；11. 拉紧的小阴唇。

E. "Y-V" 成形术拉紧松弛的小阴唇（Laub DR，2000）

图1-4-22　初期比较具有影响力的手术方法示意图（刑新，2004）

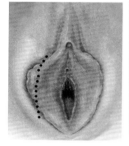 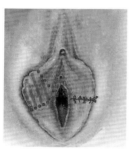 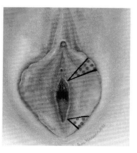

A. 边缘切除　　　　B. "V" 形切除　　　　C. 双 "V" 形切除

图1-4-23　初期手术方法中的一些改良和变形应
用示意图

将这三类方法称为传统手术方法。

2010年，随着大量小阴唇缩小术的临床开展，一些传统术式得到大量的应用，相关的报道也出现很多，Ellsorth等（2010）对应用传统术式的一组病例进行了总结，认为三类术式均效果良好，可称为经典（图1-4-24）。

2012年，Triana就当时报道的各种小阴唇缩小术式进行了综述分析，认为最具有影响力的术式仍然还是传统的三类手术，它们是经典的。只是大家在应用中对原有的设计有所改良，如中央楔形切除时增加星形设计以改善小阴唇的宽度等（图1-4-25）。但是应用最多的术式应推边缘切除附加阴蒂包皮的修整术，认为初学者应该尽量从这种术式入手，获得一定经验

后再尝试其他的小阴唇缩小术。

2015年是个转折期，一方面大量的小阴唇缩小术临床实践不断地完善传统的经典术式，另一方面随着要求的提高，人们更需要个性化的治疗方案。小阴唇缩小的术式改良出现了很多新的变化，在传统经典术式的基础上涌现出许多新的术式或者新器械应用的报道，其中比较具有代表性的是组合法小阴唇缩小术的设计，它将小阴唇缩小术进行了单元化，分别缩小后重组，这是一种全新的思路。另外一些报道对应用激光刀去除小阴唇缩小术的经验总结，一些人认为该术式可以简化手术过程，出血少且不易受小阴唇松软不好切的影响，但是该手术需要在绷紧的前提下进行，术前自然状态下的设计就显得极为重要。

手术步骤

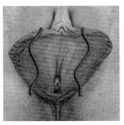
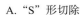
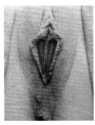
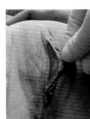
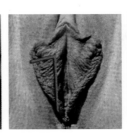
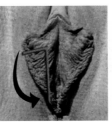
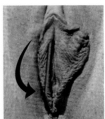

| A. "S"形切除 | B. 中央去皮 | C. 侧面 | D. 下楔形切除 | E. 皮瓣下移 | F. 缝合切口 |

病例1

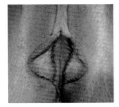
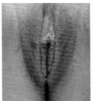

病例2

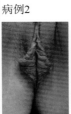
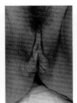
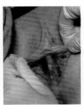
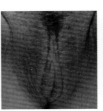
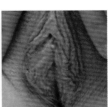

| A. 设计 | B. 术后6周 | A. 术前 | B. 俯视观 | C. 术前设计 | D. 术后5个月 | E. 术后展开位 |

图1-4-24 传统术式的手术效果（Ellsworth，2010）

资料来源：Warren A. Ellsworth, Mort Rizvi. et al. Techniques for Labia Minora Reduction: An Algorithmic Approach. Aesth Plast Surg (2010)34: 105-110 DOI 10.1007/s00266-009-9454-5.

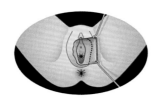
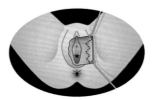
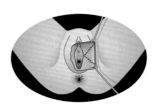

a. 边缘弧形切除（Capraro，1971） b. 边缘"W"形切除（Maas and Hage，2000） c. 中央横楔形切除（Alter，1998）

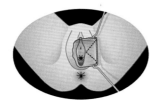
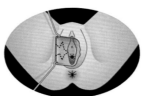
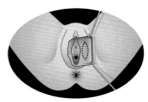

d. 改良中央横楔形切除（Alter，2008） e. 星形改良中央楔形切除术 f. 中央去皮切除（Choi，2000）

A. 具有影响的经典术式

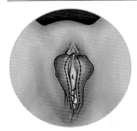
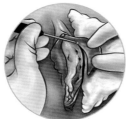
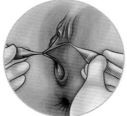
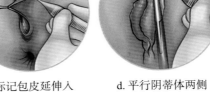
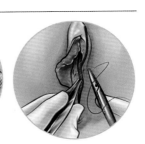

a. 术前标记 b. 激光辅助小阴唇整形术 c. 标记包皮延伸入小阴唇部 d. 平行阴蒂体两侧切除部分包皮 e. 第一缝合点

B. 最常用的边缘切除术

图1-4-25 对经典术式的改良和最推荐的术式示意图（Triana，2012）

资料来源：Lina Triana. Ana Maria Robledo. Refreshing Labioplasty Techniques for Plastic Surgeons Aesth Plast Surg(2012)36: 1078-1086 DOI 10.1007/s00266-012-9916-z.

Motakef在综述中分析认为，传统的经典手术仍然是小阴唇缩小手术的主流，人们在应用的过程中根据原设计的不足进行了一些有益的改良，如中央楔形切除术后的局部"Z"字改形等，只是核心的原理变化不大（图1-4-26）。Oranges的综述中则强调，小阴唇缩小术式中最具有影响力的术式为边缘切除和楔形切除，他重点列举了涌现的小阴唇缩小相关的新术式（图1-4-27），认为小阴唇手术的精细化和

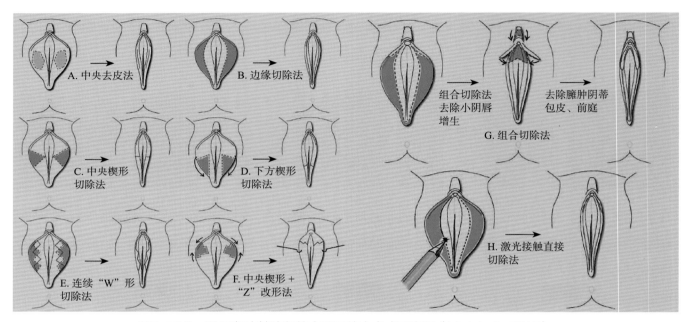

图1-4-26 2015年比较流行的小阴唇缩小术式示意图（Motakef，2015）

资料来源：Saba Motakef, Jose Rodriguez-Feliz, Michael T. Chung,Michael J. Ingargiola, Victor W. Wong, Ashit Patel. Vaginal Labiaplasty: Current Practices and a Simplified Classification System for Labial Protrusion. 2015. Plast. Reconstr. Surg. 135: 774-788.

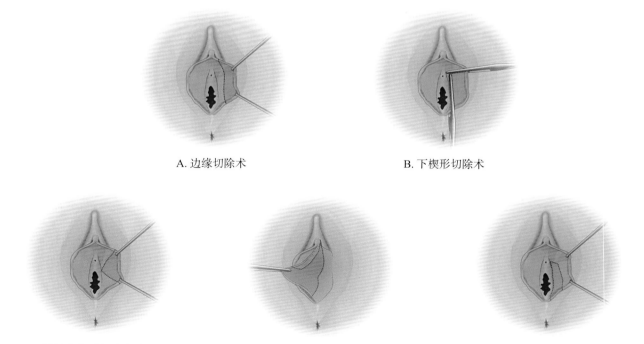

图1-4-27 2015年之前主要报道的小阴唇缩小术式示意图（Oranges，2015）

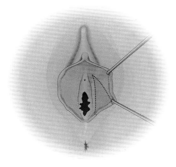 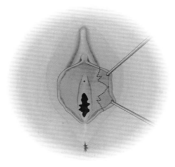 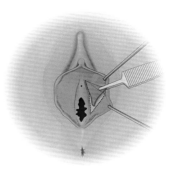

F. Martincik和Malinovsky设计的后楔形　　　G. Mass和Ilage设计的"W"形缩小术（2000）　　　H. Choi 和Kim设计的去皮法缩小术（2000）
小阴唇缩小术（1971）

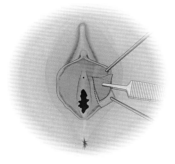 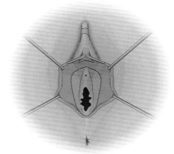 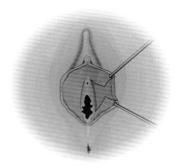

I. Cao等设计的去皮法缩小术（2012）　　　J. Gress设计的组合式缩小术（2013）　　　K. Gonzalez 等设计的烧瓶形缩小术（2013）

图1-4-27　　2015年之前主要报道的小阴唇缩小术术式示意图（Oranges，2015）（续）

资料来源：Carlo Maria Oranges, MD; Andrea Sisti, MD; and Giovanni Sisti, MD Labia Minora Reduction Techniques: A Comprehensive Literature Review Aesthetic Surgery Journal 2015, Vol. 35(4): 419-431.

个性化已经逐渐成为一种潮流，一个经验丰富的会阴整形医生需要掌握更多的术式，以便应对不同的临床需求。Triana的综述列举了当时比较流行的术式（图1-4-28），强调在小阴唇缩小术完成的同时，多需要同时进行阴蒂包皮的适当修整，才能获得较好的疗效。

2018年，Ozer综述分析认为，由于缺乏标准小阴唇肥大的定义，对正常小阴唇大小的认识在妇女、保健专业人员和不同文化中存在差异，网络、杂志等媒体主要展示的是经过修改的外阴图像，这影响了人们对女性外阴的自我形象认知，阴唇成形术已经报道了11种常用手术方法，目前尚不存在"金标准"的技术。小阴唇缩小术的并发症的发生率很低，且大多数都很轻微，但有些并发症可能会导致相当严重的后果。目前研究的局限性是样本量较小，满意度、并发症和预后报道少，缺乏长期数据，需要患者报告的结果测量，以评估患者满意度。他分析了当时最具有影响力的三类术式及其常用改良方案（图1-4-29），认为小阴唇缩小术的经典术式仍然是主流术式，每位医生应该以自己的经验为依据，在经典及其改良术式的基础上，实现个性化的治疗。

2020年，经过20多年的临床积累和手术效果研究，小阴唇缩小术式已经逐渐趋于成熟，人们在基于小阴唇生理解剖特点的前提下，可以比较自由地设计个性化的小阴唇缩小方案。Yang认为在保证小阴唇血供和感觉的基础上，各种缩小方案都可以尝试（图1-4-30），而张甄的综述分析则认为各种技术的组合进行小阴唇缩小术已经成为一种主流的研究方向，CO_2激光、射频技术在小阴唇缩小领域的应用也逐渐被大家所接受。

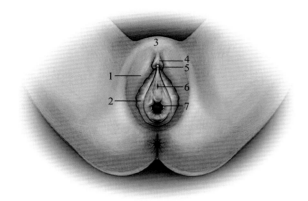

A. 外阴示意

注：1. 大阴唇；2. 小阴唇；3. 阴阜；4. 阴蒂包皮；5. 阴蒂头；
6. 尿道口；7. 阴道口。

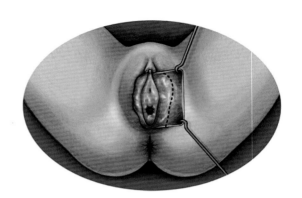

B. 直接边缘切除

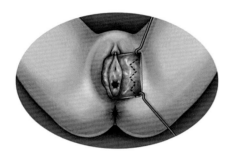

C. "W"形改良边缘切除

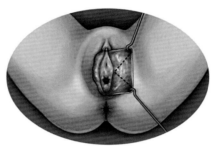

D. 横楔形切除

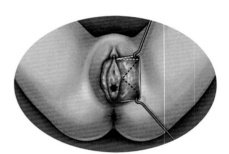

E. 楔形切除的曲棍球棍改良

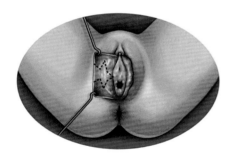

F. 中部星状横楔形切除

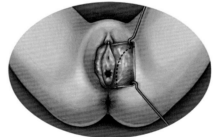

G. 下楔形切除上部皮瓣转移

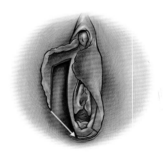

H. 全层后楔形切除

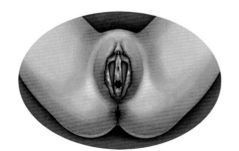

I. 中央去除两侧表皮缩小阴唇

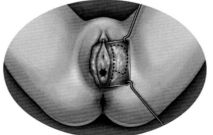

J. 下楔形全层切除，二维缩小

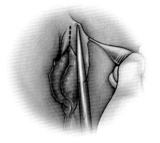

K. 纵向切除阴蒂包皮臃肿

图1-4-28　2015年比较具有影响力的小阴唇缩小术式示意图（Triana，2015）

资料来源：LinaTriana, Ana Maria Robledo. Aesthetic Surgery of Female External Genitalia, Aesthetic Surgery Journal 2015, Vol. 35(2): 165-177.

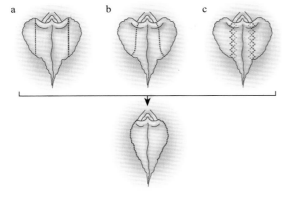

A. 边缘切除

注：a. 边缘直线或弧形切除；b. 边缘 "S" 形切除；c. 边缘双 "W" 形切除。

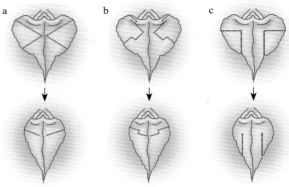

B. 楔形切除

注：a. 横楔形切除；b. 直角 "Z" 改形横楔形切除；c. 下楔形切除。

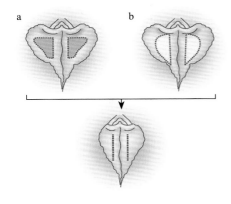

C. 中央切除

注：a. 中央去皮切除；b. 中央全层切除。

图1-4-29　最具有影响力的三类小阴唇缩小术及其变种示意图（Ozer，2018）

资料来源：Müjde Özer, Indiana Mortimore, Elise P. Jansma, and Margriet G. Mullender Labiaplasty: motivation, techniques, and ethics UROLOGY, 2018, 15(3): 175-189.

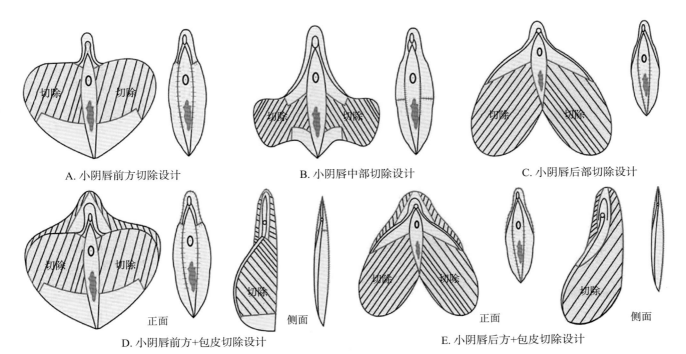

A. 小阴唇前方切除设计　　　B. 小阴唇中部切除设计　　　C. 小阴唇后部切除设计

D. 小阴唇前方+包皮切除设计　　　E. 小阴唇后方+包皮切除设计

图1-4-30　小阴唇缩小术的可能选择示意图

病例1

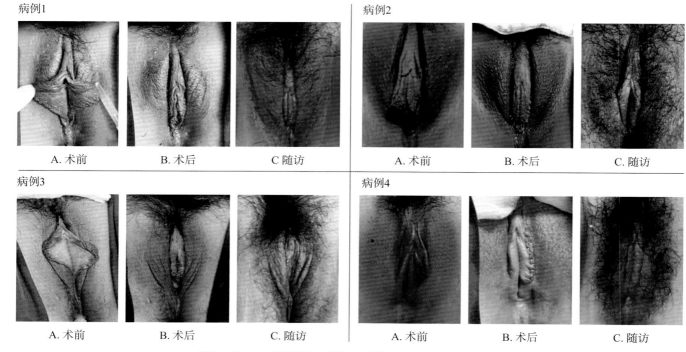

A. 术前　　　　　　B. 术后　　　　　　C 随访

病例2

A. 术前　　　　　　B. 术后　　　　　　C. 随访

病例3

A. 术前　　　　　　B. 术后　　　　　　C. 随访

病例4

A. 术前　　　　　　B. 术后　　　　　　C. 随访

图1-4-31　小阴唇缩小术的手术效果（Yang，2020）

资料来源：E. Yang, Zhang Hengshu. Individualized Surgical Treatment of Different Types of Labia Minora Hypertrophy. Aesth Plast Surg (2020) 44: 579-585. https://doi.org/ 10.1007/s00266-019-01545-9.

（周　宇　李一琳　张思娅）

第五节　推荐的小阴唇缩小术

小阴唇缩小术是最常见的女性妇科美容整形手术，手术方法众多，由于患者小阴唇形态千差万别，要求也各有不同，往往不方便采用统一的手术方式。一般在面对临床治疗时，均需要在众多的手术方法中选择数种各有特色的术式，以备患者挑选。我中心在20多年的临床实践中，总结出三类具有代表性的术式，可以向患者推荐，以满足患者不同的需求。它们就是边缘切除法、横楔形切除法及下楔形切除法。当然，向患者推荐的只是一种手术的方向，具体采用原设计或者改良术式则可以根据具体情况进行调整。

一、边缘切除法及其改良术式

这是最常用、最简单、效果最可靠、术后满意率最高的小阴唇缩小术式，也是我中心开展最多的术式，约占我中心小阴唇缩小手术的半数以上。它适合外形较小、明显肥大、不对称或术后修整的小阴唇缩小术。

1. 边缘切除术　保留小阴唇宽度在10～15mm，以弧度自然、线条清晰、张力适当、比例和谐为美（图1-5-1）。

2. 边缘切除术+包皮修整术　多数小阴唇肥大的患者都伴有一定程度的阴蒂包皮臃肿，所以小阴唇边缘切除+包皮修整是最常见的组合（图1-5-2）。其处理的难点在于处理好包皮与小阴唇交界处的形态。注意不要把阴蒂包皮修整得太小，以免其立体形态受损。

3. 边缘切除术+其他修整　有时局部情况比较复杂，需要在缩小小阴唇的同时处理其他问题或者要求，这时要统筹兼顾，不要顾此失彼。

（1）边缘切除术+侧切瘢痕修整术：小阴唇缩小

病例1　26岁

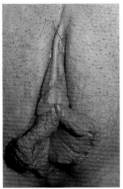 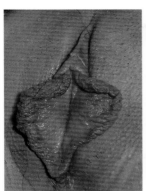 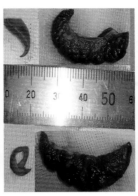 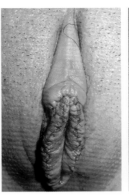 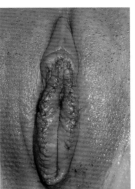

A. 术前俯视位　　　　B. 术前正位　　　　C. 切除组织　　　　D. 术后俯视位　　　　E. 术后正位

病例2　31岁

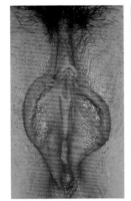 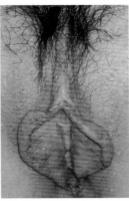 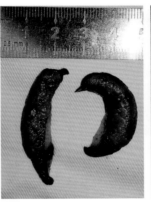 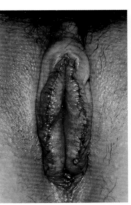 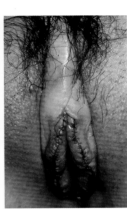

A. 术前正位　　　　B. 术前俯视位　　　　C. 切除组织　　　　D. 术后正位　　　　E. 术后俯视位

病例3　35岁

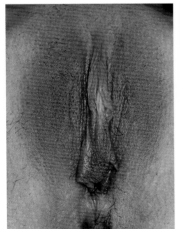 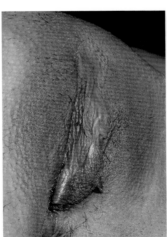 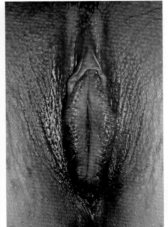 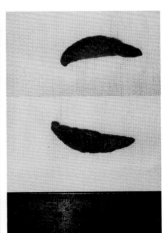

A. 术前正位　　　　　　B. 术前侧位　　　　　　C. 术后正位　　　　　　D. 切除组织

图1-5-1　边缘切除术

病例1　31岁

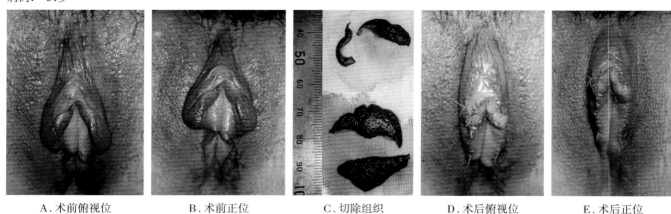

| A．术前俯视位 | B．术前正位 | C．切除组织 | D．术后俯视位 | E．术后正位 |

病例2　29岁

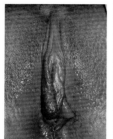
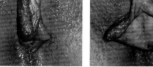
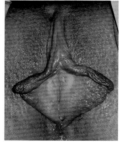
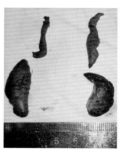
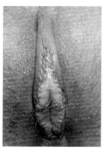
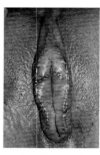

A．术前正位合拢　　B．术前俯视位　　C．术前正位展开　　D．手术切除组织　　E．术后俯视位　　F．术后正位

病例3

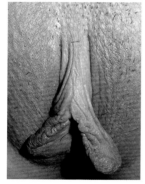
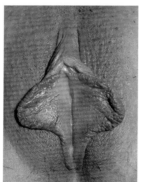
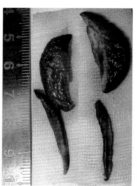
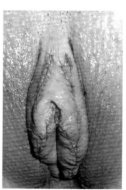
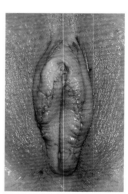

A．术前俯视位　　　B．术前正位　　　C．切除组织　　　D．术后俯视位　　　E．术后正位

图1-5-2　边缘切除术+包皮修整术

术在经产妇时可能存在会阴侧切的瘢痕，可以同时修整（图1-5-3）。

（2）边缘切除术+阴蒂包皮上提术：当患者性感受较差，要求改善时，可以考虑小阴唇缩小的同时进行阴蒂包皮上提手术（图1-5-4），但对性感受改善程度如何，无法确定。

（3）边缘切除术+包皮帽修整术：小阴唇肥大的同时伴有包皮帽的松垂，可以同时修整（图1-5-5），只是

包皮帽不要切除太多，阴蒂头的暴露最好小于1/3为宜。

（4）边缘切除术+楔形切除术：当两侧小阴唇张力差别较大时，可以采用不同的缩小术式，即张力合适的一侧采用边缘切除，而过分松垂的一侧则采用楔形切除整形。如果小阴唇内、外侧存在明显张力差别，可以在张力合适的一边采用边缘切除，而张力过低的一边采用楔形切除，以便保守术后小阴唇的形态合适（图1-5-6）。

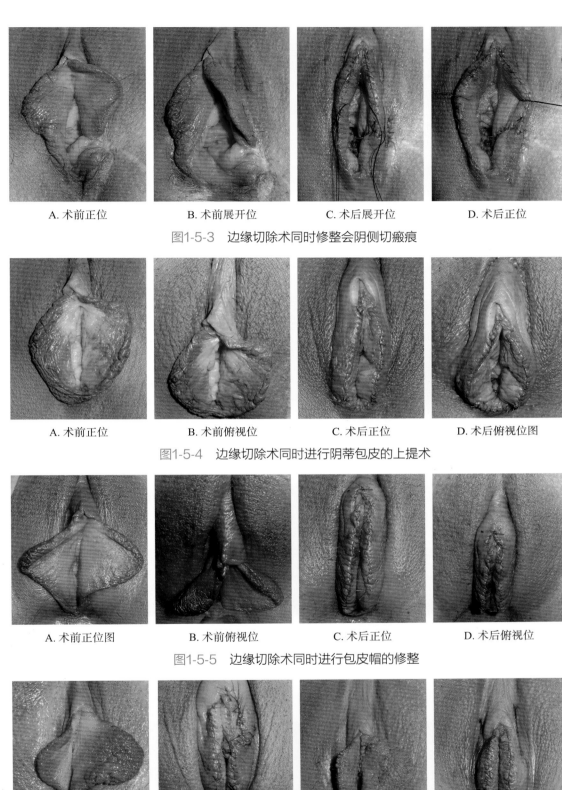

A. 术前正位　　　　B. 术前展开位　　　　C. 术后展开位　　　　D. 术后正位

图1-5-3　边缘切除术同时修整会阴侧切瘢痕

A. 术前正位　　　　B. 术前俯视位　　　　C. 术后正位　　　　D. 术后俯视位图

图1-5-4　边缘切除术同时进行阴蒂包皮的上提术

A. 术前正位图　　　　B. 术前俯视位　　　　C. 术后正位　　　　D. 术后俯视位

图1-5-5　边缘切除术同时进行包皮帽的修整

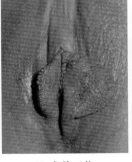
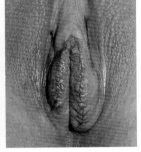

A. 术前正位　　　　B. 术后正位　　　　C. 术前正位　　　　D. 术后正位

图1-5-6　不同修整方法即刻效果对比

注：A、B. 两侧不同修整法；C、D. 同一修整法。

二、横楔形切除术及其改良术式

这是可以同时解决宽度和长度臃肿的术式，也是改良方法最多的术式，术后外形比较自然、紧致，术后满意率较高，也是我中心采用较多的术式。最适合于尖突形增生小阴唇。

1. 横楔形切除术+边缘切除术　楔形切除最常见的问题是术后宽度的调控，我们认为最简单有效的调节方法在于楔形切除后的边缘切除，这样既可以兼顾小阴唇的紧致，又不会因为切除过多而导致缝合张力过大，引起术后愈合不良（图1-5-7）。

2. 横楔形切除术+包皮修整术　针对小阴唇肥大伴有阴蒂包皮臃肿的患者，可以采用Alter推荐的中央楔形延伸改良法进行手术，同时解决包皮与小阴唇的肥大，也可以在此基础上辅助边缘切除（图1-5-8）。这样虽然步骤增加了，但最后的效果可以自由调控，是一种化繁为简、为大于细的手术思路，可以推荐。

3. 横楔形切除小阴唇缩小术+其他改形

（1）错位皮瓣横楔形术：小阴唇组织较薄，中央楔形切除后容易出现愈合不良，可以采用横楔形错位切口的方法，增加创面接触面积，减少术后愈合不良的出现（图1-5-9、图1-5-10）。一般错开5~8mm即可，不影响手术的操作难度。

（2）横楔形切除术+包皮上提术：对于阴蒂帽过长，性感受较差，要求改善性感受的小阴唇肥大患者，可以修整小阴唇的同时，上提阴蒂包皮，以改善其阴蒂头受刺激的概率，可能可以改善性感受（图1-5-11）。

4. 单侧小阴唇缩小术　小阴唇一侧明显肥大，出现不显著对称时，可以采用单侧的小阴唇缩小术进行修整，根据两侧小阴唇之间张力的不同，可以选用边缘切除或者楔形切除。

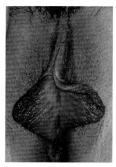 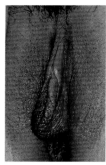 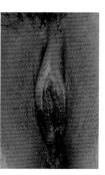

A．术前正位展开　　B．术前正位合拢　　C．横楔形切除

图1-5-7　横楔形切除+边缘切除术（26岁）

病例1　24岁

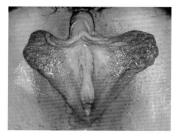 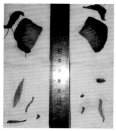 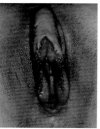 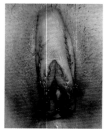

A．术前正位　　　　B．术前俯视位　　　　C．切除组织　　　D．术后正位　　　E．术后俯视位

病例2　32岁

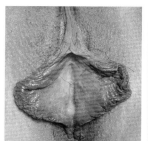 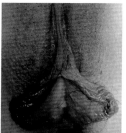 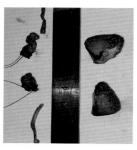 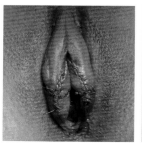 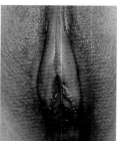

A．术前正位　　　　B．术前俯视位　　　　C．切除组织　　　D．术后正位　　　E．术后俯视位

图1-5-8　横楔形切除+边缘修整+包皮修整术

病例3 30岁

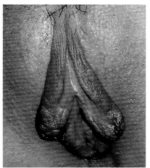 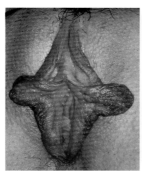 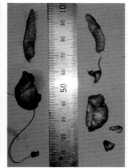 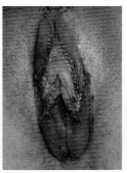 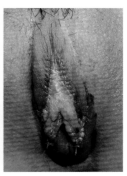

A.术前俯视位　　　　B.术前正位　　　　C.切除组织　　　　D.术后正位　　　　E.术后俯视位

图1-5-8 横楔形切除+边缘修整+包皮修整术（续）

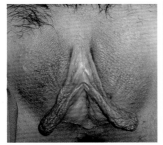 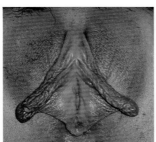 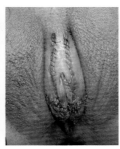 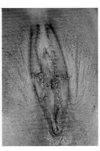 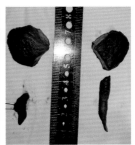

A.术前俯视位　　　　B.术前正位　　　　C.术后俯视位　　　　D.术后正位　　　　E.切除组织

图1-5-9 横楔形错位切除+边缘切除+包皮修整小阴唇缩小术（28岁）

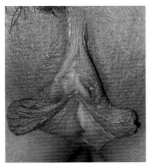 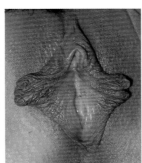 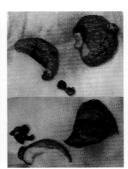 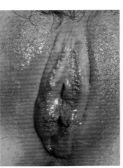 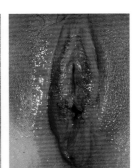

A.术前俯视位　　　　B.术前正位　　　　C.切除组织　　　　D.术后俯视位　　　　E.术后正位

图1-5-10 横楔形错位切除+边缘修整小阴唇缩小整形术+包皮切除

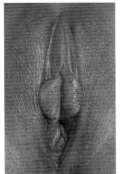 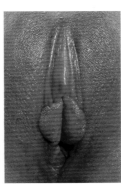 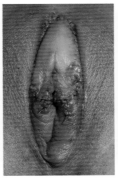 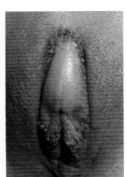

A.术前正位　　　　B.术前俯视位　　　　C.术后正位　　　　D.术后俯视位

图1-5-11 横楔形切除术+包皮上提术

（1）单侧边缘切除术：两侧小阴唇虽然大小差别较大，但张力相似时，以边缘切除为宜，可以参考对侧为模板，这样切除比较准确（图1-5-12）。

（2）单侧横楔形切除术：如果两侧小阴唇张力差别较大，则松弛一侧采用楔形切除，最后进行边缘修整，也是一种不错的选择（图1-5-13）。

病例1　25岁

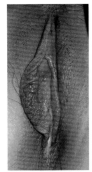 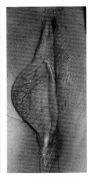 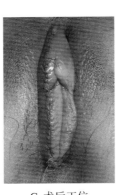 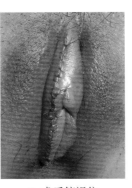

A. 术前侧位　　　　B. 术前正位　　　　C. 术后正位　　　　D. 术后俯视位

病例2　31岁

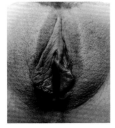 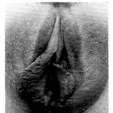 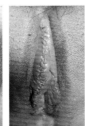 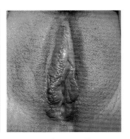

A. 术前俯视位　　　　B. 术前正位　　　　C. 术后俯视位　　　　D. 术后正位

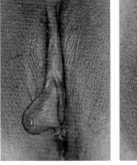 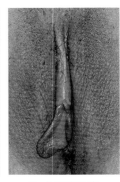

A. 术前正位　　　　B. 术后俯视位

病例3　26岁

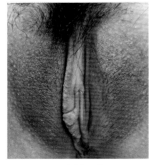  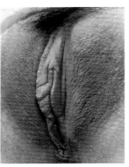 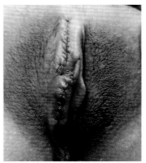

A. 术前正位　　　　B. 术前侧位　　　　C. 术后正位

图1-5-12　单侧边缘切除+包皮修整术

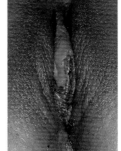 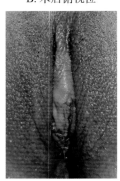

C. 术后正位　　　　D. 术后俯视位

图1-5-13　单侧楔形切除+边缘修整小阴唇缩小术（29岁）

三、下楔形切除术及其改良术式

这是术后外形比较自然的术式，改良方法比较多。我中心有些患者更愿意寻求术后留下最少的瘢痕的术式，就采取了下楔形切除术。下楔形切除术最适合于质地较薄、边缘色泽较浅或者上半突出下半组织匮乏的小阴唇。

1. 下楔形切除术　针对尖突形小阴唇肥大而下方组织匮乏者，采用下楔形切除小阴唇会一举两得，外观比较自然，可以推荐（图1-5-14）。

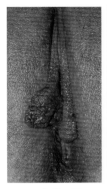
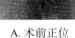
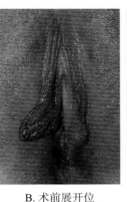
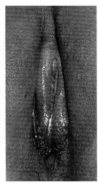

2. 去皮法下楔形切除术 对于要求较高，术后不希望看到瘢痕，而小阴唇本身较薄者，可以选用去皮法下楔形切除术，这样术后外观自然，手术瘢痕非常隐蔽（图1-5-15）。

总之，研究中心根据多年的临床经验，认为上述的推荐方法比较实用，可以作为初学者的推荐术式。

A. 术前正位　　　　B. 术前展开位　　　　C. 术后正位

图1-5-14　下楔形切除术（33岁）

病例1　25岁　　　　　　　病例2　28岁　　　　　　　病例3　27岁

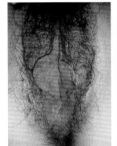
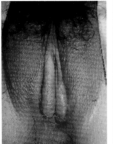
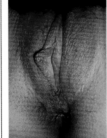
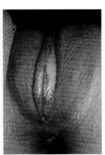
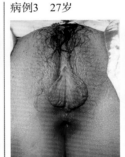
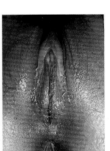

A. 术前正位　　　　B. 术后正位　　　　A. 术前正位　　　　B. 术后正位　　　　A. 术前正位　　　　B. 术后正位

图1-5-15　去皮法下楔形切除术

（李峰永　李森恺　丁　健）

第六节　小阴唇缩小术术后并发症及处理

小阴唇缩小术的并发症较少，但在综述性文献中偶见报道（图1-6-1、图1-6-2）。随着小阴唇缩小术的广泛开展，操作人员的技术水平良莠不齐，并发症发生率也随之增高。目前常见的小阴唇术后并发症有愈

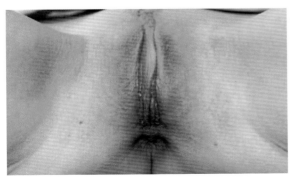
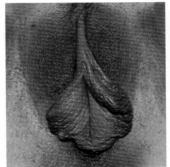
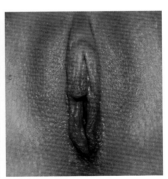

A. 42岁，术后2年，小阴唇横向瘢痕　　　　B. 22岁，小阴唇后方连合　　　　C. 22岁，术后4个月，畸形

图1-6-1　文献报道的大小阴唇美容整形术后的并发症

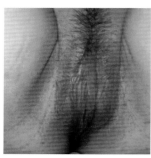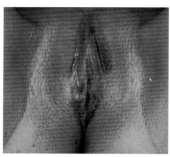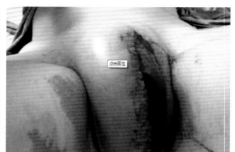

D. 24岁，大阴唇缩小术后   E. 25岁，楔形小阴唇切除后   F. 24岁，大阴唇缩小术后8小时，血肿
8周瘢痕   4个月瘢痕、色素不均

图1-6-1 文献报道的大小阴唇美容整形术后的并发症（续）

资料来源：Christine A. Hamori, M. D. Aesthetic Surgery of the Female Genitalia: Labiaplasty and Beyond Plast. Reconstr. Surg. 134: 661, 2014.

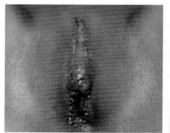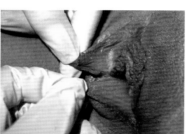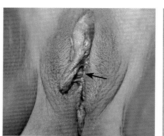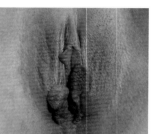

A. 小阴唇切除过多   B. 横向楔形切除后小阴唇裂开   C. 后楔形切除后伤口裂开   D. 前楔形切开后伤口裂开

图1-6-2 文献报道的小阴唇缩小术术后并发症

资料来源：Cheryl B. Iglesia, LadinYurteri-Kaplan, Red Alinsod. Female genital cosmetic surgery: a review of techniques and outcomes Int Urogynecol J(2013) 24: 1997-2009 DOI 10.1007/s00192-013-2117-8.

合欠佳、外形不佳和大小不理想三大类（图1-6-3），下面我们分类描述其表现、诱因和处理原则。

一、小阴唇缩小术后的愈合不佳

1. 术后出血、血肿

（1）诱因：由于小阴唇组织疏松、血运丰富、质地柔软，止血比较困难，加之术中应用肾上腺素止血或者存在凝血不佳状态（如临近经期），通常需要术中反复止血，当确认止血彻底后再进行分层缝合，否则，术后可能很快出现出血或血肿，进而引起感染和切口裂开，因而术后出血是影响手术效果的第一危险因素。

（2）处理：如果术后24小时内出血严重，不能有效控制，应该清创止血后再次缝合，通过充分止血，通常效果不错；如果出血出现在2～3天后，表现为渗血或者形成血肿，最佳处理是适当拆除1～2针缝线，进行止血、清理血肿，实现充分引流，这样通常

可以让切口顺利愈合；如果3～5天后血肿出现疼痛、感染，应拆除几针缝线，充分引流，加强局部坐浴冲洗，以实现切口的延期愈合，通常不影响手术效果。如果切口血肿感染出现在7～10天后，切口已经裂开，则应充分坐浴引流，建议观察半年后再进行进一步处理，此时不宜即刻清创行再次缝合，以免切口再次裂开。

（3）预防：小阴唇手术要选择在距离月经较远的时间段内进行，一般建议月经干净3天到再次月经1周之前进行手术较好；术前要检查出凝血状态和血小板水平，正常时再考虑手术；术中应用肾上腺素麻药的浓度不宜过高，一般建议为1/10万～1/20万为宜，可粗略换算为10～20ml麻药加0.1ml；术中止血最好应用双极电凝，并反复止血，确认无明显出血后再进行其他操作；手术要采用分层缝合，接近出血点部位要进行皮下缝合，术中缝合顺序最好采用分段缝合，即切除、止血后，先行小阴唇皮下缝合，再缝合阴蒂包皮部位的切口，最后检查无明显出血时，再修剪和缝

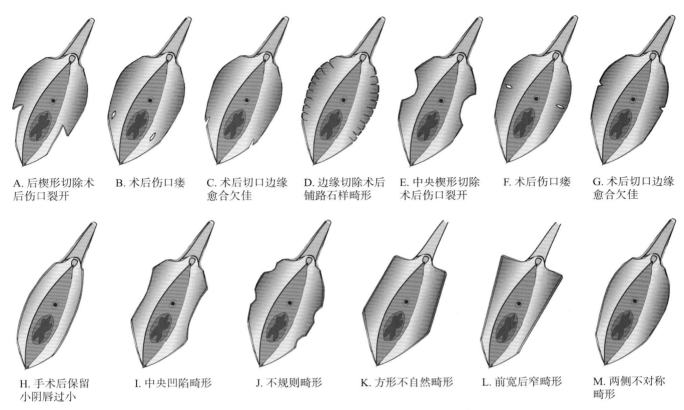

A. 后楔形切除术后伤口裂开　B. 术后伤口瘘　C. 术后切口边缘愈合欠佳　D. 边缘切除术后铺路石样畸形　E. 中央楔形切除术后伤口裂开　F. 术后伤口瘘　G. 术后切口边缘愈合欠佳

H. 手术后保留小阴唇过小　I. 中央凹陷畸形　J. 不规则畸形　K. 方形不自然畸形　L. 前宽后窄畸形　M. 两侧不对称畸形

图1-6-3　常见的小阴唇缩小术后并发症表现示意图

合小阴唇的皮肤。

2．术后感染、疼痛

（1）诱因：由于小阴唇本身皮肤皱褶较多、卫生条件不佳，而且受阴道分泌物的影响，术后很难保持外阴的干燥、清洁。如果术后清洁不及时、切口处理不当，可能出现术后的感染，其最明显的症状就是术后3～5天，局部疼痛明显加重，不能触碰，甚至出现走路困难等现象。

（2）处理：小阴唇缩小术后一旦出现明显的红肿伴有疼痛加重，要考虑可能伤口感染，其处理原则有加强抗菌药物应用、实现局部有效引流、清除血肿、保持清洁。其中最有效的措施是局部拆除几针缝线，实现充分引流，1∶5000高锰酸钾坐浴下，局部轻轻按摩排脓，保持外阴清洁等。

（3）预防：术后感染疼痛的最常见诱因是术后血肿，其预防的有效措施为术前慎重选择，局部有明显炎症或者不适者暂缓手术；术中充分止血、分层缝合、分段缝合，缝合不宜过密，以免影响切口的引流；术后适当限制运动，保持外阴清洁，最好采用1∶5000

高锰酸钾坐浴，如果出现疼痛加重，及早引流。

3．术后缝合切口完全裂开

（1）诱因：切口的裂开往往涉及多方面的因素，如患者的健康状态与外阴清洁状态、术式选择与解剖变异、术中组织切除量与切口张力、术中止血与缝合方法、术后局部清洁与运动量等。一般而言，当患者营养状态不佳、外阴有炎症、选择术式伤及变异的供血动脉、术中切除较多导致局部切口张力较大、止血不彻底和简单缝合，以及术后过多运动和外阴清洁不理想均可能导致术后切口的裂开。

（2）处理：缝合切口完全裂开可以考虑在换药2周后局部清创再次缝合，以免术后组织回缩引起再次修复的困难（图1-6-4）。如果局部条件较差，组织张力过大则应该局部清洁，促进切口的愈合，半年后再考虑小阴唇形态的重建。

（3）预防：因为小阴唇切口完全裂开的主要原因是伤口血肿、感染或张力过大等问题，其预防的要点如下。①尽量减少小阴唇局部血运的破坏。②彻底进行术中止血，分层缝合减少死腔。③控制切除小阴唇组织的量，尤其是在进行楔形切除时，尽量减小切口的缝合张力。

4. 术后切口部分裂开或裂孔

（1）诱因：切口部分裂开的或者穿孔的主要原因在于局部血肿诱发感染，造成血运不良，常由于局部止血不彻底或者是缝合方法过于简单，即缝合层次过少，缝合线缝合的组织过多，造成局部死腔或者血运受损造成（图1-6-5）。

（2）处理：处理的时机非常重要，如果在术后2周左右发现，可以换药7～10天后尝试二期缝合；如果已经形成局部切口的愈合，则建议在术后6个月行二次切开修整。修整的方法主要根据局部的组织量来确定，对于组织张力适当者，可以切开切口，止血后分层缝合，如果局部组织量比较丰富，也可以将裂开的组织切除后重新缝合。

（3）预防：预防的关键在于避免局部血肿感染和改善缝合方法。建议使用双极电凝器在创口反复止血，缝合时尽量采用6-0可吸收缝线进行3层或者4层缝合，使得切口中不留死腔，且每个缝合线结不贯穿过多的组织，以免影响组织血运。

二、小阴唇缩小术后的外形不佳

1. 术后缝线切割——铺路石样畸形

（1）诱因：主要是缝合时使用的缝线过粗、打结时使用的力量过大造成。因为小阴唇术后通常会出现一个

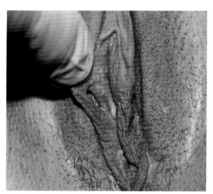
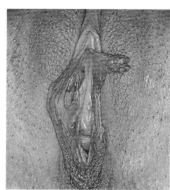
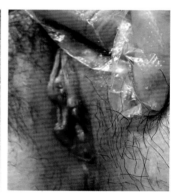

A. 小阴唇穿孔 B. 右侧小阴唇裂开 C. 左侧小阴唇裂开

图1-6-4 楔形切除术后切口大部分或完全裂开

资料来源：Hamori C, Banwell P, Alinsod R M. Female Cosmetic Genital Surgery Concepts, classification and techniques[M]. Taylor & Francis Group, 2016.

Nahai F, Nahai F, Kenkel J. The Art of Aesthetic Surgery: Principles and Techniques, Third Edition[M]. Thieme, 2020.

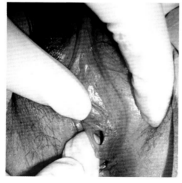
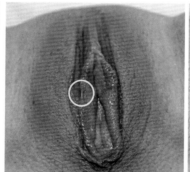

A. 穿孔 B. 愈合不良

图1-6-5 术后缝合切口愈合不佳形成穿孔

注：A. 中央楔形切除术后伤口部分裂口，出现穿孔。B. 资料来源：Hamori C, Banwell P, Alinsod R M. Female Cosmetic Genital Surgery Concepts, classification and techniques[M]. Taylor & Francis Group, 2016.

明显的水肿期，如果缝线缝合的组织过多且打结较紧，则局部形成压迫性缺血，最后形成缝线切割现象。

（2）处理：一旦形成铺路石样畸形修复比较困难，一般在术后6个月以后考虑修复，如果保留的小阴唇组织量足够，可以考虑将畸形部分小阴唇切除后重新缝合，如果保留的组织量不足或者适度，则只能在小阴唇边缘上进行边缘切开、分层缝合。必要时可以采用双面错位切口、瓦合样缝合，如处女膜的瓦合修复法，以增加术后切口的愈合概率。

（3）预防：铺路石样畸形关键在于预防，首先应该按照整形外科的缝合技巧，使用小针细线，控制较小的针距（5mm）和边距（2mm），且分层缝合，力求将缝合张力转移到皮下组织；另外就是打结时不宜过紧，以免缝线切割。

2．术后两侧小阴唇不对称

（1）诱因：这是最常见的术后不满意因素之一，形成原因复杂，其主要原因在于小阴唇组织富有弹性且形态不固定，术前测量标记时不容易准确；术中小阴唇肿胀后标记线容易模糊，且两侧的肿胀程度不均衡，容易造成切割不准确；术后小阴唇可能形成不同程度的水肿、血肿，愈合恢复的速度不同，可造成一段时间内两侧的大小不一，有时局部持续水肿，甚至出现长期性的不对称。有时患者通过自我结扎的方式缩小小阴唇，也会出现明显的不对称现象（图1-6-6）。

（2）处理：因为有相当一部分患者经过3~6个月的恢复，多可以基本恢复对称，所以一般不建议过早处理，以免处理后经过恢复又出现新的不对称。一般术后3~6个月以后再进行修整，主要是采取边缘切除法，将较大的小阴唇进行适当的缩小，力求两侧基本对称。

（3）预防：由于原因复杂，很难完全杜绝，所以在术前谈话时要强调小阴唇的对称是一个相对的状态，一般两侧的宽度差距在5mm以内，就可以判定是基本对称。手术前的测量标记非常重要，要在自然松弛状态下进行测量，不能牵张状态下测量，以减少因为弹性不一致导致的测量误差。手术中要充分止血、切除后要反复测量和比对，力求两侧保留的小阴唇对称且弧线自然。因为不同厚度的小阴唇术后黏弹性的变化可能是不均等的，对于原本就差距很大的小

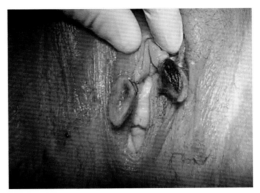

A. 自己用线结扎小阴唇

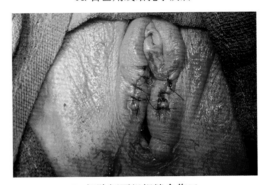

B. 切除坏死组织缝合伤口

图1-6-6 自我结扎造成的小阴唇不对称

资料来源：Farimah Farahani, Adrienne Gentry, Eduardo Lara-Torre. Elizabeth McCuin, Self-Attempted Labioplasty with Elastic Bands Resulting in Severe Necrosis J Lower Gen Tract Dis 2015; 19: e35-e37.

阴唇要警惕术后不对称的可能，术后要注意水肿和血肿的问题，适当坐浴以减少感染风险促进愈合。

3．术后小阴唇形态不理想

（1）诱因：小阴唇的形态受多种因素的影响，不单是术者的审美、手术方法、局部组织特点等方面对其结果产生明显的影响，患者的审美要求也起着重要的作用。如果术者和患者沟通不到位，没有达成统一的认知，术后常有形态不满意的问题。如果采取的手术方法与患者的局部组织特点不合适或者手术中测量、标记、调整的不准确，术后也经常出现形态不满意的现象（图1-6-7）。

（2）处理：如果保留小阴唇组织比较丰富，可以在术后6个月后对小阴唇的形态进行二次修整，去除其不自然的部分使之尽量自然对称；如果局部组织量不足，则要慎重处理，可以进行局部的改形或者补充，但可能产生新的问题。

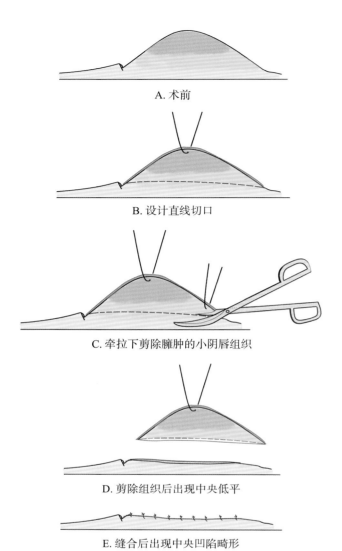

A. 术前

B. 设计直线切口

C. 牵拉下剪除臃肿的小阴唇组织

D. 剪除组织后出现中央低平

E. 缝合后出现中央凹陷畸形

图1-6-7　中央凹陷畸形形成的原因

（3）预防：小阴唇是个功能器官，同时又拥有审美的特点，因此评判是双向的，即患者和医者均满意，其中患者的满意是最重要的，在不影响功能的前提下应该尽量满足患者的愿望，所以术前充分的沟通是非常重要的。术中形态的把握有时需要术者临时决策，如果对预后的把握较小，则建议保留较多的小阴唇组织，以备后期修整，如果经验丰富、对预后非常有把握，则可以采取精准测量和精准切除。

三、小阴唇缩小术后的大小不理想

1. 术后小阴唇水肿、增大

（1）诱因：小阴唇组织疏松、富有弹性、血运丰富、局部容易污染等因素均可以造成术后的水肿。多数患者的水肿是暂时性的、一过性的，一般在术后1～2周就明显好转，但有些则是恢复缓慢，水肿可以坚持数月甚至长期存在。其主要原因在于小阴唇属于终末器官，其淋巴回流具有明显的个体差异性，如果手术中损伤了淋巴回流组织或者术后出现了血肿感染等问题，则术后水肿会持续很久，严重影响患者的感受和生活。

（2）处理：术后早期水肿一般经过坐浴、清洁，多半可以自然好转，不需要特别处理；如果术后1个月还有明显的水肿，则可以辅以局部按摩帮助淋巴回流；如果水肿长期不消，造成术后小阴唇的形态不理想或者保留小阴唇过大，则可以在6个月后行二次手术进行修整。一般可以采用边缘切除术，力求两侧对称、大小合适、线条流畅自然。

（3）预防：设计小阴唇切口时要尽量使得皮瓣的蒂部宽大，少破坏皮下组织的血供和回流，保留小阴唇组织量要适当，术中要充分止血，减少其皮下组织损伤，尽量分层缝合以保证组织的精确对合。

2. 术后小阴唇保留过多

（1）诱因：术前设计不准确，造成保留组织过多；术中测量标记模糊，切除组织量有所保守；术后血肿、感染、淋巴回流障碍等诱发局部持续肿胀，造成继发性小阴唇增大；经验把握不够，一般认为保留较多的小阴唇术后风险较小，初学者容易保留较多的组织，其结果是虽然严重的并发症明显减少，但术后二次手术修整的概率有所增加。

（2）处理：小阴唇保留过多的处理比较简单，一般建议在术后6个月后，确认小阴唇保留过多后，进行二次手术修整，最好采用边缘切除的方法进行精细调整，进一步缩小保留的小阴唇组织。

（3）预防：经验的积累和对手术方法的准确把握是保证保留小阴唇组织大小合适的关键，术前测量要在自然状态下准确进行标记，术中、术后要反复测量、比对，术中尽量保留皮下的淋巴组织和血供，缝合要消灭死腔、分层缝合，以减少术后肿胀。

3. 术后小阴唇保留过少

（1）诱因：对于小阴唇的正常的大小和审美缺乏充分的认知，有时是受患者要求的影响，力求将小阴唇做到最小；术前测量标记不准确，参照的基准不是阴唇间沟而是阴道前庭；术中标记脱失，肿胀麻醉后局部变化较大，切除时只是大约估计下进行；过分追求小阴唇的紧致，楔形切除时切除组织过多；小阴唇血供破坏较重，术后出现部分小阴唇坏死。

（2）处理：小阴唇保留过少是最难处理的一种并发症，最主要的原因在于身体上缺乏类似小阴唇样的组织，不论是再造还是组织移植均很难逼真。常用的修复方法有两类：一是局部组织转移修复或者再造小阴唇，如阴蒂包皮组织、对侧小阴唇组织等，其前提是有富余的阴蒂包皮组织或者对侧小阴唇组织（图1-6-8～图1-6-11）；另一类是利用部分大

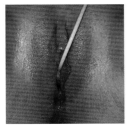 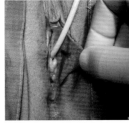 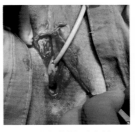 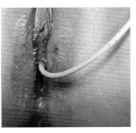 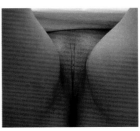

A. 术前　　　　B. 设计小阴唇皮瓣　　C. 形成小阴唇皮瓣　　D. 转移小阴唇皮瓣　　E. 术后1年

图1-6-8　利用对侧小阴唇组织重建另一侧小阴唇结构

资料来源：Anh T. V. Nguyen, Alex J. Ramsden, Brigid E. Corrigan, Morris Ritz Labial reconstruction with a cross-labial flap. Journal of Plastic, Reconstructive & Aesthetic Surgery(2011)64: 1383-1385.

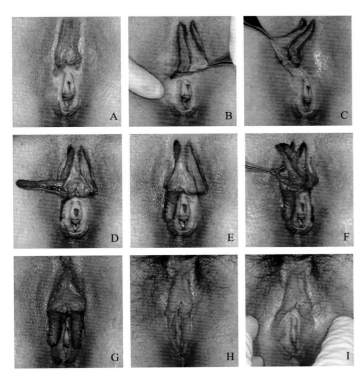

图1-6-9　利用富余的阴蒂包皮组织重建双侧过小的小阴唇

注：46岁，女性。A. 双侧小阴唇切除术后1年半；B、C. 设计双侧皮下蒂包皮瓣；D、E、F、G. 转移两侧包皮瓣；H、I. 术后即刻外观，术后半年外观。

资料来源：Gary J. Alter. M. D. Beverly Hills, Calif. Labia Minora Reconstruction Using Clitoral Hood Flaps, Wedge Excisions, and YV Advancement Flaps. Plastic and Reconstructive Surgery. 2011, 127(6): 2356-2363.

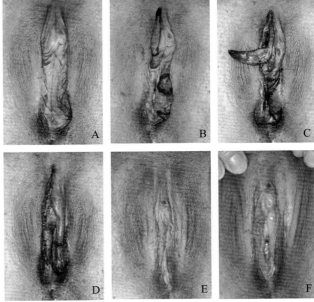

图1-6-10　利用单侧阴蒂包皮组织重建单侧小阴唇结构

注：55岁，女性。A. 双侧小阴唇切除1年后，左侧部分过度切除；B. 左侧后部尚有多余组织，设计右阴蒂帽瓣和右侧阴唇的两个楔形切除，以求对称和消除边缘的一些扇贝样畸形；C. 转移包皮帽瓣，与残余皮瓣对合，生存力良好；D. 术后即刻外观。E、F. 术后16个月，对称性好，外观正常。

资料来源：Gary J. Alter. M. D. Beverly Hills, Calif. Labia Minora Reconstruction Using Clitoral Hood Flaps, Wedge Excisions, and YV Advancement Flaps. Plastic and Reconstructive Surgery. 2011, 127(6): 2356-2363.

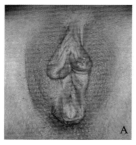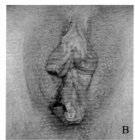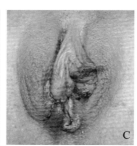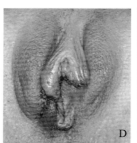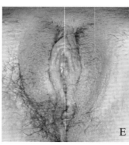

图1-6-11　利用局部组织推进皮瓣修复两侧的小阴唇结构

注：26岁，女性。A. 双侧阴唇中部被切断1年；B、C. 设计V-Y皮瓣，使得阴蒂瓣向下唇推进以修复它；D. 术后即刻外观；E. 术后6个月，患者对称性良好，外观正常。

资料来源：Gary J. Alter. M. D. Beverly Hills, Calif. Labia Minora Reconstruction Using Clitoral Hood Flaps, Wedge Excisions, and YV Advancement Flaps. Plastic and Reconstructive Surgery. 2011, 127(6): 2356-2363.

阴唇组织，通过植皮再造阴唇间沟，重塑一个新的小阴唇结构。

（3）预防：预防的关键在于对于小阴唇组织的正常大小、审美要素、功能要求和测量基准要非常的熟悉，时刻绷紧一个弦，那就是千万保留至少1厘米宽的小阴唇组织。术前设计时要在自然状态下自小阴唇外侧的阴唇间沟开始测量，保留的宽度在10～15mm，测量后要用无菌记号笔清晰标记；局部麻药注射时要注意不要使得标记线脱失；切除时要保留数个毫米的余地，以保证修整时的需求，充分止血后再考虑修剪，要切除的组织最后切除；缝合后即刻测量，小阴唇不应该小于10mm宽度。

（李森恺　周　宇　曹玉娇）

第七节　小阴唇缩小术术后随访

小阴唇缩小手术的效果优劣最终需要以患者对手术效果的看法为评判依据，而且这种评判不能以手术后短期的随访为标准。应该说，小阴唇缩小术对患者的性感受、性活动和性自尊都会有深远的影响，因此，用术后长期的随访来评价手术效果是一个比较可靠的证据。一般认为对术后效果的影响因素很多，其中相关性较大的包括患者手术动机、对女性外阴的审美、术前心态、术前期待结果，手术方法、手术感受、术后恢复情况以及并发症等方面。

一、患者求诊动机对术后满意度的影响

20世纪，对于小阴唇缩小术基本上是持否定态度，很多妇科医师都认为，没有必要进行相关的手术。到了2008年，世界卫生组织发言尚且声称妇科整形手术等同于女性外生殖器切割，即出于非医疗目的，部分或全部切除女性外生殖器的操作。因为传统文化的原因，某些地区常把切割破坏女性生殖器正常解剖结构的行为强加于女性身上。美国联邦法律甚至规定，小阴唇缩小术可以被认为是第四种类型女性生殖器官切割，任何割掉小阴唇的人都可能被判处长达5年的监禁。

而进入21世纪以后，人们对于女性妇科美容整形术的接受度逐渐提高，小阴唇缩小手术也日益兴盛，越来越多的人群加入了寻求FGPS的行列。那么人们究竟是为了什么原因而求诊的呢？

1. 求诊动机

（1）文献报道小阴唇缩小术的求诊动机：既往文献报道，寻求小阴唇缩小手术的主要原因为外观不佳和/或功能障碍。1993年，Franco T调查了163名接受

小阴唇缩小术的女性，其就诊动机为外观不满意占87%、衣着不适占64%、运动不适者占26%、小阴唇臃肿组织卷起影响性生活占43%；Crouch（2011）分析了33名小阴唇缩小术患者，其动机为外观不佳占78%、疼痛不适者占57%、性交不适者占21%、运动不适占15%、衣着不适占15%、感到焦虑或尴尬者占9%、社交困难占9%。Bramwell（2007）研究的患者则多感觉自己小阴唇外观很奇怪，希望通过手术来获得正常的形态。

（2）我们调查人群的求治动机：我们的研究显示，寻求小阴唇缩小手术的主要原因如下。①功能障碍（52.41%），多表现为衣着不适、日常活动产生摩擦不适等。②小阴唇外观不佳且伴有功能受限（27.34%）。③单纯因为外观不佳求诊者相对较少（20.25%）。总体而言，大多数（89.03%）患者求诊的动机未受外界影响，但有小部分人（3.23%）明确表示是因为伴侣的影响而求诊。术前大约有32.91%的求诊者存在一定程度的心理不适，其心理障碍会影响手术的满意度（$P<0.05$）。

2. 求诊动机对手术满意度的影响 我们的研究结果表明，手术动机不同会导致不同的手术满意度，三者的差距具有统计学意义。

（1）不同求诊目的的对术后满意度的影响：单纯因为外观不佳求诊的患者术后满意度最低，仅有81.25%，此类患者往往有着较高的美观需求，对术后结果的期望可能比其他人更高，如果手术达不到预期，可能会增加二次手术的概率。在这类患者中，体像障碍发生率较高，Sharp（2017）推测接受小阴唇整形的患者中可能有更高的体像障碍发生率。

（2）未成年人求诊对术后满意度的影响：2016年美国的小阴唇缩小整形中，未成年占5.2%（2016）。Crerand CE和Magee L研究显示，当外阴发育不对称或者小阴唇过长时，青少年更容易罹患心理障碍，建议术前评估时要仔细评估其个人的认知成熟度和对手术的理解，适当的手术有助于改善患者的心理状态和功能。我们在临床中曾对数名强烈要求手术的12~17岁的少女进行小阴唇缩小术，手术效果反应良好。

（3）自我身体意象与性满意度：Ackard（2000）对3627名女性的自我身体意象和性行为关系的调查发现，拥有积极意象的女性，其性生活满意度会更高。我们认为通过外阴整形使得女性对其自我意象改善，可能会进而从心理上改善其性体验。

二、女性外阴审美对术后满意度的影响

由于文化的限制，很多女性对于外阴审美并没有清晰的概念，她们或者从亲人朋友中，或者从网络上，或者从生理解剖书籍中对女性外阴有所了解。不管渠道如何，当她们了解的一些信息与自身对照时，常会发现自身的不足，诱发其对自身意象的焦虑，进而到整形单位求诊。她们对女性外阴的审美特点的理解和求治心理，常会影响到其对术后效果的判断。

1. 文献报道的相关研究 Markey（2009）对青年女性随机调查，发现她们更容易接受大众传媒宣扬的美学观念，并对整形手术充满热情。虽然Herbenick（2011）的研究认为，身体意象的形成与受教育水平无关。但Sharp（2014）研究指出，传媒（广告、网络、色情影片）是寻求小阴唇手术的最强影响因素，而且性伴侣也有极大作用。如果女性有自信且拥有满意的性关系，则很少考虑做该手术。Sharp（2016）的另一项研究提出，女性外阴整形的动机除了想改善其外观，还有对性关系的不满，其调查中有51.56%的就诊者有性生活史，她们常会担心性伴侣看到或者触及异常的小阴唇而心生厌恶，不利于性关系的和谐及稳定，性关系的满意度和寻求女性妇科美容整形的热衷度呈负相关。

2. 我们调查研究 我们调查的人群中约有58.71%的外阴整形求诊者，在术前都是倾向于在网络上搜索外阴审美的相关信息。有32.91%的患者术前存在一定的心理障碍，她们常对自身意象表现消极甚至自卑，其文化水平一般中等偏上（本科及以上占87.5%）。也许她们更容易接受传媒的影响，容易将自身意象的不足归纳为外阴的不完美。患者理解的美丽小阴唇尽管各有特点，但多半认为小巧的、对称的、简洁的、浅色的小阴唇是比较理想的。消极的小阴唇形态意象是导致性功能障碍的诱因之一，手术可

以减轻其负面感受，进而改善性功能。

总之，小阴唇缩小术的手术动机并不是单纯由功能障碍或者美观需求决定的，也会伴有外界及自身心理状态的影响。75%的性健康专家建议，小阴唇整形术前应先进行心理咨询，如心态正常手术常可以改善其身体意象和自我意象，提高性自尊水平，从而改善其性功能（Lowenstein L，2014）。

三、我们妇科整形治疗中心的随访结果

强帅对我中心近13年来部分接受了小阴唇缩小术的病例（414例）进行了电话随访：平均随访时间为44.68个月，最短5.17个月，最长10.63年，中位时间是5.53年；采用的术式以边缘切除术和中央楔形切除术为主，部分为下楔形切除术；其中46.88%的随访者表示无性生活。

1．术后满意率与性改善　总体而言，我们调查人群的小阴唇缩小术后满意度为91.06%（85.02%效果满意、6.04%较为满意），与文献报道的结果相似。在所有调查患者中，有34.38%的患者认为术后性自尊有所提高，14.06%的患者认为性生活有所改善。而与满意度相关的因素主要有下列5个方面。

（1）术式与满意度的关系：三类方法的术后满意度均较高，相较而言，以边缘切除术的满意度最高（93.42%），但与中央楔形切除术的满意度（90.73%）的差别无统计学意义，与下楔形切除术的满意度（84%）的差别具有统计学意义。Oranges CM（2015）的研究提示：没有证据表明哪种小阴唇缩小术式具有明显的优势，一般都表现为高满意率和低并发症发生率。我们认为，小阴唇缩小手术的术式的选择一般与术者的经验、对术式的熟练程度、患者的局部情况和患者的期望效果等有关。不同小阴唇缩小术式的术后满意度相似。

（2）阴蒂包皮修整与满意度的关系：如果是单纯的小阴唇肥大，则可以进行单纯小阴唇缩小术，其术后满意度为90.76%。如果小阴唇肥大伴有明显的阴蒂包皮臃肿，则应同期进行阴蒂包皮修整，其术后满意度为91.48%，同期进行阴蒂包皮修整并不会影响最终的手术满意度。

（3）术前心理状态与满意度的关系：患者的求诊心理状态对术后的满意度有一定的影响，术前心理状态不佳者术后满意度为86.15%，术前心态平衡者术后满意度为93.58%，其差异具有统计学意义。

（4）年龄与满意度的关系：进行小阴唇缩小手术的患者年龄对其术后满意度有一定的影响，接受小阴唇缩小术的人群年龄主要分布在21～39岁，其中21～29岁人群的术后满意度较高（94.08%），30～39岁的人群术后满意度略低（87.29%），40～49岁人群术后满意率与总体满意率（91.06%）相近，为92.73%。而小于20岁和大于50岁患者的术后满意度最高，分别为94.12%和100%。

（5）手术动机与满意度的关系：因外观不佳而手术者的术后满意度为81.25%，因功能障碍而手术者术后满意度为94.2%，而两者均有者术后满意度为92.59%。

2．并发症与二次手术　在这组随访的患者中，有37人（8.94%）对手术效果不满意，其中7人因初次效果不满意再次手术，二次手术满意度为71.43%。

（1）术后并发症：术后最常见的并发症为双侧不对称（3.86%），其次为切除过少（2.42%）、切口愈合不良（1.93%）、边缘不齐（1.45%）、切除过多（0.72%）、敏感度下降（0.72%）及复发（0.72%），偶见瘢痕（0.48%）、感染（0.24%）及顽固性水肿（0.24%）。有4.35%的患者认为术后外观并未达到自己理想状态。

（2）其他文献报道的并发症：文献显示，寻求FGPS的患者中，6%～15%的人患有体像障碍，术后切口愈合不良发生率为6%（Paarlberg KM，2008），二次手术率一般在0～6.5%，多见于切口裂开（Bucknor A，2018），吸烟可能会增加并发症和二次手术的概率（Ellsworth WA，2010）。

（3）术后感觉改变：Kelishadi SS（2010）分析4例新鲜尸体小阴唇的神经分布，发现小阴唇的感觉神经分布不均匀，认为小阴唇手术不易造成术后感觉丧失。Sinnott CJ（2020）分析了77例接受FCGS患者，其中1例出现小阴唇局部感觉减退、性生活不满

意，并随着时间推移而改善。我们调查的人群中，发现3例术后感觉稍有减退的患者，她们主诉术后小阴唇的性敏感度不如术前，但其他感觉基本正常。1例是接受的边缘切除，2例接受的中央楔形切除，其产生的原因可能是术中损伤了部分感觉神经分支，使其单位面积上有效的神经受体密度有所降低。

3. 术后随访的小阴唇外形 我们随访了部分患者术后的小阴唇外形，大多数比较理想，不论从大小、外形、自然度、色泽，还是从对称性、感觉和自我感受上而言（图1-7-1）。

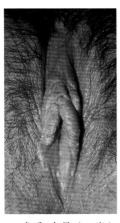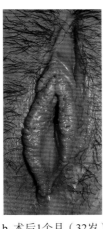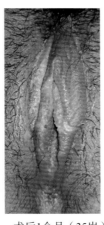

a. 术后1个月（26岁） b. 术后1个月（32岁）c. 术后1个月（35岁）
A. 术后1个月内的随访结果

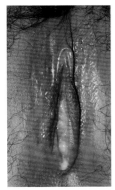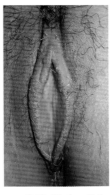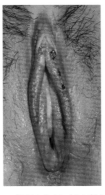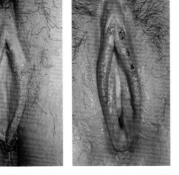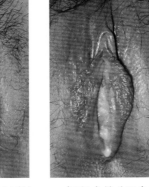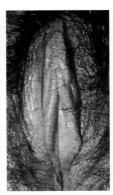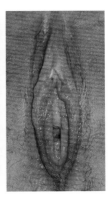

a. 术后2个月（28岁） b. 术后6周（27岁） c. 术后2个月（31岁）　　a. 术后3个月（29岁） b. 术后5个月（33岁）c. 术后6个月（31岁）
B. 术后2个月内的随访结果　　　　　　　　　　　　　　　C. 术后3个月后的随访结果

图1-7-1 小阴唇缩小术术后随访结果

（强 帅 李 强 李峰永）

参考文献

[1] ALTER GJ. A new technique for aesthetic labia minora reduction[J]. Ann Plast Surg, 1998, 40(3): 287-290.

[2] ALTER GJ. Aesthetic labia minora and clitoral hood reduction using extended central wedge resection[J]. Plastic and reconstructive surgery, 2008, 122(6): 1780-1789.

[3] ALTER GJ. Management of the mons pubis and labia majora in the massive weight loss patient[J]. Aesthet Surg J, 2009, 29(5): 432-442.

[4] BARRETT MM, CARLSON JA. A clinicopathologic study of labia minora hypertrophy: signs of localized lymphedema were universal[J]. J Low Genit Tract Dis, 2014, 18(1): 13-20.

[5] BRAUER M, Van LUNSEN R, BURGER M, et al. Motives for Vulvar Surgery of Women with Lichen Sclerosus[J]. J Sex Med, 2015, 12(12): 2462-2473.

[6] CAO Y, LI Q, LI F, et al. Aesthetic labia minora reduction with combined wedge-edge resection: a modified approach of labiaplasty[J]. Aesthetic Plast Surg, 2015, 39(1): 36-42.

[7] 曹玉娇，李峰永，李强，等. 楔形切除法联合弧形切除法小阴唇肥大整形术[J]. 中国美容整形外科杂志，2013，24（8）：489-491.

[8] CAPRARO VJ. Congenitalanomalies[J]. Clin Obstet Gynecol, 1971, 14(4): 988-1012.

[9] CHAVIS WM, LAFERLA JJ, NICCOLINI R. Plastic repair of elongated, hypertrophic labia minora. A case

report[J]. J Reprod Med, 1989, 34(5): 373-375.

[10] CHOI HY, KIM KT. A new method for aesthetic reduction of labia minora (the deepithelialized reduction of labioplasty)[J]. Plast Reconstr Surg, 2000, 105(1): 419-422; discussion 423-424.

[11] CUNHA F, S. L., *Nymphoplasty: classification and technical refinements.* Revista Brasileira de 2011. 26(3): p. 507-511.

[12] DAYAN E, RAMIREZ H, THEODOROU S. Radiofrequency treatment of labia minora and majora: a minimally invasive approach to vulva restoration[J]. Plast Reconstr Surg Glob Open, 2020, 8(4): e2418.

[13] Di LORENZO S, CORRADINO B, CILLINO M, et al. Surgical correction of labia minora hypertrophy, a personal technique[J]. Acta Chir Plast, 2018, 59(2): 60-64.

[14] Di SAIA JP. An unusual staged labial rejuvenation[J]. J Sex Med, 2008, 5(5): 1263-1267.

[15] ELLSWORTH WA, RIZVI M, LYPKA M, et al. Techniques for labia minora reduction: an algorithmic approach[J]. Aesthetic Plast Surg, 2010, 34(1): 105-110.

[16] EMING SA, WYNN TA, MARTIN P. Inflammation and metabolism in tissue repair and regeneration[J]. Science, 2017, 356(6342): 1026-1030.

[17] FILHO OP, ELY JB, LEE KH, et al. Labiaplasty with stable labia minora retraction-butterfly-like approach[J]. Plast Reconstr Surg Glob Open, 2020, 8(4): e2664.

[18] FRANCO T. *Nympha hypertrophy*[J]. J Bras Ginecol, 1993. 103(5): 163-168.

[19] GEORGIOU CA, BENATAR M, DUMAS P, et al. A Cadaveric Study of the Arterial Blood Supply of the Labia Minora[J]. Plast Reconstr Surg, 2015, 136(1): 167-178.

[20] GIRALDO F, GonzáLEZ C, De HARO F. Central wedge nymphectomy with a 90-degree Z-plasty for aesthetic reduction of the labia minora[J]. Plast Reconstr Surg, 2004, 113(6): 1820-1825; discussion 1826-1827.

[21] GONZález PI. Classification of Hypertrophy of Labia Minora: Consideration of a Multiple Component Approach[J]. Surgical technology international, 2015, 27: 191-194.

[22] GONZALEZ-ISAZA P, LOTTI T, FRANCA K, et al. Carbon dioxide with a new pulse profile and shape: a perfect tool to perform labiaplasty for functional and cosmetic purpose[J]. Open Access Maced J Med Sci, 2018, 6(1): 25-27.

[23] GOODMAN MP. Female genital cosmetic and plastic surgery: a review[J]. J Sex Med, 2011, 8(6): 1813-1825.

[24] HAMORI CA. Aesthetic surgery of the female genitalia: labiaplasty and beyond[J]. Plast Reconstr Surg, 2014, 134(4): 661-673.

[25] HELLER DS, KUYE OO. Recurrent hypertrophy of the labia minora: a hormonally related lesion possibly related to fibroepithelial stromal polyps of the vulva[J]. J Low Genit Tract Dis, 2011, 15(1): 69-70.

[26] HERSANT B, JABBOUR S, NOEL W, et al. Labia majora augmentation combined with minimal labia minora resection: a safe and global approach to the external female genitalia[J]. Ann Plast Surg, 2018, 80(4): 323-327.

[27] HODGKINSON DJ, HAIT G. Aesthetic vaginal labioplasty[J]. Plastic and reconstructive surgery, 1984, 74(3): 414-416.

[28] JU M, WANG W, MA N, et al. Reduction of hypertrophic labia minora by posterior-lateral wedge resection with preservation of the central blood vessels and nerve bundle[J]. Aesthetic Plast Surg, 2019, 43(3): 742-749.

[29] KARABAGLI Y, KOCMAN EA, VELIPASAOGLU M, et al. Labia majora augmentation with de-epithelialized labial rim (minora) flaps as an auxiliary procedure for labia min oral reduction[J]. Aesthetic Plast Surg, 2015, 39(3): 289-293.

[30] KATO K, KONDO A, GOTOH M, et al. Hypertrophy of labia minora in myelodysplastic women. Labioplasty to ease clean intermittent catheterization[J]. Urology, 1988, 31(4): 294-299.

[31] KELISHADI SS, ELSTON JB, RAO AJ, et al. Posterior wedge resection: a more aesthetic labiaplasty[J]. Aesthet Surg J, 2013, 33(6): 847-853.

[32] KELISHADI SS, OMAR R, HERRING N, et al. The Safe Labiaplasty: A Study of Nerve Density in Labia Minora and Its Implications[J]. Aesthet Surg J, 2016, 36(6): 705-709.

[33] KELISHADI SS, ELSTON JB, RAO AJ, et al. Posterior wedge resection: a more aesheic labiaplasty[J]. Aesthet Surg J, 2013, 33(6): 847-853.

[34] LAUFER MR, III W JG. Labial hypertrophy: A new surgical approach[J]. Adolesc Pediatr Gynecol, 1995, 8: 39-41.

[35] LI F, LI Q, ZHOU Y, et al. L-shaped incision in composite reduction labiaplasty[J]. Aesthetic Plast Surg, 2020, 44(5): 1854-1858.

[36] LISTA F, MISTRY BD, SINGH Y, et al. The Safety of

AestheticLabiaplasty: A Plastic Surgery Experience[J]. Aesthet Surg J, 2015, 35(6): 689-695.

[37] MAAS SM, HAGE JJ. Functional and aesthetic labia minora reduction[J]. Plastic and reconstructive surgery, 2000, 105(4): 1453-1456.

[38] MARTINCÍK J, MALINOVSKÝ L. Surgical treatment of the hypertrophy of the labia minora[J]. Cesk Gynekol, 1971, 36(4): 216-217.

[39] MIKLOS JR, MOORE RD. Simultaneous labia minora and majora reduction: a case report[J]. J Minim Invasive Gynecol, 2011, 18(3): 378-380.

[40] MOTAKEF S, RODRIGUEZ-FELIZ J, CHUNG MT, et al., *Vaginal labiaplasty: current practices and a simplified classification system for labial protrusion*[J]. Plast Reconstr Surg, 2015. 135(3): 774-788.

[41] MUNHOZ AM, FILASSI JR, RICCI MD, et al. Aesthetic labia minora reduction with inferior wedge resection and superiorpedicle flap reconstruction[J]. Plast ReconstrSurg, 2006, 118(5): 1237-1247.

[42] ORANGES CM, SISTI A, SISTI G. Labia minora reduction techniques: a comprehend-sive literature review[J]. Aesthet Surg J, 2015, 35(4): 419-431.

[43] OSTRZENSKI A. Fenestration labioreduction of the labium minus: a new surgical interventionconcept[J]. ISRN Obstet Gynecol, 2014, 2014: 671068.

[44] OUAR N, GUILLIER D, MORIS V, et al. Complications postopératoires des nymphoplasties de réduction. Étude comparative rétrospective entre résections longitudinale et cunéiforme[J]. Ann Chir Plast Esthet, 2017, 62(3): 219-223.

[45] PARDOJ, SOLÀ V, RICCI P, et al. Laser labioplasty of labia minora[J]. Int J Gynaecol Obstet, 2006, 93(1): 38-43.

[46] ROUZIER R, LOUIS-SYLVESTRE C, PANIEL BJ, et al. Hypertrophy of labia minora: experience with 163 reductions[J]. Am J Obstet Gynecol, 2000, 182(1 Pt 1): 35-40.

[47] SADICK N, ROTHAUS KO. Aesthetic applications of radiofrequency devices[J]. Clin Plast Surg, 2016, 43(3): 557-565.

[48] SINNOTT CJ, GLICKMAN LT, NATOLI NB, et al. Outcomes, Techniques, and Risk Factors for Dehiscence in Central Wedge Labiaplasty[J]. Ann Plast Surg, 2020, 85(S1 Suppl 1): S68- S75.

[49] SMARRITO S, BRAMBILLA M, BERRENI N, et al. Nymphoplastie secondaire: étude rétrospective à propos de 44 cas. Rapport annuel de la SOFCPRE 2019[J]. Ann Chir Plast Esthet, 2019, 64(5-6): 660-666.

[50] SMARRITO S. *Classification of labia minora hypertrophy: A retrospective study of 100 patient cases*[J]. JPRAS Open, 2017, 13: 81-91.

[51] SOLANKI NS, TEJERO-TRUJEQUE R, STEVENS-KING A, et al. Aesthetic and functional reduction of the labia minora using the Maas and Hage technique[J]. J Plast Reconstr Aesthet Surg, 2010, 63(7): 1181-1185.

[52] SURROCA MM, MIRANDA LS, RUIZ JB. Labiaplasty: a 24-month experience in 58 patients: outcomes and statistical analysis[J]. Ann Plast Surg, 2018, 80(4): 316-322.

[53] WILLIS RN, WONG CS, PAI A, et al. Labiaplasty Minora Reduction[M]StatPearls, Treasure Island (FL): StatPearls Publishing Copyright © 2021, StatPearls Publishing LLC., 2021.

[54] YANG E, HENGSHU Z. Individualized surgical treatment of different types of labia minora hypertrophy[J]. Aesthetic Plast Surg, 2020, 44(2): 579-585.

[55] YHELDA F. Labial surgery[J]. Aesthet Surg J, 2007, 27: 223-228.

[56] ZWIER S. "WhatMotivates Her": Motivations for Considering Labial Reduction Surgery as Recounted on Women's Online Communities and Surgeons' Websites[J]. Sex Med, 2014, 2(1): 16-23.

[57] 董玉林，董立维，郝冬月，等. 小阴唇肥大伴阴蒂包皮过长的同期手术修复[J]. 中华医学美学美容杂志，2019，25（3）：228-230.

[58] 葛华强，林樾，燕辛，等. 小阴唇肥大的个体化手术治疗[J]. 中国美容医学，2018，27（11）：13-15.

[59] 洪志坚，汪军，袁斯明．Ｖ．中央楔形切除及非对称性Z形切口法小阴唇缩小术[J]. 中华整形外科杂志，2009，4（25）：268-270.

[60] 李峰永，李强，周宇，等. 小阴唇增生的分型及治疗[J]. 中华整形外科杂志，2019，35（11）：1120-1123.

[61] 李静然，王建六. 小阴唇肥大整形手术的认识及争议. 中国实用妇科与产科杂志，2017，33（4）：385-389.

[62] 李哲昊，胡葵葵，柳丛，等. 改良边缘切除法治疗小阴唇肥大的优劣分析[J]. 实用医学杂志，2020，36（14）：2020-2022.

[63] 廖莉，刘武林. 改良式直接切除法联合皮下锁边缝合法小阴唇肥大整形术[J]. 中国医疗美容，2018，8（9）：13-15.

[64] 刘冰，王迪，鞠孟然，等. 内外侧分区设计改良去皮法治疗小阴唇肥大[J]. 中华整形外科杂志，2018，34

（8）：601-605.

[65] 孟晓燕，彭洁，张本寿，等. 楔形加弧形切除法矫治小阴唇肥大症[J]. 中国美容医学，2019，28（12）：20-22.

[66] 奈嫚嫚，金玉茜，李岩阁，等. 两种小阴唇肥大缩小术的临床应用比较[J]. 中国医疗美容，2021，11（3）：1-4，50.

[67] 汪怡，陈敏建，宋湧，等. 两种小阴唇肥大矫正术的临床疗效分析[J]. 黑龙江中医药，2018，47（5）：66.

[68] 吴舒，袁敬东，王朝慧，等. 分层楔状切除法和边缘弧形切除法联合治疗小阴唇肥大23例[J]. 中华整形外科杂志，2020，36（4）：437-439.

[69] 许春鹏. 小阴唇肥大矫正术的临床效果观察[J]. 白求恩医学杂志，2019，17（5）：507-509.

[70] 赵巧霞. 楔形切除法矫正小阴唇肥大31例疗效观察[J]. 中国医疗美容，2016，6（6）：22-24.

[71] 周阎施婧，叶松，熊菡苕，等. 边缘切除法和楔形切除法小阴唇缩小术式的临床应用[J]. 中国美容整形外科杂志，2019，30（11）：694-696.

[72] 周洋，陈波，高占巍，等. 楔形切除法小阴唇缩小术[J]. 中国美容医学，2015，24（10）：10-12.

[73] DAHER M, MUÑIZ AB, DAHER AC, et al. Star nymphoplasty: a surgical technique for labia minora hypertrophy[J]. Ninfoplastia em estrela: técnica para redução dos pequenos lábios vulvares, Rev. Bras. Cir. Plást, 2015, 30(1): 44-50.

[74] CAPRARO VJ. Congenital anomalies[J]. Clin Obstet Gynecol, 1971, 14: 988-1012.

[75] MAAS S, HAGE JJ. Functional and aesthetic labia minora reduction[J]. Plast Reconstr Surg, 2000, 105(4): 1453-1456.

[76] 张甄，李峰永，李强，等. 楔形切除法治疗小阴唇肥大的最新进展[J]. 中华整形外科杂志，2021，37（7）：781-784.

[77] ORANGES CM, SISTI A, SISTI G. Labia minora reduction techniques: a comprehensive literature review[J]. Aesthet Surg J, 2015, 35(4): 419-431.

第 2 章　阴蒂包皮臃肿修整术

阴蒂包皮是包覆阴蒂组织的立体皮肤结构，为凸起的长条状位于小阴唇的上方，上接阴阜下端，两侧以阴唇间沟为界。由于它在胚胎发生时与小阴唇同源，因此当出现小阴唇肥大时，经常伴有阴蒂包皮的增生和臃肿。对于小阴唇肥大伴有阴蒂包皮臃肿的女性，如果单纯修整小阴唇，常遗留臃肿的小阴唇，显得头重脚轻、结构怪异，经常需要再次手术，专门修整阴蒂包皮。所以，现代的小阴唇缩小手术，常同时修整臃肿的阴蒂包皮。由于阴蒂包皮深面有阴蒂神经穿行，修整手术时不宜解剖过深，以免损伤阴蒂的感觉。

第一节　基础知识

一、阴蒂包皮的审美特点和分类

1. **概念**　阴蒂（clitoris）又称阴核。是女性特有的一个性感受器官，位于耻骨联合前下部，小阴唇前联合后方，是两侧大阴唇上端的汇合点，为一勃起结构，在发生学和组织结构上类似男性阴茎，主要由阴蒂海绵体和阴蒂包皮构成。

（1）阴蒂海绵体（corpus cavernosum clitoridis）：可分为阴蒂脚、阴蒂体和阴蒂头三部分。阴蒂海绵体的下半向两侧左右分开，称阴蒂脚（clitoral crus），呈倒"V"形分别附于两侧耻骨下支和坐骨支的内侧，表面覆以坐骨海绵体肌。两脚向内上汇合成圆柱形阴蒂体（body of clitoris），长2～4cm，两阴蒂体之间有不完整的海绵体中隔（又称梳状隔）将它们隔开。阴蒂体折转向前下方，其游离端即阴蒂头（glans clitoridis），类似男性阴茎头，为圆形的小结节，直径6～8mm，上面神经分布密集，是最敏感的性感受器，受伤后易出血。阴蒂头下面以阴蒂系带连于小阴唇，阴蒂头的上方有阴蒂包皮覆盖。阴蒂海绵体包以白膜，其外面被有阴蒂筋膜，其上方借两条结缔组织索——浅、深阴蒂悬韧带，将阴蒂体悬吊于耻骨联合前下部。阴蒂头有丰富的感觉神经末梢，感觉敏锐，与男性阴茎头同源，均为性敏感器官，在性活动中为易兴奋部位，易受刺激引起勃起，是性反应的重要结构。

（2）阴蒂包皮（prepuce of clitoris）：系覆盖在阴蒂体和阴蒂头表面的一层皮肤筋膜组织，上连阴阜下端，两侧为阴唇间沟，其末端以双层皮肤结构构成富有弹性的阴蒂包皮帽。在阴蒂头与阴蒂包皮之间的阴蒂沟内，常有阴蒂包皮垢。

2. **阴蒂的审美**　阴蒂整体外观略呈柱状，由阴蒂包皮覆盖，其两侧为阴唇间沟，上连阴阜区域，下成结节状末端，通过包皮帽和阴蒂系带与小阴唇连接。美观的阴蒂包皮：一条隆起的嵴状结构，大小适中，线条清晰简单，无多余皱褶，长度在25mm左右，宽度在6～8mm，阴蒂头各径为4～6mm，包皮帽长度适中，松紧合度，轻轻牵拉可以暴露阴蒂头。国人小阴唇肥大者，常伴有阴蒂包皮臃肿，女性阴蒂包皮过长会影响阴蒂的兴奋性，若不注意卫生，还可出现阴蒂炎、阴蒂包皮粘连等（张斌，2011）。然而，目前女性阴蒂包皮过长并没有受到充分重视，会阴整形医生在行小阴唇整形时，常忽略对阴蒂包皮臃肿的处理（Hamori，2013）。

3. 阴蒂包皮的分类　阴蒂包皮由于个体差异很大，通常为了外观描述准确或者为了方便手术进行分类。

（1）早期的分类方法：2013年，由Ostrzenski提出基于阴蒂包皮帽的组织结构特点而分为3型，作为治疗的依据（表2-1-1）。

（2）我中心的分类方法：临床上见到的阴蒂包皮形态远不止Ostrzenski分类中的3种类型，也不仅限于包皮帽（图2-1-1）。为了手术方便，我们认为阴蒂包皮增生的表型可以在横轴和纵轴两个维度上分析，并

表2-1-1　阴蒂包皮帽异常的分型（Ostrzenski，2013）

分型	解剖特征
闭锁型	阴蒂体部分或完全包埋于包皮
肥厚开口型	阴蒂包皮过长或增厚
非对称性皮下肥厚型	阴蒂包皮厚度不均匀

根据对称情况进行分类。我们常用的分类方法包括2种，一种是横向、纵向、对称度3元素独立的三段式分型方法，其优点是清晰、全面，但缺点是比较烦琐；另一种是综合分析，简单归类法，其优点是简单、明了、好掌握，缺点是不能清晰表达阴蒂包皮的表型。

1）三段式包皮增生分型方法：将患者的阴蒂包皮增生从横向、纵向、对称性3个视角分别判断，最

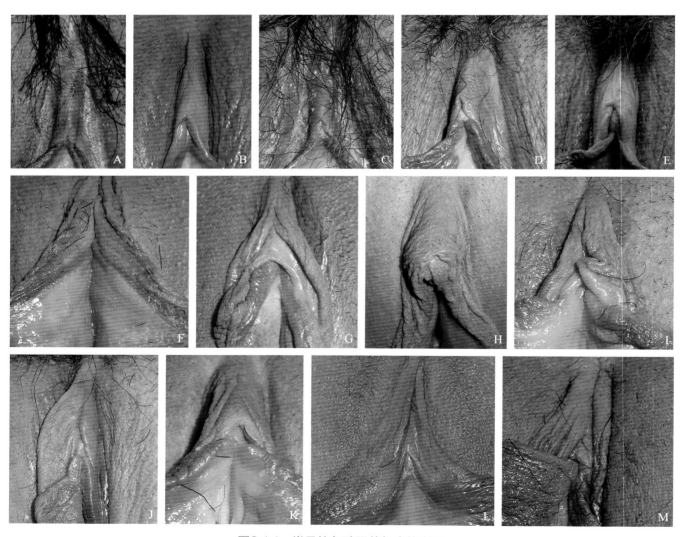

图2-1-1　常见的各种阴蒂包皮的表现

注：A～E.正常阴蒂包皮；F～I.基本对称的增生阴蒂包皮；J～M.不对称的增生阴蒂包皮。

后得出一个完整的分型（表2-1-2）。①从横轴上看可以分成3型（图2-1-2），即侧突型，在包皮侧方近阴唇间沟部有异常皮肤嵴状突出（图2-1-3）；旁中央突出型，在阴蒂包皮中线外的旁侧方有大小不一的皮肤嵴状突出（图2-1-4）；中央分裂型，阴蒂包皮在中央部分裂凹陷，形成一个沟槽样，而两侧的皮肤突出形成近乎对称的嵴状（图2-1-5）。②从纵轴上看可以分成2型（图2-1-6），即侧方过长倒"V"形延伸型，阴蒂包皮后方过长，向小阴唇方向延伸并与之融合；中央过长宽大型，阴蒂包皮中央部过长，造成远端包皮帽宽大。③根据包皮两侧对称情况可以分成3型，即对称型，两侧包皮增生基本对称；一侧型，仅一侧增生，而对侧基本正常；不对称型，两侧包皮均有增生，但程度不一致。这种分型方式的表达方式为三段

式：①+②+③，如旁中央突出、侧方过长、不对称型，侧突、侧方过长、对称型等。其中每一段诊断都代表着需要相应的处理进行纠正的核心方向。

表 2-1-2　三段式阴蒂包皮增生临床分型表（李强，周宇，原野，2021）

观察包皮的维度	Ⅰ型	Ⅱ型	Ⅲ型
横轴方向	侧突型	旁中央突出型	中央分裂型
纵轴方向	侧方过长倒"V"形延伸型	中央过长宽大型	
对称性	对称型	一侧型	不对称型

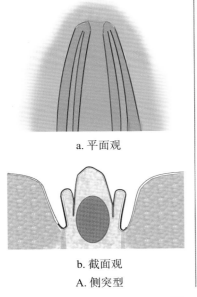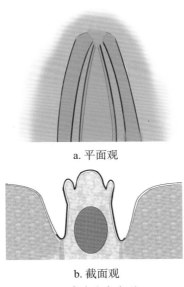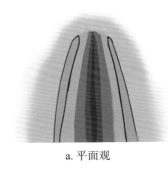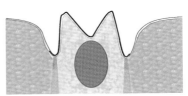

a. 平面观　b. 截面观　A. 侧突型　B. 旁中央突出型　C. 中央分裂型

图2-1-2　横轴方向阴蒂包皮增生的分类示意图

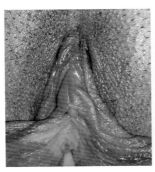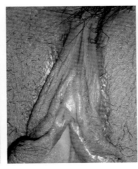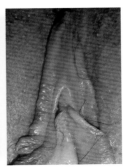

A型　B型　C型

图2-1-3　侧突型阴蒂包皮增生

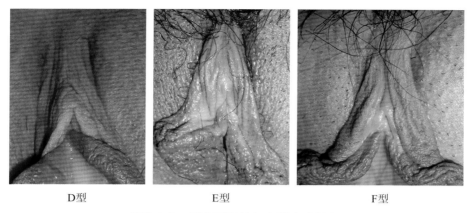

D型 E型 F型

图2-1-3 侧突型阴蒂包皮增生（续）

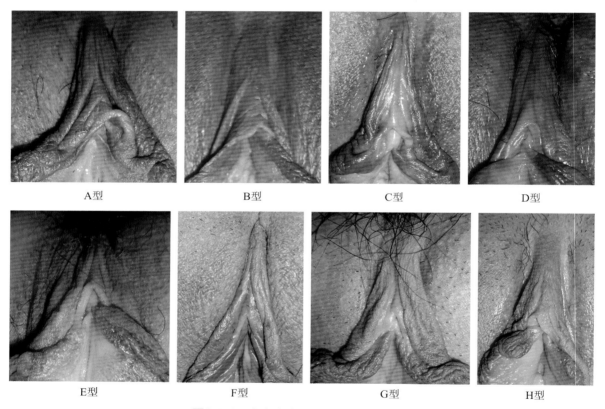

A型 B型 C型 D型

E型 F型 G型 H型

图2-1-4 旁中央突出型阴蒂包皮增生

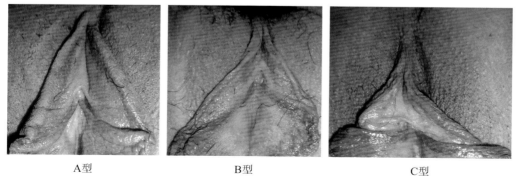

A型 B型 C型

图2-1-5 中央分裂型阴蒂包皮增生

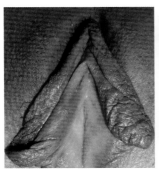
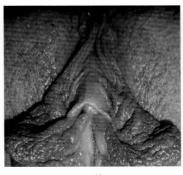
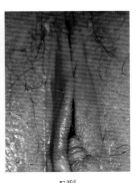

D型　　　　　　　　　　　E型　　　　　　　　　　　F型

图2-1-5　中央分裂型阴蒂包皮增生（续）

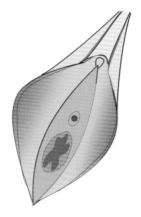
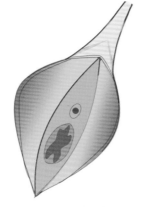

A. 侧方包皮过长　　　　　B. 中央包皮过长

图2-1-6　纵轴方向阴蒂包皮增生分类示意图

不对称的阴蒂包皮增生有各种表现形式，可以表现为横向的臃肿增生不对称，也可以表现为纵向包皮过长，直接延伸到小阴唇部并与之融合（图2-1-7）。

2）综合分析式阴蒂包皮分类方法：李峰永、刘美辰等根据她们的临床经验，为了手术方便，结合横向和纵向的增生特点，将阴蒂包皮增生简单划分为4型（表2-1-3），即中央增生型、外侧增生型、复合型和特殊类型（图2-1-8～图2-1-13）。这样也可以指导手术方案的制定。

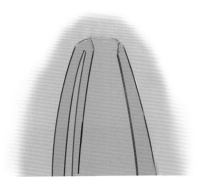
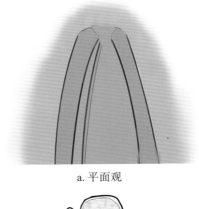
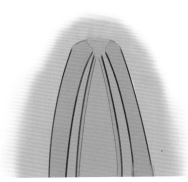

a. 平面观　　　　　　　　a. 平面观　　　　　　　　a. 平面观

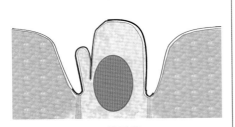
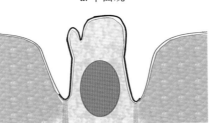
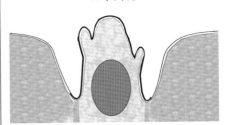

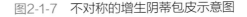

b. 截面观　　　　　　　　b. 截面观　　　　　　　　b. 截面观

A. 一侧侧突型　　　　　　B. 一侧旁中央型　　　　　　C. 两侧不对称型

图2-1-7　不对称的增生阴蒂包皮示意图

表 2-1-3　综合分析式阴蒂包皮分类标准及建议治疗策略（李峰永，刘美辰，2022）

	中央区	外侧区	形态特点	建议处理方式		
标准类型	形态良好	无	呈三棱锥或圆锥状，底部两侧游离缘成60°，遮盖部分阴蒂头，皮肤厚薄适宜，无多余皱褶	无需处理		
中央增生型	增生	无	中央区阴蒂包皮臃肿或有皮肤冗余，阴蒂包皮下极在小阴唇上极外侧基底部与小阴唇融合，站立位阴蒂包皮显露。可分为水平方向增生、垂直方向增生和两个方向同时增生	①根据阴蒂包皮水平及垂直方向组织臃肿情况，分别选择侧方切除法、倒"V"形切除法，或者两者结合的方法进行治疗。②阴蒂包皮突出肥厚（非阴蒂肥大）：去除增厚的皮下筋膜及臃肿皮肤。③阴蒂位置过高：可采用阴蒂头下新月形皮肤去除术进行调整*		
外侧增生型	形态良好	增生	阴蒂包皮中央区紧致饱满，无松弛臃肿的皮肤，阴蒂包皮外侧区可见单重、双重甚至多重皱襞，向下延伸与小阴唇或大阴唇融合，可分为单侧型或双侧型	采用延伸楔形切口或"L"形切口复合切除术或三部法进行整体设计切除		
复合型	增生	增生	中央区和外侧区包皮增生合并存在，严重者呈帷幕样外观遮盖阴蒂及小阴唇上极，阴蒂包皮外侧区可伴有多余皱褶，止于小阴唇、大阴唇或阴唇间沟的任何位置	①中央区垂直方向皮肤臃肿不明显：同外侧增生型处理方法。②中央区垂直方向皮肤臃肿明显：Gary或Lee或Xia的方法联合中央区游离缘倒"V"形切除术。③阴蒂位置过高可采用阴蒂头下新月形皮肤去除术进行调整*		
特殊类型			分区不清，结构不规则，除了增生可能伴有发育不良的情况	具体问题具体分析，原则是利用不同技术手段将其转化为标准型		

注：特殊类型阴蒂包皮形态多样，无法概括其具体处理方式。此法只对阴蒂包皮类型进行分类，对增生的严重程度不做进一步区分。对于大阴唇严重萎缩，阴唇前联合裂隙过宽的病例，必要时联合大阴唇丰隆术或阴唇前联合整形术。

*由于阴蒂位置过高导致的阴蒂突出不属于阴蒂包皮增生范畴，但是此表囊括了对此症状的处理方式。

资料来源：Liu MC, Li Q, Li SK, et al. Preliminary exploration of a new clitoral hood classification system and treatment strategy[J]. Aesth Plast Surg, 2022, 46(6): 3080-3093.

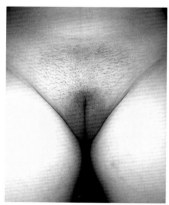

A. 理想阴蒂包皮站立位隐于丰满大阴唇中，外阴呈现海豚唇样

B. 阴蒂包皮分区：黄色标记区为中央区，蓝色标记区为侧方区

图2-1-8　阴蒂包皮站立位的理想外形和分区

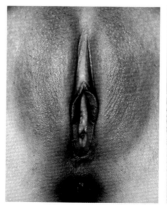
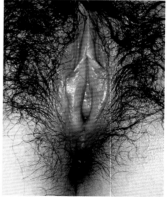

A. 30岁，理想的阴蒂包皮及阴蒂头外露

B. 23岁，理想的阴蒂包皮覆盖了阴蒂系带

图2-1-9　理想的阴蒂包皮外观

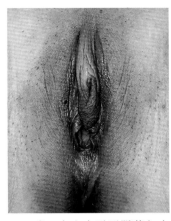 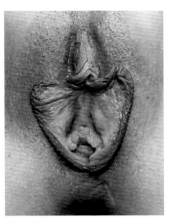 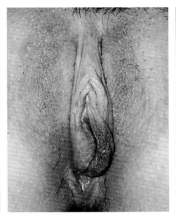 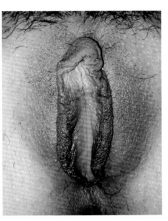

A. 38岁，中央水平型阴蒂包皮 增生　B. 32岁，中央垂直型阴蒂包皮 增生　C. 29岁，中央水平伴纵向延伸 增生　D. 20岁，中央增生伴黏膜皮肤 增厚

图2-1-10　中央增生型阴蒂包皮

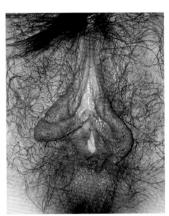

A. 29岁，阴蒂包皮双侧侧方增生　B. 33岁，阴蒂包皮单侧侧方增生

图2-1-11　外侧增生型阴蒂包皮

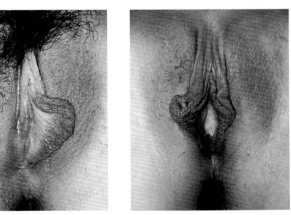 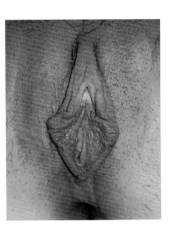

A. 23岁，阴蒂包皮呈手风琴样 外观，中央侧方均增生　B. 22岁，阴蒂包皮中央和侧方 均增生

图2-1-12　复合型阴蒂包皮增生

二、阴蒂包皮缩小术的解剖学特点

阴蒂是女性特有的组织，是女性产生性快感的主要器官之一，与男性阴茎同源但不包含远端尿道，通过韧带悬吊于耻骨上。阴蒂包皮由两侧小阴唇的外侧皱襞在阴蒂上方融合，呈风衣帽状宽松地覆盖着阴蒂，包皮在阴道前庭的两侧缩窄，形成一个小系带，连接到小阴唇的上1/3，将阴蒂头沿着骨盆曲度拉向下后方（赵连三，2004）。

阴蒂包皮的测量及意义

（1）阴蒂包皮的长度：是指阴蒂根部皮肤褶皱处至阴蒂包皮帽末端的距离，Cao等（2015）测量了319例行妇科美容整形手术的中国成年女性外阴形

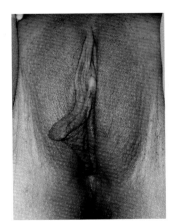 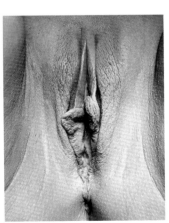

A. 25岁，单侧阴蒂包皮增生 伴阴蒂头外露　B. 28岁，阴蒂包皮中央分裂

图2-1-13　特殊类型阴蒂包皮增生

态，阴蒂包皮长为（25.66±4.415）mm。王鲁文等（2018）通过对700例妇科患者进行女性外阴形态测量，发现阴蒂包皮长为（25.381±5.823）mm，其中大多在为正常范围，且阴蒂多包埋其中；阴蒂包皮长度＞40mm，或者阴蒂包皮帽超过阴蒂头10mm为阴蒂包皮过长，约有0.1%的女性阴蒂包皮过长。阴蒂包皮长度均值是指导我们进行阴蒂缩小整形和阴蒂再造的重要依据。

（2）阴蒂包皮过长的影响：阴蒂头周围过多的包皮组织覆盖，可能降低其敏感度，有碍性功能；阴蒂包皮臃肿堆积会明显影响女性外阴的美观；若不注意卫生，过长的包皮也可引起阴蒂炎及阴蒂包皮粘连等问题。患者常因阴蒂包皮起皱、过长和肥厚而就诊，臃肿的阴蒂包皮在站立位检查可发现阴裂前端联合变宽和包皮手风琴样皱褶，对这些患者有必要进行阴蒂触诊，以排除因阴蒂肥大所致的包皮突出（Hamori C A，2014）。Ostrzenski（2013）进行了临床研究，并根据阴蒂包皮帽的组织学特征提出了分型方案，该分型对于外科医生选择更合适的手术方案具有重要意义。

三、阴蒂包皮缩小术应用解剖

阴蒂与男性的阴茎发育同源、结构相似，但不含尿道、外形较小。

1. **阴蒂的大小和形状** 阴蒂由阴蒂脚、阴蒂体和阴蒂头三部分组成（图2-1-14、图2-1-15），系海绵体样可勃起组织。阴蒂头直径4～6mm，呈半球形，其上覆盖阴蒂包皮呈风帽状，称包皮帽，体表测量阴蒂长20～30mm，直径5～8mm，表面覆盖有阴蒂包皮，包皮的中线部与后方的包皮帽相连续，其侧方则

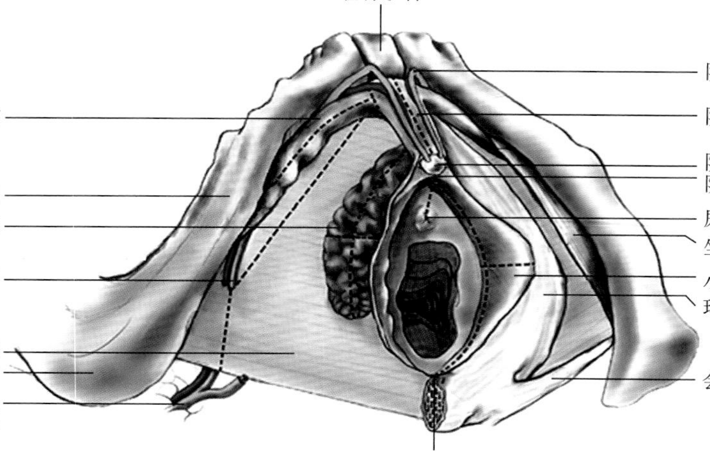

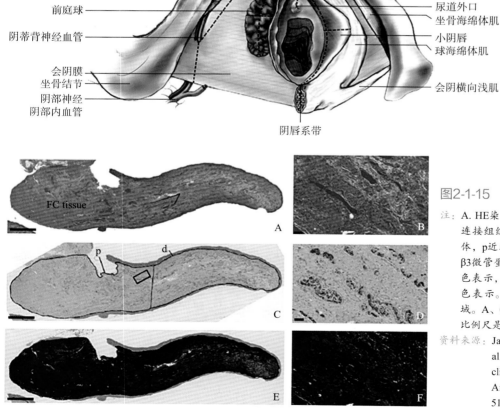

耻骨联合
阴蒂脚
坐骨耻骨支
前庭球
阴蒂背神经血管
会阴膜
坐骨结节
阴部神经
阴部内血管

阴蒂背神经血管
阴蒂体
阴蒂头
阴蒂系带
尿道外口
坐骨海绵体肌
小阴唇
球海绵体肌
会阴横向浅肌

阴唇系带

图2-1-14 会阴前三角浅表空间的示意图

注：虚线表示测量长度和宽度的位置以及结构之间的距离。

图2-1-15 阴蒂的组织结构及神经分布

注：A. HE染色系列组织切片。FC tissue，纤维连接组织N神经元组织。C. β3微管蛋白神经抗体，p近端，d远端。E. 相应像素分类图像，β3微管蛋白阳性神经纤维以黄色、橙色和红色表示，微管蛋白阴性的非神经元组织以蓝色表示。B、D、F. 包含单个神经的放大区域。A、C和E的比例尺为2mm，B、D和F的比例尺是100μm。

资料来源：Jackson LA, Hare AM, Carrick KS, et al. Clitoral anatomy and histology with clinical applications to vulvar surgery[J]. Am J Obstet Gynecol, 2019, 221(5): 519.e1-519. e9.

向后延伸，与小阴唇连接，小阴唇肥大患者常伴有明显的阴蒂包皮臃肿。

2. **阴蒂的血供** 阴蒂的血供主要来自阴部内动脉的分支、阴蒂背动脉的分支和阴部外动脉的阴蒂分支（图2-1-15）、子宫圆韧带分支，这些动脉发出分支，相互吻合形成网状，又反复分支，分布于阴蒂头和周围的皮肤。阴蒂静脉部分与动脉伴行，部分汇入阴蒂背深静脉回流。

阴蒂动脉（arteria clitoridis）是会阴动脉的一个分支，在尿道生殖膈下筋膜层面，沿着尿道生殖膈外侧行向前内侧，沿途发出前庭球动脉、阴蒂背动脉和阴蒂深动脉等分支，主要供应尿道生殖膈处的勃起组织，如阴蒂和前庭球等（图2-1-16）。

3. **阴蒂的感觉神经分布** 主要是由来自阴部神经的属支阴蒂背神经的传入纤维，沿耻骨支内侧深筋膜浅面，行向前内（图2-1-17），到达阴蒂根部后转向

阴蒂体，分布于阴蒂头部和周围的包皮（图2-1-18）。其中阴蒂头部的感受器密度最高，是引发阴蒂高潮的重要性感带。如果包皮与阴蒂头粘连或者包皮帽过长，可能造成阴蒂感觉减退，甚至性冷淡，尚缺乏客观证据。有些与生长因子相关的生物活性物质注射到阴蒂头及包皮附近，可能提高局部的性敏感度。

4. **阴蒂与前庭球的关系** 女性前庭球与男性的尿道海绵体同源，它通过交通血管与阴蒂的血窦相连续，两者均属于可勃起组织（图2-1-19）。在性兴奋过程中，可以同时出现勃起现象，对性高潮的出现起到重要的辅助作用。

5. **阴蒂悬韧带** 系耻骨联合前下方的韧带样结构，从前向后可分为浅、深两个部分，起于耻骨联合的骨面，止于阴蒂背侧深筋膜，阴蒂体根部借助阴蒂悬韧带附着在耻骨联合的前下方（图2-1-20）。

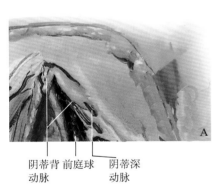
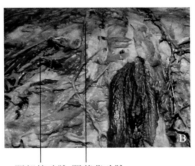
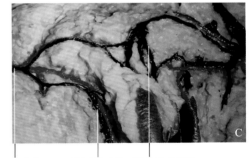

阴蒂背　前庭球　阴蒂深　　阴部外动脉　阴蒂背动脉　　阴部外动脉　　阴唇前动脉　阴蒂背动静脉
动脉　　　　　　动脉

图2-1-16　阴蒂血供来源

注：A. 阴蒂血供示意；B、C. 阴蒂血供解剖图。

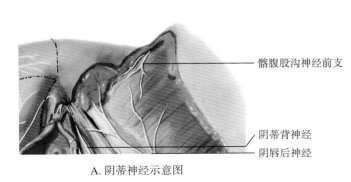

髂腹股沟神经前支

阴蒂背神经
阴唇后神经

A. 阴蒂神经示意图

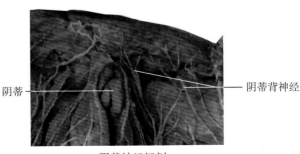

阴蒂　　　　　　　　　　阴蒂背神经

B. 阴蒂神经解剖

图2-1-17　阴蒂神经分布图

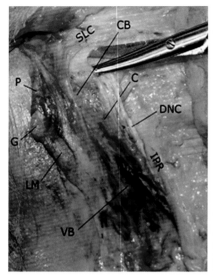

A. 阴蒂神经沿耻骨支内侧行向前内

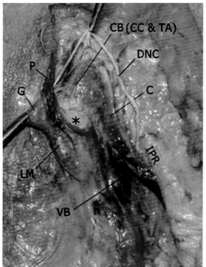

B. 阴蒂根部分支

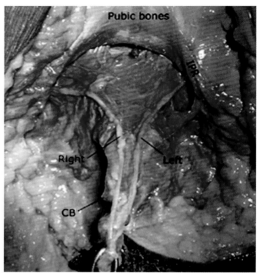

C. 两侧的阴蒂背神经走行

图2-1-18　阴蒂背神经的行走层次

注：新鲜尸体左侧阴户的解剖。阴蒂悬吊韧带（SLC）、阴蒂体（CB）、白膜（TA）、海绵体（CC）、阴蒂脚（C）、阴蒂头（G）、阴蒂背神经（DNC）、坐骨耻骨支（IPR）、小阴唇（LM）、阴蒂包皮（P）、前庭球（VB）、耻骨联合（pubic bones）、右侧（Right）、左侧（Left）、部分切面（CB）。

资料来源：Jackson et al. Clitoral anatomy and histology with clinical applications to vulvar surgery. Am J Obstet Gynecol 2019.

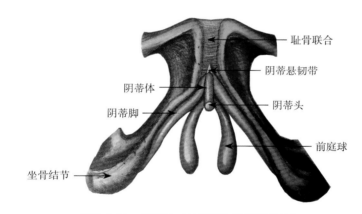

图2-1-19　阴蒂与前庭球的关系示意图

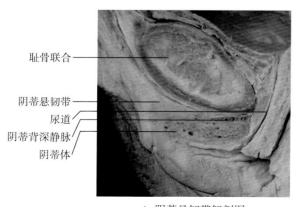

A. 阴蒂悬韧带解剖图

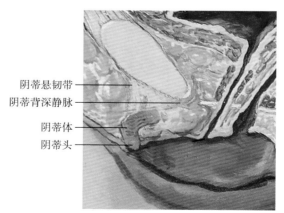

B. 阴蒂悬韧带示意图

图2-1-20　阴蒂悬韧带解剖

四、阴蒂包皮臃肿整形术的历史进展

阴蒂包皮的美容整形是随着小阴唇美容整形的开展而逐渐被人们所重视。20世纪末人们多把注意力集中在肥大小阴唇的缩小整形，有时会因为缺乏整体调整，引起继发性的外阴形态不理想，到了21世纪初，阴蒂包皮的修整问题才逐渐受到关注。小阴唇肥大的患者常伴有阴蒂包皮的臃肿，患者常因阴蒂被包裹于过多的包皮下，很少受到直接刺激，影响性感受，或因冗余的包皮褶皱影响外阴美观而要求进行阴蒂包皮整形（赵连三，2004）。

1. 阴蒂包皮的美容整形手术 有学者认为通过手术的手段，去除部分臃肿的阴蒂包皮组织，减少阴蒂包皮大小、美化外观和显露更大范围的阴蒂组织以增强性敏感度。（薛春雨，2013）。1975年，Kramarosky和Manriquez首次描述了阴蒂包皮成形术用于阴蒂包皮过长的治疗。他们使用钝性分离的方法，将阴蒂包皮与阴蒂头分离，然后修剪阴蒂包皮。自该技术提出以来，出于医学以及美学需求，出现了不同的改良术式。但该手术方式可引起一些潜在并发症，如术后水肿等，最严重的甚至可能造成局部神经感觉的损失，导致阴蒂麻木，从而限制了该术式的应用（Ostrzenski A，2013）。阴蒂暴露程度与性感受提升之间无直接证据，因此需慎重。近些年，很多学者总结临床经验、创新手术方式，提出了阴蒂包皮冗余的多种治疗手段，主要归纳为小阴唇和阴蒂包皮联合缩小术、倒"V"字成形术联合水分离技术、阴蒂皮下成形术三种类别。

（1）小阴唇和阴蒂包皮联合缩小术：就是采用一组切口，在缩小小阴唇的同时，进行阴蒂包皮的修整。这是报道最多、改良最快的手术理念，很多新术式都是围绕着这个目的而设计。早在2008年，Alter介绍了应用改良的小阴唇楔形切除术治疗407例患者，通过横向的"V"形切口外侧的延伸设计，在行小阴唇楔形扩大切除的同时，处理包皮冗余的问题。这种手术方式并发症少，患者满意度高。但Ostrzenski（2011）指出，该手术在阴蒂包皮的中侧面留下两个可见的瘢痕。由于瘢痕不含勃起组织，

因此可能影响功能，有碍美观。相比之下，采用倒"V"字成形术可更好地将瘢痕隐藏于新的包皮开口中从而实现更好的美学效果。2011年，张斌等应用小阴唇和阴蒂包皮联合缩小术治疗了12例患者。将肥大的小阴唇和过长的阴蒂包皮看作一个连续的整体处理，术中对冗余的阴蒂包皮行"U"形切除后直接缝合创面；对肥大的小阴唇行分层"V"形切除后，将形成的去表皮小阴唇瓣闭合创面，这样可同时缩小肥大的阴蒂和小阴唇，使术后外阴形态更加自然、美观。2013年，Gress报道了采用组合式小阴唇缩小联合阴蒂包皮切除术治疗812例患者。分别切除阴蒂体下两侧新月形包皮和阴蒂体上矩形包皮，并联合小阴唇弧形切除术，整体调节了小阴唇和阴蒂形态，使小阴唇得以收紧和均匀缩小，阴蒂位置也得到矫正。术后线条协调、流畅，患者的满意度较高，约35%的患者术后性敏感度提高。2015年，Triana L设计了马蹄铁形小阴唇缩小同时进行阴蒂包皮修整的手术方法，获得良好的效果。同年，Hunter报道指出阴蒂包皮冗余可能在水平面或垂直平面，或两者均有。其中水平面的冗余是最常见的，表现为包皮平行堆积或者是在中央部分侧面折叠；阴蒂皱褶可能是单侧或双侧而导致外观变宽，也可呈多层不对称折叠。垂直平面的冗余则表现为包皮下垂或被拉长。阴蒂包皮的冗余应该在阴唇美容整形期间进行处理，否则术后外阴部的外观可能会不自然。以Hunter的经验，最常见的阴唇整形术后再修复的原因是术者未能处理皱褶的阴蒂包皮和阴道前庭后侧的多余的阴唇组织。水平面的冗余需要垂直切除侧面的阴蒂包皮，切口通常平行于阴蒂包皮和大阴唇之间的沟。垂直平面的冗余则需要通过横向切除包皮的一部分，通常为倒"V"字楔形切除，横跨其整个宽度。对于包皮过长显著悬垂于阴蒂头的病例，可以适当剪断包皮游离缘。但在任何情况下，阴蒂头都不应被完全暴露，否则会引起阴蒂过度敏感甚至后期不敏感等不良反应。2021年，李峰永设计了三叶瓣技术，同时缩小小阴唇和阴蒂包皮。

（2）倒"V"形成形术联合水分离技术：2010年，Ostrzenski描述了一种新的手术方式，采用倒"V"字

成形术联合水分离技术进行修复性阴蒂包皮成形术。该手术的理念是在不使用任何金属器械的情况下，通过加压的无菌盐水打开阴蒂和内包皮之间完全消失的空间，处理阴蒂包皮闭塞的开口，以避免阴蒂神经损伤；以倒"V"字成形术使阴蒂包皮缩小、变薄。这种手术方法被改良并用于阴蒂包皮缩小成形术。在改进的技术中，不需要包皮手术切口分离阴蒂包皮的内表面和阴蒂体，可以在直视下应用水分离技术，分离阴蒂包皮内表面和阴蒂之间的粘连，并去除包皮垢和碎屑。以倒"V"形切除过量的阴蒂包皮组织，缝合线隐藏在新的阴蒂包皮开口中，阴蒂头暴露在3～5mm。改进的水分离技术简单实用，术后具有非常自然和美观的效果。

（3）阴蒂皮下成形术：2013年，Ostrzenski报道了一种新的手术技术，称为阴蒂皮下成形术，适用于非对称皮下肥大型阴蒂包皮的病例，其异常的特征在于细长的阴蒂包皮和包皮的厚度不对称。对于临床上非对称肥厚型的包皮，阴蒂包皮长度减少本身无法取得令人满意的美学效果，因此需要皮下切除阴蒂包皮。由于显著的术中水肿可能干扰评估需要切除的组织量并使术前标记难以进行，因此这种情况可能需要二期不同手术处理。一期手术使用Ostrzenski的倒"V"字成形术联合水分离技术减少阴蒂包皮长度。二期手术进行阴蒂包皮皮下切除术。此外，当阴蒂包皮的长度不需要减少时，阴蒂皮下成形术可以作为单独操作进行。这种外科手术的理念是切除上皮下过度肥厚的组织，以实现阴蒂包皮的双侧厚度对称。当确诊阴蒂包皮不对称肥厚时，应该考虑应用这种手术方式治疗。Ostrzenski对3名阴蒂包皮不对称肥厚的女性，进行了二期手术：①采用倒"V"字成形术联合水分离技术减少阴蒂包皮过长；②阴蒂皮下成形术减少阴蒂包皮的厚度。同时在一期进行了小阴唇成形术。3名患者均实现了良好的美学效果，并且没有观察到任何复杂情况。

2. 术后并发症　阴蒂包皮整形手术有发生术后瘢痕伴阴蒂包皮扭曲、阴蒂过度敏感和阴蒂头损伤的风险，此外还有感染、血肿和脓肿形成的可能（Goodman MP，2011；Wilkie G，2018）。应在术前告知患者可能存在的并发症。可于术前24小时以内预防性地使用一代头孢菌素。对于包皮去除过多，引起阴蒂感觉不适的患者，可采用双层V-Y成形术重建阴蒂包皮（Wolffenbuttel KP，2017；Alter GJ，2011）。在Alter统计的407例接受阴唇中央楔形切除术联合阴蒂包皮缩小成形术的患者中，只有4%（18/407）出现术后并发症，2.9%（12/407）需要行翻修手术（Hamori CA，2008）。一项对258例接受多项外阴美容整形手术患者的大型多中心横断面研究发现，小阴唇和阴蒂包皮整形手术的术后并发症发生率低，且持续时间相对较短，患者总体满意度达97.2%（172/177），64.7%（106/164）的患者及35.7%（60/168）的患者配偶表示性生活质量提高（Goodman MP，2010）。Triana和Robledo（2012）评估了74例接受阴唇成形术部分联合阴蒂包皮成形术患者在术后6个月的情况，满意度接近100%，没有出现瘢痕挛缩、疼痛性瘢痕或因唇边畸形引起不适等并发症。Bucknor等（2018）通过对451例接受阴唇及阴蒂包皮整形术患者术后并发症的调查分析发现，吸烟和术前性功能障碍可能会增加术后并发症发生的风险。在一项横断面研究中，Minto等（2003）指出，患者在儿童早期性器官尚未发育完全时接受阴蒂包皮成形术会减弱阴蒂的性敏感度并影响性功能，故不建议在儿童时期施行阴蒂包皮整形手术。

3. 总结与展望　阴蒂包皮美容整形手术的目的包括减少阴蒂包皮大小、美化其外观和显露适当范围的阴蒂组织来增强性快感，但不应使阴蒂头过度暴露（Parmer J B，2009）。此外，联合小阴唇手术还可以使阴道内液体引流顺畅，减少异味等与包皮有关的卫生问题（Triana L，2015）。然而，目前学者对相关手术的报道还相对较少。整形外科医生在选择小阴唇美容整形的手术方式时，应考虑到阴蒂包皮的形状和大小对术后整体外观的影响，阴蒂包皮成形术可以与阴唇美容整形术联合进行，术后随访表明不会导致性敏感度降低（Zeplin P，2016；Placik OJ，2015）。Ostrzenski（2013）根据阴蒂包皮特征建立阴蒂包皮帽分型，并提出了针对各型阴蒂包皮的外科手术方式：Ⅰ型，建议采用倒"V"字成形术联合水分离技术治疗闭塞型阴蒂包皮；Ⅱ型，建议采用倒"V"字成形术联合改良的水分离技术治疗肥厚开口型阴蒂包皮；Ⅲ型，建议选择阴蒂皮下成形术治疗非对称性皮下肥厚型阴蒂包皮。已经开展阴蒂皮成形术的医生没有发现明显的手术并发症，并基本达到理想的手术效果（Alei G，2011）。然而，目前尚缺乏长期随访的文献资料，仍待更深入的研究。

临床工作中，根据患者具体的阴蒂包皮臃肿特点，实际上可以多种手术方法并用，并不一定要拘泥于采用某些固定的手术模式，只要总体实现阴蒂包皮的外观正常、美观即可。一般情况下阴蒂包皮上手术瘢痕不太明显，手术瘢痕多可以隐藏在自然皱褶中。

（原　野　张思娅　李一琳）

第二节　常用阴蒂包皮臃肿修整术

阴蒂包皮是覆盖于阴蒂头和阴蒂体上的一层皮肤筋膜组织，其大小和形态与小阴唇的外形相互适应，当出现小阴唇肥大或者发育异常时，经常伴有阴蒂包皮的增生和外形异常。因此，在进行小阴唇缩小整形的同时，经常需要进行阴蒂包皮的修整。阴蒂包皮缩小整形的目的：①阴蒂外观的改善，线条简洁清晰、阴蒂包皮高度降低、与小阴唇过渡自然。②阴蒂功能的改善，大小适中，暴露量合适、性敏感度正常。

每位患者的阴蒂包皮增生的特点不同，也需要进行相应的组织调整，常用的阴蒂包皮缩小整形术的主要方法：①阴蒂包皮的宽度缩小，如图2-1-20所示，将臃肿的异常包皮皱褶去除，尽量恢复单个条状的简洁结构特点。②阴蒂包皮长度缩小，主要是调整阴蒂包皮对阴蒂头的覆盖情况，使阴蒂头得到适当的暴露，以改善其性感受功能。③处理好阴蒂包皮和小阴唇的关系，主要是修剪增生的阴蒂包皮延伸到小阴唇并与之相互融合的部分，使之结构过渡自然、比例适中、外形美观。

一、独立的阴蒂包皮缩小整形手术

对于单纯性包皮过于臃肿、包皮臃肿后方在与小阴唇融合处结构尚可接受或者采用的小阴唇缩小术式集中在小阴唇后方的情况时，其阴蒂包皮的处理往往成一个独立的单元，可以用其专用的手术进行缩小整形。

1. 以缩窄阴蒂包皮宽度为特点的阴蒂包皮缩小整形手术（横向缩小）　针对以增宽为特点的阴蒂包皮增生，可以根据患者阴蒂包皮的具体类型，分别进行处理（图2-2-1）。

（1）侧突型阴蒂包皮增生的缩小整形手术：阴蒂包皮增生主要表现为侧方的异常突出呈崤状，邻近阴唇间沟，其处理手术有两类，即隐蔽切除术、自然切除术。

1）隐蔽切除术：沿着阴唇间沟内侧基底部做平行的切口，切开、分离并掀起侧突部的皮瓣，充分修剪、止血后，去除增生的皮肤组织，将切口尽量保留在阴唇间沟部位。其优点是瘢痕隐蔽、外观自然，其缺点是术后肿胀比较明显，有时会残留较小的异常突出皮肤皱褶（图2-2-2、图2-2-3）。

手术方法：标线表明侧突的范围，在侧突的外侧近阴唇间沟部1～2mm处做平行于阴唇间沟的切口标线，其长度与侧突的长度相当。局部肿胀麻醉下，沿着切口标线切开皮肤及皮下组织，沿着皮下浅层向内侧剥离，范围约与侧突范围相合，要超过侧突内侧界限3～5mm，掀起皮瓣并舒平。在舒平的侧方皮瓣上标记并切除包皮增生部分，充分止血后分层缝合，其内层可用间断缝合，其外层皮肤建议用6-0可吸收缝线做连续缝合。

2）自然切除术：对于有些侧突外侧方皮肤质量较好、结构接近正常者，可以在侧突顶端与正常阴蒂包皮之间做切口，切除异常的分界部，缝合形成完整

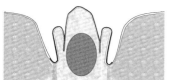 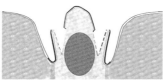 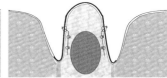

a. 术前　　　　　　　　b. 切口设计　　　　　　　c. 切除部分包皮　　　　　　d. 分层缝合

A. 侧突型包皮增生

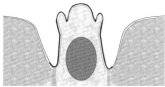 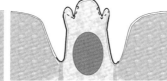 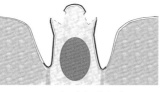 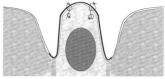

a. 术前　　　　　　　　b. 切口设计　　　　　　　c. 切除部分包皮　　　　　　d. 分层缝合

B. 旁中央型包皮增生

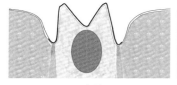 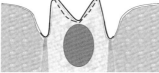 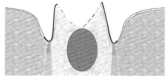 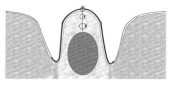

a. 术前　　　　　　　　b. 切口设计　　　　　　　c. 切除部分包皮　　　　　　d. 分层缝合

C. 中央分裂型包皮增生

图2-2-1　常用的横向阴蒂包皮缩小整形手术示意图

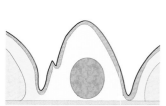

A. 阴蒂包皮褶皱（术前）　　　　B. 术前设计切开线和层次

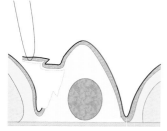 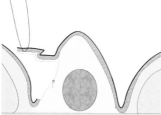

C. 切开皮肤形成皮瓣　　　　D. 将皮下筋膜组织缝合成一体

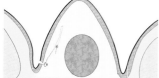 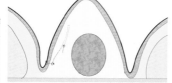

E. 切除臃肿皮肤舒平皮瓣　　　　F. 缝合皮肤（术后）

图2-2-2　侧突型阴蒂包皮增生的隐蔽切除术示意图

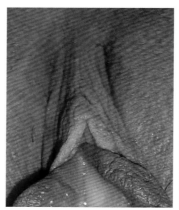 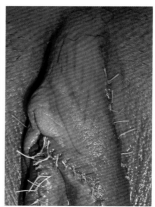

A. 术前　　　　　　　　B. 术后

图2-2-3　侧突型阴蒂包皮增生的隐蔽切除术

的一体（图2-2-4）。

　　手术方法：标识阴蒂侧突的范围，在侧突的顶部与正常阴蒂包皮的相对应部分做梭形切口设计并清晰标线，局部肿胀麻醉下，"V"形切除切口标线内的分界组织，并将内侧边缘的皮瓣分离3～5mm，充分止血后分层缝合皮下组织和皮肤，建议皮肤缝合采用6-0可吸收缝线连续缝合，主要皮肤缝线不宜拉得太紧，只要皮肤对合就好。

（2）旁中央型阴蒂包皮增生的缩小整形手术：因为包皮的异常突出靠近阴蒂包皮的中央部，很难采用阴唇间沟附近的隐蔽切口，其处理方法通常有两类，即自然切除术和中央切除术。

1）自然切除术：将异常突出的皮肤皱褶，在其出现的部位切除并修整成自然弧度（图2-2-5、图2-2-6）。

手术方法：标识阴蒂旁中央突的范围，在旁中央突的顶部与正常阴蒂包皮的相对应部分做梭形切口设计并清晰标线，局部肿胀麻醉下，"V"形切除切口标线内的分界组织，并将内侧边缘的皮瓣分离3～5mm。充分止血后分层缝合皮下组织和皮肤，建议皮肤缝合采用6-0可吸收缝线连续缝合，主要皮肤

缝线不宜拉得太紧，只要皮肤对合就好。

2）中央切除术：针对阴蒂包皮近中线部存在多个皮肤皱褶，外观复杂、不易修平者，可以将阴蒂包皮中央部异常的皮肤切除，将两侧旁中央突的皮瓣向内推，分层缝合，使得缝合部位位于中线部位（图2-2-7）。

手术方法：标识阴蒂旁中央突的范围，在两侧旁中央突的顶部做相对应部分，做梭形切口设计并清晰标线，局部肿胀麻醉下，"V"形切除切口标线内的中央部位包皮组织，并将外侧边缘的皮瓣分离2～3mm。充分止血后分层缝合皮下组织和皮肤，将缝合线恰好置于阴蒂包皮的正中部位，建议皮肤缝合采用6-0可吸收缝线连续缝合，主要皮肤缝线不宜拉

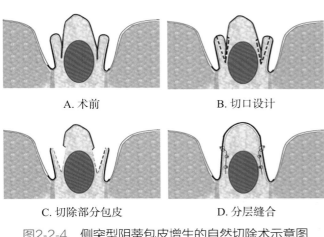

A. 术前　　　　　　　B. 切口设计

C. 切除部分包皮　　　　D. 分层缝合

图2-2-4　侧突型阴蒂包皮增生的自然切除术示意图

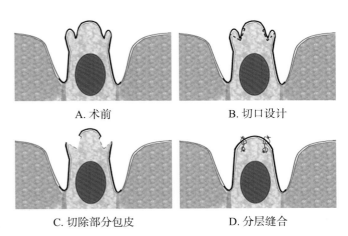

A. 术前　　　　　　　B. 切口设计

C. 切除部分包皮　　　　D. 分层缝合

图2-2-5　旁中央型阴蒂包皮增生的自然切除术示意图

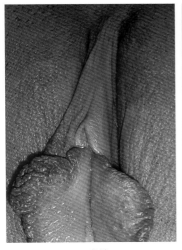

A. 术前　　　　　　　B. 术后

图2-2-6　旁中央型阴蒂包皮增生的自然切除术

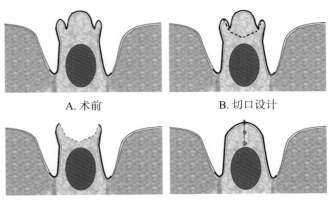

A. 术前　　　　　　　B. 切口设计

C. 切除部分包皮　　　　D. 分层缝合

图2-2-7　旁中央型阴蒂包皮增生的中央切除术示意图

得太紧，只要皮肤对合就好。

（3）中央分裂型阴蒂包皮增生的缩小整形手术：中央分裂型阴蒂包皮增生的中央部通常较低，处理最好是去除中央凹槽部的皮肤，然后用两侧的皮瓣修复创面。如果中央部阴蒂包皮较高，也可以在两侧进行修整。其处理手术有两类：中央切除术、隐蔽切除术。

1）中央切除术：针对中央分裂比较深、高度明显低于周边大阴唇水平者，可以切除中央部凹槽周边的阴蒂皮肤，将两侧皮瓣拉拢缝合，形成新的阴蒂包皮。该方法的优点是操作简单、外形自然，其缺点是将缝合瘢痕留在了比较明显的中线部位。

手术方法：首先标明中央分裂的范围，在两侧皮肤皱襞的最顶端分别设计一条切口线，其前后端分别合拢成为梭形切口线，清晰标明。局部肿胀麻醉下，切除标线范围内的阴蒂皮肤，充分止血后向中央部拉拢，分层缝合。皮肤缝合建议用6-0可吸收缝线连续缝合（图2-2-8）。

2）隐蔽切除术：对于中央分裂的底部较高，接近大阴唇水平者，可以考虑去除两侧的阴蒂包皮，保留中央部，通过加深阴唇间沟，重塑一个阴蒂包皮的形态。其优点是切口瘢痕隐蔽，缺点是有时中央部外形不够圆滑自然，两侧加深的阴唇间沟可能会变浅，使得阴蒂包皮的形态不够美观。

手术方法：测量阴蒂包皮中线到阴唇间沟的切线距离，在双侧阴唇间沟上1～2mm处设计第一条切口线，保留足够的阴蒂包皮瓣使之大于或等于之前测量的切线距离，在近包皮皱褶顶端的部位设计第二条切口线，两线的前后两端合拢，使之呈现梭形切口，用消毒记号笔标明切口线。局部肿胀麻醉下切除两侧梭形切口范围内的阴蒂包皮，适当向中线分离后充分止血，将中央部保留皮瓣的两侧拉向阴唇间沟部位，分层缝合（图2-2-9）。

如果两侧的阴唇间沟过浅或者不对称，为了更好的阴蒂塑形效果，可以不可吸收缝线在近切口阴唇间沟部位深缝数针，使浅筋膜与深筋膜的间隙变小，从而加深阴唇间沟，然后再进行阴蒂包皮的外形重塑。

2. 以缩短阴蒂包皮长度为特点的阴蒂包皮缩小整形手术　以阴蒂包皮增长为特色的包皮增生，可以分别采用中央区域的缩短或者外侧形缩短。

（1）阴蒂包皮中央区长度缩短整形手术：如果患者包皮的中央增长为特点，则可以采用中央方向的缩短，可以在根部做倒"V"形切除，也可以在后部做倒"V"形切除。

1）阴蒂包皮根部倒"V"形切除术：如果阴蒂包皮的末端包皮帽外形比较正常，而长度明显覆盖阴蒂头，可以通过缩短根部的阴蒂包皮，使得阴蒂头部分外露，增强其性感受。

手术方法：首先以手轻轻前推阴蒂包皮，测定阴蒂包皮需要切除的量，然后在阴蒂包皮根部设计倒"V"形切口并以记号笔标明切口范围。局部肿胀

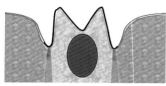 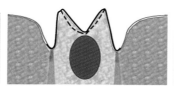 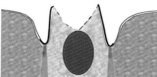 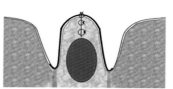

A. 术前　　　　　　　　B. 切口设计　　　　　　　C. 切除部分包皮　　　　　　D. 分层缝合

图2-2-8　中央分裂型阴蒂包皮增生的中央切除术示意图

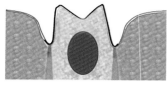 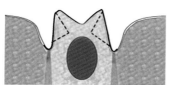 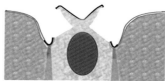 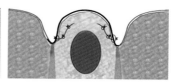

A. 术前　　　　　　　　B. 切口设计　　　　　　　C. 切除部分包皮　　　　　　D. 分层缝合

图2-2-9　中央分裂型阴蒂包皮增生的隐蔽切除术示意图

麻醉下，切除切口范围内阴蒂包皮的皮肤，尽量不伤及皮下组织，然后将阴蒂包皮向前提拉，观察阴蒂头外露情况，一般以稍有外露为宜，不宜超过阴蒂头的1/3。充分止血后分层缝合（图2-2-10）。其优点是术后可以增加阴蒂头的性感受性，缺点是有时阴蒂包皮根部的切口会有瘢痕增生，如果暴露阴蒂头过多，可以引起疼痛不适。

2）阴蒂包皮后部倒"V"形切除术：当阴蒂包皮明显覆盖阴蒂头，且阴蒂包皮帽明显宽大并不对称，则需要在包皮帽的游离缘适当切除修整，使之外观自然、阴蒂头暴露适当（图2-2-11、图2-2-12）。

手术方法：探查阴蒂头和包皮帽之间的关系，确定需要切除的包皮帽的组织量，在包皮帽游离缘做倒"V"形切口，使得阴蒂头稍有暴露，以无菌记号笔标明切除组织范围。局部肿胀麻醉下，切除设计范围内的双侧包皮组织，充分止血后缝合创缘。术后要求实现两侧包皮帽基本对称，阴蒂头稍有暴露，前推阴蒂包皮可以很容易地显露整个阴蒂头。

3）阴蒂包皮厚度修薄术：阴蒂包皮的厚度修薄、粘连分离和对称性调整技术是2013年由Ostrzenski提出的，主要是针对阴蒂包皮帽部位包皮组织过厚并与阴蒂头有明显粘连，有时尚有明显不对称。他认为，采用阴蒂包皮帽倒"V"形切口，联合局部水分离技术进行阴蒂头–包皮的分离、包皮帽周边组织皮下修薄和包皮的成形术，可以实现外形的改善（图2-2-13）。手术过程与上述相似，需要充分止血后分层缝合创缘，但要小心分离时远离阴蒂体白膜，以减少感觉神经的损伤（图2-2-14）。

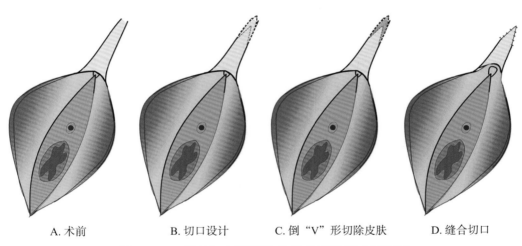

A. 术前　　　　B. 切口设计　　　　C. 倒"V"形切除皮肤　　　　D. 缝合切口

图2-2-10　阴蒂包皮根部倒"∨"形切除手术示意图

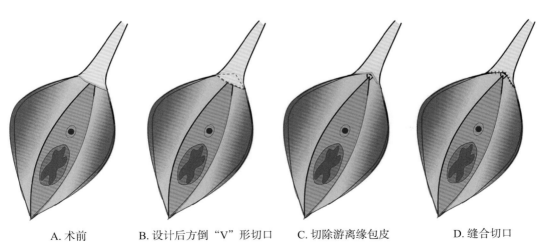

A. 术前　　　B. 设计后方倒"V"形切口　　　C. 切除游离缘包皮　　　D. 缝合切口

图2-2-11　中央过长型包皮臃肿阴蒂包皮后部倒"∨"形切除手术示意图

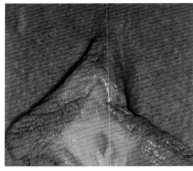
a. 术前

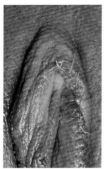
b. 后方倒"V"形切除

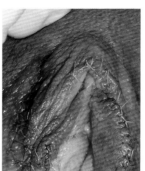
c. 侧方隐蔽切除术

A. 旁中央型增生+中央过长

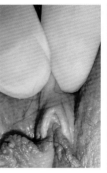
a. 术前

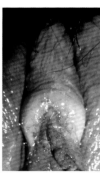
b. 后端倒"V"形切除缩短

B. 中央型包皮过长

图2-2-12 阴蒂包皮后部倒"V"形切除术

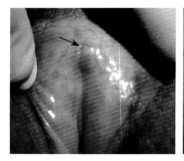
A. 阴蒂包埋于皮下

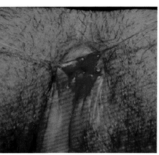
B. 水分离完成，倒"V"字成形术开始

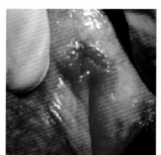
C. 手术完成即刻

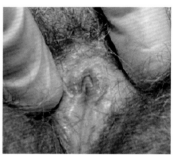
D. 术后6个月

图2-2-13 倒"V"形阴蒂包皮成形联合水分离技术（Ostrzenski）

资料来源：Ostrzenski A. Selecting aesthetic gynecologic procedures for plastic surgeons: a review of target methodology[J]. Aestheti Plast Surg, 2013, 37(2): 256-265.

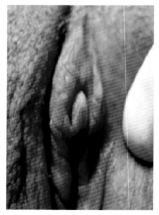
A. 皮下非均匀肥厚型包皮

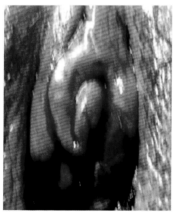
B. 阴蒂包皮皮下成形术后，切缘在缝合前无牵拉无张力的状态下对合到一起

图2-2-14 阴蒂皮下成形术（Ostrzenski）

注：包皮不均匀增厚时修薄和修整。

资料来源：Ostrzenski A. Selecting aesthetic gynecologic procedures for plastic surgeons: a review of target methodology[J]. Aestheti Plast Surg, 2013, 37(2): 256-265.

（2）阴蒂包皮两侧长度的缩短修整手术：当包皮过宽时，常伴有长度的臃肿，因此在修整中部的同时，对其后部的增宽、增高和结构不清晰，也要针对性地纠正。

增生皱襞直接切除阴蒂包皮修整术（后方宽度调整）：当患者的阴蒂包皮明显增宽，其后端融入小阴唇部位也同时增宽，形成异常皱襞时，可以将增宽的皱襞直接切除，修平创面分层缝合，从而实现阴蒂包皮的简洁外观。

手术方法：标记异常增生阴蒂包皮的范围，根据皮肤皱襞的走向设计梭形切口，尽量将皱襞内侧凹槽的底部皮肤包括在切除范围之中。局部肿胀麻醉下直接切除切口标记范围内的阴蒂包皮，适当分离内侧皮瓣的边缘，充分止血后分层缝合皮下组织和皮肤（图2-2-15）。要求尽量将局部修复平整，但不宜切除

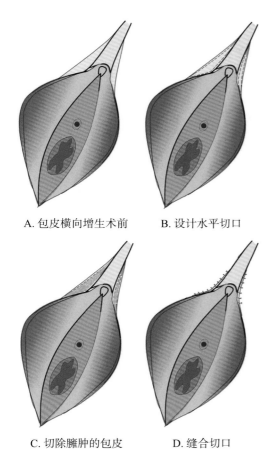

A. 包皮横向增生术前   B. 设计水平切口

C. 切除臃肿的包皮   D. 缝合切口

图2-2-15 增生皱襞直接切除包皮修整手术示意图

部位设计另一条切口线，两条切口线前后相合，整体呈梭形，以无菌记号笔标志切口线。局部肿胀麻醉下切除切口线范围内的阴蒂皮肤，充分止血后，分层缝合皮肤创口（图2-2-16、图2-2-17）。

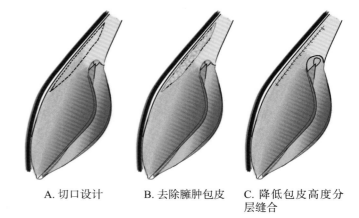

A. 切口设计   B. 去除臃肿包皮   C. 降低包皮高度分层缝合

图2-2-16 基底部切除阴蒂包皮高度降低术示意图

组织过多，以免术后表现为局部组织匮乏。

（3）阴蒂包皮与小阴唇前缘关系的调整整形：当阴蒂包皮明显臃肿时，常伴有阴蒂包皮与小阴唇相互关系的紊乱，主要表现为后部包皮过宽、过高和李氏三角的变浅甚至消失。常用的矫治方法包括包皮高度降低修整术：①基底部切除阴蒂包皮高度降低术。②边缘部切除阴蒂包皮高度降低术。③李氏三角重建术。

1）基底部切除阴蒂包皮高度降低术：针对阴蒂包皮稍高而周围结构基本正常时，可以在阴蒂包皮的两侧接近阴唇间沟部位适当去除部分皮肤，降低阴蒂包皮的高度，从而实现阴蒂与小阴唇的正常比例关系。

手术方法：测量标记阴蒂包皮过高的范围，在阴蒂包皮的两侧距离阴唇间沟1～2mm部位设计一条平行于阴唇间沟的切口线，其长度与过高的阴蒂包皮范围相适应；根据需要降低阴蒂包皮的高度，在其邻近

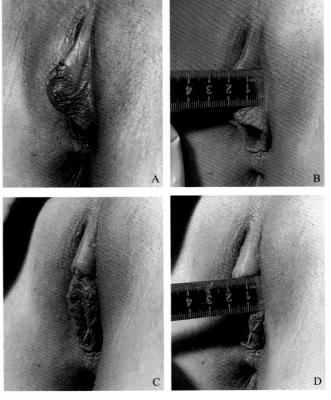

图2-2-17 基底部切除阴蒂包皮高度降低术

注：32岁，通过切除位于阴蒂末端的月牙形皮肤段，重建小阴唇上极和阴唇-阴蒂复合体，降低阴蒂突出高度。A与B为术前侧面观，此处阴蒂头高度约1.7cm。C与D为术侧面视图，阴蒂头高度约1.4cm。

2）边缘部切除阴蒂包皮高度降低术：如果阴蒂包皮与小阴唇融合处表现为局部过度的组织臃肿和增高，超过了正常小阴唇的边缘，则要切除臃肿的阴蒂包皮组织，使之等于或低于小阴唇的边缘高度，实现正常的比例关系。

手术方法：根据正常阴蒂包皮与小阴唇前缘的过渡关系，测定需要切除的后端阴蒂包皮组织，在李氏三角的内外两个边上界定其应有高度，和需要切除的组织量，以记号笔清晰标记手术切口。局部肿胀麻醉下切除臃肿的阴蒂包皮，重塑李氏三角的两个边，恢复正常的阴蒂系带–小阴唇和阴蒂包皮帽–小阴唇的相互关系和比例（图2-2-18）。

3）李氏三角重建术：李氏三角指小阴唇前端分成两个部分，内侧部分连接阴蒂系带，外侧部分连接阴蒂包皮帽，两个皮肤皱褶的夹角与阴蒂头之间形成三角形的隐窝，因李峰永、刘美辰等首次对此三角的角度、深度、长度等进行了相关研究，故称之为李氏三角。当阴蒂包皮后端组织过高过厚时，李氏三角会变浅、变小甚至消失而融合成一体，使得阴蒂包皮与小阴唇的外观异常。如果要求较高，需要精确恢复正常的阴蒂包皮–小阴唇比例关系时，则可以考虑进行适当的李氏三角重建。

手术方法：类似于边缘部切除阴蒂包皮高度降低术（图2-2-18），只是设计切口时，在臃肿的包皮或小阴唇组织上保留一个前宽后窄的三角形皮瓣，切除其他组织后，在小阴唇前1/4～1/3部位的皮下适当分离形成一个凹槽，与阴蒂头周围的包皮帽内层皮肤连通，将保留的三角形皮瓣翻转缝合固定在预留的凹槽中，重建一个接近自然形态的李氏三角（图2-2-19）。

二、联合小阴唇缩小术的阴蒂包皮美容整形手术

很多小阴唇肥大伴有阴蒂包皮增生，因此人们喜欢将小阴唇缩小术和阴蒂包皮美容整形术设计成一个整体，同时完成，其优点是伤口连贯、处理比较方便，其缺点是设计比较复杂，必须考虑多种因素的影响，需要一定的经验才能恰到好处。最早报道这类手

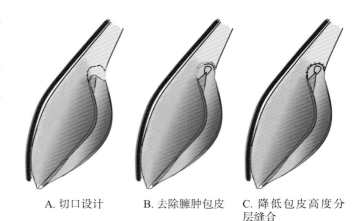

A. 切口设计　　　B. 去除臃肿包皮　　C. 降低包皮高度分层缝合

图2-2-18　边缘部切除阴蒂包皮高度降低术示意图

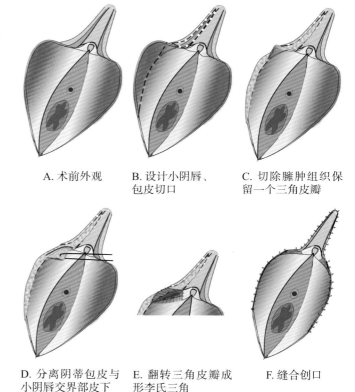

A. 术前外观　　B. 设计小阴唇、包皮切口　　C. 切除臃肿组织保留一个三角皮瓣

D. 分离阴蒂包皮与小阴唇交界部皮下　　E. 翻转三角皮瓣成形李氏三角　　F. 缝合创口

图2-2-19　李氏三角重建术示意图

术是的Kramarosky C（1975，图2-2-20）。

1. 小阴唇中央楔形切除、外侧延伸包皮切除术　针对尖突形小阴唇肥大伴有阴蒂包皮增生时，可以采用倒"V"形切口设计的中央楔形切除法。本方法最早由Alter报道（2008）并获得良好的效果，后来有些报道是基于他的设计进行的改良。

（1）外侧倒"V"形切口向基部（阴唇间沟部）延伸：采用倒"V"形切口设计的中央楔形切除法

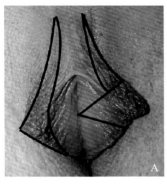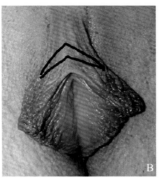

图2-2-20 小阴唇缩小术联合阴蒂包皮美容整形术设计图
（Kramarosky C，1975）

注：A. 垂直切除侧面水平方向臃肿的阴蒂包皮联合楔形切除左侧小
阴唇，边缘切除右侧小阴唇。B. 水平倒"V"形切除垂直方向臃
肿的阴蒂包皮。

资料来源：Kramarosky C, Manriquez C. Phimosis of the clitoris[J]. Rev.
Chil Obstet Ginecol, 1975, 40(5): 304-309.

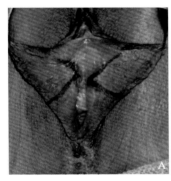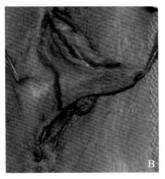

图2-2-21 Alter设计的小阴唇中央楔形切除、外侧延伸
包皮切除术

注：A. 展开小阴唇标记内侧面"V"形切口；B. 标记小阴唇外侧面从
阴蒂包皮侧方延伸至前方的"曲棍球棍"样切口。

资料来源：Gary J. Alter. Aesthetic labia minora and clitoral hood
reduction using extended central wedge resection[J]. Plast
Reconstr Surg, 2008, 122(6): 1780-1789.

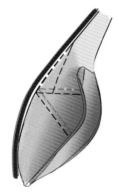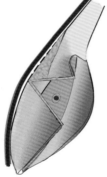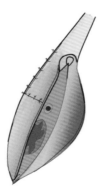

A. 设计手术切口　　B. 切除小阴唇和包皮　　C. 分层缝合创口

图2-2-22 小阴唇中央楔形切除、外侧延伸包皮切除术
示意图

时，如果包皮增生属于侧突型，则可以考虑外侧切口向基部延伸的设计（图2-2-21、图2-2-22）。这种术式的优点是术后手术瘢痕比较隐蔽，缺点是如果中央部包皮分离的较多，可能出现术后明显的水肿，且消退较慢。

（2）外侧倒"V"形切口向包皮增生水平延伸：采用倒"V"形切口设计的中央楔形切除法时，如果包皮增生属于旁中央型，则可以采用外侧切口向增生包皮的水平延伸设计，即延伸的切口围绕增生的包皮进行设计，而不强求切口位于阴唇间沟部位（图2-2-23、图2-2-24）。这样设计的优点是手术对局部组织的骚扰较小，术后水肿较轻，且恢复较快，缺点是瘢痕位置比较明显。

2. 小阴唇边缘切除、外侧延伸包皮切除修整术　对于明显增生的小阴唇，很多人更喜欢采用边缘切除的手术设计，如果同时伴有阴蒂包皮增生，则可采用联合设计来进行修整，常用的手术设计方法：①马蹄铁形设计。②直接延伸设计。③三叶瓣延伸设计。

（1）马蹄铁形设计：小阴唇增生伴有阴蒂包皮增生，采用边缘切除小阴唇缩小术时，对于侧突型阴蒂包皮增生，可以将手术切口设计成马蹄铁形，即小阴唇采用边缘切除的弧形设计，其外侧皮肤切口向前外侧延伸，达阴唇间沟部位，将增生的侧突型包皮皱褶包围在切除的范围（图2-2-25～图2-2-27）。术后，将包皮的缝线局限于阴唇间沟部。其优点是设计简单、切口比较隐蔽，缺点是适应证比较局限，对于旁中央型和中央分裂型包皮增生效果不太理想。

当阴蒂包皮根部结构接近正常时，则可以采用其改良术式，即避免倒"V"形的切除，而是采用两侧的切除设计，其特点为两侧贴近阴唇间沟做切口，瘢痕比较隐蔽。

（2）直接延伸设计：当小阴唇肥大伴有阴蒂包皮增生时，采用边缘弧形切除，如果阴蒂包皮增生表现为旁中央型，则可以采用直接延伸设计。其手术方法为在设计边缘弧形切口的同时，将两侧的切口直接向前延伸，覆盖阴蒂增生的异常皱褶部位，这样就可以同时完成小阴唇缩小术和阴蒂包皮修整（图2-2-28）。

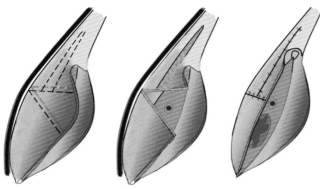

A. 设计手术切口　　B. 切除小阴唇和包皮　　C. 分层缝合切口

图2-2-23　小阴唇中央楔形切除、外侧倒"V"形切口向中部延伸的手术示意图

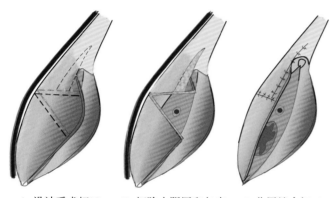

A. 设计手术切口　　B. 切除小阴唇和包皮　　C. 分层缝合切口

图2-2-24　小阴唇中央楔形切除、外侧倒"V"形切口向上部延伸的手术示意图

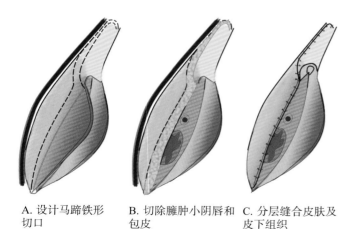

A. 设计马蹄铁形切口　　B. 切除臃肿小阴唇和包皮　　C. 分层缝合皮肤及皮下组织

图2-2-25　马蹄铁形设计联合切除小阴唇和阴蒂包皮手术侧方示意图

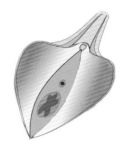

A. 小阴唇肥大伴有包皮臃肿　　B. 设计马蹄铁形切口线

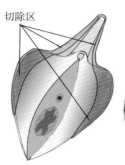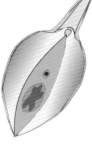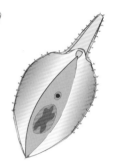

切除区

C. 组织切除区　　D. 切除组织后　　E. 缝合切口

图2-2-26　马蹄铁形设计联合切除小阴唇和阴蒂包皮手术正位示意图

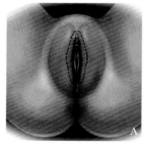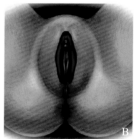

图2-2-27　马蹄铁形切除多余的阴蒂包皮示意图

注：A. 虚线表示需要切除的部分；B. 切除包皮后吻合切口前的术中情况。

资料来源：Triana L, Robledo AM. Aesthetic surgery of female external genitalia[J]. Aesthet Surg J, 2015, 35(2): 165-177.

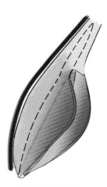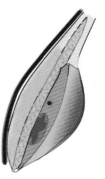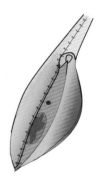

A. 设计手术切口　　B. 切除臃肿小阴唇和包皮　　C. 分层缝合切口

图2-2-28　直接延伸设计切除小阴唇和阴蒂包皮手术示意图

需要注意的是，一般先切除阴蒂包皮增生，然后再决定小阴唇的切除量，以免最后交界处处理困难。其优点是手术简单，缺点是瘢痕比较明显。

（3）三叶瓣延伸设计：当小阴唇的宽度和长度均需要调整时，单纯的边缘切除就难以实现，可以采用李峰永设计的三叶瓣法。其小阴唇外侧的切口设计与马蹄铁形设计有些相似，但其小阴唇内侧的切口要设计一个"V"形切除，以缩短小阴唇的长度（图2-2-29 ~ 图2-2-31）。

3. 小阴唇阴蒂包皮组合式切除设计 有时外阴的形态比较复杂，单纯采用某些固定术式难以实现彻底矫治，则可以进行组合式切除设计，即将小阴唇切除切口和阴蒂包皮切除切口分别设计，然后再将两者组合在一起，以达到综合调整的目的。

最早的组合式切除设计理念是由Gress S在2013年提出的（图2-2-32），他把小阴唇阴道前庭、阴蒂头和阴蒂体分别作为一个单元进行考虑，分别设计其长度和宽度，然后再进行组合，从而实现整个女性外阴的重塑。其后，有些设计或多或少地采纳了他的设计理念。李峰永则是在其基础上，设计了李氏组合式包皮修整术（图2-2-33），其中摒弃了其阴道前庭的缩短，增加了阴蒂包皮宽度的缩小。

对于伴有大阴唇不够饱满的患者在进行小阴唇、阴蒂包皮修整的同时，可以考虑进行颗粒脂肪注射大阴唇丰隆术，以期到达女性外阴的整体年轻化（图2-2-34）。

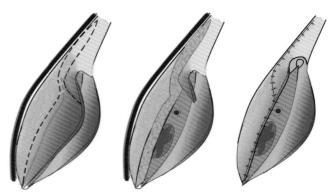

A. 设计手术切口　　B. 切除臃肿小阴唇和　　C. 分层缝合切口
　　　　　　　　　　　　包皮

图2-2-29　三叶瓣延伸设计切除小阴唇和阴蒂包皮手术示意图

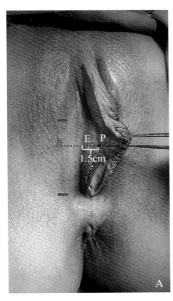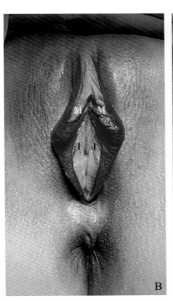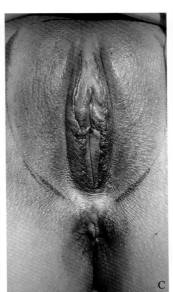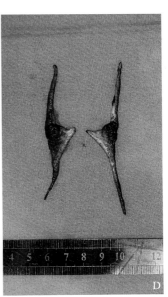

图2-2-30　三叶瓣延伸设计小阴唇、阴蒂包皮联合手术设计图

注：27岁，以边缘切除为主，楔形切除为辅。
　　A. 确定黄金分割比，并以水平线（h线）标记。在距阴唇沟1.5cm处，以设计新阴唇边缘最突出的突出点（P）沿直线标记h。小阴唇外侧设计皮瓣为外皮瓣（E-皮瓣）。B. 保留阴蒂-阴蒂三角，形成M皮瓣（2cm×1cm），以阴蒂包皮和小阴唇的一小部分为蒂。在阴唇内侧画出一条平滑曲线（A线），形成内皮瓣（I-皮瓣），比E-皮瓣窄2mm。C. E、M、I三个皮瓣缝合形成新的小阴唇。D. 切除的组织显示为红色。

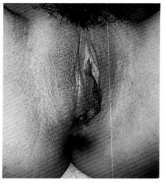

A. 术前侧面观

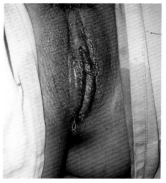

B. 术后观

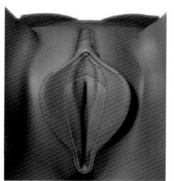

A. 橘红色区域为切除范围

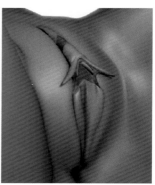

B. 组织切除后（红色区域）斜面观

图2-2-31 三叶瓣延伸设计小阴唇、阴蒂包皮联合手术切口显示

注：30岁，侧方阴蒂包皮增生。

图2-2-32 组合式小阴唇阴蒂包皮联合修整术（Gress，2013）

资料来源：Gress S. Composite reduction labiaplasty[J]. Aesthetic Plast Surg, 2013, 37(4): 674-683.

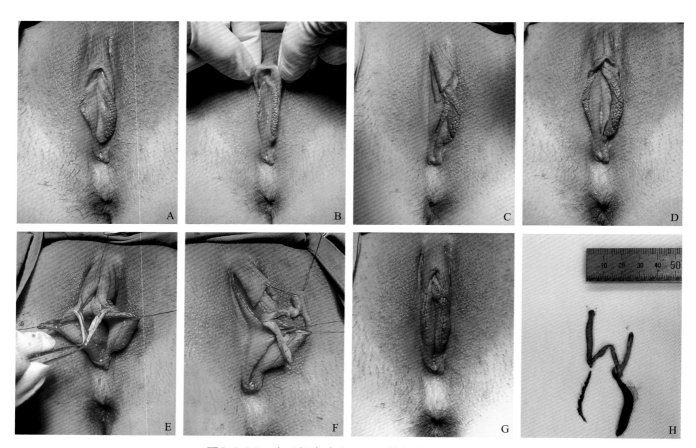

图2-2-33 李氏组合式小阴唇阴蒂包皮联合修整术

注：25岁女性，中央阴蒂包皮肥厚，行游离缘倒"V"形切除联合侧方包皮切除。

A. 中央型肥厚包皮帽增长且广泛覆盖阴蒂头。B. 用手将包皮向上提起，显露阴蒂头和系带。C. 阴蒂包皮和小阴唇切除区域的标记。D. 标记阴蒂包皮中线以确定中间位置。通过沿着阴蒂包皮帽游离边缘的倒"V"形标记来确定去除的目标区域。E. 切除标记的游离边缘组织，纠正垂直方向的皮肤下垂。F. 切断并去除外侧组织，纠正包皮帽的水平皮肤臃肿。G. 阴唇成形术和阴蒂包皮帽缩小后的直接结果。H. 去除的"W"形多余包皮帽组织和边缘修剪组织小阴唇。

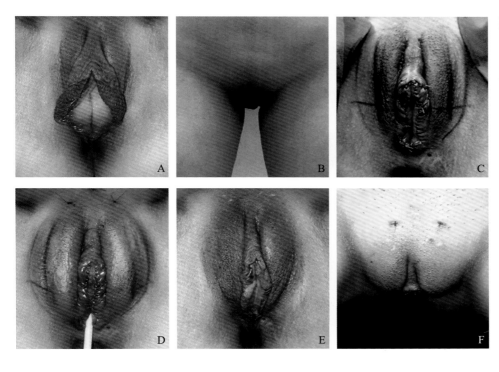

图2-2-34 联合进行的小阴唇缩小术、阴蒂包皮修整术和大阴唇丰隆术

注：30岁女性，阴蒂包皮突出，双侧小阴唇肥大，行阴蒂包皮缩小、阴唇成形术和自体脂肪注射以丰隆大阴唇。A. 术前截石图。B. 站立位，大阴唇不能覆盖阴蒂包皮和小阴唇。C. 小阴唇包皮缩小术后，小阴唇与包皮仍在前唇连合处突出，右侧大阴唇萎缩更为明显。D. 双侧大阴唇同时注射自体脂肪，左侧注射20ml沉积脂肪，右侧注射25ml。E. 术后6个月，移植的脂肪部分被吸收，右侧较明显，中心区域阴蒂包皮仍显突出。F. 大阴唇再次注射自体脂肪，左侧注射18ml脂肪，右侧注射25ml脂肪。同时行倒"V"形切除阴蒂包皮游离边缘。

（李森恺 原 野 赵 阳）

第三节 推荐的阴蒂包皮臃肿修整术

阴蒂包皮增生表型复杂多变，具有很大的个体差异，因此对于其修整的方法也有很多。根据我中心的经验，最为方便易用的方法主要有以下三类：用于阴蒂包皮高度降低的隐蔽切除术、用于阴蒂包皮皱褶舒平的直接切除法和用于调整阴蒂包皮、小阴唇关系的个性化修整术。这三种方法可以单独应用，也可以混合应用。

一、用于阴蒂包皮高度降低的隐蔽切除术

鉴于小阴唇缩小术后的最佳要求是在截石位观，小阴唇的高度不低于阴蒂包皮的高度，因此当小阴唇明显肥大伴显著的阴蒂包皮增高时，一个重要的治疗目的是降低阴蒂包皮的高度。如果没有阴蒂肥大问题，那么阴蒂包皮明显增高的原因主要在于皮肤的堆积，所以皮肤量的减少成为治疗的核心。为了术后瘢痕隐蔽，一般在阴唇间沟部位设计切口，常用的方法有两种。

1. 小阴唇中央楔形切除、外侧"V"形切口向基

底部延伸矫治阴蒂包皮增生 当阴蒂包皮异常皱褶不明显，只是高度增加比较臃肿时，如果采用小阴唇中央楔形切除法，则可以采用其外侧"V"形切口的基底部向前方延伸出一个横向的"V"形切口，切除部分阴蒂包皮组织，从而降低阴蒂包皮的高度（图2-3-1）。

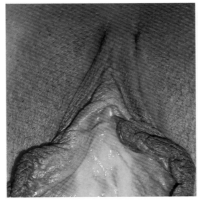

A. 术前 　　　 B. 展开显示缝合切口

图2-3-1 旁中央型阴蒂包皮增生患者的小阴唇中央楔形切除+外侧倒"V"形向基地部延伸术

2. 小阴唇边缘切除、阴蒂包皮外侧基底部梭形切除　当阴蒂包皮异常皱褶不明显，只是高度增加比较臃肿时，如果采用边缘切除法小阴唇缩小术，则可以单独在阴蒂包皮两侧近阴唇间沟部，各做一个梭形切除，从而缩小阴蒂包皮的高度（图2-3-2）。

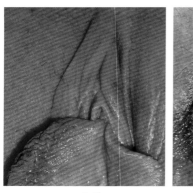 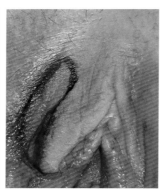

A. 术前　　　　　　　B. 设计包皮切除切口

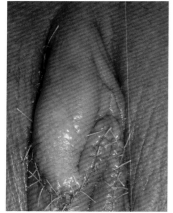 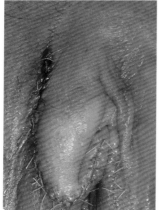

C. 基底部隐蔽切除术　　　D. 展开显示缝合切口

图2-3-2　侧突型阴蒂包皮增生外侧基底梭形切除术

二、用于阴蒂包皮皱褶舒平的直接切除法

大多数明显增生的阴蒂包皮具有多个异常皱褶，影响外观，可以在包皮增生的部位设计梭形切口，直接去除增生的包皮，并修整、缝合，使之外观简洁。由于包皮较薄，且有数个转折部，因此切除后瘢痕一般不太明显。如果要求很高，也可以将局部包皮瓣掀起舒平，再考虑部分切除和修整，只是术后水肿比较明显，且有残留异常皱褶和影响包皮感觉的风险。常用的直接切除方法有两种。

1. 旁中央梭形切除阴蒂包皮修平术　对于多

数旁中央型阴蒂包皮增生，最简单的处理方法就是在阴蒂包皮皱褶部位梭形切除，止血后分层缝合（图2-3-3～图2-3-6）。其优点是手术简单、感觉影响小、术后水肿较轻，缺点是瘢痕比较明显。

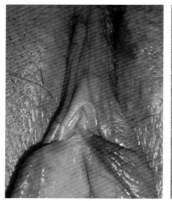 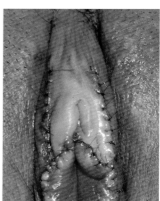

A. 术前　　　　　　　B. 术后

图2-3-3　双侧旁中央型阴蒂包皮增生直接切除术

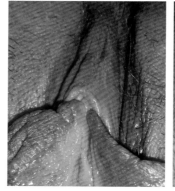 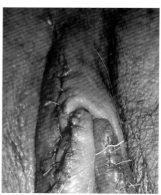

A. 术前　　　　　　　B. 术后

图2-3-4　单侧旁中央型阴蒂包皮增生直接切除术

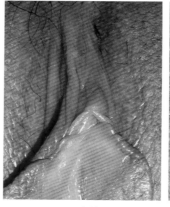 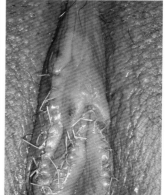

A. 术前　　　　　　　B. 术后

图2-3-5　单侧旁中央型阴蒂包皮增生自然延伸包皮皱褶切除术

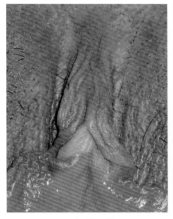
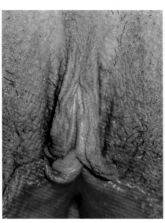
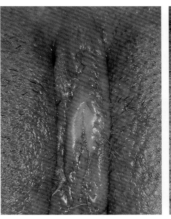
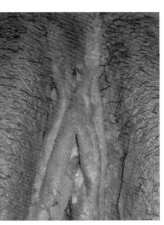

A. 术前正位　　　　　　　　　B. 术前俯视位　　　　　　　　　C. 术后正位　　　　　　　　　D. 术后4周

图2-3-6　旁中央型阴蒂包皮增生上部延伸异常皱褶切除术

2. 小阴唇中央楔形切除、外侧"V"形切口向上部延伸矫治包皮臃肿　当阴蒂包皮异常皱褶位于旁中央部时，如果采用中央楔形法小阴唇缩小术，则可以采用其外侧"V"形切口的上部向前方延伸出一个横向的"V"形切口，切除部分阴蒂包皮组织，从而抚平阴蒂包皮的皱褶（图2-3-7）。

3. 中央梭形切除阴蒂包皮修整术　对于少数中央分裂型阴蒂包皮增生，最简单的处理方法就是梭形切除中央凹槽部位的阴蒂包皮，止血后分层缝合（图2-3-8）。其优点是对局部组织损伤最小，且术后外观比较理想，但缺点是瘢痕比较明显。

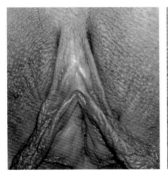
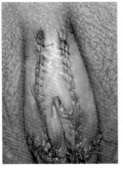
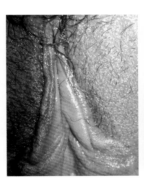
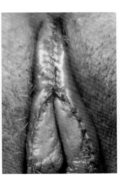
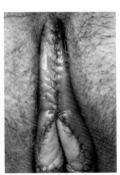

A. 术前俯视位　　　　　　　　　B. 术后俯视位　　　　　　　　A. 术前正位　　　　　　B. 术后正位　　　　　　C. 术后俯视位

图2-3-7　旁中央型阴蒂包皮增生行小阴唇中央楔　　　　　图2-3-8　中央分裂型阴蒂包皮增生凹槽部皮肤直接切除术
　　　　　形切除、外侧倒"V"形自然延伸异常
　　　　　皱褶切除术

三、用于调整阴蒂包皮、小阴唇关系的个性化修整术

阴蒂包皮增生修整中最困难的是处理好阴蒂包皮和小阴唇之间的衔接关系，在两者连接处，既保持了阴蒂包皮略低于小阴唇前端的高度和适当的宽度，又能显示出一个正常的李氏三角。在处理这个衔接部位

时最常用的方法有两种。

1. 阴蒂包皮后端宽度缩窄术　对于多数旁中央型明显增生的阴蒂包皮，其后端多有附着于小阴唇前端的异常皱褶，有时这种皱褶的高度和宽度甚至明显超过小阴唇的前端。这时最简单的处理模式就是按照阴蒂包皮的皱褶走向，设计梭形切口，切除异常的阴蒂包皮，使之宽度缩小，符合阴蒂包皮和小阴唇关系

的适当比例（图2-3-9、图2-3-10）。

2. 阴蒂包皮后端高度降低术 当阴蒂包皮后端的高度明显高于小阴唇前部时，最简单的处理模式就是部分切除阴蒂包皮，降低阴蒂包皮的高度，使之形成一个略低于小阴唇前端的自然过渡形态（图2-3-11、图2-3-12）。

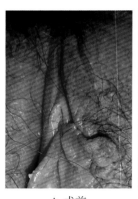
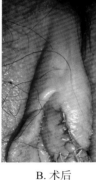

A. 术前　　　　　　　B. 术后

图2-3-9　旁中央型阴蒂包皮增生隐蔽切除术

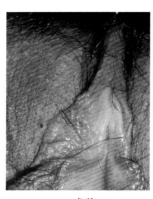
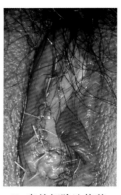
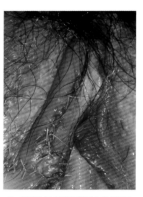

A. 术前　　　B. 自然切除法修剪　　C. 展开显示阴蒂包皮切口
　　　　　　　阴蒂包皮

图2-3-10　旁中央型阴蒂包皮增生直接切除法包皮抚平术

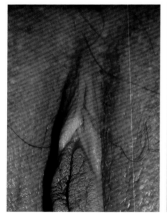
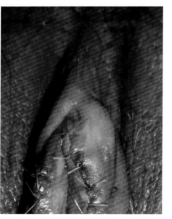

A. 术前　　　　　　　B. 隐蔽降低包皮

图2-3-11　单纯包皮过高基底部包皮切除术

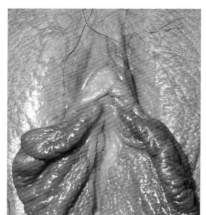
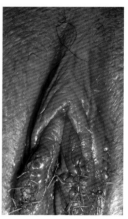

A. 术前　　　B. 中央楔形切除外侧基部延伸

图2-3-12　单纯包皮过高隐蔽切除包皮降低术

（李峰永　周　宇　刘美辰）

第四节　阴蒂包皮臃肿修整术术后并发症及术后随访

阴蒂包皮美容整形术多是伴随着小阴唇缩小术而同时进行的一个辅助手术，因为人们的关注点多集中在小阴唇缩小后的形态上，容易忽视阴蒂包皮的手术设计和手术效果，很可能形成一个美观的小阴唇伴有一个不太理想的阴蒂包皮，导致一些医疗纠纷。因此，特别介绍一些常见的阴蒂包皮手术后的并发症，以作参考。

阴蒂包皮美容整形术的并发症报道较少，不是因为其简单或少见，而是因为其变化多端，不容易归纳总结。阴蒂包皮美容整形术并发症中最严重的问题是组织切除过多，造成阴唇间沟变浅、外阴形态破坏。其次就是严重的瘢痕，很多阴蒂包皮修整后仍然存在不对称或者残留异常皱褶等问题。常见的阴蒂包皮修整术后的问题有4类，即不对称、大小不合适、皱褶残余和瘢痕。

一、阴蒂包皮不对称

术后阴蒂包皮不对称是一个常见的问题，可能与异常阴蒂包皮皱褶的表型不对称有关，更多的是处理阴蒂包皮的经验不足造成的，常见原因有设计不完善、缝合不到位或者术后出血水肿等。

1. 手术设计不完善

（1）诱因：阴蒂包皮增生，其异常皱褶多不对称，手术设计时如果不能同时兼顾异常皱褶的去处和两侧包皮量的平衡，有时会形成术后不对称。存在两侧阴唇间沟深度不一时，手术设计存在一定的困难，尤其在单侧包皮增生时，不能对正常侧包皮的宽度、紧张度、弹性和术后水肿反应造成的影响等方面进行充分评估，就容易使得术者设计缺乏有效的数据支持，只能凭感觉进行，容易出现术后的不对称。

（2）处理：术后3～6个月，将较大的一侧阴蒂包皮再行切除，务求两侧对称。如果存在阴唇间沟深度不对称，则需要做两种选择，一种是以两侧阴蒂包皮、小阴唇的高度一致为目标进行的手术设计，另一种是将较浅的阴唇间沟加深，使之两侧对称，之后再行阴蒂包皮、小阴唇切除的设计，只是后者存在阴唇间沟不对称复发，导致二次手术修整的风险。

（3）预防：深刻了解阴蒂包皮组织塑形的主要原理，并熟悉弹性和组织量对塑形的影响，如果存在两侧阴唇间沟不对称，要及时和患者沟通，确定是以现有阴唇间沟为前提，还是要先将阴唇间沟调整到位，再考虑阴蒂包皮的塑形问题。选择前者可以减少很多术后恢复的不确定性，但外观有一定的瑕疵；选择后者时，则要考虑阴唇间沟在术中、术后的变化对阴蒂包皮塑形的影响，并在包皮修剪中留足此余量。

2. 缝合技巧不到位

（1）诱因：主要不对称的原因在于切除组织后没有充分游离周边皮瓣，缝合时用线太粗，将较多的组织缝成一团，或者缝合中没有注意组织的对合情况，出现了皮下的错位缝合，导致外观的不对称。

（2）处理：如果术后即刻发现不对称，则要拆开重新调整局部组织后再缝合。如果术后1周后发现了不对称，则建议观察3～6个月，实在外形不理想，再考虑切开、重新调整。

（3）预防：阴蒂包皮的塑形是一种自然的舒展，没有太多的张力因素来辅助术后的展平，所以，在塑形时，要实现即刻的平整，不能期待术后的生物自我调整机制来辅助。所以，包皮的舒平需要足够的组织松动度，因此，包皮修剪后，要适当游离周边的皮瓣，充分止血后，在自然舒平的前提下分层缝合。缝合的线要细、缝合组织要少，以免把很多组织纠结成团，造成术后外观的不对称。

3. 术后出血肿胀

（1）诱因：阴蒂包皮组织本身结构非常疏松，一旦出血很难因为周边的组织压迫而自然止血，因此，如果术中止血不到位、因为肾上腺素的使用出现继发性出血或者缝合中出现死腔引起继发性出血，都会形成血肿。如局部引流不通畅，可导致术后该区域的肿胀明显加重，吸收不完全则会引起包皮组织不对称。

（2）处理：术中发现渗血，需要再次止血后再缝合，术后早期发现血肿，要拆除几针充分引流，术后2周后发现，则适当应用抗生素防止感染，暂时观察，如果不对称明显，则术后3～6个月再次手术矫治，切除多余部分的包皮。

（3）预防：首先是术中要彻底止血，最后应用双极电凝把每个可疑的出血点都进行处理，以免出现继发性出血；其次是要分层缝合，尤其是出血比较多的部位，皮下要适当缝合，以消灭死腔，减少激发性出血；最后是皮肤的缝合不宜太过严密，针距适当加大，少量的渗血可以自然流出，有利于术后的恢复。

二、阴蒂包皮异常皱褶的残留

1. 手术设计不理想

（1）诱因：包皮异常皱褶的形成通常是因为异常纤维索带的牵拉和真皮部位纤维束的限制而成，因此，如果手术中不能同时松解深部的纤维索带和浅部的真皮部纤维束，就很难彻底舒平异常的阴蒂包皮皱褶。所以，在手术设计中要明确是想舒平异常皱褶还是切除异常皱褶，这两个思路的手术设计方法和剥离范围是不同的，如果处理不当，很容易形成异常包皮皱褶的残余。

（2）处理：针对异常的残留皱褶，如术中发现，则要进一步剥离纤维索和纤维束，直到彻底舒平阴蒂包皮。如果术后发现，则暂时观察，3～6个月后如果实在不能接受，可以考虑再次行异常皱褶切除手术。

（3）预防：手术设计时如果采用舒平思路，则手术中对皱褶区域要充分分离和松解，直到彻底舒平，只是这样容易出现术后水肿长期不消的现象，要和患者充分沟通。如果采用切除设计的思路，则要把异常包皮皱褶的基底转折部位切除，并剥离周边组织，以更好地将周边的皮瓣修平、缝平。

2. 皱褶基部的处理不到位

（1）诱因：手术设计中保留了阴蒂包皮异常皱褶的基底转折部，但没有充分分离和松解，使得局部的异常纤维牵拉仍然存在，在大的皱褶舒平的时候，容易存留小的异常皱褶。

（2）处理：一旦术中发现不能完全舒平异常皱褶，要将保留的皱褶基部进行充分的松解舒平，力求即刻充分展平，否则最好切除之，以免术后皱褶残留。如果术后发现异常皱褶的残余，建议观察3～6个月，不能接受时再次手术切除皱褶。

（3）预防：对于难以展平的异常皱褶，在手术设计时最好设计切除其基底转折部，以免出现皱褶残余，只是有时手术瘢痕比较明显。如果需要包皮皱褶部组织，则要对皱褶的基部进行充分的松解，力求即刻展平的效果，否则术后很容易残留浅小的皱褶。

三、阴蒂包皮术后瘢痕

1. 对瘢痕体质的处理不当

（1）诱因：术前没有对瘢痕体质及其家族特点进行筛查，对于容易瘢痕增生的患者在比较明显的部位进行了切除缝合，术后容易出现瘢痕增生。

（2）处理：对于术后即刻发现有瘢痕增生体质的患者，可以在术后24～48小时内进行浅X线或者浅电子线照射，以预防术后瘢痕的增生。对于已经出现了瘢痕增生的患者，可以在术后进行类固醇激素的注射或者放射治疗，以控制瘢痕增生的程度，促进瘢痕的消退。

（3）预防：对于瘢痕体质的患者，最好少做手术，如果患者强烈要求，可以尽量采取隐蔽切口，同时术中可以注射类固醇激素，术后48小时内可以进行放射治疗，以期控制瘢痕的增生。

2. 手术缝合不理想

（1）诱因：术中用线过粗，缝合针脚过大，使得很多组织纠结成团，容易出现术后瘢痕；术中皮肤的缝合线打结过紧，因为术后水肿，容易导致切割风险，形成比较明显的瘢痕；缝合不均匀，层次对合不好，容易使得包皮组织扭曲，加重了瘢痕的外观。

（2）处理：如果包皮组织量较多，可以考虑3～6个月后将瘢痕部位切除，重新缝合；如果局部包皮组织量正好或者不足，则可以暂时观察，等待自然恢复，如非必要，尽量不要考虑组织移植，以免影响外观。

（3）预防：阴蒂包皮部位组织疏松，缝合前要舒平、对好；皮下最好用6-0或者5-0可吸收缝线，按照层次分层缝合，每针缝合组织不宜太多，以免皮下组织纠结成团；皮肤缝合最好用6-0可吸收缝线，连续或者间断缝合，缝合线不要打结过紧，以正好拉拢组织对合、缝平为宜，不要将局部皮肤拉紧形成勒痕，更不要追求缝合后形成一条高起的嵴状。

3. 术后感染伤口裂开

（1）诱因：术后伤口感染裂开最常见的原因是局部血肿，因此术中止血不完善时，就可能诱发术后伤口感染或者伤口裂开。另外，皮肤张力过大、局部污染也是常见的伤口愈合不良的诱因。

（2）处理：如果伤口裂开的范围很小，可以局部清洁、换药，等待其自然愈合。如果伤口裂开范围较大，应该局部换药10～14天，控制感染后尝试二期缝合。二期缝合的要点是伤口没有明显的渗出、炎症，伤口采用减张的方法进行对合，缝合最好采用不可吸收单丝缝线进行较大间距的缝合。伤口不易严密对合，要留有一定的间隙提供引流，其间要用高锰酸钾进行坐浴。

（3）预防：首先包皮切除不宜过多，以免局部张力过大；血供尽量不要破坏，提供较好的伤口愈合能力；术中止血要可靠，伤口缝合不宜过密，一旦有渗血，应该可以自然流出。一旦术后发现局部血肿，要积极进行引流，以免出现明显感染。

四、阴蒂包皮大小不合适

1. 术后阴蒂包皮保留过多　如果臃肿的阴蒂包皮因为某些原因切除不足，术后会感觉外观欠佳，可以是宽度的臃肿或者长度的臃肿，也可能两者兼有。

（1）阴蒂包皮宽度保留过多

1）诱因：主要是对阴蒂包皮的弹性评估不准确，术中设计时保留组织过多，或者麻醉后局部标线模糊，切除组织不足造成保留过多。

2）处理：术中发现保留组织偏多时，可以再次切除部分组织后重新缝合；术后感觉包皮偏多时则建议观察3～6个月，确认过多、外观不理想时，可以考虑设计梭形切口切除多余的阴蒂包皮组织。

3）预防：首先确定小阴唇的高度，以此为参照物，界定阴蒂包皮的高度，尽量使得其高度不高于小阴唇的高度。设计手术切口时，要预测局部小阴唇的组织弹性，试行模拟切除后感觉效果，最后再标定切口线。如果术中标线模糊，可以先少量切除阴蒂包皮，观察伤口缝合后的效果，感觉仍然组织过多时，再次切除，直至感觉重塑的阴蒂包皮形态和大小合适为止。

（2）阴蒂包皮长度保留过多

1）诱因：主要是因为与患者术前沟通不足，忽视了患者要求改善性感受的愿望，以至于手术设计时，没有关注阴蒂头的状态，没有进行足够的阴蒂包皮缩短、充分显露阴蒂头，术后性感受改善不足，患者要求进一步缩短阴蒂包皮。

2）处理：如果手术结束前发现该问题，可以再次设计倒"V"形切口，进一步缩短阴蒂包皮，使得阴蒂头外露1/3左右。如果术后发现了这个问题，建议观察3～6个月，如果患者要求强烈，可以考虑再次手术，设计倒"V"形切口，去除适量的包皮组织，使得阴蒂头有一定程度的外露。

3）预防：术前充分与患者沟通，尽量了解患者的手术目的，为手术设计提供一个方向性的指标，然后进行手术设计时就比较完善了。另外，术中要对阴蒂包皮组织的移动情况进行评估，如果阴蒂帽部宽敞，容易随着包皮而移动，可以进行阴蒂根部的倒"V"形切除，上提阴蒂包皮帽。如果阴蒂帽部比较紧致，不易随着包皮上提，则要考虑在阴蒂包皮帽末端做一个倒"V"形切口，直接切除部分包皮帽组织，外露少许阴蒂头，达到改善性感受的作用。

2. 术后阴蒂包皮保留过少

（1）诱因：阴蒂包皮保留过少是一种比较严重的并发症，主要原因在于忽视了包皮组织是一种三维立体的形态，其组织的弹性使得人们误以为组织量较多，其实一旦切除组织量较大，术后由于包皮的弹性回缩，几乎可以完全丧失其立体外观，将之拉成一个平面，甚至将阴唇间沟拉平，导致女性外阴的外观受到明显的影响。

（2）处理：如果术中发现切除的包皮组织过多，可以将切下的皮肤修成全厚皮肤，再移植到包皮部位。如果术后才发现切除的包皮组织过多，则只能观察3～6个月后，在两侧阴唇间沟部位植皮，重建阴蒂包皮结构。

（3）预防：阴蒂包皮去除过多是一个很难挽回的失误，应该尽量进行预防。手术设计时要给予包皮充分的松动度，以便其自然塑形，整个手术过程要时刻绷紧一根弦，那就是不要切除组织过多，不论是小阴唇组织或者是阴蒂包皮。如果手术中不能肯定手术的后果，宁愿多留一些组织，为下次修整提供组织储备，也不要盲目地切除。设计时、切除时均要留出余量，缝合前要反复观察和测量，发现问题及时修正。

五、阴蒂包皮美容整形术后的随访

阴蒂包皮增生的切除可以减少阴蒂包皮本身所形成的不良外观，同时也会改善阴蒂包皮与小阴唇的比例关系，进而增强女性外阴的整体审美。因此，很多小阴唇缩小术需要同时进行阴蒂包皮的美容整形。有些阴蒂包皮增生不太严重，曾经单独进行小阴唇缩小术的患者，有时其阴蒂包皮所占比例过大，可以形成类似小阴茎样外观，还需要进行进一步的包皮修整才能实现整体的和谐。

我中心医生强帅对352例小阴唇缩小术患者术后进行了长期的随访（平均5年左右），其中有43%的患者同期进行了阴蒂包皮的修整，研究发现：单纯小阴唇缩小术与小阴唇缩小同期进行阴蒂包皮修整术的手术满意度分别为90.76%和91.48%，两者之间差异无统计学意义（X^2值为0.07，P=0.80，表2-4-1）。换言之，阴蒂包皮美容整形的术后效果多数是满意的，其满意度在90%以上。我们认为，如果伴有明显的阴蒂包皮增生，同期进行小阴唇缩小术和阴蒂包皮美容整形术多数可以达到比较满意的效果，但如果不做同期的包皮美容整形，则可能明显增加二期手术修整包皮的概率。

表2-4-1　阴蒂包皮同期切除对术后满意度影响的随访调查汇总表（强帅）

同期修整阴蒂包皮	满意	较为满意	不满意	合计	满意度，n/%
否	198	18	22	238	216（90.76）
是	154	7	15	176	161（91.48）
合计	352	25	37	414	
X^2			0.07		
P			0.80		

适当的包皮修整无疑会改善女性外阴的审美特点，但包皮切除过多是影响临床效果的严重问题，我们曾经遇到因为阴蒂包皮切除过多而产生医疗纠纷的案例。保留适当的阴蒂包皮不单重塑了女性外阴的审美单元，而且其拥有的组织量可以作为小阴唇缩小术后局部重建的组织储备。因此，阴蒂包皮美容整形术的总体原则是，切除量宁少勿多。

（强　帅　原　野　张　甄）

参考文献

[1] ALEI G, MONARCA C, RIZZO MI, et al. New Approach to Clitoral Phimosis: Hoodplasty[J]. J Gynecol Surg, 2011, 27(1): 25-28.

[2] ALTER GJ. Labia minora reconstruction using clitoral hood flaps, wedge excisions, and YV advancement flaps[J]. Plast Reconstr Surg, 2011, 127(6): 2356-2363.

[3] BUCKNORA, CHEN AD, EGELER S, et al. Labiaplasty: indicationsand predictors of postoperative sequelae in 451 consecutive cases[J]. Aesthet Surg J, 2018, 38(6): 644-653.

[4] CAO Y, QIANG L, ZHOU C, et al. Measurements of female genital appearance in Chinese adults seeking genital cosmetic surgery: a preliminary report from a gynecological

center[J]. Int Urogynecol J, 2015, 26(5): 1-7.

[5] ALTER GJ. Aesthetic labia minora and clitoral hood reduction using extended central wedge resection[J]. Plast Reconstr Surg, 2008, 122(6): 1780-1789.

[6] GOODMAN MP, PLACIK OJ, BENSON RH 3rd, et al. A largemulticenter outcome study of female genital plastic surgery[J]. J Sex Med, 2010, 7(4P 1): 1565-1577.

[7] GOODMAN MP. Female genital cosmetic and plastic surgery: areview[J]. J Sex Med, 2011, 8(6): 1813-1825.

[8] GRESS S. Composite reduction labiaplasty. [J]. Aestheti Plast Surg, 2013, 37(4): 674-683.

[9] HAMORI CA. Aesthetic labia minora and clitoral hood reduction using extended central wedge resection[J]. Plast Reconstr Surg, 2008, 122(6): 1780-1789.

[10] HAMORI CA. Aesthetic surgery of the female genitalia: labiaplasty and beyond[J]. Plast Reconstr Surg, 2014, 134(4): 661-673.

[11] HAMORI CA. Postoperative Clitoral Hood Deformity After Labiaplasty. Aesthetic Surgery Journal. Oxford Academic[J]. Aesthet Surg J, 2013, 33(7): 1030.

[12] HUNTER JG. Labia Minora, Labia Majora, and Clitoral Hood Alteration: Experience-Based Recommendations. Aesthetic Surgery Journal. Oxford Academic[J]. Aesthet Surg J, 2016, 36(1): 71.

[13] KRAMAROSKY C, MANRIQUEZ C. Fimósis clitoridiana[J]. Rev. Chil Obstet Ginecol, 1975, 40 (5): 304-309.

[14] MINTO CL, LIAO LM, WOODHOUSE CR, et al. The effect of clitoralsurgery on sexual outcome in individuals who have intersexconditions with ambiguous genitalia: a cross-sectional study[J]. Lancet, 2003, 361(9365): 1252-1257.

[15] OSTRZENSKI A. A New, Hydrodissection with Reverse V-Plasty Technique for the Buried Clitoris Associated with Lichen Sclerosus[J]. J Gynecol Surg, 2010, 26(1): 41-48.

[16] OSTRZENSKI A. Clitoral subdermal hoodoplasty for medical indications and aesthetic motives. A new technique[J]. J Reprod Med, 2013, 58(3-4): 149-152.

[17] OSTRZENSKI A. Cosmetic gynecology in the view of evidence-based medicine and ACOG recommendations: a review[J]. Arch Gynecol Obstet, 2011, 284(3): 617.

[18] OSTRZENSKI A. Selecting Aesthetic Gynecologic Procedures for Plastic Surgeons: A Review of Target Methodology[J]. Aestheti Plast Surg, 2013, 37(2): 256-265.

[19] PARMER JB. Female cosmetic genital surgery[J]. Obstet Gynecol, 2009, 113(5): 1175; author reply 1175.

[20] PLACIK OJ, ARKINS JP. A Prospective Evaluation of Female External Genitalia Sensitivity to Pressure following Labia Minora Reduction and Clitoral Hood Reduction[J]. Plast Reconstr Surg, 2015, 136(4): 442e-452e.

[21] TRIANA L, ROBLEDO AM. Aesthetic surgery of female external genitalia[J]. Aesthetic Surg J, 2015, 35(2): 165.

[22] TRIANA L, ROBLEDO AM. Refreshing labioplasty techniques forplastic surgeons[J]. Aesthetic Plast Surg, 2012, 36(5): 1078-1086.

[23] WILKIE G, BARTZ D. Vaginal rejuvenation: a review of femalegenital cosmetic surgery [J]. Obstet Gynecol Surv, 2018, 73(5): 287.

[24] WOLFFENBUTTEL KP, MENON VS, GRIMSBY GM, et al. Clitoralhoodplasty in females with disorders of sex development[J]. J Pediatr Urol, 2017, 13(1): 61, e1-61, e5.

[25] ZEPLIN PH. Clitoral Hood Reduction[J]. Aesthetic Surg J, 2016, 36(7): NP231.

[26] 王鲁文，罗新，桑庆娜，等. 中国汉族女性700例外阴形态及测量[J]. 中国妇产科临床杂志，2018（2）：99-102.

[27] 薛春雨. 女性生殖器的美容整形现状[J]. 中国美容整形外科杂志，2013，24（9）：513-516.

[28] 张斌，孙嘉忆，张琪，等. 小阴唇和阴蒂包皮联合缩小手术12例[J]. 中国美容整形外科杂志，2011，22（9）：562-563.

[29] 赵连三，范玉兰，邹光友. 阴蒂功能的阴门拉环结构学说[J]. 中国性科学，2004，13（9）：14-16.

第3章 大阴唇修整术

大阴唇是女性外阴的主体结构之一，也是其框架，尽管结构比较简单，但对于女性外阴的轮廓和审美具有深远的影响，它是判断女性外阴年轮的重要视觉元素。一个紧致、光洁、饱满的大阴唇，映射出女性年轻的活力和旺盛的生命力；而一个松垂、多皱、干瘪而暗色的大阴唇，则提示着青春的逝去和衰老的来临。因此，大阴唇美容整形，对于局部不够完美的女性外阴是非常必要的美化，或者说是外阴年轻化的一个过程，虽然简单但效果肯定。

第一节 基础知识

一、大阴唇的分类和审美特点

1. 大阴唇分类 大阴唇的分类通常按照两种视角考虑，一是从外形，二是从功能。

（1）常见大阴唇的分型：从外形观察，大阴唇的形态变化较小，主要是在局部容积和皮肤张力两个维度有所变化，另外色素沉着程度也有一定的差异。根据大阴唇的表型特点可以分成六型，即少女型、平坦型、多皱型、饱满型、肥厚型和松垂型（图3-1-1）。

1）少女型：大阴唇发育饱满，局部光洁、色素沉着较浅，类似未发育成熟的幼女外阴。

2）平坦型：大阴唇发育较差，以局部皮肤平坦为特征，没有明显的局部隆起，亦无明显皮肤褶皱。

3）多皱型：大阴唇发育尚可、欠佳甚至局部略有凹陷，以局部皮肤有明显的皱褶堆积为特征，色素沉着较为明显。

4）饱满型：大阴唇发育良好，以局部明显的半椭圆状隆起而又没有明显皱褶为特征，色素可深可浅，毛发分布较好。

5）肥厚型：大阴唇发育过度，以局部脂肪堆积、阴股沟整体抬高和大阴唇的界限消失为特征，有时可表现为外高内低，大阴唇明显向前庭方向推挤，走路时常有局部摩擦不适，多伴有全身的肥胖和脂肪堆积现象，色泽变化较大。

6）松垂型：大阴唇发育尚可或者过度，以局部皮肤明显松垂、多皱为特征，截石位时大阴唇向后松垂、站立位时大阴唇向下松垂，可以呈现典型的贝壳样外观，多见于肥胖者迅速消瘦后的表现。

（2）大阴唇营养不良程度分级：从大阴唇的功能考虑，Elena Fasola 根据大阴唇的组织解剖特点及临床症状，将大阴唇营养不良分成3级，即轻、中、重（表3-1-1），用来指导临床的治疗。

2. 大阴唇的审美特点 大阴唇皮下有较厚的脂肪层，含有丰富的血管、淋巴管和神经纤维。大阴唇的形态特点：外低内高的对称性半椭圆状隆起；外侧面皮肤较厚，比邻较低的阴股沟区域，有色素沉着，上有阴毛分布；内侧面皮肤较薄，色泽较淡，可类似黏膜，阴毛较少；前部隆起，前接阴阜区脂肪结构；后部近肛门处逐渐变平坦，与周围组织融为一体；两侧大阴唇之间为会阴裂。审美：一对好看的大阴唇，应该是界限比较清晰的；匀称、饱满、富有弹性的；紧致、色浅光滑的；上外侧有疏淡的阴毛分布，宽2~3cm，长7~8cm（图3-1-2）。

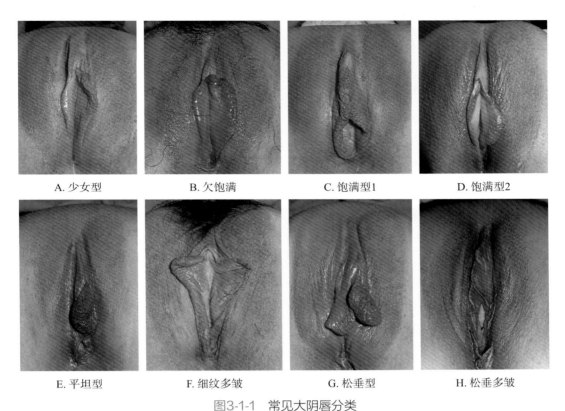

| A. 少女型 | B. 欠饱满 | C. 饱满型1 | D. 饱满型2 |

| E. 平坦型 | F. 细纹多皱 | G. 松垂型 | H. 松垂多皱 |

图3-1-1 常见大阴唇分类

表3-1-1 大阴唇营养不良分级（Elena Fasola, 2016）

	皮下层	皮肤层	症状
I度（轻度）	轻度营养不良。脂肪组织的分布通常是对称的	皮肤轻度萎缩或正常，可见细小的皱纹	通常无症状，可能是减肥的结果
II度（中度）	中度营养不良。脂肪组织可能不对称分布	中度皮肤松弛，皱纹是可见的	可感觉到干涩、失禁、疼痛
III度（重度）	严重的营养不良。脂肪组织经常不对称分布	严重的皮肤松弛症和深深的皱纹	通常伴有干涩、失禁、疼痛等症状

资料来源：Elena Fasola, MD: and Riccardo Gazzola, MD. Labia Majora Augmentation with Hyaluronic Acid Filler: Technique and Results. Aesthetic Surgery Journal 2016, Vol 36(10): 1155-1163.

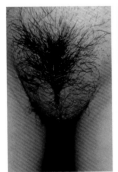 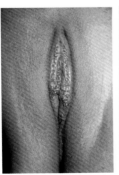 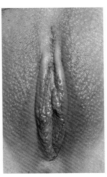 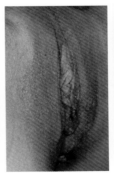 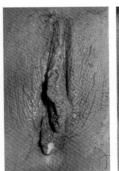 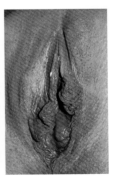

| A. 站立位饱满大阴唇 | B. 年轻饱满大阴唇 | C. 较为饱满大阴唇 | D. 发育欠佳大阴唇斜位 | E. 多皱松弛大阴唇 | F. 多皱不平坦大阴唇 |

图3-1-2 常见的年轻饱满的大阴唇和发育欠佳多皱的大阴唇

大多数的东亚女性，大阴唇的厚度都在10mm以下，平均只有7mm，而欧美的白种人中，有半数以上的女性大阴唇厚度超过11mm。这个厚度的差异可能是由于所含脂肪量的差异造成，即使身材高大，如果脂肪少，大阴唇也不会增厚。有关调查表明，白种人的大阴唇较黑种人厚，可能与白种人肥胖者较多有关。但并非完全是人越胖，其阴唇就越厚。

二、大阴唇丰隆相关的生理解剖特点

1. 大阴唇的解剖和功能

（1）大阴唇的功能特点：大阴唇是一个富有弹性的外阴组织，其功能主要是保护女阴，保持前庭水润度。大阴唇皮下有一层脂肪垫，在性活动中具有防冲击效果，对阴道前庭部和前庭球等重要结构有保护作用；大阴唇是女性阴道前庭的外围门户，具有将小阴唇向内推挤，从而保护尿道口和阴道口的作用；在性活动过程中，前庭球具有膨大勃起的特点，可以将阴道口缩紧，有助于性感受的改进，同时前庭大腺分泌前庭大腺液，有助于局部的润滑。

（2）大阴唇的解剖特点：大阴唇前接阴阜区脂肪垫，后连会阴体，内部借助阴唇间沟与小阴唇相连，外侧逐渐过渡为阴股沟组织。长度7~8cm、宽度2~3cm、高度0.7~1.2cm。其血供主要来自阴唇后动脉、阴唇前动脉和闭孔动脉前皮支形成的血管网，感觉神经主要来自阴部神经的会阴分支。大阴唇的解剖特点中有三个方面与外阴美容整形手术密切相关（图3-1-3），一是范围，做大阴唇丰隆时要控制丰隆范围，不宜过大面积的丰隆，以免人为地抹掉阴股沟与大阴唇的界限，形成一个肥硕的外阴；二是高度，大阴唇最佳高度在10mm左右，以色浅、丰满、光滑为美，如果过低、皱褶，可以考虑注射丰隆；三是局部皮肤的松紧度，如果过松，站立位可形成贝壳样畸形，则要通过去除皮肤和脂肪，适当降低大阴唇的高度，并增加皮肤的紧致性，即进行大阴唇缩小术。另外，阴股沟高度应该低于大阴唇，只有塑造出大阴唇特有的形状，才能表现出女阴应有的精巧特点。

2. 大阴唇的组织层次

大阴唇由浅入深包括皮肤、皮下脂肪、子宫圆韧带附着处、深筋膜、球海绵体肌、前庭球和前庭大腺（图3-1-4~图3-1-8）、会阴深横肌、肛提肌等。其主要供血血管在深筋膜浅层行走。因此，对于大阴唇丰隆术而言，最佳的层次有两个，第一个是皮肤皮下浅层，适合注射小分子的胶原蛋白或者透明质酸，这样很容易可以使皱纹舒平、外观光滑；第二个是皮下脂肪深层，适合注射自体脂肪和大分子的透明质酸，通过容积充填，实现局部饱满。但深部注射不宜针头过细，不宜过深，以免损伤血管、前庭球，使得注射物入血。

3. 大阴唇缩小术的手术入路

当大阴唇皮肤过

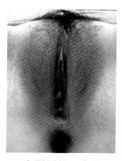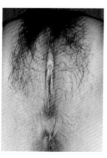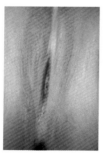

A. 大阴唇的正常范围（色素沉着区）　B. 饱满的大阴唇　C. 肥硕的大阴唇

图3-1-3　常见大阴唇的形态特点

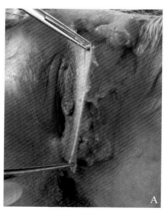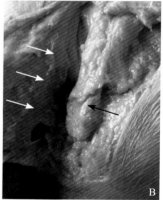

图3-1-4　大阴唇皮肤、皮下组织解剖图

注：61岁女性，大阴唇（LM）解剖层次。
　　A. 在LM外侧缘进行切口，轻轻地向内侧翻转皮肤。B. 在皮瓣的后面，可以看到阴唇肉膜（白色箭头）。肉膜由平滑肌组成，在LM的外侧和下侧表现得更多。纤维外衣（脂肪囊）包含LM（红色箭头）的脂肪体和圆韧带的扇形纤维。脂肪囊骶尾部的1/3靠近阴道口水平。

资料来源：Elena Fasola, Riccardo Gazzola. Labia Majora Augmentation with Hyaluronic Acid Filler: Technique and Results. Aesthetic Surgery Journal 2016, Vol. 36(10): 1155-1163.

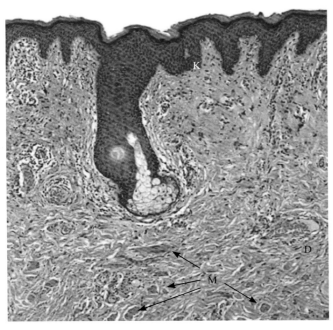

图3-1-5 大阴唇皮肤组织切片

注: 切片 (苏木精和伊红染色) 显示大阴唇角化和分层的鳞状上皮 (K)。这个上皮包括毛囊、皮脂腺和大汗腺。肉膜层 (D) 富含结缔组织和平滑肌 (M)。

资料来源: Elena Fasola, MD: and Riccardo Gazzola, MD. Labia Majora Augmentation with Hyaluronic Acid Filler: Technique and Results. Aesthetic Surgery Journal 2016, Vol. 36(10): 1155-1163.

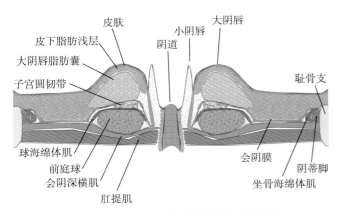

图3-1-6 大阴唇截面结构层次示意图

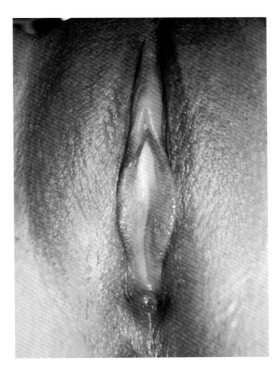

图3-1-7 比较理想的大阴唇

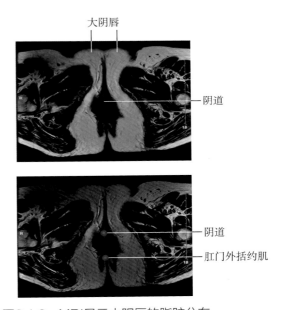

图3-1-8 MRI显示大阴唇的脂肪分布

分松弛时,出现贝壳样畸形,可以进行大阴唇缩小术。在东方女性中,大阴唇缩小术的最佳入路是大小阴唇间沟,这样术后的手术瘢痕会隐藏在阴唇间沟中,基本不损害女性外阴的美观;也有人在大阴唇外缘做切口,但切口的瘢痕比较明显,虽然可以通过纹绣遮掩,但外观比较怪异,其审美有一定的文化背景。在西方,因为皮肤切口瘢痕不明显,有人选择将切口置于大阴唇内侧向下与向外的折转处,认为这样可以重塑典型的大阴唇外观;也有人选择在大阴唇的外侧,以便形成清晰的轮廓线。

三、自体脂肪移植的历史进展

自体脂肪移植已经有100多年的历史,根据其临床应用特点，总体上可以分为4个阶段，即开端、探索、成熟和质变。

1. 第一阶段 19世纪末是脂肪移植的开端。人们开始尝试利用脂肪组织修复缺损，偶有零星脂肪移植的报道。1893年，德国外科医生Gustav A Neuber（1850—1932）首次报道了脂肪移植，他将取自手臂的脂肪用于因骨髓炎造成眶下缘瘢痕粘连的纠正，取得了满意的美学效果。两年后，德国的Vincenz Czerny（1842—1916）首次报道用臀部脂肪瘤（约拳头大），植入因纤维囊性乳腺炎行乳房切除后的畸形，1年后效果稳定。但总体来看，当时脂肪移植应用得很少，效果也不稳定，经常出现移植失败现象。那时，人们对于脂肪移植了解很少，只是采用开刀切取的方法进行移植，容易在供区留下显著瘢痕，而且术后恢复缓慢，还有并发症发生率高、体积吸收率高等缺点，无法被临床广泛接受。

2. 第二阶段 20世纪初到中后叶是脂肪移植的探索时期。脂肪移植逐渐开展，并成为一种相对稳定的手术方式，尽管效果尚不稳定，但很多人已经开始尝试利用脂肪移植来进行治疗。德国的Eugene Hollander（1867—1932）提出，可以使用注射的方法将脂肪注入需要改善的区域，并报道了使用自体脂肪和公羊脂肪混合，注射到乳房获得一定的效果。1910年，Hollander首次利用注射的方式将脂肪移植于面部，变革了脂肪的移植方式，为微创美容脂肪移植开创先例。德国的整形医生Erich Lexer一直在探索脂肪移植的临床可行性，在1919年发表论著《游离移植》中，脂肪移植占据了重要的部分，他认为脂肪移植在功能重建和美学领域均有广泛的应用前景。Guerney提出，自体脂肪移植的组织量要比需要量大一些，因为只有25%~50%的脂肪能存活1年以上。而剩余部分则会变性坏死而逐渐消失。Miller C C也在临床上大量尝试脂肪移植，并发明了注射脂肪的专用金属注射器。20世纪30年代，脂肪移植被广泛应用，治疗咽后壁闭合不全、半侧颜面萎缩、一些需要填充的凹陷性瘢痕以及隆乳等。但因为脂肪移植后的大量重吸收、局部液化和囊肿等问题制约了它的应用。

为了掌握脂肪移植的临床效果，Lyndon A Peer

（1898—1977）首先对脂肪移植的成活机制进行了相关的研究，并于1955年出版了专著《组织移植》。书中对脂肪移植的转归进行了比较深入的探讨，他把自体脂肪植入直肌，并将单个脂肪块与20个小脂肪块进行对比，在3~14个月定期取出检测，发现所有移植脂肪均被纤维组织囊包裹，移植物中含有脂肪组织，单个移植物（核桃大）损失了45%的重量，而多个小块移植物则损失79%的重量。Peer总结认为：脂肪移植物在1年左右大约损失45%的重量和体积，可能是由于脂肪细胞的破裂和死亡造成，但未破裂的细胞则倾向于存活，形成了存留组织，类似正常的脂肪组织。他推测脂肪细胞移植后血运的重建是成活的关键，脂肪细胞不能耐受缺血，他强调在脂肪移植时要尽量精细操作，以保持脂肪细胞的完整性。有些人则提出存在脂肪前体细胞，它们对于脂肪的存活具有重要的影响。Hilse研究发现，游离脂肪移植后均会出现脂肪的再生，他将充满脂肪的组织细胞称为成脂肪细胞。1964年，Rodbell采用蛋白酶消化和梯度离心的方法，从脂肪组织中分离得到富含细胞成分，并将其命名为基质血管成分，认为这种组织具有一定的临床应用前景。

3. 第三阶段 20世纪80年代是脂肪移植技术走向成熟的时期。随着法国巴黎的Pierre Fournier和Yves Gerard Illouz发明的脂肪抽吸技术的广泛开展，再次激起了人们对脂肪移植的热情，并随着脂肪注射的临床应用增多，逐渐衍生出一套脂肪注射的系统化操作。很多临床医生进行了相关的临床应用研究。1989年，Chajchir和Benzaquen等根据他们的临床经验建议：为了避免脂肪组织的破坏，最好使用全身麻醉；在采集和移植脂肪的过程中要轻柔、细致，以减少脂肪细胞的破坏；尽量不使用生理盐水冲洗移植物，以免脂肪形态的改变；移植脂肪要尽量选用结构良好的部分，并分别注射到皮肤、筋膜和肌肉等层次中。经过大量的临床研究，1994年，美国著名脂肪移植专家Coleman提出了注射器抽吸、离心提纯、精细脂肪微量注射的建议，强调了微创技术的重要性，提出了脂肪结构化的理论，他们对脂肪结构化的追求改善了脂肪移植的转归。1998年，法国的Guy Magalon与Sydney Coleman在马赛联合举办自体脂肪移植的第一次培训班，将结构化脂肪移植理论推广到法国的美容整形外科中。Coleman总结他们的成功经验为，使用17号钝针连接10ml的注射器抽吸脂肪，并使用离心的方法进行纯化；最少量的脂肪移植，实现最大限度地与周围组织的密切接触，促进新生血管的形成，从而提高脂肪细胞的成活率；纯化后的脂肪颗粒每次仅进行微量注射，注射针道尽量采用多层次多针道的巢样隧道，以促进血管的再生。该理论在世界整形界得到广泛的传播，已经成为现代脂肪颗粒移植临床应用的重要基石。

4. 第四阶段 21世纪初为脂肪移植发生质变的时期。这时的脂肪移植已经开始由充填治疗走向再生治疗。随着整形行业发展迅猛，脂肪移植临床迅速推广。吸脂技术、脂肪处理技术、脂肪移植技术得到了迅速发展，人们已经不满足于脂肪颗粒的充填功能，而是开始尝试新的脂肪组织利用方法。

随着对脂肪成活理论的深入研究，人们发现在脂肪组织中存在一类多能干细胞，它存在于脂肪抽吸的基质部分，具有多种类型的组织分化能力，可以促使移植脂肪的血管再生，甚至可以代替受损的失活细胞。因其来自脂肪，故称之为脂肪源性干细胞。2004年，国际脂肪治疗与研究学会（International Federation of Adipose Therapy and Science，IFATS）确定，这种来自脂肪组织，通过连续培养后仍然具有多向分化能力的细胞称为脂肪源性干细胞（adipose-derived stem cells，ADSC或ASCs）。在动物实验中植入ADSC可以促进颅骨的修复，但稍逊于成骨细胞。日本Yoshimura开发了细胞辅助脂肪移植，在自体脂肪颗粒中添加ADSC，可以提高自体脂肪移植隆乳后的成活率。2001年，Zuk等通过系列研究证实，SVF中的细胞成分具有多细胞系分化能力。2006年，Oedayrajsingh-Varma MJ分析了Rodbell（1964）分离的SVF成分，其SVF是通过Ⅰ型胶原酶将抽取的脂肪组织消化、过滤、离心除去成熟脂肪细胞后获得的，发现SVF的主要成分包括干细胞、血管内皮细胞、纤维细胞、单核细胞、血液细胞、组织型巨噬细胞、平滑肌细胞、造血祖细胞、褐色脂肪细胞等，可以用于组织损伤的修复及皮肤抗衰老。2007年，Rigotti首

次发表论文，提出ADSC对于治疗放射性组织损伤有效，他把含有ADSC及其天然支架的抽吸脂肪直接注射到20个患者的放疗区域，均可以使组织得到显著改善。2013年，比利时的Patrick Tonnard将抽吸的脂肪组织通过机械乳化充分绞碎、过滤（0.5mm纱网），离心去除油脂和肿胀液，形成乳状物，称为纳米脂肪，其中完整的脂肪细胞基本被破坏，但含有丰富的脂肪来源的干细胞，可用于皮肤抗衰老治疗。他认为这种移植方式是"自体脂肪移植发展过程中的一个里程碑"，很快临床上将纳米脂肪广泛应用于皮肤表层细纹的矫治和年轻化。2016年，中国的鲁峰首次提出了脂肪来源干细胞胶的概念（简称脂肪胶），认为这是由脂肪干细胞诱导局部组织再生的一种有效手段。脂肪胶是将抽脂获得的脂肪进行机械乳化，选择性地破坏成熟的脂肪细胞，经两次离心，只留下了SVF。脂肪胶质地均匀、含有脂肪来源干细胞以及多种细胞因子，成活率更高；有一定的支撑力，可应用于轮廓塑形；可以短时间内冻存，复温后可再次注射。主要应用于面部轮廓塑形和肤质改善等方面，同时脂肪胶也可以和颗粒脂肪混合应用，以提高术后移植脂肪的容积保持率。2019年，张文杰研究发现，脂肪组织内含有1700多种活性蛋白因子，提示脂肪的无限临床潜能，有可能将脂肪医学相关研究带到一个更高的领域。总之，脂肪移植经历了一个世纪的探索，目前已经成为整形外科、颌面外科、再生医学等领域的重要治疗手段。

四、自体脂肪量的调整在女性妇科美容整形中的应用

自体脂肪量的调整包括脂肪抽吸和脂肪移植，随着自体脂肪调整技术的广泛开展，在女性外阴整形中的应用也逐渐增多，目前主要应用于阴阜成形术、大阴唇丰隆术、大阴唇脂肪抽吸术和性敏感点注射等方面。有些人也把自体脂肪注射用于阴道充填紧致术中，由于该术式效果不明显且潜藏极大风险，可能致残或致命，主流学术界不建议应用。

1. 阴阜成形术 阴阜为耻骨联合前方的皮肤隆

起，一般呈三角形。常因皮下脂肪过度堆积出现突起，体重大幅下降后导致阴阜区脂肪垫与皮肤下垂，或者局部脂肪不足，呈现耻骨联合区骨性隆起等，影响会阴部形态美观，并可能导致性交障碍。常用的阴阜成形术包括三类，即脂肪抽吸、脂肪丰隆和皮肤上提。对于皮下脂肪过度堆积出现突起的患者，可通过抽吸适量脂肪，矫正阴阜区域的形态，改善外观；如因体重大幅下降导致脂肪垫与皮肤出现下垂，则可采用下腹区切口腹壁整形，或仅作"半月"形切口，切除多余组织与皮肤，适当上提阴阜区脂肪垫，来改善阴阜区的外形；对于局部脂肪不足，呈现骨性隆突者，则可以适当注射自体颗粒脂肪，改善局部的外形和触感。

2. 大阴唇年轻化手术 大阴唇的外形对女性外阴的审美起到重要的影响，主要影响因素包括大小、比例、对称性、皮肤张力和色泽等方面。年轻美观的大阴唇的标准：①大阴唇长7～8cm、宽2～3cm、高0.7～1.2cm，其前2/3略高、后1/3略低。②两侧对称、形状饱满、略微高出阴股沟平面，呈半椭圆形。③皮肤质地丰润、紧致、光洁，颜色较浅。④站立位应该紧致、收敛，刚好包裹小阴唇，使得阴裂呈线状外观。当女性大阴唇出现衰老迹象时，则表现为大阴唇平坦、干瘪、松垂、多皱；皮肤表面粗糙不平、质地较脆；站立位大阴唇皮肤下垂呈"贝壳样"等。有时大阴唇局部外形欠佳，也影响美观，如明显色素沉着、两侧不对称、脂肪堆积变形、毛发过度浓密等。为了使得女性大阴唇呈现美观年轻的外貌，可以采取大阴唇年轻化手术进行矫治，其目标为通过手术的手段，实现大阴唇适当的容积、形态比例，减少皮肤皱褶、增加皮肤张力，保持半椭圆形对称外观，淡化其色素沉着和调整其毛发分布与密度。

有关大阴唇年轻化手术，在20世纪末就偶有进行，但在21世纪初始见报道。2007年，Felicio首次报道了大阴唇成形术。之后关于大阴唇成形相关的术式报道明显增多。目前常见的大阴唇年轻化手术有大阴唇丰隆术、大阴唇部分切除术、大阴唇脂肪抽吸缩小术等。

（1）大阴唇丰隆术：对于轻度干瘪、多皱、松弛的大阴唇，若无明显皮肤冗余，可以采用自体脂肪颗粒注射进行矫治，分次自体脂肪移植填充常可以达到满意效果（每次间隔6个月）。一般可以采用下腹部或股内侧为脂肪供区，每次每侧大阴唇的纯脂肪注射量一般应<20ml；如果有明显皮肤冗余，则应慎用自体脂肪移植法，因为大量的脂肪注射可能导致大阴唇臃肿、过分突出于阴股沟平面。脂肪充填的原则：①设计一定要以美学为基础，在界定大阴唇轮廓的同时，要有整体设计的概念。应遵循双向判断原则，术前要与患者进行充分沟通，但不能一味听任患者的要求，要用整形外科医生的专业去正确引导患者。②善于多种形态的脂肪联合应用，以解决不同的问题。一定要多层次、多隧道、多点位、多维度交错注射，注射量宁少勿多，循序渐进。③在局麻状态下完成，保证安全性的同时，可以与患者沟通，观察不同体位下外阴的变化，这样填充后的效果更自然、更逼真。术后有轻微肿胀，无需包扎，如有感染迹象，及时应用抗生素治疗，以最大限度提高术后满意率。另外，尚有人尝试应用透明质酸（Zerbinati N，2017）、胶原蛋白等材料进行大阴唇丰隆术，并获得比较满意的疗效，但其吸收和质感问题尚存在一定的争议。

（2）大阴唇部分切除术：对于皮肤明显冗余、松弛下垂、干瘪的大阴唇，部分切除法较之大阴唇丰隆术常可取得更理想的年轻化效果。大阴唇部分切除术涉及两个重要问题：①切口选择，关于大阴唇皮肤切除的切口设计，有的学者建议在大阴唇中部或与阴股沟交界处，但是为使瘢痕隐蔽，大多学者选择大小阴唇间沟切口。切口常呈梭形或新月形，长度为大阴唇全长。②去皮量的决策，决定去除宽度时，应遵循宁少勿多原则，在患者处于截石位时，捏起冗余、拟去除的大阴唇皮肤，使得局部皮肤有一定的张力，但又不会因外侧切除形成的张力致使合拢的阴道外口和阴道前庭张开，即为比较合适的皮肤去除宽度。如果大阴唇有明显衰老松垂迹象，常可去除50%左右。切除的深度仅限于皮肤和皮下组织。由于大阴唇血供非常丰富，缝合皮肤前彻底地止血对于防止术后血肿十分重要。有些学者认为，当患者抱怨大阴唇皮肤皱褶多、下垂松弛的时候，除了皮肤冗余，也有可能同时存在脂肪容积的缺失，这时可以切除皮肤联合大阴唇丰隆，以取得更好的大阴唇年轻化的效果。当两侧大阴唇先天性不对称时，也可以采用该术式进行矫治。

关于大阴唇皮下脂肪的处理方案，常用的有两类，一种是直接部分切除法，另一种是筋膜收紧固定法。Ostrzenski等通过11例新鲜尸体解剖发现了一个新的解剖结构，即大阴唇"脂肪囊"，并在大阴唇手术患者中得到验证。Ostrzenski认为大阴唇的衰老与皮下Colles筋膜的松弛、皮下脂肪囊的破裂和皮肤松弛三个因素有关。他认为大阴唇年轻化手术垂直切除大阴唇皮肤和皮下脂肪组织的方法，破坏了大阴唇的"脂肪囊"和大阴唇自然的半球形结构，术后大阴唇形态不自然。他提出大阴唇固定术（labiopexy），即不改变大阴唇脂肪总量，而是沿切口收紧大阴唇的Colles筋膜，修补大阴唇脂肪囊壁，然后去除冗余的大阴唇皮肤，术后大阴唇脂肪囊更加紧致且恢复了大阴唇的饱满的轮廓。并且术后患者的自我形象认知显著提高，神经末梢的感觉依旧敏锐。

（3）大阴唇脂肪抽吸缩小术：面对比较肥胖的患者，如果外阴部有明显的脂肪堆积，表现为过于丰满突出的大阴唇，且与阴股沟的界限消失时，如果没有明显的皮肤冗余，采用小直径的吸脂针（<3mm）吸脂常可以取得一定效果。脂肪抽吸首先要降低阴股沟区的高度，修出大阴唇的轮廓，然后再针对大阴唇部分进行抽吸，注意浅层脂肪一定要保留5mm以上，以免遗留局部不平整、内外过渡不自然的现象。由于对局部淋巴和血运的损伤，术后长期水肿比较常见。曾有人报道一名39岁艾滋病患者，因常年服用抗反转录病毒药物，双侧大阴唇严重增生，耻骨区突出类似男性生殖器，给家庭生活带来极大不便。后行大阴唇脂肪抽吸缩小，术后效果可。

（4）大阴唇漂红术：大阴唇的色泽以浅淡为美，在东方女性，由于性激素的影响，外阴常有一定的色素沉着，当色素沉着比较明显时可以进行大阴唇漂红治疗。可以采用铒激光或CO_2点阵激光进行局部皮肤色素的选择性破坏，可在一定时间内具有一定的漂红效果，但通常6~12个月后会恢复到原有的色泽。

（5）大阴唇脱毛术：如果外阴部毛发过于浓密，也会影响女阴的外观，通常采用激光脱毛（laser depilation）技术部分去除局部的毛发。激光脱毛是依据选择性光热动力学原理，通过合理调节激光波长、能量、脉宽，使激光穿过皮肤表层到达毛发的根部毛囊，毛囊中丰富的黑色素吸收光能后转化为热能，温度急剧升高，导致毛囊组织破坏，使得毛发失去再生能力，从而达到脱毛效果。该方法不仅可以达到永久性脱毛或延缓毛发再生的目的，还可以避免传统脱毛技术的缺点。常用的激光脱毛方法有三种，即半导体激光脱毛、彩光脱毛和光子脱毛。总之，激光脱毛均是通过光热效应，让毛囊受热损伤，从而实现毛发的脱落。一般而言，只有在生长期的毛发容易受热而脱落，静息期的毛发则不容易受影响，所以，脱毛通常需要反复进行5~6次，方能获得较好的效果。而且皮肤越白，毛色越深则效果越好，肤色较深的患者则脱毛效果较差，注意激光脱毛能量不能太高，以免局部形成色素沉着、瘢痕，过分的损害甚至可能形成瘢痕疙瘩。

1）半导体激光脱毛术：是利用选择性光热作用原理，当激光从皮肤表层穿透后，毛囊温度维持在一定水平，从而使毛囊及其周围干细胞的活性逐渐丧失，使毛发不再生长，最终实现脱毛的目的。

2）彩光脱毛：是利用毛囊对彩光优先吸收这一点来实现脱毛的，对于皮肤偏黑的人群来说，由于对彩光能量也会有一定的吸收，因而对皮肤可能会造成一定损伤，所以彩光脱毛更适合皮肤偏白但毛发颜色偏黑的人群。

3）光子脱毛：是利用强脉冲光源的选择性光热解原理，毛囊中含有大量的黑色素细胞，这些细胞对于特定波段的光有一定吸收作用，从而毛囊会温度升高，这就使毛囊在一定程度上遭到破坏，同时不会对毛囊周围组织产生损害，最终实现脱毛的目的。这种脱毛疗法比较柔和。

（周　宇　原　野　车可心）

第二节　常用大阴唇丰隆术

女性的大阴唇外形不美观，以局部发育欠佳最为常见，常表现为局部平坦、松弛、多皱或者欠饱满，最常见的美容矫治手术为局部充填，使之丰隆。可用于丰隆的材料以自体脂肪颗粒为首选，它不但手术方便，术后质感也更加逼真，效果更加持久。当然适当的人工注射材料也可以在局部应用，如胶原蛋白、透明质酸等，这些材料如果分子较小，容易吸收效果不持久，如果分子较大，则质感欠佳，虽有其形，却手感偏硬；其优点是手术方便，不必关注移植物的供区和成活等问题。有时，同做其他手术，可以得到一些自体复合组织材料，也可用于大阴唇的充填，只是创伤偏大，术后的质感也稍差。2017年，Samer Jabbour回顾分析了各种大阴唇丰隆技术，其中最有影响力的有三类，即脂肪注射、人工材料注射和真皮脂肪移植。他总结这些技术，认为其关键点如下。

（1）增大大阴唇不仅是一种抗衰老的干预，而且是一种美化治疗，脂肪移植是大阴唇丰隆术中最常用的方法，每次注射的平均总脂肪量从18～120ml不等。

（2）透明质酸总注射量（19～20mg/ml）为每次2～6ml。使用透明质酸后，可在首次注射后2～4个月完成再次修饰，而使用脂肪移植则应在4～6个月后考虑再次注射。

（3）大阴唇皮瓣用于大阴唇丰隆的方法有将自身多余突出的部分小阴唇去上皮化，转置到大阴唇；当结合大腿上提术，可以把去上皮化的真皮脂肪瓣从大腿内侧翻转，植入大阴唇中丰隆大阴唇。

（4）更常用于治疗女性生殖器发育不良的方法是结合多种方法进行混合应用。

（5）对于轻度小阴唇肥大的患者，大阴唇的增大可以帮助遮盖小阴唇。

（6）所有报告的不良事件都是轻微和短暂的。

一、自体脂肪移植大阴唇丰隆术

随着吸脂技术的广泛开展，自体脂肪颗粒移植也得到迅速的普及，脂肪注射几乎可以用到身体的大多数部位，只要不入血，其安全性和有效性还是比较可靠的。大阴唇皮下存在一个脂肪囊，其触感非常柔软。因此，对于大阴唇区域的丰隆，首先应该选取颗粒比较大的脂肪组织，以获得逼真的效果。脂肪移植后的成活和吸收一直是临床医生关注的问题，一般移植后的半年的容积保持率在30%左右，虽然对移植脂肪颗粒进行一定的处理，可以适当提高术后的容积保持率，如离心纯化、增加脂肪来源的干细胞、增加富血小板血浆和各种生长因子等，但这些处理一方面增加了手术感染的机会，另一方面也增加了手术的复杂程度，所以临床上应用并不普及。对于外阴萎缩伴有局部硬化性苔藓、外阴白斑等代谢障碍，脂肪移植可以改善局部的代谢（图3-2-1）。

1. 手术适应证

（1）大阴唇发育欠佳，局部平坦、干瘪、多皱或不够饱满希望通过手术矫治者。

（2）身体发育良好，有足够的脂肪供区者，并愿意进行适当脂肪抽吸提供填充材料者。

（3）身体各项功能健康，无严重的心、肝、肾功能障碍，凝血和免疫系统正常者。

2. 手术禁忌证

（1）存在严重的心理疾病，不适合进行美容整形手术者。

（2）存在明显营养不良，无法提供足够的脂肪供区者。

（3）大阴唇皮肤过度松弛，站立位呈贝壳样畸形者。

（4）存在严重的心、肝、肾等重要脏器的功能损害，严重传染病的发病期，或凝血功能不良。

（5）局部存在明显的感染灶，或免疫功能不全者。

3. 术前准备　首先了解患者治疗的目的，其期待值，并进行沟通达成一致的意见。然后通过检查确定需要填充的部位、供区部位等，测量、照相、评估完善各项术前检查。

4. 手术过程　截石位，同时用碘伏消毒脂肪供

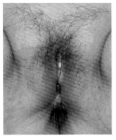
A. 术前

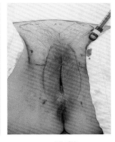
B. 注射

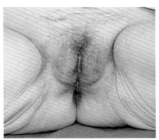
C. 术后1周

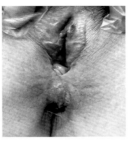
D. 术后1年白斑好转

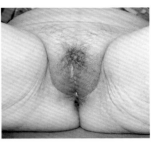
E. 术后1年外观

图3-2-1　外阴萎缩伴硬化性白斑，自体脂肪+富血小板血浆注射（67岁）

资料来源：Seok Hwan Kim, Eun Soo Park, Tae Hee Kim. Rejuvenation Using Platelet-rich Plasma and Lipofilling for Vaginal Atrophy and Lichen Sclerosus. Journal of Menopausal Medicine 2017, 23: 63-68.

区和会阴区域，铺单备用。

（1）测量与标记：测量大阴唇的长度、宽度和高度，并用无菌记号笔标记大阴唇的轮廓范围。评估需要脂肪颗粒的量，在下腹部或者双侧大腿内侧，标记脂肪供区（图3-2-2、图3-2-3）。选用的供区脂肪均属于白色脂肪，即作为能源储备的脂肪，一般需要10cm×20cm左右的抽吸范围。多数专家认为，当注射量不大时，不同部位的脂肪颗粒术后容积保持率相似。人体尚有一种可以促进代谢产热的棕色脂肪，分布很少，不作为脂肪充填的供区。

（2）自体脂肪颗粒的获取

1）麻醉：在选定的脂肪供区注射足量的局部肿胀麻醉液（通常采用配方：1000ml生理盐水+600mg利多卡因+1mg肾上腺素），一般需要500ml肿胀液即可，注射方法有两种，一种是自进针切口插入注水针，逐渐向脂肪供区移动注水；另一种是直接在脂肪供区透皮注射肿胀液。这两种方法各有优点，前者是效果较好，用的肿胀液较少，但进展较慢，较痛。后者的优点是操作简单迅速，但使用的肿胀液较多。

2）切开：一般选择在比较隐蔽部位，如肚脐、臀纹等，正常的浸润麻醉后切开5mm左右的小口即可。

3）抽脂：选用直径2~2.5mm的分体式吸脂针（可以用钝针或锐针，图3-2-4、图3-2-5），连接10~20ml的一次性注射器，抽成负压进行抽吸，在深层脂肪区水平进针（一般每次抽吸均要更换针道，以免造成局部不平），在供区的两侧对称而均匀地抽吸。根据需要量，总共抽吸纯脂肪颗粒35~50ml即可

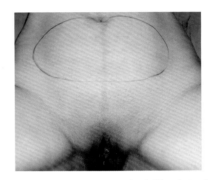
图3-2-2　下腹部抽吸脂肪供区标识线

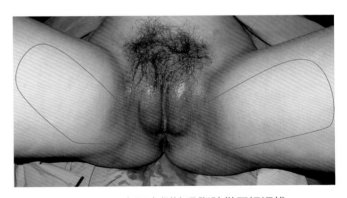
图3-2-3　大腿内侧抽吸脂肪供区标识线

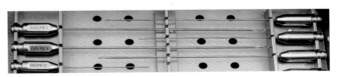
A. 常用吸脂针、注脂针和注水针

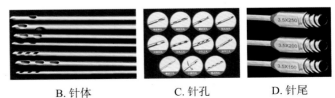
B. 针体　　　C. 针孔　　　D. 针尾

图3-2-4　常用分体式吸脂针

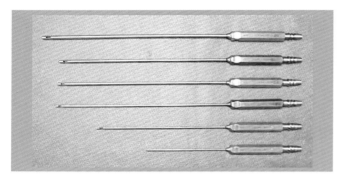

图3-2-5 常用带柄一体式吸脂针

（图3-2-6、图3-2-7）。

4）脂肪处理：抽出的脂肪可用两类方法进行处理：一是清洗其中血液后，排空肿胀液，纵向放置30～60分钟，然后去除水分，通过三通连接器将保留的脂肪颗粒分别转入1ml（或5ml）的螺旋注射器中备用（图3-2-8、图3-2-9）。二是清洗血液后，无菌低速离心处理，通常800～1000转/分×（1～2）分钟，然后去除水分，通过三通连接器将保留的脂肪颗粒分

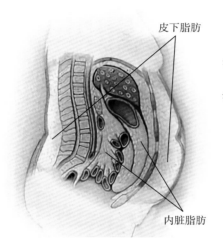

A. 人体脂肪分布：皮下脂肪、内脏脂肪

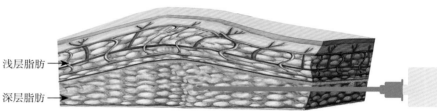

B. 皮下脂肪深层、疏松、颗粒大、首先抽吸进针部位

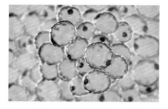

C. 抽出的白色脂肪颗粒、脂肪团

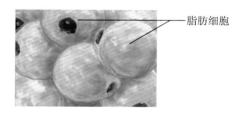

D. 获得脂肪细胞放大观

图3-2-6 脂肪供区、抽吸部位及获得的脂肪颗粒示意图

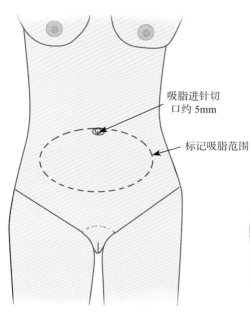

A. 下腹区标记吸脂范围、切口部位

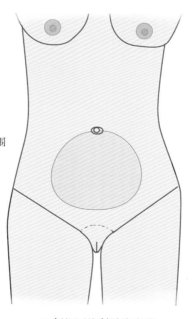

B. 标记区注射肿胀麻药

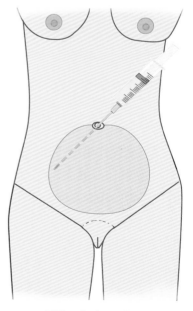

C. 局限于麻醉区注射器吸脂

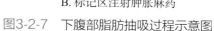

图3-2-7 下腹部脂肪抽吸过程示意图

别转入1ml的螺旋注射器中备用。

（3）注射

1）进针点：一般在阴阜下方选取进针点，根据习惯可以居中选一个点或者两侧对称选点，局部麻醉后用20号针头开口即可。选点一般建议在阴蒂根部上方2~3cm处，不宜离术区过近，以免细菌顺着针道造成局部感染。

2）麻醉：在针道方向和准备丰隆的区域少量注射常规麻药，以减少局部的疼痛。麻药注射中，也可以根据注射麻药后的局部改变，评估需要注射的脂肪量。

3）注射方法：采用微量注射法，使用直径1.2~1.5mm，长度15cm左右的注脂针对需要丰隆区域进行多针道、多层次的注射，每1ml脂肪颗粒至少要进针3~5次进行注射。注射针不要穿透深筋膜，注射量要按照上2/3多、下1/3少，中央宽、两头窄的原则进行脂肪铺布。一般情况下不要将脂肪注射到阴股沟区域，以便保持清晰的大阴唇轮廓（图3-2-10、

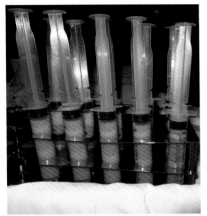
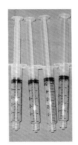

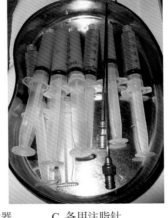

A. 脂肪颗粒静置纯化　　B. 用三通导入小注射器　　C. 备用注脂针

图3-2-8　阴阜区脂肪注射器

注：阴阜区需要脂肪量多，将脂肪导入5ml注射器。

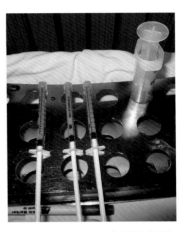

图3-2-9　阴唇区脂肪注射器

注：阴唇区注脂少，导入1ml注射器。

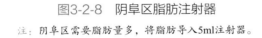

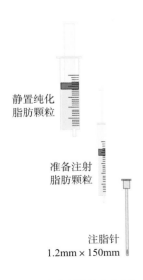

静置纯化
脂肪颗粒

准备注射
脂肪颗粒

注脂针
1.2mm × 150mm

A. 脂肪颗粒纯化备用

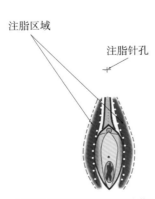

注脂区域

注脂针孔

B. 标记注脂范围和注脂针孔位置

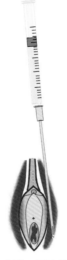

C. 丰隆一侧大阴唇

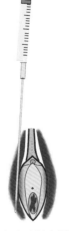

D. 丰隆对侧大阴唇

图3-2-10　大阴唇脂肪注射过程示意图

图3-2-11）。

4）注射量：根据需要量注射，一般每侧纯脂肪10～15ml为宜，每侧不超过20ml。注射完毕后应该以6-0单丝或可吸收缝线缝合一针闭合进针点处的针孔。

大阴唇丰隆术的典型病例见图3-2-12。

5. 术后护理

（1）预防丰隆区域的感染：是最重要的问题，通常采用三个措施，一是需要应用抗生素至少3天，提

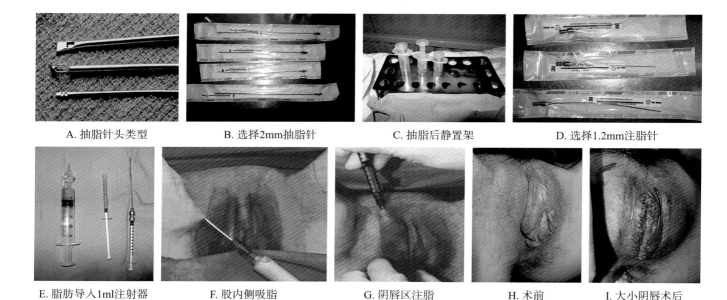

A. 抽脂针头类型　　B. 选择2mm抽脂针　　C. 抽脂后静置架　　D. 选择1.2mm注脂针

E. 脂肪导入1ml注射器　　F. 股内侧吸脂　　G. 阴唇区注脂　　H. 术前　　I. 大小阴唇术后

图3-2-11　脂肪颗粒的抽吸、静置纯化及注射

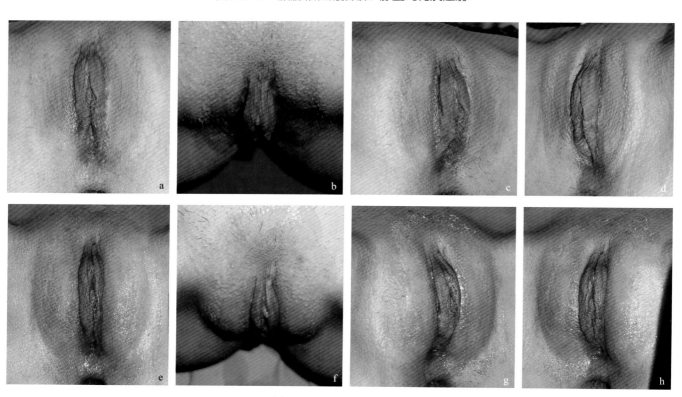

A. 病例1　35岁，大阴唇发育欠佳

注：a～d. 术前正位、俯视位、左侧位、右侧位；e～h. 术后正位、俯视位、左侧位、右侧位。

图3-2-12　自体脂肪颗粒移植丰隆大阴唇术

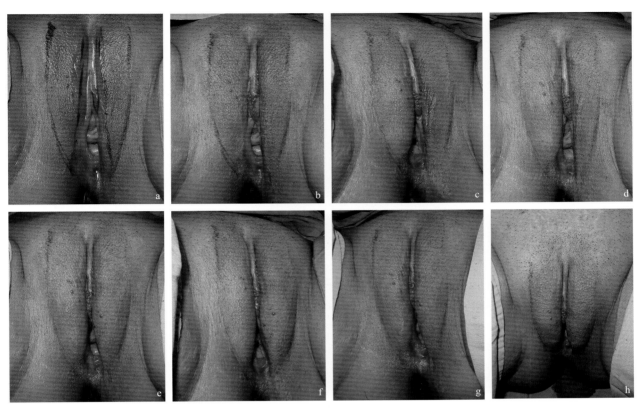

B. 病例2　37岁，大阴唇隆起不足，前庭暴露

注：a～d. 术前正位、俯视位、左侧位、右侧位；e～h. 术后正位、左侧位、右侧位、俯视位。

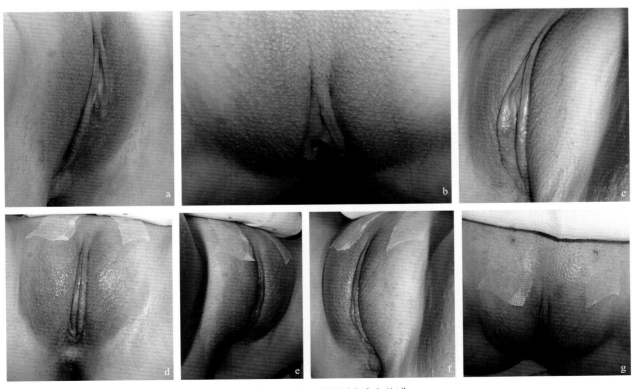

C. 病例3　29岁，大阴唇发育欠饱满

注：a～c. 术前左侧位、俯视位、右侧位；d～g. 术后正位、左侧位、右侧位，俯视位。

图3-2-12　自体脂肪颗粒移植丰隆大阴唇术（续）

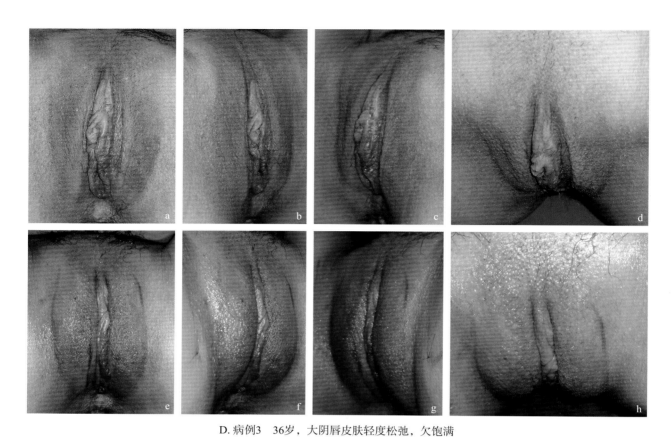

D. 病例3　36岁，大阴唇皮肤轻度松弛，欠饱满

注：a~d. 术前正位、左侧位、右侧位、俯视位；e~h. 术后正位、左侧位、右侧位、俯视位；e. 阴股沟两侧显示吸脂针孔缝合后；h. 阴阜部显示注脂针孔缝合后。

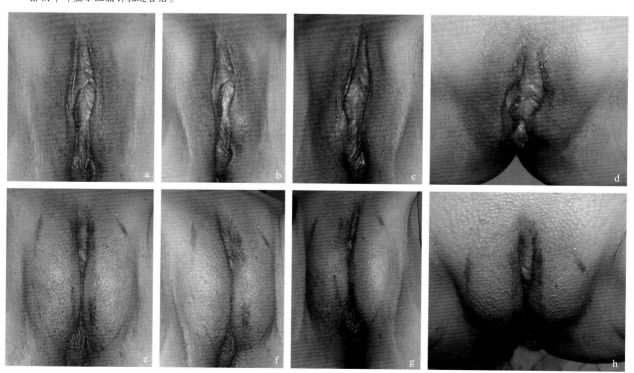

E. 病例4　41岁，大阴唇皮肤轻度松弛，欠饱满

注：a~d. 术前正位、左侧位、右侧位、俯视位；e~h. 术后正位、左侧位、右侧位、俯视位。

图3-2-12　自体脂肪颗粒移植丰隆大阴唇术（续）

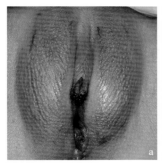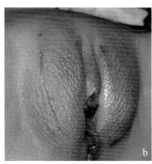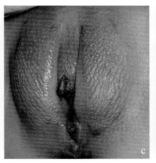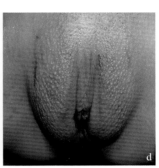

F. 病例5 31岁，大阴唇皮肤轻度松弛，欠饱满

注：a~d. 术后正位、左侧位、右侧位、俯视位。

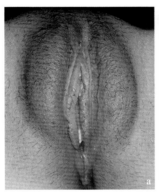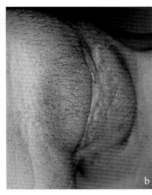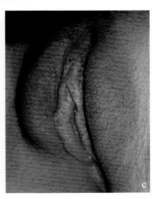

G. 病例6 34岁，大阴唇皮肤轻度松弛，欠饱满，术后4周

注：a~c. 术后正位、左侧位、右侧位。

图3-2-12 自体脂肪颗粒移植丰隆大阴唇术（续）

高机体的抗感染能力；二是在外阴区域适当应用抗生素油膏，通过局部皮肤吸收提高局部的抗菌效果；三是术后第3天开始使用1∶5000高锰酸钾溶液坐浴7~10天，清洁外阴，降低局部的细菌密度，从而减少细菌感染的机会。

（2）保持丰隆容积、减少吸收：主要是通过减少局部的持续压迫而实现，一般术后3个月内不宜骑车、骑马，不宜做骑跨训练。如果发现丰隆部分有明显的硬结，可以在硬结部适当地按压，促使其吸收。

（3）提高注射脂肪的成活：术后3个月内不宜过分减肥，以免移植的脂肪作为能量被消耗掉。

（4）术后吸收和再次手术：一般术后脂肪吸收的规律是先快后慢，在6个月左右大约70%的脂肪颗粒会被吸收，只有30%左右的容积存留。如果感觉到局部效果仍需改善，可以再次进行颗粒脂肪注射，一般经过2~3次多能实现局部的有效丰隆。

6. 术中注意事项

（1）控制抽脂负压：抽脂时必须控制负压压力（范围：35~50kPa），要防止高压抽脂。1990年Nguyen提出，高负压吸引法获得的脂肪颗粒，接近90%脂肪细胞膜破裂、拉长、变形，仅少部分细胞保持完整形态。而注射器法获得的脂肪仅10%被破坏。

（2）低速离心：脂肪离心速度一定要控制，一般选择低速离心（800~1000转/分）1~2分钟，因为相关研究证明，当脂肪颗粒的离心速度超过600rpm时均会有一定的损伤，而且离心速度越大则损害越大，所以，通常在临床上均建议采用低速离心技术（图3-2-13）。

（3）低压、多针道注射：注射时，在回抽无血的前提下，要掌握钝针、低压力、回针注射法，即注射针选用钝针，注射压力不宜过大，进针时不注射，只有回针时开始注射，这是避免脂肪入血的操作要点。

（4）控制注射量：按照大阴唇体积为8cm×3cm×1cm计算，丰隆一侧大阴唇需要脂肪20~25ml，实际上，局部多半有一定的容积，所以每次每侧注射量一般不宜超过20ml。如果注射过多，可能带来两

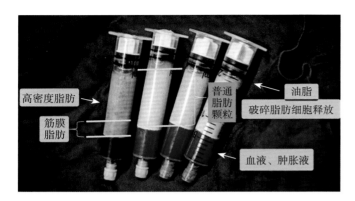

图3-2-13 低速离心法脂肪颗粒处理

注：离心后脂肪分层，保留中间普通脂肪颗粒。

个风险，一是如果分散注射，容易引起大阴唇的轮廓不清晰，注射脂肪外延到阴股沟区域；二是如果集中注射，局部脂肪颗粒比较密集，血运不足，术后吸收率较高，局部容易出现硬结。

（5）控制感染：局部感染者暂时不要手术；术前服用抗生素；严格的消毒和无菌操作；术中尽量遵循不接触原则，即抽出的脂肪一直保持在注射器中，不接触空气、术区皮肤、使用的手套、器械和敷料等，

以减少细菌污染的机会；抽出后脂肪不宜静置过久，应尽快应用；术后充分的清洁；术后2～3天后一旦发现有局部疼痛加重，要尽早静脉应用抗生素7～10天，以控制感染。

（6）同期处理大、小阴唇：对于小阴唇肥大伴有外阴发育不良的患者，可以同期进行大、小阴唇手术，鉴于小阴唇要求比较精细，应该先完成小阴唇缩小手术，再进行大阴唇丰隆（图3-2-14）。

（7）不对称大阴唇的丰隆和切除后大阴唇的再造：有时由于外伤、肿瘤切除、感染等因素，可以引起大阴唇一侧容积的缺损，造成明显的不对称，这时可以考虑在容积较小的一侧大阴唇进行脂肪注射或其他组织填充进行丰隆，使得外阴趋于对称（图3-2-15、图3-2-16）。有时因病理因素需要切除部分大阴唇，术后排除复发因素后，也可以给予局部脂肪注射或者其他组织充填进行大阴唇的丰隆治疗，以期获得比较正常的女阴外观。

总之，虽然大阴唇丰隆所需的脂肪不多，但脂肪注射的所有问题，都应该小心，以免造成不良后果。

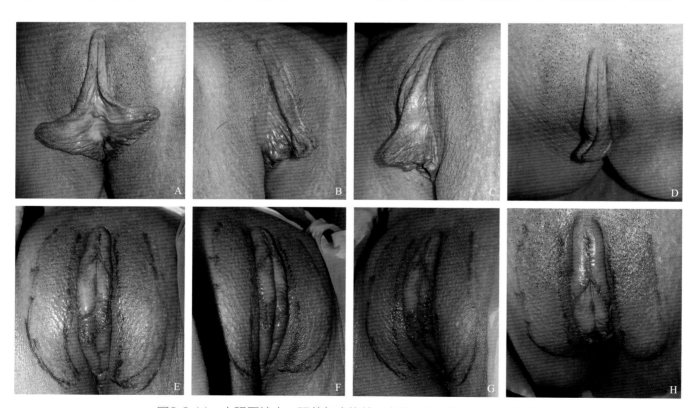

图3-2-14 小阴唇缩小、阴蒂包皮修整和自体脂肪移植大阴唇丰隆术

注：35岁，小阴唇肥大、阴蒂包皮分裂伴有大阴唇发育欠佳；A～D.术前正位、左侧位、右侧位、俯视位；E～H.术后正位、左侧位、右侧位、俯视位。

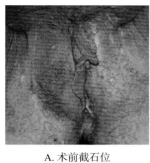
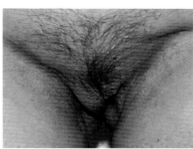
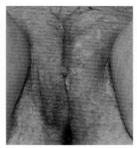
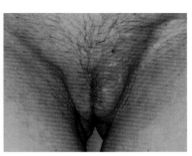

| A. 术前截石位 | B. 站立位 | C. 术后截石位 | D. 站立位 |

图3-2-15　外阴切除后自体脂肪移植外阴重建术

资料来源：Lea J. Nielsen, Peter A. Siemssen, JØrgen Hesselfeldt Autologous lipografting to reconstruct the labia majora following vulvectomy International Joumal of Gynecology and Obstetrics 134, 2016: 99-103.

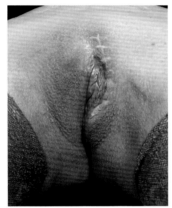
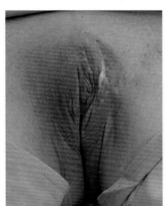
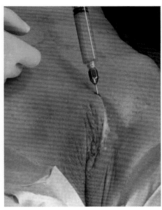
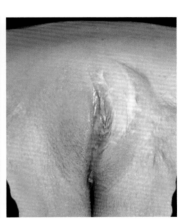

| A. 外阴部分切除术术后 | B. 阴股沟皮瓣重建 | C. 注射脂肪颗粒 | D. 术后 8 个月 |

图3-2-16　鲍恩病外阴部分切除后自体颗粒脂肪移植重建术

资料来源：P. M. Vogt. C, Herold. H. O. Rennekampff Autologous Fat Transplantation for Labia Majora Reconstruction Aesth Plast Surg, 2011, 35: 913-915, DOI 10.1007/s00266-011-9664-5.

二、人工合成材料及脂肪抽吸物的加工制备制剂注射大阴唇丰隆术

　　自体脂肪颗粒移植大阴唇丰隆术虽然有一定的优势，但其缺点也很明显，即需要脂肪供区，要承受吸脂的痛苦和相应的并发症，脂肪移植感染概率较大，术后脂肪吸收较多需要多次手术等。因此，人们尝试使用人工合成材料进行大阴唇丰隆术，如胶原蛋白、透明质酸等，这些材料丰隆的大阴唇虽然质感稍差，但胜在手术简单、术后存在的问题较少，因此也有一定的应用市场。但是，偶尔会出现严重的并发症，如过敏、局部肉芽肿等，需要特别警惕，尽量不要使用多种合成材料混合使用，以减少这些问题的出现。另外，尚有人喜欢用加工制备的抽吸脂肪制剂，如

SVF、纳米脂肪、脂肪胶，也可以作为改善局部外观的注射物，但其充填效果较差，而且制备复杂、容易吸收，限制了它们的应用。

　　1．手术适应证

　　（1）大阴唇轻度皱缩，或者欠饱满，希望通过手术矫治者。

　　（2）体型非常瘦，难以提供良好的脂肪供区者。

　　（3）希望用最简单的方法，尝试解决外阴发育不良，对局部质感要求不高，且不愿接受脂肪抽吸或移植者。

　　（4）曾经使用胶原蛋白、透明质酸进行充填注射，而没有不良反应者。

　　2．手术禁忌证

　　（1）大阴唇皮肤过度松弛，站立位呈现贝壳状畸

形的患者。

（2）过敏体质，对准备使用的胶原蛋白、透明质酸等有过敏风险者。

（3）身体抵抗力很差、存在免疫缺陷，容易感染者。

（4）存在重要器官功能异常引起的严重身体功能障碍，或者严重传染病的活动期。

3. 术前准备　常规检测患者的免疫状态，排除过敏体质及高敏状态，如果可能，最好进行注射物的过敏试验。术前测量患者大阴唇的状态，精确评估需要充填的容积，并准确标记充填范围。截石位，局部碘伏消毒3遍，铺单备用。

4. 手术过程　局部涂布表面麻醉剂，如利多卡因乳膏等，等待15～30分钟起效后开始注射（图3-2-17、图3-2-18）。一般可以分为两个层次注射。

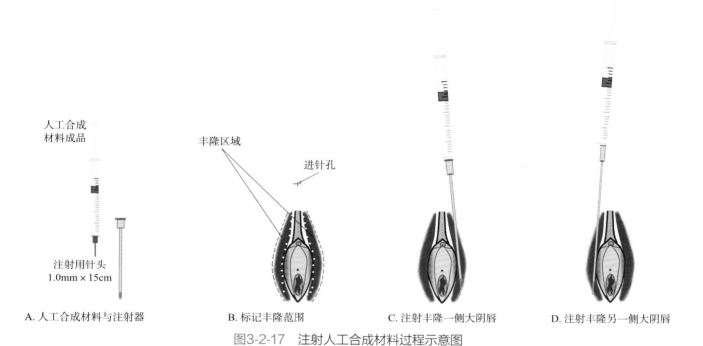

A. 人工合成材料与注射器　　　B. 标记丰隆范围　　　　C. 注射丰隆一侧大阴唇　　　　D. 注射丰隆另一侧大阴唇

图3-2-17　注射人工合成材料过程示意图

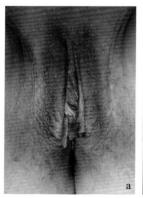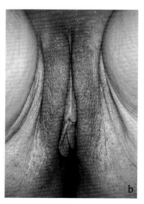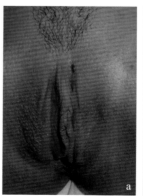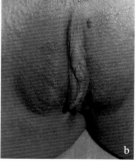

A. 63岁，中度大阴唇萎缩　　　　　　　　　　　　　　　　B. 34岁，明显大阴唇萎缩

注：a. 术前。每侧注射1ml（19mg/ml），6个月后再次注　　注：a. 术前。每侧注射1ml（21mg/ml），7周后再次注射，
　　射，每侧1ml（19mg/ml）。b. 术后1年。　　　　　　　　　　每侧1ml（19mg/ml）。b. 术后1年。

图3-2-18　大阴唇发育不良使用透明质酸注射丰隆的手术效果

资料来源：Elena Fasola, MD: and Riccardo Gazzola, MD. Labia Majora Augmentation with Hyaluronic Acid Filler: Technique and Results. Aesthetic Surgery Journal 2016, Vol. 36(10): 1155-1163.

（1）浅层注射：如果使用的填充剂质地比较稀薄，容易吸收，如胶原蛋白、制备的纳米脂肪或脂肪胶等，可以在大阴唇皮下的浅层注射。可以选用细长的锐针，均匀注射，以撑开皱纹和改善局部代谢。一般不建议采用短锐针、多个进针孔注射，以减少感染的机会。

（2）深层注射：如果填充剂非常黏稠、不易吸收，如大分子交联的透明质酸等，则最好选用粗长的钝针，均匀注射到大阴唇肉膜和脂肪囊的深部，以免其较硬的质感影响大阴唇的柔软度。一般不建议多层次注射，免得术后大阴唇触感明显变硬。

5．术后护理 人工材料注射后，需要在医院观察30分钟，排除急性过敏反应或者注射物入血引起的急性呼吸窘迫等并发症才能离开医院。注意局部清洁卫生，保证身体状态良好，适当应用抗生素，以免出现炎症、感染等问题。

6．术后注意事项

（1）使用人工合成材料丰隆大阴唇成功的关键因素有三个方面：①安全注射，避免入血、过敏、感染等围手术期并发症。②获得良好的大阴唇形状和质感，要清晰界定注射范围，均匀注射，不宜集中成团。③防止迟发型免疫排斥反应，要确凿把握患者的体质、免疫状态、注射后变化等，一旦出现发红、变硬现象，要及时处理，如使用抗生素、抗过敏药物，局部注射透明质酸酶，切开清除移植物、引流等。不宜反复观察，以免错失最佳的治疗时机。

（2）目前可以安全使用的注射类人工合成材料多是可以吸收的，其区别在于注射后的质感差别和吸收期的长短，因此，这类材料丰隆的大阴唇也是暂时

的，经过6～12个月，丰隆效果多逐渐消失，需要反复注射。一般不建议使用可以持久存在的不可吸收物注射，以免术后不满意，造成取出困难。

（3）因为人工合成材料注射后吸收比较慢，有些注射后甚至可能出现容积的增大，如透明质酸的锁水现象，因此注射时要按照宁少勿多的原则进行，一般每次、每侧注射1～2ml即可，不够时6周至6个月后可以补充注射。如果注射太多，相对来说调整就比较困难，如需要局部注射透明质酸酶或者需要长期等待等。

（4）透明质酸的注射量和注射层次（图3-2-19）：意大利Fasola Gazzola等（2016）建议在注射透明质酸丰隆大阴唇时，每侧可以应用2ml左右，其中1/3用于皮下层，2/3用于深筋膜浅层。他应用了31例，随访1年，结果为患者满意率65%、医生满意率42%。而巴西Hexsel等（2016）则建议注射透明质酸总量可达5～6ml，分别用于阴阜和双侧大阴唇。

三、自体复合组织移植大阴唇丰隆术

对于明显的大阴唇发育不良，局部外伤畸形或大阴唇病理性切除后局部凹陷畸形等，反复进行脂肪注射或人工材料注射，效果不理想者，可以考虑进行自体复合组织移植大阴唇丰隆术。根据凹陷程度的不同，可用的填充组织有髂骨、肋软骨、脂肪、真皮-脂肪复合组织、小阴唇皮下组织或其他筋膜瓣等（图3-2-20）。有时其他部位的手术可以顺便获得自体复合组织，也可以用于大阴唇的丰隆手术。其优点是见

图3-2-19 脂肪及透明质酸丰隆大阴唇的注射层次

资料来源：Samer Jabbour, MD; Elio Kechichian, MD; Barbara Hersant, MD; Philippe Levan, MD; Lena El Hachem, MD; Warren Noel, MD; and Marwan Nasr, MD. Labia Majora Augmentation: A Systematic Review of the Literature. Aesthetic Surgery Journal, 2017, Vol. 37(10): 1157-1164. DOI: 10.1093/asj/sjx056.

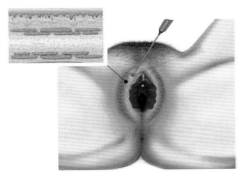

A. 脂肪注射。应该分多层进行

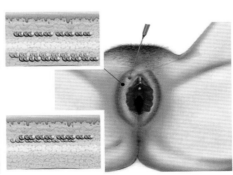

B. 透明质酸注射。可只皮下注射，也可联合在肉膜深面注射

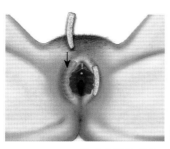 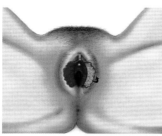 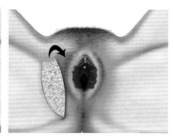

A. 10cm×2cm的真皮脂肪移植物将其插入大阴唇的皮下层   B. 小阴唇的突出部分可以去上皮化并转置到大阴唇   C. 使用大腿内侧去上皮化脂肪皮瓣来完成大阴唇扩增。皮瓣反转到大阴唇区

图3-2-20　大阴唇丰隆术的真皮–脂肪复合组织供区

资料来源：Samer Jabbour, MD; Elio Kechichian, MD; Barbara Hersant, MD; Philippe Levan, MD; Lena El Hachem, MD; Warren Noel, MD; and Marwan Nasr, MD. Labia Majora Augmentation: A Systematic Review of the Literature. Aesthetic Surgery Journal, 2017, Vol. 37(10): 1157-1164. DOI: 10.1093/asj/sjx056.

效快、效果稳定，缺点是丰隆大阴唇的触感较差，有时偏硬且不均匀、不对称。

1．手术适应证

（1）大阴唇部皮肤比较完整，但轮廓明显皱缩或者凹陷，影响美观，希望手术矫治者。

（2）有方便的供区，可以提供丰隆大阴唇所需要的各种组织，能接受供区瘢痕和受区的质地不均等问题者。

（3）因为其他手术，可以顺便提供丰隆大阴唇的组织，愿意接受该类组织的充填效果者。

2．手术禁忌证

（1）单纯为了美容目的来就诊，不接受供区瘢痕，对受区效果要求较高者。

（2）身体抵抗力很差、存在免疫缺陷，容易感染者。

（3）存在重要器官功能异常引起的严重身体功能障碍，或者严重传染病的活动期。

3．术前准备　全面检查，了解大阴唇区域畸形形成的原因、畸形程度、皮肤松紧度、瘢痕增生的状态，评估矫正可能需要的组织类型、组织量，是否需要皮肤补充等，预估可能的手术效果并与患者充分沟通，取得一致的意见。

4．手术过程　局麻或者全麻，截石位，标记供区和受区范围，碘伏消毒3遍，铺单备用。

（1）供区组织采集：在界定供区范围内，局部注射含有肾上腺素（1/10万）的局麻药。分层切开组织，按照预期量采取相应的组织，充分止血后，分层缝合。

（2）充填组织修整：按照受区组织缺陷的形状和大小，修剪采取的供区组织备用，使之与受区吻合，如果是骨组织，形状应尽量一致，如果是软组织，可以较需求容积多10%～20%。

（3）大阴唇丰隆：在阴唇间沟部位，或者原有的瘢痕上做切口，以组织剪适当剥离移植腔穴，使之略大于充填物，然后将移植物通过切口充填到大阴唇中。如果是硬质材料，应该适当螺钉、钢丝做内固定，如果是单纯的真皮–脂肪复合组织，则可以真皮面向基底部，展平，适当固定几针即可（图3-2-21）。

5．术后护理　由于大阴唇区域容易污染，术后感染的概率较大，一般术后要求全身抗生素应用、局部清洁和局部高锰酸钾坐浴，伤口应缝合得比较细致，可以适当放置引流条，以免术后血肿。24～48小时后拔出引流条，局部清洁。术后3～5天后，可以适当坐浴7～10天。

6．术后注意事项

（1）供区损伤和瘢痕：一般情况下，自体组织移植均会形成供区瘢痕，因此必须在术前与患者沟通达成一致后才能进行手术。如果同时进行其他手术，则可以利用其他手术的切口采取充填组织，这样可以避免增加新的瘢痕（图3-2-22）。采取小阴唇皮下组织作为供区时，虽然增加的供区瘢痕不明显，但可能损伤小阴唇的形态，容易切除过多，所以要慎用。

（2）移植物的成活与塑形：移植物充填到大阴唇

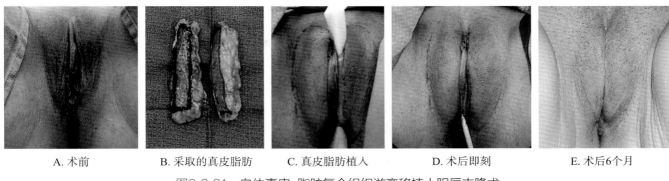

A. 术前   B. 采取的真皮脂肪   C. 真皮脂肪植入   D. 术后即刻   E. 术后6个月

图3-2-21 自体真皮–脂肪复合组织游离移植大阴唇丰隆术

资料来源：Christopher J. Salgado, Jennifer C. Tang, Arthur E. Desrosiers Ⅲ. Use of dermal fat graft for augmentation of the labia majora. Journal of Plastic, Reconstructive t Aesthetic Surgery, 2012, 65: 267-270.

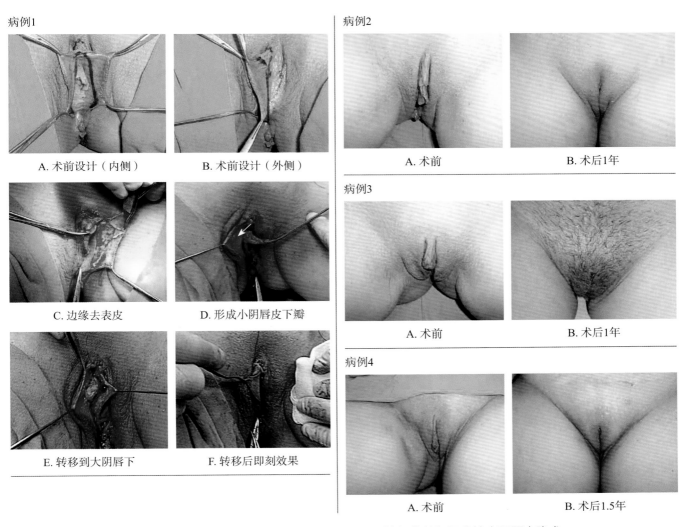

病例1

A. 术前设计（内侧）   B. 术前设计（外侧）

C. 边缘去表皮   D. 形成小阴唇皮下瓣

E. 转移到大阴唇下   F. 转移后即刻效果

病例2

A. 术前   B. 术后1年

病例3

A. 术前   B. 术后1年

病例4

A. 术前   B. 术后1.5年

图3-2-22 肥大的小阴唇去皮转移到大阴唇区域行带蒂组织移植大阴唇丰隆术

资料来源：Yakup Karabağh, Emre Atacan Kocman, Melih Velipasaoğlu, Aydan A. Kose, Sezi Ceylan, Ozlem Cemboluk. Cengiz Cetin Labia Majora Augmentation with De-epithelialized Labial Rim (Minora) Flaps as an Auxiliary Procedure for Labia Minora Reduction Aesth Plast Surg, 2015, 39: 289-293 DOI 10.1007/s00266-015-0474-z.

区域后，其成活通常需要3～6个月，如果是骨组织，后期可能会出现骨质吸收，但对外形轮廓影响不大。如果是真皮-脂肪复合组织，在经过6～12个月的成活和吸收过程后，容积可能减少50%左右，所以修剪移植物时，要比需要量稍大些，以免术后充填不足。

（3）大阴唇外形的修整：复合组织移植手术以后，一般大阴唇的形态还可以，如果存在大阴唇形态欠佳、丰隆度不足或者手感偏硬等问题，术后1年左右还可以进行自体脂肪移植大阴唇丰隆术，来修正和补充上一次手术的不足，整体实现大阴唇外形的美化和质地的改善。

（李　强　李森恺　李峰永）

第三节　自体脂肪移植大阴唇丰隆术术后并发症及处理

自体脂肪移植由于其方便性、微创性，并可同时实现体型雕塑，目前已经广泛应用于美容整形外科。该技术在女性妇科美容整形中也多有应用，其中应用最多的是大阴唇丰隆术和阴阜丰隆术，其次是G点注射术。还有人进行阴道填充，虽然可能有一点效果，但风险极大，不建议使用。

随着临床应用的增多，各类并发症也时有发生。为了规范自体脂肪移植的技术操作，减少并发症的发生，在此我们着重讨论一下女性妇科美容整形中自体脂肪移植常见的并发症及其处理，供大家参考。

一、脂肪颗粒入血

脂肪颗粒入血是自体脂肪移植最严重的并发症，可能致残甚至致命，要尽量预防。

1. 诱因　可能造成脂肪颗粒入血的常见因素有3个方面，即针道层次、注脂针的选择和注脂方法。

（1）针道层次：选择了富血管区，尤其是静脉窦丰富的区域，进针很容易穿入血管中，有时由于局部压力较低，注射器中见不到回血现象。

（2）注脂针的选择：选择了细而尖锐的注脂针，在进针过程中更容易误入血管、血窦等处。

（3）注脂方法：选择了边进针边注射、高压注射或集中在几个部位大量注射。

2. 临床表现　女性妇科美容整形术中的脂肪入血，主要是通过静脉系统和右心房、右心室，进入到肺部，引起肺动脉栓塞，造成急性肺不张、肺动脉痉挛，进而引起心搏骤停。

（1）症状：首先表现为呼吸不畅、胸闷、气促，进而可以发展成呼吸困难、呼吸窘迫，严重者可以引起窒息、死亡。

（2）体征：呼吸急迫、心率加快、口唇发绀。

（3）辅助检查：X线胸片显示肺纹理增粗、部分或全部肺不张，血气监测显示氧饱和度下降，超声心动图监测有时可见条索状纤维随着心脏瓣膜运动。

3. 处理　立即停止脂肪注射，建立静脉通道，吸氧，使用解痉药物预防肺动脉痉挛，迅速送往大型综合医院的急救中心进行专业救治。

4. 预防　预防的关键是注射脂肪应该尽量避开血管丰富区域，另外还要注意注脂的方法。

（1）注射针道的选择：一般选择乏血管区，如大阴唇的皮下浅层、皮下深层，阴阜区域。如果一定需要在富血管区域注射，则应局部适当注射带有肾上腺素的局麻药，以缩小血管、增宽疏松组织的层面，减少脂肪入血的风险。也可以选择在血管较少的层面进针。

（2）注射针的选择：对于大阴唇皮下浅层，大血管很少，可以选用细长的锐针或者钝针（直径1mm）进行注射，对于有可能穿入富血管区域如大阴唇深部，则要选择粗长的钝针（直径1.2～1.5mm）进行注射，以免穿透深筋膜刺入前庭球血管窦。

（3）注射方法的选择：不论何种脂肪注射，均应该遵循回抽、低压、多点、微量原则，即注射前要回抽，观察是否有回血，如有回血则要改变针道再注射；不宜进针时注射，应该先将注脂针穿刺到位，回抽无血后再进行一边退针、一边行脂肪注射；注射应该每次更换针道、每个针道分多个点、每个点只注射微量的脂肪（0.1ml）为宜。

（4）术后防护：脂肪注射后，可以局部轻柔地揉按舒平，减少脂肪聚集。但是1周内不能局部过分受力、重压，以免在局部高压下促使脂肪入血。要尽量控制感染，曾有臀部注射自体脂肪后，因局部感染破坏静脉壁，引起脂肪入血，造成严重后果的案例报道。

二、感染

感染是比较常见的问题，严重时会明显影响局部的美容效果，要及时发现，及时治疗。

1. 诱因 由于会阴区域本身容易污染，而注射区域局部血运也不是很丰富，因此，该区域的脂肪注射比身体其他部位更容易感染。常见的因素有消毒不严、操作污染、操作不当、局部有感染灶、患者全身抵抗力低等，均可能诱发脂肪移植后的感染。

2. 临床表现 术后3～5天，局部疼痛加重，红肿、发热。严重时可能伴有体温升高、白细胞计数增高等菌血症表现。大量注射脂肪后的感染，尚可诱发败血症，造成脓毒症休克、死亡。

3. 处理 一旦发现感染迹象，立即静脉输入抗生素。如有分泌物，可做细菌培养和药敏试验，选择敏感抗菌药物。少量的脂肪注射，一般经过7～10天的抗菌治疗，通常感染能够控制，平稳过渡到恢复期。如果用药后局部症状不能控制，则要考虑切开、清创、引流，引流口尽量选择在阴唇间沟部，以免术后遗留明显的瘢痕。

4. 预防

（1）严格无菌制度：要选择合格的手术环境，严格消毒术区、手术单和手术器械，尤其是吸脂针、注脂针、肿胀液等。

（2）不接触原则：吸脂、脂肪纯化和注脂过程中，均要尽量坚持不接触原则，即抽吸的脂肪颗粒尽量保持在注射器中，不要与使用过的生理盐水、器械、手套等接触，也尽量不接触术区皮肤、空气等可能存在污染风险的因素。

（3）抗生素的应用：术前30分钟应服用抗生素，术后应该预防性应用3天抗生素，以降低感染的风险。

（4）局部清洁：术后局部应用消毒剂、清洁剂或者洗浴、坐浴等手段，保持外阴的清洁，降低局部的细菌密度，减少局部感染的风险。

三、脂肪移植后形成包块

脂肪移植后形成包块是脂肪移植常见的问题，一般不用特别处理，如经久不消，1年后可以考虑用20号针头进行穿刺抽吸。

1. 诱因 脂肪移植后形成包块主要是因为注射的脂肪成活不良，炎症或坏死组织被周边的结缔组织包裹成团而形成。

2. 临床表现 脂肪移植后3～6个月，发现其他部位均已经柔软，而手术部位仍然很硬，可触及边界清晰的包块。B超和MRI可显示局部质地不均匀的包块，早期有一定压痛，后期则不明显。多数包块1年后逐渐消失，较大的包块则可能存留，B超可显示液化迹象。

3. 处理 一般无需特殊处理，如3个月内发现，可以在局部适当按摩，有助于包块的消退，多半可以自愈。如果较大的包块存留1年以上，可以使用20ml注射器进行抽吸，液化的脂肪多可以吸出。如果抽不出来，则可能纤维化，必要时可以手术切除。

4. 预防 脂肪注射时应遵循Coleman总结的自体脂肪移植注射原则：使用17号钝针连接10ml的注射器抽吸脂肪，并使用离心的方法进行纯化；最少量的脂肪移植，最大限度地与周围组织的密切接触，促进新生血管的形成，从而提高脂肪细胞的成活率；纯化后的脂肪颗粒每次仅进行微量注射，注射针道尽量采用多层次、多针道的巢样隧道，以促进血管的再生。一定不要在一个部位注射大量的脂肪，这样术后形成包块的风险就会大大降低。

四、脂肪移植后外形欠佳、质地不均

常因局部脂肪注射不到位，或者注射脂肪后细胞成活不良造成。

1. 诱因　主要是由于脂肪注射时没有完全按照大阴唇的轮廓特点进行充填，充填不按照多针道、多层面、多点微量原则进行注射。有时恢复期外阴受到外力的影响，或术后出现感染、包块等，引起部分脂肪成活不良、异常吸收，造成外阴形态不理想或者质地不均匀。

2. 表现　外阴大阴唇的形态不自然，或触摸大阴唇发现其中质地不均，有结节或条索状组织。

3. 处理　如果单纯形态不良，可以利用脂肪抽吸和脂肪移植技术进行修整，使得局部外形得到改善。对于质地不均匀，一般不用特别处理，等待6～12个月后，多半通过组织重建可以改善局部的质地。如果1年后仍有较大的纤维包块，影响外形或质感，可以考虑手术切除纠正。

4. 预防　术前标记大阴唇丰隆范围时一定要清晰、准确；注射脂肪时要多针道、多层次、多点微量进行；进行脂肪分布时，一般按照中央高、外侧低、中上高、下方低的原则进行。注射脂肪前、后，应该使用抗生素预防感染。

五、脂肪移植后吸收及再次手术

1. 诱因　自体脂肪移植后，通常会有一定的吸收，多半只能成活20%～30%。所以，大阴唇丰隆术后通常半年左右，丰隆效果会消失大半，只能保留少量的成活脂肪。

2. 临床表现　术后3～6个月，大阴唇丰隆效果会逐渐消减，只能保留少量的容积。

3. 处理　可以每隔半年左右再次注射丰隆一次。如果注射前利用离心纯化脂肪颗粒，容积保持率可能会有所提高，但更容易导致脂肪纠结成团或质地不均。因此，大多数医师更喜欢采用静置法进行脂肪纯化，所以通常需要多次注射才能达到理想的效果。

4. 预防　自体脂肪移植通常有三种手段提高术后容积保持率，分别是增加注射脂肪量、提高注射脂肪纯化度和补充辅助生长因子。但其效果优劣参半，应用并不广泛。

（刘美辰　李一琳　赵　阳）

第四节　大阴唇缩小术

年轻美观的大阴唇应该是内敛、紧致丰盈的，但过度肥胖时常伴有大阴唇脂肪堆积；当肥胖患者突然消瘦后，可出现大阴唇皮肤松垂（图3-4-1）；有时由于先天性因素、药物影响等问题，也可以表现为大阴唇明显增生或者不对称。这时经常需要进行大阴唇缩小术来调整大阴唇的高度、皮肤张力和对称性。常用的大阴唇缩小术根据手术方法不同，可以分成四类，即吸脂法、皮下结缔组织切除法、皮肤及皮下组织切除法，以及周围皮肤组织切除和皮肤提拉。

一、脂肪抽吸大阴唇缩小术

本术式主要用于因为脂肪堆积造成的外阴形态欠佳，但皮肤无明显臃肿者。

1. 适应证

（1）肥胖患者，局部明显脂肪堆积，没有明显的皮肤松垂现象，局部常因炎症不适，患者要求采用吸脂手术的方法进行局部修整和重新塑形。

（2）局部有一定的脂肪堆积，阴股沟区域因脂肪堆积而抬高，大阴唇轮廓不清晰，希望通过微创手术而修整外阴形态者。

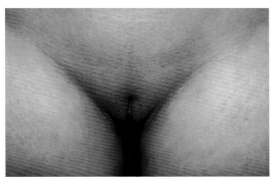

A. 年轻而内敛的外阴形状（43岁，站立位）

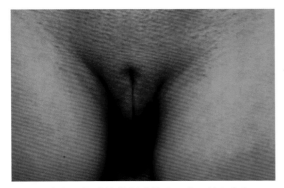

B. 衰老而松弛的外阴形状（28岁，站立位）

图3-4-1　站立位大阴唇的特点

（3）两侧大阴唇不对称，一侧明显增高，确认系脂肪堆积造成者。

2．禁忌证

（1）有明显皮肤松垂现象的外阴脂肪堆积，站立位呈贝壳样畸形者。

（2）有明显大阴唇增生或者不对称，但主要堆积系结缔组织而非脂肪者。

（3）有重要脏器功能严重损害、免疫功能障碍、凝血功能不良或者严重传染病的活动期。

3．术前准备　通过超声、临床检查，确认外阴存在明显脂肪堆积，全面检查排除手术禁忌证，根据脂肪分布情况和造成的影响评估手术范围及吸脂程度。

4．手术过程（图3-4-2）

（1）准备：截石位，碘伏消毒3遍，铺单备用；选择直径2～2.5mm的钝针（短型），手柄。

（2）标记与麻醉：以无菌记号笔标记吸脂范围、大阴唇的轮廓。然后在标记的吸脂范围内局部注射肿胀麻药（1000ml生理盐水+600mg利多卡因+1mg肾上腺素），使得局部肿胀。

（3）脂肪抽吸：在阴阜区比较隐蔽处，做1～2个长约5mm的吸脂针孔，插入吸脂针进行脂肪抽吸。一般先抽吸大阴唇外侧的阴股沟区域，使之高度下降，显示出大阴唇的轮廓，如果大阴唇也明显增厚，则适当抽吸大阴唇区域，使之高于阴股沟区域5～8mm即可。

（4）包扎：术后即刻用棉垫和弹性绷带包扎，数小时后可解下弹性绷带，换用弹力衣加压包扎，以方便大、小便。

5．术后护理　主要是局部加压，如果加压不到位，可能出现明显的水肿甚至形成血肿，不利于术后恢复。建议吸脂后2天内不宜剧烈运动。如果方便，可以插导尿管24～48小时，以保证局部加压可靠，减少局部水肿。

6．注意事项　会阴区域的脂肪抽吸应掌握外

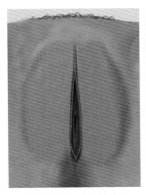

A. 大阴唇脂肪堆积

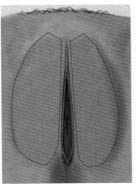

B. 标记正常大阴唇范围

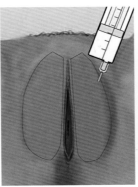

C. 局部肿胀麻醉

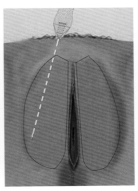

D. 抽吸塑形大阴唇

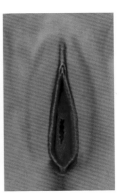

E. 术后

图3-4-2　脂肪抽吸大阴唇缩小术手术步骤示意图

多、内少的原则，因为肿胀麻醉后，很难准确评估保留大阴唇的脂肪厚度，所以术前要反复评估，做到心中有数，以免麻醉后操作失误。脂肪抽吸应适可而止，不宜过多，以免形成会阴区域皮肤松弛、变形。大阴唇需要保存8~10mm厚度的脂肪，以彰显其轮廓和弹性。

二、皮下结缔组织切除大阴唇缩小术

本术式主要是针对以结缔组织增生为特点，而皮肤无明显臃肿的大阴唇增大。

1. 适应证

（1）对于各种原因造成的轻中度的大阴唇增生，以结缔组织为主，脂肪抽吸术难以修整者。

（2）先天性两侧大阴唇不对称，增大部以结缔组织为主，没有明显的皮肤松弛者。

（3）由于注射材料局部刺激，形成慢性排斥反应，造成肉芽增生、局部形态不佳者。

（4）由于大阴唇区域的良性新生肿物，影响到局部形态需要切除者。

2. 禁忌证

（1）外阴局部由于充填注射过多、过敏等原因，造成暂时性肿大者。

（2）存在明显外阴皮肤松垂现象，需要去除部分皮肤，收紧外阴者。

（3）有重要脏器功能严重损害、免疫功能障碍、凝血功能不良或者严重传染病的活动期。

3. 术前准备
进行外阴部MRI、超声等影像学检查，结合外阴体检，确认大阴唇增生是良性增生，但不是由于脂肪堆积造成；标记正常大阴唇的轮廓和体积，评估需要去除的组织量。必要时进行细胞学穿刺，以排除恶变可能。

4. 手术过程（图3-4-3、图3-4-4）

（1）准备：截石位、碘伏消毒3遍，铺单备用。

（2）标记与麻醉：以无菌记号笔清晰标记大阴唇增生范围、正常大阴唇轮廓和阴唇间沟处的切开线，可以采用局部浸润麻醉，如果怕减容量不好控制，可以考虑全身麻醉。

（3）切除与止血：从标记的切口处切开，首先以组织剪在皮下浅层筋膜处潜行分离，然后将深层组织

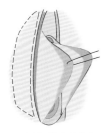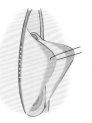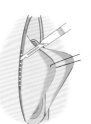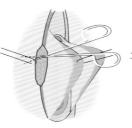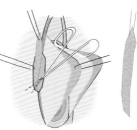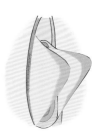

| A. 标记肿大阴唇范围 | B. 标记阴唇间沟切口 | C. 切开皮肤皮下组织 | D. 在皮下潜行剥离 | E. 切除部分皮下结缔组织 | F. 缝合切口 |

图3-4-3　筋膜部分切除法大阴唇缩小术手术步骤示意图

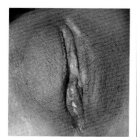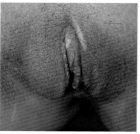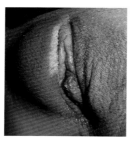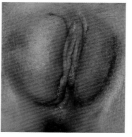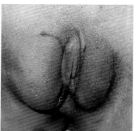

| A. 术前正位 | B. 术前俯视位 | C. 术前右侧位 | D. 术后正位 | E. 术后右侧位 |

图3-4-4　皮下结缔组织部分切除右侧大阴唇缩小术

注：女，12岁，先天性两侧大阴唇不对称（右侧肥大）。

适当切除，使得保留大阴唇组织形态良好、高度适宜。采用双极电凝器进行反复的止血，确保局部没有明显出血。

（4）缝合：以5-0可吸收缝线适当缝合皮下组织，消灭死腔，放置引流条后，分层缝合切口部位。

5. 术后护理　术后留置导尿管，采用棉垫和弹性绷带压迫包扎24～48小时，如果引流量不多，可以拔出引流条。术后4～5天可以使用1：5000高锰酸钾清洁外阴或者坐浴。

6. 注意事项　组织切除范围和切除量要控制，不宜去除过多，切除后上层的皮瓣和基底部适当缝合以免形成死腔。止血一定要彻底，术后局部压迫是必要的，以免术后出现血肿。

三、皮肤、皮下组织切除大阴唇缩小术

本术式主要是针对皮肤、皮下组织均增多的女性外阴组织松垂。

1. 适应证

（1）大阴唇增大伴有明显皮肤松垂，站立位呈贝壳样畸形。

（2）后天性大阴唇异常过度增生或良性肿物，伴有皮肤明显增多者。

（3）先天性大阴唇两侧不对称，伴有一定的皮肤增生、松垂者。

2. 禁忌证

（1）大阴唇虽然有脂肪堆积，但皮肤量增加不明显，皮肤张力较大者。

（2）大阴唇增生、不对称系充填物造成，局部皮肤张力较大者。

（3）有重要脏器功能严重损害、免疫功能障碍、凝血功能不良或者严重传染病的活动期。

3. 术前准备　进行超声、磁共振等影像学检查，排除恶性肿瘤，准确测量并评估大阴唇皮肤和皮下组织的臃肿量、切除量和保留量。

4. 手术过程（图3-4-5～图3-4-7）

（1）准备：截石位、常规消毒铺巾备用。

（2）标记与麻醉：以无菌记号笔清晰标记现有大阴唇的边界、要切除的组织量、准备保留的大阴唇的轮廓、切口线等，给予全身麻醉或者局部麻醉。

（3）切除：按照切口线，切除多余的皮肤、皮下组织，充分止血后评估保留大阴唇的大小和范围，如果满意，则再次止血后准备缝合；如果感觉保留组织仍然偏多，则再次切除、调整；如果感觉切除组织过多，可以将皮下组织部分修剪回植于切口深部。

（4）止血与缝合：由于局部组织疏松，容易出现术后出血，所以要使用双极电凝器反复止血，力求止住所有可见出血点。放置引流条后，分层缝合皮下及皮肤组织。如果有动脉出血未能可靠止血，由于局部组织疏松，压迫固定不可靠，很可能引发术后血肿。

（5）包扎：为了帮助止血，一般要求术后加压包扎24～48小时，可以使用棉垫+弹性绷带进行8字包扎。最好留置导尿管，以方便术后护理。

5. 术后护理　重点在于防止术后出血、血肿。

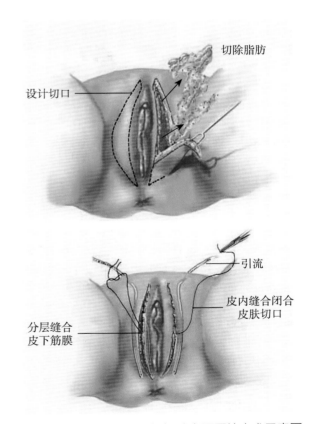

切除脂肪

设计切口

引流

皮内缝合闭合皮肤切口

分层缝合皮下筋膜

图3-4-5　皮肤、皮下组织切除大阴唇缩小术示意图

资料来源：Courtesy of William Winn, and reprinted with permission from Alter GJ. Management of the mons pubis and labia majora in the massive weight loss patient. Aesthet Surg J. 2009, 29: 432-442.

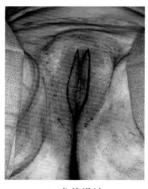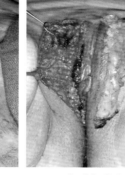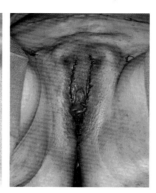

| A. 术前设计 | B. 切除部分脂肪 | C. 术后 |

图3-4-6　皮肤、皮下组织切除大阴唇缩小术

资料来源：Gary J. Alter, M. D. Pubic Contouring after Massive Weight Loss in Men and Women: Correction of Hidden Penis, Mons Ptosis, and Labia Majora Enlargement. Plast. Reconstr. Surg. 130: 936, 2012.

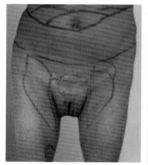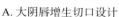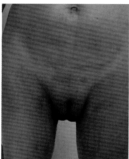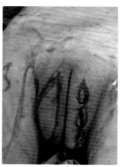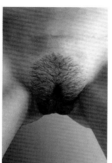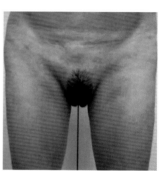

| A. 大阴唇增生切口设计 | B. 术前 | C. 切除后减张缝合 | D. 术后4个月 | E. 术后8个月 |

图3-4-7　艾滋病患者因药物导致大阴唇增生，通过切除部分组织进行整形术

资料来源：Luigi Maria Lapalorcia, Silvio Podda, Gianluca Campiglio, Marino Cordellini Labia Majora Labioplasty in HIV-related Vaginal Lipodystrophy: Technique Description and Literature Review Aesth Plast Surg, 2013, 37: 711-714. DOI 10.1007/s00266-013-0159-4.

因此，强调术后加压包扎的可靠性和时间。术后1～2天打开包扎，如果引流不多，可以拔出引流条，适当清洁、包扎，或者敞开伤口，方便消毒、清洁。术后4～5天开始1：5000高锰酸钾洗浴或者坐浴，一般持续7～10天。术后10～14天可以拆除缝线，如果使用可吸收缝线，也可以等待其自动脱落。

6. 注意事项

（1）切除组织量：术前充分的测量和评估是一个方面，术中再次评估是更重要的方面。有时为了避免肿胀麻醉导致的局部组织变性，造成切除量的不准确，可以采用全身麻醉。对于皮肤的切除量，建议设计时适当保守，切除后如果发现皮肤组织保留偏多，可以再次切除。

（2）皮肤切口部位：一般争取最后的皮肤切口留

在阴唇间沟部位，鉴于正常大阴唇内侧皮肤首先是增高，然后通过一个转折而逐渐过渡到最高处的皮肤（图3-4-8），有人建议将切口保留在这个转折处，术后外形更为自然。

四、周围皮肤组织切除及皮肤提拉术

本术式主要是针对由于周围皮肤组织松弛引起的女性外阴松垂，而外阴本身结构基本正常者。

1. 适应证

（1）减肥后，下腹部或大腿部存在明显皮肤松弛，伴有外阴部松垂，要求手术矫治的患者。

（2）下腹或者大腿部显著肥胖，引起局部脂肪堆积，伴有外阴部松垂，要求手术矫治的患者。

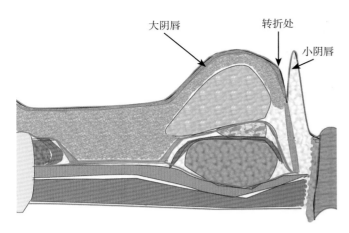

图3-4-8　大阴唇轮廓中内下侧角度的转折处示意图

（3）老年全身皮肤松弛下垂，要求手术矫治者。

2. 禁忌证

（1）外阴松垂是由于外阴局部组织增生造成，通过周边皮肤提拉不能改善者。

（2）瘢痕体质，手术后会遗留明显瘢痕者。

（3）有重要脏器功能严重损害、免疫功能障碍、凝血功能不良或者严重传染病的活动期。

3. 术前准备　测量、评估女性外阴周边组织的松弛度、可以切除调整的组织量和皮肤拉紧后对女性

外阴松垂的影响，从而设计相关的综合手术方案。原则上讲，可以将女性外阴的皮肤松垂治疗分成3个部分，即下腹部皮肤切除，向上提拉；阴股沟皮肤切除（大腿上提术），向外上提拉；大阴唇皮肤切除，局部收紧。根据需要可以自由组合。

4. 手术过程（图3-4-9～图3-4-12）

（1）准备：截石位或者平卧位，常规消毒铺巾备用。

（2）麻醉与标线：一般采用全身麻醉，如果单纯进行阴股沟区域切除，可以使用局部麻醉。使用消毒记号笔清晰标记准备切除的组织，设计尽量使得缝合的切口线落在阴阜上界、阴股沟、阴唇间沟等隐蔽部位。

（3）切除臃肿组织：给予局部麻药浸润麻醉，按照切口线切开、分离、切除臃肿的下腹部、阴股沟区域、大阴唇区域的皮肤、皮下组织。尝试对合切口，根据需要的切口缝合位置调整周边组织的切除量，控制切口的张力，不宜太大。充分止血。

（4）皮肤提拉：将女性外阴组织向上或者向外上方提拉固定，使之外形紧致饱满。

（5）缝合切口：再次止血后，分层缝合皮下组织

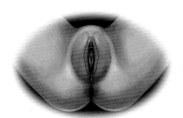

a. 术前

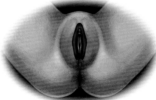

b. 近阴唇间沟切除术

A. 大阴唇松垂

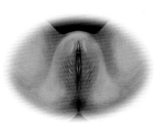

a. 术前

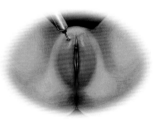

b. 脂肪颗粒注射术

B. 大阴唇发育欠佳

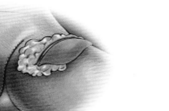

C. 大阴唇松垂阴股沟区域切除矫治术

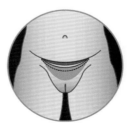

a

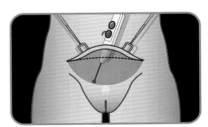

b

D. 大阴唇松垂下腹区域提升矫治术

图3-4-9　周围皮肤组织切除及皮肤提拉术

资料来源：Lina Triana, MD; and Ana Maria Robledo, MD. Aesthetic Surgery of Female External Genitalia, Aesthetic Surgery Journal 2015, Vol. 35(2): 165-177.

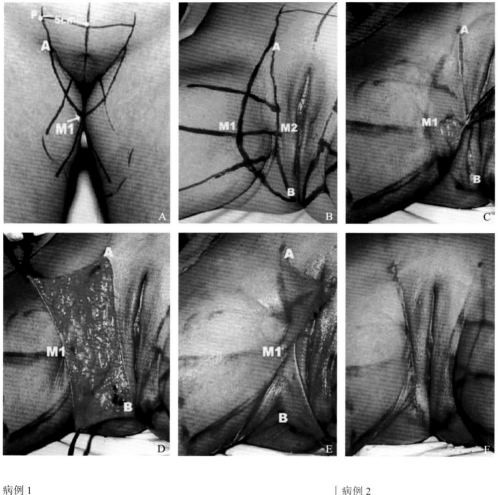

图3-4-10 大腿上提术手术示意图

注：A. 最大切除宽度（M1）点标记在同心轴（M1- M2）上；B. 标记整个切口线（A M2 B）及最大切除宽度轴线；C. 抽脂手术后，切开A-M2-B和M2-M1，皮下解剖就可以开始了；D. 切除皮肤区域，剥离严格局限在皮下，避免损伤淋巴管的风险；E. M1点两侧各设两个锚点，根据需要切除皮肤；F. 行皮内缝合的短瘢痕的外观，只需纱布数料简单包扎。

资料来源：C. Le Louarn and J. F. Pascal Paris. France Lyon, France The Concentric Medial Thight Lift Aesth. Plast. Surg. 28: 20-23(2004). DOI: 10.1007/s00266-003-3095-x.

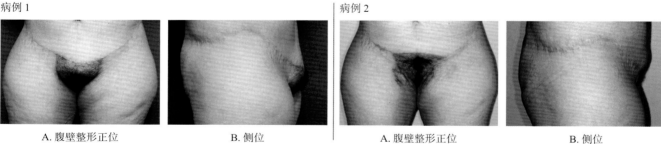

病例1
A. 腹壁整形正位　　B. 侧位

病例2
A. 腹壁整形正位　　B. 侧位

图3-4-11　采用腹壁整形+阴股沟区域皮肤切除（大腿上提术）上提外阴皮肤、效果

资料来源：Alter GJ. Management of the mons pubis and labia majora in the massive weight loss patient. Aesthet Surg J. 2009, 29: 432-442.

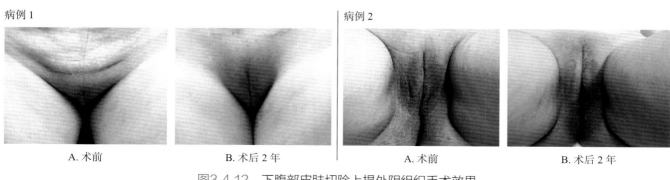

病例1
A. 术前　　B. 术后 2 年

病例2
A. 术前　　B. 术后 2 年

图3-4-12　下腹部皮肤切除上提外阴组织手术效果

及皮肤，力求切口缝合线落在阴阜上界、阴股沟、阴唇间沟等部位。

（6）包扎：放置引流管、导尿管，组织剥离、切除区域要适当加压包扎。

5. 术后护理　主要注意两点，一是减张，即切口区域因去除一定的臃肿皮肤，局部张力较大，可以采用上身抬高、屈髋屈膝位休息，以减少切口的张力。不宜过早下地活动，以减少局部张力。二是防止出血，要适当加压包扎48小时，然后使用腹带等施加足够的压力，保持剥离区域的组织贴合，减少局部出血的风险。术后如果引流液不多，引流管可在48～72小时拔出。

6. 注意事项　手术涉及腹部、股部、会阴区域皮肤张力的调整，因此要整体评估身体中段的皮肤和皮下组织分布特点、松弛状态，测量其组织的臃肿量，对其效果进行预估后再制定手术方案。与患者反复沟通达成一致意见后再实施手术，以获得更高的术后满意度。

五、射频、激光治疗在大阴唇皮肤松弛矫治中的作用

主要针对大阴唇区域皮肤轻度松垂、多皱褶的情况。

1. 适应证

（1）大阴唇区域的皮肤轻度松垂、多皱褶，排除瘢痕体质，希望微创治疗者。

（2）大阴唇区域皮肤轻、中度松垂，多皱褶，不

能接受手术瘢痕，要求能量治疗者。

2. 禁忌证

（1）多次能量治疗效果不佳者。

（2）外阴区域色素沉着较重，容易形成瘢痕，或者瘢痕体质明显者。

（3）有重要脏器功能严重损害、免疫功能障碍、凝血功能不良或者严重传染病的活动期。

3. 手术原理　射频（radiofrequency，RF）是微创治疗技术的一种，应用日益广泛。它通过温度控制的双极机制，将组织加热到目标温度（40～45℃）。这种可控的能量传递导致炎症的级联反应，在治疗后的3～4个月内，可引发新胶原形成、血管生成和弹性纤维生成，进而使松弛皮肤的收紧。

4. 手术过程　截石位，常规消毒铺巾。界定阴唇的范围，并以记号笔清晰标记。局部注射麻醉药品，将双极射频的针状电极插入松弛皮肤的皮下，以另一电极放在对应的皮肤外面，调整适当的能量参数，进行治疗，可见皮肤有一定程度的皱缩（图3-4-13～图3-4-15）。治疗结束后局部涂布抗生素油膏以减轻不适感。

5. 术后护理　治疗后的护理重点有3个方面，即预防感染、减少不适、促进愈合。

（1）预防感染：有两种方法，一种是干性法，即保持外阴清洁、干燥，使得创面结痂、愈合；另一种是湿性法，即经常清洗外阴，保持外阴清洁，洗后外阴涂布油膏，保持其湿性特点，不形成明显结痂，在油膏下自然愈合。

（2）减少不适：减少局部摩擦；局部可以涂布油

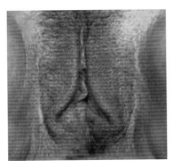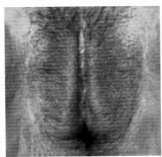

A. 明显阴道松弛　　　　B. 3次治疗后4周

图3-4-13　经皮温控射频（TTCRF）治疗外阴松垂效果

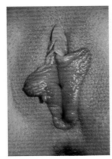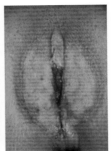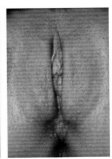

A. 明显阴道松弛　　B. 治疗后即刻　　C. 治疗后8周

图3-4-14　CO$_2$激光治疗大阴唇松垂手术效果

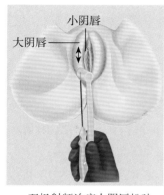
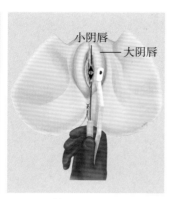

a. 双极射频治疗大阴唇松弛　　　b. 双极射频治疗小阴唇肥大

A. 操作示意图

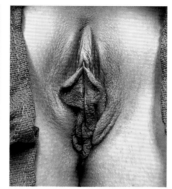

a. 术前　　　　　　　b. 术后8个月

B. 手术效果

图3-4-15　双极射频治疗外阴松垂操作示意图和手术效果

资料来源：Erez Dayan, Henry Ramirez, Spero Theodorou, Radiofrequency Treatment of Labia Minora and Majora: A Minimally Invasive Approach to Vulva Restoration Plast Reconstr Surg Glob Open 2020, 8: e2418;doi: 10.1097/GOX.0000000000002418.

膏，以隔绝刺激性液体的接触；必要时可以适当应用带有局麻作用的油膏，如利多卡因乳膏等。

（3）促进愈合：可以适当应用表皮生长因子类促进伤口愈合的制剂，来促进表皮损伤的愈合。

6. 注意事项　使用能力参数要可靠，由于每个人的反应有一定的个体差异，开始治疗时要边尝试边进行调节，不宜一开始就太大，以免造成局部烫伤，引起瘢痕增生。使用的总体治疗能量应掌握宁小勿大的原则，短时间内不宜反复进行治疗，以减少瘢痕化的风险。

第五节　大阴唇美容整形术后严重并发症及术后随访

大阴唇区域的美容整形手术包括大阴唇形态调整、大阴唇色泽调整和毛发分布调整三大类，每类都有一定的风险，都可能引起一些难以接受的并发症。因此，在手术前，医师需要反复考虑手术的效果、风险，以及一旦出现意外所导致的后果，权衡利弊后再开始治疗。最常见的问题是瘢痕，大阴唇区域位置比较明显，产生的瘢痕有时很影响美观，选择切口时要警惕术后瘢痕的问题。第二个常见问题是文身药剂或者人工合成材料造成的过敏反应，有时会产生长期的困扰。

一、大阴唇缩小术后出血

大阴唇缩小术后出血常由于止血不彻底造成。

1. 术后出血的原因及表现　主要是部分切除大阴唇时，切口太小，视野不清，加上使用肾上腺素，可能出现术后延迟性出血。主要表现为术后短时间内阴唇区域明显肿大，局部压痛，有淤血（图3-5-1）。

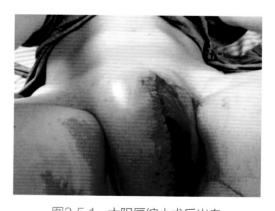

图3-5-1　大阴唇缩小术后出血

注：大阴唇皮下组织切除缩小术后8小时出现外阴巨大血肿。

2. 术后出血的处理 一旦形成血肿，应该立即拆开缝线，清理血肿，重新止血后缝合伤口。不宜局部压迫和消极等待，因为会阴区组织疏松，不易压迫止血，血肿不及时处理很容易造成术后的感染。

二、瘢痕形成

常由于手术切除或者能量治疗造成。

1. 常用的可引起瘢痕增生的美容整形技术

（1）手术切除造成局部瘢痕：大阴唇组织堆积、松垂或者不对称时，经常应用手术切除的方法进行调整，而手术切口往往会遗留瘢痕，尤其是瘢痕体质者。

（2）能量治疗造成局部瘢痕：能量过高的治疗或者短时间内反复能量治疗均可以造成大阴唇区域的瘢痕、皮革化等，如射频年轻化治疗、激光脱毛治疗等。对此，2018年美国食品药品监督管理局（Food and Drug Administration，FDA）提出了警示，认为这类操作具有形成瘢痕等严重并发症，治疗时要小心控制。

2. 外阴区域瘢痕的表现 根据治疗方法和严重程度不同，大阴唇区域瘢痕的表现形式主要有三类，第一种是在外阴表面或者可见区，遗留条状瘢痕；第二种是在整个大阴唇区域造成区域性皮肤浅瘢痕或者皮革化；第三种是在大阴唇区域形成明显增厚的瘢痕增生或者瘢痕疙瘩。女性外阴由于皮肤相对较薄，一般不易形成瘢痕，但皮损较重、面积较大时，也可以表现为各种形式的瘢痕，瘢痕最严重的结果是会阴区域挛缩，患者不能下蹲、行走功能障碍、大小便困难等，但一般较轻的瘢痕对功能影响不大，主要是影响美观。

3. 外阴区域瘢痕的处理方法 如果瘢痕造成功能障碍，则需要通过组织移植补充会阴区域的皮肤量，恢复其功能，如皮肤移植、皮瓣转移等（图3-5-2）；如果皮损对功能没有明显影响，主要是影响美观时，则要考虑如何改善外观，常用的手段包括局部应用抗瘢痕的药物，瘢痕切除调整后重新缝合、放射治疗、文身治疗、瘢痕区种植毛发遮盖皮损，必要时植皮治疗重建局部的解剖结构等。要根据瘢痕的大小、位置、对美观的影响、对结构的影响、对功能的影响等方面，综合制订治疗方案。

4. 外阴瘢痕的预防 瘢痕的预防主要考虑3个方面，即切口位置、局部损伤控制，以及组织量与外观结构的维持。

（1）切口位置：设计手术时，必须考虑怎样隐蔽切口瘢痕。通常采用的方法是将刀口留在隐蔽处，对东方黄种人，医师更喜欢阴唇间沟切口，或近阴唇间沟切口；对西方白种人，因术后瘢痕不明显，医师有时选择阴股沟切口或者大阴唇外侧轮廓切口，也有人选择大阴唇正中切口，认为手术创伤较小。

（2）局部损伤控制：主要是指在大阴唇区域进行能量治疗时（如射频除皱、激光漂红、激光脱毛等），要严格控制治疗的能量，以便控制损伤程度，尽量减少瘢痕形成的风险。另外，要注意瘢痕体质的筛查，对有明显瘢痕体质者，尽量不做治疗或者少做治疗，以免形成不可预测的瘢痕增生。

（3）组织量与外观结构的维持：针对大阴唇松垂的患者进行组织去除时，要留有余地，使得保留的组织量足以形成外阴特有的组织形态和结构。不宜矫枉过正，一旦去除组织过多，则可能破坏应有的组织结构特征，使得外阴变平，甚至将阴道口牵拉张开，影响美观和功能。

三、慢性排斥反应

1. 可引起慢性排斥反应的美容注射技术 注射美容中一个重要问题是如何防止出现机体的免疫排斥反应，这是对注射应用材料的基本要求。但由于免疫识别存在显著的个体差异，大多数人可以接受的材料，也会在个别人中出现排斥反应，可以表现为急性的丘疹、红肿、炎症，也可以表现为慢性过敏，如局部红肿、硬结、肉芽增生、瘙痒不适等。一般以慢性排斥反应更为常见。可能出现慢性排斥反应的美容注射技术主要有三类：①改善肤色的文身法皮肤漂红。②改善局部外观和丰盈度的人工材料充填。③改善局部代谢的人工合成药物或者异体、异种提取的生物制品，如各种生长因子、胶原蛋白等。

2. 慢性排斥反应的临床表现 局部感觉异常、

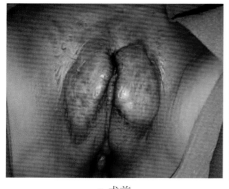
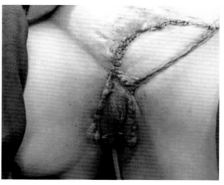
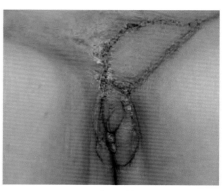

a. 术前　　　　　　　　　　　b. 术后即刻　　　　　　　　　　c. 术后3周

A. 瘢痕疙瘩手术效果

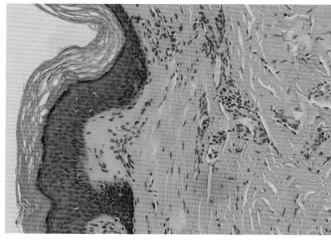
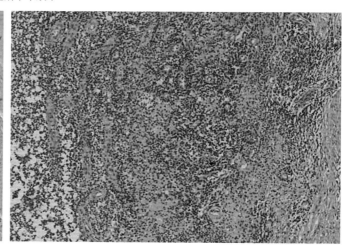

a. 粗大胶原纤维性瘢痕　　　　　　　　　　b. 分散性脓肿

B. 瘢痕疙瘩组织切片

图3-5-2　阴阜脱毛后局部出现瘢痕疙瘩

注：多次脱毛后瘢痕疙瘩，局部切除后直接缝合（右侧），转移腹股沟皮瓣修复。

资料来源：WenChao Zhang, Xiaojun Wang, Jiuzuo Huang, Wenfang Dong and Xiao Long. Spontaneous symmetrical giant keloids at the bilateral labia majora: a case report Journal of International Medical Research, 2019, 0(0):1-6.

局部肉芽增生和硬结、瘢痕硬化破溃。

（1）局部感觉异常：多由于文身漂红的染料过敏造成，多表现为慢性持久的局部瘙痒，有时可伴有色泽改变和皮疹，有时则单纯感觉异常，没有明显皮疹。

（2）肉芽增生和硬结：多系局部丰隆注射后出现，也可能由其他注射部位转移而来（图3-5-3），轻者表现为局部变硬、形态不规则、不对称；重者则可能出现局部明显炎症、肿大、硬结和瘙痒等，组织病理学检查常显示局部肉芽增生。常引起慢性排斥反应的注射物有硅胶、水凝胶等，有时胶原蛋白、透明质酸等也可能引起慢性排斥反应，多为质量不佳或者混合多种材料的制品。

（3）瘢痕硬化破溃：如果慢性排斥反应较重，而又没能及时取出注射物，则可能造成外阴局部瘢痕硬化、凹凸不平，甚至破溃、癌变等表现，可严重影响患者的健康和美观。

3. 出现慢性排斥反应的处理　当外阴美容整形术后出现慢性排斥反应，一般处理有三大原则，即抗过敏治疗、致敏原取出、破坏组织切除。

（1）抗过敏治疗：当发现排斥反应时，首先要考虑抗过敏治疗，应用抗组胺和皮质激素类药物，缓解机体的应激反应，减轻症状和组织损伤。

（2）致敏原取出或者破坏其结构：发现排斥反应后，要积极地取出或者破坏致敏原，如文身后过敏，

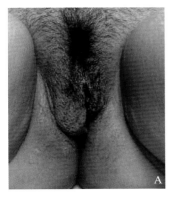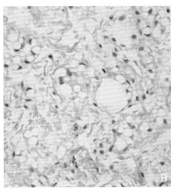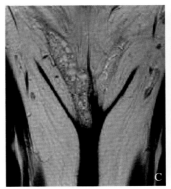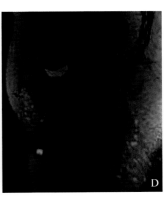

图3-5-3　硅凝胶注射后出现的慢性排斥反应

注：硅胶隆突术后，转移到大阴唇区，形成不对称、增生性肉芽肿。

A. 右大阴唇明显肿胀，并有轻微红斑。右侧臀部圆形萎缩性粉红色斑点为活瘢痕。B. 苏木精和伊红染色，原放大400倍。真皮和皮下致密肉芽肿性浸润，组织细胞内可见明显的空泡，与硅凝胶肉芽肿一致。C. 冠状位MRI显示T2高信号结节延伸至右阴唇旁皮下组织。D. 矢状位MRI显示T2高强度结节散在右臀和会阴。

资料来源：DAVID B. HARKER, MD; JAKE E. TURRENTINE MD; SEEMAL R. DESAL, MD. Vulvar Asymmetry Due to Silicone Migration and Granulomatous Immune Response Following Injection for Buttock Augmentation J Clin Aesthet Dermatol. 2017, 10(4): 50-54.

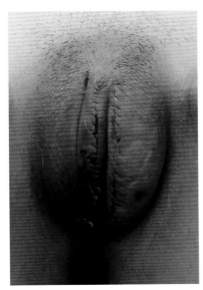

图3-5-4　透明质酸注射后出现慢性排斥反应，采用切开法，清除组织中的致敏原

注：27岁，人工合成材料注射后3个月，出现明显的局部红肿、疼痛，质地变硬。进行移植物清除术后，炎症好转。

可激光破坏染料结构，促进其代谢排出；注射透明质酸后过敏，及时应用透明质酸酶进行溶解等。如果注射物积存在某些部位，可以通过超声、MRI定位后，通过抽吸冲洗的方法，减少致敏原的量，有助于排斥反应的减轻。也可以采用组织切开的方式尽量清除组织中的致敏原（图3-5-4）。

（3）破坏组织切除：对于无法彻底清除致敏原，局部炎症反应极重，形成组织瘢痕硬化、破溃甚至癌变者，如有必要，则可考虑把反应激烈部位的组织部分或者整块切除，并利用组织移植的方法进行外阴组织重建。

四、大阴唇美容整形术后的随访

自体脂肪移植和透明质酸注射丰隆大阴唇总体效果尚可。

1. 自体脂肪移植丰隆大阴唇的远期效果　自体脂肪移植大阴唇丰隆术目前是使用最多的大阴唇美容手术之一（图3-5-5），因为其有70%左右的注射量会在术后6个月内吸收，只有30%左右的容积可以长久保持，因此，多需要反复注射数次才可以实现比较理想的外观。为了提高术后的容积保持率，可以使用离心纯化、富血小板血浆混合注射等手段。我们随访的患者中，多半效果尚好，大约3%的患者术后出现短暂的轻度感染，经过抗生素静脉注射，全部治愈。大约10%的患者术后半年大阴唇区域可触及一些质韧的小结节，可能与脂肪成活欠佳有关，仅1%的患者出现稍大的硬性结节。一般外观良好，未见明显不对称或不自然。多数患者进行了一次脂肪填充，大约10%的患者进行了2次脂肪充填（图3-5-5、图3-5-6）。

2. 透明质酸注射丰隆大阴唇的远期效果 透明质酸注射大阴唇丰隆术国外报道已经多年，但国内开展较晚，多在民营医院门诊部开展。目前，国内大型医院的整形科也逐渐开展。由于透明质酸的成分和质量区别较大，注射后的效果也大有不同。一般认为，该方法操作简单，不涉及自体脂肪的采集，对各类患者均可考虑应用，但由于术后大阴唇的质感不如自体脂肪，所以建议注射量要严格控制，一般每次每侧1~2ml为宜，不建议大量注射，以免流平效应（透明质胶注射后，有向低凹处流动的特点）引起外形欠

佳和大量聚集，导致大阴唇质感不自然。多数透明质酸注射后9~12个月大部分被吸收，但有些制剂也可能出现部分残留。所以，注射药品的质量必须严格把控，熟悉其吸收和分布状态，然后再开始临床应用。透明质酸一般建议在深筋膜浅层的脂肪区注射，效果较好。也有人建议，对于小分子的人工合成材料，可以在皮下浅层少量应用。如果没有明显的不良反应，如感染、过敏等问题，透明质酸注射法效果尚可，1年后随访外阴也有一定的改善（图3-5-7）。

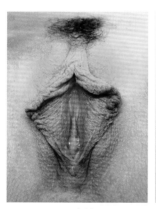
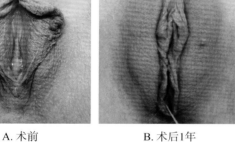
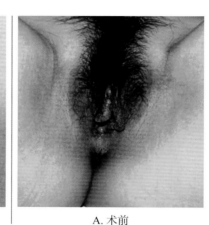
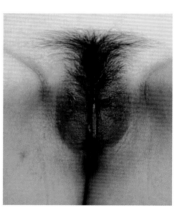

A. 术前 　　　　 B. 术后1年　　　　　　　　　　　A. 术前　　　　　　 B. 术后4个月

病例1　28岁　　　　　　　　　　　　　　　　　　病例2　35岁

注：每侧大阴唇注射20ml脂肪和小阴唇楔形切除。　　　　注：每侧大阴唇注射20ml脂肪和小阴唇楔形切除后。

图3-5-5　自体脂肪注射后1年随访外观

资料来源：Samer Jabbour, MD; Elio Kechichian, MD; Barbara Hersant, MD; Philippe Levan, MD; Lena El Hachem, MD; Warren Noel, MD; and Marwan Nasr, MD. Labia Majora Augmentation: A Systematic Review of the Literature. Aesthetic Surgery Journal 2017, Vol. 37(10): 1157-1164. DOI: 10.1093/asj/sjx056.

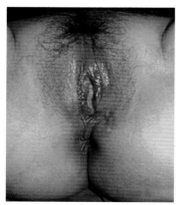
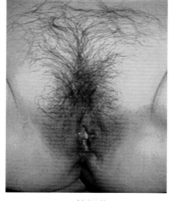
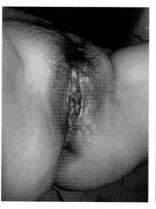
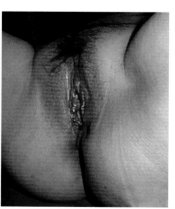

A. 术前正位 　　　　 B. 俯视位 　　　　 C. 左斜位 　　　　 D. 右斜位

图3-5-6　大阴唇自体脂肪注射10个月后再次注射的术前、术后对比

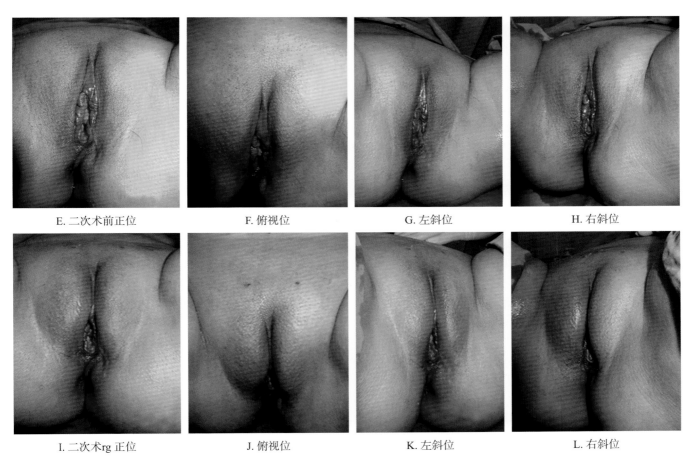

E. 二次术前正位   F. 俯视位   G. 左斜位   H. 右斜位

I. 二次术rg 正位   J. 俯视位   K. 左斜位   L. 右斜位

图3-5-6 大阴唇自体脂肪注射10个月后再次注射的术前、术后对比（续）

注：36岁，自体脂肪注射每侧13ml，10个月后再次注射10ml/侧。

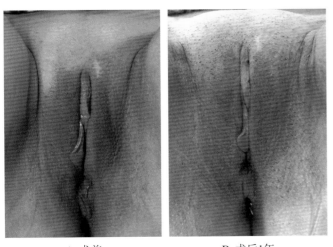

A. 术前   B. 术后1年

图3-5-7 透明质酸注射大阴唇丰隆术后1年随访

注：56岁，轻度大阴唇萎缩，注射透明质酸（HA）丰隆大阴唇。左侧注射1.3ml，右侧注射0.7ml（19mg/ml）。

资料来源：Elena Fasola, MD; and Riccardo Gazzola, MD. Labia Majora Augmentation with Hyaluronic Acid Filler: Technique and Results. Aesthetic Surgery Journal 2016, Vol, 36(10): 1155-1163.

（张思娅 魏蜀一 丁 健）

参考文献

[1] WEI SY, LI Q, LI SK, et al. A new surgical technique of hymenoplasty[J]. Int J Gynaecol Obstet, 2015, 130(1): 14-18.

[2] 徐凯，许冬生，孔生生. 处女膜修补术不同术式的临床应用探讨[J]. 中国美容医学，2005，14（6）：687-689.

[3] COOK RJ, DICKENS BM. Hymen reconstruction: ethical and legal issues[J]. Int J Gynaecol Obstet, 2009, 107(3): 266-269.

[4] 杨晓. 半荷包式缝合法在处女膜修补术中的应用[J]. 中国美容整形外科杂志，2011，1（22）：47-49.

[5] 魏蜀一，李强，李森恺，等. 三层缝合法处女膜修补术131例临床疗效观察[J]. 中国妇产科临床杂志，2015，16（2）：108-111.

[6] DEL VECCHIO DA, BUCKY LP. Breast augmentation using preexpansion and autologous fat transplantation: a clinical radiographic study[J]. Plast Reconstr Surg, 2011, 127(6): 2441-2450.

[7] KHOURI R, DEL VECCHIO D. Breast reconstruction and augmentation using pre-expansion and autologous fat transplantation[J]. Clin Plast Surg, 2009, 36(2): 269-280, viii.

[8] AGHA R, FOWLER A, ORGILL DP. Tissue-engineered breast reconstruction with brava-assisted fat grafting: a 7-year, 488-patient, multicenter experience[J]. Plast Reconstr Surg, 2015, 136(4): 556e-5567e.

[9] KHOURI RK, RIGOTTI G, KHOURI RK, et al. Tissue-engineered breast reconstruction with Brava-assisted fat grafting: a 7-year, 488-patient, multicenter experience[J]. Plast Reconstr Surg, 2015, 135(3): 643-658.

[10] KOSOWSKI TR, RIGOTTI G, KHOURI RK. Tissue-engineered autologous breast regeneration with brava (R)-assisted fat grafting[J]. Clin Plast Surg, 2015, 42(3): 325-337, viii.

[11] STOKES A, PRESTON SH. The contribution of rising adiposity to the increasing prevalence of diabetes in the United States[J]. Prev Med (Baltim), 2017, 101: 91-95.

[12] MAYER-DAVIS EJ, LAWRENCE JM, DABELEA D, et al. Incidence trends of type 1 and type 2 diabetes among youths, 2002-2012[J]. N Engl J Med, 2017, 376(15): 1419-1429.

[13] ZERBINATI N, HADDAD RG, BADER A, et al. A new hyaluronic acid polymer in the augmentation and restoration of labia majora[J]. J Biol Regul Homeost Agents, 2017, 31(Suppl 2):153-161.

第4章 阴道紧缩术

阴道连通着子宫和体外环境，是胎儿产出的生命之门，同时也是性活动的重要器官之一。它不单纯需要外形美观，更需要功能良好。为了维持阴道良好的功能，必须从各个角度进行考虑：从美容整形角度，随着年龄的增长，阴道出现的很多变化都有进一步改善的可能，可以归入治疗的行列；从传统妇产科的角度，可能这些问题都不会严重影响患者的健康，不属于疾病的范畴，也不具有太多的治疗价值。随着文明进程的发展和生活质量的提高，人们的健康理念已经不局限于身体的基本健康，而是涉及心理的感受和心理的健康。因此，通过整形和美容的手段，进一步改善人们的生活质量是非常有必要的。

阴道松弛是困扰很多中、青年女性的常见问题，由于文化的影响，多数人虽感遗憾，却述说无门。自21世纪以来，女性妇科美容整形迅速开展，使得这些问题有可能获得解决。综合看来，在所有的女性妇科美容整形手术中，阴道紧缩术是性价比最高的，只需付出很少的代价，就可以使生活质量提高一个层次，而风险也不大。阴道紧缩术的技术有很多种，分别适合于不同的人群，其中最有效的是会阴体重建阴道紧缩术，风险最大的是自体脂肪注射阴道紧缩术。

第一节 基础知识

阴道的美容整形，除了外科技术细节外，其基础在于审美和解剖。由于时代的影响，几乎查不到有关阴道审美的资料，而关于阴道解剖的细节也多有缺憾。在此，我们根据多年的临床实践，对相关问题进行了归纳总结，希望尽量构建一个相对完整的基础理论。

一、阴道审美特点及阴道松弛的分类

1. 阴道审美 美好的阴道是女性繁育能力的特定表现之一，也是女性整体美的一个重要部分，它不但承载着宗教意义上的崇高、贞洁与繁盛，还与世俗伴侣间心理、生理和性活动时的感受相关，是其重要的解剖生理基础。在女性的不同阶段，它具有不同的特征，如青春期前、青春期后、婚前、婚后、生育后以及老年期等。一般而言，阴道的审美应该从两个角度入手，一是形态，二是功能。

（1）阴道的形态美：主要包括形、色、味三个方面。①形：位置中正（阴道前庭中下部）、结构对称（周边结构美观、对称）、外口美观（具有处女膜/处女膜痕、舟状窝、阴唇后联合、阴唇系带等结构）、比例适中（尿蒂距与会阴体长度相似），常态时呈闭合状态。②色：黏膜柔软多皱褶，形态规则，色泽红润鲜亮。③味：分泌物清爽微酸、清亮或呈乳白色，无异常分泌物、无异味。

（2）阴道的功能美：主要包括结构、张力、润滑和感觉四个方面。①结构：结构正常、阴道内径合适、富有延展性、轴线角度良好，无脱垂、瘢痕、梗阻等问题。②张力：内敛而富有弹性，紧致又充满握力，无松弛、狭窄、漏气等现象。③润滑：分泌旺

盛、润滑丰沛、色泽清亮、味道清新。无干涩、异味等问题。④感觉：敏感而舒适，无疼痛、不适等异常感觉。

2. 阴道松弛的概念 阴道松弛症（vaginal laxity，VL）目前尚无明确统一的定义，泛指因分娩等原因造成盆底肌肉及盆底组织的损伤，或因衰老及雌激素水平降低等引起盆底组织松弛，阴道黏膜皱襞减少、变浅，导致阴道口和/或阴道宽大松弛，围绕在阴道周围的肌肉收缩能力下降，性生活满意度下降和/或其他性功能障碍。可同时伴有其他盆底功能障碍的临床表现，如不同程度的压力性尿失禁（stress urinary incontinence，SUI）和/或盆腔器官脱垂（pelvic organ prolapse，POP）。

3. 阴道松弛的分类 由于女性多次生育、长期腹压增加、缺乏锻炼等因素的影响，阴道张力下降是普遍存在的问题。只是很多人对性活动要求一般，未感觉有明显不适，则不成为问题；但有些人对性活动的质量要求较高，则感觉颇有不足之处，进而要求治疗，成为阴道松弛的患者群。美国妇产科医师学会（American College of Obstetriciansand Gynecologists，ACOG）2020专家共识中指出，一般情况下，这类问题不属于疾病范畴，而是属于心理需求和美容领域。但有些盆底学专家指出，阴道松弛是盆底松弛进而形成盆腔器官脱垂整个病理发展过程的起点，其治疗有助于避免或减轻盆腔器官脱垂的出现与发展。所以，不论从心理上还是生理上，阴道松弛的治疗均有助于患者生活质量的提高。按照临床需求，阴道松弛程度的评价包括主观、客观评价两个方面。

（1）**主观评价**：患者的心理感受是主导美容、整形治疗的核心问题，也是治疗的起点。常用的阴道状态主观评价方法为三种问卷，即阴道松弛度问卷、性生活满意度问卷、女性性功能指数量表。

阴道松弛度问卷（vaginal laxity questionnaire，VLQ）：广泛用于VL的临床评估，需要患者针对性生活时阴道松弛程度的主观感受在7个分度中选择对应分度（很松、松、有点松、合适、有点紧、紧、很紧，分别对应评分1分、2分、3分、4分、5分、6分、7分），评分≤3分的患者即可被诊断为VL。在评价干

预治疗效果时，评分≥5分可视为治疗有效。目前该问卷尚未通过人群信度和效度评估。

性生活满意度问卷（sexual satisfaction questionnaire，SSQ）：反映患者自己对性生活的满意程度，从6个等级中选出对应的等级（无、差、中等、好、很好和极好，分别对应评分1分、2分、3分、4分、5分、6分），4分以下考虑可能存在阴道松弛的情况。有研究表明性交时阴道性感受降低与自我评价的阴道松弛程度密切相关，因此推荐VLQ和SSQ联合应用评估阴道松弛程度。目前SSQ也未通过人群信度和效度检验。

女性性功能指数量表（female sexual function index，FSFI）：该量表评估受试者近4周性生活感受，共19个问题，包括性唤起、性欲望、阴道润滑度、性高潮、性生活满意度、性交痛6个方面，总评分范围为2～36分，分值越高提示性功能越好。该量表是临床试验或流行病学研究中为评估女性性功能和生活质量而设计，有较高信度和效度，是目前国际上广泛使用的女性性功能评价指标。中国版女性性功能指数量表（Chinese version of the FSFI，CVFSFI）同样具有较高的信度和效度，CVFSFI评分≤23.45分提示可能存在性功能障碍风险。

（2）**客观评价**：客观评价中临床上最常用的是指检评估法，即以阴道内可无痛容纳手指数对阴道松弛程度进行判断。评估要求在截石位、静息、充分润滑状态下进行，检查者将手指置于患者阴道内，以患者不感觉到明显疼痛不适为度。以阴道内径容纳指数为测量指标，阴道松弛按张力下降程度分为4度。

Ⅰ度：2指及以下为正常。

Ⅱ度：2～3指为轻度松弛。

Ⅲ度：3～4指为中度松弛。

Ⅳ度：4指及以上为重度松弛。

阴道内径大于2横指宽度（周长约10cm）可诊断阴道松弛。此检测方法受检查医师手指粗细、局部润滑是否充分，以及患者是否放松等因素影响，因此客观性和可靠性有限。指检时还应记录不同点位肌肉的连续性及完整性状态，为手术修复重点部位提供指导。

二、阴道紧缩术相关解剖

1. 阴道的口径大小、形状、内壁周长、长度及轴线方向

（1）阴道口径：位于阴道前庭中后部，尿道外口后方5~10mm处，一个近圆形开口，外口表面覆盖有处女膜。未婚时处女膜比较完整，中央处女膜孔直径为0.8~1cm（约容纳小指尖）。性交后，处女膜出现1处到多处的破裂，多集中在3~9点部位，生育后处女膜损伤明显，残留处女膜痕。阴道口外观近横向椭圆形，富有弹性，其4点、8点方向处女膜与前庭交界处有前庭大腺管的开口（图4-1-1），前庭大腺管由后上行向前下，做切口时要尽量避开前庭大腺管及开口，以免损伤后形成前庭大腺囊肿。另外，分娩常影响阴道口和阴道前庭的外观（图4-1-2），使得舟状窝消失、阴唇系带和阴唇后联合结构模糊，阴道口下移，会阴体缩短。进行阴道紧缩时要注意纠正这些改变，使之尽量恢复产前状态。

（2）阴道的形状：阴道是生殖道的通路，连通着子宫和外界，阴道口是阴道的下端开口，其上端接子宫颈，并包绕子宫颈形成穹隆。正常情况下阴道是闭合的，通常由前后壁贴在一起，横截面略呈"H"形。阴道前面邻近尿道和膀胱，后面紧贴直肠。阴道表面覆盖着黏膜，并形成众多横向和斜向的皱褶（图4-1-2），这些皱褶在生育后会部分变平，导致阴道内面积增大。当进行阴道缩紧时，不应该通过切除部分黏膜实现阴道表面积的缩小，而是应该折叠缝合，使之形成新的皱褶，以适应再次生育的需要。另外，分娩等因素可能引起盆腔脏器脱垂现象，在腹压增加时尤为明显，通过阴道紧缩术也可以部分矫治。

（3）阴道内壁的周长：平静、截石位、充分润滑下，插入相应周径的模具或手指进行测量，以不引起疼痛不适为度。未婚女性为8~9cm（容1.5~2指），已婚女性为9~11cm（容2~2.5指），生育女性为11~15cm（容2.5~4指，图4-1-3）。阴道内壁周长的增大是阴道松弛的直接表现，通常阴道紧缩要实现阴道内壁周长的缩小，使得内壁周长缩小为8~10cm（容1.5~2指，图4-1-4）。

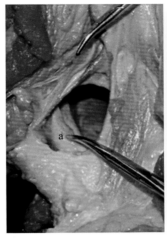 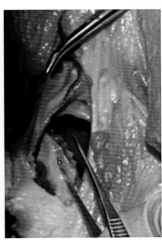

图4-1-1 前庭大腺管开口部位

注：a. 器械指向；b. 插入前庭大腺管开口。

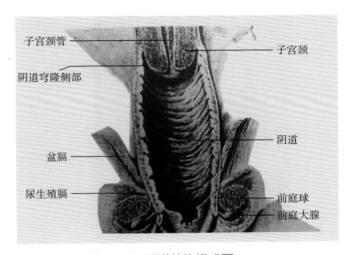

图4-1-2 阴道结构模式图

子宫颈管　子宫颈　阴道穹隆侧部　盆膈　尿生殖膈　阴道　前庭球　前庭大腺

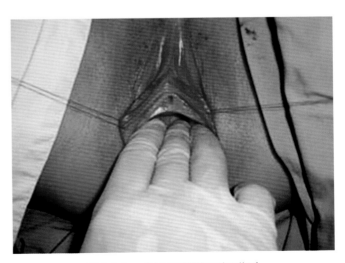

图4-1-3 分娩后阴道可容3指余

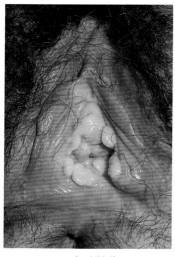
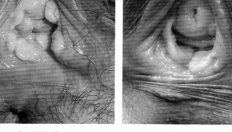

A. 产后阴道   B. 紧缩术后阴道

图4-1-4　阴道紧缩术对阴道内径及外口的影响

（4）阴道长度：阴道前壁短（6~7cm）后壁长（7~9cm），每分娩一次，阴道长度可能增加1~2cm，但是由于支持韧带的松弛，很多患者发生子宫下移，使宫颈口到阴道外口的距离缩短。

（5）正常阴道轴线：成年女性阴道的轴线与身体长轴呈15°~20°夹角（图4-1-5），其角度的维持是由于盆底多组韧带、肌肉和筋膜的牵拉、悬吊而实现，当分娩或衰老出现韧带、肌肉和筋膜的松弛，由于重力的影响则会出现阴道向后旋转，与身体长轴的夹角增大。

2. 盆底肌肉的结构　阴道下半段穿过尿生殖膈开口于阴道前庭下方，在尿生殖膈附近有多组肌肉分布，对阴道有一定的约束收紧作用（图4-1-6、图4-1-7）。

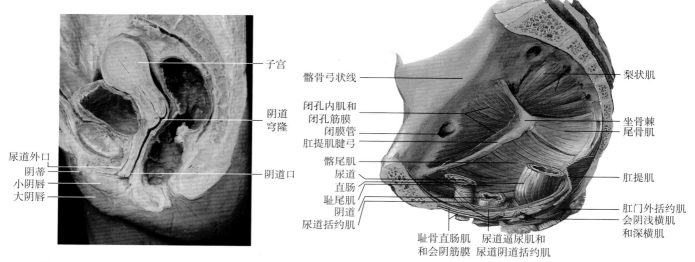

图4-1-5　正常阴道与子宫的轴线解剖图

图4-1-6　女性盆底肌肉矢状剖面观

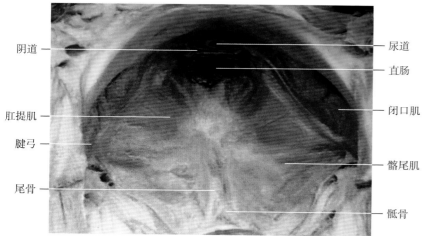

A. 上面观

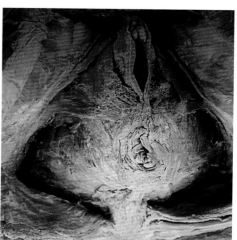

B. 下面观

图4-1-7　女性盆底结构解剖图

分娩时，这些肌肉常有撕裂移位，对阴道松弛的形成具有明显的影响，故行阴道紧缩术时，一般要收紧这些在分娩过程中撕裂或松弛的肌肉，从而实现阴道的紧缩。

（1）尿生殖三角的解剖层次：尿生殖三角区域的组织层次由浅到深主要分为6层（图4-1-8、图4-1-9）。①皮肤及其附件层，包括皮肤、皮脂腺、汗腺和毛发

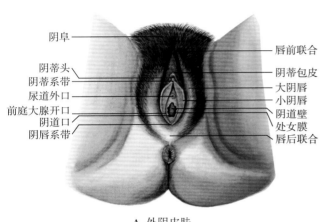

A. 外阴皮肤

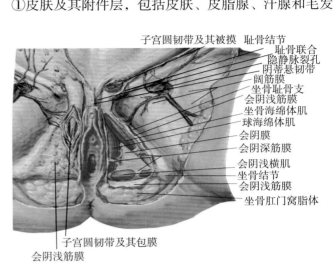

B. 会阴浅筋膜及会阴深筋膜

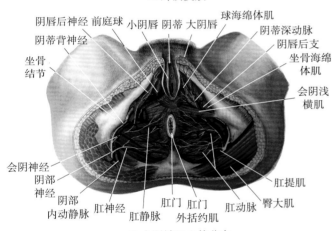

C. 会阴神经血管分布

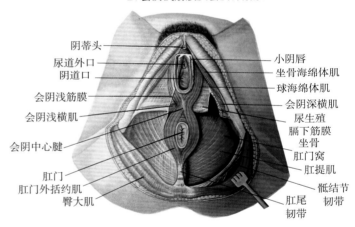

D. 球海绵体肌及会阴浅横肌

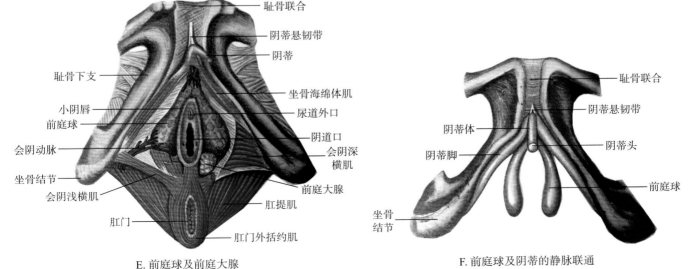

E. 前庭球及前庭大腺

F. 前庭球及阴蒂的静脉联通

图4-1-8 尿生殖三角组织分层解剖

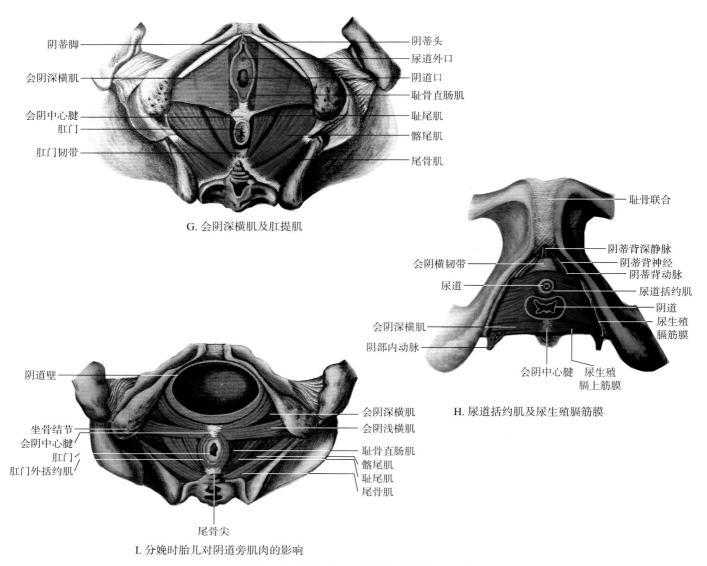

阴蒂脚
会阴深横肌
会阴中心腱
肛门
肛门韧带

阴蒂头
尿道外口
阴道口
耻骨直肠肌
耻尾肌
髂尾肌
尾骨肌

G. 会阴深横肌及肛提肌

耻骨联合
阴蒂背深静脉
阴蒂背神经
阴蒂背动脉
尿道括约肌
阴道
尿生殖膈筋膜
尿生殖膈上筋膜

会阴横韧带
尿道
会阴深横肌
阴部内动脉
会阴中心腱　尿生殖膈上筋膜

H. 尿道括约肌及尿生殖膈筋膜

阴道壁
坐骨结节
会阴中心腱
肛门
肛门外括约肌

会阴深横肌
会阴浅横肌
耻骨直肠肌
髂尾肌
耻尾肌
尾骨肌

尾骨尖

I. 分娩时胎儿对阴道旁肌肉的影响

图4-1-8　尿生殖三角组织分层解剖（续）

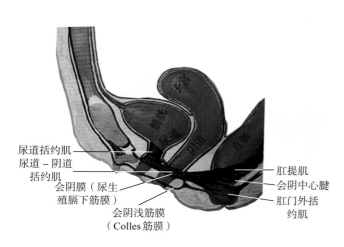

尿道括约肌
尿道-阴道括约肌
会阴膜（尿生殖膈下筋膜）
会阴浅筋膜（Colles筋膜）

肛提肌
会阴中心腱
肛门外括约肌

图4-1-9　尿生殖膈的筋膜分布示意图

等。②会阴浅筋膜层，包含皮下脂肪，浅层的神经血管等。③会阴深筋膜及子宫圆韧带。④会阴浅层肌肉层，包含球海绵体肌、坐骨海绵体肌、会阴浅横肌、前庭球、阴蒂海绵体脚。⑤尿生殖膈层，由上下两层筋膜包裹中间的肌肉围绕尿生殖道组成，即尿生殖膈下筋膜层（又称会阴膜）、尿生殖膈肌层（会阴深横肌、阴道–尿道括约肌、尿道括约肌、逼尿肌、会阴中心腱）和尿生殖膈上筋膜层。⑥盆底肌层，主要是肛提肌，包含耻尾肌、髂尾肌和尾骨肌等。

（2）肛提肌的分组、分部：肛提肌是影响盆底紧致程度的重要结构，发自耻骨联合和肛提肌腱弓，止于骶尾部骨骼，通常按照位置可以分成耻尾肌、髂尾肌和尾骨肌3组，第一组又可分成耻骨阴道肌、耻骨会阴体肌、耻骨直肠肌和耻骨尾骨肌4部分（图4-1-10～图4-1-12）。肛提肌的主要功能为维持盆腔器官的位置及稳定，在生育过程中，常伴有肛提肌部分松弛，可引起器官脱垂、阴道松弛等表现。一般情况下，在分娩过程中受影响最重的是耻尾肌，因此，阴道紧缩手术过程中，一个很重要的任务就是要收紧松弛或者撕裂的肛提肌，尤其是耻尾肌，进而收紧阴道。

3. 阴道的血液供应与感觉神经

（1）阴道的血液供应：主要有3个来源，即上部

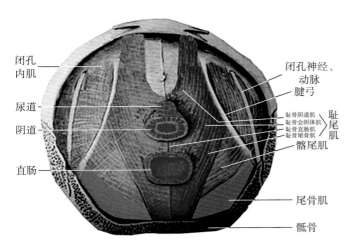

图4-1-10　女性肛提肌的分组示意图（上面观）

来自子宫动脉的阴道支、中部来自子宫动脉、下部自阴部内动脉。阴道的血管从侧方接近阴道，主要自阴道的3点、9点方位穿入阴道中，然后沿阴道前后壁不断分支、呈网状分布（图4-1-13～图4-1-15）。因此，在阴道紧缩手术进行潜行剥离时，在两侧出血较多要注意动脉出血的控制。阴道的静脉在主干部与动脉伴行，但在阴道壁的分支处则多不严格伴行，有很多血窦样结构独立引流阴道的静脉血，尤其在产后，这些静脉窦样结构会明显增加，使得阴道周围血供更加丰富。通常生育次数越多，阴道周围静脉窦样结构会越丰富，其止血就越困难。所以，在阴道紧缩时，通常使用双极电凝控制动脉出血，静脉出血则不要求全部止住，其出血可以通过肛提肌及周边组织3层9针的缝合而控制。

（2）阴道的神经感觉：阴道的精细感觉主要集中在阴道口，由阴部神经传入，其他部位感觉较弱，其内脏感觉通过丰富的自主神经，由盆内脏神经传入。阴道感觉的低级反射中枢主要集中在脊髓S2～S4节段，换元后一部分上传入脑，一部分则通过阴部神经将指令传达到会阴区域，引起阴蒂和前庭球的勃起和前庭大腺的分泌等（图4-1-16）。

4. 分娩对阴道的影响

经阴道分娩时，胎儿会对阴道及其周边结构产生极度的扩张作用，直接导致

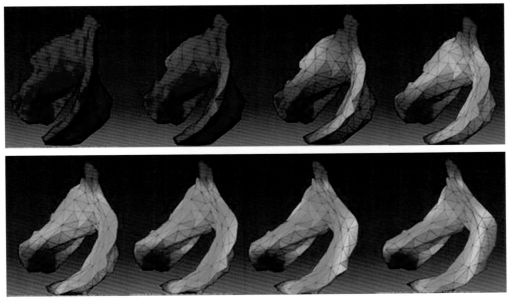

图4-1-11　肛提肌立体结构三维重建示意图

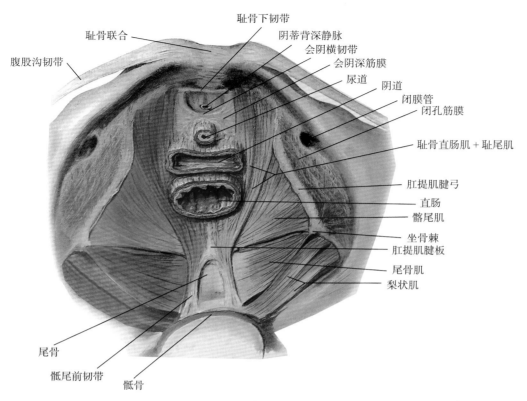

耻骨下韧带
阴蒂背深静脉
会阴横韧带
会阴深筋膜
尿道
阴道
闭膜管
闭孔筋膜
耻骨直肠肌＋耻尾肌
肛提肌腱弓
直肠
髂尾肌
坐骨棘
肛提肌腱板
尾骨肌
梨状肌

耻骨联合
腹股沟韧带

尾骨
骶尾前韧带
骶骨

A. 上面观

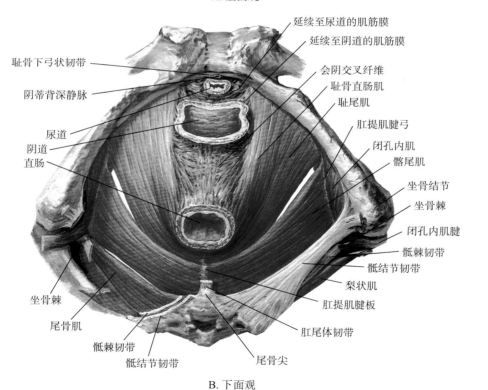

延续至尿道的肌筋膜
延续至阴道的肌筋膜
会阴交叉纤维
耻骨直肠肌
耻尾肌
肛提肌腱弓
闭孔内肌
髂尾肌
坐骨结节
坐骨棘
闭孔内肌腱
骶棘韧带
骶结节韧带
梨状肌
肛提肌腱板
肛尾体韧带

耻骨下弓状韧带
阴蒂背深静脉
尿道
阴道
直肠

坐骨棘
尾骨肌
骶棘韧带
骶结节韧带
尾骨尖

B. 下面观

图4-1-12 女性肛提肌解剖示意图

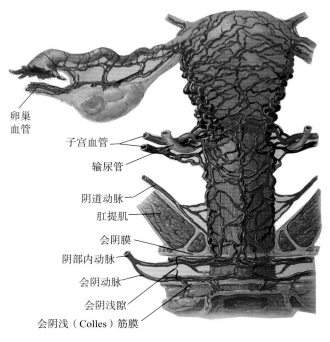

卵巢血管
子宫血管
输尿管
阴道动脉
肛提肌
会阴膜
阴部内动脉
会阴动脉
会阴浅隙
会阴浅（Colles）筋膜

图4-1-13 阴道血供来源模式图

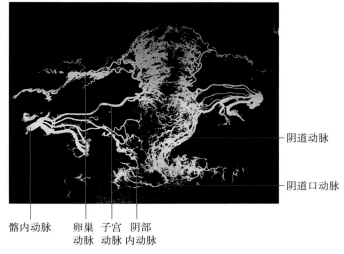

阴道动脉
阴道口动脉

髂内动脉
卵巢动脉
子宫动脉
阴部内动脉

图4-1-14 阴道血供造影图

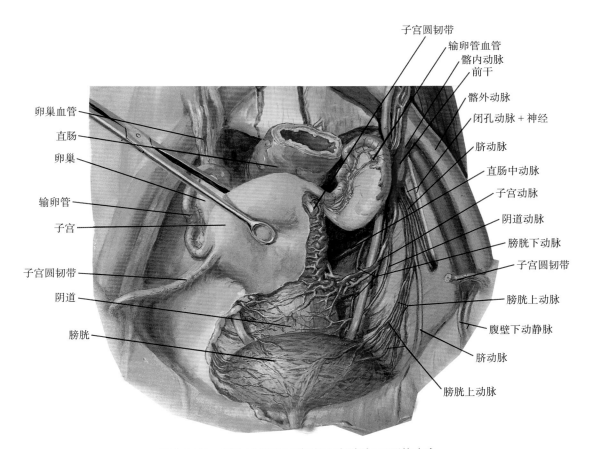

卵巢血管
直肠
卵巢
输卵管
子宫
子宫圆韧带
阴道
膀胱

子宫圆韧带
输卵管血管
髂内动脉
前干
髂外动脉
闭孔动脉+神经
脐动脉
直肠中动脉
子宫动脉
阴道动脉
膀胱下动脉
子宫圆韧带
膀胱上动脉
腹壁下动静脉
脐动脉
膀胱上动脉

图4-1-15 髂内动脉前干发出子宫动脉和阴道动脉

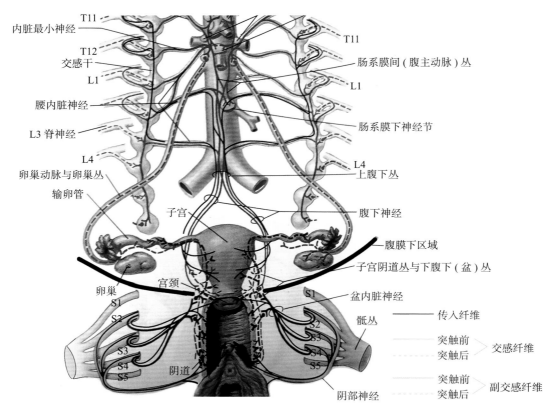

图4-1-16　阴道感觉神经示意图

阴道壁松弛、阴道周围韧带松弛和阴道周边肌肉的松弛或损伤。产后，经过3~6个月的恢复，大多数结构可以大部分恢复，但几乎不可能实现完全的恢复，常遗留一定程度的阴道黏膜张力下降和周边肌肉的松弛。这种变化一方面虽然为再次分娩做好了准备，但同时也会在一定程度上影响女性的生活质量，如性生活的感受度、盆底的松垂感、外阴组织的整体下垂等，甚至会影响控尿机制，造成程度不等的压力性尿失禁，影响盆底韧带的张力，造成盆腔组织脱垂等。这种变化会随着分娩次数的增多逐渐加重。最终部分盆底松弛严重的患者，可导致明显的盆腔器官脱垂。据调查，在我国女性进入老年后，有1/5以上的人可能出现不同程度的盆腔器官脱垂，对她们的生活造成一定的困扰，部分需要手术治疗。

5. 阴道松弛的病理解剖特点　阴道松弛的核心病理改变为肛提肌的松弛，同时还有5个方面的重要临床表现：①阴道黏膜内径的增大，阴道黏膜松弛。②阴道周边肌肉、韧带松弛，阴道的张力降低。③阴道外口的撕裂，阴道口外形改变。④会阴体撕裂，会阴体长度变短。⑤阴道前壁支撑力下降，原尿道活动度增加，出现压力性尿失禁。因此进行阴道松弛治疗时，应该以矫正这5个问题为目标，着重收紧肛提肌，以期全面恢复女性外阴的结构和功能。

（1）阴道周边组织的松弛与破坏：在尿道、阴道和直肠的后方，耻尾肌分出纤维样结构围绕器官，形成支持结构，同时具有收紧效果。分娩过程会对阴道周边肌肉造成一定损伤，可以引起撕脱、撕裂、失神经支配、松弛等问题。主要涉及的肌肉有球海绵体肌，会阴浅、深横肌，尿道阴道括约肌，肛提肌等（图4-1-17）。其中以对肛提肌的影响最为重要。据报道，超声显示分娩过程会导致近20%的产妇出现肛提肌部分从附着点撕脱，造成生殖裂孔的增大（图4-1-18）。这些肌肉纤维或韧带结构受到一定的损伤，可能会产生一系列症状，如压力性尿失禁、阴道

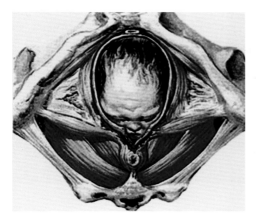

图4-1-17　分娩对阴道周边肌肉的影响示意图

松弛等。在阴道紧缩过程中，要尽量修复这些肌肉和纤维的位置和张力，以实现功能的改善。

（2）会阴体的变化：分娩过程中，会阴体会被动拉伸、变薄，当急产、胎儿过大或保护不当时，则会部分或者完全地撕裂会阴体（图4-1-19）。如果产后修复不到位，则导致会阴体长度变短甚至消失。

（3）阴道轴线的变化：分娩后由于支持结构松弛、子宫阴道后移，使得阴道轴线与身体长轴的夹角增大，可到达30°以上。这种轴线的变化一方面可能使得排尿机制受损，引起压力性尿失禁，同时也会引

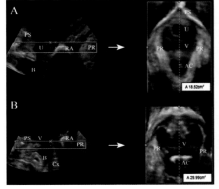

产前（A）和产后（B）中，通过Valsalva操作，提肌裂孔面积更大。PS. 耻骨联合；B. 膀胱，U. 尿道，Cx. 宫颈，RA. 直肠壶腹，PR.耻骨直肠，V. 阴道内，AC.肛管

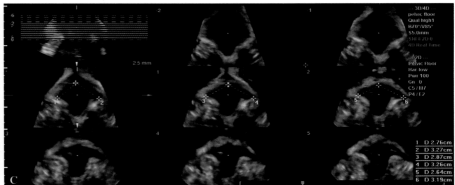

C.断层超声成像显示双侧肛提肌撕脱，肛提肌尿道间隙大于25mm

图4-1-18　分娩造成肛提肌撕裂的超声显示

资料来源：Zeelha Abdool b, Barend G. Lindeque. Hans P. Dietz The impact of childbirth on pelvic floor morphology in primiparous Black South African women: a prospective longitudinal observational study International Urogynecology Journal(2018)29: 369-375 https://doi.org/10.1007/s00192-017-3530-1.

起不同程度的盆腔器官下移，容易诱发盆腔器官脱垂。因此在阴道紧缩术中要注意纠正阴道的轴线，使之部分恢复至分娩前的状态（图4-1-20）。通过会阴体重建法阴道紧缩术，可以恢复阴道下方1/2范围的阴道轴线，因此术后阴道轴线可呈现一种折线状态。这种改变可以带来3个方面的作用，首先，对于性感受的改善有明显效果，性活动中对G点和阴道前壁的刺激会增强，并通过阴道-小阴唇的联系，对阴蒂的刺激也可能增加。其次，通过前移膀胱颈和尿道，对压力性尿失禁有一定的改善效果。最后，加强的肛提肌和会阴体结构对于防治前、后盆腔器官脱垂有重要帮助。

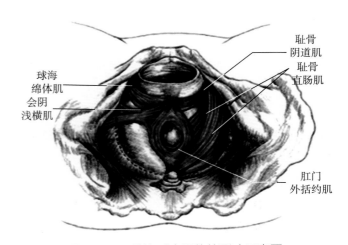

图4-1-19　分娩对会阴体的影响示意图

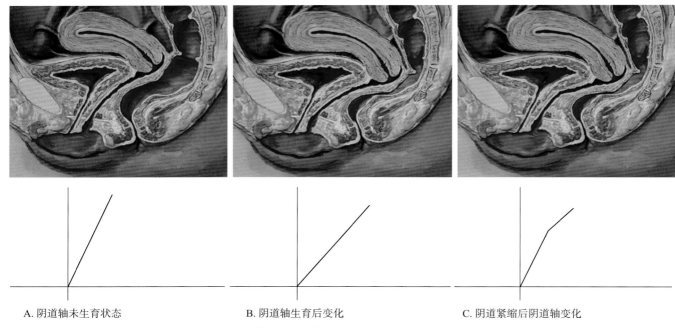

A. 阴道轴未生育状态   B. 阴道轴生育后变化   C. 阴道紧缩后阴道轴变化

图4-1-20 矢状面观阴道轴线在阴道紧缩术中的变化示意图

（4）阴道松弛中控尿机制的改变：发生阴道松弛者常伴有压力性尿失禁，其产生的原因可能有两个方面。一方面是分娩时尿生殖膈的极度扩张，部分损害了尿道括约肌和尿道阴道括约肌的括约功能，使其控尿能力下降；另一方面是由于阴道前壁的支撑力下降，尿道活动度增加，导致压力传导控尿机制的失效，从而引起轻重不一的漏尿现象。经过多年随访，我中心发现，一般经过会阴体重建阴道紧缩术的治疗，80%以上的患者感觉漏尿较术前有所改善，甚至完全治愈。因此，存在压力性尿失禁也是重要的手术指征之一。

6. 阴道紧缩术的手术入路　阴道紧缩术不论采用何种术式，一般均是围绕阴道周围展开，其入路根据其特点采用经阴道后壁、阴道两侧或者阴道前壁切开，在阴道全层深面进行剥离，暴露相关结构，进行缝合收缩，从而实现阴道内径的缩小。因此必须熟悉阴道周围解剖结构，尤其是阴道下半与阴道直肠膈的解剖特点（图4-1-21～图4-1-27）。

从解剖结构恢复角度来看，会阴体重建法阴道紧缩术是最符合生理结构的调整过程，因为在分娩过程中，胎儿主要导致尿生殖膈下方的组织扩张，因此，修复也应该就扩张最明显的组织进行收紧。该手术通常在处女膜缘做切口，剥离阴道黏膜后，其下方可见的结构主要是尿生殖膈靠近阴道的诸多肌肉、筋膜和腱性结构，尤其是肛提肌的耻尾肌部分（图4-1-28）。

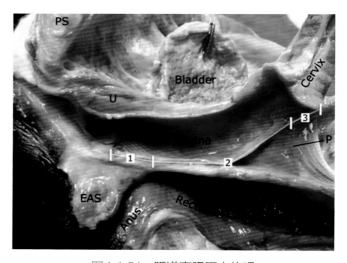

图4-1-21 阴道直肠膈大体观

注：27岁女性，死亡12小时采集，未防腐尸体盆腔器官矢状图。显示阴道三阶段，1. 会阴体高；2. 直肠阴道间隙；3. 子宫颈阴道交界处至腹膜后返折处；H. 处女膜缘；P. 腹膜返折；PS. 耻骨联合；U. 尿道、EAS肛门括约肌；Bladder. 膀胱；Anus. 肛门；Rectum. 直肠；Cervix. 子宫颈；Vagina. 阴道。

资料来源：Pedro A. Maldonado, Kelley S. Carrick, T Ignacio Montoya, et al. Posterior Vaginal Compartment Anatomy: Implications for Surgical Repair. Female Pelvic Med Reconstr Surg. 2020, 26(12): 751-757.

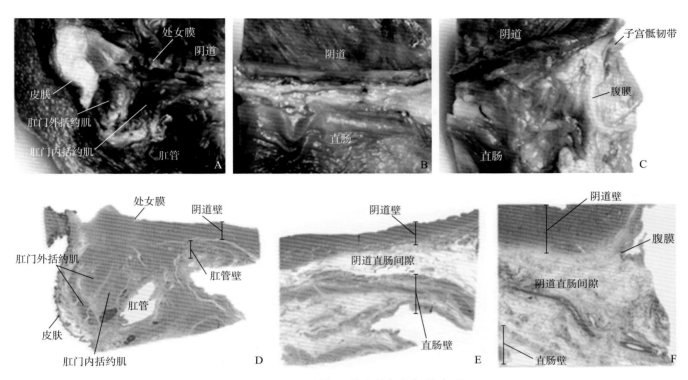

图4-1-22 阴道各段的大体与组织学表现

注：34岁，未育，经福尔马林固定后阴道后壁矢状切面，并有相应的全支架组织学。

A. 阴道远段；B. 中段和（C）近段的固定组织。D~F. 对应的苏木精–伊红染色的全组织支架组织学图像，在40倍放大下进行数字扫描（图像以实际尺寸呈现）。死亡8小时后采集。

资料来源：Pedro A. Maldonado. Kelley S. Carrick. T. Ignacio Montoya, and Marlene M. Corton. Posterior Vaginal Compartment Anatomy: Implications for Surgical Repair. Female Pelvic Med Reconstr Surg. 2020, 26(12): 751-757.

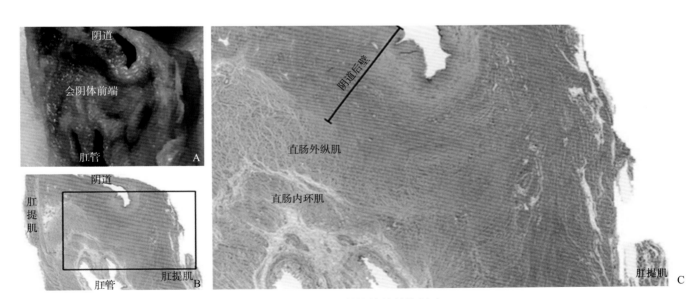

图4-1-23 阴道外端的结构特点

注：51岁，会阴体顶点轴位图。A. 福尔马林固定大体标本。B. 苏木精–伊红染色全贴壁组织学（以实际尺寸显示，40倍放大数字扫描）；C. 会阴体前端部分［B中框区放大，40倍1%（0.4倍）］。

资料来源：Pedro A. Maldonado. Kelley S. Carrick. T. Ignacio Montoya, and Marlene M. Corton. Posterior Vaginal Compartment Anatomy: Implications for Surgical Repair. Female Pelvic Med Reconstr Surg. 2020, 26(12): 751-757.

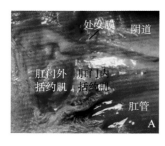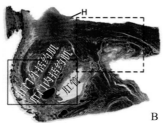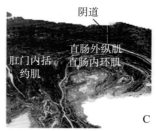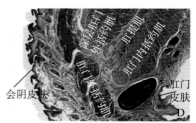

图4-1-24 阴道外端的组织结构

注：34岁，未育，死亡8小时采取。阴道外侧端后壁矢状面。A. 未防腐尸体会阴体大体观；B. 马森三色染色的整个支架组织学（以实际尺寸呈现，40倍放大数字扫描）；C. 图B的虚线矩形区域的扩大；D. 图B的实线矩形区域的扩大。

资料来源：Pedro A. Maldonado, Kelley S. Carrick, T. Ignacio Montoya, and Marlene M. Corton. Posterior Vaginal Compartment Anatomy: Implications for Surgieal Repair. Female Pelvic Med Reconstr Surg. 2020, 26(12): 751-757.

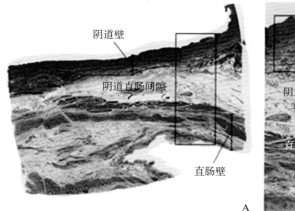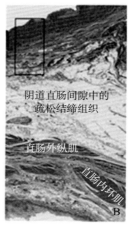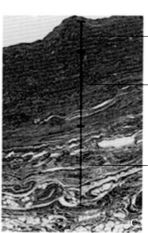

图4-1-25 阴道中段的组织学特点

注：34岁，未育，死亡8小时采取。阴道中段后壁矢状截面。A. Masson三色染色全组织贴装组织学（以实际尺寸呈现，40倍放大数字扫描）。B. A中的实线矩形（以40倍［0.4倍］的1%表示）的扩大。C. B中的实线矩形（以40倍［1.2倍］的3%呈现）的扩大。

资料来源：Pedro A. Maldonado. Kelley S. Carrick. T. Ignacio Montoya，and Marlene M. Corton. Posterior Vaginal Compartment Anatomy: Implications for Surgical Repair. Female Pelvic Med Reconstr Surg 2020, 26(12): 751-757.

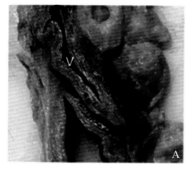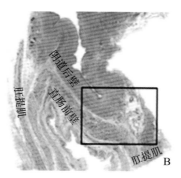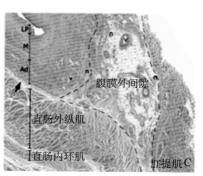

图4-1-26 阴道中后段大体与组织学特点

注：51岁，阴道中后段的轴向切片。A. 福尔马林固定大体标本。B. 苏木精–伊红染色全组织贴壁组织学（以实际尺寸呈现，40倍放大数字扫描）。C. 图B中实线矩形区域的放大（以40倍［0.4倍］的1%表示）。注意直肠阴道间隙内疏松的结缔组织（箭头所示）和阴道外膜向盆内筋膜的侧向突出。v. 血管；n. 神经。

资料来源：Pedro A. Maldonado. Kelley S. Carrick. T. Ignacio Montoya, and Marlene M. Corton. Posterior Vaginal Compartment Anatomy: Implications for Surgical Repair. Female Pelvic Med Reconstr Surg. 2020, 26(12): 751-757.

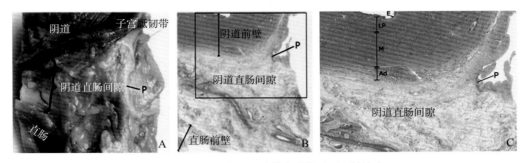

图4-1-27 阴道后段大体解剖与组织学特点

注：34岁，未生育，死亡8小时采取。内侧段阴道后壁矢状截面。

A. 福尔马林固定大体标本；B. 苏木精-伊红染色全组织贴壁组织学（以实际尺寸呈现，40倍放大数字扫描）；C. 图B中实线矩形轮廓面积的扩大（以40倍［0.4倍］的1%表示）。直肠阴道间隙逐渐扩大，直至腹膜返折处。PVW. 阴道后壁；ARW. 直肠前壁；RV. 阴道直肠间隙；P. 腹膜；USL. 子宫骶韧带。

资料来源：Pedro A. Maldonado. Kelley S. Carrick. T. Ignacio Montoya, and Marlene M. Corton. Posterior Vaginal Compartment Anatomy: Implications for Surgical Repair. Female Pelvic Med Reconstr Surg. 2019; 00: 00-00.

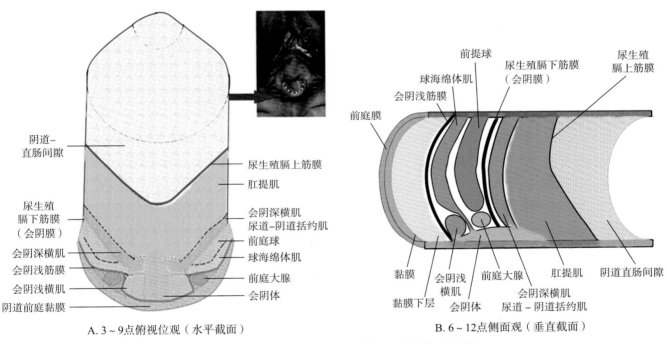

A. 3~9点俯视位观（水平截面）　　　　　B. 6~12点侧面观（垂直截面）

图4-1-28 阴道黏膜剥离后创面下方结构示意图

肛提肌的上界通常可以进行测量：将手指轻触阴道后壁，嘱患者收缩肛门，可以明显触及肛提肌上界的边缘，这可以作为手术剥离上界的标志。在这个界限以上，阴道后方无明显的韧性结构可供收紧，只是一些阴道直肠膈的疏松结缔组织，故多半阴道紧缩手术的范围建议到此为止。有些人为了追求更长段的阴道紧缩，他们剥离得更深一些，把周边的组织结构拉拢缝合，其改善效果有限，且容易出现术后性生活疼痛，因此不推荐。

三、阴道松弛的产生机制及治疗进展

阴道松弛的概念最早由Krieger（1954）提出，当时是用于定义并分类妇产科学中阴道膨出（脱垂）相关的一系列疾病（Baden WF，1972；Schneider GT，1972；Beechan CT，1980），随着研究的不断深入与细分，此类疾病已经被划归于盆底功能障碍性疾病（pelvic floor dysfunction，PFD）范畴。目前，美容整形领域所提及的阴道松弛，则更倾向于Greenhill

（1972）提及的外阴阴道松弛，他将松弛定义为张力的减低或者功能活性的减弱，彼时的妇产科学更多关注的是阴道松弛继发的系列症状，对仅仅可能引起性满意度降低而无明显不适症状的阴道松弛本身却未作为疾病来积极对待和治疗。阴道松弛尚未有明确统一的定义，它泛指各种原因导致的阴道管径增大和/或收缩力下降。阴道松弛常被认为是伴随分娩、衰老、绝经等发生的一种自然进程，但是会影响部分女性的性功能及生活质量（Kingsberg S，2010；Millheiser L，2010）。随着人们认识程度的加深及生活水平的提高，阴道松弛越来越受到医患双方的重视。Pauls等（2012）通过对国际泌尿妇科协会（International Urogynecological Association，IUGA）医师的一份调查，发现83%的医师认为阴道松弛被患者所低估；阴道松弛，尤其阴道外口的松弛，被认为会影响性功能和生活质量；54%的医师认为手术治疗比Kegel运动和物理治疗更有效。Krychman（2016）也认为阴道外口的松弛是阴道松弛影响性功能的关键点，虽然阴道松弛是患者自诉的一种状态，而且目前尚无客观标准去衡量其严重程度，也无法将其从PFD中彻底分离出来，但是，阴道松弛应该与POP区分开来，用来单独阐释阴道自身结构和功能改变的一种医学状态。我们这里讨论的阴道松弛不包含其继发的SUI和POP。关于阴道松弛的产生机制及治疗的研究一直没有停止，均试图更好地阐释和治疗阴道松弛。

1. 阴道的组织结构及解剖毗邻 阴道是由黏膜层和肌层构成的纤维肌性管道，可分为前壁、后壁及左右侧壁。阴道前壁长约7.5cm，后壁长约9.0cm。阴道的宽度随着部位的升高逐渐增宽，在阴道外口处，阴道的前后壁常常合在一起，使阴道形成一水平裂。阴道外口在矢状面上位于尿道口下方，阴道外口具有很大的弹性和伸展性，可满足性交及分娩。

阴道在组织结构上可分成连接紧密的黏膜层和肌层，黏膜上皮为非角化复层扁平上皮，在阴道前壁及后壁上皮面正中分别可见一条纵行黏膜嵴，并由此向两侧延伸出大量的横行皱襞，深浅不等的裂沟，这在阴道后壁及阴道入口处分布最多，在分娩前最为明显。

阴道前壁中上部分与膀胱相邻，前壁下部与尿道紧邻；阴道侧壁则紧邻肛提肌及盆腔筋膜；阴道后壁上1/4被腹膜覆盖，子宫直肠陷凹及部分疏松结缔组织将阴道后壁中间部分与直肠隔开，阴道后壁下1/4则通过会阴体与肛管紧邻（Adler J T，2010）。

会阴体又称会阴中心腱，在女性指位于阴道前庭后端与肛门之间肌纤维组织。在矢状面上呈楔形，深3~4cm。附着于此处的肌肉组织有尿道阴道括约肌、球海绵体肌、会阴浅横肌、会阴深横肌、肛提肌和肛门外括约肌。会阴体具有加固盆底、承托盆内脏器的作用，分娩时极易引起撕裂损伤（刘树伟，2013）。

由此可以看出，阴道外段与盆底肌，尤其是会阴体结构，在解剖上具有十分紧密的联系。盆底肌结构和功能的损伤会直接引起阴道结构和功能的改变。

2. 阴道松弛的发生机制 各种引起阴道管径增大和/或阴道收缩力下降的因素，都是阴道松弛产生的原因。根据目前研究，主要可分为妊娠、分娩、衰老及激素四类。其中妊娠与分娩是导致阴道松弛的最主要原因。

（1）妊娠：女性在非妊娠正常站立位时，盆腹腔脏器的压力将会根据脊柱的生理弯曲导向骶骨。而妊娠后，尤其妊娠中后期站立体位发生改变，腰腹部向前下突出，盆腹腔脏器的压力轴线随之前移（Petros P，2011），再加上子宫及胎儿自身重量的不断增加，盆底肌肉及纤维组织所承受的重量持续增长，盆底肌张力逐渐减弱，从而慢慢出现松弛（Farage M，2006）。Elenskaia等（2011）通过对妊娠期及分娩后盆底静息压及最大收缩压的测量，发现妊娠期压力值会增大，而产后压力值均明显减低，但盆底收缩力在分娩后一年有恢复的趋势。而Palmezoni等（2017）及Gameiro等（2011）研究均发现妊娠会显著降低盆底肌的力量。此外，妊娠期女性在胎盘产生的激素参与下，体内雌、孕激素水平变化，使阴道皱襞增多，伸展性增加，外阴部结缔组织变松软，弹力纤维变性（申素芳，2005），也是引起阴道和盆底组织松弛的一个因素。但是，Neels等（2016）、Hill等（2017）研究发现妊娠及围产期女性对盆底肌相关知识了解甚少。Woldrigh等通过研究发现妊娠期盆底肌训练对妊娠期尿失禁并非必要，建议采取"等待观察"方式，产后半年仍不恢复，可再考虑盆底肌训练。而Sangsawang等（2016）则发现6周的盆底肌监督训练可以有效预防妊娠女性SUI，和降低妊娠晚期出现的SUI的严重程度。目前，对于妊娠期是否有必要进行盆底肌训练还有待于进一步研究。

（2）分娩：分娩作为妊娠的后续过程，又可分为经阴道分娩和剖宫产。目前我国的剖宫产率在40%左右（Feng X L，2014）。

1）经阴道分娩：在经阴道分娩过程中，胎儿娩出时产生的巨大拉伸力量可以使阴道自身的肌肉以及环绕阴道的肌肉，甚至于会阴体等组织过度伸展和撕裂；分娩后，阴道腔扩大，阴道壁松弛及肌张力低，阴道黏膜皱襞也因过度伸展而减少甚至消失，盆底肌及其筋膜也因分娩过度扩张而弹性减弱（Garycunningham F，2006）。虽然产褥期阴道腔逐渐缩小，阴道壁肌张力逐渐恢复，产后3周阴道壁也会重新出现黏膜皱襞，但这些损伤极少能恢复原状（Gameiro M O，2011）。若盆底肌及其筋膜发生严重撕裂，加之分娩后过早参加重体力劳动，则可导致阴道壁膨出，甚至子宫脱垂等症状（Van Delft K，2014）。肛提肌因其作为盆底支持系统的主要肌肉而被研究得最多（Guzman Rojas R，2014）。Lipschuetz等（2014）通过会阴三维超声（3D-TPS）发现21.8%的研究对象有肛提肌损伤的超声表现，主要表现有单侧或者双侧部分肛提肌缺损、双侧肌肉组织的不对称。Lammers等（2013）通过磁共振影像发现超过36%的经阴道分娩女性存在不同程度的分娩相关的盆底肌肉撕裂现象。Guzman等（2014）通过超声发现，15%的研究对象存在肛提肌的撕裂，21%的研究对象存在肛提肌不可逆的过度伸长，并且它们都与其收缩功能的降低关系密切。我们在临床上发现初次经阴道分娩者，分娩后半年以上阴道口径在3指左右，而二次或多次经阴道分娩者，其阴道口径在3.5指以上。

会阴切开术在我国初产妇经阴道分娩中被广泛应用，Graham等（2005）总结发现中国大陆、香港、台湾地区的会阴切开率分别为82%、86%、100%，而美国、德国、法国的会阴切开率分别为32.7%、44.4%、49.5%。我们认为会阴切开术可以减少会阴不规则撕裂、避免正中撕裂引起肛门括约肌损伤。最为常用的是会阴侧切术（多为左侧），侧切损伤的组织包括阴道黏膜及肌层、尿道阴道括约肌、球海绵体肌、会阴浅横肌、会阴深横肌、部分肛提肌、筋膜及皮下组织、会阴皮肤。而在缝合过程出现解剖对位不良、术后出现愈合不良的情况，均会引起阴道及盆底松弛。一般侧切经阴道分娩半年以上，阴道口径在2.5指左右，较不侧切者为紧，但侧切部分经常存在一个沟状凹槽，局部明显瘢痕增生。

还有部分未行会阴侧切或者虽行侧切，但切口不够大的女性，当胎儿过大或会阴保护措施不及时、不恰当时，有可能发生不同程度的会阴裂伤，造成肛门括约肌部分甚至全层裂伤。此外，Allen等（1990）对盆底肌肉行肌电图检查发现，经阴道分娩可引起大部分初产妇盆底肌的部分失神经损伤，但80%的产妇产后也发现了神经再生现象。Snooks等（1990）通过产后5年随访发现，阴道分娩可引起盆底神经病理改变，并且这种损伤可能随时间加重。盆底肌肉失神经支配后会引起组织萎缩、张力下降（Aukee P，2010），这些因素均会引起不同程度的阴道松弛。

2）剖宫产：剖宫产引起的阴道松弛机制与妊娠基本相同，Sigurdardottir等（2011）研究发现剖宫产也会引起盆底肌力量的减弱，但此作用比经阴道分娩稍弱。Volloyhaug等（2015）也发现剖宫产引起的盆底肌损伤及POP比经阴道分娩要少。我们在临床上发现，剖宫产术后阴道口径约为2.5指，松弛度较经阴道分娩要轻，但较未生育者要明显。

3）衰老：年龄是导致机体老化的重要因素，也是引起阴道松弛的重要原因之一。随着年龄的增长，身体各组织器官都会慢慢衰老，阴道也会出现萎缩（Freeman S B，2010）。伴随阴道的结缔组织萎缩，肌肉组织会丧失更多收缩力量，甚至被脂肪组织所代替（Huisman A B，1983）。

4）激素：雌激素可以维持体内胶原纤维的张力和弹力纤维的弹性，哺乳期、卵巢切除术后以及围绝经期，体内雌激素水平下降，将会导致胶原纤维张力和弹力纤维的弹性均降低，引起阴道黏膜的萎缩（Whiteside J L，2005）、阴道及周围组织的松弛

（Falconer C，1996）。

由上可以看出，导致阴道松弛的各种因素之间也具有关联性，而阴道松弛往往是以上两种或多种因素共同作用的结果。

3. 阴道松弛的治疗 阴道松弛产生的原因和表现的症状不同，治疗手段也不同，目前多强调综合性治疗。可分为物理治疗、药物治疗及手术治疗。

（1）物理治疗：物理治疗的目的在于通过主动或者被动的运动锻炼来恢复阴道及盆底肌的力量。Kegel运动（Kegel A H，1948）被认为是传统的盆底肌训练。目前越来越多的产科提供专门的产后康复指导，其中包括指导产妇练习Kegel运动，但产妇往往因无不适症状而不重视等原因难以坚持系统的康复训练。Boyle等（2012）研究发现，盆底肌训练能有效预防初产妇产后6个月内SUI的发生。Dumoulin等（2015）分析提出，盆底肌训练对SUI女性的有效性具有中到高级别的证据支持。Kao等（2015）研究认为，盆底肌训练对改善SUI和性功能都有良好的效果。Petros等（2001，1999）参照自己提出的盆底整体理论，并通过超声发现传统的Kegel运动只能起到锻炼快反应纤维（Ⅱ型肌纤维，收缩快速有力）的目的，并进一步研究及证实了蹲姿训练可达到锻炼慢反应纤维（Ⅰ型肌纤维，收缩弱而缓慢）的目的；Skilling等（2004）应用Kegel运动结合蹲姿训练，并配合激素替代治疗，也收到了改善盆底功能的效果。Petros等研究者发现蹲姿训练的放弃率超过50%，又研究出健身球训练法，但仅通过短期、小病例应用证实单纯健身球即可收到相同的效果，还有待于进一步研究。电刺激疗法主要通过对神经的电刺激作用于神经肌肉接头，引起肌肉的收缩，达到肌肉训练的目的。Tjelum等（1994）应用电刺激疗法使50%~70%尿失禁患者得到改善或治愈。Amaro等（2005）发现应用电刺激可以显著改善盆底肌的力量。Deffieux等（2015）研究认为产后持续性尿或便失禁患者推荐使用盆底肌训练疗法，但不推荐单独使用盆底电刺激治疗。因此电刺激治疗对于无SUI症状的阴道松弛患者是否值得推荐使用，尚需进一步研究观察。

（2）药物治疗：对于雌激素水平低下引起的阴道松弛患者，激素替代疗法可以帮助减缓胶原的降解（Falconer C，1996），但它并不能逆转已产生的损伤；补充雌激素能够起到增加阴道壁厚度和预防骨质疏松症、骨盆骨折、心脏病的作用，但是口服或者注射雌激素也会相应增加乳腺癌的风险（Caruso D J，2009），因此要根据情况权衡利弊使用。雌激素的阴道栓剂被认为是一种更为安全的补充方式，但Stark等（1978）的研究未证实雌激素对阴道松弛的有效性，Caruso等（2009）发现口服雌激素主观上可以改善SUI，但客观数据分析并不能得出激素效果优于安慰剂。此外，其他口服药物的研究仍在进行中，目前尚无效果确切的药物可被推荐应用。

（3）手术治疗：阴道松弛的手术治疗方法文献报道很多，基本都兼顾阴道和盆底肌的处理，差别主要在于切口的位置、大小及黏膜肌肉的缝合处理方式。

1）切除黏膜阴道紧缩术：1995年，我国的徐寿英首先报道了阴道紧缩的手术方法，他从1983年即开始行阴道紧缩术，手术包含阴道后壁黏膜的三角形切除和黏膜下方肌层的缝合收紧，他提出术后阴道紧缩程度一般以能通过两指为度。段波（2006）提出梯形缝合法阴道紧缩术，通过菱形切除部分阴道黏膜和会阴皮肤的手术入路，分离肛提肌、球海绵体肌，于矢状面由深到浅呈梯形缝合，收紧阴道下段。王运成（2007）总结了单纯切除黏膜后直接对拢缝合治疗阴道松弛的临床效果，发现多数人效果良好。近年来，有些妇科医师将用来修复阴道脱垂的桥式手术稍加改良，用来治疗阴道松弛也取得了一定的疗效，但也带来桥式手术所固有的一些缺点，如成桥区域阴道壁比较僵硬、阴道内瘢痕较重、弹性下降、不能进行经阴道分娩等。

2）保留黏膜阴道紧缩术：戚可名等在1997年首先提出了保留阴道黏膜的阴道紧缩术，他采用将阴道后壁黏膜剥离后缝合收紧黏膜下肌肉的方法，减少了阴道内的黏膜切口，从整形角度开创了阴道紧缩的一种创伤较小的技术思路。陈静（2004）报道了将阴道后壁黏膜剥离后"8"字形缝合黏膜下肌肉的技术。

3）伴有会阴撕裂的阴道紧缩术：张远杰等（1998）报道了伴有POP或会阴裂伤的复杂性阴道松弛的紧缩术，指出需要根据类型对阴道前、后壁进行细致修补，手术相对复杂，常需要专业的泌尿妇产科医师操作或参与。

4）埋线环缩阴道紧缩术：陆新等（2000）首先提出，可以通过阴道内埋线达到阴道紧缩的目的，他们通过小切口将阴道后壁黏膜剥离，水平"U"形缝合剥离的黏膜形成纵向的黏膜条。郑绪珠等（2004）应用埋线环缩法阴道紧缩术，分别切除阴道两侧壁约2cm长的黏膜，缝线通过侧壁切口于后壁黏膜下肌层水平"U"形穿过，收紧阴道外口。张敬德（2006）提出两针法阴道紧缩术，单纯应用缝针带线将阴道后壁黏膜下深部肌肉收紧，无切口，其又称为双环法（2006）。2015年，Park等（2015）报道了应用高弹性硅胶线（直径2.2mm，长度17cm）治疗阴道松弛患者，应用专门的导引器将硅胶线环绕阴道埋于阴道黏膜下层达到收紧阴道的目的，效果满意率92.8%，FSFI评分显示性功能也较前改善。此术式需特别注意避免医源性尿道损伤，术后并发症主要有5%的假体外露率、3.9%包膜挛缩率、1.7%感染率。其还报道了应用戈尔补片（Gore-Mycromesh）治疗阴道松弛患者，将补片（大小为2cm×4cm）缝合固定于阴道后壁黏膜下，术后性功能改善，但发现4%的感染率（Park TH，2015），补片的合适位置、粘连效果、寿命及紧缩效果仍需进一步临床观察。为了改善埋线环缩法阴道紧缩术的疗效和持久性，2018年，北京协和医院的龙笑等研究推出了3D生物束带法阴道紧缩术，她们利用脱细胞人工真皮做成条带状，用特殊的导引器械将之埋入松弛的会阴体和阴道两侧，将之收紧，从而实现阴道的紧致，疗效不错，适用于轻中度的阴道松弛患者。近来，尚有人用专用的鱼骨线在会阴皮下、阴道旁进行收紧缝合，据报道疗效尚可，适用于轻型患者，其优点在于操作简单。

5）两侧壁入路阴道紧缩术：牛克辉等（2001）提出侧壁隆突入路阴道紧缩术，切除部分阴道侧壁黏膜后将侧壁肌肉环形荷包缝合形成隆突，同时切除阴道外口后壁部分黏膜以缩小阴道外口，其还提出了阴道松弛度测定方法。段九梅等（2006）对阴道两侧壁黏膜下肌层分别行水平"U"形折叠缝合，联合阴道后壁"8"字形缝合两侧肛提肌。李鹏程等（2007）

应用埋没导引针缝合技术行小切口阴道两侧壁紧缩术。Adamo等（2009）应用双侧阴道侧壁黏膜切除缝合法改善阴道松弛女性性敏感度，术后半年随访有效率为95%，80%的性伴侣感觉得到了改善，也报道了其术后出血、感染等并发症。

6）肛提肌修复阴道紧缩术：吴玉林等（2000）提出肛提肌修复阴道紧缩术，术中需切开阴道肌层，寻找两侧肛提肌并将其拉拢缝合收紧阴道。2005年，黄威等提出肛提肌肌瓣对合重叠缝合法，分离并切断撕裂的肛提肌形成肌瓣，对合重叠缝合治疗产后阴道松弛。

7）会阴体成形术：Pardo等（2006）对自觉阴道变宽并伴有性满意度降低的女性行阴道会阴成形术，其中包含了对阴道前后壁的修复，术后阴道可容纳两指，随访半年发现90%以上的女性主观感觉、74%的女性性满意度得到改善。

8）会阴体重建阴道紧缩术：朴正浩在2004年首先提出了会阴体重建阴道紧缩术，2006年，李风泽建议会阴体重建阴道紧缩术，可以在硬膜外麻醉下，菱形切除阴道后壁黏膜，分离暴露肛提肌及肛门括约肌断端并缝合收紧。2008年，周传德总结了研究中心应用多年的紧缩方法，即保留阴道黏膜的会阴体重建阴道紧缩术，通过该术式治疗阴道松弛，对阴道的损伤较小，可保留患者的经阴道分娩能力。他分析指出，该方法设计原理与阴道松弛的病理机制吻合，是最为有效的治疗方法之一。该术式具有设计合理、效果可靠、不良反应小等优点，是一种值得推荐的阴道紧缩技术。

9）形成人工黏膜皱襞的阴道紧缩术：2010年，何俭等（2010）提出形成人工黏膜皱襞的阴道紧缩术，在处理阴道后方肌肉的基础上，应用水平褥式缝合使剥离的后壁黏膜形成两道横向的人工黏膜皱襞，高6～8mm，这样可以达到更佳的视觉拟真效果。他认为对术后的感觉恢复有一定帮助。Ostrzenski（2006）根据阴道黏膜皱襞的变化和阴道缺陷的部位等指标，对阴道松弛的感觉进行了分类，并针对分类给予了治疗建议，其还报道了通过对阴道前壁黏膜皱褶化缝合改善阴道松弛患者性敏感度的方法，量表评估显示术后性功能提高了18.75%（Ostrzenski A，2012）。

10）自体脂肪移植阴道紧缩术：2013年，何照华等报道应用自体脂肪颗粒移植治疗轻中度阴道松弛。于阴道侧后壁采取多点、多层次、多隧道方式进行注射，每点注射量为0.2ml，注射层次包括黏膜下、球海绵体肌、肛提肌等直肠前间隙，注射总量15～30ml，注射后阴道以插入一指较紧为原则。注射3个月后可根据脂肪吸收及成活程度再行二次注射。聂丽丽（2014）应用小切口阴道后壁紧缩联合自体脂肪移植治疗中重度阴道松弛，阴道后壁切口长3cm，两侧壁脂肪注射量10～20ml，术后阴道容纳度为一指。

11）能量治疗阴道紧缩术：激光、射频等方法也用来治疗阴道松弛，其可以通过产生能量刺激胶原再生，使弹力纤维回缩，新生血管增多，阴道湿润度改善，达到阴道年轻化的目的（Karcher C，2016）。2014年，Lee报道了应用铒激光（Er：YAG laser）治疗阴道松弛，术后2个月70%的患者性满意度提高。2010年，Millheiser等（2010）应用射频治疗产后女性阴道松弛，术后半年87%的患者阴道紧度提高，调查量表显示性功能也得到了改善。Sekiguchi等（2013）研究发现射频治疗可维持12个月的有效性。关于射频治疗阴道松弛的研究报道逐渐增多。

4. 阴道紧缩并发症的防治　2007年，许欣报道了阴道紧缩并移植物注射后发生并发症的患者。2011年，莫海燕等（2011）应用荷包缝合法预防阴道紧缩术后血肿，将剥离的阴道后壁黏膜缝合固定于收紧的肌肉层上，于阴道后壁形成两条纵向黏膜皱襞。阴道紧缩术后最常见的并发症就是术后出血，其原因是术中止血不彻底，或者组织缝合不够严密，形成死腔，出现术后继发性出血。虽然注射法阴道紧缩术致死的报道仅见一例（注射聚丙烯酰胺水凝胶），但我们的临床实践中，因自体脂肪移植到阴道区域引起的并发症并不少见，常见的有形成局部硬结、部分肺栓塞等，严重者可引起急性肺动脉痉挛，造成死亡。因此，阴道紧缩术最大的风险区在自体脂肪移植阴道紧缩技术。国内的相关专家一致认为，该技术疗效不佳、风险太大，不建议实施。阴道紧缩术第二个严重并发症就是形成阴道直肠瘘，这种问题的出现主要是术者使用单极电刀或电凝在术区操作不当，或者反复止血。

5. 阴道紧缩疗效的评价　以上各种国内外阴道紧缩术式的效果均得到了一定程度的肯定，经过验证的具有较高信度和效度的各种性功能量表也逐渐被用来评价手术效果。Abedi等（2014）应用FSFI评价阴道紧缩术对阴道松弛女性性功能的改善情况，发现欲望、兴奋、高潮、满意度等项提高的同时，疼痛较术前增加，湿润度较术前下降。同时也有部分学者对不同的手术方式进行了比较。方明等（2006）对比了两种阴道后壁肌肉处理方式的效果，提出黏膜潜行分离后缝合后壁肌肉的方法适用于单纯轻中度松弛者，黏膜切开、分离暴露肛提肌并"U"形缝合适用于重度松弛或合并后壁膨出或合并会阴Ⅱ度裂伤者。周春宇等（2010）比较了三种阴道紧缩术，发现阴道侧壁法无法修复会阴体改善直肠症状，阴道后壁黏膜下紧缩可发生直肠副损伤及血肿，阴道后壁黏膜切除后紧缩可修复会阴部。陈晓芳等（2015）对比埋没导引针缝合法与阴道后壁黏膜切除法治疗轻中度阴道松弛的效果，2年随访发现前者效果优于后者。

6. 常用的经典阴道紧缩方法　解决阴道松弛问题的最有效手段就是进行阴道紧缩，目前报道的阴道紧缩方法有很多，但总结起来，经典的阴道紧缩技术可以分为4大类，即手术缝合法阴道紧缩、训练法阴道紧缩、注射法阴道紧缩和能量法阴道紧缩术（图4-1-29）。而手术缝合法阴道紧缩技术中，又以阴道下壁切口的诸多术式为主流，如切除黏膜阴道紧缩术、保留黏膜的阴道紧缩术、会阴体重建阴道紧缩术、3D生物束带法阴道紧缩术等（图4-1-30）。

虽然阴道松弛的手术治疗方法众多，但都具有相同的理念基础，阴道紧缩手术包含阴道和会阴的处理，阴道的处理主要是通过缩小阴道外1/3段的直径实现结构上的改善，会阴的处理则主要是盆底肌的结构修复。在临床中需要根据阴道松弛患者具体情况来选择合适的治疗方法。

总之，阴道松弛是一个具有多原因、多表现的结构功能异常，目前所知的发生机制告诉我们，早期的阴道松弛可能会引发一系列复杂的继发症状，因此应该引起医师和患者的重视，选择恰当的方法来治疗。

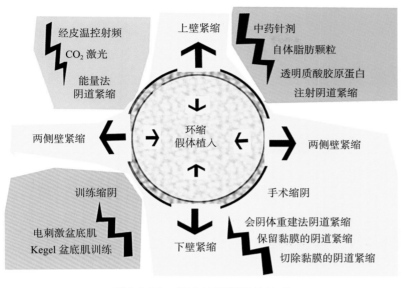

图4-1-29 经典的阴道紧缩技术

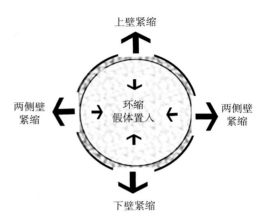

图4-1-30 可行的阴道紧缩手术

（车可心 王可可 原 野）

第二节 微创阴道紧缩术

微创阴道紧缩手术是阴道紧缩术的一个重要分支，因为对于很多阴道松弛的女性，虽然生活质量不满意，但并不愿意接受常规的紧缩术，而是期待着寻找一个创伤较小的方法进行治疗，哪怕效果差一点，也会趋之若鹜。于是微创阴道紧缩术就应运而生了，该领域常用的治疗方法主要包括埋线法、3D生物束带法和能量法三大类，另外，尚有人把注射法也归入其中，因其风险较大，正规医院的医师多不建议使用。改善局部代谢的一些生物制品，如仅包含生长因子和干细胞的脂肪颗粒提取物、富血小板血浆的少量注射法阴道紧缩术有一定的影响；而大量注射脂肪颗粒或者透明质酸进行阴道紧缩的做法，多局限于民营诊所，因其操作简单、经济收益较高，很多患者愿意尝试，但其高风险性使得结果很难预料，如在空中走钢丝，要慎之又慎。

一、埋线法阴道紧缩术

埋线法阴道紧缩术经过20年的尝试经历3个阶段，即埋藏普通丝线、埋藏弹性硅胶线和埋藏鱼骨线。总体而言，该类方法操作简单，损伤较小，有一定的阴道紧缩效果。但其缺点是效果不持久、不稳定，一般经过0.5~2年，埋藏线多会脱出或者被吸收，使得紧缩效果丧失。因此，其应用受到一定的限制。

1. **埋线环扎法阴道紧缩术** 这是最早出现的埋线法阴道紧缩术，其原理是在阴道黏膜下分别环形埋藏2~3根手术线，通过收紧打结，实现阴道的紧缩。埋入的手术线应该是不可吸收或者慢吸收线，可以是7号丝线、3-0尼龙线、粗的锦纶编织线或者是高弹硅胶线等。

（1）适应证

1）阴道轻度松弛，希望微创改善，不能接受常规手术治疗者。

2）近期有妊娠计划，希望微创改善性生活质量者。

3）身体健康，无明显阴道炎症者。

（2）禁忌证

1）中、重度的阴道松弛，近期没有妊娠计划，要求长效的紧缩效果为相对禁忌证。

2）对缝线有排斥反应、阴道内有明显炎症、侧切瘢痕宽而凹陷均为相对禁忌证。

3）有重要脏器功能严重损害、免疫功能障碍、凝血功能不良或者严重传染病的活动期。

（3）术前准备：评价阴道松弛程度、阴道内环境、排除妊娠，准备特殊的导引缝合器械和埋藏手术线。

（4）手术过程（图4-2-1）：截石位，常规消毒铺巾备用。

1）埋线设计、麻醉：在阴道内距离阴道口2cm、3cm、4cm位置，以亚甲蓝做3个环绕阴道的埋线设计线，在每个环形的3点、6点、9点做纵向切口标志，每个切口长约5mm。然后以0.5%利多卡因沿着埋线设计线进行黏膜下注射，形成较厚的水垫备用。

2）切开、埋线：按照切口标线分别切开9个小切口，每个长约5mm，深及阴道全层，以特殊导引器械或者较大的圆针，带着准备好的埋藏缝线从3点进针，经过6～9点，再从3点出针，分别埋入3根手术线。

3）收紧、缝合：将埋入缝线逐个收紧、打结，使得阴道内径可容2指通过。然后每个切口以4-0或者5-0可吸收缝线逐个缝合切口。

（5）注意事项：埋藏的缝合线应该是不可吸收缝线，不宜太细，最好具有一定弹性；埋线器械最好使用特别设计的导引器械，最好不要使阴道黏膜破损，也不可缝合太深，以免伤及邻近器官；埋线必须完全埋于阴道组织中，可以在黏膜下，最好在全层阴道组织下；收紧缝线的松紧度最好可以通过两指，不宜过紧、过松。术后一旦埋线暴露，则必须彻底去除。

2. 埋没导引针缝合法阴道紧缩术 埋没导引针缝合技术是由李森恺（1994）发明的一种微创缝合技术，它以潜隐缝合为特色，利用隐蔽切口，通过特殊器械和针具，实现远位组织的缝合和固定。埋没导引针缝合法阴道紧缩术就是使用埋没导引缝合的针具，通过潜隐缝合，埋入不可吸收缝线，实现阴道及会阴体周围组织的收紧。其优点是创伤小、操作简单，缺点是缝线效果不够持久，有时有缝线排斥反应，甚至缝线感染。

（1）适应证

1）阴道轻度松弛，近期可能有妊娠计划，希望通过微创手术短时间内改善性生活质量。

2）阴道轻中度松弛，不能接受正规紧缩手术，希望微创改善者。

3）阴道松弛，体质较差，难以耐受较大手术，希望微创改善者。

（2）禁忌证

属于过敏体质，对缝线排斥反应较大，不能耐受埋入较多不可吸收缝线者。

重度松弛、阴道局部感染不适明显、阴道前庭外观明显有缺陷者为相对禁忌。

有重要脏器功能严重损害、免疫功能障碍、凝血功能不良或者严重传染病的活动期。

（3）术前准备：术前评估阴道松弛的程度、预测阴道紧缩的程度、排除妊娠和局部明显的感染问题，消毒准备埋没导引相关的器械、针具和不可吸收缝线。

（4）手术过程：截石位，常规消毒铺巾备用。

1）标记与麻醉：手术主要包括会阴体收紧、阴道下段收紧。以三条平行线将会阴体（肛门–阴唇后联合）长度分成四份，在中线及两侧旁开2cm左右做三条垂线，上下水平线与左右垂直线之间为会阴体紧缩区（a区）。在两侧阴唇间沟部做标线，以阴道上壁水平做水平标记线，此为阴道侧壁紧缩区（b1区、b2区）。在阴唇后联合稍下方做一个水平切口标记，长约5mm。在手术区域局部浸润麻醉。

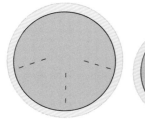 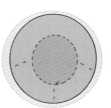

A. 阴道黏膜上切开三组小口　B. 将紧缩线埋入一根　C. 埋入3根紧缩线

图4-2-1　埋线环扎法阴道紧缩术步骤示意图

2）切开与埋线：在切口标记区做一个5mm左右的小切口，深度应达到皮下深层。首先从切口进针，沿着a区的范围，使用埋没导引针缝合法进行类环形埋线缝合，直到缝线自切口引出备用。然后从切口进针，沿着b1区的范围，使用埋没导引针缝合法做梭形缝合，直到缝线自切口引出备用。最后从切口进针，沿着b2区的范围，使用埋没导引针缝合法做梭形缝合，直到缝线自切口引出备用（图4-2-2）。

3）收紧与缝合：首先将a线收紧，使得会阴体结构紧缩，然后收紧b1、b2线，调整阴道口的内径，最后打结固定。最后以5-0可吸收缝线分层缝合切口。

（5）注意事项

1）针具：因缝合较深，建议使用较大的导引针。a区缝合，必须使用两头尖中间孔的埋没导引缝合针；b区缝合，最好使用尖后孔的直形埋没导引缝合针，也可以使用两头尖中间孔的导引缝合针。

2）切口与行针层面：因为缝合行针层面为会阴体及阴道周边肌肉中，因此，切口要比较深，一方面

方便寻找行针层次，另一方面可以将线结深埋，以免感染。

3）缝线松紧度的掌握：因为手术的原理是将周边的组织向中间会阴体区域收紧，所以缝线应该较粗，以免缝线切割。缝线不宜收得太紧，以免收紧区域的肌肉出现缺血瘢痕化，阴道内径应该不小于2横指，以免性活动时缝线承受的张力过大。由于该缝合较浅，对肛提肌的影响较小，故效果主要在阴道口区域，而对深部组织的松弛影响不大。

3. 鱼骨线缝合法阴道紧缩术 鱼骨线缝合法阴道紧缩术的原理与埋没导引针缝合法阴道紧缩术相似，只是其使用的是鱼骨线，不具有潜隐缝合的特点，只能是多切几个小切口以方便出针，且只能进不能退，只能向一个方向行针。

（1）适应证

1）阴道轻度松弛，近期有妊娠计划，希望通过微创方法短暂地改善性生活质量。

2）阴道轻中度松弛，不能接受常规阴道紧缩，

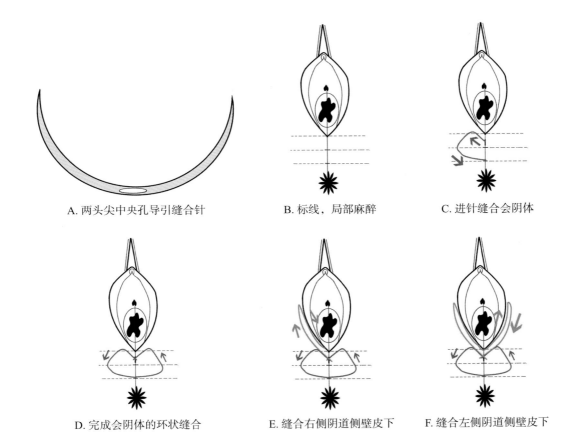

A. 两头尖中央孔导引缝合针　　　　B. 标线，局部麻醉　　　　C. 进针缝合会阴体

D. 完成会阴体的环状缝合　　　　E. 缝合右侧阴道侧壁皮下　　　　F. 缝合左侧阴道侧壁皮下

图4-2-2 埋没导引针缝合法阴道紧缩术示意图

只是希望通过微创方法改善性生活。

3）阴道松弛，身体较弱，难以耐受常规的阴道紧缩术，希望通过微创技术改善性生活。

（2）禁忌证

1）阴道重度松弛、阴道内炎症明显、要求实现持久的阴道紧缩术是为相对禁忌证。

2）属于过敏体质，对缝线排斥反应较大，不能耐受埋入较多不可吸收缝线者。

3）有重要脏器功能严重损害、免疫功能障碍、凝血功能不良或者严重传染病的活动期。

（3）术前准备：评估阴道松弛的程度，根据要求准备不可吸收鱼骨线或者可吸收鱼骨线。

（4）手术过程：截石位，常规消毒铺巾备用。

1）标记与麻醉：手术分为会阴体收紧、阴道下段收紧。以三条平行线将会阴体（肛门-阴唇后联合）长度分成四份，在中线及两侧旁开2.5cm左右做三条垂线，上下水平线与左右垂直线之间，为会阴体紧缩区（a区）。在最前方水平线的中间、旁开1.5cm处，各做1个长2～3mm的水平切口标线；在中间水平线的中间、旁开2cm、旁开2.5cm处，各做1个长2～3mm的水平切口标线；在后方水平线的旁开1.5cm处，各做1个长2～3mm的水平切口标线。在两侧阴唇间沟部做标线，以阴道上壁水平做垂直切口标记线，长2～3mm，此为阴道侧壁紧缩的区（b1区、b2区）。在手术区域局部浸润麻醉。

2）切开与水平双"8"字形埋线，会阴体收紧：在各个切口标记区各做一个2～3mm的小切口，深度应达到皮下深层。首先从中间水平线最外侧切口进针，在a区的范围进行类水平"8"字形埋线缝合，直到缝线回到进针切口后，引出收紧；再与中间水平线的旁开2cm处切口进针，同样进行类水平"8"字形埋线缝合，直到缝线回到进针切口后，引出收紧。

3）斜向梭形埋线，阴道口紧缩：从前方水平线一侧旁开1.5cm处切口进针，沿着b1区的范围向着同侧阴唇间沟线平阴道壁上口的切口进针，做梭形缝合，直到缝线自进针切口引出收紧。最后从前方水平线另侧旁开1.5cm处切口进针，沿着b2区的范围，向着另一侧阴唇间沟线平阴道壁上口的切口进针，做梭

形缝合，直到缝线自进针切口引出收紧（图4-2-3）。调整阴道口的内径，剪短鱼骨缝线，使得线头深埋于皮下。最后以5-0可吸收缝线缝合皮肤切口。

（5）注意事项：鱼骨线为单向行针缝线，即缝线只能进不能退，所以缝合点要准确，每个切口要足够深，以免在皮肤上留下一些凹痕。因为鱼骨线缝合拉紧后具有自锁紧效果，所以不用打结，只是剪短、埋藏线尾即可。

因为该术式是通过鱼骨线的倒刺来锁紧周围组织，其力量有限，且可能滑脱，因此阴道紧缩不宜太紧，且有一定的时限性。采用鱼骨线进行阴道紧缩术后，由于鱼骨线倒刺的影响，术后1个月左右可能出现比较明显的疼痛，1个月后疼痛逐渐减轻，这是这类手术的缺点。

由于该术式缝合较浅，对肛提肌的影响较小，故效果主要在阴道口区域，而对深部组织的松弛影响不大。

二、3D生物束带法阴道紧缩术

3D生物束带法阴道紧缩术是由北京协和医院的整形团队研发，它改良自埋没导引针缝合法阴道紧缩术，利用专用的器械，将脱细胞异体真皮条埋入，收紧会阴体和阴道下段，形成了效果比较持久的微创阴道紧缩技术。该技术的优点是创伤较小，收紧效果温和、持久，操作相对简单；其缺点是费用较高、容易出现术后感染、阴道紧缩的深度和紧度均有限制。

（1）适应证

1）阴道轻、中度松弛，近期没有妊娠计划，不愿接受常规阴道紧缩术，希望通过微创技术实现性生活较持久的改善。

2）身体健康、阴道局部没有明显的炎症、经济条件较好。

3）阴道松弛，身体较弱，不能耐受常规的阴道紧缩术，希望通过微创技术持久改善性生活质量。

（2）禁忌证

1）阴道松弛严重、会阴体明显变短、薄弱者，阴道前庭变形明显者为相对禁忌证。

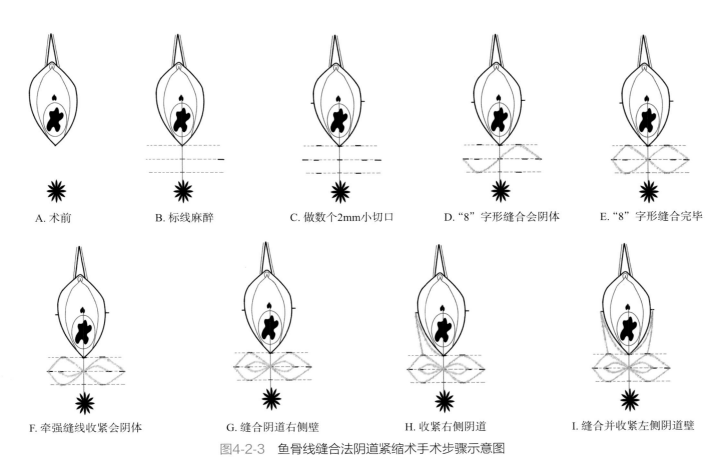

A. 术前　　　　B. 标线麻醉　　　C. 做数个2mm小切口　　D. "8" 字形缝合会阴体　　E. "8" 字形缝合完毕

F. 牵强缝线收紧会阴体　　　G. 缝合阴道右侧壁　　　H. 收紧右侧阴道　　　I. 缝合并收紧左侧阴道壁

图4-2-3　鱼骨线缝合法阴道紧缩术手术步骤示意图

2）阴道局部明显炎症，近期有妊娠计划者为相对禁忌证。

3）属于敏感体质，不能耐受脱细胞人工真皮埋入者，或经济条件不佳者慎用。

4）有重要脏器功能严重损害、免疫功能障碍、凝血功能不良或者严重传染病的活动期。

（3）术前准备：评估患者阴道松弛程度和手术效果、综合评价患者的要求和经济承受能力，准备专用导引器械和合格的脱细胞异体真皮。

（4）手术过程：截石位，消毒铺巾备用。

1）标记与麻醉：一般来说手术可以分成两个区域，一个是阴道周围区域，另一个是会阴体区域。在阴道内3点、9点水平，距离阴道口1.5cm和3.5cm处各设计一个横向的小切口，长约1cm，分别为A、B、C、D，以亚甲蓝标记清晰。使用0.5%的利多卡因（含1/10万肾上腺素）局麻药物对手术区域进行充分的肿胀麻醉备用。

2）阴道周围真皮条埋入和收紧：裁剪消毒合格的

脱细胞异体真皮为宽度约1cm的皮条备用（图4-2-4）。分别切开A、B、C、D四个小切口，通过专用导引器械，在阴道黏膜下自A点向B点潜行分离，将导引线的一头由A口引入、B口引出；再自B口引入、潜行分离，C口引出；将导引线另一头自A口引入、潜行分离，C口引出，使之成环状。以导引线带动真皮条自C口引入，经过B口、A口，再从C口穿出，形成皮条环备用。采用同样的方法，将另一条皮条从D口引入，经过A口、B口，再从D口穿出，形成第二个皮条环（图4-2-5），逐渐收紧两根皮条，使得阴道内径

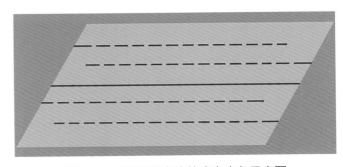

图4-2-4　异体真皮裁剪成真皮条示意图

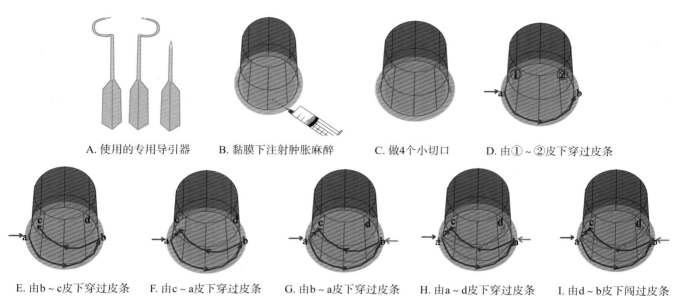

A. 使用的专用导引器　　B. 黏膜下注射肿胀麻醉　　C. 做4个小切口　　D. 由①~②皮下穿过皮条

E. 由b~c皮下穿过皮条　　F. 由c~a皮下穿过皮条　　G. 由b~a皮下穿过皮条　　H. 由a~d皮下穿过皮条　　I. 由d~b皮下闯过皮条

图4-2-5　3D生物束带法阴道紧缩术手术示意图

控制在2指以内，缝合固定两根皮条的接头部位，最后缝合阴道黏膜的切口。

3）会阴区域真皮条埋入和收紧：如果会阴体较薄弱，可以在会阴体的中上1/3水平，旁开2~2.5cm处分别设计一个横向的切口，长约1cm。局麻下，切开切口部皮肤，深及深筋膜浅层，以导引器自一侧切口经阴唇后联合深面的肌肉向另一侧切口潜行分离，再从对侧切口向后方，经会阴体与肛门括约肌之间向另一侧切口潜行分离，通过牵引线，将皮条分别穿过两个隧道，围绕会阴体形成一个环形，收紧皮条，缝合固定接头处，最后缝合皮肤切口。

（5）注意事项

1）安全导引，避免损伤邻近器官：为了安全使用导引器，术中必须进行充分的肿胀麻醉，扩大疏松组织间隙，以便导引器的潜行分离。分离时不宜过深，经过皮肤或者黏膜应该可以看清导引器的轨迹，剥离后要进行常规肛诊，以避免直肠损伤。

2）避免出血感染：导引器的潜行剥离要轻柔，不宜剥离范围太大，以免出现术后出血、血肿，如果有动脉出血要及时止血。因为有异体真皮植入，有感染的风险，因此对于抗生素的应用、术中无菌操作等要严格把关，术后切口缝合严密，以免感染导致手术的失败。

3）松紧度的调整：通过3D生物束带法阴道紧缩术通常达不到1.5指的阴道内径，紧缩的深度也受限制，有些人对手术效果可能有异议。因此，术前谈话要留有余地，不宜过多承诺。一旦患者术后不满意，也可以考虑1年后再次进行常规的阴道紧缩术予以改善。

三、能量法阴道紧缩术

能量法阴道紧缩术是微创阴道紧缩术的一大分支，早在20世纪末就有人尝试应用激光治疗实现阴道紧缩的效果，后来专用激光头的出现，可以360°地实现阴道黏膜的收缩，更加推广了激光法阴道紧缩的应用广度。到了21世纪初，低温射频的应用也可以实现阴道的紧缩，形成能量法治疗阴道松弛的潮流。韩国的Tae-Rin Kwon（2018）通过动物实验证实，猪阴道黏膜受到激光治疗后，其Ⅰ型胶原有明显增生，且随着治疗能量的加大，阴道黏膜的厚度增加伴有一定的瘢痕增生，阴道内径会相应地缩小（图4-2-6）。随着激光技术在女性妇科美容整形领域的广泛应用，大量的临床实践发现，该治疗并非无创，有时甚至创伤很大。所以，2018年7月30日，美国FDA对于该类治疗提出警告，禁止使用能量设备（包括激光、射频设备）进行阴道紧缩或阴道美容整形手术。美国FDA

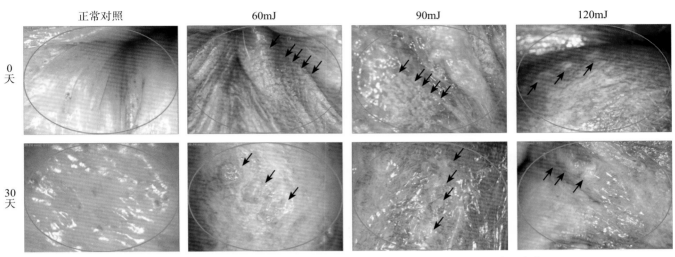

A. 猪阴道黏膜CO₂激光照射不同能量可造成不同程度的损伤，遗留不同程度的瘢痕

注：用分数CO₂激光系统治疗后阴道黏膜表面的显微镜视图：使用Folliscope（原始放大倍数×15）来确定黏膜表面的形态学变化。红色箭头表示肉眼消融区（即刻：激光照射对阴道黏膜表面的作用；第30天，恢复的阴道黏膜）。

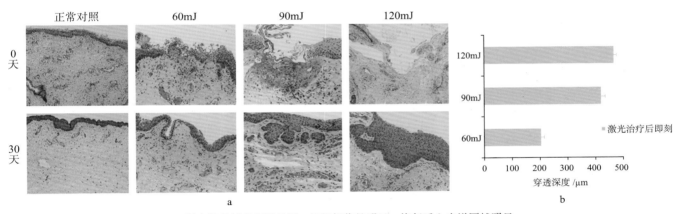

B. 激光能量越高穿透越深，组织损伤越明显，恢复后上皮增厚越明显

注：CO₂分数激光治疗后组织学改变。a. 治疗前后母猪阴道黏膜苏木精和伊红染色。分数CO₂激光产生的高温上皮和固有层。b. 测量激光照射后的穿透深度均值。原始放大×100。

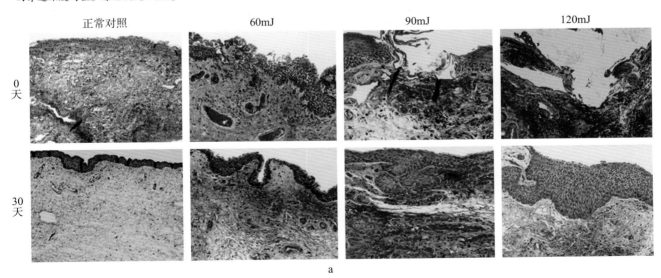

C. 采用不同的染色方法显示激光治疗后胶原蛋白增生，黏膜增厚

图4-2-6　猪阴道黏膜激光治疗后变化

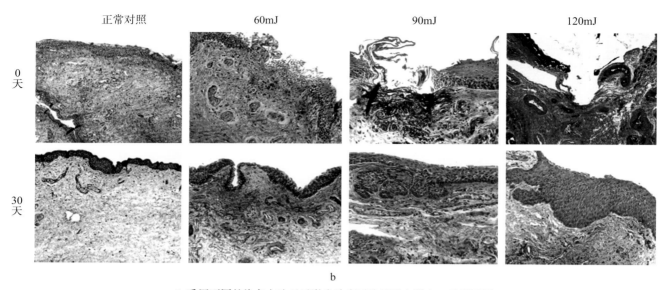

正常对照　　　　　60mJ　　　　　90mJ　　　　　120mJ

0天

30天

b

C. 采用不同的染色方法显示激光治疗后胶原蛋白增生，黏膜增厚

注：CO_2激光分离系统治疗母猪阴道黏膜后的组织学变化。
a. MT（Masson's 三色染色：胶原蛋白，蓝色；基底膜和肾小球簇，蓝色；核，蓝黑色；细胞质和角蛋白，红色）。b. EvG（Elastic-van Gieson 染色：胶原蛋白，玫瑰红；复层上皮，黄色；红细胞在血管内，黄色；核，深棕色）。原始放大倍率，×100。

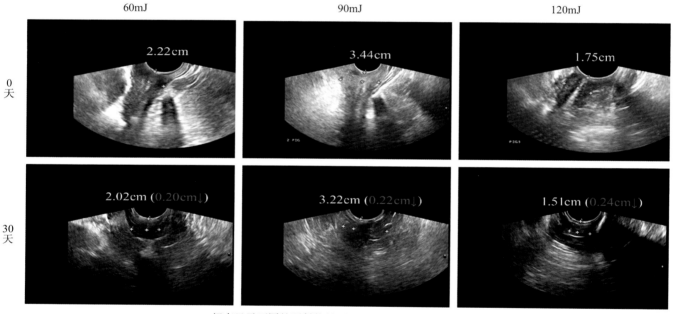

60mJ　　　　　90mJ　　　　　120mJ

0天

2.22cm　　　3.44cm　　　1.75cm

30天

2.02cm（0.20cm↓）　　3.22cm（0.22cm↓）　　1.51cm（0.24cm↓）

D. 超声显示不同的照射能量可以导致阴道内径相应缩小

注：母猪模型阴道收紧度的评定方法。超声波测量。阴道内径距子宫–宫颈管1cm，用超声设备拍摄和测量。

图4-2-6　猪阴道黏膜激光治疗后变化（续）

资料来源：Tae·Rin Kwon, Jong Hwan Kim, Joon Seok, Jae Min KIM, Dong·Ho Bak, Mi·Ji Choi, Seok Kyun Mun, Chan Woong Kim, Seungwon Ahn, and Beom Joon Kim Fractional CO_2 Laser Treatment for Vaginal Laxity: A Preclinical Study Lasers in Surgery and Medicine. 50: 940-947(2018). DOI 10.1002/1sm.22940.

指出，使用能量设备进行阴道紧缩、阴道美容手术或非阴道手术来治疗与更年期、尿失禁或性功能相关的症状，可能与严重的不良事件有关。能量设备治疗这些疾病的安全性和有效性尚未确定。美国FDA进一步声明："我们还没有批准销售任何用于治疗这些疾病的能量设备。"相关专家建议在治疗能量和频度上均应控制，以免出现难以纠正的阴道瘢痕化、性交痛和局部干涩缺乏弹性等退化性病变。能量治疗以其操作简单、损伤较小、恢复快而广受女性的青睐，目前用于阴道紧缩的能量治疗主要有两大类，一类是CO_2/铒（Er: Yag）激光点阵治疗（表4-2-1），通过选择性光热效应，部分损伤阴道黏膜组织，利用其修复机制，实现胶原的再生和阴道的紧缩；另一类是低温射频，通过部分损伤阴道黏膜下结缔组织，利用其修复机制，实现胶原再生和阴道的紧缩。总体而言都是通过损伤，引发机体的自我修复，所以损伤度的把握极为关键，所谓过犹不及，务必不要使用过高的治疗能量、太过频繁地进行治疗，以免形成局部瘢痕化。

1. 激光法阴道紧缩术

（1）治疗原理：以点阵CO_2激光（波长10.6μm）或者铒激光（Er: Yag，波长2.94μm）的热效应（图4-2-7、图4-2-8），损伤部分阴道黏膜，通过诱发修复机制的胶原蛋白再生，造成黏膜收缩为特征的阴道紧缩术，适用于其他方法阴道紧缩术后的修整、老年性阴道萎缩和轻度阴道松弛症患者。其优点是损伤小、可重复，有黏膜增厚和对抗炎症的作用。缺点是仅能实现黏膜层的部分缩紧，效果较小、持续时间短。一般认为一个疗程（3次）的治疗，疗效能维持1～2年。

（2）组织学变化：CO_2激光通过光热效应，可以启动皮肤炎症和伤口愈合途径，刺激皮下组织愈合，增加弹性蛋白和胶原蛋白（Ross EV，1996）。2011年，Gaspar等首次证实了CO_2激光和富血小板血浆治疗的阴道活检的变化，阴道壁各层都有明显的变化。CO_2激光治疗阴道壁的体外组织学研究表明，萎缩的阴道组织黏膜增厚，成纤维细胞增多，胶原沉积和血管增多（Salvatore S，2015）。水分含量较高的绝经前阴道黏膜对CO_2的反应与绝经后有所区别，但阴道黏膜组织学上的改变相似，CO_2激光可以在组织学水平上使阴道黏膜恢复活力（Salvatore S，2014）。铒激光是一种非烧蚀激光器，具有强烈的吸水性，它对水的吸收系数是CO_2的16倍。但穿透力很差，只有1～3μm，止血效果不佳，对周围组织的热损伤较小，疼痛、不适、肿胀和红斑较少（Tadir Y，2017）。铒激光治疗的阴道黏膜组织学显示阴道厚度增加，结缔组织致密，胶原蛋白和弹性蛋白增加。用于绝经前阴道黏膜时疗效更为显著（Gaviria，

表4-2-1 常用于女性妇科美容整形的能量治疗的种类、范围和设备

治疗能量种类	应用范围	设备
CO_2激光（carbon dioxide laser）	外阴阴道萎缩 压力性尿失禁 外阴痛 外阴硬化性苔藓	Femilift Mona Lisa Touch CO_2RE Intima
铒激光（Er: YaG laser）	外阴阴道萎缩 压力性尿失禁 外阴阴道松弛	Juliet Intimilase Action II Petit Lady
混合分数激光（hybrid fractional laser）	外阴阴道萎缩 压力性尿失禁	diVa
射频（Radiofrequency）	外阴阴道松弛 压力性尿失禁	Thermiva Viveve System Venus Fiore

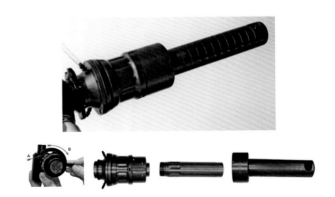

图4-2-7 常用外阴治疗激光探头

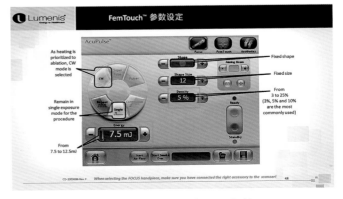

图4-2-8 外阴治疗可用参数

2012）。一些研究发现，铒激光尚可以治疗一些阴道松弛的继发性改变，如压力性尿失禁和盆腔器官脱垂等。混合分数激光（hybrid fractional laser，HFL）是指混合使用2940nm和1470nm波长的激光，尚缺乏关于治疗后阴道组织反应的研究。

（3）适应证

1）萎缩性阴道炎。

2）轻度的阴道松弛。

3）阴道紧缩术后、阴道炎症以及压力性尿失禁患者。

（4）禁忌证

1）有明显瘢痕体质、近期有多次能量治疗的历史，治疗效果不佳者。

2）有严重糖尿病、身体虚弱，愈合能力不理想者。

3）有重要脏器功能严重损害、免疫功能障碍、凝血功能不良或者严重传染病的活动期。

（5）术前注意事项

1）治疗前48小时禁止性行为。

2）治疗前48小时避免使用阴道霜剂、软膏或润滑剂（可使用械字号或准字号）。

3）治疗前被治疗的部位应先清洁，并备皮。

4）治疗当天应穿着宽松的裤子和棉质内衣。

5）医师需询问患者是否具有疱疹病史，必要时可进行抗病毒药物预防。

6）此治疗不适用于需注射胰岛素的糖尿病患者、自身免疫性疾病或红斑狼疮患者、曾经和/或容易发生严重皮肤过敏的患者、容易流血不止的患者、18岁以下以及曾经和/或容易罹患瘢痕或增生性瘢痕的患者。

（6）治疗方法：一般采用CO_2激光外阴美容整形专用点阵激光探头，消毒冲洗阴道后擦干，涂抹少量液状石蜡于探头部，然后插入阴道中，以10W左右的能量进行2～3遍的激光烧灼，通过创伤修复的过程实现黏膜的收紧。一般每月进行1次，3次为一个疗程，每次的能量设定如下（图4-2-9、图4-2-10）。

设备	萎缩程度	首次治疗	第二次治疗	第三次治疗
Intra-vaginal (Fem Touch™)	严重（5<VHIS<15）	能量：7.5/10mJ 密度：10%	能量：10mJ 密度：10%	能量：10mJ 密度：10%
	中等严重（15<VHIS<20）	能量：10mJ 密度：10%	能量：10/12.5mJ 密度：10%/15%	能量：10/12.5mJ 密度：10%/15%
	无萎缩（VHIS>20）	能量：10mJ 密度：10%	能量：2.5mJ 密度：10%/15%	能量：2.5mJ 密度：15%

治疗参数

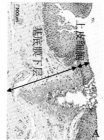 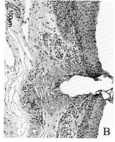 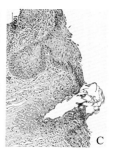

A	B	C
7.5ml	10ml	12.5ml

图4-2-9 维密X CO_2点阵激光治疗参数及不同能量照射穿透组织深度

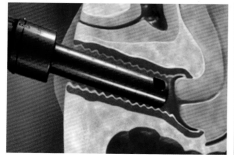 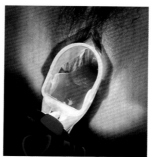 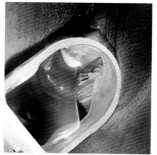 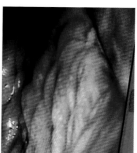

A. 探头插入示意图　　B. 治疗前　　C. 治疗后　　D. 治疗后阴道壁

图4-2-10 激光治疗即刻效果大体观

（7）注意事项：由于本操作会给阴道黏膜带来一定的伤害，因此不宜短时间内反复进行治疗，尤其对于老年患者，因阴道壁比较薄，过大的能量、过多的操作均可能损害邻近器官，甚至造成瘘。治疗1周后可以进行性生活。术后注意事项如下。

1）可能会发生的短暂术后反应：干痒、红肿、炎症、刺痛，小便时有灼热感，点状出血，轻微阴道出血，粉红色或咖啡色分泌物，水状分泌物，不适感。

2）根据需要可在治疗部位（外阴）使用冰袋冰敷以缓解不适。

3）可使用阴道保湿凝胶1周，舒缓阴道不适。

4）可使用药膏（如美康软膏）帮助外阴部止痒、抗菌。

5）在治疗24后才可淋浴（避免治疗区域接触过热水，直到完全愈合为止）。

6）治疗后72小时避免剧烈运动；治疗后3～4天内避免抓举重物。

7）治疗后7天内避免性行为。

（8）点阵激光阴道治疗的疗效：阴道内的点阵激光治疗主要在阴道松弛、压力性尿失禁和萎缩性阴道炎的治疗方面具有一定效果。

1）阴道紧缩疗效：很多人是为了改善性感受而进行激光治疗，尽管有些报道显示激光治疗的阴道紧缩效果非常好（图4-2-11、图4-2-12），但我们的临床实践发现其疗效至今也不是非常确定。在主观感受问卷中，很多人反映治疗后感受似乎有一定改善，但不

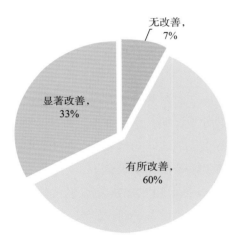

A. 治疗后自我感受性满足度改善情况

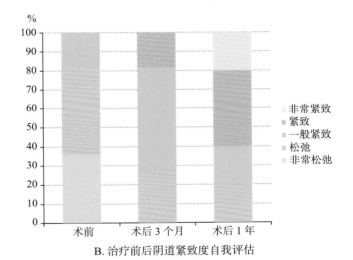

B. 治疗前后阴道紧致度自我评估

图4-2-11 364例铒激光治疗后大部分患者自我评价性感受明显增强

资料来源：Mitsuyuki M，Štok U, Hreljac I. Treating Vaginal Laxity Using Nonablative Er: YAG Laser: A Retrospective Case Series of Patients From 2.5 Years of Clinical Practice. Sex Med 2020; 8: 265-273.

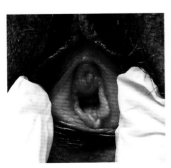

A. 治疗前

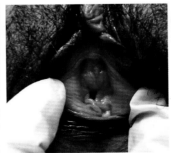

B. 第2次治疗后12个月

病例1

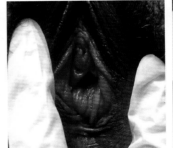

A. 治疗前

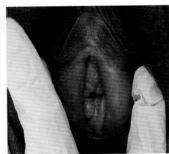

B. 第2次治疗后12个月

病例2

图4-2-12 铒激光治疗阴道紧缩术手术前后对比

资料来源：Mitsuyuki M，Štok U, Hreljac I. Treating Vaginal Laxity Using Nonablative Er: YAG Laser: A Retrospective Case Series of Patients From 2.5 Years of Clinical Practice. Sex Med 2020, 8: 265-273.

能感受到显著的变化；在临床研究中，很难获得阴道紧缩的客观证据。其疗效我们认为可能来自三个方面：一是治疗后创面再生，阴道黏膜的感觉在1~3个月内比较敏感；二是光热损伤，诱发机体修复反应，使得阴道黏膜中胶原蛋白增生，局部确有一定程度的收缩；三是心理诱导，患者更关注阴道的感觉，也可能表现为性感受的一定程度改善。

2）压力性尿失禁的疗效：据报道，阴道中尿道区黏膜的激光治疗后，30%~50%的患者反映有压力性尿失禁的好转，尽管其疗效只能维持6个月左右，但经过多项对比研究证实，激光治疗对于压力性尿失禁确有一定的疗效。

3）萎缩性阴道炎的疗效：根据文献报道，激光对于萎缩性阴道炎具有非常肯定的疗效。Gasper（2011）对40例阴道萎缩患者进行前瞻性研究，发现治疗后阴道干涩、性交痛及局部灼痛均有明显改善。治疗后阴道组织活检提示：细胞外基质纤维成分及成纤维细胞活性显著，伴有血管形成，阴道上皮厚度及糖负荷显著增加。Salvatore（2014，2015）的对照研究发现，激光治疗可以使得84%左右的萎缩性阴道炎感觉上获得改善。Perino（2015）的对照研究发现，91.7%的患者感觉治疗满意，阴道的干涩、灼痛、瘙痒、性交痛均有所改善。苗娅莉（2016）对照研究了30例萎缩性阴道炎的CO_2激光治疗效果，发现总体满意率可达到93.33%。

总而言之，激光治疗对于阴道状态改善的疗效，尚需要进一步的研究和求证。2019年，国际泌尿妇科协会（IUGA）对于能量治疗阴道问题给出建议：当向患者推荐一种疗法时，科学证据的水平是很重要的。考虑到大多数关于更年期泌尿生殖系统的症状、压力性尿失禁和阴道松弛的非手术能量设备的文献都是观察性的，迫切需要大量的、长期的、随机的、安慰剂和药物对照的研究来进一步评估该手术的安全性和有效性。虽然同样的技术可能已经用于皮肤和面部组织的整形手术，但当用于外阴阴道组织时，潜在的长期并发症还需要进一步研究和阐明。目前还没有文献报道基于医师专业或培训水平的能量设备治疗结果。因此，委员会不能就针对特定适应证实施基于激

光的程序所需的培训或专业知识提出建议。在美国，在医学法律上，任何拥有医疗执照的医师或执业护士都有可能进行这些基于激光的手术。虽然文献综述显示它可能用于治疗更年期泌尿生殖系统的症状，但似乎没有足够的证据表明其长期疗效和不良反应。尚无证据表明，通过对激光与安慰剂或激素治疗进行长期随访的可靠的随机对照试验。同样，需要精心设计的病例对照研究来进一步调查激光治疗更年期泌尿生殖系统的症状、阴道松弛和压力性尿失禁症状的潜在益处、危害和疗效。非手术能量设备在妇科、泌尿科的治疗优势只有在临床试验证明其长期并发症、安全性和有效性后才能被推荐。

2. 射频法阴道紧缩术　射频（radiofrequency，RF）治疗是能量法阴道紧缩术的另一种方法，它是通过射频设备，使得阴道局部温度达到40~45℃，促使黏膜下组织损伤、变性，诱发机体的修复机制，从而实现阴道的紧缩。

（1）治疗原理：射频设备在组织中产生电场，导致带电粒子的分子运动，从而在组织中产生热量。这些热量是设备与组织之间的电流和接触时间的直接结果，产生的能量不被黑色素吸收。

RF设备可以是单极、单极、双极或多极的，其区别在于电流如何从设备，通过组织、电极之间，返回接地垫。在40~45℃的组织温度，RF可以通过激活热休克蛋白和启动炎症级联反应，诱导成纤维细胞产生胶原蛋白。超过45℃的温度会导致皮肤热损伤和疼痛，阴道组织可以耐受高达47℃的温度，而没有明显的热损伤。

冷却探针可以冷却与设备接触的皮肤温度，从而减少治疗过程中的疼痛。它们还会产生一个反向的热梯度，这样更深层的组织可能获得高于表面组织的温度，达到更好的治疗效果，同时减少热损伤皮肤或黏膜的可能性。目前，美国FDA还没有批准任何用于治疗阴道松弛症的射频器械。

（2）组织学改变：RF治疗的目的是降低组织的顺应性，而不诱导真正的瘢痕形成。RF可以减少皮肤松弛，提高皮肤的机械强度，诱导新胶原形成和弹性生成。用羊模型研究发现：在射频治疗后1周、1个

月、3个月和6个月后，对绵羊阴道壁进行活检。成纤维细胞数量随治疗时间和能量的增加而变化。治疗1个月后，黏膜下层胶原生成增加，成纤维细胞增加，3个月后成纤维细胞的数量仍在持续增加。但射频治疗导致的人体内组织学变化尚不清楚。

（3）方法与疗效：Millheiser等采用调查量表的方法，对绝经前自我诊断为阴道松弛的女性进行射频治疗后的疗效进行了调查。所有患者只接受一次治疗，3名患者接受了60J/cm²治疗，未见不良反应；接下来的3名患者接受了75J/cm²治疗，未见不良反应；之后18名患者接受90J/cm²治疗，治疗时间为30分钟。这些能量治疗装置应用于阴道入口1~11点位置，治疗面积约20cm²，不要治疗尿道。患者在治疗后1个月、3个月、6个月时填写改良女性性功能指数量表（mv-FSFI）。研究发现，患者在治疗过程中只是感觉到温暖，但没有疼痛感，治疗后也未发现阴道性交疼痛。患者自感阴道松弛度在术后1个月、3个月和6个月时有显著改善。那些阴道分娩后性满意度下降的患者，性满意度显著提高；而那些分娩后性满意度没有变化或增加的患者，其性满意度没有显著提高。患者在治疗后1个月，其性唤起、阴道润滑、性高潮和满意度方面均有显著改善。治疗后3~6个月时，性兴奋、性高潮、满意度和整体得分都有显著的改善，但润滑效果无改善。治疗后6个月时，其性功能障碍也有显著改善，未见溃疡、坏死和瘢痕等主要并发症。作者认为，射频装置可能会刺激阴道内的新

胶原形成和新弹力蛋白形成，从而改善阴道松弛，且治疗方法是比较安全的。Sekiguchi等在日本绝经前女性中进行了一项类似的研究，进行了1年的随访。在阴道开口处给予90J/cm²的单次治疗，最大10⁵次脉冲，平均治疗时间26分钟。他们的调查问卷显示，患者自感治疗后1个月内阴道松弛性有显著改善，且效果持续存在。阴道分娩后性满意度下降的患者，6个月时在性满意度方面有显著改善，但12个月后这种改善消失了；分娩后性满意度没有变化或增加的患者，没有经历显著的改善。问卷显示，在术后1个月时，疼痛改善明显，但在性唤起、性高潮或满意度方面并没有像Millheiser等发现的那样得到改善，但总体得分显著提高。术后3个月时，患者的性高潮、满意度、疼痛和整体得分都有所提高。术后6个月时，在性兴奋、润滑、性高潮和整体得分方面均有所改善，但满意度的改善则有所减少。术后12个月，患者的欲望、兴奋、润滑、高潮、满足感、疼痛或总分方面没有看到持续的改善。笔者总结：RF治疗1年后，患者的萎缩性阴道炎的痛苦水平显著下降。可能原因为射频疗法刺激结缔组织激活，导致阴道年轻化。Lalji S（2017）的研究提示，单极非侵入性射频治疗后，患者的性满足感和压力性尿失禁均有所改善，且其效果在术后1个月持续存在（图4-2-13）。我中心曾经试用过一些射频设备治疗轻中度的阴道松弛患者，按照仪器的规范治疗能量及治疗时间进行设定，治疗后总体反应一般，多数人未发现性感受具有明显的改善，

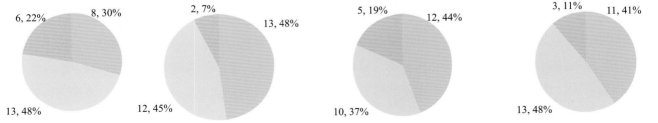

A. 性满足改善（治疗后）　　B. 性满足改善（术后1个月）　　C. 压力性尿失禁改善（治疗后）　　D. 压力性尿失禁改善（术后1个月）

患者感受：■ 明显改善　■ 改善　■ 稍有改善　■ 改善不明显　■ 无改善　■ 毫无改善

图4-2-13　单极非侵入性射频治疗后对性感受和压力性尿失禁的改善

注：n（人数）；P（占比）%。

资料来源：Lalji S, Lozanova P. Evaluation of the safety and efficacy of a monopolar nonablative radiofrequency device for the improvement of vulvo-vaginal laxity and urinary incontinence. J Cosmet Dermatol, 2017, 16: 230-234. https://doi.org/10.1111/jocd.12348.

只是有些人感觉可能有些改善。一些单盲对照研究显示，心理暗示对于术后问卷结果有明显的影响，直接影响了RF疗效的评估（Krychman M，2017）。因此，我们认为，RF的研究尚不够深入，其治疗的总体疗效观察尚需要更加客观的评判标准进行对照研究，才能给予准确的评价。

（4）性冷淡的治疗：Alinsod对25名性活跃期自称性冷淡或性高潮缓慢患者进行了RF治疗，他们接受了3次治疗，间隔1个月，平均25分钟。治疗区域既包括阴道及其性感受最敏感部分，也包括外生殖器，如大阴唇、小阴唇、阴阜、会阴体、阴蒂帽和阴蒂。治疗后，76%的人表示达到性高潮的时间缩短了至少50%，而所有性冷淡的患者都表示有能力达到性高潮，他们感觉阴道紧缩，润滑和阴蒂敏感性均有所改善。笔者认为治疗效果可以持续9~12个月，并建议每年进行维护。笔者推测改善血液流动可能是改善性反应的原因，理由是2名症状没有改善的患者曾接受过盆腔重建手术，可能该手术影响了该区域的血流量或神经支配，从而改变了达到性高潮的能力。

（5）注意事项：由于射频治疗的能量较高、深度较大，治疗的个体反应差别较大，如果能量设定偏高，可能造成局部的瘢痕化。因此术前进行设定时，必须控制在安全的能量设定范围和治疗时间，对于确认瘢痕体质或者有瘢痕体质家族史的患者，尤其要降低治疗的能量、时间，以免术后出现难以纠正的阴道瘢痕化。

四、注射阴道紧缩术

注射阴道紧缩术是一种民营医院非常热捧的技术，如颗粒脂肪注射阴道紧缩术、药物注射阴道紧缩术等，因为其操作比较简单，创伤也不大，非常容易实施，但其潜在的风险却很大。多数专家都不建议进行这类的阴道紧缩手术。在此，笔者只是简单介绍一下相关的技术要点，以供参考。

1. 富血小板血浆注射阴道紧缩术　这是一种改善阴道功能和感受的技术，富血小板血浆富含各类生长因子，提取方便，局部注射能够改善局部的代谢，从而使得局部血运丰富、感觉改善、分泌改善，从而实现年轻化的目的。可以利用相关的技术从血液中提取富血小板血浆，也可以使用富血小板血浆成品。将5~10ml富血小板血浆多点注射到阴道口附近的阴道黏膜层中。其优点是创伤很小、风险很小，对于阴道黏膜的功能有一定改善；其缺点是成本较高、很难出现阴道功能的显著改善、作用持续时间较短。

2. 自体脂肪颗粒提取物注射阴道紧缩术　这是另一类阴道功能改善的技术，主要是利用自体脂肪颗粒的提取物来改善阴道局部的代谢和组织再生，如SVF、脂肪胶、纳米脂肪等。它们富含各类生长因子和多能脂肪干细胞，可以改善注射局部的阴道黏膜的代谢、感觉、分泌及功能性回缩，从而实现阴道的年轻化。其技术要点在于将患者自身的脂肪抽吸出一部分，采用相关的提取技术提取一些功能成分，将之加工成需要的剂型，使用多点、浅层原则，将其注射到阴道口附近的黏膜层，通过改善局部的代谢和再生，实现阴道年轻化的目的。其优点是改善局部的代谢和再生、风险较小，阴道黏膜的功能和感觉可以获得一定的改善，缺点是操作比较复杂、效果不是很肯定。

3. 自体脂肪颗粒、人工合成材料注射阴道紧缩术　这是应用最多，也是风险最大的一种技术。常用的人工材料是透明质酸。该技术的原理是在阴道黏膜层中形成一些浅层皮丘，增加阴道的摩擦力，从而改善阴道的性感受。操作时技术要点是多点、浅注、少量三原则。即注射总量要少，一般使用8~10ml脂肪颗粒，或3~5ml的透明质酸；注射选点要多，在阴道口附近选择10~20个注射点；注射针进针要浅，始终保持在黏膜层中；每个点注射量要少，每个点注射0.3~0.5ml，最多不宜超过1ml。进针时要持续负压回抽，一旦有回血则重新选择针道，要强调回针时动态低压注射、边回针边注射。注射后在阴道中应该能够看到黏膜的皮丘或者峭状隆起。

通常应用注射法阴道紧缩术时有一个误区，那就是通过大量注射实现容积性充填，达到阴道紧缩。其实阴道外间隙并没有一个容积限制性结构，即便成功地注射了大量的充填物，并不能达到明显的阴道紧缩效果。有些阴道内注射了脂肪或者透明质酸到我中心就诊的患者反映，注射后阴道松弛情况未见明显改善。最关键的是阴道周围有很多口径很大的血窦，一旦大量注射物入血，会引起肺不张甚至导致肺动脉痉挛性死亡。所以该技术最好不用，如果选用则要非常谨慎。

（李森恺　李峰永　刘美辰）

第三节　切除黏膜阴道紧缩术

常规阴道紧缩手术根据入路不同主要可以分成3类，即阴道下方入路、阴道两侧入路和阴道上方入路（见图4-1-30）。其中以阴道下方入路的阴道紧缩术为主流，根据理念和习惯不同，其又可以分成切除阴道黏膜法和保留阴道黏膜法两大类。阴道两侧入路的阴道紧缩术报道较少，仅用于松弛非常明显的患者；阴道上方入路的阴道紧缩术很少应用，主要在伴有明显压力性尿失禁、阴道上壁脱垂时，可以考虑行尿道折叠术和上壁桥式手术。

阴道下方入路切除黏膜的阴道紧缩术是最原始的一类阴道紧缩技术，多半是从妇科常用术式改良而来，包括单纯黏膜切除、黏膜切除+肛提肌收紧、桥式阴道紧缩等几种术式，其原理都包含通过切除阴道黏膜，实现阴道黏膜面积的缩小，达到阴道紧缩的目的。该类技术的优点是操作简单、视野直观、误伤概率较小、缝合可靠，术后黏膜堆积不明显。其缺点是破坏了阴道黏膜的完整性和延展性，术后不能经阴道分娩；切除黏膜过多尚可能造成性生活的干涩、疼痛和不适感；如果误伤了直肠，则很容易诱发阴道直肠瘘。因为要求行阴道紧缩的女性多在生育年龄，而切除黏膜的阴道紧缩术会破坏患者的经阴道分娩能力，因此在选择这类术式时要非常慎重，以免将来需要生育时出现遗憾。

一、黏膜切除阴道紧缩术

这是最早报道的阴道紧缩技术，该手术从妇科的会阴体撕裂修复术式衍变而来。它是基于阴道松弛的原因就是阴道黏膜臃肿的理念而设计。以切除部分阴道下壁黏膜，直接缝合为特征。该术式强调用黏膜切除的手段达到阴道紧缩的目的，所以一度很多手术设计要切除大量的阴道黏膜。但临床实践证实，这种理念不够完善，切除了部分阴道黏膜，并不能达到持续有效的阴道紧缩，多数患者术后6~12个月，就感觉手术效果逐渐丧失。有些切除阴道黏膜过多的女性，术后感觉明显的阴道干涩、性生活疼痛、不适等。这大大地限制了该技术的应用。该技术的优点是简单、快速、安全，缺点是疗效较短，有可能形成阴道干涩、疼痛不适，不能经阴道分娩。目前，该技术只是在一些由妇科转行的初学者中有些应用。

1. 适应证

（1）阴道轻、中度松弛，没有经阴道分娩计划，要求手术矫治者。

（2）阴道松弛、身体状态较差、不能耐受较复杂的手术，要求简单手术矫治者。

2. 禁忌证

（1）中、重度的阴道松弛，近期有经阴道分娩计划，要求长效的紧缩效果为相对禁忌证。

（2）存在明显阴道干涩、性生活冷淡或者不敏感，要求持久改善性感受为相对禁忌证。

（3）有重要脏器功能严重损害、免疫功能障碍、凝血功能不良或者严重传染病的活动期。

3. 术前准备　评价阴道松弛程度、阴道内环境、与患者沟通确认不准备经阴道分娩。

4. 手术过程　截石位，常规消毒铺巾备用。

（1）设计与麻醉：在阴道处女膜痕的下方（5~7点处）设计由两个三角形组成的梭形切口：一个三角形伸向阴道内，底边位于阴道口，长约2cm，尖部指向阴道深部，边长5~6cm；一个三角形伸向会阴体，与第一个三角共用底边，尖部指向会阴体和肛门，边长1~2cm。以亚甲蓝清晰标识设计的切口。以局麻药（0.5%利多卡因+1/10万肾上腺素）在标记区域黏膜、皮肤下层进行浸润麻醉，使之肿胀成水垫状。

（2）切开与切除：拉钩显示术野，沿着切口线纵向切开阴道黏膜和皮肤，在皮下分离、切除标记范围内的阴道黏膜和皮肤（图4-3-1）。

（3）止血与缝合：以双极电凝器充分止血，以2-0或者3-0可吸收缝线缝合皮下和黏膜下创面，以4-0可吸收缝线缝合阴道黏膜和会阴部皮下，以5-0或者6-0单丝尼龙线缝合皮肤。

5. 术后护理　患者术后使用外阴清洁剂或1：5000高锰酸钾坐浴7~10天，每天2次，不宜便秘、负重、大幅度运动和剧烈运动，术后6~8周不能同房。一般术后2~3天可以淋浴、工作。

6. 注意事项　阴道黏膜切除不宜过深、过宽，切除过深则创面暴露困难、止血缝合不易到位；切除过宽则术后容易出现阴道干涩、性生活疼痛不适。止血尽量不要用单极电刀，以免损伤直肠造成阴道直肠瘘。缝合时尽量以可吸收缝线缝合阴道，以免术后感染造成伤口愈合困难。

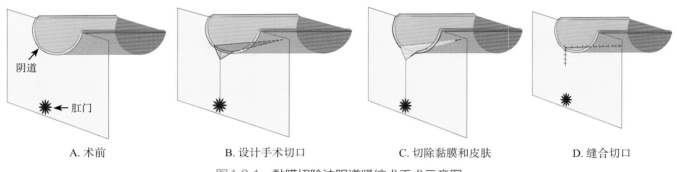

　　　A. 术前　　　　　　　B. 设计手术切口　　　　　C. 切除黏膜和皮肤　　　　　D. 缝合切口

图4-3-1　黏膜切除法阴道紧缩术手术示意图

二、切除部分黏膜+肛提肌收紧的阴道紧缩术

本术式是在黏膜切除阴道紧缩术的前提下发展而来。随着对阴道松弛病理机制研究的加深，人们逐渐认识到，阴道松弛的主要病理变化在于肛提肌松弛，肛提肌裂孔的增大。因此，大家开始尝试通过阴道黏膜切除的手术入路，进一步分离阴道黏膜，暴露部分肛提肌。通过肛提肌的收紧，实现阴道的紧缩。该术式优点是手术操作比较简单，术野直观，术中止血准确，手术缝合可靠，还可以通过修复会阴撕裂的皮肤瘢痕，矫治外阴的畸形。其缺点在于损伤阴道黏膜的完整性和延展性，不能再次经阴道分娩，如果切除黏膜较多，可能造成术后阴道干涩、性生活疼痛不适，会阴体上端遗留一个纵向瘢痕。主要适用于不需要再次经阴道分娩的中、重度阴道松弛患者，可以同时完成轻度阴道撕裂的修复。

1. 适应证

（1）阴道中、重度松弛，没有经阴道分娩计划，要求手术矫治者。

（2）阴道松弛、伴有Ⅰ度或Ⅱ度会阴撕裂，要求同时手术矫治者。

2. 禁忌证

（1）轻度的阴道松弛，近期有经阴道分娩计划，为相对禁忌证。

（2）存在明显阴道干涩、性生活冷淡或者不敏感，要求改善性感受者为相对禁忌证。

（3）严重会阴撕裂，伴有肛门括约肌损伤，需要手术修复者，为相对禁忌证。

（4）有重要脏器功能严重损害、免疫功能障碍、凝血功能不良或者严重传染病的活动期。

3. 术前准备　评价阴道松弛程度、阴道内环境、与患者沟通确认不准备经阴道分娩。

4. 手术过程　截石位，常规消毒铺巾备用。

（1）设计与麻醉：参见黏膜切除法阴道紧缩术。

（2）切除与剥离：按照设计切口，切除部分阴道黏膜和会阴部皮肤，以数把组织钳夹住切口两侧的阴道全层，向阴道口部牵拉，直视下，沿着阴道外疏松结缔组织层面向两侧剥离，每侧剥离1~2cm，充分暴露肛提肌组织（图4-3-2）。

（3）止血与缝合：以双极电凝器充分止血，然后以2-0可吸收缝线分层缝合肛提肌，力求将肛提肌向中线部收紧。最后以4-0可吸收缝线纵向缝合阴道黏膜和会阴部皮下组织。以5-0或者6-0单丝不可吸收缝线缝合会阴部皮肤（图4-3-3）。

（4）引流与导尿：如果伤口渗血较多，止血不可

靠，可以放置一个引流条，以减少血肿的风险。对于阴道缩紧明显者，术后可能出现排尿困难，可以预防性留置导尿管。术后阴道中可以填压一个抗生素纱条。

5．术后护理　术后护理的关键在于保持外阴清洁，减少术区出血。可以用外阴清洁剂或者1∶5000高锰酸钾坐浴，减少外阴部的细菌量。伤口内的引流条、阴道内的纱条、导尿管等，可以在术后24~48小时拔出，2~3天后可以恢复工作。术后2个月内不宜便秘、负重、大幅度运动和剧烈运动，不能同房。手术2个月后恢复正常生活，术后6个月内不能用窥器进行阴道检查。

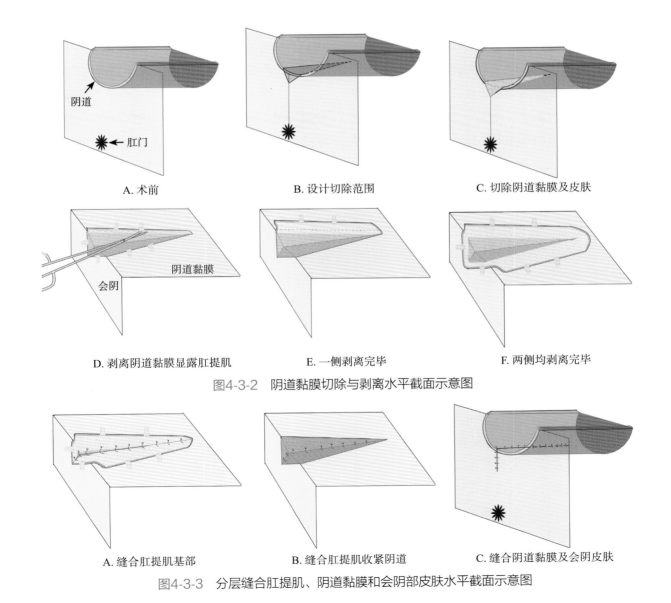

A. 术前　　　　　　　　B. 设计切除范围　　　　　　C. 切除阴道黏膜及皮肤

D. 剥离阴道黏膜显露肛提肌　　　E. 一侧剥离完毕　　　　　F. 两侧均剥离完毕

图4-3-2　阴道黏膜切除与剥离水平截面示意图

A. 缝合肛提肌基部　　　　　B. 缝合肛提肌收紧阴道　　　　C. 缝合阴道黏膜及会阴皮肤

图4-3-3　分层缝合肛提肌、阴道黏膜和会阴部皮肤水平截面示意图

6．注意事项

（1）阴道紧缩程度：阴道紧缩的疗效与肛提肌暴露程度、肛提肌缝合收紧的量成正比，如果阴道松弛明显，可以向两侧剥离得多一些，如果松弛较轻则剥离得少些。但最大剥离量不宜超过阴道的两侧中部（3点、9点处），因为该处为阴道神经血管穿入部，该部分离时出血多、容易损伤术后的感觉。

（2）阴道黏膜切除与处理：术中阴道黏膜不宜切除太多太深，过多的切除可以造成术后阴道干涩、性生活疼痛不适；过深的切除并不能实现阴道全程缩紧的效果，而且容易增加误伤的风险。如果最后发现阴道黏膜堆积，可以用褥式缝合的方法在局部进行横向或者纵向折叠，以免术后出现阴道黏膜的脱垂。

（3）术后出血的控制：术后出血是手术失败的最常见原因。因为阴道外疏松结缔组织中存在大量的血窦，其止血比较困难，一般强调对动脉出血的止血，静脉出血主要靠缝合的压力而止血。因此，肛提肌缝合时最好分层进行，缝合针距要小，每针缝合不宜包括的组织太多，以免出现术后出血或者缝合区域的瘢痕化。

（4）术后感染的预防：紧缩术后出现感染的最常见原因是术后出血，其次为手术涉及肛门直肠。因此，紧缩术的止血、缝合均要仔细，必要时可用引流。尽量不要把与肛门直肠相关的手术和紧缩术同时进行，以免增加术后感染的风险。

三、桥式阴道紧缩术

该术式是由常用于阴道壁脱垂矫治的阴道壁桥式手术改良而来，其设计原理就是破坏一部分的阴道黏膜并卷成条状埋入阴道深层，利用其加强阴道壁的承托力，将余下的阴道黏膜向中间靠拢缝合，收紧阴道。该术式的优点在于手术在阴道表面进行，损伤相对较小，误伤风险较小，可以实现阴道全程的紧缩。其缺点是手术效果不持久、紧缩程度不到位、术后丧失经阴道分娩能力等。本术式虽然没有切除阴道黏膜，但需要破坏一部分阴道黏膜并卷起埋藏，其客观效果等同阴道黏膜切除，故归于此处介绍。

1．适应证

（1）阴道轻、中度松弛，伴有一定程度的阴道后壁脱垂，要求同时进行手术矫治。

（2）阴道轻、中度松弛，没有经阴道分娩计划，要求手术矫治。

（3）阴道松弛，对手术效果要求不高者。

2．禁忌证

（1）阴道重度松弛，有进一步经阴道分娩的计划，无明显后壁脱垂为相对禁忌证。

（2）有瘢痕体质表现或者家族遗传史，手术可能诱发瘢痕增生为相对禁忌证。

（3）有重要脏器功能严重损害、免疫功能障碍、凝血功能不良或者严重传染病的活动期。

3．术前准备 评价阴道松弛程度、阴道内环境、与患者沟通确认不准备经阴道分娩。

4．手术过程 截石位，常规消毒铺巾备用。

（1）标线与麻醉：根据阴道松弛程度和阴道后壁脱垂情况，决定手术范围。一般选择在阴道后半部分设计2～3cm宽的手术范围。在阴道下壁5～7点处，相隔2～3cm设计两条接近平行切口线延伸向阴道深部，阴道口部逐渐缩窄，近宫颈处可以略有增宽，整体呈倒三角状。局部注射肿胀麻醉形成水垫。

（2）切开与黏膜处理：沿着切口线切开阴道全层，以电凝烧灼术区的阴道黏膜，使之形成创面，处理后的阴道黏膜两侧边缘向中央翻转，以3-0可吸收缝线将之形成一个条状，然后沿着阴道黏膜下向两侧各分离1cm左右，充分止血备用。

（3）桥接与缝合：将术区两侧的阴道黏膜拉向中央，桥接到一起，以4-0可吸收缝线分层缝合阴道黏膜下层和阴道黏膜（图4-3-4）。

5．术后护理 术后以外阴清洁剂保持阴道清洁，或者以1∶5000高锰酸钾坐浴，每天2次。2个月内避免负重、便秘、大幅度运动和剧烈运动，不要同房。

6．注意事项 首先是术区阴道黏膜的处理，既要达到黏膜的全层破坏，又不要损伤黏膜下结构，因此需要术前在黏膜下注射麻药形成较厚的水垫，以免造成误伤。另外，桥接区域的宽度最好不要太宽，以免术后出现阴道干涩、性生活疼痛不适。

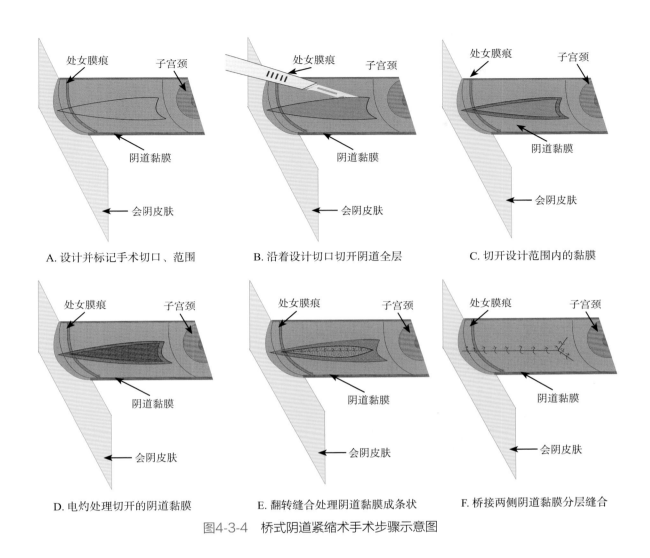

A. 设计并标记手术切口、范围　　B. 沿着设计切口切开阴道全层　　C. 切开设计范围内的黏膜

D. 电灼处理切开的阴道黏膜　　E. 翻转缝合处理阴道黏膜成条状　　F. 桥接两侧阴道黏膜分层缝合

图4-3-4　桥式阴道紧缩术手术步骤示意图

第四节　保留黏膜阴道紧缩术

阴道黏膜除了具有分泌、感觉、构成内外交流的通道、形成完整的界限等基本功能以外，还有一个最为重要的功能，就是胎儿娩出，而后者需要阴道黏膜具有极好的延展性和结构的完整性。鉴于阴道黏膜对于阴道完整功能的重要性，尽量保证阴道结构的完整性就成了阴道紧缩手术的一个重要原则。基于这个原则，1997年，戚可名报道了一种保留阴道黏膜的阴道紧缩术，该术式是整形外科理念在女性妇科美容整形领域中应用的一个典范，成为保留经阴道分娩能力阴道紧缩术发展历史上的一个里程碑。

一、保留黏膜的阴道紧缩术

保留黏膜的阴道紧缩术是最早报道的阴道紧缩手术方法之一，为比较原始的阴道紧缩式式，是以阴道黏膜下剥离和黏膜下组织缝合收紧为特征的阴道紧缩术。其优点是操作比较简单、创伤小、效果比较理想；保留了阴道的延展特点，保留了经阴道分娩能力，适用于大多数轻中度阴道松弛的育龄女性。其缺点是手术视野较为狭窄，出血较多，手术效果维持时间较短。

1. 适应证

（1）阴道轻、中度松弛，要求使用手术方法紧缩阴道。

（2）单身女性，阴道轻、中度松弛，希望同时完成阴道紧缩和处女膜修复。

（3）年龄较轻、近两年内可能有经阴道分娩计划，目前希望通过手术暂时改善性生活质量。

（4）阴道有干涩、性生活不适等黏膜功能不足表现，又希望通过手术改善性生活质量。

2. 禁忌证

（1）阴道重度松弛、要求持久的阴道紧缩效果，为相对禁忌证。

（2）出现反复阴道炎症，伴有局部明显不适、高危人乳头状瘤病毒（human papilloma virus，HPV）阳性需要严密观察者。

（3）有重要脏器功能严重损害、免疫功能障碍、凝血功能不良或者严重传染病的活动期。

3. 术前准备　评估阴道松弛程度，设计手术剥离范围，确认排除妊娠状态，以及明显阴道炎症不适。

4. 手术过程（图4-4-1）　截石位、碘伏消毒3遍、常规消毒铺巾备用。

（1）标线与麻醉：根据阴道松弛程度设计手术切口长度，一般情况下阴道松弛程度与切口长度成

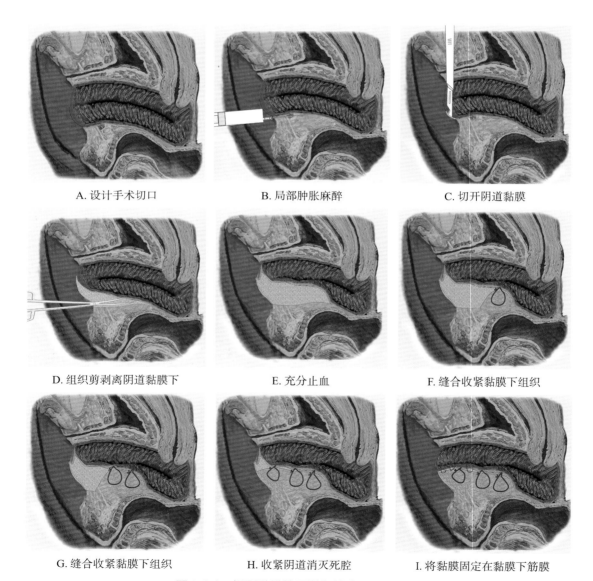

A. 设计手术切口　　　　B. 局部肿胀麻醉　　　　C. 切开阴道黏膜

D. 组织剪剥离阴道黏膜下　　E. 充分止血　　　　F. 缝合收紧黏膜下组织

G. 缝合收紧黏膜下组织　　H. 收紧阴道消灭死腔　　I. 将黏膜固定在黏膜下筋膜

图4-4-1　保留黏膜的阴道紧缩术手术示意图

正比，阴道口切口的长度=（现有阴道直径-需要保留的阴道直径）×3.14。通常切口位于阴道口下方（3～9点间）。为避免损伤巴氏腺管开口，切口宜紧贴处女膜痕外处。根据整形外科单位重建的原则，不建议将切口设计在阴道黏膜以内区域。以亚甲蓝清晰标记切口线位置和长度。以局麻药进行局部黏膜下浸润麻醉（0.5%利多卡因+1/10万肾上腺素），同时形成阴道直肠间隙的水垫增宽该间隙。

（2）切开与剥离：沿着设计切口切开阴道全层，到达阴道外疏松结缔组织层，以组织剪在该层次进行锐性和钝性结合的剥离方法，将阴道壁与其下方的结缔组织分开形成间隙。疏松结缔组织中富含较大的血窦，其深面就是阴道周边的尿生殖膈肌群。剥离深度一般4～5cm，超过该深度就是单纯的直肠外结缔组织，不再包含肛提肌。为了确认剥离深度合适，可以让患者缩紧肛门，指尖可触及收缩肌肉的边界。

（3）止血与缝合：充分暴露分离间隙，以双极电凝器充分止血，动脉出血一定要止血可靠，静脉窦出血则可通过缝合而实现止血。在此不建议使用单极电刀或电凝操作，以免损伤直肠造成阴道直肠瘘。止血可靠后，以1-0或2-0可吸收缝线缝合收紧阴道外组织，使得阴道内径缩小，对于臃肿的阴道黏膜，可以采用阴道内的水平褥式缝合进行折叠和固定于阴道外结缔组织，以免术后出血或者阴道黏膜脱垂。

（4）导尿与肛诊：如果阴道紧缩得比较明显，可能会出现术后排尿困难，可以留置导尿管。术后一般要常规进行肛诊，检查是否有缝线穿透直肠黏膜。缝合时要控制行针的深度，尽量不要穿透直肠黏膜，如果穿透直肠黏膜较多，最好拆除后重新缝合，如果穿透很少，可以观察，患者可能有短时间内的血便。

5．术后护理 主要是术后导尿管的处理和避免术后出血、炎症。导尿期间多饮水，导尿管一般保留24小时，多可自行排尿，如果仍然排尿困难，可持续导尿3～5天。为减少术后出血，一般术后48小时避免过多运动。为保持外阴清洁，可以使用外阴清洁剂或者1：5000高锰酸钾坐浴，每天2次，每次10～15分钟，持续7～10天。术后2个月内避免便秘、剧烈运动、大幅度运动、负重，禁忌同房。一般术后6个月

内不宜进行窥器检查。

6．术后注意事项 阴道剥离的深度不宜太深、太宽，过深时，周围已经没有盆底肌肉，缝合对阴道紧缩意义不大，过宽时则容易伤及阴道的神经、血管，容易出血较多，术后出现感觉减退等问题。缝合要可靠，不留死腔，以免出现术后血肿、出血，甚至可以造成感染。

由于该方法没有强调肛提肌和会阴体的修复，紧缩效果维持时间较短，一般1～2年后常感觉手术效果明显减弱，因此，术前沟通时要适当说明。

二、会阴体重建法阴道紧缩术

随着对阴道松弛发病机制的研究、理解的深入，人们发现肛提肌的松弛是阴道松弛最重要的病理解剖表现，因此人们在术式设计中都逐渐增加肛提肌的修复过程。本术式是在保留黏膜的阴道紧缩的基础上发展而来，以黏膜下剥离、分层缝合黏膜下组织、同时修复撕裂的肛提肌和变薄的会阴体为特征，是目前开展最为广泛的阴道紧缩式之一。其优点是最大限度地恢复了产前的会阴解剖特点，操作方便、效果持久，适用于各种类型的阴道松弛。缺点是术野较小，技术要求较为复杂、术后患者反应较重，有时出血较多。

1．适应证

（1）各种类型的阴道松弛，希望通过紧缩手术持续改善性生活质量。

（2）中、重度阴道松弛，阴道前壁脱垂，伴有轻、中度的压力性尿失禁，希望手术同时解决性生活问题和漏尿。

（3）中、重度阴道松弛，阴道后壁脱垂，伴有因肛直角变化引起的顽固性便秘，希望手术同时解决性生活问题和便秘问题。

（4）中、重度阴道松弛，伴有产后阴道外口畸形和频繁的感染，希望手术改善者。

2．禁忌证

（1）对手术抱有不合理预期者。

（2）出现妊娠、反复阴道炎症，伴有局部明显不

适、高危HPV阳性需要严密观察者，近期内需要经阴道妇科治疗检查等。

（3）有重要脏器功能严重损害、免疫功能障碍、凝血功能不良或者严重传染病的活动期。

3. 术前准备　评估阴道松弛程度，设计手术剥离范围，确认排除妊娠状态、高危HPV感染以及明显阴道炎症不适。

4. 手术过程　截石位、碘伏消毒3遍、常规消毒铺巾备用。手术过程如图4-4-2所示。标记切口的位置和长度，局部注射0.5%的利多卡因溶液40~60ml，进行肿胀麻醉，将阴道直肠间隙增大。沿着设计切口横向切开阴道全层，以组织剪沿着阴道壁向深部剥离，深度4~5cm，并使得整个腔隙宽度相似。充分止血，以2-0可吸收缝线缝合拉拢两侧的肛

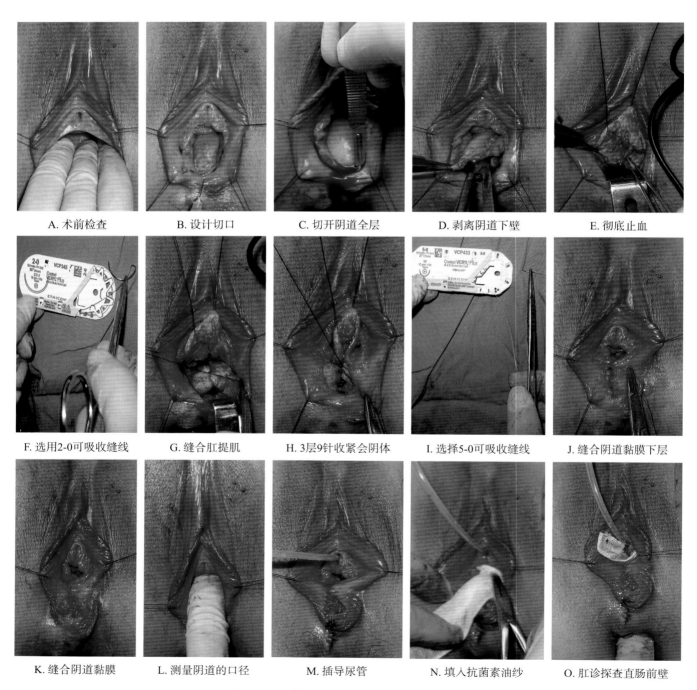

A. 术前检查　　B. 设计切口　　C. 切开阴道全层　　D. 剥离阴道下壁　　E. 彻底止血

F. 选用2-0可吸收缝线　　G. 缝合肛提肌　　H. 3层9针收紧会阴体　　I. 选择5-0可吸收缝线　　J. 缝合阴道黏膜下层

K. 缝合阴道黏膜　　L. 测量阴道的口径　　M. 插导尿管　　N. 填入抗菌素油纱　　O. 肛诊探查直肠前壁

图4-4-2　会阴体重建法阴道紧缩术示意图

提肌组织，一般采用3层9针的方法进行缝合，最深层的缝线不要缝穿直肠黏膜，最上层缝线注意要缝合部分阴道顶部黏膜以形成皱褶、减少死腔。外部会阴体部创口也根据松弛程度进行多层缝合，可以在缩紧阴道的同时重建会阴体。最后纵向缝合阴道黏膜实现阴道口的缩小和阴唇后联合重建（技术细节见本章第六节）。

术后要在阴道中放置一个抗生素油纱条进行引流，同时建议插10号导尿管，为避免缝穿直肠，应该进行肛诊检查，以排除意外。

5. 术后注意事项　术中止血时不宜在一点上反复止血，对于静脉窦的出血，通过分层缝合多半可以止血。术后部分患者排尿困难，因此建议留置导尿

1～3天，术后建议高锰酸钾坐浴7～10天，术后2个月内避免性交、负重、便秘、剧烈运动、大幅度运动、骑跨运动等。

6. 评价　会阴体重建法阴道紧缩术是以恢复产前女性会阴区域结构为目的设计的一种手术技术。该手术采用横切纵缝的整形方法，以肛提肌和会阴体的收紧为主要线索，将分娩中造成的会阴结构损伤部分进行恢复。该术式创伤小、效果明显持久，可以同时改善压力性尿失禁，对再次经阴道分娩没有明显的影响，是一种比较理想的阴道紧缩手术。

（李　强　李森恺　周　宇）

第五节　其他阴道紧缩术

随着女性妇科美容整形的深入开展，改善阴道松弛的方法出现了很多，而阴道紧缩术作为一种常用的治疗阴道松弛的手段，已经报道的可行的手术方法有数十种，除了前几节介绍的一些常用方法，尚有许多应用得不是太广的手术方法被人们所报道，将其中比较有影响力的一些方法在此介绍，以供临床上参考。

一、全程阴道紧缩术

这是一个流传很广的手术方法，很多美容医院都喜欢以此为特色来吸引用户。实际上这类方法并不被正规医院的专科医师所推崇，业界内大多数的专家也并不建议大家进行相关手术。究其原因，实际上就是该类手术方法损伤较大、手术风险较高、效果一般且短暂。那么全程阴道紧缩术的原理是什么呢？

全程阴道紧缩术是基于最原始的阴道松弛理论而设计的，即阴道黏膜的臃肿是形成阴道松弛的根源。那么其治疗也归结于阴道黏膜的部分切除，所谓全程紧缩，就是将阴道全程的黏膜均切除一条，拉拢缝合两侧的黏膜，使之收紧。具体的做法有三种：第一种是将阴道全程切除一条适当宽度的阴道黏膜；第二种是通过全程阴道黏膜的折叠，将整个阴道进行收紧；第三种是将全程阴道黏膜破坏一条，并包埋缝合成条，然后将两侧的黏膜拉拢缝合收紧，即所谓桥式手术（图4-5-1）。有人在肛提肌收紧的前提下，对深部的阴道黏膜进行切除或者折叠缝合，从而实现全程紧缩，但其外部效果较好，而阴道深部的紧缩效果维持时间较短。

这类方法的优点在于可以实现阴道全程的缩紧，缺点是破坏了全程阴道黏膜的完整性，手术风险较大，视野较深不易操作，而且效果维持较短，一般6～12个月后效果明显降低。如果切除黏膜过多，可以造成术后性生活的不适，可形成干涩、疼痛，甚至有撕裂感。

二、阴道前壁入路阴道紧缩术

这类手术方法主要是基于一些治疗压力性尿失禁

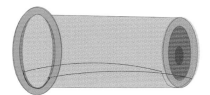

a. 设计阴道黏膜全程两条切口

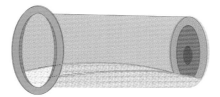

b. 切除一条2～3cm宽的阴道黏膜

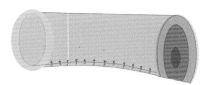

c. 分层缝合阴道黏膜

A. 阴道黏膜切除法全程阴道紧缩术

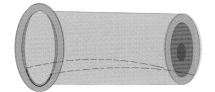

a. 设计阴道口切口和剥离范围

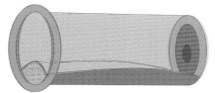

b. 剥离设计范围内阴道黏膜全层

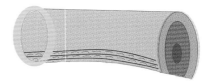

c. 阴道黏膜折叠缝合

B. 阴道黏膜折叠缝合全程阴道紧缩术

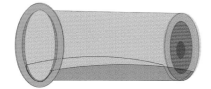

a. 设计阴道下方切口

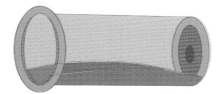

b. 破坏阴道黏膜

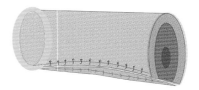

c. 阴道黏膜卷成条缝合阴道黏膜

C. 下方桥式法全程阴道紧缩术

图4-5-1　全程阴道紧缩术手术示意图

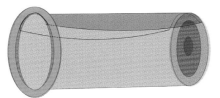

A. 设计阴道下方切口

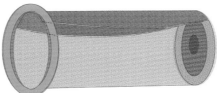

B. 破坏阴道黏膜

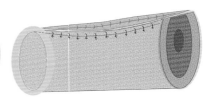

C. 阴道黏膜卷成条缝合阴道黏膜

图4-5-2　阴道上方入路桥式阴道紧缩术手术示意图

或上壁脱垂的手术方法改良而来，目的是希望同时纠正阴道松弛、压力性尿失禁和阴道上壁脱垂。但是阴道松弛形成的解剖基础主要位于阴道下方的肛提肌、会阴体松弛，而非阴道上部薄弱，所以阴道前壁入路手术的效果不太理想。这类治疗既不能达到理想的阴道上壁脱垂和压力性尿失禁纠正，也难以实现有效的阴道紧缩，故少有人报道。可用的手术方法有如下两类。

1. 阴道前壁入路桥式阴道紧缩术　就是根据治疗阴道上壁脱垂的上方入路桥式手术适当改良而来，其主要原理就是将脱垂的阴道上壁部分黏膜切开破坏并卷成条，将两侧的阴道黏膜稍加分离，拉拢缝合，从而实现阴道黏膜的收紧，在纠正上壁脱垂的同时改善阴道松弛（图4-5-2）。一般破坏的黏膜宽2～3cm，对阴道上壁脱垂有一定的治疗效果，但对阴道的紧缩效果有限。其最大的不足在于破坏了阴道黏膜的完整性，且疗效维持时间较短。

2. 阴道前壁入路尿道折叠+后壁入路阴道紧缩术　针对伴有压力性尿失禁的阴道松弛患者，有些妇科医师喜欢在阴道前壁采用纵切口分开部分阴道黏膜，缝合尿道旁筋膜组织进行尿道折叠术（图4-5-3），而在阴道下方，则进行常规的阴道紧缩术。

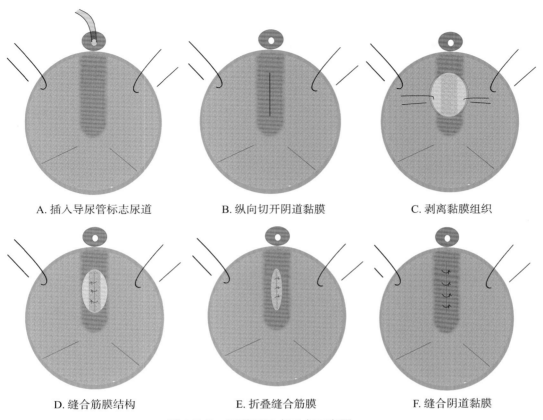

A. 插入导尿管标志尿道　　　　　B. 纵向切开阴道黏膜　　　　　C. 剥离黏膜组织

D. 缝合筋膜结构　　　　　E. 折叠缝合筋膜　　　　　F. 缝合阴道黏膜

图4-5-3　尿道折叠术手术示意图

在改善阴道松弛的同时，改善压力性尿失禁。

　　但是，有些专家不赞同这个观点，他们认为尿道折叠术对治疗压力性尿失禁的有效性较低，不能实现可靠的改善压力性尿失禁的治疗目的。而且该手术破坏了局部的解剖结构，不利于进一步进行吊带手术，总体衡量得不偿失。多数人建议阴道紧缩术应该单独进行，如伴有严重的压力性尿失禁，则采用阴道前壁入路进行吊带手术，阴道后壁入路进行阴道紧缩。我们在临床中发现，单纯行保留黏膜的会阴体重建法阴道紧缩术，可以同时改善轻、中度的压力性尿失禁，其有效性可达90%左右。因此，我们的观点是除非尿道活动度明显增加，否则不必同时进行尿道折叠术。

三、阴道两侧入路阴道紧缩术

　　这类手术方法一度曾非常流行，主要是针对严重松弛的阴道，因为从两边同时收紧，紧缩效果更加强烈。但是由于肛提肌的松弛部位主要在阴道下方，在侧方进行肛提肌收紧效果有限，其紧缩效果大部分来自黏膜下筋膜的收紧和阴道黏膜的折叠或者切除，因此疗效一般较短。目前已经很少有人采用这类方法进行阴道紧缩。该类手术方法的优点是通过阴道两侧的缩紧，可以明显改善严重松弛的阴道，尤其是针对两侧肛提肌薄弱，阴道壁贴近耻骨支的患者；其缺点是两侧切口损伤较大，容易损伤在3点、9点位穿入阴道壁的血管、神经，因为对肛提肌的收紧不到位，手术疗效维持时间较短。可用的手术方法有如下两类。

　　1. 切除黏膜的阴道两侧入路阴道紧缩术　这是早期报道的阴道两侧入路阴道紧缩术，其设计理念是基于阴道黏膜臃肿是阴道松弛的病理基础。因为严重的阴道松弛常在两侧阴道下外方形成深沟，表现有黏膜臃肿现象，将深沟附近的阴道黏膜切除，就可以达到阴道紧缩（图4-5-4）。其手术方法就是在阴道两侧壁偏下方，各切除一个楔形黏膜，止血后分层缝合，就可实现阴道的紧缩。

　　2. 保留黏膜的阴道两侧入路阴道紧缩术　这是

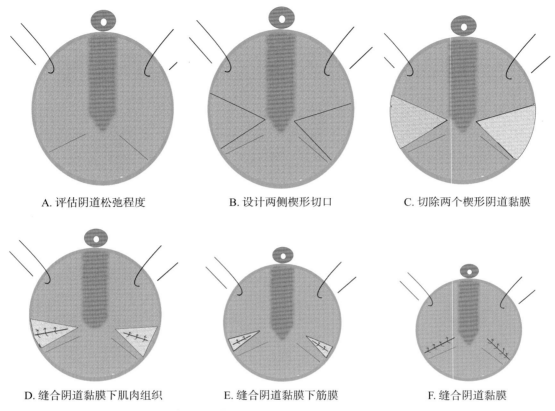

A. 评估阴道松弛程度　　　　　B. 设计两侧楔形切口　　　　　C. 切除两个楔形阴道黏膜

D. 缝合阴道黏膜下肌肉组织　　E. 缝合阴道黏膜下筋膜　　　　F. 缝合阴道黏膜

图4-5-4　切除黏膜的阴道两侧入路阴道紧缩术手术示意图

在切除黏膜的阴道两侧入路阴道紧缩术基础上发展而来的改良术式，实际上其设计理念与之相似，只不过将阴道黏膜保留，改成黏膜下肌层和筋膜的收紧、阴道黏膜的折叠缝合（图4-5-5）。较之前者有一定的改进，但终不能实现肛提肌的有效收紧，所以疗效维持时间较短，兼之有可能损伤阴道的神经、血管，故该方法也未能推广。

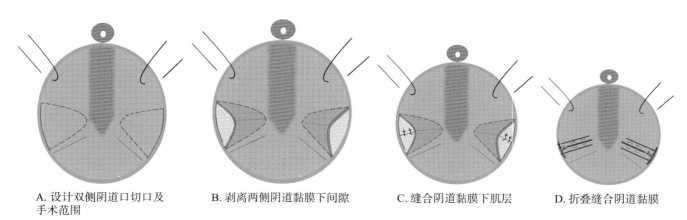

A. 设计双侧阴道口切口及　　B. 剥离两侧阴道黏膜下间隙　　C. 缝合阴道黏膜下肌层　　D. 折叠缝合阴道黏膜
　　手术范围

图4-5-5　保留黏膜的阴道两侧入路阴道紧缩术手术示意图

四、假体植入法阴道紧缩术

个别报道中可以见到用硅胶假体植入阴道下方，从容积充填的角度实现阴道的紧缩，即将硅胶假体植入阴道黏膜下方，有单个假体植入、多个假体植入两类（图4-5-6）。由于该方法未能改善肛提肌的松弛，且过多的运动假体难以长久存在，故疗效一般，且短暂，仅限于个别应用案例。

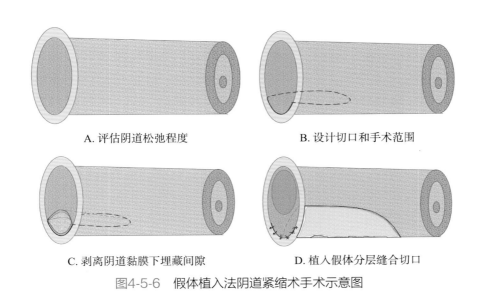

A. 评估阴道松弛程度

B. 设计切口和手术范围

C. 剥离阴道黏膜下埋藏间隙

D. 植入假体分层缝合切口

图4-5-6 假体植入法阴道紧缩术手术示意图

（杨 堃 王可可 原 野）

第六节 推荐的阴道紧缩术

阴道松弛广泛存在，其治疗方法也有很多，每个医者都有其独到的理解。究竟哪种方法是最为理想的，目前尚无统一的认知。根据我中心20多年来数千例阴道松弛治疗的临床经验来看，我们认为，保留阴道黏膜会阴体重建法阴道紧缩术是最为符合女性生理解剖特点的一种手术方案，通过手术可以最大程度地恢复分娩前的会阴解剖结构特点，手术方便、效果持久，值得推荐。而作为常规手术的补充方案，CO_2激光治疗法阴道紧缩术具有损伤小、易操作、可改善阴道黏膜及内环境等优点，值得推荐。

一、概述

会阴体重建法阴道紧缩术最早是在21世纪初提出，开始是切除部分阴道黏膜而进行手术，随着对阴道松弛病理机制的研究深入和阴道紧缩技术的成熟，逐渐改良形成我中心现在推行的保留阴道黏膜的会阴体重建法阴道紧缩术。该技术提出以恢复女性分娩前会阴解剖特点为"金标准"，试图通过手术的手段将分娩对盆底结构的影响部分进行恢复，努力减少分娩对女性会阴的影响，从而恢复女性会阴的年轻化。所以该手术的设计理念是随着对阴道松弛成因的研究深入而逐渐发展的。目前认为，阴道松弛是一种女性局部结构老化的表现，其病理基础主要有四个方面，即阴道后壁的薄弱、肛提肌及周围结构的撕裂和松弛；会阴体的撕裂、变薄与变短；阴道前庭的破坏和阴道黏膜的臃肿；阴道前壁支持薄弱及膀胱颈后移。因此，本手术的设计也是从改善这四个方面入手，从而实现真正的女性会阴、阴道年轻化。

1. 适应证 本手术是一种恢复性的手术，只要是由于分娩或其他原因形成了阴道松弛的老化现象，就可以进行手术矫治。它适用于各种原因造成的轻、中、重度阴道松弛症，尤其是伴有轻、中度压力性尿失禁者。尽管本手术对女性的经阴道分娩能力没有明显的影响，但一年内有妊娠计划者不适合手术。如果紧缩手术后计划再次生育，一般可以正常经阴道分娩，必要时可以考虑侧切。分娩后6个月可以再次进行阴道紧缩术改善阴道松弛状态。

2. 手术时机 一般在月经干净3天之后到下次月经来潮10天之前，这个阶段手术最好；对于经产妇，一般在分娩后3～6个月后手术为宜；如果有比较严重的阴道感染，应该首先进行治疗，痊愈后2周之后可以进行手术。如果发现高危HPV感染，如HPV-16、HPV-18等，应进行液基薄层细胞学检测（thinprep cytologic test，TCT），只有确认安全后才能进行紧缩手术。

3. 手术目的 会阴体重建法阴道紧缩术主要手术目的如下。

（1）缩小阴道内径，改善性生活质量。

（2）前推尿道内口和膀胱颈，改善压力性尿失禁。

（3）收紧肛提肌和会阴体，防治盆底脱垂性疾病。

（4）改善阴道口、阴唇后联合、会阴体的结构特点，恢复其产前的外观。

（5）恢复常态下阴道口的闭合状态，改善阴道内环境，减少阴道炎症。

二、技术细节

1. 术前准备 了解患者的精神状态，认定患者心理比较健康；妇科检查，评估阴道松弛程度（图4-6-1）；了解患者的年龄与性要求、配偶的年龄与性能力；与患者沟通未来的生活计划、手术希望达到的目标；排除妊娠、严重的阴道感染及传染病等手术禁忌证。

2. 手术设计 一般设计阴道口处女膜痕部位的"U"形切口，由于巴氏腺管开口位于处女膜外4点、8点处，距离处女膜1～2mm，所以切口宜紧贴处女膜缘为宜，以免损伤巴氏腺管开口，引起巴氏腺囊肿。切口长度取决于阴道松弛程度和需要阴道紧缩的程度，主要依据目前阴道内径和阴道紧缩术的手术目标而定，根据圆形的周长与直径成正比的数学关系，可以发现，目前阴道直径与目标阴道直径的比即为两者周长的比，所以切口长度计算如下：

设：目前阴道周长为C_1

直径为D_1

目标阴道周长为C_2

直径为D_2

切口长度为L

$$\because \frac{C_2}{C_1} = \frac{D_2}{D_1}$$

$$\therefore C_2 = \frac{C_1 \cdot D_2}{D_1}$$

$$\because C_1 = 1 \text{（弧度）}$$

$$\therefore L = C_1 - C_2$$

$$= 1 - \frac{C_1 \cdot D_2}{D_1}$$

$$= 1 - \frac{D_2}{D_1} \text{（弧度）}$$

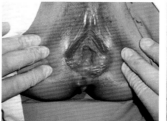 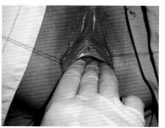

A. 确认阴道松弛　　　　　B. 评估阴道松弛程度

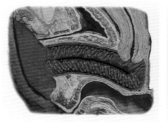 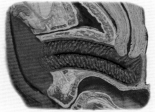

C. 确认阴道松弛示意图　　D. 评估阴道口切口长度示意图

图4-6-1 评估阴道松弛

阴道剥离深度以肛提肌内侧缘为标准，最好为4～5cm。过深则意义不大，且增加手术风险。

3. 手术步骤

（1）手术范围与麻醉（图4-6-2）

1）切口设计：①长度，根据阴道松弛程度设计手术切口长度，一般情况下阴道松弛程度与切口长度成正比，阴道切口的长度=（目前阴道直径–需要保留的阴道直径）×3.14。也可以简单地换算成，切口长度（弧度）=［目前阴道内径（指数）–保留阴道内径（指数）］/目前阴道内径（指数）。②位置，通常切口位于阴道口下方（3～9点间）。为避免损伤巴氏腺管开口，切口宜紧贴处女膜痕外。根据整形外科单位重建的原则，不建议将切口设计在阴道黏膜以内区域。以亚甲蓝清晰标记切口线位置和长度。

2）阴道剥离深度：主要是根据阴道下方肛提肌的深度而定，一般控制在距离阴道口4～5cm为宜，可在术前嘱患者收缩肛门，以指诊测量。

3）局部浸润麻醉：以局麻药在手术范围内进行局部黏膜下浸润麻醉（利多卡因200mg+罗哌卡因75～150mg+生理盐水40～60ml+肾上腺素8滴，配成60～80ml局麻药），重点注射阴道的3点、6点、9点位，在充分镇痛的同时，形成阴道直肠间隙的水垫以增宽该间隙。如果患者比较恐惧，可以酌加静脉药物进行镇静麻醉。

（2）切开与剥离（图4-6-3）：沿着设计切口切开阴道全层，到达阴道外疏松结缔组织层，以组织剪在该层次进行锐性和钝性结合的剥离方法，将阴道壁与其下方的结缔组织分开形成间隙。疏松结缔组织中富含较大的血窦，其深面就是阴道周边的尿生殖膈肌群。剥离深度一般4～5cm，超过该深度就是单纯的直肠外结缔组织，不再包含肛提肌。为了确认剥离深度合适，可以让患者缩紧肛门，指尖可触及收缩肌肉的边界。

（3）止血与缝合（图4-6-4）：充分暴露分离间隙，以双极电凝器充分止血，动脉出血一定要止血可靠，静脉窦出血则可通过缝合而实现止血。在此不建议使用单极电刀或电凝操作，以免损伤直肠造成阴道直肠瘘。止血可靠后开始缝合。紧缩术的缝合可分成3个部分，即肛提肌缝合、会阴体缝合和阴道黏膜的缝合。①肛提肌缝合：以2-0可吸收缝线，按照3层9针法收紧肛提肌（从阴道口观察，肛提肌的缝合可以分成内、中、外三层，每层缝合基底、中部、上缘三

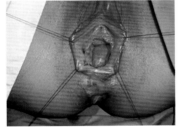 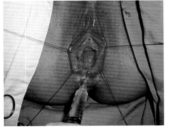 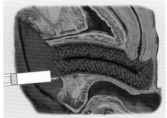 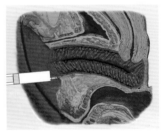

A. 在处女膜痕处设计手术切口　　B. 阴道黏膜下肿胀麻醉　　C. 在阴道黏膜下层进行肿胀麻醉　　D. 增宽阴道直肠间隙

图4-6-2　手术范围与麻醉

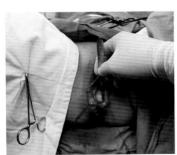 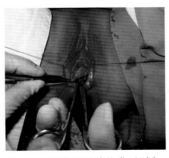 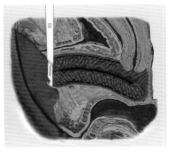 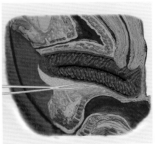

A. 沿设计切口切开阴道黏膜全层　　B. 以组织剪在阴道黏膜下剥离　　C. 紧贴处女膜痕切透阴道全层　　D. 在阴道外疏松结缔组织层剥离

图4-6-3　手术切开与剥离

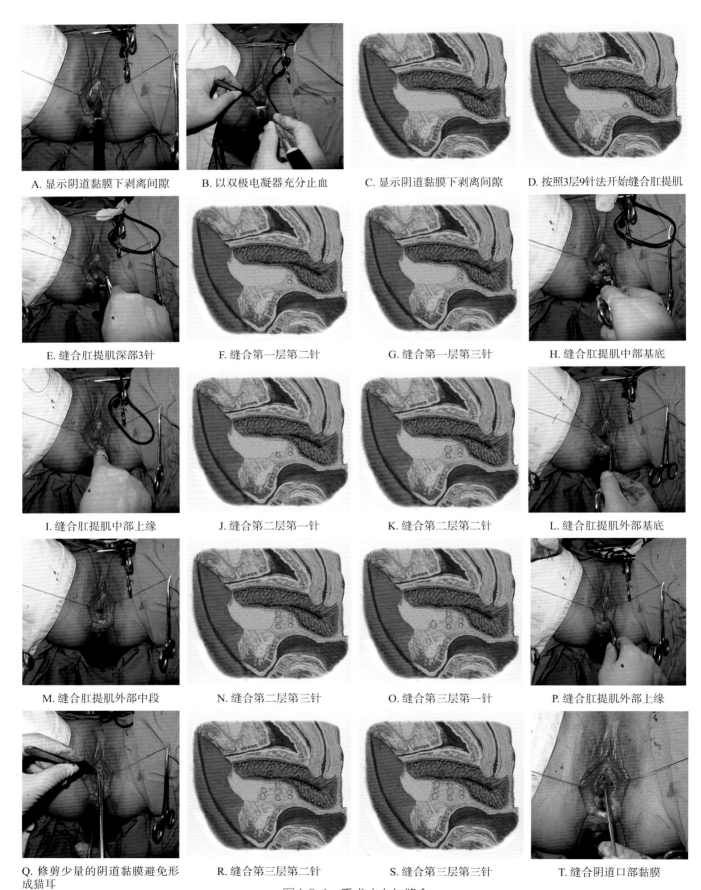

A. 显示阴道黏膜下剥离间隙

B. 以双极电凝器充分止血

C. 显示阴道黏膜下剥离间隙

D. 按照3层9针法开始缝合肛提肌

E. 缝合肛提肌深部3针

F. 缝合第一层第二针

G. 缝合第一层第三针

H. 缝合肛提肌中部基底

I. 缝合肛提肌中部上缘

J. 缝合第二层第一针

K. 缝合第二层第二针

L. 缝合肛提肌外部基底

M. 缝合肛提肌外部中段

N. 缝合第二层第三针

O. 缝合第三层第一针

P. 缝合肛提肌外部上缘

Q. 修剪少量的阴道黏膜避免形成猫耳

R. 缝合第三层第二针

S. 缝合第三层第三针

T. 缝合阴道口部黏膜

图4-6-4　手术止血与缝合

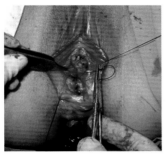

U. 将阴道黏膜固定到基底的筋膜处

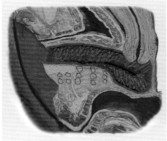

V. 缝合会阴体基底部

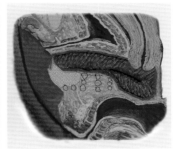

W. 缝合会阴体中段

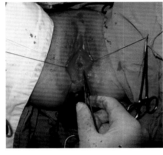

X. 精细修复阴道口和阴唇后联合

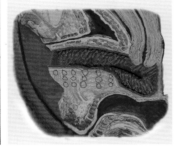

Y. 缝合会阴体上段

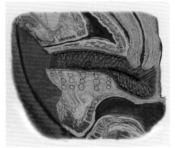

Z. 将两侧阴道前庭黏膜固定到会阴体筋膜处

图4-6-4　手术止血与缝合（续）

针）。②会阴体缝合：以2-0可吸收缝线，分2~3层缝合会阴体部，每层缝合2~3针，将分娩时在X轴向上延伸变薄的会阴体，向原有的Y轴和Z轴方向拉拢收紧，并同时增宽会阴体。③阴道黏膜缝合：以5-0或者4-0可吸收缝线，折叠缝合阴道黏膜，修复阴道口应有的外形，将切开的阴道前庭黏膜组织拉向阴唇后联合，再造舟状窝和阴唇后联合，实现阴道外口形态的改善。

（4）引流、导尿与肛诊（图4-6-5）：术后可在阴道中放置一个抗生素纱条以作引流之用，一般不再另外放置其他引流条。如果阴道紧缩得比较明显（阴道内径1~1.5指），可能会出现术后排尿困难，建议留置10号双腔导尿管。术后要常规进行肛诊，检查是否有缝线穿透直肠黏膜。缝合肛提肌时要控制行针的深度，尽量不要穿透直肠黏膜，如果穿透直肠黏膜较多，最好拆除后重新缝合，以免增加阴道直肠瘘的风险；如果穿透很少，可以观察，患者可能有短时间内的血便。

4. 术后护理　主要是术后导尿管的处理和避免术后出血、炎症。导尿期间应多饮水，以减少尿路感

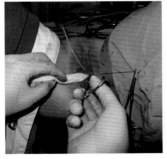

A. 阴道内放置抗生素油纱

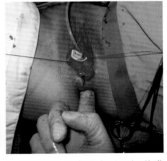

B. 肛诊确认缝合未穿透肛门黏膜

图4-6-5　手术后引流与肛诊

染的概率，导尿管一般保留24小时拔出，多可自行排尿；如果拔出导尿管后仍然排尿困难，可再次插入导尿管，持续导尿3~5天。术中留置的抗生素纱条要求术后1~2天拔出。为减少出血，一般术后48小时避免过多运动。为保持外阴清洁，可以使用外阴清洁剂或者1：5000高锰酸钾坐浴，每天2次，每次10~15分钟，持续7~10天。术后2个月内避免便秘、剧烈运动、大幅度运动、负重，禁忌同房。一般术后6个月内不宜进行阴道窥器检查。

三、注意事项

1. **阴道剥离的深度** 本手术的视野主要靠阴道剥离拓展，剥离的程度和紧缩程度紧密相关。但阴道的剥离也不宜太深、太宽，剥离深度以肛提肌内缘为界，过深时，周围已经没有盆底肌肉，缝合对阴道紧缩意义不大，如果过分牵拉周边的肛提肌进行缝合，可能会造成术后持续性疼痛。剥离宽度一般以3点、9点为限，因为该处为阴道神经、血管穿出部位，剥离过宽时则容易伤及阴道的神经、血管，容易造成术中出血较多，术后也可能出现感觉减退等问题。

2. **肛提肌缝合收紧** 肛提肌的收紧是本手术的关键步骤，务必收紧到位。建议缝合针脚不宜过大，最好按照3层9针的方法进行严密缝合，最上缘的3针应该与阴道壁缝合成一体，缝合要可靠，不留死腔，以免出现术后血肿、出血，甚至可以造成感染。

3. **会阴体的缝合重建** 会阴体薄弱通常在紧缩术中同时矫治，一般需要缝合2～3层，每层数针，将会阴体在Y轴上、Z轴上均行拉拢缝合，这样可以明显增强盆底的承托力，对于术后预防盆底组织脱垂具有一定的效果。

4. **保留阴道的内径** 一般青、中年女性，配偶性能力正常时，紧缩术后阴道内径以1.5指为宜，经过数月的性生活后，多数可以维持在2指左右。如果配偶的阴茎较小，或者是患者的特别要求，也可以将阴道紧缩达到1指。接近或达到更年期的女性进行阴道紧缩时，保留阴道内径可以适当放宽，最好2指左右。如果性伴侣的性能力较差，则阴道应该留得更宽大一些，以免造成性生活障碍，引起新的困惑。

5. **阴道黏膜的处理** 分娩后阴道增宽，其表面的黏膜也有所臃肿。但是，为了保护阴道黏膜形态和功能的完整性，不宜大量切除。那么阴道黏膜的处理就成了阴道紧缩术所必须面对的问题。通常处理方法方法有三种：①将术区的阴道黏膜向阴道深部转移固定。②将术区的阴道黏膜原位进行折叠固定。③将少量形成猫耳不好处理的阴道黏膜剪除缝合。一般本手术中这三类处理方法均会用到。一定要强调阴道黏膜和基底部结缔组织进行可靠的固定，以免局部形成死腔、出现术后血肿，个别人术后会出现阴道黏膜向阴道口脱垂，需要再次手术切除处理。

（李森恺　魏蜀一　丁　健）

第七节　阴道紧缩术术后并发症及处理

阴道紧缩术是一类比较安全的美容整形手术，一般而言，手术比较简单，并发症很少，效果良好。但是，如果手术方法选择不当、手术技巧未能掌握、术中和术后处理不当、使用的手术器械存在问题，或者是与患者沟通不到位，均可能诱发一些并发症，甚至可能引起极为严重的并发症进而导致死亡。因此，手术前后必须注意避开一些常见的问题和陷阱，使手术得以顺利进行。选择不同的手术，可能面对不同的手术风险，在此，我们将各类阴道紧缩手术可能遇到的并发症一并进行讨论。

一、术中出现肺栓塞、窒息死亡

这是阴道紧缩术中最为危险的并发症，主要见于注射法阴道紧缩操作。

1. 病因与临床表现

（1）病因：主要病因就是注射物大量入血，在注射治疗阴道松弛的过程中，不论是自体组织，如自体脂肪颗粒，还是人工合成材料，如透明质酸、胶原蛋白、聚丙烯酰胺水凝胶，只要有大量的注射物入血，均可引起呼吸、循环系统的严重问题。这是该部位使用这类技术本身存在的风险，由于阴道黏膜下疏松结缔组织中富含血窦，当注射针插入其中就可能使得注射物入血，进而引起问题，很难通过技术手段来进行预防。

（2）临床表现：在注射过程中，突然出现呼吸、循环系统的问题，轻度表现为呼吸困难和心悸，中度可表现为发绀与肺不张，重度则表现为肺动脉痉挛、窒息、死亡。要注意与注射物过敏引起的呼吸困难进行区分。后者通过解痉、抗过敏等治疗多可逐渐缓解。对个别自体脂肪颗粒注射致死的患者进行尸检，发现其下腔静脉和右侧心房心室中，均有大量的脂肪颗粒和纤维索样的组织漂浮在血液中，肺动脉有广泛的栓堵和痉挛（图4-7-1）。

2．处理原则 基本处理主要有两方面，一是立刻停止注射、对症治疗，如输液、吸氧、抗过敏、解痉和激素类药物注射等，如果注射的是透明质酸，可以应用透明质酸酶；二是紧急转院，将患者转移到具有抢救条件的大型综合医院。异物性栓堵引起的肺动脉痉挛是致死的常见原因，要针对该问题进行相应的处理。由于发现呼吸困难时，往往异物注入量已经很大，抢救非常困难，常出现猝死。

3．预防 异物入血的问题关键在于预防，如非必要，不宜在阴道周围疏松结缔组织中注射大量的自体脂肪颗粒或者人工合成材料，以免入血。如果决定应用，应该尽量在表浅的黏膜层多点、少量注射。

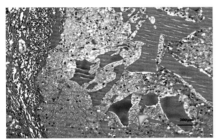

A．血肿在阴道壁形成果冻状不规则物质（HE，×100）

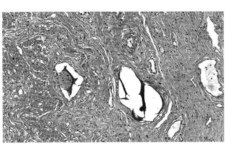

B．阴道黏膜下层肌层血管内嗜碱性凝胶栓子（HE，×200）

C．阴道壁内栓子染色阳性（阿利新蓝，×200）

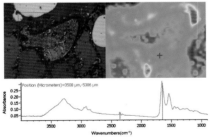
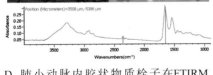

D．肺小动脉内胶状物质栓子在FTIRM的1660cm⁻¹处吸收强度增加（红色加号表示凝胶栓子）

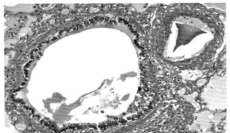

E．肺血管和肺泡毛细血管内栓子（HE，×200）

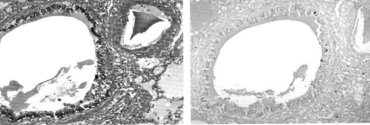

F．肺小动脉内胶状物质阳性（阿利新蓝，×200）

图4-7-1 阴道内注射聚丙烯酰胺水凝胶后肺栓塞死亡患者的病理表现

资料来源：Yijie Duan, Lin Zhang, Shangxun Li, et al, Polyacrylamide hydrogel pulmonary embolism—A fatal consequence of an illegal cosmetic vaginal tightening proceduer: a case report. Forensic Science international, 2014, 238, e6-e10.

二、术后出血、血肿

这是最常见的阴道紧缩术后并发症，主要见于手术法阴道紧缩的过程中。

1．病因与临床表现 阴道紧缩术中、术后出血是最为常见的问题，由于阴道外疏松结缔组织中富含血窦，手术剥离时常有比较明显的出血，尤其是3点、9点位剥离，动脉出血的概率较大。术中出血表现为对肾上腺素不敏感，整个创面都有广泛性渗血，有时多产妇静脉血窦异常丰富，剥离后创面出血很快，几乎难以清晰显露局部的出血点，整个创面都有鲜血涌出。而术后出血多在术后3～5小时出现，表现为阴道中不断有鲜血渗出，在局部形成血肿或者快速渗血，一般性的压迫难以有效止血，局部有一定的胀痛。

2. 处理方法

（1）阴道紧缩术中出血的处理：如果可以见到明确的动脉喷血，最好适当局部止血，如果出血部位不明确，整个创面均有鲜血大量涌出，最好用缝合的方法进行止血。建议按照3层9针的方法迅速缝合阴道外结缔组织和肛提肌结构，一般完成9针缝合后，创面出血多数可以控制，这时再适当在会阴体部位进行止血后分层缝合，绝大多数患者的创面出血可以有效地止住。如果怀疑个别位置有死腔，可以通过阴道黏膜向黏膜下组织另外进行褥式缝合，以加强止血效果。

（2）阴道紧缩术后出血的处理：一般术后出血多数表现为整个缝合创口均有渗血，出血速度不等，周边可以有大量的血凝块。其处理方式首先强调要找到出血部位，一般不要拆除缝线，而是彻底清除局部出血和血凝块，见到出血部位后以手指局部按压。这样多数出血可以有效地控制。如出血部位可见动脉喷血，可以使用双极电凝进行止血，如果见不到动脉喷血，则可以以3-0或者4-0可吸收缝线在出血部位进行局部的"8"字形缝扎，一般缝合数针就可以有效地止血。

3. 预防　为了减少阴道紧缩术中、术后的出血，必须有效地控制出血，建议使用的局部麻醉药中添加1/10万的肾上腺素促进局部血管收缩；术中使用双极电凝器进行有效的止血，务必使得动脉出血得到控制；肛提肌及其筋膜缝合时要力求严密，勿留死腔，一方面可以收紧肛提肌及阴道，另一方面也可以对静脉出血进行有效的控制；一定要将掀起的阴道黏膜折叠固定在基底的筋膜组织上，以免形成死腔。

三、术后伤口疼痛、感染、裂开

常见于通过外科手术进行阴道紧缩的患者，能量法阴道紧缩偶有轻微疼痛。

1. 病因与临床表现

（1）疼痛：正常阴道紧缩术后24小时内有明显的坠痛感，如大便排不出的感觉，24小时后逐渐减轻，

3～5天后基本不痛，可以工作。如果出现伤口血肿、感染，则局部疼痛在术后2～3天明显加剧，呈持续性钝痛，有波动感，直到术后7～10天感染破溃流脓后，疼痛才会有所减轻。如果缝合肛提肌过深，超过5～6cm，可能术后出现比较持久的疼痛，可持续2～4周，部分逐渐好转，个别可以遗留长期的疼痛。

（2）感染：正常阴道紧缩后处理得当，很少出现感染。多数术后感染可能与消毒不到位、手术过程污染、缝合线或手术器械不合格、术后出现血肿、局部创面闭合不严密等因素有关，主要表现为术后2～3天，伤口疼痛不减反增，部分人可能有体温增高、中性粒细胞计数增高等炎症反应表现，这些炎症有时比较局限，可以化脓破溃后自愈，有时则表现比较广泛，导致整个创口裂开，需要清创引流。

（3）裂开：常规处理极少出现的并发症。阴道紧缩术后一般需要6～8周，伤口强度才能达到满足性生活的需求。而伤口裂开最常见的原因就是过早的性活动，如果紧缩术后3～4周同房，有很大的概率出现伤口裂开（图4-7-2）。另一种伤口裂开的常见原因是术后塞药时误伤，术后短期内内环境改变，常有轻微的阴道炎症，表现为白带增多、色泽发黄。有人习惯性地向阴道内塞入栓剂，因为这时阴道口较小而伤口愈合尚不结实，塞药用力过大时很容易导致局部黏膜缝合边缘掀起。真正由于伤口感染而裂开的患者较少，

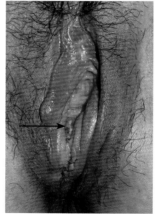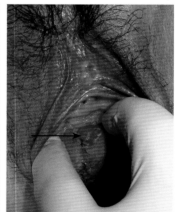

A. 术后伤口裂开外观　　B. 显示阴道黏膜裂开范围

图4-7-2　阴道紧缩术后过早性活动导致伤口裂开

注：28岁，术后1个月伤口愈合正常，开始有性生活，当时有撕裂样疼痛，伴有少量出血，之后1周就诊，显示阴道黏膜部伤口裂开。

往往伴有明显的术后疼痛和脓性分泌物的排出。

2.处理原则　术后当晚的疼痛可以给予镇痛药物进行缓解，当患者术后疼痛持续2~3天，不见减轻时，要高度怀疑有血肿或者感染出现，应该静脉滴注抗生素，同时查血和局部分泌物细菌培养+药敏，力求控制感染。如果个别部位有波动感且疼痛严重，可以适当拆线引流，防止感染扩散。如果伤口已经感染破溃，有脓性分泌物排出，则应加强坐浴排脓、拆除伤口中的缝线，尽快地控制炎症，使得伤口清洁，继续坐浴1~2周后，可以尝试二期缝合。二期缝合不宜在阴道中留置过多的缝线，最好使用粗的单丝尼龙线，通过阴道黏膜向基底部缝合黏膜下肌肉组织，尽量争取缩小死腔，但不宜缝合过密，应保留炎性分泌物排出的通道。对于性活动撕裂的阴道黏膜，一般可以坐浴7~10天后以4-0可吸收缝线进行二期缝合。

3.预防

（1）疼痛：术后疼痛一般和肛提肌收紧的程度成正相关，因此除非必要，不建议阴道收得过紧。正常肛提肌内侧缘距离处女膜痕4~5cm，因此肛提肌收紧的深度最好不要超过5cm，收得过深则可能引起术后比较持久的疼痛。如果术后2~3天疼痛不减反增，则要考虑出现了血肿和感染，可以在疼痛最剧烈的部位适当拆线、引流，减轻疼痛。

（2）感染：术后感染的最常见原因在于术后局部血肿，因此术中止血要彻底，缝合要严密，不留死腔，创口闭合要可靠，务必使得阴道黏膜可靠固定在基底的结缔组织和盆底肌组织上。另外，要强调无菌操作，不论消毒、器械、缝线和手术过程，均应严格执行无菌原则，严防感染的出现。为了减少术后感染，术中、术后可以预防性地应用抗生素。术后强调外阴清洁，最好使用1∶5000的高锰酸钾坐浴。

（3）伤口裂开：一定要叮嘱患者不要过早性生活，最好在术后2个月后才开始性活动，以免撕开缝合的伤口。术后1个月内，尽量不要使用栓剂治疗阴道炎症，以免误伤，影响伤口愈合。如果出现血肿、感染，要积极处理，包括清血肿、拆线引流等，尽量不要等伤口裂开再处理，以免感染扩散。

四、术后排尿困难、尿潴留

主要出现在压力性尿失禁治疗相关的手术后，如尿道折叠术、激光治疗压力性尿失禁和会阴体重建法阴道紧缩术等。

1.病因与临床表现　术后排尿困难，甚至完全排不出尿。有些人能少量尿出一点，但远达不到正常的排尿量，进一步发展则可表现为腹胀、腹痛、明显的不适等尿潴留的症状，此时超声检查，可见一定程度的尿潴留（图4-7-3）。我们曾经有一例患者术后1天拔出导尿管，可以少量自主排尿，但有逐渐加重的腹痛、不适感，术后5天B超显示有1000ml以上的尿潴留。

2.处理原则　对于术后出现排尿困难者，建议留置导尿管，持续性导尿，一般可以持续3~5天，个别患者术后7~10天才能恢复正常的排尿。

3.预防　为了减少术后排尿困难，进行压力性尿失禁治疗相关的手术后，一般建议适当留置导尿管。例如，我们进行保留阴道黏膜的会阴体重建法阴道紧缩术后，常规留置24~72小时的导尿管，以防术后排尿困难。

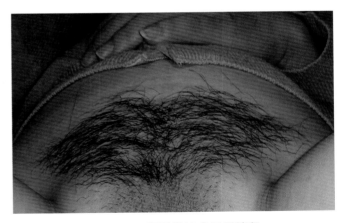

图4-7-3　阴道紧缩术后尿潴留

注：阴道紧缩术后4天，尿潴留。
　　术后1天拔出导尿管，可以少量排尿，但非常困难，出现渐进性加重的腹痛不适，检查见明显腹胀，伴有下腹部压痛。缓慢导尿，即刻导出尿液800ml，腹痛症状立刻缓解，继续留置导尿管3天，恢复正常排尿。

五、阴道直肠瘘

很少发生，多见于手术紧缩，偶见于射频治疗损伤。

1. 病因与临床表现　阴道直肠瘘常见的原因有三方面：一是剥离阴道黏膜时误伤，多因局部解剖不熟、局部瘢痕粘连较重或者存在未治愈的肛瘘；二是止血时损伤，多因使用单极电凝或者电刀，在一些部位反复止血；三是缝合时穿透直肠，缝合肛提肌时，缝线过多地穿透直肠黏膜，局部造成感染性瘘孔。阴道直肠瘘可在术中发现，也可能在术后逐渐出现，常伴有局部感染、伤口愈合不良。瘘孔较小时，阴道有排气或者稀便排出；瘘孔较大时，则可能出现明显的阴道排便和局部异味、感染表现。

2. 处理原则　如果术中发现瘘孔，处理比较简单，局部清创后分层缝合，并适当引流+抗生素治疗等处理，多可愈合。如果术后出现瘘孔，则要坐浴等炎症消退、伤口痊愈，等待6个月后，进行阴道直肠瘘修补术。具体手术细节见阴道直肠瘘修补术章节。

3. 预防　①仔细询问会阴损伤史、手术史和肛瘘治疗史等问题，排除未愈肛瘘、隐藏裂隙等因素。②熟悉局部解剖特点，注意剥离层面不要过深，减少误伤直肠的概率。③术中注射较多的肿胀麻醉药，增宽阴道直肠间隙，保护直肠。④使用双极电凝止血，不要在一个部位反复止血，不要用单极电凝或电刀剥离止血。⑤缝合时注意层次，不要缝合组织过多，以免缝穿直肠黏膜。⑥术后进行肛诊检查，如果发现有较多缝线缝穿直肠，则要拆线重缝。⑦射频治疗时，不要设定能量过高，以免误伤周围的直肠黏膜。

六、术后阴道过紧、过松

多见于各类手术法阴道紧缩的治疗。能量法阴道紧缩术效果多数比较温和，紧缩的感受可能不明显，要事先与患者交流，以免要求过高。

1. 病因与临床表现　阴道的松紧是一个相对概念，它来自阴道内径和阴茎外径的比较结果。

（1）阴道过紧：常见原因有两个方面，一种是绝对过紧，即手术设定的阴道内径过小，明显小于患者配偶的阴茎勃起时的外径，这时性生活困难甚至不能完成，勉强完成则可能有明显疼痛或者出血等问题。另一种是相对过紧，即手术设定的阴道内径正常，但患者配偶的性能力较差，不能完成性生活。

（2）阴道过松：主要是由于手术收紧阴道的程度不足，患者期待值过高，术后手术效果减弱或者是患者配偶阴茎外径过小等原因造成。表现为性生活时仍感包裹感较差，性感受较差。

2. 处理原则　如果感觉阴道过紧，可以尝试进行阴道扩张，逐渐适应。如果仍然性生活困难，可以在阴道最紧部位纵切横缝，松解收紧的肌肉、筋膜及阴道黏膜组织。

3. 预防　术前多与患者沟通，了解其要求、配偶的性能力及阴茎的大小，以便设定合适的手术目标。根据患者的要求，选择合适的手术方法，并通过手术过程实现设定的目标。手术过程中，经常测定手术的效果，及时调整手术步骤。术后适当护理，保证手术的成功与效果。术后2个月开始进行凯格尔训练，增强盆底肌肉的力量，改善性感受。

七、术后性生活干涩、疼痛、不适

多见于能量法阴道紧缩术或者是黏膜切除法阴道紧缩术。

1. 病因与临床表现　常规手术时，如果患者临近更年期，或者本身阴道就比较干涩，紧缩术后性生活时可能干涩感更为明显，甚至引起疼痛、不适。选用黏膜切除法阴道紧缩术时，如果黏膜切除量过多，术后可能出现阴道干涩，性生活时可能有撕裂样疼痛、不适。进行能量治疗时，如果短时间内反复多次、高能量治疗，可能造成阴道黏膜的瘢痕化，进而引起干涩、不适和性活动疼痛等问题。

2. 处理原则　一般认为，阴道干涩和性交疼痛不适治疗比较困难。可以适当应用润滑剂，减轻摩擦；对于阴道中索带样过于狭窄的部分，应该进行手术松解；对于瘢痕化的阴道则可以适当使用雌激素软膏，尽量改善其阴道黏膜的质地。如果疼痛、不适严重而持久，可以就诊于疼痛科，采用镇痛药物、神经阻滞或者神经切断等治疗方法，以缓解其疼痛、不适。

3. 预防　2018年，美国FDA对能量法阴道紧缩术等问题发出警告，认为能量法效果不确定，不建议进行广泛应用，尤其要避免短时间内高能量的反复多次治疗。尽量不采用切除阴道黏膜的阴道紧缩术，以免造成术后的干涩和疼痛。对于中、老年人进行阴道紧缩，其阴道内径的设定要适当放宽，不宜小于2指，必要时术后使用阴道润滑剂。

八、术后阴道感染

阴道紧缩术后由于内环境的改变，多数有一过性的轻微阴道炎症。

1. 病因与临床表现　阴道紧缩术后，常出现白带增多、变黄、偶有异味等轻度阴道炎症的表现，一般没有明显的阴道不适。如果术前有外阴阴道假丝酵母菌病，则术后可能一过性地加重。

2. 处理原则　一般不用处理，经过3～5个月的自我调整，通过阴道的自洁效果，炎症多自然消退，由于阴道口封闭改善多数比较术前，炎症会有所好转。如果炎症较重，引起明显的不适，也可以适当对症药物治疗。

3. 预防　当阴道炎症比较明显时，要适当治疗后再进行阴道紧缩术。术中严格消毒，术后适当外阴清洁、坐浴，均有助于减少阴道的炎症。

九、术后阴道瘢痕增生

很少见，多见于瘢痕体质患者进行紧缩术后，或者射频治疗术后。

1. 病因与临床表现　紧缩术后，阴道口、阴道内可见明显的瘢痕增生，形成狭窄环、挛缩带，组织弹性下降，分泌减少，可能出现局部灼痛感或者性交痛。可能出现局部挛缩变形，甚至影响功能，如造成阴道狭窄等。

2. 处理原则　瘢痕组织松解、部分或者全部切除，通过组织移植的手段实现功能的重建，同时进行抗瘢痕增生的治疗，如放疗、局部药物注射等。

3. 预防　对于瘢痕增生明显的瘢痕体质患者，要重点排查，不宜作为常规手术对象。如果决定治疗，也应该降低能量治疗的参数，尽量减少手术创伤，以免出现术后的瘢痕增生。并在治疗后适当采用抗瘢痕治疗措施。

十、术后阴道口外形不佳、瘢痕

多见于手术阴道紧缩治疗后。

1. 病因与临床表现　有些阴道紧缩的手术设计，不带有阴道外口整形的部分，或者术者对阴道前庭的结构特点不熟悉，修复时局部设计不合理，可能术后出现阴道外口、会阴区畸形，性活动障碍、性交痛等问题。有些患者具有瘢痕增生倾向，在阴道口、会阴区域，可见明显的瘢痕增生。有些存在会阴撕裂、侧切等修复不理想的问题，未能在阴道紧缩术中同时解决，也表现为局部的畸形、异常。

2. 处理原则　一般术后6个月考虑进行会阴区域瘢痕的切除和修复。如果局部组织匮乏不明显，可以切除大部分瘢痕组织，复位各个组织结构，然后分层缝合；如果局部组织匮乏明显，可以适当进行组织移植来重建外阴的形态。术后要同时进行抗瘢痕增生治疗，如浅电子线或X线照射术区、类固醇类药物局部注射等。

3. 预防　主要从三个方面进行预防，一是详细分析会阴区域的畸形成因和瘢痕面积，在阴道紧缩同时设计合适的手术方法来矫正外阴部畸形；二是排除瘢痕体质既往史和家族史；三是手术后适当增加抗瘢痕增生的措施。

十一、术后手术效果消失

多见于能量法阴道紧缩、微创手术阴道紧缩或者单纯切除阴道黏膜法阴道紧缩术等操作简单、创伤较小的阴道紧缩治疗。

1. 病因与临床表现　阴道紧缩后，通常有一段时间手术效果较好，但能够维持多久通常与选择的方法密切相关。有些阴道紧缩的方法本身就是暂时性的，如能量法阴道紧缩术，这些手术后一般3～6个月就会恢复原来的阴道情况；有些紧缩方法难以持久，如微创手术阴道紧缩，手术后随着缝线的切割或者断裂，1～2年手术效果就会消失；有些紧缩是通过阴道黏膜的张力而实现，如切除黏膜的阴道紧缩术，通常术后6～12个月随着组织张力性牵拉，手术效果就会大打折扣。3D生物束带法阴道紧缩后，通常半年左右有一个明显的阴道口径放松现象，这时患者常感觉疗效减弱，有些甚至感觉完全无效；阴道内注射紧缩者，通常疗效很短，数月就会消失。

2. 处理原则　如果阴道紧缩术效果丧失，则可以考虑再次手术（如激光法阴道紧缩）或者选用疗效更为持久的手术方法再次手术。目前我们认为疗效最为持久的是保留黏膜的会阴体重建法阴道紧缩术，由于该术式产生疗效的原理是将分娩后产生移位的组织进行复位、修复而实现，是一种生理性的恢复，从组织修复的方法到术后力学特点均以恢复到产前状态为"金标准"，因此更加符合人体的生物力学特征，疗效较好。如果不再经阴道分娩，部分疗效可以维持终生。

3. 预防　术前与患者沟通时，要说明选择的治疗方法，其治疗特点、优缺点和维持时间等问题均要清晰说明，以免术后出现纠纷。对于不要求持久疗效者，可以选用一些创伤较小的治疗，如激光、埋线

等；如果强调要求持久疗效，则要慎重选择，最好采用会阴体重建法阴道紧缩术。

十二、术后阴道感觉减退

极少见，偶见于射频法阴道紧缩或者手术阴道紧缩后。

1. 病因与临床表现　阴道紧缩术一般不会出现术后感觉减退，部分患者可能出现术后感觉改善。但在治疗重度阴道松弛，如果阴道黏膜的剥离范围超过了3点、9点神经、血管穿入界限，有时可能出现术后性感觉减退现象。同理，如果射频治疗能量设定太高，损伤了阴道黏膜的感觉神经，也可能出现术后的感觉减退。

2. 处理原则　如果感觉神经彻底损伤，则一般处理无效，如果只是部分神经分支有所损伤，则可以给予神经营养药物改善其损伤状态，给予雌激素改善阴道黏膜的结构，可能对其感觉有改善效果。

3. 预防　主要有两个方面，一个是阴道黏膜剥离时，一般不宜超过3点、9点位置，以免损伤阴道的感觉神经传入支；另一个是阴道黏膜部处理时，不宜过度损伤（如能量设定过高、损伤范围过大、切除过多等），以免影响其感觉神经。

（周　宇　王可可　车可心）

第八节　会阴体重建阴道紧缩术术后随访

为了观察会阴体重建联合阴道黏膜皱褶缝合阴道紧缩术治疗产后阴道松弛的临床效果，观察并分析年龄、阴道松弛度、分娩胎次、不同分娩方式与阴道收缩压力的关系，我们选择性地调查了2014年9月至2015年8月在中国医学科学院整形外科医院妇科整形中心接受了会阴体重建联合阴道黏膜皱褶缝合阴道紧缩术的产后阴道松弛的85例患者（其中68例顺利完

成，17例失活脱落），就其手术措施、术前术后的检查、随访结果汇总于此。

一、基本资料

完成调查的68例患者构成总体组，年龄25～46岁，平均（35.6±5.6）岁，根据分娩方式将其分为阴

道分娩组和剖宫产组，其中阴道分娩组53例，14例生育1次，29例生育2次，10例生育3次，伴有会阴裂伤14例，伴有会阴切开27例；剖宫产组15例，均生育1次（表4-8-1）。所有纳入患者，均主诉性生活不满意，希望通过手术改善，其中61例自我感觉不同程度的阴道松弛，其余7例配偶感觉阴道松弛，9例伴有偶发轻度SUI。术前测量阴道松弛程度及阴道外段最大收缩压力值及收缩持续时间。术前完成FSFI。

表4-8-1　纳入患者一般情况表

项目	$\bar{x}\pm SD$ or n（%，N=68）
年龄/岁	35.6 ± 5.6
20～30	16（23.5%）
31～40	41（60.3%）
41～50	11（16.2%）
分娩方式	
经阴道分娩	53（77.9%）
1胎	14（20.6%）
2胎	29（42.6%）
3胎	10（14.7%）
剖宫产	15（22.1%）
1胎	15（22.1%）
阴道松弛程度	
轻度	16（23.5%）
中度	35（51.5%）
重度	17（25.0%）
伴发症状	
会阴裂伤（Ⅰ～Ⅱ度）	14（20.6%）
会阴切开	27（39.7%）
尿失禁（轻度偶发）	9（13.2%）

1. 阴道松弛程度测定（指测法）　截石位，充分润滑，安静环境下，阴道可轻松进入2指以上即为松弛。勉强进入3指为轻度松弛；轻松进入3指至勉强进入4指为中度松弛；轻松进入4指以上为重度松弛。术前测量以不引起患者疼痛不适为度。其中轻度松弛16例，中度松弛35例，重度松弛17例（表4-8-1）。

2. 阴道外段最大收缩压力值及收缩持续时间测量方法　患者取截石位平卧，将会阴收缩力计（图4-8-1）探头置于阴道外段，开启测量，嘱患者做提肛收缩阴道动作（凯格尔运动），记录压力值及持续时间，测量3次，取平均值（图4-8-2）。

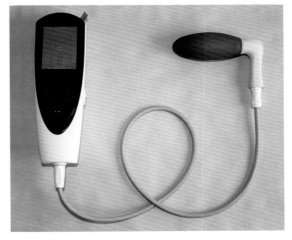

图4-8-1　会阴收缩力计

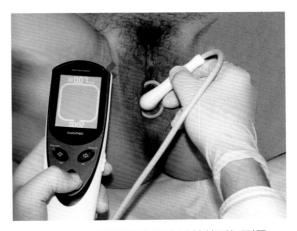

图4-8-2　阴道收缩力及收缩持续时间测量

3. 入组标准

1）纳入标准：生育1年以上、年龄20～50岁的阴道松弛患者。

2）排除标准：生殖道炎症，外阴肿瘤，重度会阴裂伤，严重SUI，POP，凝血功能异常，自身或性伴侣有性功能障碍者，全身情况差不能耐受手术者。

二、手术方法

均采用会阴体重建联合阴道黏膜皱褶缝合阴道紧缩术。

1. **手术过程** 手术日期选择在月经干净后3~10天。受术者取截石位，以碘伏消毒会阴及阴道，根据阴道松弛程度与患者要求的术后紧缩程度，于处女膜痕处设计阴道后壁1/3~1/2弧形切口，0.5%利多卡因+1/10万肾上腺素液于阴道黏膜下层行局部肿胀麻醉，切开阴道黏膜全层达黏膜下层，沿黏膜下层向内剥离4~5cm，注意分离层次，避免损伤阴道黏膜及肛管前壁。双极电凝止血。以正中矢状线为准，2-0可吸收缝线将基底肛提肌及筋膜组织由内向外分层缝合，每层由内至外间隔约1cm缝合1针，每层缝合3针，缝合3层，共9针，逐层将两侧肛提肌组织向中心拉拢缝合。然后分层缝合会阴体创面，完成对会阴体的重建。缝合肛提肌时，注意进针深度，避免过深缝穿肛管前壁；至最外层时，需对剥离的黏膜行皱褶缝合，缝线穿行一侧基底组织至同侧剥离黏膜的黏膜下层，再缝入对侧黏膜下层至对侧基底组织出针、打结，可使剥离的阴道黏膜锚着固定，并形成皱褶，同法缝合剩余两针。此时，弧形切口的两端基本靠拢，将黏膜适当修剪后，5-0可吸收缝线将其左右对位间断缝合。肛诊明确无肛管、直肠损伤。新形成的阴道口以容纳1.5~2指为宜。

2. **术后处理** 阴道内填塞碘伏或红霉素膏纱卷，24~48小时后取出；口服抗生素3天；每天以1:5000高锰酸钾溶液坐浴2次，共7~10天；术后2个月恢复性生活。

3. **术后随访** 要求患者术后6个月回院复查，观察外阴形态，测量阴道最大收缩压力值及收缩持续时间，并填写FSFI。

4. **统计学处理** 所有计量资料首先采用Shapiro-Wilk进行正态分布检验，符合正态分布采用均数±标准差（$\bar{X} \pm SD$）表示；采用Levene检验法对数据进行方差齐性检验。根据正态性和方差齐性分别采用配对t检验或Wilcoxon符号秩和检验。相关性采用Pearson或Spearman相关分析。以$P < 0.05$为差异具有显著统计学意义。所有的数据统计工作和部分数据示意图均采用SPSS 19.0软件完成，其余数据的示意图采用Office Excel 2010（美国微软公司Office 2010的组件之一）完成。

三、随访结果

1. **随访情况** 共完成有效随访68例，失访率20%。

2. **愈合情况** 完成整个调查的68例随访病例，均切口愈合良好，无出血、血肿、感染、裂开及脏器损伤等并发症。其余17例随访脱落的患者，也均未反馈出血、血肿、感染、切口裂开等并发症。

3. **术后效果**

（1）外形及触诊情况：外阴形态改善良好，无阴

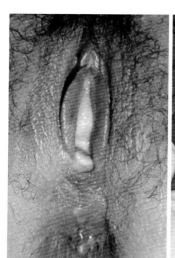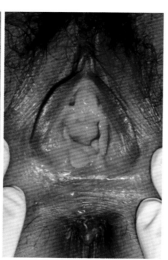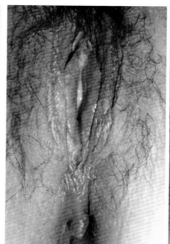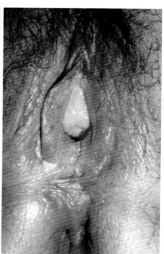

A. 术前　　　　　　　　　　　　　　　　　B. 术后6个月

图4-8-3　会阴体重建联合阴道黏膜皱褶缝合阴道紧缩术效果

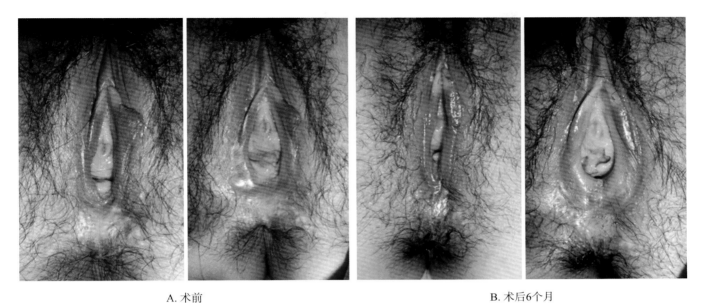

A. 术前   B. 术后6个月

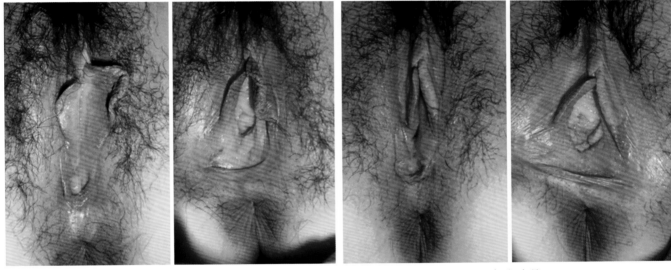

A. 术前   B. 术后6个月

图4-8-3 会阴体重建联合阴道黏膜皱褶缝合阴道紧缩术效果（续）

道黏膜脱垂，会阴体膨隆丰满（图4-8-3），触诊阴道侧切凹陷消失，阴道壁及会阴体弹性增加，阴道收缩有力。

（2）手术效果的主观感受：68例随访患者中，有53例（77.9%）术后6个月时有较明显的阴道收紧感，站立时会阴下坠无力感改善。在性生活质量上，43例自觉明显改善，19例轻度改善，6例自觉无改善，改善率约为91.2%。术前9例伴有轻度偶发SUI的患者中，有4例反馈术后SUI症状基本消失。

（3）各组的阴道最大收缩压力值及收缩持续时间情况（图4-8-4、图4-8-5）

阴道分娩组：术前阴道最大收缩压力值为（14.75±4.37）mmHg，术后6个月时的阴道最大收缩压力值为（20.72±4.66）mmHg，二者的差异有统计学意义（$P < 0.05$）。术前阴道收缩持续时间为（5.64±3.25）s，术后6个月时的阴道收缩持续时间为（5.79±2.94）s，二者的差异无统计学意义（$P > 0.05$）（表4-8-2）。

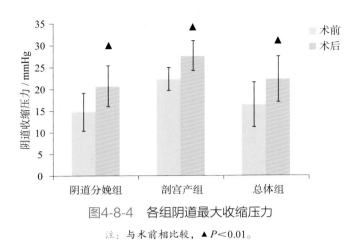

图4-8-4 各组阴道最大收缩压力

注：与术前相比较，▲P<0.01。

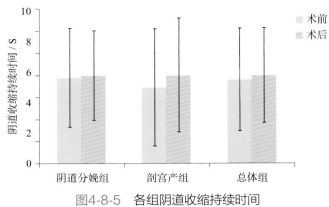

图4-8-5 各组阴道收缩持续时间

表4-8-2 阴道分娩组阴道最大收缩压力及收缩持续时间（$\bar{X} \pm SD$）（$n=53$）

	术前	术后6个月	P值
阴道最大收缩力/mmHg	14.75 ± 4.37	20.72 ± 4.66	<0.01
阴道收缩持续时间/s	5.64 ± 3.25	5.79 ± 2.94	0.689

剖宫产组：术前阴道最大收缩压力值为（22.27±2.63）mmHg，术后6个月时的阴道最大收缩压力值为（27.60±3.40）mmHg，二者的差异有统计学意义（$P<0.05$）。术前阴道收缩持续时间为（5.00±3.85）s，术后6个月时的阴道收缩持续时间为（5.80±3.73）s，二者的差异无统计学意义（$P>0.05$）（表4-8-3）。

表4-8-3 剖宫产组阴道最大收缩压力及收缩持续时间（$\bar{X} \pm SD$）（$n=15$）

	术前	术后6个月	P值
阴道最大收缩力/mmHg	22.27 ± 2.63	27.60 ± 3.40	<0.01
阴道收缩持续时间/s	5.00 ± 3.85	5.80 ± 3.73	0.276

总体组：术前阴道最大收缩压力值为（16.41±5.11）mmHg，术后6个月时的阴道最大收缩压力值为（22.24±5.25）mmHg，二者的差异有统计学意义（$P<0.05$）。术前阴道收缩持续时间为（5.50±3.37）s，

术后6个月时的阴道收缩持续时间为（5.79±3.10）s，二者的差异无统计学意义（$P>0.05$）（表4-8-4）。

表4-8-4 总体组阴道最大收缩压力及收缩持续时间（$\bar{X} \pm SD$）（$n=68$）

	术前	术后6月	P值
阴道最大收缩力/mmHg	16.41 ± 5.11	22.24 ± 5.25	<0.01
阴道收缩持续时间/s	5.50 ± 3.37	5.79 ± 3.10	0.377

（4）各组的FSFI评分结果（图4-8-6）

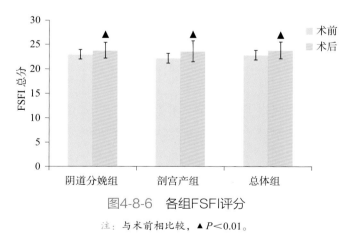

图4-8-6 各组FSFI评分

注：与术前相比较，▲P<0.01。

阴道分娩组：术前FSFI总分为22.95±1.90，术后6个月时的FSFI总分为23.78±1.59，二者的差异有统计学意义（$P<0.05$）。FSFI各分项中，术前欲望、

兴奋、湿润度、高潮、满意度、疼痛的分数分别为 3.59±0.76、3.38±0.74、4.62±0.74、3.74±0.81、3.13±0.95、4.47±1.07；术后6个月时欲望、兴奋、湿润度、高潮、满意度、疼痛的分数分别为3.62±0.60、3.45±0.69、4.65±0.72、4.14±0.81、3.53±0.94、4.38±0.86；其中高潮和满意度两项手术前后的差异有统计学意义（$P<0.01$），而欲望、兴奋、湿润度、疼痛四项手术前后的差异无统计学意义（$P>0.05$）（表4-8-5、图4-8-7）。

表 4-8-5　阴道分娩组 FSFI 评分（$\bar{X}\pm SD$）（$n=53$）

项目	术前	术后6个月	P值
欲望	3.59±0.76	3.62±0.60	0.672
兴奋	3.38±0.74	3.45±0.69	0.359
湿润度	4.62±0.74	4.65±0.72	0.676
高潮	3.74±0.81	4.14±0.81	<0.01
满意度	3.13±0.95	3.53±0.94	<0.01
疼痛	4.47±1.07	4.38±0.86	0.396
总分	22.95±1.90	23.78±1.59	<0.01

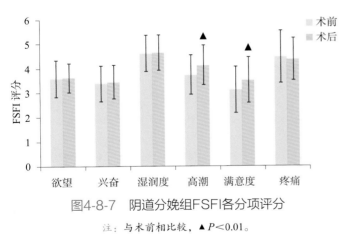

图4-8-7　阴道分娩组FSFI各分项评分

注：与术前相比较，▲$P<0.01$。

剖宫产组：术前FSFI总分为22.19±2.07，术后6个月时的FSFI总分为23.57±2.12，二者的差异有统计学意义（$P<0.05$）。FSFI各分项中，术前欲望、兴奋、湿润度、高潮、满意度、疼痛的分数分别为3.20±0.71、3.28±0.67、4.70±0.56、2.99±0.69、3.60±0.96、4.64±1.01；术后6个月时欲望、兴奋、

湿润度、高潮、满意度、疼痛的分数分别为3.44±0.73、3.24±0.69、4.50±0.72、3.54±0.74、4.27±0.84、4.53±0.80；其中高潮和满意度两项手术前后的差异有统计学意义（$P<0.05$），而欲望、兴奋、湿润度、疼痛四项手术前后的差异无统计学意义（$P>0.05$）（表4-8-6，图4-8-8）。

表 4-8-6　剖宫产组 FSFI 评分（$\bar{X}\pm SD$）（$n=15$）

项目	术前	术后6月	P值
欲望	3.20±0.71	3.44±0.73	0.189
兴奋	3.28±0.67	3.24±0.69	0.698
湿润度	4.70±0.56	4.50±0.72	0.215
高潮	2.99±0.69	3.54±0.74	<0.01
满意度	3.60±0.96	4.27±0.84	<0.01
疼痛	4.64±1.01	4.53±0.80	0.623
总分	22.19±2.07	23.57±2.12	<0.01

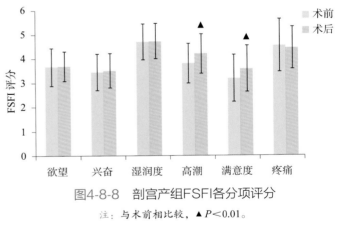

图4-8-8　剖宫产组FSFI各分项评分

注：与术前相比较，▲$P<0.01$。

总体组：术前FSFI总分为22.78±1.95，术后6个月时的FSFI总分为23.73±1.70，二者的差异有统计学意义（$P<0.05$）。FSFI各分项中，术前欲望、兴奋、湿润度、高潮、满意度、疼痛的分数分别为3.50±0.76、3.36±0.72、4.64±0.70、3.57±0.84、3.24±0.96、4.51±1.05；术后6个月时欲望、兴奋、湿润度、高潮、满意度、疼痛的分数分别为3.58±0.63、3.40±0.69、4.61±0.72、4.01±0.83、3.69±0.96、4.41±0.84；其中高潮和满意度两项手术前后

的差异有统计学意义（$P<0.05$），而欲望、兴奋、湿润度、疼痛四项手术前后的差异无统计学意义（$P>0.05$）（表4-8-7、图4-8-9）。

表4-8-7　总体组 FSFI 评分（$\bar{X} \pm SD$）（$n=68$）

项目	术前	术后6个月	P值
欲望	3.50 ± 0.76	3.58 ± 0.63	0.282
兴奋	3.36 ± 0.72	3.40 ± 0.69	0.488
湿润度	4.64 ± 0.70	4.61 ± 0.72	0.727
高潮	3.57 ± 0.84	4.01 ± 0.83	<0.01
满意度	3.24 ± 0.96	3.69 ± 0.96	<0.01
疼痛	4.51 ± 1.05	4.41 ± 0.84	0.321
总分	22.78 ± 1.95	23.73 ± 1.70	<0.01

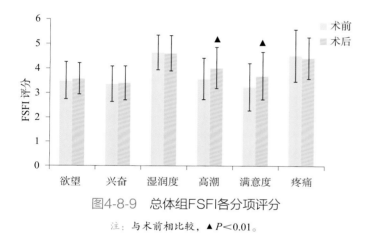

图4-8-9　总体组FSFI各分项评分

注：与术前相比较，▲ $P<0.01$。

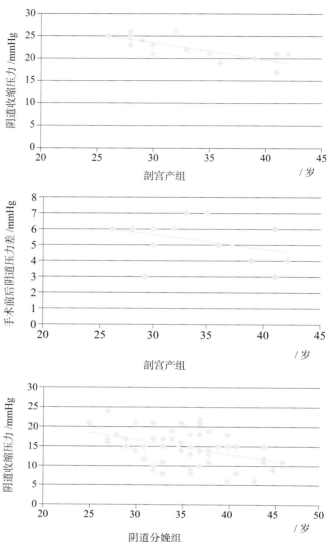

图4-8-10　年龄与各组阴道收缩压力值、手术前后阴道压力差的散点图

4. 年龄、阴道松弛度、分娩胎次、不同分娩方式与阴道收缩压力（术前）的关系

（1）年龄与阴道收缩压力的关系：将年龄分别与剖宫产组、阴道分娩组的阴道收缩压力和手术前后阴道压力差值绘制散点图（图4-8-10），并进行相关性分析，结果显示年龄与剖宫产组、阴道分娩组的阴道收缩压力值均成负相关，即随年龄的增长，阴道收缩压力逐渐减小，而年龄与剖宫产组、阴道分娩组的手术前后阴道收缩压力差值无明显相关性（表4-8-8）。

表4-8-8　年龄与各组阴道收缩压力值、手术前后阴道压力差值的线性相关分析

影响因素	测量参数	组别	相关系数	P值
年龄	阴道收缩压力值	A	−0.766	0.001
		B	−0.416	0.002
	手术前后阴道压力差值	A	−0.386	0.156
		B	0.055	0.698

注：A组. 剖宫产组；B组. 阴道分娩组。

（2）阴道松弛度与阴道收缩压力值的关系：阴道轻度松弛组、中度松弛组、重度松弛组的阴道收缩压力值分别为（21.75±3.32）mmHg、（16.74±3.48）mmHg、（10.71±3.16）mmHg，各组之间的差异均有显著的统计学意义（$P<0.05$）（表4-8-9、图4-8-11）。

表4-8-9　阴道松弛度与阴道收缩压力值的关系（$\bar{X}\pm SD$）

组别	样本数	术前阴道收缩压力值
轻度	16	21.75±3.32
中度	35	16.74±3.48▲
重度	17	10.71±3.16▲★

注：与轻度组比较，▲$P<0.01$；与中度组比较，★$P<0.01$。

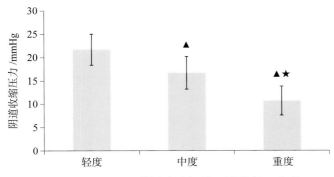

图4-8-11　不同阴道松弛度组的阴道收缩压力值

注：与轻度组比较，▲$P<0.01$；与中度组比较，★$P<0.01$。

（3）分娩胎次与阴道收缩压力的关系：剖宫产1胎组、阴道分娩1胎组、阴道分娩2胎组、阴道分娩3胎组的阴道收缩压力值分别为（22.27±2.63）mmHg、（19.00±2.80）mmHg、（14.24±3.49）mmHg、（10.30±3.20）mmHg。各组之间的差异均有显著的统计学意义（$P<0.05$）（表4-8-10、图4-8-12）。

（4）不同分娩方式与阴道收缩压力值的关系：剖宫产组、阴道分娩顺产组、阴道分娩会阴切开组、阴道分娩会阴裂伤组的阴道收缩压力值分别为（22.27±2.63）mmHg、（17.75±3.22）mmHg、（15.63±3.67）mmHg、（10.50±3.37）mmHg。剖宫产组的阴道收缩压力值明显高于顺产组、会阴切开组、会阴撕裂组（$P<0.05$），顺产组与会阴切开组的阴道收缩压力值差异无明显的统计学意义

（$P>0.05$），但均高于会阴裂伤组的阴道收缩压力值（$P<0.05$）（表4-8-11、图4-8-13）。

表4-8-10　分娩胎次与术前阴道收缩压力值的关系（$\bar{X}\pm SD$）

组别	样本数	阴道收缩压力值
A	15	22.27±2.63
B	14	19.00±2.80▲
C	29	14.24±3.49▲★
D	10	10.30±3.20▲★▽

注：A组.剖宫产1胎；B组.阴道分娩1胎；C组.阴道分娩2胎；D组.阴道分娩3胎。与A组比较，▲$P<0.01$；与B组比较，★$P<0.01$；与C组比较，▽$P<0.01$。

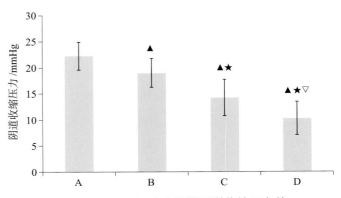

图4-8-12　不同胎次组的阴道收缩压力值

注：A组.剖宫产1胎组。B组.阴道分娩1胎组。C组.阴道分娩2胎组。D组.阴道分娩3胎组。

与A组比较，▲$P<0.01$；与B组比较，★$P<0.01$；与C组比较，▽$P<0.01$。

表4-8-11　不同分娩方式与阴道收缩压力值的关系（$\bar{X}\pm SD$）

组别	样本数	阴道收缩压力值
A	15	22.27±2.63
B	12	17.75±3.22▲
C	27	15.63±3.67▲
D	14	10.50±3.37▲★▽

注：A组.剖宫产组；B组.阴道分娩顺产组；C组.阴道分娩会阴切开组；D组.阴道分娩会阴裂伤组。与A组比较，▲$P<0.01$；与B组比较，★$P<0.01$；与C组比较，▽$P<0.01$。

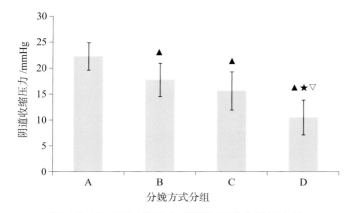

图4-8-13 不同分娩方式组的阴道收缩压力值

注：A组.剖宫产组。B组.阴道分娩顺产组。C组.阴道分娩会阴切开
组。D组.阴道分娩会阴裂伤组。
与A组比较，▲P＜0.01；与B组比较，★P＜0.01；与C组比较，
▽P＜0.01。

四、讨论

1. 阴道、盆底的结构与功能　阴道是由黏膜、肌层及纤维组织膜构成的肌性空腔器官（Farage M，2006），其内含有横行皱襞，在阴道后壁及阴道入口处分布最多，阴道具有一定的弹性和伸展性（Hricak H，1988），良好的弹性可以维持阴道前后壁紧贴的自然闭合状态，并在性生活中提供对阴茎的围裹感，尤其被盆底肌包绕和固定的阴道下段，在解剖及功能上更为复杂和重要（Barnhart K T，2006）。Petros等（2011）认为盆底肌是一个协调统一的整体，对维持盆腔脏器的位置及功能具有重要的作用；盆底肌的正常张力加强了阴道外口的闭合，而且在性生活时，盆底肌的主动收缩会加强阴道口对阴茎的握持感（Shafik A，2000），从而可以达到增加双方的性快感的目的。而位于盆底中心的会阴体，是各种肌肉附着的重要结构点，附着于此处的肌肉有尿道阴道括约肌、球海绵体肌、会阴浅横肌、会阴深横肌、肛提肌和肛门外括约肌等，各肌肉力量的协调维持着尿道、阴道、肛门的正常位置和功能。而一旦阴道或者会阴体因各种原因受到损伤，则会引起相应的形态及功能异常。

2. 妊娠和分娩对阴道、盆底结构的影响　妊娠与分娩对女性来说，具有十分重要的意义，但往往会给女性机体带来一些困扰（Wells J C，2010）；尤其对于阴道及盆底组织，是加速其老化的一个重要因素（Kepenekci I，2011；Alperin M，2016；Varella L R，2016）。

（1）分娩带来的损伤：妊娠过程会对盆底组织产生一个长期的持续牵拉损伤，使盆底肌肉的力量减弱，Palmezoni等（2017）研究显示初孕妇的盆底肌力量低于未孕未产妇。而经阴道分娩往往会直接引起阴道及会阴体组织过度拉伸甚至撕裂，在组织学上表现为肌肉及弹力纤维的拉长或断裂，Lammers等（2013）通过磁共振影像发现超过36%的经阴道分娩女性存在不同程度的分娩相关的盆底肌肉撕裂现象；在临床上多表现为盆底肌力量的减弱，Guzman等（2014）研究发现，不管肛提肌的撕裂还是不可逆的过度伸长都与其收缩功能的降低关系密切，Gameiro等（2011）研究也发现妊娠及经阴道分娩均可以导致盆底肌肉力量的减弱。而且这种损伤一旦造成，往往很难自我恢复，Elenskaia等（2011）研究发现大部分女性的盆底收缩力量会在分娩后1年内得到最大的恢复，Friedman等（2012）对经阴道分娩女性的盆底肌力量检测发现，这种影响在产后十多年仍一直存在。我们选择的观察对象，限定于分娩后1年以上，无严重SUI及POP的病例，术后的盆底肌训练也在术后6个月以后，以期最大限度减少其对结果的影响。

（2）肌肉损伤的临床表现：分娩损伤引起肌肉力量的减弱，早期可能因为难以维持阴道口处的张力及收缩力，只表现为阴道的松弛、会阴体塌陷、缩肛乏力，而随着年龄的增长（Slieker-Ten Hove M C，2009），或者多次怀孕分娩，这种影响会逐渐加重，部分女性则会出现压力性尿失禁（SUI）或盆底器官脱垂（POP）（Van Delft K，2014；Volloyhaug I，2016）等盆腔功能障碍性疾病，在我们的研究患者中，也发现14例存在轻度的SUI症状。

（3）生产方式的影响：相比较而言，剖宫产对阴道及盆底肌的损伤不如经阴道分娩严重，Sigurdardottir等（2011）研究发现剖宫产也会引起盆底肌力量的减弱，但此作用比经阴道分娩稍弱。Volloyhaug等（2015）也发现剖宫产引起的盆底肌损伤及POP比经阴道分娩要少。我们的研究也发现，剖宫产组的阴道收缩压力值均比经阴道分娩各组的阴道收缩压力值要高，这说明经阴道分娩过程中胎儿对阴道及盆底肌肉的损伤是显而易见的；而且，经阴道分娩顺产组和会阴切开组均比会阴裂伤组的阴道收缩压力值要高，说明会阴裂伤对阴道及盆底肌肉的损伤最为严重，愈合以后对盆底整体系统的影响也最大。经阴道分娩顺产组与会阴切开组的阴道收缩压力值差异无明显统计学意义，提示我们会阴切开在分娩过程中具有积极的作用。

（4）分娩次数的影响：分娩次数对阴道收缩压力值的影响也比较明显，随着分娩次数的增加，阴道及盆底肌肉所受的损伤也逐渐增加，阴道和盆底肌肉的力量也逐渐减弱。并且随着年龄的增长，不论剖宫产及阴道分娩，阴道收缩压力值都出现减弱的趋势，因此年龄也是引起阴道松弛的一个重要原因。阴道松弛程度与阴道和盆底肌肉的受损伤程度也有一定的联系，我们通过阴道收缩压力值的测定发现，随着阴道松弛程度的加重，阴道收缩压力值也明显减低。

3. 生育对性功能的影响　分娩对女性性功能也都会产生不同程度的影响，Acele等（2012）研究显示大部分女性都存在产后性功能问题，Song等（2014）发现会阴切开及剖宫产都会影响产后性功能，Leeman等（2012）总结发现，分娩方式在影响产后性功能上并无不同，但是会阴侧切和严重的会阴裂伤会严重影响产后性功能是非常明确的。Dogan等（2017）一项对产后5年以上的单产妇调查研究发现，会阴切开会引起性欲望、性兴奋及性高潮方面的减退。

因此，分娩不仅会引起阴道和盆底组织的过度拉伸和撕裂，进而导致盆底肌力量的减退，还会引起性功能的减退。产后女性的阴道松弛，作为盆底组织损伤后早期表现之一，从形态到功能上的变化，都应当引起人们足够的重视。修复受损伤的肌肉组织，重建盆底肌的整体性，在恢复解剖结构基础上进行适当的锻炼，不仅可以起到收紧阴道、改善性功能的效果，而且对于预防或者改善盆底功能障碍性疾病，理论上也会起到一定的作用。

4. 阴道紧缩术的影响

（1）保留阴道黏膜会阴体重建法阴道紧缩术的原理与优点：我们早期就在临床中应用会阴体重建法阴道紧缩术治疗阴道松弛，随访所知，临床效果良好，本研究中，在手术方式上，我们在肛提肌修复、会阴体重建基础上，增加了对剥离的阴道黏膜折叠后原位保留缝合的处理，对外阴的形态及盆底的功能都给予了最大程度的修复。此手术方式结合了会阴体重建与阴道黏膜保留的优点，一方面可以使部分拉伸断裂的肛提肌等阴道周围肌肉得到收紧和重新附着，尤其对于伴有会阴切开及会阴裂伤者，可使切开或撕裂处的瘢痕被旷置，重建阴道口处的肌肉环，恢复盆底肌的整体性；同时会阴体的组织量得到补充，外形更加丰满膨隆。另一方面，将阴道黏膜保留并皱褶化缝合锚定于阴道后壁上，在一定程度上可以起到填充和增加摩擦的作用，并且此缝合方法将黏膜下腔分成数个小腔隙，理论上可以减少阴道黏膜下血肿及术后阴道黏膜脱垂的发生。

（2）手术的"金标准"与安全性：该手术以恢复女性产前的盆底及阴道结构特点为"金标准"，是一种恢复性手术。在术后随访中，我们发现受术者均无出血、血肿、感染、切口裂开及脏器损伤等并发症发生，说明此手术方式具有良好的操作安全性。我们发现术后外阴的形态较前改善，会阴体部丰满，保留的阴道黏膜较前略有回缩，无脱垂现象发生，阴道指诊也显示阴道分娩留下的切开凹陷消失，阴道壁充实，弹性及收缩力明显改善，均达到了我们术前的预期结果。

（3）手术对盆底肌肉的影响：通过对阴道外段最大收缩压力值及持续收缩时间的统计分析，我们可以看出无论剖宫产组、阴道分娩组，还是总体组的术后收缩压力值均比术前明显提高。这说明手术对盆底肌力量确实有改善作用。我们认为主要原因在于手术使盆底肌群尤其是肛提肌的解剖结构得到较大的恢复，部分损伤的肌肉重新得以连接，整个盆底肌肉收缩时更加协调。在此基础上进行盆底肌训练，我们相信盆底肌力量的改善效果会更好，这也是值得继续深入研究的内容。在阴道收缩持续时间上，剖宫产组、阴道分娩组和总体组的手术前后差异均无统计学意义，我们认为肌肉收缩的持续时间主要与肌肉本身的长期锻炼有关，可能通过术后长期系统的盆底肌训练得以延长，这需要我们在临床中更长时间的随访观察来证实我们的猜想。

（4）手术对压力性尿失禁的影响：入组完成调查的患者中，术前9例伴有轻度偶发SUI的患者中，有4例反馈术后SUI症状基本消失，这提示我们阴道紧缩手术对产后SUI等盆底功能障碍性疾病也有积极的治疗或预防作用。在之后的临床随访中，我们发现有半数以上的压力性尿失禁患者术后漏尿现象有明显改善甚至治愈。其原理可能与会阴深横肌的修复、阴道尿道括约肌的收紧、肛提肌收紧、尿道内口与膀胱颈前移等因素有关，目前其产生的机制尚不太清晰。

（5）患者术后盆底感受的变化：阴道收缩力量的改善也通过患者自身的感觉得以印证，术后6个月时近四分之三（53例）有较明显的阴道收紧感，站立时会阴下坠无力感也有所改善。我们随访时还发现术后部分患者会有不同程度的肛门牵拉不适感，术后1个月内最为明显，术后2个月时明显缓解，术后6个月时不适感基本消失。这种不适感主要来自缝线对肌肉的牵拉收紧，待缝线慢慢吸收降解后，这种不适感会明显缓解。

（6）手术对性功能的影响：在性功能方面，剖宫产组、阴道分娩组和总体组的术后FSFI总分均比各组术前明显提高，说明手术确实可以改善性功能，尤其在高潮和满意度两个分项上，术后各组比术前均改善明显，但在欲望、兴奋、湿润度及疼痛四个分项上，各组手术前后的差异无统计学意义。我们分析认为，手术一方面改善了外阴的紧张度，尤其阴道外口收紧以后，阴蒂和小阴唇也被相应的拉紧，在性生活时，阴茎对阴蒂和小阴唇的摩擦及牵拉刺激都会相应增加。另一方面，盆底肌力量得到加强和协调后，其收缩将阴道外口收紧的同时，会使阴道的长轴与矢状轴的夹角变小，在性生活时，阴茎对阴道前壁的直接刺激会增加；这都会改善女性的性功能。值得注意的是，在疼痛分项上，手术前后的改变没有统计学意义，这意味着手术并没有增加患者的疼痛感，在临床随访中也没有患者反馈手术会引起性生活疼痛。在患者对性生活质量的自我评价上，68例中有43例自觉明显改善，19例轻度改善，6例自觉无改善，改善率约为91.2%，我们分析无改善的原因可能与患者自身性敏感度低有关。其真实的原因还需要我们去研究验证，同时这也提示我们需要探索是否还有其他方法能改善阴道性敏感度。

本研究仅对手术后6个月时的阴道收缩压力值及性功能情况进行了评价，随着年龄增长或者再次怀孕分娩，阴道收缩压力值会慢慢减小，本手术效果理论上会减弱或者消失，因此在临床中，我们仍需要通过长期的随访及总结研究，来不断完善对其的客观评价。但此类外阴美容整形手术由于涉及隐私或患者对术后效果比较满意而不愿返院复查，我们的研究中也有17例（20%）患者未完成返院复查，这就增加了术后的长期随访以及相关内容深入研究的难度。

五、结论

会阴体重建联合阴道黏膜皱褶缝合阴道紧缩术手术操作安全，效果良好，术后并发症少，可明显改善外阴形态，对阴道分娩和剖宫产后的阴道松弛患者均可以增强阴道外段收缩力，改善性功能，提高性生活质量。

年龄与阴道收缩压力值呈负相关关系。阴道松弛程度的加重、分娩胎次的增加以及会阴裂伤都出现阴道收缩压力值的明显减低。

（赵　阳　李　强　杨　堃）

参考文献

[1] GOODMAN MP, PLACIK OJ, BENSON R H 3rd, et al. A Large Multicenter Outcome Study of Female Genital Plastic Surgery[J]. J Sex Med, 2010, 7(4 Pt 1): 1565-1577.

[2] Cosmetic Surgery National Data Bank Statistics[J]. Aesthet Surg J, 2016, 36 Suppl 1(Suppl 1): 1-29.

[3] GOODMAN MP. Female Cosmetic Genital Surgery[J]. Obstet Gynecol, 2009, 113(1): 154-159.

[4] PAULS RN, FELLNER AN, DAVILA GW. Vaginal Laxity: A Poorly Understood Quality of Life Problem; a Survey of Physician Members of the International Urogynecological Association (IUGA)[J]. Int Urogynecol J, 2012, 23(10): 1435-1448.

[5] MILLHEISER L, KINGSBERG S, PAULS R. A Cross-Sectional Survey to Assess the Prevalence and Symptoms Associated With Laxity of the Vaginal Introitus[J], 2010, 21: 1102-1103.

[6] KRYCHMAN ML. Vaginal Laxity Issues, Answers and Implications for Female Sexual Function[J]. J Sex Med, 2016, 13(10): 1445-1447.

[7] PALMEZONI VP, SANTOS MD, PEREIRA JM, et al. Pelvic Floor Muscle Strength in Primigravidae and Non-Pregnant Nulliparous Women: A Comparative Study[J]. Int Urogynecol J, 2017, 28(1): 131-137.

[8] VOLLOYHAUG I, MORKVED S, SALVESEN KA. Association between pelvic floor muscle trauma and pelvic organ prolapse 20 years after delivery[J]. Int Urogynecol J, 2016, 27(1): 39-45.

[9] 李鹏程，赵穆欣，段晨旺，等. 改良的阴道紧缩术[J]. 中国美容医学杂志，2007，16（11）：1489-1491.

[10] PARK TH, PARK HJ, WHANG KW. Functional vaginal rejuvenation with elastic silicone threads: a 4-year experience with 180 patients[J]. J Plast Surg Hand Surg, 2015, 49(1): 36-39.

[11] PARK TH, WHANG KW. Vaginal Rejuvenation with Gore-Mycromesh[J]. Aesthetic Plast Surg, 2015, 39(4): 491-494.

[12] MILLHEISER LS, PAULS RN, HERBST SJ, et al. Radiofrequency treatment of vaginal laxity after vaginal delivery: nonsurgical vaginal tightening[J]. J Sex Med, 2010, 7(9): 3088-3095.

[13] LEE MS. Treatment of Vaginal Relaxation Syndrome With an Erbium: YAG Laser Using 90 Degrees and 360 Degrees Scanning Scopes: A Pilot Study & Short-term Results[J]. Laser Ther, 2014, 23(2): 129-138.

[14] GEORGIOU CA, BENATAR M, DUMAS P, et al. A Cadaveric Study of the Arterial Blood Supply of the Labia Minora[J]. Plast Reconstr Surg, 2015, 136(1): 167-178.

[15] 滕莉荣，边旭明，朱兰，等. 妊娠期和产后盆腔器官脱垂时肛提肌形态学及阴道黏膜神经表达特征[J]. 生殖医学杂志，2013，22（6）：430-435.

[16] ALPERIN M, COOK M, TUTTLE LJ, et al. Impact of vaginal parity and aging on the architectural design of pelvic floor muscles[J]. Am J Obstet Gynecol, 2016, 215(3): 312 e1- e9.

[17] VARELLA LR, TORRES VB, ANGELO PH, et al. Influence of parity, type of delivery, and physical activity level on pelvic floor muscles in postmenopausal women[J]. J Phys Ther Sci, 2016, 28(3): 824-830.

[18] GUZMAN ROJAS R, WONG V, SHEK KL, et al. Impact of levator trauma on pelvic floor muscle function[J]. Int Urogynecol J, 2014, 25(3): 375-380.

[19] ELENSKAIA K, THAKAR R, SULTAN AH, et al. The effect of pregnancy and childbirth on pelvic floor muscle function[J]. Int Urogynecol J, 2011, 22(11): 1421-1427.

[20] DOGAN B, GUN I, OZDAMAR O, et al. Long-term impacts of vaginal birth with mediolateral episiotomy on sexual and pelvic dysfunction and perineal pain[J]. J Matern Fetal Neonatal Med, 2017, 30(4): 457-460.

[21] 周传德，李强，唐勇，等. 会阴体重建阴道紧缩术的临床应用分析[J]. 中国美容医学杂志，2008，17（10）：1441-1443.

[22] KARABAGLI Y, KOCMAN EA, VELIPASAOGLU M, et al. Labia Majora Augmentation with De-epithelialized Labial Rim (Minora) Flaps as an Auxiliary Procedure for Labia Minora Reduction[J]. Aesthetic Plast Surg, 2015, 39(3): 289-293.

[23] 刘树伟，李瑞锡. 局部解剖学. 第8版[M]. 北京：人民卫生出版社，2013.

[24] 申素芳. 妇产科学[M]. 第6版. 西安：第四军医大学出版社，2005.

[25] NEELS H, TJALMA WA, WYNDAELE JJ, et al. Knowledge of the pelvic floor in menopausal women and in peripartum women[J]. J Phys Ther Sci, 2016, 28(11): 3020-3029.

[26] HILL AM, MCPHAIL SM, WILSON JM, et al. Pregnant women's awareness, knowledge and beliefs about pelvic floor muscles: a cross-sectional survey[J]. Int Urogynecol J, 2017, 28(10): 1557-1565.

[27] DEFFIEUX X, VIEILLEFOSSE S, BILLECOCQ S, et al. [Postpartum pelvic floor muscle training and abdominal rehabilitation: Guidelines][J]. J Gynecol Obstet Biol Reprod (Paris), 2015, 44(10): 1141-1146.

[28] ABEDI P, JAMALI S, TADAYON M, et al. Effectiveness of selective vaginal tightening on sexual function among reproductive aged women in Iran with vaginal laxity: a quasi-experimental study[J]. J Obstet Gynaecol Res, 2014, 40(2): 526-531.

[29] KARCHER C, SADICK N. Vaginal rejuvenation using energy-based devices[J]. International Journal of Womens Dermatology, 2016, 2(3) : 85-88.

[30] SEKIGUCHI Y, UTSUGISAWA Y, AZEKOSI Y, et al. Laxity of the vaginal introitus after childbirth: nonsurgical outpatient procedure for vaginal tissue restoration and improved sexual satisfaction using low-energy radiofrequency thermal therapy[J]. J Womens Health (Larchmt), 2013, 22(9): 775-781.

[31] VICARIOTTO F, RAICHI M. Technological evolution in the radiofrequency treatment of vaginal laxity and menopausal vulvo-vaginal atrophy and other genitourinary symptoms: first experiences with a novel dynamic quadripolar device[J]. Minerva Ginecol, 2016, 68(3): 225-236.

[32] 陈晓芳，胡守舵，姬东硕，等．埋没导引针缝合法和阴道后壁黏膜切除法治疗阴道松弛的临床比较[J]．中华医学美学美容杂志，2015，21（2）：80-83.

[33] 陈淑剑，段华．阴道松弛症的非手术治疗进展[J]．中华妇产科杂志，2019，54（8）：565-568.

[34] SUN X, LI C, JIN L, et al. Development and validation of Chinese version of female sexual function index in a Chinese population-a pilot study[J]. J Sex Med, 2011, 8(4): 1101-1111.

[35] MA J, PAN L, LEI Y, et al. Prevalence of female sexual dysfunction in urban Chinese women based on cutoff scores of the Chinese version of the female sexual function index: a preliminary study[J]. J Sex Med, 2014, 11(4): 909-919.

[36] 王建六，李强，李峰永，等．阴道松弛症诊断与治疗专家共识[J]．中国实用妇科与产科杂志，2020，36（10）：965-967.

[37] 赵阳．产后阴道松弛的相关年轻化手术的基础及临床应用研究[D]．北京：北京协和医学院，2017.

[38] SEKIGUCHI Y, UTSUGISAWA Y, AZEKOSI Y, et al. Laxity of the vaginal introitus after childbirth: nonsurgical outpatient procedure for vaginal tissue restoration and improved sexual satisfaction using low-energy radiofrequency thermal therapy[J]. J Womens Health (Larchmt), 2013, 22(9): 775-781.

[39] MILLHEISER LS, PAULS RN, HERBST SJ, et al. Radiofrequency treatment of vaginal laxity after vaginal delivery: nonsurgical vaginal tightening[J]. J Sex Med, 2010,7(9): 3088-3095.

[40] ALINSOD RM. Transcutaneous temperature controlled radiofrequency for orgasmic dysfunction[J]. Lasers Surg Med, 2016, 48(7): 641-645.

[41] KRYCHMAN M, ROWAN CG, ALLAN BB, et al. Effect of single-treatment, surface-cooled radiofrequency therapy on vaginal laxity and female sexual function: the VIVEVE I randomized controlled trial[J]. J Sex Med, 2017, 14(2): 215-225.

[42] ROSS EV, DOMANKEVITZ Y, SKROBAL M, et al. Effects of CO_2 laser pulse duration in ablation and residual thermal damage: implications for skin resurfacing[J]. Lasers Surg Med, 1996, 19(2): 123-129.

[43] GASPAR A, ADDAMO G, BRANDI H. Vaginal fractional CO2 laser: a minimally invasive option for vaginal rejuvenation[J]. Am J Cosmetic Sur, 2011, 28(3): 156-162.

[44] SALVATORE S, LEONE ROBERTI MAGGIORE U, ATHANASIOU S, et al. Histological study on the effects of microablative fractional CO_2 laser on atrophic vaginal tissue: an ex vivo study[J]. Menopause, 2015, 22(8):845-849.

[45] ZERBINATI N, SERATI M, ORIGONI M, et al. Microscopic and ultrastructural modifications of postmenopausal atrophic vaginal mucosa after fractional carbon dioxide laser treatment[J]. Lasers Med Sci, 2015, 30(1): 429-436.

[46] SALVATORE S, NAPPI RE, ZERBINATI N, et al. A 12-week treatment with fractional CO_2 laser for vulvovaginal atrophy:a pilot study[J]. Climacteric, 2014, 17(4): 363-369.

[47] LEE MS. Treatment of vaginal relaxation syndrome with an Erbium:YAG laser using 90° and 360° scanning scopes: a pilot study & short-term results[J]. Laser Ther, 2014, 23(2): 129-138.

[48] GAVIRIA JEL. J. A. Laser vaginal tightening (LVT)—evaluation of a novel noninvasive laser treatment for

vaginal relaxation syndrome[J]. *J Laser Heal Acad*, 2012(1): 59-66.

[49] TADIR Y, GASPAR A, LEV-SAGIE A, et al. Light and energy based therapeutics for genitourinary syndrome of menopause: consensus and controversies[J]. *Lasers Surg Med*, 2017, 49(2): 137-159.

[50] ACELE EO, KARACAM Z. Sexual problems in women during the first postpartum year and related conditions[J]. J Clin Nurs, 2012, 21(7-8): 929-937.

[51] ALPERIN M, COOK M, TUTTLE LJ, et al. Impact of vaginal parity and aging on the architectural design of pelvic floor muscles[J]. Am J Obstet Gynecol, 2016, 215(3): 312, e1-e9.

[52] AUKEE P, TIHTONEN K. Pregnancy, delivery and pelvic floor disorder [J]. Duodecim, 2010, 126(20): 2381-2386.

[53] BARNHART KT, IZQUIERDO A, PRETORIUS ES, et al. Baseline dimensions of the human vagina[J]. Hum Reprod, 2006, 21(6): 1618-1622.

[54] DOGAN B, GUN I, OZDAMAR O, et al. Long-term impacts of vaginal birth with mediolateral episiotomy on sexual and pelvic dysfunction and perineal pain[J]. J Matern Fetal Neonatal Med, 2017, 30(4): 457-460.

[55] ELENSKAIA K, THAKAR R, SULTAN AH, et al. The effect of pregnancy and childbirth on pelvic floor muscle function[J]. Int Urogynecol J, 2011, 22(11): 1421-7.

[56] FARAGE M, MAIBACH H. Lifetime changes in the vulva and vagina[J]. Arch Gynecol Obstet, 2006, 273(4): 195-202.

[57] FRIEDMAN S, BLOMQUIST JL, NUGENT JM, et al. Pelvic muscle strength after childbirth[J]. Obstet Gynecol, 2012, 120(5): 1021-1028.

[58] GAMEIRO MO, SOUSA VO, GAMEIRO LF, et al. Comparison of pelvic floor muscle strength evaluations in nulliparous and primiparous women: a prospective study[J]. Clinics (Sao Paulo), 2011, 66(8): 1389-1394.

[59] GUZMAN ROJAS R, WONG V, SHEK KL, et al. Impact of levator trauma on pelvic floor muscle function[J]. Int Urogynecol J, 2014, 25(3): 375-380.

[60] HRICAK H, CHANG YC, THURNHER S. Vagina: evaluation with MR imaging. Part I. Normal anatomy and congenital anomalies[J]. Radiology, 1988, 169(1): 169-174.

[61] KEPENEKCI I, KESKINKILIC B, AKINSU F, et al. Prevalence of pelvic floor disorders in the female population and the impact of age, mode of delivery, and parity[J]. Dis Colon Rectum, 2011, 54(1): 85-94.

[62] LAMMERS K, PROKOP M, VIERHOUT ME, et al. A pictorial overview of pubovisceral muscle avulsions on pelvic floor magnetic resonance imaging[J]. Insights Imaging, 2013, 4(4): 431-441.

[63] LEEMAN LM, ROGERS RG. Sex after childbirth: postpartum sexual function[J]. Obstet Gynecol, 2012, 119(3): 647-655.

[64] PALMEZONI VP, SANTOS MD, PEREIRA JM, et al. Pelvic floor muscle strength in primigravidae and non-pregnant nulliparous women: a comparative study[J]. Int Urogynecol J, 2017, 28(1): 131-137.

[65] PETROS P. The integral system[J]. Cent European J Urol, 2011, 64(3): 110-9.

[66] SHAFIK A. The role of the levator ani muscle in evacuation, sexual performance and pelvic floor disorders[J]. Int Urogynecol J Pelvic Floor Dysfunct, 2000, 11(6): 361-376.

[67] SIGURDARDOTTIR T, STEINGRIMSDOTTIR T, ARNASON A, et al. Pelvic floor muscle function before and after first childbirth[J]. Int Urogynecol J, 2011, 22(12): 1497-1503.

[68] SLIEKER-TEN HOVE MC, POOL-GOUDZWAARD AL, EIJKEMANS MJ, et al. Pelvic floor muscle function in a general female population in relation with age and parity and the relation between voluntary and involuntary contractions of the pelvic floor musculature[J]. Int Urogynecol J Pelvic Floor Dysfunct, 2009, 20(12): 1497-1504.

[69] SNOOKS SJ, SWASH M, MATHERS SE, et al. Effect of vaginal delivery on the pelvic floor: a 5-year follow-up[J]. Br J Surg, 1990, 77(12): 1358-1360.

[70] SONG M, ISHII H, TODA M, et al. Association between sexual health and delivery mode[J]. Sex Med, 2014, 2(4): 153-158.

[71] VAN DELFT K, SULTAN AH, THAKAR R, et al. The relationship between postpartum levator ani muscle avulsion and signs and symptoms of pelvic floor dysfunction[J]. BJOG, 2014, 121(9): 1164-1171; discussion 1172.

[72] VARELLA LR, TORRES VB, ANGELO PH, et al. Influence of parity, type of delivery, and physical activity level on pelvic floor muscles in postmenopausal women[J]. J Phys Ther Sci, 2016, 28(3): 824-830.

[73] VOLLOYHAUG I, MORKVED S, SALVESEN O, et al. Forceps delivery is associated with increased risk of pelvic

organ prolapse and muscle trauma: a cross-sectional study 16-24 years after first delivery[J]. Ultrasound Obstet Gynecol, 2015, 46(4): 487-495.

[74] WELLS JC, GRIFFIN L, TRELEAVEN P. Independent changes in female body shape with parity and age: A life-history approach to female adiposity[J]. Am J Hum Biol, 2010, 22(4): 456-462.

[75] 周传德，李强，唐勇，等. 会阴体重建阴道紧缩术的临床应用分析[J]. 中国美容医学杂志，2008，17（10）：1441-1443.

第5章 处女膜修复术

处女膜是阴道外口的一层薄膜，中间有一个交通的通道称作处女膜孔。处女膜是一层保护屏障，捍卫着女性的健康。当开始性活动、受到外伤或者剧烈运动后，处女膜可能会出现破裂，其保护作用有所下降。有些人因自我心理需求，希望通过手术来修复损伤的处女膜，处女膜修复手术就应运而生了。最早的处女膜修复手术见于19世纪初的法国，之后盛行于日本，到20世纪末，该技术已经逐渐发展完善并在许多地区传播，手术方法也多达数十种。但目前尚无一种最佳的修复方案被大家所公认。

第一节 基础知识

一、处女膜的形态及修补的意义

处女膜是阴道外口处菲薄、质脆、血供不佳的弹性黏膜。处女膜形态不一，多种多样、半环及圆环形的处女膜是较为常见的形态。

一般来说，处女膜孔的直径≤15mm且无明显裂痕是处女膜完整的标志。穿透处女膜的损伤（性交、置入式卫生棉条、手术操作等）可能会导致处女膜深达基底的裂痕，破坏处女膜的完整性。

世界卫生组织关于健康的定义是不仅生理上健康，而且心理上、社会适应上处于良好的状态，而处女膜修复手术可以增强患者的自信心，更好地面对新的生活，因此具有积极的心理和社会价值。虽然世界各地伦理观念和文化背景不同，但许多国家处女膜修复术都广泛开展。

二、处女膜的分型和审美

处女膜的外形具有很大的个体特异性，可以为椭圆形、圆形，也可以为伞形、多孔形，或者完全闭锁，其形状各异。但完整处女膜的基本特征为单个处女膜孔的直径≤15mm。

1. 处女膜的分型　根据临床所见，我们综合分析了完整处女膜的形状，认为根据处女膜孔的特征，可以分成四大类型、12种（图5-1-1、图5-1-2）。

Ⅰ型（类圆型处女膜）：最常见的处女膜类型，处女膜孔为椭圆形、圆形、半月形等形状，边缘比较光滑，孔径可大、可小，一般≤15mm。个别人处女膜高度很低，近似于无，则处女膜孔可能较大。

Ⅱ型（多齿型处女膜）：比较常见的处女膜类型，处女膜孔呈现不规则形，如伞形、多齿形等，边缘呈大小不等的齿状尖突，突向处女膜孔中心。有些人齿状尖突很长，可以突出到阴道前庭中，构成异常突出的增生性处女膜。但总体围成的处女膜孔直径多≤15mm。

Ⅲ型（多孔型处女膜）：比较少见的类型，处女膜孔由2个或者多个小孔组成，呈现双孔、筛状等。有时处女膜中间的纵向隔膜向阴道内延伸，呈现长短不一的隔膜状，为阴道纵隔凋亡不全的残迹。

Ⅳ型（闭合型处女膜）：很少见，为处女膜孔发育不全的类型，处女膜厚薄不一，为阴道横隔凋亡不全的表现。这类患者青春期时经血不能排出，需要切

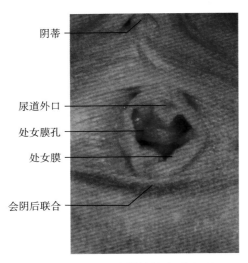

图5-1-1　正常完整的处女膜表现

阴蒂
尿道外口
处女膜孔
处女膜
会阴后联合

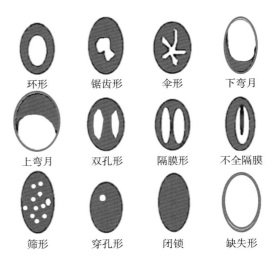

图5-1-2　各种类型处女膜孔的示意图

环形　锯齿形　伞形　下弯月
上弯月　双孔形　隔膜形　不全隔膜
筛形　穿孔形　闭锁　缺失形

开处女膜，进行阴道口成形。

2. 处女膜的审美　正常的阴道及前庭的发育是处女膜审美的基础。处女膜最重要的一个特征是完整性，而完整处女膜的基本表现为处女膜孔直径≤15mm，且无明显裂痕。所以，处女膜审美的第一要素是处女膜孔直径≤15mm。其次，美丽的处女膜应该薄而整洁，便于性活动的开展。另外，美丽的处女膜呈现粉红色，局部清洁，没有明显的炎性分泌和异常的疣状增生。

处女膜过厚（厚度大于5mm）、闭锁、突出于前庭外（齿状尖突长度大于10mm）或者形成较长的隔膜均属于不够美观的情况，往往需要医疗帮助进行修整。

三、处女膜的功能和解剖特点

1. 处女膜的功能　处女膜主要功能是保护和筛选作用。

（1）保护：女性青春期前，由于卵巢分泌的雌激素少，阴道黏膜薄、皱襞少、酸度低、抵抗力较弱。处女膜作为阴道与外界交界处的保卫屏障，能物理性地缩小阴道在外界的暴露面积，在一定程度上减少外界细菌侵入女性生殖系统，减少生殖系统的疾病，保护女性的生殖能力。青春期以后，随着卵巢的发育，体内雌激素增多，阴道抵抗力加强，处女膜也就失去了作用。

（2）筛选：从生物进化学角度来看，成年女性比较坚韧的处女膜只允许身体强壮的男性进入，可以防止性能力不足的老人或性能力欠佳的人与女性完成性活动，这对保证子代的强壮与繁衍能力具有重要的意义。

2. 处女膜的解剖特点　处女膜是一种膜样结构，环绕阴道口部，其宽度一般在5～7mm，厚度多在2～4mm，处女膜孔直径小于10mm。虽然有一定的个体差异，但其血运一般较差、有一定的张力，且容易感染，所以手术成功率较低。

3. 处女膜组织学特征及修复手术成功的解剖因素　处女膜是由双侧前庭上皮结构、少量的结缔组织和弹性纤维组成，其组织学特点：质地较薄、血运较差、黏膜抗张能力较低。为了提高处女膜修复术的成功率，通常要采用一些整形的方法来改善处女膜创口的血运，增加手术的成功率。常用的方法有三类：①增加创口处的接触面积（传统术式、瓦式缝合法、错位缝合法）。②将黏膜上的张力转移到黏膜下的基底部（半月修复法、三层修复法）。③辅助减张缝合（处女膜边缘环扎缝合、处女膜基部阴道黏膜收紧缝合）。

四、处女膜修复术的历史

处女膜为附着于阴道外口处的薄层黏膜组织，在幼女时期，对生殖系统具保护作用，但随生殖系统发育成熟，成年女性处女膜并无生理功能，其本身也变得菲薄质脆，血供差。中国传统观念将处女膜完整、新婚初夜见红作为衡量女性贞洁的标准。

1. 开端 处女膜修复术早在19世纪前半叶的欧洲就曾经风靡一时，那时是专门为妓女服务，称为处女膜伪造术，就是用羊肠线在阴道口缝上一圈类似处女膜的东西。到了20世纪60年代，处女膜修复术在日本兴起，当时日本正处在战后恢复时期，性文化普遍存在对处女膜的崇拜。当时的处女膜修复术后需要休息半个月才能够开始性交。20世纪70年代后，随着日本的性开放，这种手术逐渐减少。我国大概于1994年开始尝试开展处女膜修复手术，并迅速在各大中型城市展开，受术者逐年增多。

2. 手术人群 寻求处女膜修复手术的人群主要有4类：婚前同居或者有强迫性性行为，之后希望重新开始生活；婚前手淫损伤处女膜，希望以完美形象走入结婚殿堂；婚前因剧烈运动、外伤等损伤处女膜，准备结婚时；婚后短时间离婚或者丧偶，准备再婚。

3. 处女膜修复术的进展 处女膜常由于性交、剧烈运动、手淫、手术操作等原因引起破裂，初次破裂多位于截石位3~9点。早期的修复术主要是以缝合处女膜裂隙，暂时维持处女膜的完整为主要思路而设计，以各种可吸收缝线的缝合为主要手段，并不强调处女膜的伤口愈合；后期的修复术则是强调处女膜的真正修复和愈合，但由于当时技术所限，成功率很低，仅约46.7%，且与处女膜厚度密切相关。为了增加手术后的愈合率，人们尝试了瓦式缝合、错位缝合、处女膜缘减张和阴道黏膜下缩紧减张等方法，但手术成功率仍然欠佳。目前流行的处女膜修复手术主要可以分两大类：①快速处女膜修复术，这类患者来求治时往往婚期迫近，她们并不期望处女膜真正愈合而是更注重处女膜的象征意义——在新婚之夜的突破感和落红。快速处女膜修复术由Ming-Cheh Ou等进行了报道，他们用羊肠线或者可吸收缝线在处女膜内层黏膜处环形缝合即可达到暂时修复完整效果。②长效处女膜修复术，现实中，要求行长效处女膜修复术的患者其实更多，她们近期虽然并无结婚打

算，但是因各种原因引起处女膜破裂，影响其自我完美感和自信，希望通过处女膜修复手术来重获自信。最初的长效修复术是处女膜裂隙边缘直接缝合法，A Logmans和Vishwa Prakash对这类方法进行了报道：辨别处女膜的破裂口，去除破裂口两侧的上皮层，将破裂口两侧处女膜内外层黏膜组织创面对合缝合。因为裂隙边缘直接缝合法在缝合后创缘对合面积小、内外两层处女膜黏膜的缝合切口位于同一直线上，张力完全由质脆的处女膜组织承受。而处女膜血液循环差，加之毗邻尿道、肛门及阴道等器官，分泌物的污染环境，因此手术成功率低，大约50%。目前中文文献报道的长效处女膜修复术的主要方法包括贯穿法、半包缝合法、瓦式缝合法、错位缝合法等，它们基本上都属于裂隙边缘直接缝合法的延伸，只不过通过一些手段，将接触创面增大或者切口张力减少。部分学者在裂隙边缘直接缝合法的基础上合并了环形缝线法或（半）荷包缝合法，使张力集中于阴道黏膜层而非处女膜层，处女膜愈合率有提高，但却存在必须在缝线完全吸收之前进行性生活且可能线头暴露的问题。我中心提出的三层缝合法则是在整形原则的指导下，立体动员阴道口组织进行的处女膜重建术，手术成功率大大提高，使得处女膜修复技术趋于成熟。

4. 三层缝合法处女膜修复术 我中心经过10余年的临床经验，依据阴道紧缩的原理，设计了三层缝合法处女膜修复术（Ⅰ式、Ⅱ式）。所谓的三层缝合，是指阴道黏膜层、前庭黏膜层和中间的处女膜基底的结缔组织层。通过结缔组织层的缝合，减少创口张力，通过两次黏膜的错位缝合，增大创面的接触面积。经过多年的实践和随访，证实该方法具有良好的手术效果。本法主要优势：①愈合率高，将三层的张力集中于抗张力强的处女膜基底筋膜层（中层），处女膜裂口对合时张力很小；采用横行切开处女膜缘纵向缝合的方法，创面接触面大，血供好，并且采用了更有利于愈合的错位缝合法。中国医学科学院整形外科医院妇科整形团队对131例处女膜修复手术病例进行前瞻性随访研究显示，本法愈合率高达93.2%。②三层缝合法在恢复处女膜完整性、缩小处女膜孔的

同时增加了缝合后的处女膜厚度，因此理论上突破感、疼痛感较强，研究表明该法术后第一次性生活满意率92.9%，见红率与自然处女相似。三层缝合法Ⅰ式主要适合截石位4～8点破裂的患者，Ⅱ式主要适合截石位3～9点破裂的患者。因此三层缝合法适用范围大，安全有效、效果较好。

（周　宇　车可心　王可可）

第二节　常用处女膜修复术

处女膜修复手术从修复原理上可以分为两大类，一类是快速处女膜修复法，不制造创面，直接缝合裂隙，不要求裂隙愈合，适用于接近婚期的女性；另一类是长效处女膜修复法，制造创面，缝合裂隙，要求裂隙愈合，适用于婚期尚远，2个月内没有结婚计划的女性。由于处女膜结构菲薄，血运较差，容易污染和牵拉，修复手术成功率较低，人们为了提高手术成功率，尝试并报道了多种处女膜修复技术，有些术式被广泛采用，成为当时主要流行的经典术式（图5-2-1）。下面将常见的处女膜修复技术进行介绍。

一、快速处女膜修复法

以不制造处女膜裂隙创口，直接缝合裂隙，不期待裂隙愈合为特色。常用的方法有三种，即处女膜裂隙内侧黏膜间断缝合术、处女膜边缘环扎缝合术、特殊材料环扎缝合术。

1. 适应证

（1）各种原因造成的陈旧性处女膜破裂，近期有性活动计划，希望通过手术暂时修复处女膜。

（2）新鲜处女膜破裂，近期有性活动计划，希望通过手术暂时修复处女膜。

（3）先天性处女膜缺失，阴道口过大，近期有性活动计划，希望手术暂时修复者。

2. 禁忌证

（1）近期没有性生活计划，希望长期保持处女膜完整性。

（2）有妊娠、明显的生殖道感染者。

（3）有重要脏器功能严重损害、免疫功能障碍、

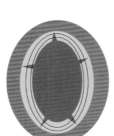 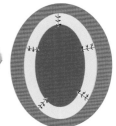

A. 环形埋线法（蓝线表示埋线部分）　B. 内外层分层间断缝合　C. 直接缝合法缝合后所见

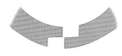 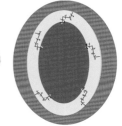

D. 将裂口两侧黏膜内、外层形成创面　E. 缝合后局部观　F. 缝合后整体观

G. 裂口一侧黏膜分开，一侧修成楔形创面　H. 缝合后局部观　I. 插入缝合后整体观

图5-2-1　经典的处女膜修复技术（刑新，2000）

凝血功能不良或者严重传染病的活动期。

3. 术前准备　处女膜破裂诊断可靠，各项检查正常，排除妊娠，未在月经期，确认在3～5天内将发生性行为。

4. 术后处理　一般术后可正常生活、工作，不限制一般性的活动，尽量不做大幅度运动或者剧烈运

动。如果术后没有性生活，可能过一段时间缝线会自动脱落，处女膜修复效果将会消失。

5. **处女膜裂隙内侧黏膜间断缝合术**　是最常用的快速修复术，一般是以白色6-0可吸收缝线间断缝合处女膜裂隙的内侧黏膜而实现处女膜的完整性，适用于多数准备近期结婚的修复者。

（1）手术方法：截石位，常规消毒铺巾，局部浸润麻醉。首先以白色6-0可吸收缝线对处女膜主要裂隙阴道面黏膜进行间断缝合，注意缝合的间距和边距均应控制在较小范围，每针均应打5～6个结，剪线时可以紧贴线结处剪断，一般每个裂隙需要缝合3～5针。然后根据需要，对个别浅小的裂隙可以适当缝合，使处女膜形成一个比较完整的圆环状，观察外观自然，见不到缝线及线结即可（图5-2-2）。

（2）注意事项：对于存在单个较深裂隙的处女膜修复效果较好，为了外观自然，一般不缝合前庭面处女膜黏膜；处女膜孔留得越小，则缝线越隐蔽；术后一定要整体观察，要保证从前庭侧见不到缝线的痕迹，处女膜的对合自然、可靠。

6. **处女膜边缘环扎缝合术**

（1）手术方法：截石位，常规消毒铺巾，局部浸润麻醉。用白色6-0可吸收缝线在被撕裂处女膜各个瓣膜的边缘进行连续缝合，打结形成一个完整的圆形，线结要打在处女膜的阴道面，应多打几个结，剪短线头（图5-2-3）。如果有撕裂很深的裂隙，可以先在裂隙阴道面黏膜上间断缝合几针，然后再行处女膜缘的环形缝合。

（2）注意事项：环扎缝合法对于存在多个小裂隙、较厚的处女膜处理效果较好，如果处女膜较短、处女膜孔较大，也可以尝试用本法进行修复。但缝线应该距离尿道稍远，尿道部处女膜边缘环形缝合时要缝得很浅，以免性生活时过大的冲击力损伤了尿道外口。

7. **特殊材料环扎缝合术**

（1）手术方法：截石位，常规消毒铺巾，局部浸润麻醉。采用碘伏或者乙醇浸泡消毒几根较长的头发，然后将单根或者多根消毒过的头发穿上很小的圆针备用。以消毒的头发为缝合线，对撕裂的处女膜进

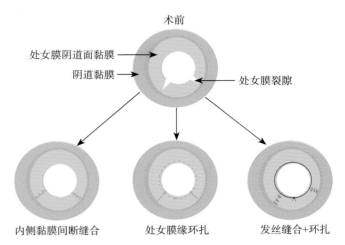

图5-2-2　三种快速处女膜修复手术示意图

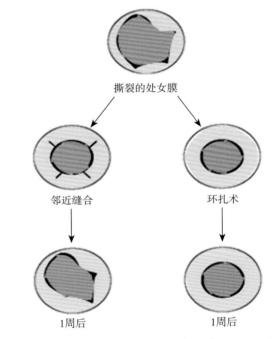

图5-2-3　处女膜边缘环扎缝合术示意图（Ming-cheh Ou，2008）

资料来源：Ming-Cheh Ou C-CL, Chung-Chu Pang, Dennis Ou. A Cerclage Method For Hymemenoplasty. Taiwan J Obstet Gynecol [J]. 2008, 47(3): 355-356.

行阴道面的间断缝合结合处女膜边缘环形缝合也能获得较好的修复效果，因为头发是自身之物，只要没有缝合痕迹，效果更为隐蔽（图5-2-2）。

（2）注意事项：手术可以糅合上述两种方法结合进行；选择的头发应该比较结实、健康，缝合打结后留下的线头可以较长，但应该隐在阴道侧，因为头发顺应性较差，打结容易松脱，最好尽快完成性生活。

二、长效处女膜修复法

以制造处女膜裂隙创口，缝合裂隙，期待裂隙愈合为特色。常用的方法主要有四大类，即裂隙缘修整后原位缝合修复术、裂隙缘修整后错位缝合修复术、裂隙缘修整后环扎缝合修复术和裂隙缘修整后基底减张缝合修复术。

1. 适应证

（1）各种原因造成的陈旧性处女膜撕裂，近期没有性活动计划，希望手术修复、效果持久者。

（2）新鲜处女膜撕裂，2个月内没有性活动计划，希望手术修复、效果持久者。

（3）先天性处女膜缺失，阴道口过大，近期没有性活动计划，希望手术修复、效果持久者。

2. 禁忌证

（1）短期内有性活动计划，希望暂时保持处女膜完整性者，为相对禁忌证。

（2）有妊娠、明显的生殖道感染者。

（3）有重要脏器功能严重损害、免疫功能障碍、凝血功能不良或者严重传染病的活动期。

3. 术前准备　处女膜破裂诊断可靠，各项检查正常，排除妊娠，处在本次月经结束后3天至下次来月经前10天这个阶段，确认在2个月内不会发生性行为。

4. 术后处理　一般术后可维持基本的生活、工作，2个月内禁忌性活动、便秘、负重等增加腹压的活动，禁忌大幅度运动或者剧烈运动，禁忌使用卫生棉条或者在阴道内塞入药物。术后2个月建议复查，有一部分人可能出现伤口不愈合或者愈合不完全，需要再次修复。一般手术2个月后恢复正常生活，但尽量避免大幅度或者过分剧烈的运动。

5. 裂隙缘修整后原位缝合修复术　修整处女膜裂痕的两边，使之形成创面，然后分层缝合。该手术方法简单、思路清晰，是最早采取的处女膜修复方法，适用于较厚处女膜的修复，但创缘接触少，修复后完整愈合的概率小，目前仅在初学者中间流行。根据修整和缝合方法的不同，该术式可分为以下几种。

（1）裂隙边缘剪除后分层缝合修复术

1）手术方法：截石位，常规消毒铺巾，局部浸润麻醉。首先将增宽的处女膜裂隙缘的黏膜用剪刀少量剪除，露出创面，稍加分离使之成为内、外两部分，然后将裂隙两侧的处女膜拉拢，用6-0可吸收缝线分层缝合（图5-2-4）。

2）注意事项：要使用很细的针线，用比较小的边距、针距进行缝合，以达到精确对合，以利于伤口的愈合。本术式由于创面接触较少、血运较差、伤口张力较大，整体伤口愈合率偏低，一般不超过50%。所以决定采用本术式时，术前要和患者沟通、交流，一旦术后失败应该如何处理，以免产生医疗纠纷。

（2）裂隙边缘中间劈开后分层缝合修复术

1）手术方法：是上一种方法的拓展。截石位，常规消毒铺巾，局部浸润麻醉。以15号刀沿着裂隙处的处女膜缘部分切开黏膜，然后将之沿着处女膜中线劈开3～5mm，以6-0可吸收缝线分别将处女膜内、外侧黏膜进行水平褥式缝合，以增加创口接触面积，增加术后愈合率（图5-2-5）。

2）注意事项：由于处女膜长度有限，且血运不佳，一般不建议劈裂分开的较多，免得局部张力较大、血运不良，影响愈合。这种处理方法从原理上可能增加术后愈合率，但处女膜较薄时则效果不大。

（3）内侧黏膜切开后分层缝合修复术

1）手术方法：是通过使用阴道黏膜增加创口接触面积的一种术式。截石位，常规消毒铺巾，局部浸润麻醉。将增宽的处女膜裂隙及其内侧阴道黏膜上设计a、a'，b、b'，c、c'，d、d' 8个点（图5-2-6）。首先沿着处女膜撕裂处的中线切开黏膜，即c-d-c'，然后自裂隙底部向阴道黏膜方向切开5～10mm，即d-d'，两个切口线交汇形成"T"字形。两侧黏膜稍做分离，以6-0可吸收缝线水平褥式缝合处女膜内侧黏膜的两侧缘，最后间断缝合处女膜外侧黏膜的撕裂处（图5-2-6）。

2）注意事项：这种思路是利用阴道黏膜的缝合增加了伤口接触面积，减少了伤口的张力，也可以在阴道面切口的底边缝合几针黏膜下筋膜，以减少伤口的张力。但向阴道黏膜延伸的切口不宜过长，一般不要超过10mm，以免出血较多、修复的处女膜过厚。

6. 裂隙缘修整后错位缝合修复术　修整处女膜裂隙的两边，使前庭面黏膜与阴道面黏膜长短不一，

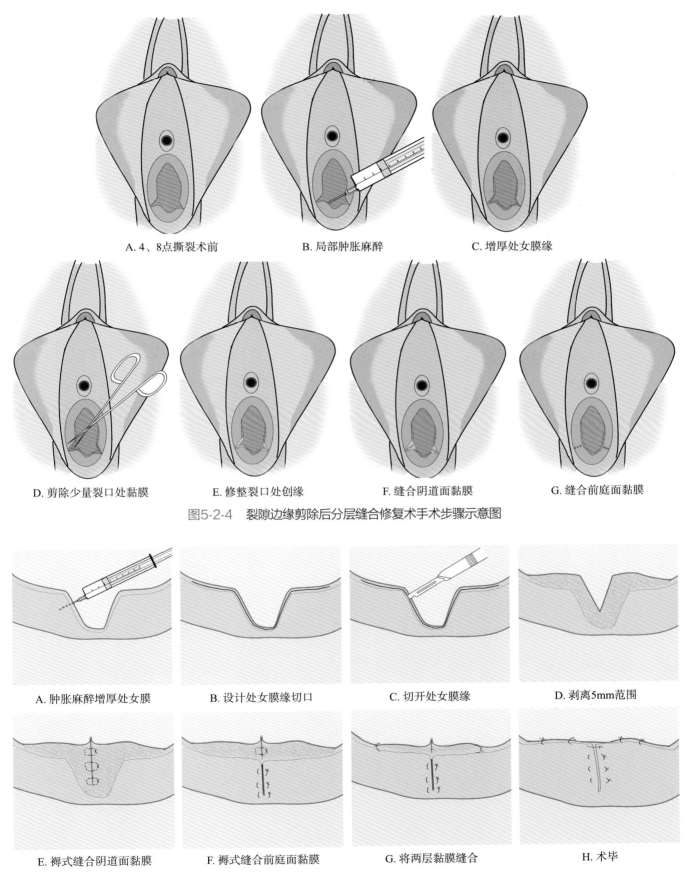

A. 4、8点撕裂术前　　　B. 局部肿胀麻醉　　　C. 增厚处女膜缘

D. 剪除少量裂口处黏膜　　E. 修整裂口处创缘　　F. 缝合阴道面黏膜　　G. 缝合前庭面黏膜

图5-2-4　裂隙边缘剪除后分层缝合修复术手术步骤示意图

A. 肿胀麻醉增厚处女膜　　B. 设计处女膜缘切口　　C. 切开处女膜缘　　D. 剥离5mm范围

E. 褥式缝合阴道面黏膜　　F. 褥式缝合前庭面黏膜　　G. 将两层黏膜缝合　　H. 术毕

图5-2-5　裂隙边缘中间劈开后分层缝合修复术手术步骤示意图

缝合时两层之间出现交错瓦合，增加黏膜之间的接触面，可以提高修复后完整愈合的机会。适用于处女

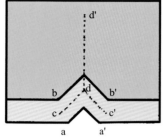 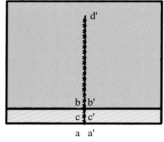

A. 标记并切开部分处女膜裂缝　　　　B. 纵向间断缝合切口

注：c、c'点为沿着裂隙中间水平
劈开破裂处女膜的切口量端；
a、a'点为裂缘外层处女膜两
端；b、b'点为裂缘内层处女
膜两端；d、d'点为垂直于裂
缘中间水平切开内层处女膜
及部分阴道黏膜的切口两端。

图5-2-6　内侧黏膜切开后分层缝合修复术示意图
（王华，2010）

膜较厚的患者，因操作方便，成功率尚好，故流行较广。

（1）部分切除后黏膜错位分层缝合修复术

1）手术方法：截石位，常规消毒铺巾，局部浸润麻醉。将增宽的处女膜裂隙处沿中线劈开，轴对称地修剪少量的黏膜，使得裂隙两侧黏膜内、外层分别伸出3～5mm，可以相互错位对合。将裂隙两侧黏膜拉拢，内、外层分别间断缝合，并且相互瓦合（图5-2-7）。

2）注意事项：因为处女膜组织较为紧张，交错瓦合组织不宜过多，以免增加伤口张力，对于较厚的处女膜有一定增加成功率的效果，但对很薄的处女膜则效果不佳。

（2）黏膜纵向劈裂后错位分层缝合修复术

1）手术方法：是在部分切除后黏膜错位分层缝

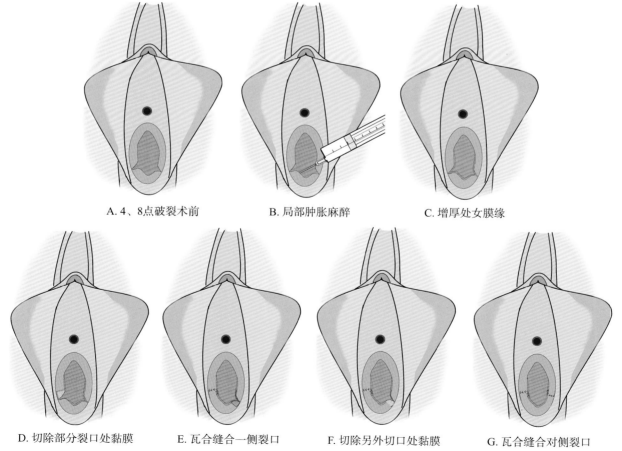

A. 4、8点破裂术前　　　　B. 局部肿胀麻醉　　　　C. 增厚处女膜缘

D. 切除部分裂口处黏膜　　E. 瓦合缝合一侧裂口　　F. 切除另外切口处黏膜　　G. 瓦合缝合对侧裂口

图5-2-7　部分切除后黏膜错位分层缝合修复术手术步骤示意图

合修复术的基础上进行了改良。截石位，常规消毒铺巾，局部浸润麻醉。首先在处女膜的裂隙处及邻近的处女膜缘上，设计A、B、C、D、E、O 6个点（图5-2-8），沿着处女膜裂隙处的边缘将处女膜切开，即B-A-O-E-D-C，劈裂分为内外两层，然后对基底筋膜稍加分离，使得内、外层的黏膜可以适当错开。以6-0可吸收缝线间断缝合，先缝合处女膜内层裂隙，分别对合裂隙的A-E、B-D；然后将外层处女膜向左侧错动，使得内层的CD段黏膜对合外层的BA段黏膜，其余的外层黏膜组织顺延缝合，闭合创口即可。

2）注意事项：该方法是利用处女膜内外层黏膜的劈裂、错开缝合技巧，增大创口的接触面积，减少撕裂处的愈合张力，可以有效提高手术的成功率，但在患者处女膜较薄时，效果欠佳。

（3）黏膜内侧"M"-"V"改形、外侧"M"-"Y"改形后分层缝合修复术

1）手术方法：是一种利用局部组织改形的技术来增大处女膜的接触面积。截石位、常规消毒铺巾，局部浸润麻醉。首先将增宽的处女膜裂隙处阴道面黏

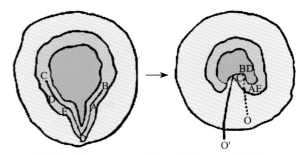

AO=EO为裂隙深度；AB、CE为处女膜缘切口延长线，AB=DE；CD为延长段。术中从O点内侧缘开始缝合，至BD点对合后，CD段内缘顺延与BA外侧缘缝合，形成新的处女膜缘；余切口顺延缝合，其全长的中点为O'，术后内外切口呈"∧"样错位，O'距离O点旁移的距离为CD段的长度。

图5-2-8 黏膜纵向劈裂后错位分层缝合修复术示意图（李峰永，2010）

膜稍加修剪，使之形成"V"字形，然后用6-0可吸收缝线间断缝合内侧黏膜；然后将撕裂处前庭面黏膜修剪成"M"字形，然后用6-0可吸收缝线缝合外侧黏膜创口，构成"Y"字形伤口（图5-2-9）。使得内、外层黏膜缝合口适当错开，减少伤口张力，增加接触面积，提高手术成功率。

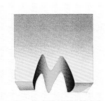

A. "W"形破裂外观

B. 修剪成的"V"形创面

C. 缝合后外观

D. 设计W形中间的V修剪线（a），并将其修掉（b），并设计内侧黏膜切线

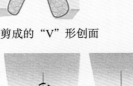

E. 缝合过程：a. 间断缝合第一针；b. 间断缝合第二针；c.间断缝合第三针

F. 手术切口线的设计，上面为黏膜内层，下面为黏膜外层，虚线为切口设计线

G. 按切口线将内侧黏膜面及裂口边缘用眼科剪剪掉，形成"M"形创面

H. "M"-"Y"成形过程：a. 6-0可吸收缝线于"M"两边及中间在两层黏膜中间的结缔组织中进行水平褥式缝合第一针；b. 水平褥式缝合第二针；c. 间断缝合第三针；d. 结缔组织缝合完后形成"Y"形

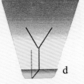

I. 间断缝合内外侧黏膜

图5-2-9 黏膜内侧"M"-"V"改形、外侧"M"-"Y"改形后分层缝合修复术手术步骤示意图（王勇，2006）

2）注意事项：本方法只能使得部分黏膜切口错开，仍有部分是重合的，所以疗效有限，对于处女膜较厚者，效果尚可，但对较薄处女膜疗效欠佳。为了增加疗效，可以在基底的筋膜组织上缝合数针，以减少缝合的张力。

（4）重叠缝合环形埋线修复术

1）手术方法：是增加处女膜创面接触面积的一种技术，即适当切除处女膜内侧面黏膜，将增大的外侧黏膜褶式缝合，增加创面接触面积。截石位，常规消毒铺巾，局部浸润麻醉。首先在裂隙处，沿着处女膜缘的中线，切开处女膜，使之成为内、外两个部分，然后在处女膜裂隙的阴道面黏膜瓣上，分别切除一个小三角形，使得前庭面黏膜创面增大。以6-0可吸收缝线间断缝合裂隙阴道面黏膜创口，然后将前庭面黏膜适当外拉，并进行水平褶式缝合创口，增加伤口接触面积，以提高手术成功率（图5-2-10）。

2）注意事项：该技术会增加处女膜的伤口张力，因此内侧面的黏膜不宜切除太多。另外，对于张力较大者，可以将处女膜基底部筋膜组织缝合数针，以减少切口张力。本方法对于较厚处女膜效果尚可，但对于很薄的处女膜疗效欠佳。

7.裂隙缘修整后环形缝合修复术　在裂隙缘修整后原位缝合或错位缝合修复的前提下，在处女膜裂隙的边缘以可吸收缝线环形缝合一周，从而减少处女膜修复术后的张力，提高手术成功率。手术效果较好，不少专业医师喜欢应用该方法进行修复。常用的有处女膜缘环扎缝合和基底部环缩缝合两种。

（1）裂隙缘修整后处女膜缘环扎缝合修复术

1）手术方法：是直接针对处女膜缘的缝合，通常为裂隙缘修整后错位缝合修复术的补充，也可以单纯应该改技术。截石位，常规消毒铺巾，局部浸润麻醉。首先用剪刀少量去除裂隙部黏膜形成新鲜创面，然后以6-0可吸收缝线分层间断缝合裂隙部黏膜，使之完整，最后以6-0可吸收缝线环形缝合处女膜缘，并环扎打结，形成比较完整的处女膜孔（图5-2-11）。

2）注意事项：环扎缝合用线要细，环扎后不宜过早性生活，以免因缝线撕裂损伤尿道外口。

（2）裂隙缘修整后基底部环缩缝合修复术

1）手术方法：是源于环扎的思路，但以基底部筋膜环缩缝合、创口减张为特色的修复方法。截石位，常规消毒铺巾，局麻浸润麻醉，要重点在处女膜基底部实现麻醉。首先以剪刀去除少量裂隙处黏膜，形成新鲜创面，并在基底部向筋膜组织稍加分离，用4-0可吸收缝线从裂隙基底部进针，沿着处女膜内侧距离处女膜缘2~3mm处环形缝合阴道外口，再自基底部出针。收紧缝线打结，使得阴道口变小，处女膜裂隙张力下降。最后以6-0可吸收缝线分层缝合裂隙缘内外侧面创面（图5-2-12）。

2）注意事项：基底部环缩缝合技术是为了处女膜裂隙部的减张，因此其缝线应该较粗，建议用4-0以上的白色可吸收缝线，如果缝线能够完全埋藏于黏膜下，也可以采用深色的2-0可吸收缝线进行环缩缝合。环缩缝合时，每一针的出针点和下一针的进针点尽量靠近，以免该线吸收不全时暴露线痕。打结时阴

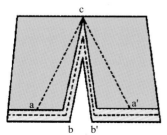

A. 剖形处女膜裂缘之内外侧黏膜面

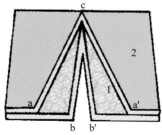

B. 楔形切除内侧黏膜面

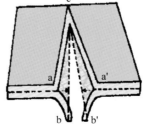

C. 收拢内侧黏膜面切口，外侧黏膜面相应重叠

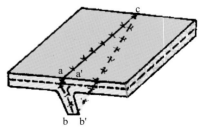

D. 缝合内外侧黏膜面

图5-2-10　重叠缝合环形埋线修复术示意图（蹇洪，2003）

注：a、a'点为裂缘内侧黏膜楔形切除面之两端，b、b'点为裂缘外侧黏膜面之两端，c点为内侧黏膜面楔形切除面之尖端，1为外侧黏膜面，2为内侧黏膜面。

楔形切除内侧黏膜面后收拢缝合切口，外侧黏膜面相应叠合后缝合。

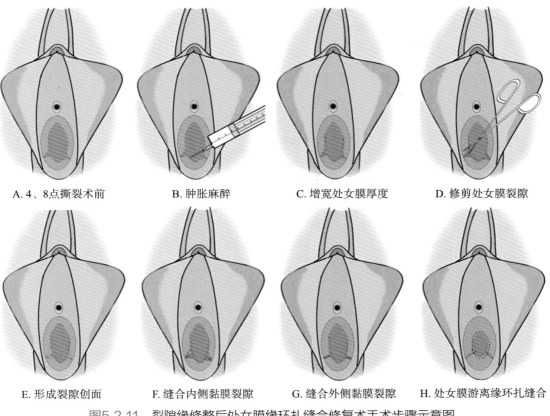

A. 4、8点撕裂术前　　B. 肿胀麻醉　　C. 增宽处女膜厚度　　D. 修剪处女膜裂隙

E. 形成裂隙创面　　F. 缝合内侧黏膜裂隙　　G. 缝合外侧黏膜裂隙　　H. 处女膜游离缘环扎缝合

图5-2-11 裂隙缘修整后处女膜缘环扎缝合修复术手术步骤示意图

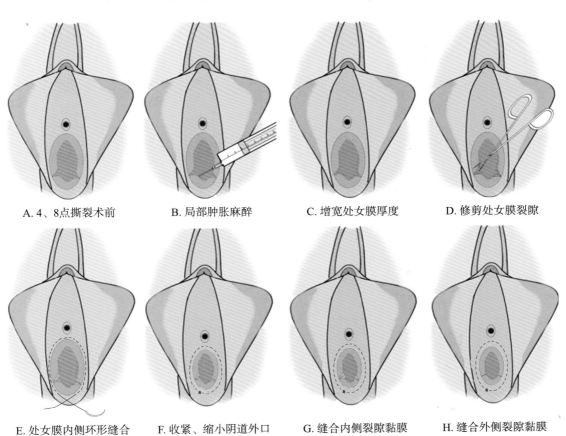

A. 4、8点撕裂术前　　B. 局部肿胀麻醉　　C. 增宽处女膜厚度　　D. 修剪处女膜裂隙

E. 处女膜内侧环形缝合　　F. 收紧、缩小阴道外口　　G. 缝合内侧裂隙黏膜　　H. 缝合外侧裂隙黏膜

图5-2-12 裂隙缘修整后基底部环缩缝合修复术手术步骤示意图

道口要收缩到直径为10～15mm，这样处女膜裂隙的张力可以大大缩小，有利于手术成功率的提高。

8. 裂隙缘修整后基底减张缝合修复术　以处女膜基底部和相邻阴道部筋膜组织的缝合，减少处女膜裂隙缘的张力为特色的一组修复技术。常用的有三层缝合法和半荷包缝合法。

（1）三层缝合法处女膜修复术：是我中心设计的一种修复方法，利用处女膜基底部筋膜组织的缝合，增加处女膜的血供、增大创面接触面积、减少其修复后的张力，效果非常好，手术成功率达90%以上。适用于各种类型的处女膜撕裂患者。

1）手术方法：这是结合了处女膜基底部筋膜的减张缝合和处女膜本身的错位缝合而设计的一种术式，根据不同的撕裂部位，可以选用不同的术式。针对4～8点的裂隙，一般采用Ⅰ式修复手术，针对3、9点部位的撕裂，则采用Ⅱ式修复手术。

三层缝合法处女膜修复术Ⅰ式（图5-2-13）：①明确处女膜破裂点。②以裂隙范围为中心，在处女膜缘上设计2/5～1/2弧的切口线，局部浸润麻醉，使得处女膜缘肿胀、增宽、发白。③沿处女膜缘设计的切口线切开，形成处女膜内外两层黏膜瓣，于两层间向基底部锐性分离，越过处女膜基底部分离至阴道黏膜下层0.5～1.0cm，可以看到处女膜基底部血运丰富且易于缝合的筋膜层。④缝合第一层，以6点处为起点，水平褥式缝合处女膜内层黏膜瓣，缝合后处女膜孔收紧2/5～1/2，余下的处女膜孔直径为5～8mm。对分离基底部的创口，用双极电凝进行止血。⑤缝合第二层，用间断缝合法将基底部筋膜组织左右拉拢缝合，三层的张力主要由此层承担，因此缝合应确切，打结应牢固。⑥缝合第三层，垂直褥式缝合处女膜外层黏膜瓣，最后将内、中、外三层组织贯穿缝合加固，以消灭死腔。创面涂红霉素软膏，术毕，常规检查处女膜孔大小，以眼科镊柄自由通过为宜，一般为5～6mm。

三层缝合法处女膜修复术Ⅱ式（图5-2-14）：①明确处女膜破裂点。②以两侧的裂隙缘为中心，设计越过3、9点破裂点沿处女膜缘的切口线，并在6点处汇合。局部浸润麻醉，使得处女膜缘肿胀增宽、发白，

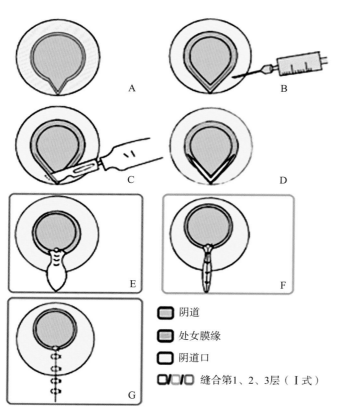

图5-2-13　三层缝合法Ⅰ式手术示意图

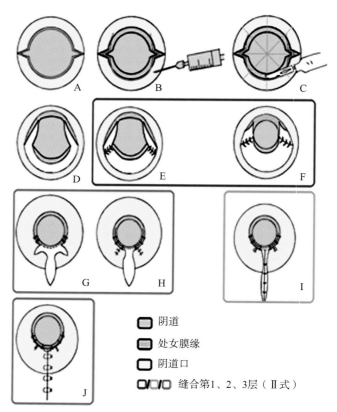

图5-2-14　三层缝合法Ⅱ式手术示意图

则易于切开。③沿处女膜缘设计的切口线切开，在3、9点裂隙上方沿着处女膜内缘切开，在3、9点裂隙下方沿着处女膜外缘切开，切开大约3/4弧。④切开后形成处女膜内外两层黏膜瓣，越过处女膜基底部分离至阴道黏膜下层0.5~1.0cm，见处女膜基底部血运丰富且易于缝合的筋膜层。⑤缝合第一层，自两侧分别同步水平褥式缝合处女膜内层黏膜瓣，直至处女膜孔收紧至理想大小，双极电凝充分止血。⑥缝合第三层的上端，垂直褥式缝合处女膜外侧黏膜瓣的上端。⑦缝合第二层，以6点处为中心，间断缝合基底部筋膜层，三层的张力主要由此层承担，因此缝合应确切，打结应牢固。⑧缝合第三层的剩余部分，垂直褥式缝合处女膜外侧黏膜瓣的前庭部分，消灭创面，最后将三层贯穿缝合加固以去除死腔。创面涂红霉素软膏，术毕，常规检查处女膜孔大小，以眼科镊柄自由通过为宜，一般为5~6mm。

2）注意事项：该手术适用于几乎所有类型的处女膜破裂，不论处女膜厚薄、宽窄、是否缺失、是否曾经手术修复，均能获得良好的手术效果，成功率高达90%以上。该手术在处女膜基底部的分离范围以5mm左右为宜，不建议超过10mm，黏膜部的缝合最好用比较细的缝线（6-0）进行分层缝合，而基底部可用较粗的可吸收缝线（5-0）进行修复，以免修复的处女膜偏厚。由于该手术的特征是通过基底部筋膜的缝合减张缩小阴道口，从而将处女膜孔径缩小到10mm以下，所以基底部缝合要可靠。而处女膜缘的

缝合有一定概率愈合不良，除了外形不够完美，不影响落红率。

（2）半荷包缝合法处女膜修复术

1）手术方法：这是另一类减张缝合方法（图5-2-15）。截石位，常规消毒铺巾，局部浸润麻醉，首先以裂隙范围为中心，在增宽的处女膜上设计处女膜缘切口。以15号刀，沿着设计的切口线切开处女膜，形成内外两部处女膜瓣，向基底部筋膜层稍作分离，止血后以4-0或者3-0可吸收缝线贯穿切口基底部进行缝合，并收紧打结，以缩小阴道外口，减少裂隙处的创口张力。以6-0可吸收缝线间断分层缝合处女膜裂隙内外层的创口，使之完整。

2）注意事项：本方法中在基底部筋膜上的半荷包缝合是手术成功的关键，因此分离的范围要到位、缝合线要较粗，以免松脱。通过半荷包减张缝合后，处女膜缘的张力明显下降，采用6-0可吸收缝线进行裂隙边缘修剪及分层缝合，可以获得较好的疗效。由于有专门的减张机制，裂隙缘黏膜张力较小，手术成功率较高，对于各型处女膜破裂患者均可尝试应用。

9. 小阴唇基部黏膜瓣转移处女膜成形术　这是印度学者设计的一种处女膜成形术，利用小阴唇内侧基部的黏膜瓣再造处女膜。即在处女膜口两侧各设计一个黏膜瓣，其长约2cm，宽约1cm，一个瓣蒂在处女膜痕处，另一个瓣蒂在小阴唇中部，将两个黏膜瓣掀起后向中间牵拉，叠瓦状缝合，部分封闭阴道外口，即成人造处女膜。

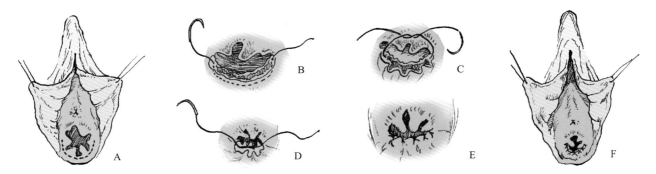

图5-2-15　半荷包缝合法处女膜修复术手术步骤示意图（杨晓，2011）

注：A. 术前；B. 5-0可吸收缝线从3~4点处创面进针，顺时针方向由8~9点处创面出针；C. 直接打结；D. 收拢半荷包内的黏膜下组织；E. 将黏膜瓣的内外层用可吸收缝线对位间断缝合；F. 术后即刻。

（魏蜀一　车可心　杨　堃）

第三节　推荐的处女膜修复术

整体来看，处女膜修复术操作比较简单，但成功率较低。因此，熟悉各种修复技术，并有效地进行结合应用是提高手术成功率的关键。根据我中心20余年的经验，我们认为：处女膜修复的整形原则在于缩小阴道外口。我们尝试使用的各类修复方法中，以三层缝合法处女膜修复术效果最好，适用于各种类型的处女膜破裂。如果患者处女膜较厚，则可以采用边缘错位修复+处女膜缘环缩缝合术。对于近期有性活动计划的患者，我们推荐处女膜裂隙内侧黏膜缝合修复术。

一、三层缝合法处女膜修复术

1.　手术原理　三层缝合法是综合利用了多种促进伤口愈合的手段而形成的一类处女膜修复技术，其设计原理主要包含两个方面：一是动员和缝合处女膜基底部的筋膜组织，增加局部血运，减少创口张力；二是将前庭面黏膜与阴道面黏膜创口错位缝合，以增加创面的接触面积，避免多层缝合重叠在一处，影响愈合。

2.　适应证

（1）适用于各种类型的新鲜或者陈旧的处女膜破裂，近期没有性活动计划，希望通过手术实现长效修复者。

（2）可用于先天性处女膜缺失、处女膜很窄、处女膜很薄或反复手术失败，近期没有性活动计划，希望通过手术长效修复者。

（3）可用于分娩以后，处女膜多处严重撕裂，形成处女膜痕，希望重拾处女感受，近期没有性生活计划，希望手术长效修复者。

3.　手术步骤及注意事项　参见本章上一节相关内容。

4.　疗效评估与二次手术　我们已经采用三层缝合法修补陈旧性处女膜破裂10余年了，总体来看，手术效果良好（图5-3-1）。要求患者术后2个月复查，大部分患者均能够遵医嘱复查，在复查的患者中，90%左右的患者实现了处女膜孔小于15mm的手术目标，约有半数处女膜较厚的患者，处女膜缘的裂隙实现了完美修复，而另一半则存在或多或少的处女膜缘未完全修复，其修复效果主要来自6点处的基底部筋膜的缩紧。

二、边缘错位缝合修复术+处女膜环形缝合术

1.　手术原理　较厚的处女膜本身血运较好，术后抗张力较强，手术成功率较高，可以用较简单的方法进行修复。本术式通过处女膜边缘适当修整，错位缝合以增加创面的接触面积、避免内外层缝合重叠；通过处女膜基底部环缩缝合或者处女膜边缘环扎缝合减少切口间的张力，实现撕裂处的无张力对合。

2.　适应证

（1）处女膜较厚的陈旧性破裂，近期没有性活动计划，希望手术长久修复。

（2）初入行的医者，尚不熟悉处女膜修复术，开始尝试独自完成修复时。

3.　手术步骤　排除手术禁忌证，截石位，常规消毒铺巾，局部肿胀麻醉。首先，切开并修整撕裂处女膜裂隙两侧的边缘，使得阴道面黏膜和前庭面腱膜切口长度不一致，各伸出3～5mm。处女膜基底部稍作分离，以3-0可吸收缝线从基底部进针，环绕阴道口缝合一圈，一般缝线出针点、进针点均距离处女膜缘2～3mm，尽量缩小出针和进针点的距离。收紧缝线并打结，实现阴道外口的环缩，建议缩小阴道外口直径以10～15mm为宜。然后，拉拢两端创面，以6-0可吸收缝线分层叠瓦状错位缝合裂隙创面。也可以6-0可吸收缝线沿着处女膜边缘潜行缝合一周，通过处女膜缘的环扎减少裂隙缘的张力（图5-3-2）。

4.　注意事项　本术式的切口减张主要是通过基底部环缩缝合实现，因此其缝合、打结要可靠。术后

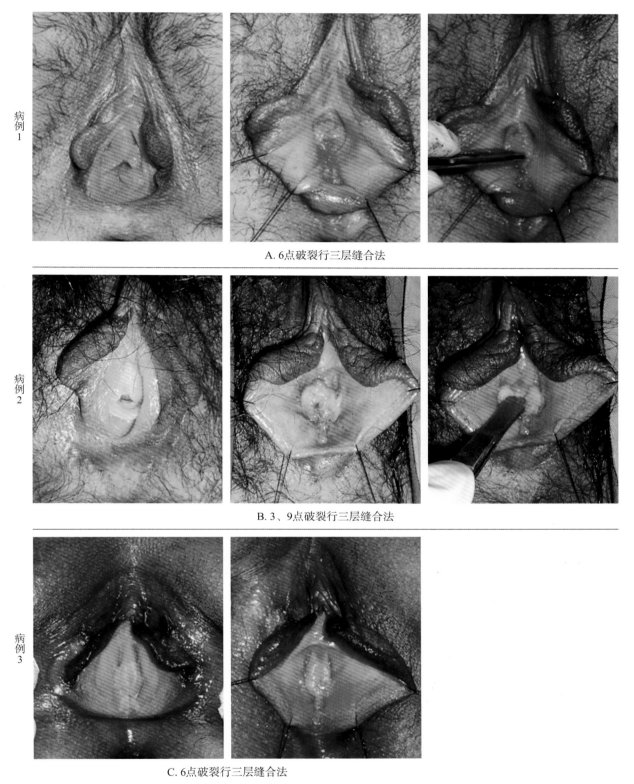

病例 1

A. 6点破裂行三层缝合法

病例 2

B. 3、9点破裂行三层缝合法

病例 3

C. 6点破裂行三层缝合法

图5-3-1 三层缝合法处女膜修补术

2个月内不要进行性活动，不宜便秘、负重、大幅度运动、剧烈运动和骑跨运动，如果采用的是环扎缝合减张，则对运动的控制应该更加严格，以促进切口愈合。由于该术式我们应用得较少，未进行过大样本的随访分析，具体手术成功率不详，只是2个月复查时，多数效果尚好。

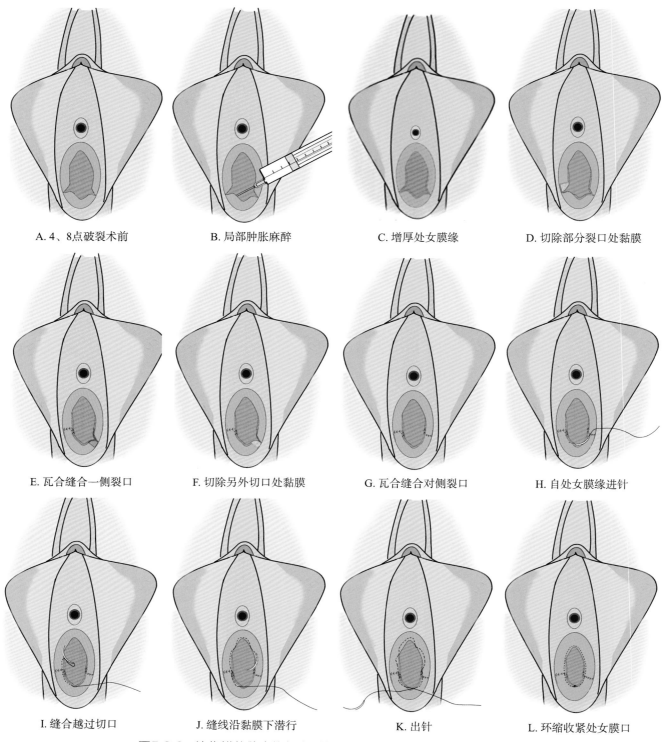

A. 4、8点破裂术前　　　　B. 局部肿胀麻醉　　　　C. 增厚处女膜缘　　　　D. 切除部分裂口处黏膜

E. 瓦合缝合一侧裂口　　　F. 切除另外切口处黏膜　　　G. 瓦合缝合对侧裂口　　　H. 自处女膜缘进针

I. 缝合越过切口　　　　J. 缝线沿黏膜下潜行　　　　K. 出针　　　　L. 环缩收紧处女膜口

图5-3-2　边缘错位缝合修复术+处女膜环形缝合修补手术步骤示意图

三、裂隙内侧黏膜缝合修复术

如果患者婚期临近，希望手术暂时修复处女膜，可以采用快速修复技术，而常用的快速修复技术中，以裂隙内侧黏膜缝合修复术最为操作简单、效果理想、并发症少，是值得推荐的修复技术。环扎缝法虽然外观比较美观，但修复时缝线要涉及尿道外口附近，性生活时如冲击力量较大，可能损伤尿道外口。

1. **手术原理**　快速修复的核心理念是要求即刻实现处女膜的完整性，不追求处女膜生物学的痊愈，因此，多数快速修复术式都是基于裂隙的简单缝合而设计。本术式为了外观逼真，不显露缝线，修复裂隙的缝合选在了裂隙的阴道面，建议使用很细的白色可吸收缝线，用很小的边距和针距间断缝合，实现裂隙的对合。

2. **适应证**

（1）陈旧处女膜破裂，婚期临近，希望通过手术暂时修复处女膜完整性。

（2）新鲜处女膜撕裂，婚期临近，希望通过手术暂时修复处女膜完整性。

3. **手术步骤**　截石位，不用备皮，常规消毒铺巾，局部浸润麻醉。以6-0可吸收缝线，首先修复最深的裂隙，由基底部向处女膜缘逐针缝合，一般每个裂隙需要缝合3～5针，为了缩短缝合的线头，建议每针缝合线最好打5～6个结，然后贴根剪短缝线，修补完主要裂口，还可以继续修补较浅的裂隙，直至将整个处女膜环修复完毕。

4. **注意事项**　一般保留的处女膜孔越小，则缝线就越隐蔽，但很小的处女膜孔看着不够自然，所以一般建议留6～8mm直径的处女膜孔。修复缝合仅限于处女膜内侧黏膜，对于处女膜较厚者，裂隙中间也可以适当缝合几针，但线结应打在阴道侧。外侧黏膜即便有裂痕，也不予修复。由于所留的缝合线头很短，缝线在湿润环境中容易松脱，所以修复手术后要尽快安排性生活，以免影响手术效果，我们的经验是术后2～5天内效果最好。如果术后未能如期进行性生活，则1个月左右缝线吸收，修复效果丧失。我们对一部分快速修复的患者进行了随访，发现其效果良好，性生活时有明显的突破感和撕裂感，落红率可达60%～70%，不低于处女膜完整者。

第四节　处女膜修复术的并发症及随访

处女膜修复手术一般比较安全，多半没有严重的并发症。术后最常见的问题是修复手术失败，即处女膜裂隙未能愈合。其次有术后出血、疼痛等问题。

一、处女膜修复术的并发症及处理

1. **手术失败**

（1）原因：手术方法选择不当、手术技巧存在一定的问题；患者处女膜太薄、太少、瘢痕较多或者局部存在严重的感染。据统计，总体来看，以往流行的术式术后成功率多在50%以下。我中心推出了三层缝合法修复术以后，手术成功率大为提高。近10年来，据我中心的随访统计，使用该术式的患者修复成功率高达90%左右，基本实现了处女膜破裂的有效修复，但仍然偶有手术失败的问题。

（2）临床表现：所谓手术失败，主要表现为长效修复术后，出现了处女膜完全复裂或者部分复裂，处女膜孔径大于15mm。快速修复术后，裂隙缝合松脱或者缝合太粗糙，被其性伴侣看出修复的痕迹。

（3）处理：长效修复术后复裂，一般在术后3～6个月可以再次修复，这时最好采用三层缝合法，以提高手术成功率，如果婚期临近，则可以采用快速修复术进行补救。对于快速修复术失败，则只能在适当的时机再次进行修补。

（4）注意事项：由于处女膜修复的失败无法完全避免，因此术前与患者交流时必须说明这个问题，并交代如何减少失败、失败后如何处理等问题。另外，手术失败和性交时没有出血是两回事，正常处女膜性交时，其明显出血率为60%～70%，但一般存在突破感和撕裂感。

2. **术后出血**

（1）病因：因为修复手术伤口很小，一般手术出血不多。术后出血不止多半与患者自身凝血功能障碍有关，少数是处女膜基底部分离较广，止血不彻底，术后缝合遗留了死腔，形成血肿、出血。

（2）临床表现：术后一定时间内出血，或多或少，有些出血不止，甚至可以诱发出血性休克。

（3）处理：首先应该检查患者的出凝血时间，以判断凝血因子的功能。如果出血较多，可以考虑拆线后止血再缝合，如果出血较少，则可以直接压迫或者局部缝合压迫止血。对于存在凝血功能障碍者，应该找出其功能缺陷的凝血因子，以便对症治疗。对于出血较多的患者可以考虑输血纠治。

（4）注意事项：凝血功能障碍虽然较少见，但其出血很难用正常的外科手段达到止血，必须补充相关的凝血因子才能有效止血。因此，术前必须检查患者的凝血功能，存在问题者要寻找原因，慎重手术，以免出现术后难以控制的出血。

3. 疼痛

（1）病因：一般修复术后没有明显的疼痛，仅在术后几天内有轻微的不适感，这时通过限制运动一般很容易渡过。但个别患者，其阴道口局部术后可能出现异常的疼痛感受，可能与局部末梢神经增生形成神经瘤、瘢痕刺激了局部感受小体，或者未知因素触发了疼痛感觉神经的异常传导有关。

（2）临床表现：患者平时就感觉会阴区域疼痛不适，性生活时会明显加重。有时可以引起患者的焦虑和心理障碍，进而可能拒绝性活动。

（3）处理：表现比较轻的可以考虑局部按摩、类固醇药物注射等促进局部瘢痕成熟的方法缓解疼痛，严重者需要借助于疼痛科的手段，采用神经阻滞、阴部神经切断等处理。

（4）注意事项：修复术后阴道及周围的疼痛不常见，但出现后处理非常棘手，一般治疗多没有效果，哪怕是将疼痛部位切除，也不能缓解其症状，往往需要转诊疼痛科进行干预。

二、处女膜修复术疗效的评价和随访

处女膜修复术因为涉及个人隐私，信息获得比较困难，且有一定的主观感受和情绪修饰，一般难以进行准确的评价。为了更为准确地评估三层缝合法处女

膜修复术的手术疗效，我中心对一个阶段内的部分患者进行了详细的随访和评估，对其疗效也获得了一些基本的了解。

1. 三层缝合法处女膜修复术方法的评价

（1）三层缝合修复手术方法的特点：①沿着处女膜边缘横行切开后将创缘纵行缝合，增加了创缘的接触面积，缩小了处女膜孔的孔径。②基底部筋膜组织的分离和缝合，增加了手术局部的血供和伤口的抗张力强度，提高切口愈合率。③处女膜内外黏膜采用更有利于切口愈合的褥式缝合和错位缝合，避免了内外黏膜缝合线重叠的问题，增加了伤口的愈合率。

（2）围手术期复查时对疗效的初步评估：近10年来，我中心对要求长效修复处女膜的患者多采用三层缝合法进行修复（400～500例患者），术后要求患者2个月时复查。复查结果显示：多数患者可以遵医嘱按时来复查，其中大多数伤口愈合良好，处女膜孔直径小于15mm，达到了处女膜修复的设定目标（超过90%）。仅有很少数人处女膜愈合欠佳，处女膜部分复裂，处女膜孔直径大于15mm或存在明显裂隙，建议她们采取进一步的措施来修复处女膜。

2. 前瞻性随访研究评价三层缝合法处女膜修复术　为了评估三层缝合法处女膜修复术的安全性和有效性，我们对采用该术式的131例患者进行了前瞻性随访研究：准确记录并分析其术前、术后照片，术后早期、晚期并发症，切口愈合率、术后性生活满意度、见红率等，科学地评价这种新的处女膜修复术的适应证和优缺点，对处女膜修复术治疗策略进行完善。

（1）资料与方法

1）临床资料：2011年1月1日至2014年7月31日中国医学科学院整形外科医院妇科中心连续招募处女膜破裂求诊患者。接受三层缝合法处女膜修复术者入组，应用其他方法、同时行阴道紧缩术及未治者排除。本研究共纳入131例患者，均为第一次行处女膜修复手术。常规建立病历，准确记录其姓名、病案号、手术日期、年龄、职业、处女膜破裂的原因、联系方式等，并告知术后1个月后返院复诊，拍摄其标准化术前、术后照片，半年后电话长期随访以观察其长期疗效。研究结束时间为2015年1月1日，所有入组

患者均口头同意参加本研究。

2）手术方法：如上文所述。

3）短期随访：患者术后即刻离院，嘱患者1个月后返院复查，并由同一位工作人员观察切口愈合情况，并做相应记录。若复查时存在切口裂开、愈合不良等并发症，可及时发现并补救。切口愈合（重建完整处女膜）的诊断标准：截石位见环形处女膜，处女膜孔直径≤15mm。

4）长期随访：术后半年我们对入组患者进行电话随访，以评估该法的长期有效性和安全性。若随访时患者尚未结婚，每隔半年随访一次，直至研究结束。为了保护患者的隐私，我们设计了包含6个问题的调查问卷，患者在电话随访中回答3个或6个问题（图5-4-1），且每个问题只需作答"是"或"否"（如

果患者有其他回答，我们会详细记录）。将131例患者最终的随访结果汇总后，得出本病例系列研究的长期随访结果。

（2）研究结果

1）入组患者的基本情况：本研究共纳入131例患者，平均年龄28.5岁（范围19～40岁），职业分布见图5-4-2，处女膜破裂原因见图5-4-3，其中9例有药物流产史、4例有人工流产史。61例接受三层缝合法Ⅰ式，70例接受Ⅱ式。3例患者同时行小阴唇缩小术。处女膜手术均在44分钟内顺利完成，Ⅰ式和Ⅱ式平均用时分别为28分钟（24～35分钟）和38分钟（33～44分钟）。

2）早期并发症：130例患者无早期并发症，1例患者手术当天离院后出血较多，但未出现失血性休克症状，次日返院行清创缝合术并成功止血，告知患者其处女膜完整性遭破坏，但患者无进一步诉求。

3）1个月复查结果：无早期并发症患者中118例

问题与回答	No. /%
术后您的月经有任何方面改变吗？[a]	
是	0
否	56（100.0）
是否有本手术导致的妇科疾病？	
是	0
否	57（100.0）
您术后有过性生活吗？	
是	51（89.5）
否	6（10.5）
如果回答为"是"，请继续回答以下问题	
术后是否有持续性交困难？[b]	
是	0
否	51（100.0）
您对术后第一次性生活结果满意吗？[b]	
是	47（92.2）
否	4（7.8）
您术后第一次性生活是否有见红？[b]	
是	28（54.9）
否	22（43.1）
其他	1（2.0）[c]

[a] n=56（一名患者怀孕）
[b] 仅51名术后有性生活史的患者需回答
[c] 记不清

图5-4-1 设计的调查问卷

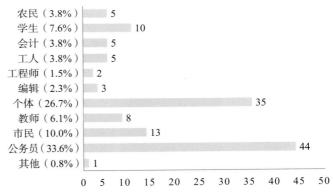

图5-4-2 131例行三层缝合法处女膜修复术患者的职业分布

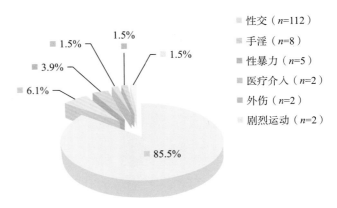

图5-4-3 131例行三层缝合法处女膜修复术患者的处女膜破裂原因

（90.8%，118/130）术后1个月后返院复查，根据切口愈合诊断标准，切口完全愈合（*n*=101）和处女膜缘有少许裂开但未至基底部，处女膜孔直径不超过15mm（*n*=9）均为切口愈合。本研究中三层缝合法切口愈合率为93.2%（110/118）。8例患者处女膜切口裂开（以往均无药流及人流史），其中4例诉未遵医嘱行术后处理，有剧烈运动或骑跨动作史。共有3例患者要求再次手术，3个月后再次以三层缝合法修复处女膜，术后随访示切口愈合良好。

4）典型病例（图5-4-4）

病例1：27岁，陈旧性处女膜破裂，以6点为主，9点处破裂较浅，要求长效修复。

病例2：31岁，陈旧性处女膜破裂，6点位，要求长效修复。

病例3：29岁，陈旧性处女膜破裂，3、9点位，要求长效修复。

病例4：23岁，陈旧性处女膜破裂，3、9点位，

要求长效修复。

5）长期随访结果：6个月长期随访过程中，本研究共成功电话联系82人（82/131，62.6%），其中75人同意随访并回答问卷问题，因此长期随访率为57.3%（75/131）。所有患者均无月经改变、妇产科疾病、性交困难等远期并发症，在70例术后有性生活的患者中，第一次性生活满意率为92.8%（65/70），见红率为59.4%（41/69）（图5-4-5）。

3. **讨论**　有研究表明寻求处女膜修复手术的大多女性并不仅仅希望新婚之夜见红，她们也希望阴道口小、有突破感。另外，有人认为落红主要是因为暴力的阴道性交使得阴道壁黏膜微小撕裂而并不是因为处女膜的撕裂导致，因为处女膜本身血供差（Raveenthiran V，2009）。在三层缝合法处女膜修复术中，第二层（筋膜层）缝合后，血供丰富的隔膜便建立起来，因此新婚之夜会有"突破感"，而且见红率也较高，这可能是术后92.9%感到满意（也可能是

病例1

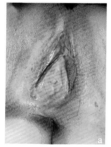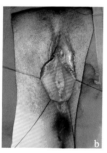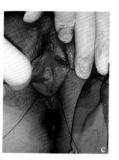

A. 术前及术后照片

注：a. 术前照，处女膜于6、9点裂开；b. 三层缝合法处女膜修复术Ⅰ式术后即刻，处女膜孔直径约5mm；c. 术后2个月复查，切口完全愈合，处女膜呈圆环形，处女膜孔直径<15mm。

病例3

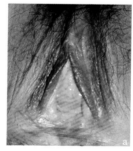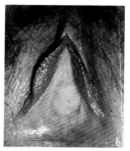

C. 术前及术后照片

注：a. 术前照，处女膜于3、9点处破裂，裂痕较深；b. 应用三层缝合法处女膜修复术Ⅱ式；c. 术后1个月复查，切口完全愈合，但术后肿胀未完全消退。

病例2

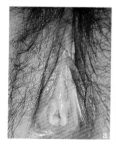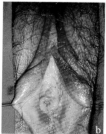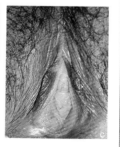

B. 术前及术后照片

注：a. 术前照，处女膜于6点处破裂；b. 三层缝合法处女膜修复术Ⅰ式术后即刻；c. 术后3个月复查，切口完全愈合。

病例4

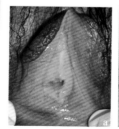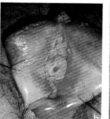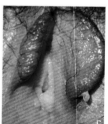

D. 术前及术后照片

注：a. 术前照，处女膜于3、9点处破裂；b. 三层缝合法处女膜修复术Ⅱ式术后即刻；c. 术后1个月复查，切口完全愈合，处女膜孔直径<15mm。

图5-4-4　陈旧性处女膜破裂三层缝合法处女膜修复术术前及术后

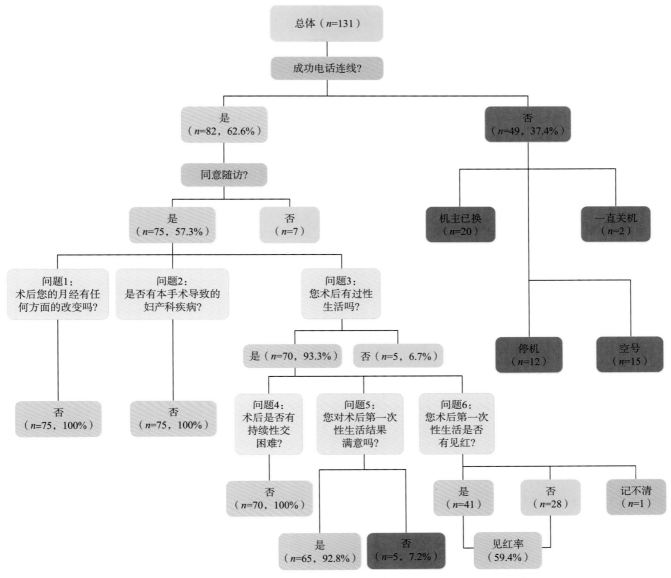

图5-4-5 病例系列研究评价三层缝合法处女膜修复术效果的长期随访结果

注：黄色代表调查问卷的6个问题，患者在电话随访中回答3个或6个问题。

此手术提供她们的自信心）且见红率是与自然处女相似（59.4%）的原因。需要说明的是，缝合筋膜层形成的隔膜强度比处女膜黏膜稍强，但远比盆底肌肉力量弱，因此本法并没有阴道紧缩的作用。另外，从术后1个月后患者复查结果看，处女膜有2~3mm厚且是一种自然的环形外观，表明虽然缝合了筋膜层，但是本法是处女膜修复手术，而不是"阴道紧缩手术"或"会阴成形术"。

另外，在临床观察中我们发现术后几天时，部分缝线会自动脱落，这可能是术后即刻处女膜孔只有

5~6mm，但1个月之后伤口愈合处女膜孔会比术后即刻明显增大的原因之一。

有不少妇科医师报道处女膜修复手术有感染、出血、瘘等并发症（Prakash V，2009；Tschudin S，2013），但本研究的随访中发现只有1例患者有出血的早期并发症。长期电话随访未发现患者有月经改变、持续性交困难、生殖器炎症等其他远期并发症，表明本法并发症少、安全性高。

（魏蜀一 张 甄 车可心）

参考文献

[1] LOGMANS A, VERHOEFF A, RAAP RB, et al. Should doctors reconstruct the vaginal introitus of adolescent girls to mimic the virginal state? [J]. BMJ, 1998, 316(7129): 459-460.

[2] HOBDAY AJ, HAURY L, DAYTON PK. Function of the human hymen[J]. Medical Hypotheses, 1997, 49: 171-173.

[3] ADAMS JA, BOTASH AS, KELLOGG N. Differences in hymenal morphology between adolescent girls with and without a history of consensual sexual intercourse [J]. Arch Pediatr Adolesc Med, 2004, 158(3): 280-285.

[4] BERENSON A, HEGER A, ANDREWS S. Appearance of the hymen in newborns[J]. Pediatrics, 1991, 87(4): 458-465.

[5] COOK RJ, DICKENS BM. Hymen reconstruction: ethical and legal issues[J]. Int J Gynaecol Obstet, 2009, 107(3): 266-269.

[6] FOLDES P, DROUPY S, CUZIN B. [Cosmetic surgery of the female genitalia] [J]. Prog Urol, 2013, 23(9): 601-611.

[7] HEPPENSTALL-HEGER A, MCCONNELL G, TICSON L, et al. Healing patterns in anogenital injuries: a longitudinal study of injuries associated with sexual abuse, accidental injuries, or genital surgery in the preadolescent child[J]. Pediatrics, 2003, 112(4): 829-837.

[8] KANDELA P. Egypt's trade in hymen repair[J]. Lancet, 1996, 347(9015): 1615.

[9] KARASAHIN KE, ALANBAY I, ERCAN CM, et al. Comment On A Cerclage Method For Hymenoplasty[J]. Taiwan J Obstet Gynecol, 2009, 48(2): 203.

[10] OU MC, LIN CC, PANG CC, et al. A Cerclage Method For Hymemenoplasty[J]. Taiwan J Obstet Gynecol, 2008, 47(3): 355-356.

[11] MOORE KP, T. V. N. The developing human: Clinically oriented embryology.

[12] PRAKASH V. Hymenoplasty-how to do[J]. The Indian journal of surgery, 2009, 71: 221-223.

[13] RAVEENTHIRAN V. Surgery of the hymen: from myth to modernisation[J]. Indian J Surg, 2009, 71(4): 224-226.

[14] ROBERTS H. Reconstructing virginity in Guatemala[J]. Lancet, 2006, 367(9518): 1227-1228.

[15] SOLBERG KE. Killed in the name of honour[J]. Lancet, 2009, 373(9679): 1933-1934.

[16] STEWART ST. Hymenal characteristics in girls with and without a history of sexual abuse[J]. J Child Sex Abus, 2011, 20(5): 521-536.

[17] TSCHUDIN S, SCHUSTER S, DUMONT DOS SANTOS D, et al. Restoration of virginity: women's demand and health care providers' response in Switzerland[J]. J Sex Med, 2013, 10(9): 2334-2342.

[18] USTA I. Hymenorrhaphy: what happens behind the gynaecologist's closed door? [J]. J Med Ethics, 2000, 26(3): 217-218.

[19] VAN MOORST BR, VAN LUNSEN RH, VAN DIJKEN DK, et al. Backgrounds of women applying for hymen reconstruction, the effects of counselling on myths and misunderstandings about virginity, and the results of hymen reconstruction[J]. Eur J Contracept Reprod Health Care, 2012, 17(2): 93-105.

[20] WEI SY, LI Q, LI SK, et al. A new surgical technique of hymenoplasty[J]. Int J Gynaecol Obstet, 2015, 130(1): 14-18.

[21] 刚君, 章婷婷, 方小玲. 处女膜修补术的思考[J]. 医学与哲学, 2006, 27 (3): 35-36.

[22] 蹇洪, 何明武, 黎瑞红. 重叠缝合环形埋线法处女膜修补术[J]. 中华医学美学美容杂志, 2003, 9 (4): 247.

[23] 雷华, 李清风. 处女膜破裂的临床分型及其修复效果探讨[J]. 中国美容医学, 2004, 1393: 325-327.

[24] 李峰永, 李强, 周传德, 等. 裂隙劈开错位缝合法处女膜修补术[J]. 中国美容医学, 2010, 19 (8): 1122-1123.

[25] 刘德成. 116例处女膜破裂修补术治疗体会[J]. 医学信息（上旬刊）, 2011, 01 (24): 411-412.

[26] 魏蜀一, 李强, 李森恺, 等. 改良的三层缝合法处女膜修补术[J]. 中国美容整形外科杂志, 2014, 25 (5): 271-273.

[27] 魏蜀一, 李强, 李森恺, 等. 三层缝合法处女膜修补术[J]. 中国美容医学, 2013, 22 (1): 91-93.

[28] 魏蜀一, 李强, 李森恺, 等. 三层缝合法处女膜修补术131例临床疗效观察[J]. 中国妇产科临床杂志, 2015, 16 (2): 108-111.

[29] 徐凯, 许冬生, 孔生生. 处女膜修补术不同术式的临床应用探讨[J]. 中国美容医学, 2005, 14 (6): 687-689.

[30] 徐向民. 处女膜修复术致大出血一例[J]. 中华医学美学美容杂志, 2007, 13 (4): 233.

[31] 杨晓. 半荷包式缝合法在处女膜修补术中的应用[J]. 中国美容整形外科杂志, 2011, 22 (1): 47-49.

[32] MOORE KP. The developing human: Clinically oriented embryology[M]. Philadelphia: Elsevier Science, 2003.

[33] BERENSON A, HEGER A, ANDREWS S. Appearance of the hymen in newborns[J]. Pediatrics, 1991, 87(4): 458-465.

[34] COOK RJ, DICKENS BM. Hymen reconstruction: ethical and legal issues[J]. Int J Gynaecol Obstet, 2009, 107(3): 266-269.

[35] STEWART ST. Hymenal characteristics in girls with and without a history of sexual abuse[J]. J Child Sex Abus, 2011, 20(5): 521-536.

[36] OU MC, LIN CC, PANG CC, et al. Ming-Cheh Ou C-CL, Chung-Chu Pang, Dennis Ou. A Cerclage Method For Hymemenoplasty[J]. Taiwan J Obstet Gynecol [J]. 2008, 47(3): 355-356.

[37] ADAMS JA, BOTASH AS, KELLOGG N. Differences in hymenal morphology between adolescent girls with and without a history of consensual sexual intercourse[J]. Arch Pediatr Adolesc Med, 2004, 158(3): 280-285.

[38] PRAKASH V. Hymenoplasty-how to do[J]. The Indian journal of surgery, 2009, 71: 221-223.

[39] HOBDAY AJ, HAURY L, DAYTON PK. Function of the human hymen[J]. Medical Hypotheses, 1997, 49: 171-173.

[40] RAVEENTHIRAN V. Surgery of the hymen: from myth to modernisation[J]. Indian J Surg, 2009, 71(4): 224-226.

[41] VAN MOORST BR, VAN LUNSEN RH, VAN DIJKEN DK, et al. Backgrounds of women applying for hymen reconstruction, the effects of counselling on myths and misunderstandings about virginity, and the results of hymen reconstruction[J]. Eur J Contracept Reprod Health Care, 2012, 17(2): 93-105.

[42] TSCHUDIN S, SCHUSTER S, DUMONT DOS SANTOS D, et al. Restoration of virginity: women's demand and health care providers' response in Switzerland[J]. J Sex Med, 2013, 10(9): 2334-2342.

[43] KANDELA P. Egypt's trade in hymen repair[J]. Lancet, 1996, 347(9015): 1615.

[44] ROBERTS H. Reconstructing virginity in Guatemala[J]. Lancet, 2006, 367(9518): 1227-1228.

[45] SOLBERG KE. Killed in the name of honour[J]. Lancet, 2009, 373(9679): 1933-1934.

[46] KARASAHIN KE, ALANBAY I, ERCAN CM, et al. Comment on a Cerclage Method for Hymenoplasty [J]. Taiwan J Obstet Gynecol, 2009, 48(2): 203.

[47] LOGMANS A, VERHOEFF A, RAAP RB, et al. Should doctors reconstruct the vaginal introitus of adolescent girls to mimic the virginal state? [J]. BMJ, 1998, 316(7): 459-462.

[48] USTA I. Hymenorrhaphy: what happens behind the gynaecologist's closed door? [J]. J Med Ethics, 2000, 26(3): 217-218.

[49] FOLDES P, DROUPY S, CUZIN B. [Cosmetic surgery of the female genitalia] [J]. Prog Urol, 2013, 23(9): 601-611.

[50] ESSEN B, BLOMKVIST A, HELSTROM L, et al. The experience and responses of Swedish health professionals to patients requesting virginity restoration (hymen repair) [J]. Reprod Health Matters, 2010, 18(35): 38-46.

[51] 蹇洪, 何明武, 黎瑞红. 重叠缝合环形埋线法处女膜修补术[J]. 中华医学美学美容杂志, 2003, 9 (4): 247.

[52] 徐凯, 许冬生, 孔生生. 处女膜修补术不同术式的临床应用探讨[J]. 中国美容医学, 2005, 14 (6): 687-689.

[53] WEI SY, LI Q, LI SK, et al. A new surgical technique of hymenoplasty[J]. Int J Gynaecol Obstet, 2015, 130(1): 14-18.

[54] 李峰永, 李强, 周传德, 等. 裂隙劈开错位缝合法处女膜修补术[J]. 中国美容医学, 2010, 19 (8): 1122-1123.

[55] HEPPENSTALL-HEGER A, MCCONNELL G, TICSOn L, et al. Healing patterns in anogenital injuries: a longitudinal study of injuries associated with sexual abuse, accidental injuries, or genital surgery in the preadolescent child[J]. Pediatrics, 2003, 112(4): 829-837.

[56] STEIN TA, DELANCEY JO. Structure of the perineal membrane in females: gross and microscopic anatomy[J]. Obstet Gynecol, 2008, 111(3): 686-693.

[57] 魏蜀一, 李强, 李森恺, 等. 三层缝合法处女膜修补术[J]. 中国美容医学, 2013, 22 (1): 91-93.

[58] 魏蜀一, 李强, 李森恺, 等. 改良的三层缝合法处女膜修补术[J]. 中国美容整形外科杂志, 2014, 25 (5): 271-273.

[59] WEI SY, LI Q, LI SK, et al. A new surgical technique of hymenoplasty[J]. Int J Gynecol Obstet, 2015, 130(1): 14-18.

[60] 魏蜀一, 李强, 李森恺, 等. 三层缝合法处女膜修补术131例临床疗效观察[J]. 中国妇产科临床杂志, 2015, 16 (2): 108-111.

[61] RICHARDS ADRIAN M. Suture and suturing[M]. edition 1. In Richards Adrian M, 2002.

[62] 徐向民. 处女膜修复术致大出血一例[J]. 中华医学美学美容杂志, 2007, 13 (4): 233.

第6章 女性外阴漂红术

在东方人中，女孩的外阴多半白皙而粉红，呈现一种娇嫩的色泽。因遗传、性激素水平的影响，女性外阴的颜色会随着年龄的增长、性激素水平的增高和生育次数的增加而逐渐加深，趋于褐色，变得较为暗沉，进而会明显影响外阴的美感。皮肤的色泽一般由上皮细胞中色素颗粒的多少而决定，色素颗粒较多则色泽较深，反之则较浅。年轻的外阴色泽一般较浅，基于对年轻的向往，很多人希望自己的外阴可以恢复少女时代的粉红色泽。为了改善外阴局部的色泽，可以求助于美容整形外科的外阴漂红技术。

常用的外阴漂红技术主要可以分为两大类：激光外阴漂红技术、纹绣外阴漂红技术。前者是借助高能光束选择性地破坏皮肤细胞中的色素颗粒而实现；后者则是通过在皮肤中注入其他色素颗粒，遮盖原有的黑色素颗粒而实现。由于这些技术均存在一定的问题，难以持久地改变皮肤中黑色素颗粒的分布状态，因此目前外阴漂红仍然是一种效果不够稳定的技术，只能暂时达到改善的效果，很难实现持久而稳定的漂红目的。

第一节　激光外阴漂红术

激光外阴漂红术是近些年发展起来的一种微创外阴美容整形技术，其基本原理就是通过激光（CO_2等）将外阴皮肤中的黑色素细胞和色素颗粒部分破坏，进而代谢吸收，减少皮肤中的黑色素含量，实现外阴色泽变浅、转红。由于皮肤中色素颗粒的破坏一般是部分性的、暂时性的，因此根据激光作用的能量和深度不同，漂红可持续的时间也有变化，多在6~24个月。目前常用于外阴漂红的激光主要有两类：一类是CO_2点阵激光，另一类是Er：YAG激光。

一、激光外阴漂红术的原理

光束照射在皮肤表面，除了部分被皮肤表面的角质层反射（4%~6%），大部分则进入皮肤组织中，有吸收（遵守比尔定律）、有散射（波长300~400nm的光为主，穿透不足0.1mm）、有传导和透射（波长600~1200nm为主）等（图6-1-1）。通过光束能量的吸收，局部性产热，对局部组织产生一定的破坏，诱发组织重建形成治疗效果，或者表面褪色，或者组织收紧等。皮肤组织中不同部位、色泽的组织对不同波长光束的吸收率不同，产生的组织反应也有区别，因此激光治疗中对光束的波长有一定的选择性。

激光照射到皮肤等组织上，通常会引起一定的组织反应，造成一定的组织损伤，当光的能力足够大时，最常见的损伤就是程度不等的烧伤。但控制能量在一定范围则可以产生一定的治疗作用。

1. 光刺激　低能量激光有可能加速伤口愈合，但机制尚不清楚。

2. 光动力反应　是光动力疗法的基础，需要光敏性药物及其前体的局部应用。适宜的光源可诱发光氧化反应和即刻细胞毒素反应。光动力疗法也适用于生物体内的色基，如蓝光可以通过痤疮丙酸杆菌的色

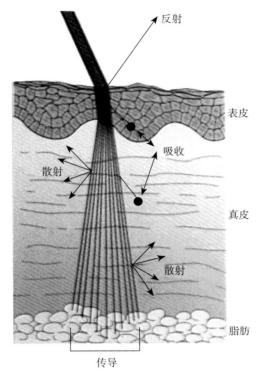

图6-1-1　皮肤上入射光的结局

基而将之杀灭，使得痤疮可以改善。

　　3．光热和光机械作用　如果选择的波长在靶组织和周围组织之间吸收系数尽可能的大，能量密度足以破坏靶组织，而且脉冲宽度低于或等于热弛豫时间（thermal diffusion time，TDT，靶组织用于释放约63%的热量所需要时间），那么光可以用来选择性地损伤或毁坏靶色基。该理论已经用于去除皮肤的血管畸形、文身、良性色素沉着和脱毛等领域。

二、激光波长和组织色基对治疗的影响

　　1．波长的影响　激光光束的波长对治疗组织主要产生两方面的影响，一个是穿透一定的深度，一个是使得组织色基吸收产热。根据光的波长不同，其作用在皮肤的部位也有所区别，较长的波长比较短的波长组织吸收率低，穿透较深。如Q-开关Nd：YAG激光波长较长（1064nm），可穿透皮肤2~3mm直到真皮层，适用于治疗位置较深的色素性皮损，如太田痣；当Nd：YAG（1064nm）激光穿过磷酸钛氧钾（potassium titanium phosphate，KTP）晶体后，则能

量加倍而波长减半（532nm），形成较短的波长，其穿透也较浅，适用于治疗表皮色素病变，如雀斑。红宝石激光（694nm）穿透皮肤不到1mm，也最适于治疗表浅的疾病，如雀斑或咖啡斑。

　　2．组织色基的影响　不同色泽的组织成分，对不同波长的光的吸收率也有所区别（图6-1-2）。例如，影响肤色最重要的因素——黑色素的吸收光范围为紫外线至1200nm，当激光波长位于这个区段时，对黑色素细胞和颗粒影响最大，使用纳秒级的光就可以破碎、驱散黑色素和文身墨水，改善其视觉特征，使其色素逐渐分解。随后，淋巴系统活化的巨噬细胞可吞噬破碎的染料，使得大部分染料碎片被清除，一部分染料碎片也可以随表皮移行到体表被清除，从而使得肤色变浅。

　　3．不同颜色的色素对应的激光治疗　黑色素或蓝色文身色素吸收光谱在可见光到红外线光谱的一个比较宽的波长范围内，Nd：YAG激光对蓝黑色文身有效，被用于治疗深色皮肤和文身。绿色素最适于使用Q-开关红宝石激光（694nm）和Q-开关翠绿宝石激光（755nm）进行治疗，但经常难以完全去除；Nd：YAG激光的绿色色素作用相对较差。红色素最适于使用倍频Nd：YAG（532nm）激光发出的绿光进行治疗；黄色和清淡柔和色彩难以治疗，很难完全去除。含有铁或者二氧化钛的红色、棕色、白色或者肤色的染料在激光治疗中，可以发生化学变化，成为持久的灰白色或黑色，这可以在随后的治疗中逐渐减弱。业余文身比专业文身治疗更容易些。

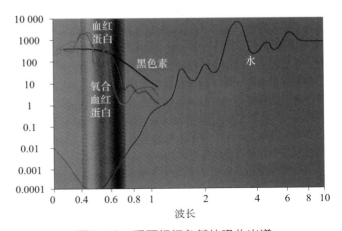

图6-1-2　重要组织色基的吸收光谱

三、CO₂点阵激光外阴漂红术

激光外阴漂红术是设置好特定光谱的激光，利用激光爆破黑色素的原理选择性摧毁并分解减少外阴皮肤中的色素。激光外阴漂红一般选择点阵CO_2激光，根据颜色深浅需要3～5次，间隔时间为30～90天，每次治疗仅需十几分钟，是目前比较安全的外阴漂红方式。激光外阴漂红的恢复期为7天，等结痂掉落后，就可感觉外阴肤色变浅、局部更显嫩红。该疗法的优点是效果快、色泽自然；缺点是漂红程度不彻底、持续时间较短。

1. 手术适应证　外阴较为暗沉，影响美观，希望通过激光治疗改善者，如果没有禁忌证，如妊娠、严重传染病、严重感染、凝血功能障碍等，则可以考虑进行激光漂红治疗。

2. 术前检查　激光治疗前需要进行常规检查，了解患者的健康状况。

（1）盆腔B超检查、巴氏涂片。

（2）人类免疫缺陷病毒（human immunodeficiency virus，HIV）、人乳头状瘤病毒（human papilloma virus，HPV）、梅毒快速血浆反应素环状卡片试验（rapid plasma reagin circle card test，RPR）。

（3）妇科常规检查：指诊，视诊，阴道镜拍照。

（4）常规白带检查，血常规，尿常规。

（5）育龄女性查人绒毛膜促性腺激素（human chorionic gonadotropin，hCG），排除妊娠。

（6）特殊检查项目：可根据患者情况选查血糖、血脂、心电图。

3. 术前注意事项

（1）治疗前48小时禁止性行为。

（2）治疗前48小时避免使用阴道霜剂、软膏或润滑剂。

（3）治疗前被治疗的部位应先清洁并备皮。

（4）治疗当天应穿着宽松的裤子和棉质内衣。

（5）应排除疱疹病史，必要时可进行抗病毒药物预防。

（6）此治疗不适用于需注射胰岛素的糖尿病患者、自身免疫性疾病或红斑狼疮患者、曾经和/或容易发生严重皮肤过敏的患者、容易流血不止的患者、18岁以下以及曾经和/或容易罹患瘢痕或增生性瘢痕的患者。

4. 术前准备

（1）刮除外阴部治疗区域的毛发。

（2）医师操作前须戴上无菌手套，避免细菌进入患者阴道造成感染。

（3）将部分灭菌棉棒或无菌纱布用生理盐水沾湿，以利清洁外阴部。

5. 手术过程　选择合适的点阵CO_2激光治疗仪，设定适当的参数（图6-1-3）。术前需要沐浴、备皮、标记漂红区域，然后在术区涂抹皮肤表面麻

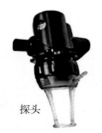

探头

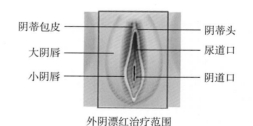

外阴漂红治疗范围

设备	治疗部位	激光类型	首次治疗	第二次治疗	第三次治疗
External (AcuScan 120 Microscanner, Deep mode)	阴道口	连续波	能量：10mJ 密度：5%	能量：10mJ 密度：5%/10%	能量：10mJ 密度：5%/10%
	小阴唇	连续波	能量：10mJ 密度：5%	能量：10mJ 密度：5%	能量：10mJ 密度：5%
	大阴唇	超脉冲	能量：10mJ 密度：5%～10%	能量：10mJ 密度：5%～10%	能量：10mJ 密度：5%～10%

图6-1-3　激光漂红采用的激光探头和常用能量参数

醉剂（常用利多卡因凝胶或乳膏），30分钟后局部清洁、消毒、擦干，最后调整合适的能量（10mJ）进行全覆盖式的治疗。治疗过程中不痛或有轻微灼痛，一般不要让治疗区重叠，避开尿道外口，治疗一遍就好。治疗后即刻有轻度的红肿和点阵激光烧灼的痕迹（图6-1-4）。

6. 术后处理　术后局部涂抹抗生素油膏，小阴唇区域手术可能有轻微的灼痛。术后24小时可以进行沐浴（避免治疗区域接触过热水，直到完全愈合为止），术后1周可以恢复性生活。治疗创面可能会出现术后皮肤结痂，10天左右脱痂痊愈。疗效可维持半年到一年。

（1）可能会发生的短暂术后反应：干痒、红肿、发炎、刺痛；小便时有灼热感；点状出血；轻微阴道出血；粉红色或咖啡色分泌物；水状分泌物不适感。

（2）对症治疗：根据需要可在治疗部位（外阴）使用冰袋冰敷以缓解不适；使用阴道保湿凝胶舒缓1周，有助于缓解阴道不适；使用私密处药膏（如美康软膏）帮助外阴部止痒、抗菌。可使用无菌生理盐水、温和低过敏性清洁剂轻轻清洁治疗区域；必要时可在清洁后重新涂抹治疗药物（重组牛碱性成纤维细胞生长因子外用凝胶等），直至表皮愈合。72小时内避免剧烈运动和抓举重物。穿着宽松舒适衣服，乳晕或外阴漂红项目禁穿深色内裤。

7. 注意事项　关于激光漂红术的治疗效果，国内相关专家目前尚存在争论，很多人认为通过激光技术将色素沉着明显的肤色变浅是极为困难的，能量小时效果很短暂，能量大时则容易造成瘢痕，点阵激光技术的应用能部分缓解这个矛盾。但一致的看法

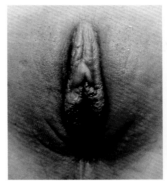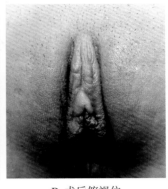

A. 术后正位　　　　　　　　B. 术后俯视位

图6-1-4　CO_2点阵激光漂红治疗术后的即刻表现

是，激光对肤色的改变是暂时性的，一般不会永久性改变。

四、激光在外阴区域脱毛和去除文身中的应用

1. 激光脱毛　当外阴毛发非常浓密时，影响美观和自信，经常需要进行脱毛治疗，常用的长效脱毛技术有激光脱毛和电解脱毛两类，以前者更为微创、安全、有效，已经成为一种常用的临床治疗。

（1）治疗原理：激光脱毛的机制尚不完全清楚，可能是选择性热作用理论。目前认为激光作用的靶点可能是干细胞和乳头部的血管，两者都不含黑色素，也不直接接触毛囊富含黑色素的部分，但吸收色基的却是毛干的黑色素和毛基质细胞（图6-1-5~图6-1-7），因为只有深色的毛发可以脱掉，而金色或白色毛发难以脱毛治疗。

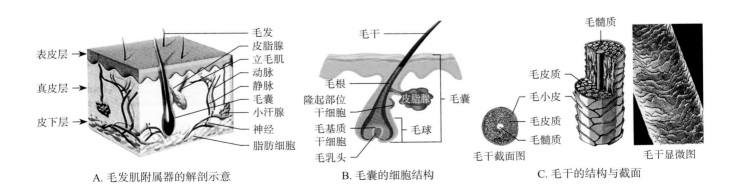

A. 毛发肌附属器的解剖示意　　　　B. 毛囊的细胞结构　　　　C. 毛干的结构与截面

图6-1-5　毛发结构示意图

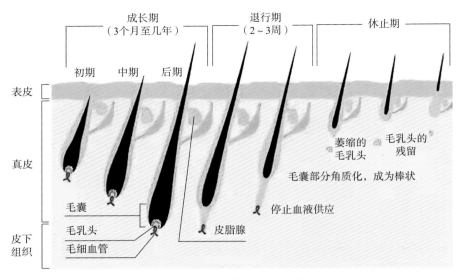

图6-1-6　各生长周期中毛乳头的变化

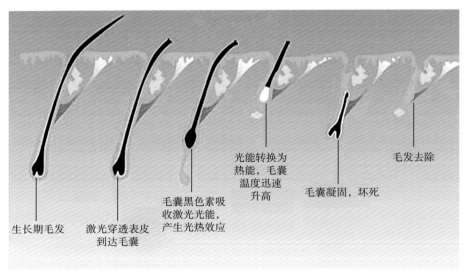

图6-1-7　激光脱毛原理示意图

（2）选择激光治疗仪及参数：由于600～1200nm光谱的辐射光被黑色素吸收，波长越长，穿透皮肤越深。可以选用能量密度为20～60J/cm²普通红宝石激光（694nm）、翠绿宝石激光（755nm）、半导体激光（800nm）和Nd：YAG（1064nm）激光等进行治疗。设定适当的光斑大小，深度200～300μm毛囊的热弛豫时间为25～50ms，选择较短的脉冲宽度（30～400ms）对破坏干细胞和乳头部血管更有效。

（3）注意事项：激光脱毛仅对深色毛发效果良好，肤色越浅则效果越好，肤色较深时脱毛困难。脱毛治疗一般需要5～6次，且每侧应该间隔较长时间，因为每侧只能影响生长期的毛囊，对退行期和休止期的毛发影响较小。

2. 外阴文身去除术　当外阴文身色泽不均、外观欠佳、有过敏性瘙痒等问题时，往往希望将文身染料去除。最初人们热衷于用红外光的CO₂激光（10 600nm）治疗所有颜色的文身，它比皮肤磨削术更加精准，而且可以一次性完全去除文身染料，但其缺点较多，需要2～3个月创面才能愈合，并形成永久性的瘢痕，有时可能出现瘢痕疙瘩或色素减退，因此目前仅用于治疗文身性肉芽肿，而使用Q-开关激光去除所有类型的文身。但是当文身染料中有白色染料时，激光治疗常可出现色泽变深，要非常慎重，最好选一个小区域试验性治疗，观察3～6个月没有问题后再铺开治疗。

五、激光治疗的并发症

1. **色素改变** 即使操作正确、注意细节，激光治疗后也难免会发生色素沉着或者色素减退。色素沉着往往会随着时间的推移或外用祛斑霜，如4%～5%对二苯酚复合物加1%～2%氢化可的松和0.05%～0.10%维A酸而逐渐改善。色素减退一般更难治疗，但准分子激光和窄波紫外光（UVB）可使之改善。同样，也需要多次治疗，且经常疗效不完全。多数色素改变会随着时间推移而自然缓解，但某些患者的色素变化可能持久不退。

2. **文身色素加深** 白色皮肤颜色或红色美容文身，可用于增强唇线、乳晕、外阴的颜色，这些染料中可能包含白色色素以使墨汁颜色变浅。彩色如淡蓝、青绿、黄色、淡绿、淡紫和粉红色中，也可能含有白色，这些白色物质在激光治疗后会变黑。除非患者已经被告知潜在的危险，否则白色文身不能用激光治疗。一般以小片区域试验是否含有激光治疗后会变黑的白色染料。如果出现色素加深，再用波长1064nm的Q-开关Nd：YAG激光治疗可有改善，但是这类染料的加深有可能非常顽固，难以治疗，永久存在。

3. **热损伤和瘢痕** 如果严格按照激光治疗原则选择适当的治疗参数，热损伤和随后的瘢痕形成非常罕见。但是，如果出现了热损伤，理想的伤口护理是用生理盐水清洗，外用矿物油、复方多黏菌素B软膏、湿润烫伤膏等，外包非黏着性的纱布以防感染并减少瘢痕形成的可能。尽管经过这样的处理，如果还是发生了瘢痕，通过应用脉冲染料激光，或者向真皮内注射小剂量曲安奈德、复方倍他米松，外用硅胶膜或美德霜等，可以改善瘢痕的外观。

4. **治疗文身肉芽肿** 当患者对某一种文身染料过敏时可能会形成肉芽肿，尤其是那些在皮肤中呈红色的染料更容易过敏，此时禁用Q-开关Nd：YAG、红宝石或翠绿宝石激光治疗，因为有可能使过敏反应超出原来的部分，从而使之加重。这些病例应该用创伤性激光，如CO_2激光治疗，这类激光可去除引起病变的物质，同时破坏肉芽肿。

（赵 阳 李 强 原 野）

第二节 外阴文绣漂红术

文身（又称刺青、涅）是一种非常古老的艺术，就是用带有墨的针刺入皮肤底层，而在皮肤上制造一些图案或文字，以示吉祥和崇拜。早在三千年前的古埃及就流行着文身的修饰方法，至今很多原始部落还在常规性地文身，以凸显他们的信仰和图腾。文身作为一种现代艺术，在现代很多的社会群体中也非常盛行，已经成为一种很时髦的行业。据相关资料报道，在欧洲有接近1/10的人可能有文身，而意大利人中文身者可高达数百万，年轻人中尤为流行。文身行业在意大利有超过数十亿欧元的收益，有上千家文身相关用品的生产厂家。文身作为一种标志、一种喜好，被大众纹在自己的身上。很多人认为，文身是美丽、神秘、性感和魅力的象征，是独特个性和自我淋漓尽致的体现，是个人信仰的表现。它是文化和信仰交合的产物，是一种疼痛的美丽，可以使得人们有一种新的希望、寄托和新的开始。作为一种技术，文身也被广泛地应用在医疗方面，如瘢痕的掩饰、轮廓的强调和美丽的渲染等，它同样被应用于外阴的形态和色泽修饰等方面。

一、外阴文绣漂红法的原理和准备

1. **文绣的原理** 使用专用的文身刺针将特别调制的色料刺进真皮层中，通过色素的调整让阴唇有更诱人的颜色。一旦手术成功，效果可维持多年，一般色泽不会变暗。

2. 适应证

（1）女性天生阴唇较黑且有治疗意愿者。

（2）妊娠、分娩后，因孕激素水平升高，导致阴唇黑色素大量沉积，希望纠治者。

（3）追求外阴部外观美感，提高性生活质量者。

3. 禁忌证

（1）对文绣染料过敏者禁用，过敏体质、瘢痕体质者慎用。

（2）对文绣的喜好只是暂时性的，不期待长久地维持治疗效果时慎用。

（3）文绣的设备、染料和操作技术存在安全隐患或者污染风险场所。

4. 术前准备

（1）术前沐浴，停用维生素E、阿司匹林等易导致出血的药物。

（2）术前检查，如果患有阴道炎、外阴各类皮疹或外阴感染，则需治疗控制后再行手术。如有性传播疾病或血液传播疾病，最好不做文绣，如果患者坚持要做，建议所有用具一次性使用。

（3）要根据个人外阴的条件、个人喜好和要求，设计个性化的文绣方案。

（4）手术要避开月经期，最好是月经干净3天后至下一次月经来前7天这一段时间进行。

（5）严格消毒，包括文绣部位、文身相关设备，文身药水及文身针必须一次性使用。

（6）选择合适的文绣染料以减少过敏。因文身使用的染料多半来自化学合成或植物萃取，很难完全避免过敏问题。如果可能，调制染料后，最好先在身体的隐蔽部位选取很小面积进行试验性的文绣，观察药液是否过敏，经过1～2个月观察以后，确认对该染料不过敏，再考虑较大面积的文绣。

二、阴唇文绣漂红操作过程及注意事项

1. 体位与麻醉　由于外阴感觉敏锐，术前最好先在阴部涂抹局麻药膏，30分钟后开始手术。一般采用截石位，常规消毒铺巾，在需要漂红的外阴区域划定范围并进行清晰标记，给予局部麻醉。

2. 文绣过程　由专业技师调制文绣染料，使用消毒的专用文身针、消毒的文身机，按照既定的文绣设计进行会阴区域的文绣。完成文绣后可以在局部涂抹抗生素油膏以减少感染和不适。操作一般在门诊手术室完成，无需住院，不影响正常生活，随做随走。

3. 文绣风险　文绣手术有一定的风险，早期的并发症包括出血、伤口感染、染料脱失等。晚期的并发症有染料过敏、色泽不均、色泽不自然、传染病传播等。传染病传播和染料过敏是阴唇漂红最为棘手的问题，如何将深暗的肤色变浅并转化为自然的粉红色也是一个很难逾越的技术挑战，严重地制约着本技术的应用。

4. 术后注意事项

（1）术后10天左右痊愈，保持私密部位清爽卫生。

（2）尽量避免用力揉搓文绣的私密部位。

（3）短时间内禁止性生活，以免发生感染。

（4）可局部涂抹专用药膏，短期内不宜沾水，最好用清洁的湿巾擦拭文绣处。

三、文绣的清除

文绣是一种非常个人的艺术性的表现，虽然文绣后有缓慢的退色现象，但总体效果非常持久。当心境发生变化，不再喜欢文绣所产生的效果时，则希望通过技术手段来消除文绣的效果。

1. 文绣清除方法　以往经常通过皮肤磨削或者化学剥脱等手段来减弱文绣的效果，有时为了一些特殊需求，甚至采用文身切除、局部皮瓣转移或者皮肤移植等手段来去除文身。目前更常用的手段是采用激光治疗对文身进行清洗。

2. 激光去除文身

（1）作用原理：选择合适波长的激光，利用激光的光热、爆破效应来实现治疗。当激光穿透表皮到达位于真皮层中的染料色基时，色素团在瞬间吸收了高能量的激光后迅速膨胀，破裂成细小的颗粒，这些小

的颗粒可被体内的巨噬细胞吞噬后排出体外，从而色素逐渐变淡消失，最终达到清除文绣的目的。巨噬细胞是1882年由生物学家Ellie Metchnikoff在对海星幼虫进行研究时，于感染部位首先在光镜下发现，其主要功能是消除外来的物质。随后，人们很快在人类、小鼠等物种中也发现了巨噬细胞，它通过控制感染来保护宿主，对侵入的异物和死亡的细胞碎片进行吞噬（图6-2-1、图6-2-2），从而促进损伤组织的修复和愈合。

（2）各种染料的激光清洗规律：一般认为黄色、红色和绿色文身染料清除比较困难，很难完全清除。而白色的文身染料经过激光治疗后会变黑，所以不能采用激光进行清洗。对于浅色皮肤，清洗蓝黑色文身可采用Q-开关翠绿宝石激光（755nm）；清洗绿色文身可采用Q-开关红宝石激光（694nm）；清洗红色文身可采用Q-开关Nd：YAG（532nm）激光。激光清洗文身一般需要3次左右治疗，每次间隔3个月，多半可以使得文绣变淡，但可能留有一定的色素沉着和瘢痕。

3. **外阴文绣激光清洗的特点** 色泽较暗的女性外阴部文身，一般需要红色染料混合白色染料来调制墨汁，使用激光来清洗文身可能比较困难。尤其是其中白色的染料，激光处理后可能变黑或者变灰，对于局部的美观影响较大，应慎重对待。除非染料说明中指出可以使用激光清洗，否则最好不要使用激光，如果实在希望尝试，则可以选择一小片隐蔽区域，试验性治疗，观察3~6个月，确定疗效后再考虑铺开治疗。

四、文绣漂红的主要设备

用于文绣的主要设备有文身机和染料，文身机是用于文绣的工具，主要由技师操控，而染料则是形成文绣颜色的颜料，多需要术前进行调配。

1. **文身机** 文身机是文绣的主要工具，最早的电动文身机是山姆·奥瑞里发明的（1892），由文身机身架（冲压或铸造）、磁力线圈、电容、震动悬铁、弹片、调节顶杆螺丝等主要部件组成，另外还包括电源插板、脚踏开关、手柄、文身针、针嘴、染料等辅助部分（图6-2-3）。其工作原理就是电磁铁的原理，即在3~20V的直流电压下，两个主线圈与电喷点之间产生瞬间的吸、喷作用，借助文身机弹簧片的往复运动，带动针管内若干平行的文身针产生高速的上下、往复运动，通过毛细管原理，将染料注入皮肤。文身针一般刺入皮肤0.8~1mm，每分钟跳动数千到数万次。

2. **文身染料** 又称色料，是指可用于文绣的颜料，它是形成文身色彩的主要原料。目前应用的染料主要是工业合成和植物萃取两大类。染料本身并不溶于水或溶剂，它必须要靠展色剂、固色剂或分散剂，才能均匀分散在展色剂中，进而固着在物体上。

（1）染料的组成：多数文身染料为无机染料，其

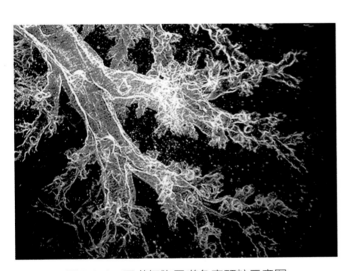

图6-2-1 巨噬细胞吞噬色素颗粒示意图

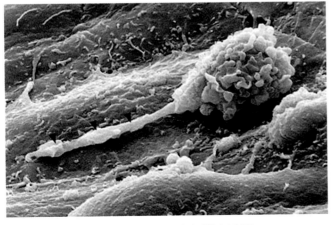

图6-2-2 巨噬细胞扫描电镜图

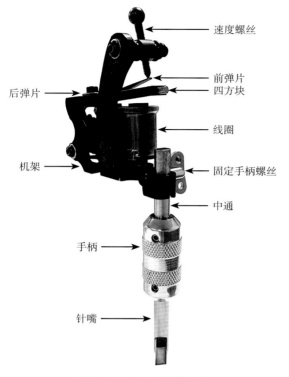

速度螺丝

前弹片
四方块

后弹片

线圈

机架

固定手柄螺丝

中通

手柄

针嘴

图6-2-3 文身机的结构

主要成分是难溶于水的金属氧化物或金属盐类，如白色主要是二氧化钛，绿色是铬盐，蓝色是铜盐等。部分文身染料为有机染料，是有机合成或者由一些植物中萃取的天然色素，其分子一般较大，结构稳性较差，容易形成抗原性，多需要一定的工艺处理后才能用作染料。有机染料比无机染料价格高，但其颜色饱和度高，文绣后色彩更为鲜亮。常用染料由色剂+调和剂两部分组成，如最常见的黑色多由铁化合物+水或者有机调和剂组成。以水调和者为水基染料，用有机溶剂调和者是油基染料。

（2）染料的分类：文身染料根据用途、来源和发色原理等有多种分类方法。

1）按染料的用途分类：主要可以分成艺术染料和美容染料两类。①艺术染料，为了艺术、宗教信仰、个性、遮掩瘢痕或胎记等目的，在皮肤上文绣一定的艺术图案所使用的染料。②美容染料，为了追求人体的审美视觉效果，对眉毛、眼线、嘴唇、乳晕、外阴等部位进行局部勾线、着色所使用的染料。

2）按染料的用法分类：主要可以分成割线染料和打雾染料两类。①割线染料，用于在皮肤上界定图案轮廓的染料，常用黑色染料。②打雾染料，用于给图案上色的染料，各种颜色的染料都可能应用。

3）按染料的产地分类：主要分为进口染料和国产染料两类。①进口染料，现代文身技法和理念多源于国外，且国外文身市场比较成熟，一些进口知名品牌的染料相对安全，主要用于高端市场。②国产染料，国内商家研制的染料安全性较差，但价格便宜，主要用于在低端市场。

4）按染料的发色原理分类：主要可以分为普通染料、荧光染料和夜光染料三类。①普通染料，普通光线下显示一定色彩的染料，大多数染料均为普通染料。②荧光染料，普通光线下不显色，或仅显示较淡的颜色，在荧光照射下可被激发出明显的颜色，有一定毒副作用，安全性较差。③夜光染料，可在夜间显示光亮的染料，多用于人体彩绘，很少文入皮肤，毒副作用强、安全性差。

3．文身后染料的变化　文身之后，文绣的色彩是会随着人体代谢逐渐消失。文身从完成的那一刻起，就开始进入持续而缓慢的模糊、退色的过程。因此在文身一定时间后，有些人的文身需要补色。为了对抗文身的退色，很多人喜欢采用高饱和的技术手段。高饱和指单位面积内刺入染料达到最高，其文绣效果更美观，退色也较慢。

4．文身相关的法规　文身是一种古老的艺术，至今仍非常流行，涉及的人群很广。但在其应用方面和一些国家的特定群体中有一定的限制，进行文身治疗前要注意进行选择。

（1）欧盟文身法规：欧盟法规对化学品在生活中投入使用的范围进行了相关规定，其中涉及文身行业。从2022年1月4日开始，欧盟国家禁止彩色文身。不能再用黄色、红色、橙色、棕色等染料，只能使用黑白墨水。其主要原因是彩色染料中含有异丙醇，这是一种添加到染料中进行消毒的一种成分，目前欧盟已经禁止这种成分的应用。

（2）中国未成年人文身法规：2022年6月6日，中国颁布的《未成年人文身治理工作办法》明确指出，不得向未成年人提供文身服务。任何企业、组织和个人不得向未成年人提供文身服务，不得胁迫、引诱、教唆未成年人文身。

（3）中国特殊公务员文身法规：中国《公务员录用体检特殊标准》中有明确规定，警察等特殊岗位有文身者不予录用。人民警察职位的公务员不能文身，普通公务员职位没有明确规定。根据《公务员录用体检通用标准（试行）》的规定，公安机关、国家安全机关、监狱、劳动教养管理机关的人民警察和人民法院、人民检察院的司法警察职位，以及外交、海关、海事、检验检疫、安监等部门对身体条件有特殊要求的职位录用公务员，应按照《公务员录用体检特殊标准》的规定检查有关体检项目。《公务员录用体检特殊标准》第一部分第四条规定：文身，不合格。操作说明第十二条规定：文身是指皮肤刺有"点、字、图案"，或虽经手术处理仍留有明显文身瘢痕。

（4）中国军人文身法规：中国《应征公民体格检查标准》第十一条规定，面颈部文身，着军队制式体能训练服其他裸露部位长径超过3cm的文身，其他部位长径超过10cm的文身，男性文眉、文眼线、文唇，女性文唇，不合格。

5. 染料的危害与标识　正规染料包装上需要显示特征、来源、成分、持续时间、保质期、过敏反应等关键数据。彩色染料中如含有异丙醇，或有微量镍等有害成分，则必须在包装上注明。

德国文身艺术家协会主席Urban Slamal认为，文身染料的危害不再是一个次要的、小众的话题。在意大利，一半以上的人文身后有不良反应，近1/10的文身墨水被发现有细菌污染，大部分的墨水含有超过安全水平的六价铬。红色染料可能含有汞，黄色、粉红色和蓝色染料中，含有铁、钴和铬等矿物质，这些矿物质对人体可能是有害的。

欧盟委员会联合研究中心（European Commission's Joint Research Centre，JRC）发布了一份技术报告，汇总了文身和永久性化妆墨水的成分，以及可能对人体健康存在的危害。经调查发现，文身及永久性化妆墨水多是复杂的混合物，其主要成分为着色剂及相关助剂，常可能存在多环芳烃、芳香胺、重金属、微生物等有害成分超标的风险，它们容易致癌、致畸或者具有生殖毒性。据统计，在过去的10年中，欧盟通报了126起文身后的不良事件，其中95%系化学危害引起，如致癌芳香胺、多环芳烃、致敏物、防腐剂和重金属等超标，其余的5%则与微生物感染有关。目前欧盟对于文身墨水和永久性化妆墨水的监管参考欧盟理事会决议ResAP（2008），规定了对于重金属、有机溶剂和某些着色剂的含量限值，以及包装标识等要求。

（王可可　车可心　杨　堃）

参考文献

[1] CIHANTIMUR BÜLENT, HEROLD CHRISTIAN. Genital beautification: a concept that offers more than reduction of the labia minora [J]. Aesthetic Plast Surg, 2013, 37: 1128-1133.

[2] VIEIRA-BAPTISTA PEDRO, ALMEIDA GUTEMBERG, BOGLIATTO FABRIZIO, et al. International Society for the Study of Vulvovaginal Disease Recommendations Regarding Female Cosmetic Genital Surgery [J]. J Low Genit Tract Dis, 2018, 22: 415-434.

[3] VIEIRA-BAPTISTA PEDRO, LIMA-SILVA JOANA, FONSECA-MOUTINHO JOSÉ, et al. Survey on Aesthetic Vulvovaginal Procedures: What do Portuguese Doctors and Medical Students Think? [J]. Rev Bras Ginecol Obstet, 2017, 39: 415-423.

[4] TOPLU GAYE, ALTINEL DINCER. Genital Beautification and Rejuvenation with Combined Use of Surgical and Non-surgical Methods [J]. Aesthetic Plast Surg, 2021, 45: 758-768.

[5] DAVID J, GOLDBERG. 激光与光（美容皮肤科实用技术）[M]. 北京：人民军医出版社，2007.

第**7**章　女性外阴年轻化手术

女性外阴的形态和功能在整个生命历程中均按照内在的规律发生着一定的变化，由幼稚到青涩、到生机勃发、到渐行衰老，莫不如是。现代人，随着生活水平的提高，对生活质量的要求也不断提高，很多女性希望通过技术手段能弥补自己外阴的审美缺憾，能把自己留在比较完美的行列、能把青春多挽留几时，

于是女性妇科美容整形外科应运而生。严格来说，女性妇科美容整形外科的终极目的在于去除缺憾、弥补不足，使女性的外阴形态美观、功能良好、充满生机和活力。女性外阴年轻化手术则是指从整体的视角，审视女性外阴形态和功能，纠正其不足及衰老迹象，通过手术的方法重塑相对年轻、美观的女性外阴。

第一节　基础知识

进行外阴年轻化手术，首先需要了解女性外阴的整体审美特点、年轻外阴的表现、外阴衰老的规律，然后熟悉外阴美容整形的常用手段，最后才能制订个性化的治疗方案。

一、女性外阴的整体审美与年轻化表现

1. 女性外阴的动态审美和静态审美　女性外阴的审美可以分为运动时的动态审美和截石位的静态审美，它们各有特点。

（1）外阴的动态审美：站立位或者运动时，主要显露的是阴阜区域，而外阴则大部分被折叠、隐藏，显示出的仅为两侧大阴唇合拢形成的阴裂。其主要审美特点为内敛和隐藏，以便保护和运动。阴阜区以白皙、丰满、紧致且有适当的阴毛分布为美。阴阜区主要显示大阴唇合拢后的外形，以丰满、紧致、内敛、紧闭为美；阴蒂、小阴唇等结构最好完全掩藏在两侧大阴唇合拢形成的皱褶之中，如伸出阴裂之外，则可造成摩擦不适，影响外阴的美感。如果大阴唇松垂呈贝壳状，则呈现老化的迹象，影响美观（图7-1-1）。

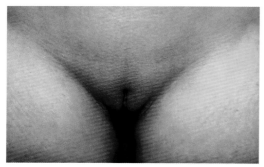

A. 43岁，呈现年轻而内敛的外阴

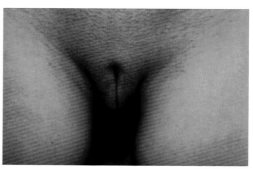

B. 28岁，外阴松垂呈贝壳状

图7-1-1　女性外阴的动态审美

（2）外阴的静态审美：截石位充分展开阴部时，可以清晰地显示女性外阴的主要结构。其美感的基础为各个结构大小、形态及功能正常；整体审美则强调阴毛疏淡有致、皮肤粉红娇嫩、光洁而无皮疹，各个结构比例正常、整体紧致而富有弹性，分泌液丰富、清亮无异味（图7-1-2）。

2．女性外阴结构的整体观及横向、纵向各个结构的比例关系　多数患者阴蒂根部到肛门之间的距离约等于两侧阴股沟之间的距离，形成一个接近正方形的区域。从横向上来观察，可以大约分成9份，每侧阴股沟和大阴唇各占2份，前庭约占1份，即1侧阴股沟区域≈1侧大阴唇区域≈2×阴道前庭宽度（图7-1-3）。从纵向上来看，大约可以分成4份，其中阴蒂包皮和会阴体各占1份，而阴道前庭的长度约占2份，即阴蒂包皮长≈会阴体长度≈阴蒂–尿道距离≈阴

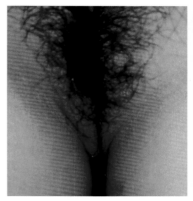
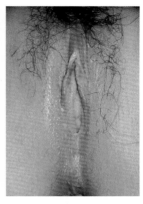

动态审美　　　　　　　静态审美

图7-1-2　女性外阴审美与体位关系

道口–会阴后联合（图7-1-4）。

3．女性外阴存在黄金分割　黄金分割是由古希腊的毕达格拉斯（Pythagoras，公元前570年至公元前490年）发现的现象，即当1长、1短两个线段长度

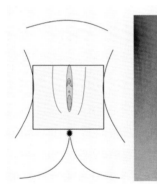
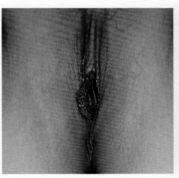
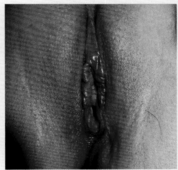
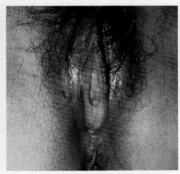

图7-1-3　女性外阴横向比例

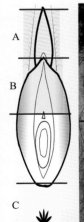
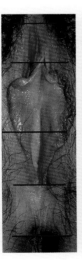
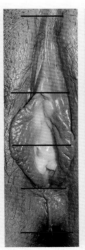
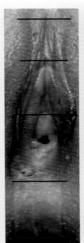
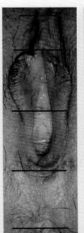
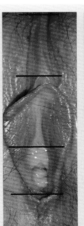
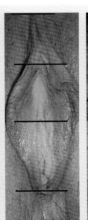
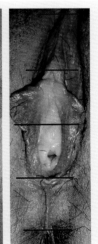

图7-1-4　女性外阴纵向各个结构的比例

的比例为0.618或者1.618时，外观更加美丽，称为黄金分割。常见的黄金分割现象可以分成黄金分割线段和黄金矩形两类。比较美丽的女性外阴存在2个黄金分割比例（图7-1-5），第一个是阴蒂包皮的长度与阴道前庭长度的比例，即阴蒂包皮长/阴道前庭长=A/B≈0.618。第二个是在一些菱形小阴唇上边长和下边长构成一个黄金矩形，即小阴唇上边长/小阴唇下边长= C/D≈0.618。在进行外阴修整时要注意尽量按照黄金比例进行设计，以便获得更佳的外观。

4. 年轻女性的外阴审美特点　少女的外阴，一般表现为阴毛分布较少，皮肤白皙而富有弹性，大阴唇饱满、光洁，小阴唇较小，阴道前庭较窄而自动闭合，会阴体较长而紧致（图7-1-6）；青年女性的外阴则表现为阴毛增多，外阴皮肤色素沉着加重，阴阜区

饱满，大阴唇更加丰满而有一定的皱褶，小阴唇明显发育，如果生育，则阴道前庭将增宽且有轻微的外翻，截石位时阴道口难以闭合，会阴体则变薄而弹性降低。尽管这些表现为成熟的象征，但有些人更希望具有少女时的外观，因此会求助于医疗的手段进行矫治。

二、女性外阴衰老的变化特点

女性在生育之后，盆底组织大多会出现一些松弛表现，相关调查指出，生育后有1/3的女性有盆底肌力降低，近1/4的女性存在阴道松弛现象，1/5的女性可能存在压力性尿失禁问题（图7-1-7）。进入更年期以后，由于性激素水平的降低，生育能力下降，与之相关的生殖器外观和功能都会有明显的改变，尽管这是一个渐进的过程，每个人表现各有不同，但其总体发展方向是相似的（图7-1-8）。

1. 女性外阴衰老的整体表现　女性整个生命周期可以分成6个阶段（图7-1-9），而50岁后将逐渐步入明显的生殖衰老时期。根据统计资料，中国女性的平均寿命日渐提高，比男性高4～5岁，目前已经超过了80岁（图7-1-10）。这说明女性生命时期的30%～40%将在生殖系统显著衰老后渡过。

女性外阴也随着年龄增长而逐渐发生着变化，其衰老主要有两个特点：一方面表现为皮肤的松垂和弹性降低，另一方面表现为各个器官的萎缩。从总体来

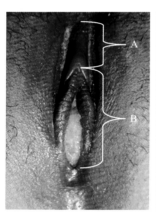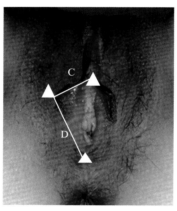

图7-1-5　女性外阴中存在的黄金分割比例

注：A. 阴蒂包皮长度；B. 阴道前庭长度；C. 小阴唇前唇距；D. 小阴唇后唇距。

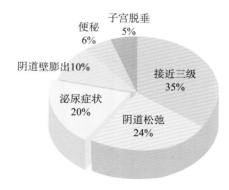

图7-1-7　生育后女性（22～55岁）盆底肌筛查

注：女性盆底肌障碍已成为严重影响妇女健康及生活质量的医疗问题，其中阴道松弛占有较大比例。

资料来源：中国医药指南。

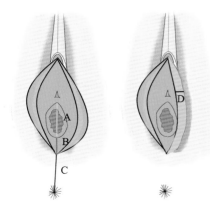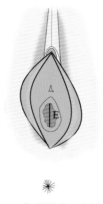
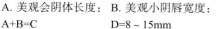

A. 美观会阴体长度：　B. 美观小阴唇宽度：　C. 美观阴道口内径：
A+B=C　　　　　　D=8～15mm　　　　E=1.5～2指

图7-1-6　年轻女性的外阴特点

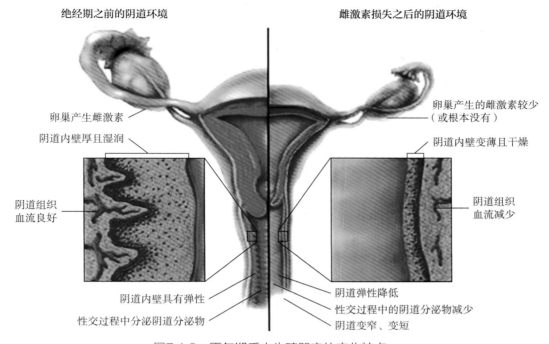

图7-1-8 更年期后内生殖器官的变化特点

资料来源: Eriksen & Rasmussen, 1992; Notelovitz, 1997.

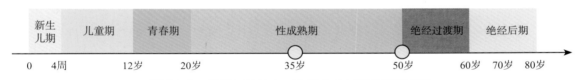

图7-1-9 根据年龄特点对女性生命过程的阶段划分

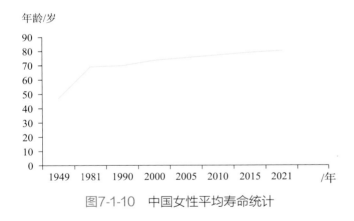

图7-1-10 中国女性平均寿命统计

看，老年女性外阴毛发逐渐稀疏、脱落，发质干枯、变白；皮肤色泽变浅，质地变薄，弹性降低，色斑增加；阴蒂包皮变短，小阴唇变窄、变短，会阴体变短、松弛，阴道组织松垂、弹性降低，阴道黏膜变薄（图7-1-11）、分泌减少。总之外阴的多数器官均显示萎缩变小的倾向（表7-1-1）。

2. 我中心的外阴衰老测量研究 我中心曾经对640例中国女性的外阴进行了各个年龄组的横向研究，发现在我们研究的人群中随着年龄的增长，存在一些变化规律（表7-1-2～表7-1-5）。

我中心的研究结果：随着年龄增长，外阴纵向延长而横向缩窄（图7-1-12～图7-1-14）。

（1）垂直方向：女性外阴器官有松弛下垂衰老趋势（正相关），21～70岁，年龄每增长10岁，小阴唇底边长平均增长1.6mm，大阴唇长平均增长2.6mm，阴蒂包皮长平均增长0.7mm，阴蒂头长平均增长0.1mm，会阴体平均增长2mm。

（2）水平方向：女性外阴器官有萎缩变窄衰老趋势（负相关），21～70岁，年龄每增长10岁，小阴唇宽平均缩窄2mm，阴蒂头宽平均缩窄0.3mm。

（3）经阴道分娩和性生活频率对外阴的影响与年龄的关系：小阴唇底边长/会阴体长度仅在首次经阴

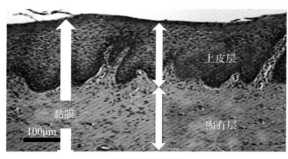 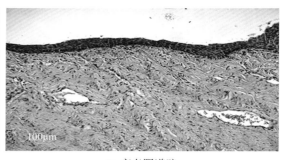

A. 正常阴道壁

注：阴道壁分黏膜层和肌层。黏膜层又分为上皮层和固有层。

B. 衰老阴道壁

注：萎缩的黏膜复层扁平上皮菲薄，皮基层缺乏乳头状突起结构。

图7-1-11　衰老阴道黏膜较年轻阴道黏膜结构的区别

表7-1-1　生殖旺盛期（25~45岁）与衰老（75~84岁）外阴测量差值

外阴测量/mm	年　龄							差值
	15~24	25~34	35~44	45~54	55~64	65~74	75~84	
阴蒂宽	4.73	4.69	4.52	4.58	4.99	4.38	4.33	−5.9%
阴蒂长	10.95	9.95	9.00	10.00	10.95	8.95	11.60	+22.4%
尿蒂距	24.78	25.80	24.27	21.58	20.94	19.92	19.69	−21.4%
阴道口径线	27.07	27.75	28.53	28.12	29.38	27.79	25.55	−9.2%
会阴体长	21.39	21.13	22.71	22.57	22.27	19.73	17.71	−19.2%
大阴唇长								
右	74.03	77.81	84.82	83.72	81.13	79.31	74.14	−8.8%
左	74.17	78.29	85.24	83.46	81.69	79.30	75.24	−7.98%
小阴唇长								
右	45.87	45.26	50.18	46.42	36.63	32.55	31.33	−34.3%
左	45.97	46.39	51.10	48.23	37.32	32.37	33.53	−31.2%
小阴唇宽								
右	13.29	14.03	15.10	14.98	11.59	11.65	11.98	−17.74%
左	13.27	14.96	16.06	15.87	12.99	11.90	12.84	−17.2%

数据来源：2018年Kreklau等测量657例15~84岁的白种人女性外阴。数据显示多数器官有不同程度萎缩。

表7-1-2　阴蒂区域3条测量径线不同年龄组的参考范围（Mean±SD，95%CI）

测量径线/mm	年　龄				
	21~30（n=119）	31~40（n=131）	41~50（n=125）	51~60（n=135）	61~70（n=130）
阴蒂包皮长	26.1±4.6	26.4±6.0	25.2±4.9	26.0±5.4	30.4±5.6
（CPL）	（24.9-26.5）	（24.8-26.8）	（23.8-25.6）	（24.5-26.3）	（28.9-30.9）
阴蒂头长	4.4±1.5	4.5±1.1	4.5±1.1	4.7±1.4	4.4±0.7
（CGL）	（3.9-4.4）	（4.2-4.6）	（4.2-4.6）	（4.3-4.7）	（4.2-4.5）
阴蒂头宽	3.1±0.9	3.0±0.9	3.1±1.0	3.0±1.0	2.5±0.8
（CGW）	（2.7-3.1）	（2.7-3.0）	（2.8-3.1）	（2.6-3.0）	（2.3-2.6）

注：Mean±SD表示平均值±标准差，95%CI表示95%可信区间。

表7-1-3 小阴唇区域：4条测量径线不同年龄组的参考范围（Mean ± SD，95%CI）

测量径线/mm	年 龄				
	21～30（n=119）	31～40（n=131）	41～50（n=125）	51～60（n=135）	61～70（n=130）
小阴唇底边长	45.5 ± 8.2 （43.4-46.2）	47.6 ± 8.0 （45.6-48.3）	49.8 ± 8.1 （47.7-50.6）	47.2 ± 7.7 （45.2-47.9）	49.6 ± 7.6 （47.6-50.4）
小阴唇宽	14.6 ± 7.6 （11.5-14.0）	13.0 ± 5.8 （10.9-12.8）	13.4 ± 6.5 （11.0-13.1）	12.0 ± 6.3 （9.3-11.4）	10.0 ± 4.6 （7.9-9.7）
小阴唇前唇距	17.3 ± 6.9 （14.9-17.2）	16.8 ± 6.6 （14.6-16.7）	17.3 ± 6.8 （14.9-17.2）	16.0 ± 6.3 （13.9-15.9）	14.8 ± 5.7 （12.5-14.6）
小阴唇后唇距	34.2 ± 9.0 （31.4-34.7）	35.7 ± 9.3 （32.9-36.1）	34.6 ± 10.3 （31.0-34.9）	31.7 ± 9.4 （28.4-31.9）	32.3 ± 7.2 （30.0-32.8）

注：Mean ± SD表示平均值 ± 标准差，95%CI表示95%可信区间。

表7-1-4 前庭及会阴体区3条测量径线不同年龄组的参考范围（Mean ± SD，95%CI）

测量径线/mm	年 龄				
	21～30（n=119）	31～40（n=131）	41～50（n=125）	51～60（n=135）	61～70（n=130）
蒂阴距 （C2V）	30.0 ± 7.6 （27.9-30.4）	29.5 ± 6.5 （27.7-29.9）	30.7 ± 6.0 （29.0-31.2）	29.0 ± 5.8 （27.4-29.4）	29.9 ± 5.5 （28.4-30.3）
阴会距 （V2P）	8.2 ± 2.8 （7.2-8.3）	8.8 ± 2.9 （8.2-9.2）	9.4 ± 2.2 （8.7-9.5）	9.1 ± 2.1 （8.5-9.2）	7.9 ± 1.6 （7.4-8.0）
会阴体长度 （PBL）	19.5 ± 4.4 （18.1-19.8）	19.8 ± 5.2 （18.1-20.0）	21.0 ± 5.3 （19.3-21.3）	21.3 ± 5.0 （19.4-21.6）	25.2 ± 6.5 （23.3-25.5）

注：Mean ± SD表示平均值 ± 标准差，95%CI表示95%可信区间。

表7-1-5 大阴唇区域2条测量径线不同年龄组的参考范围（Mean ± SD，95%CI）

测量径线/mm	年 龄				
	21～30（n=119）	31～40（n=131）	41～50（n=125）	51～60（n=135）	61～70（n=130）
大阴唇长 （DLML）	76.8 ± 8.0 （75.0-77.8）	82.5 ± 8.3 （80.6-83.5）	86.0 ± 9.7 （83.8-87.2）	86.7 ± 10.4 （84.4-87.9）	92.7 ± 10.1 （90.3-93.9）
大阴唇宽 （DLMW）	29.7 ± 5.4 （28.1-30.2）	29.6 ± 5.4 （28.2-30.1）	28.2 ± 5.8 （26.6-28.6）	29.3 ± 6.2 （27.5-29.7）	34.6 ± 3.8 （33.5-35.1）

注：Mean ± SD表示平均值 ± 标准差，95%CI表示95%可信区间。

道分娩时，有松垂衰老趋势；小阴唇宽和阴蒂头宽，仅在性生活频率低时有缩窄衰老趋势。

（4）绝经后，外阴器官出现明显衰老变化：阴蒂包皮长、阴会距、蒂阴距等，外阴器官呈现明显衰老趋势（随年龄增长显著变化）。

3. 分娩对女性外阴形态的影响 分娩的影响主要表现为4个方面：阴道松弛、阴道壁脱垂、压力性尿失禁和外阴组织外翻。

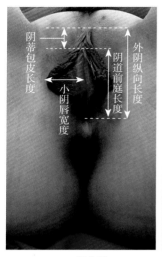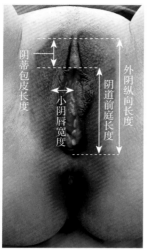

A. 22岁女性　　　B. 52岁女性

图7-1-12　年轻与年老女性大小阴唇及阴蒂包皮径线
　　　　　测量值对比示意图

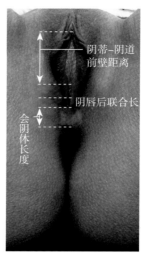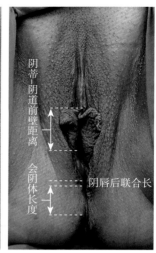

A. 25岁女性　　　B. 59岁女性

图7-1-13　年轻与年老女性阴道前庭及会阴体区域径线
　　　　　测量值对比示意图

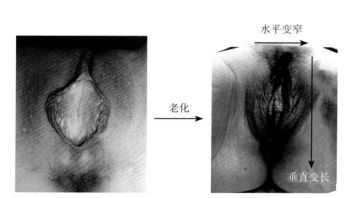

图7-1-14　女性外阴老化的趋势：横向变窄、纵向变长

（1）阴道松弛：分娩后常伴有阴道松弛，重点表现为阴道内径的增大，经阴道分娩者尤为明显，通常使得产前内径约2指的阴道变得宽松，可容3指或者更大。严格来说，每个女性分娩后均会有程度不等的阴道松弛，只是有人不太在意，而有人则非常重视。剖宫产后，阴道也有一定的松弛，一般在2.5指左右。如果经阴道分娩时进行侧切，产后得到适当的修复，阴道松弛度较正常经阴道分娩要轻，一般在2.5～3指。每一次分娩都会使得阴道更加松弛，一般分娩3胎以上，阴道宽度可达4指以上。阴道松弛出现后会随着年龄增长而逐渐加重，很多女性反映，刚生育后尚未感觉阴道很松，但35岁以后，则觉得阴道明显松弛，影响性生活质量。此外，阴道松弛还常伴有压力

性尿失禁、便秘和阴道感染等问题。

（2）阴道壁脱垂：生育使得韧带和肌肉结构松弛，表现在女性外阴方面，就是程度不等的阴道壁脱垂。这种脱垂更多地集中在阴道前壁的松弛和一定程度的脱垂，有些人也可以表现为阴道后壁的脱垂。尽管发生严重阴道壁脱垂的患者数量不多，但很多人都有轻中度的脱垂表现。生育后阴道松弛的患者在截石位做Valsalva运动，半数以上的有轻微的前壁、后壁脱垂现象。这是严重盆底器官脱垂的开端，是其病理过程的起点，到了更年期，相当一部分阴道壁脱垂的患者发展成为中、重度的盆底器官脱垂。

（3）压力性尿失禁：女性的控尿能力可能与控尿的肌肉和尿道内口的位置有关，分娩过程可以对控尿肌产生一定的影响，同时可以使得尿道内口下移，两者共同作用可能发展成为压力性尿失禁，这种尿失禁在产后可能随着时间的推移而有所好转，但部分患者并不能好转，甚至随着年龄增长反而加重。

（4）外阴组织外翻：经阴道分娩所产生的极度扩张，会对阴道附近的支持结构产生一定程度的破坏，使其承托力下降，在外阴就表现为阴道周边的外阴组织形成一定程度的外翻。患者可以感觉到盆底组织下坠，阴道口张开，小阴唇等结构轻微的下垂，会阴体松弛、变薄和阴道前庭下方结构细节的破坏等方面。

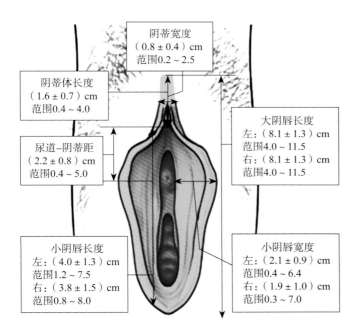

图7-1-15 绝经前盆底功能障碍妇女的外生殖器重要径线测量

资料来源：McFadden BL, Rogers R, Dunivan G, et al. Do measurements of external genitalia correlate with body image among women with pelvic floor dysfunction? J Minim Invasive Gynecol, 2014: 21(suppl): 17.

4．盆底功能障碍对女性外阴形态的影响 盆底的主要功能是保护和固定盆腔内脏器，封闭盆腔的出口。当盆底功能障碍时，其突出表现是盆腔器官的脱垂，在外阴上则表现为阴道前庭和会阴体的松垂，阴道外口、小阴唇和会阴体等结构都有轻微的下垂、外翻趋势，阴道外口截石位时常呈张开状态。进行外阴测量时，则可能表现为小阴唇长度和宽度的增加（图7-1-15），会阴体变短，且随呼吸动度增大。

三、女性阴阜的解剖特点与功能

1．概念 阴阜（mons pubis）是位于耻骨联合前的隆起部，由皮肤及很厚的脂肪层所构成，在脂肪深面有对称的子宫圆韧带穿行。从正面看，上接下腹区域，下邻两侧大阴唇，两侧为阴股沟区域的延伸（图7-1-16），亦称为"维纳斯丘"，是女性外阴审美的一个重要区域。女性的阴阜比男性的更为隆起，皮下脂肪更为丰富。其上分布的阴毛一般较细、软、弯曲。

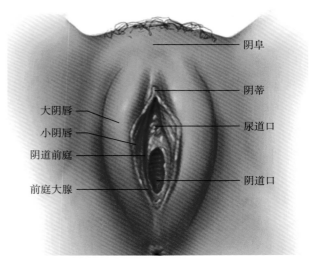

图7-1-16 阴阜的位置与比邻示意图

2．阴阜的生理作用

（1）减少冲击：阴阜的主要作用是形成缓冲垫，其"脂肪垫"能够缓冲性交过程的冲击，避免造成性器官的损害与身体的不适。尤其在男上式性交体位时，可明显减缓性交动作产生的冲击力。外阴癌患者行广泛性外阴切除术后，由于阴阜部皮下脂肪垫已剔除，性交时缓冲作用消失，性生活时常可产生不适感。

（2）性敏感区：阴阜为对性刺激较为敏感的性敏感区，持续、柔和地抚弄阴阜，男女阴阜互相摩擦可以使女性产生性快感，激发性兴奋，是性前戏的重要组成部分。根据马斯特斯和约翰逊观察，对阴阜持续的手法抚弄，能产生一个动情经历，可以诱发性高潮。这个过程较直接刺激阴蒂高潮来得缓慢，但不会产生疼痛和不适。外阴癌术后，当阴蒂等性敏感组织切除后，阴阜仍可作为一个有效的性刺激部位和性敏感区，接受性刺激，诱发性兴奋。

3．阴阜的变化特点 当女孩步入青春期时，外阴由原来的幼稚型发育为成人型，阴阜也变得丰满、富有弹性，且有一些细细的茸毛生长，呈倒三角形分布，新生的阴毛由稀疏、浅淡，逐渐变黑、变粗、卷曲，直至发育为典型的成人型阴毛。阴毛的密度和色泽因人而异，可以非常浓密，也可能完全缺失，但较为美观的阴毛是稀疏、长短适宜，略呈倒三角形分布。

四、会阴神经的走行与解剖特点

女性会阴部的神经主要由5个部分组成，分别是阴部神经、髂腹下神经、髂腹股沟神经、生殖股神经和奇神经节（图7-1-17）。其中以阴部神经的作用最为重要。它们交叉分布到会阴区域的皮肤、肌肉等组织中，共同管理着女性会阴区域的感觉和运动，其功能完好是外阴审美的一个重要方面。

女性内生殖器官在大脑皮质的调节下，直接受交感和副交感神经的控制，而外生殖器官则由阴部神经所支配。阴部神经是外阴的主要感觉神经，它与盆腔神经丛共同支配重要的生理功能，如排便、排尿及性功能，还包括盆底、会阴部感觉功能等。它不单关系到外阴的各种正常感觉，如果受到卡压或者其他刺激，还可能涉及一些顽固性疼痛和异常感觉，因此，应该对其来源、走行、分支、分布等有比较全面的了解，才能准确理解与之相关的各种会阴感觉方面的问题。

1. 阴部神经（pudendal nerve） 是由骶2～4神经前支和部分副交感神经共同组成的一个混合神经，其功能涉及感觉、运动和自主神经调控（图7-1-18）。它与阴部内动脉伴行，自梨状肌下缘离开骨盆，再绕过坐骨棘后方经坐骨小孔重返盆腔，最后经肛提肌下方沿坐骨肛门窝的外侧壁穿过阴部管（长约3cm）达会阴部，在坐骨神经节内侧上方首先分出第一分支，即痔下神经（直肠下神经）；当它接近泌尿生殖膈时，它分成两个末端分支，即阴蒂背神经及会阴神经，主司外阴感觉。女性的阴部神经在不同部位具有不同的横径，在梨状肌下孔处为5.26±0.14（6.60～4.08）mm；在坐骨小孔处为4.32±0.11（6.1～3.20）mm；在分为会阴神经和阴蒂背神经处为3.57±0.11（4.20～2.26）mm。临床上常用阴部神经阻滞麻醉进行阴道及外阴手术。

2. 女性阴部神经的分支

（1）肛神经：又称痔下神经或直肠下神经，是阴部神经的第一个分支，其从会阴神经分出后横跨坐骨直肠窝，分布到肛门外括约肌及肛区的皮肤。

（2）会阴神经：阴部神经中最大的分支，其从阴部神经分出后，分布于会阴各肌和阴囊（女性为大阴唇）的皮肤。

（3）阴蒂背神经：女性为阴蒂背神经，是阴部神经的第三个分支，主要分布于阴茎（阴蒂）头、包皮及阴茎皮肤等处。

3. 阴部神经易卡压部位及其表现 阴部神经行程比较曲折，经过一些韧带和筋膜行程的管道，当出现病变或者损伤时，容易卡压神经主干，形成以阴部神经痛为特点的一系列症状。

（1）阴部神经易卡压部位：①阴部神经在出坐骨大孔时跨过骶棘韧带转而进入坐骨小孔处。②阴部神经进入会阴部时通过阴部管中的一段受到卡压。③阴部神经在进入坐骨小孔处。④阴部神经跨越骶结节韧带的镰状缘时。

（2）神经卡压症状：盆腔内肿瘤、炎症，或者晚期妊娠，可以直接压迫骶丛的下部，当阴部神经及其分支受到卡压，可造成阴部的神经干痛，表现为女性阴部的疼痛、感觉异常、大小便失禁、性功能减退等问题；其感觉异常包括感觉的迟钝、刺痛、瘙痒等症状，严重时可感觉完全消失；在男性严重时可出现阳痿以及肛门反射的消失。由于网状盆腔神经丛结构复杂，治疗手段极少。因此，阴部神经成为临床治疗上述生理功能障碍的热点。阴部神经相对细小，走行迂曲，分支多且位置深，医学影像检查困难，可以考虑采用超声和磁共振进行探测。阴部神经卡压引起的症状，如果能够去除病因，解除卡压，可以得到明显缓解，但多数难以找到明确的病因，治疗也以对症治疗为主，可以采用理疗针灸以及阴部神经封闭等治疗，如果有必要的话，可以进行阴部神经切断术。

（3）阴部神经痛（pudendal neuralgia，PN）：是一种无器质性病变、很难明确诊断和治疗的慢性阴道、外阴、肛管和会阴区剧烈疼痛。最早是由Boisson（1966年）提出，紧接着Neill和Swash提出自发性的慢性肛门会阴痛可能源于阴部神经痛。阴部神经痛是一种罕见的疾病，其发病率尚不明确，男、女均可受累，好发于40～70岁。女性患者的典型表现为阴唇、会阴区或肛门直肠区痛，疼痛和感觉异常可波及腹股沟区、大腿内侧、臀部和腹部，可涉及其中一个、几个或所有部位，可累及单侧或双侧。有时疼痛

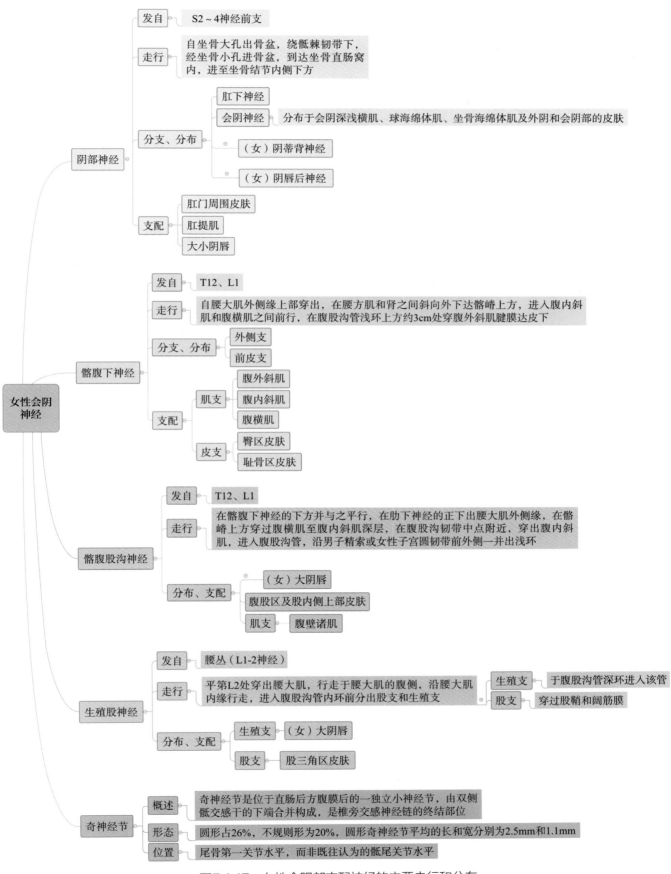

图7-1-17 女性会阴部支配神经的主要走行和分布

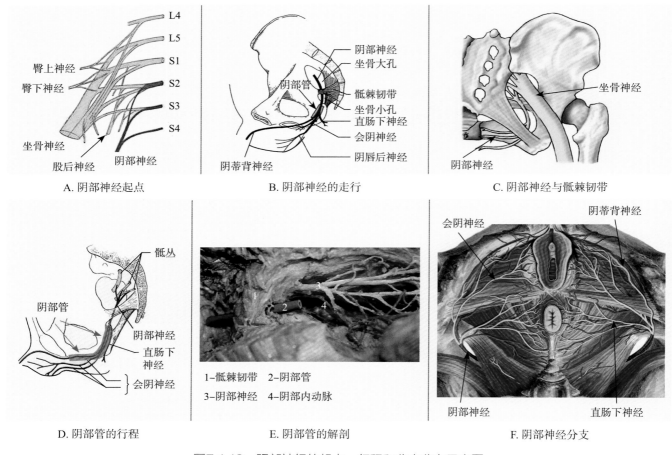

图7-1-18 阴部神经的起点、行程和分支分布示意图

和体位相关，坐位时加重，站位时可缓解，躺卧或坐于马桶上时可消失。也有许多患者卧位疼痛，难以入睡。疼痛剧烈、尖锐，有时呈烧灼样，常不能用镇痛药缓解。该区域的皮肤可出现感觉过敏。阴部神经痛的临床表现能反映出受损神经的类型（运动、感觉、自主）。患者的症状可自动恢复，但易复发发展成慢性，多呈渐进性加重。其伴随症状可有便秘、排便痛、排尿迟缓、尿频、尿急和性功能障碍。

（魏蜀一 杨 堃 张 甄）

第二节 常用女性外阴年轻化手术

女性外阴的发育呈现明显的个性化，随着年龄的增长，有些人保留了更多的少女的特征，而有些人则可能凸显成熟的韵味，很难说哪种表现更为美丽。可能受媒体宣传的影响，或者确实存在一定的不适，不少女性感觉自己的外阴存在一定的不足，希望通过技术手段进行改进。那么什么样的外阴才是符合大多数女性的审美标准呢？目前的潮流是青春少女的外阴形态受到多数人的热捧。我们发现有一些手术可以使得女性外阴更显青春、美丽。总体而言有两类手术可以考虑，一类是改善外形的手术，如小阴唇、大阴唇、阴阜、会阴体等的美容整形手术；另一类是改善功能的手术，如阴道、包皮、性敏感点的改善手术等。

一、女性外阴形态年轻化手术

女性年轻的外阴通常表现为饱满、光洁、白皙、小巧、内敛、紧致而富有弹性，衰老的外阴则表现为松垂、多皱、黯淡、肥大、外翻、松弛且缺乏弹性。根据我中心的研究，发现随着年龄的增长，女性外阴宽度有变窄趋势，其长度有延长趋势，因此，凡是可以使得外阴更趋近年轻女性表现的手术，均有一定外阴年轻化的效果。

1. 通过调整外阴各个器官的宽度使其年轻化的手术 手术过程详见各相关章节。

（1）大阴唇丰隆术：年轻的大阴唇多半比较饱满、光洁，大阴唇丰隆可以使之更加的丰满、年轻。另外，每侧大阴唇在外阴的宽度中约占2/9，两侧大阴唇接近占女性外阴宽度的一半，因此当大阴唇宽度增大时，有增宽大阴唇横向视觉效果的作用，显得更年轻。也可以通过射频等手段将松垂的外阴进行能量治疗，使之皮肤紧致，显得更加年轻（图7-2-1）。

（2）大阴唇漂红术：年轻的大阴唇更加光洁、粉嫩，色泽偏浅，在视觉上也显得更宽一些，通过大阴唇漂红术，可以减轻外阴的色沉，使之外观更加年轻，在视觉上也有增宽的效果。

（3）小阴唇缩小术：正常两侧小阴唇之间的宽度占女性外阴的1/7～1/9，少女时小阴唇刚开始发育，多半非常小巧。当年龄增长时，随着生育等问题，两侧小阴唇间距会有所增大。小阴唇肥大时，同样在视觉上两侧小阴唇间距是增宽的，显得有老化的表现，进行小阴唇缩小整形是有助于外阴显得更为年轻（图7-2-2）。

（4）阴蒂包皮修整术：正常阴蒂包皮仅显示为窄

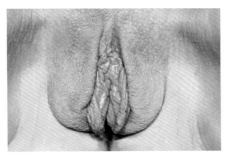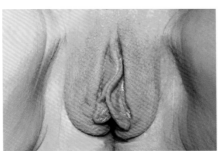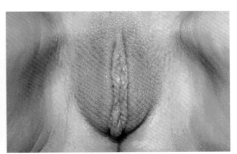

A. 治疗前　　　　　　　　　B. 治疗后即刻　　　　　　　　　C. 治疗后半年

图7-2-1　非侵入性射频治疗外阴皮肤松弛

资料来源：Navneet Magon・Red Alinsod ThermiVa: The Revolutionary Technology for Vulvovaginal Rejuvenation and Noninvasive Management of Female SUI The Journal of Obstetrics and Gynecology of India (July-August 2016) 66(4): 300-302 DOI 10.1007/s13224-016-0868-0.

病例1　　　　　　　　　　　　　　　　　　病例2

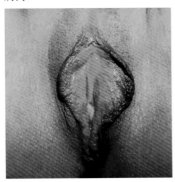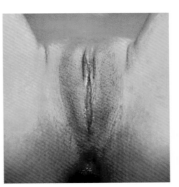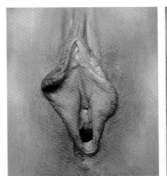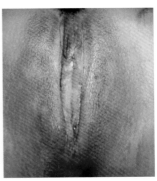

A. 术前　　　　　　　　B. 术后　　　　　　　　A. 术前　　　　　　　　B. 术后

图7-2-2　小阴唇缩小使得外阴呈现少女时的比例关系

资料来源：Navneet Magon・Red Alinsod Female Cosmetic Genital Surgery: Delivering What Women Want The Journal of Obstetrics and Gynecology of India (January-February 2017) 67(1): 15-19 DOI 10.1007/s13224-016-0930-y.

窄的一条柱状结构，阴蒂头更为小巧，几乎不可见，如果阴道包皮宽大形成多条皱褶、阴蒂头发育增大，均可使得阴道前庭区域视觉上增宽，有老化迹象，可以通过缩小阴蒂包皮、缩小阴蒂头来实现其年轻的外观。

2. 通过调整外阴长度使其年轻化的手术　手术过程详见各相关章节。

（1）小阴唇缩小术：年轻的小阴唇多小巧而紧致，当小阴唇肥大时，多半均有小阴唇过长、松垂的特点，因此设计小阴唇缩小术时，可以考虑纵向切除一部分，如各种楔形切除术，使其在横径缩短的同时纵径也得到缩短，使其术后外观更为紧致而小巧，具有年轻化的表现。

（2）阴蒂包皮修整术：年轻的阴蒂包皮小巧而简洁，当包皮臃肿时，过长的外观使得包皮呈现明显老化迹象，对阴蒂包皮进行缩短修整，可使得其外观更加趋近于年轻女性的表现。

（3）阴道紧缩术：年轻的阴道紧致而内敛，生育过后则明显增大、松弛，使得阴道前庭变长，出现老化表现，可以通过阴道紧缩手术收紧其松弛的肌肉、折叠其阴道黏膜、明显缩小阴道内径及外口、缩短阴道前庭的长度，使之呈现年轻化的外观。同时，阴道紧缩手术尚可以修复阴唇后联合结构，使其恢复年轻未育时的外观。

（4）会阴体重建术：年轻的会阴体较长而紧致，生育后会阴体则变短而松弛，进行会阴体重建手术可以增长会阴体的长度、收紧其张力，使之恢复年轻的外观。

二、女性感受年轻化治疗

金赛在其性学报道中揭示：女性的婚内性交合的总次数中，有70%～77%达到了性高潮。这一比例随结婚时间长短而变化，新婚之初的比例较低，婚龄越长则比例越高。良好的性感受是性生活质量的重要前提，但有部分女性在性活动中，难以感受激情形成高潮，而其本身又渴望能够获得与别人类似的高潮体验。其实高潮的形成与很多因素有关，如教育、信仰、心理、情绪、年龄、性活动氛围、性活动方式、

健康状态等，而女性妇科美容整形仅能就性敏感度方面做出一些努力，但疗效目前仍然很有争论。目前常用的手段有两类：一类是增加局部刺激的手术，如性敏感激发手术、G点注射手术，它们都是希望通过对一些性敏感部位的暴露，增加其性活动中受刺激的程度，增强其性感受；另一类是增强局部感觉敏锐度的手术，如小阴唇瓣转移术、O点注射手术等。这些手术在美容机构中开展较多，但其效果尚不确定，研究报道也不多。

1. 性敏感激发术　这是一种针对阴蒂包皮过长，导致阴蒂头不能充分暴露，引起性感受不佳而设计的矫治手术，其基本原理就是充分剥离阴蒂头与包皮之间的粘连，上提并缩短阴蒂包皮，使得阴蒂头可以部分暴露，使之在性活动中更容易受到性刺激，产生性兴奋。

（1）适应证：包皮过长或有粘连，性感受较差，希望通过手术矫治者。

（2）禁忌证：心理异常，阴蒂局部过度敏感常有疼痛，严重传染病、出凝血功能障碍、身体重要脏器功能不佳者。

（3）手术方法（图7-2-3）：截石位，常规消毒铺巾。首先在阴蒂根部设计倒"V"形切口，设计去除包皮量时，以拉动阴蒂包皮时可暴露约1/4阴蒂为宜。局部麻醉，首先剥离阴蒂头与阴蒂包皮之间的粘连，使之可以自由滑动，然后按照设计线，切除阴蒂根部部分包皮，充分止血后，分层缝合，手术结束时观察阴蒂头暴露情况，确保可少量暴露阴蒂头。

（4）注意事项：性敏感激发手术可以明显增加阴蒂头所感受的刺激量，去除包皮时不宜去除过多，以免阴蒂在正常状态下暴露过多，衣裤摩擦可引起局部疼痛。如果实在暴露过多引起不适，可以考虑阴蒂根部进行"V-Y"改形，下推阴蒂包皮，使之可以增加阴蒂头的覆盖。

2. 性感受增强术　这是由中国医学科学院整形外科医院唐勇、周传德等设计的一种改善性感受的手术，其基本原理是针对小阴唇肥大伴有性感受不佳的患者，在做阴唇缩小的同时，将性感受较为敏锐的部分小阴唇皮瓣插入阴道口部位，以期增强性活动时的

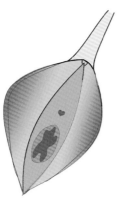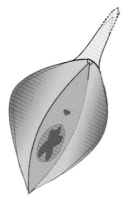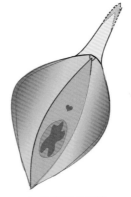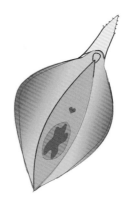

A. 术前包皮过长　　B. 设计倒"V"形切口　　C. 切除部分皮肤　　D. 上提包皮缝合切口

图7-2-3　性敏感激发术手术步骤示意图

感受。其优点是可以将感觉敏锐的小阴唇结构调整到阴道口部位，增强性感受；其缺点是转移皮瓣色泽、质地与阴道组织区别较大，外观不太理想。

（1）适应证：小阴唇肥大，性感受较差，希望通过手术矫治者。

（2）禁忌证：心理异常，对外形要求很高，严重传染病，出凝血功能障碍，身体重要脏器功能不佳者。

（3）手术方法：截石位，常规消毒铺巾，首先设计后楔形切除法的小阴唇切口，同时将留下的小阴唇后部组织设计一个小三角瓣，使之转移可顺利插入阴道中。局麻下，沿着设计切口切开小阴唇组织，每侧形成两个皮瓣，充分止血。其中以后方为蒂形成的皮瓣向阴道方向旋转约90°，做辅助切口插入阴道口部位，而前端为蒂的皮瓣则向后旋转，固定，形成缩小的小阴唇后部（图7-2-4）。

（4）注意事项：形成后移小阴唇皮瓣时不宜过大，以免损伤了其中的感觉神经，影响手术效果。另外，过大的三角瓣插入阴道口部分，也影响阴道的外观。

3．G点注射术　G点（Gräfenberg spot或G-spot）是1950年左右由德国医生Ernest Gräfenberg所提出，认为它是一个性敏感激发点，通过刺激该处，可以诱发阴道高潮。后来这个观点被很多性学专家所接受，并以他姓氏的第一个字母G命名该点，称之G点。G点的位置是阴道前壁中线上距离阴道口约3cm的一个区域，范围约为一个硬币大小，刺激该点，可以激起女性的性欲，可产生类似射精的反应。G点围绕着尿道和膀胱基底部，当性兴奋时，该区会胀大，引发性高潮时其尿道可射出清亮透明的液体（10%～40%）。

但关于G点的认知和解释颇有争论，有人认为这是一个肯定存在的敏感点，有其解剖基础，整形妇科

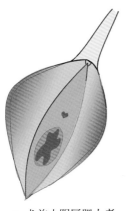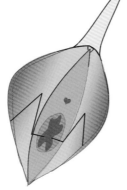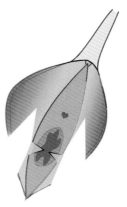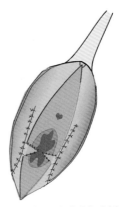

A. 术前小阴唇肥大者　　B. 设计小阴唇后方瓣　　C. 形成三角瓣插入阴道　　D. 缝合小阴唇后方皮瓣

图7-2-4　转移小阴唇后皮瓣性感受增强术手术步骤示意图

专家Adam Ostrzenski的研究发现，在阴道壁深处有一些囊状结构，其中有白色的像"毯子"似的膜状结构，其深部能看到一些很小的蓝色葡萄串状的结构，他认为这就是G点（图7-2-5、图7-2-6）。有研究表示84%的女性认为阴道内有一个"高敏感性区域"。另一研究通过高频超声证实，部分女性刺激G点，引起性高潮时可以使得该区域组织明显充血增厚。

也有人认为这是一个伪命题，如意大利的V

Puppo（2014）指出，G点并不存在，因为从绝大多数的解剖上未发现特有的感受结构，尿道周围本来就分布有多个静脉丛，Adam Ostrzenski的解剖发现并不具有特征性的性感受特征，难以解释其功能机制（图7-2-7）。认为G点现象是由于刺激了阴道–尿道–阴蒂联合体，从而诱发了性高潮，而并非因为该点阴道结构本身有特别的结构。

不论哪种观点，均承认，有些人当阴道内的前壁

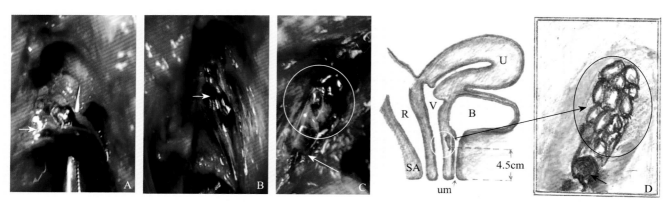

图7-2-5 G点及周围扩张血管的大体解剖图

注：A. 打开G点囊，如图所示，G点（白色箭头）周围的血管类似于仪器上方的蓝色葡萄状簇状结构。B. 血管束向G点远端迁移。箭头下方可见G点囊壁。C. 矢状近距离观察G点复合物。图中描绘了G点的尾部（箭头）。绳状血管结构从G点尾部突出（箭头）。粉红色的G点（箭头）将这种结构与周围的血管区分开来，周围的血管呈深蓝色，充满了留存的血液（白色圆圈）。D. 左图是G点复合体的位置示意图，它嵌在阴道壁内（白色圆圈）（U. 子宫；V. 阴道；B. 膀胱；um. 尿道；R. 直肠；SA. 肛门括约肌）。右图是G点复合物。箭头表示G点尾部，白色圆圈表示具有G点结构的融合血管。

资料来源：A Ostrzenski, P Krajewski, P Ganjei-Azar, AJ Wasiutynski, MN Scheinberg, S Tarka, M Fudalej Verification of the anatomy and newly discovered histology of the G-spot complex BJOG, 2014. DOI: 10.1111/1471-0528.12707.

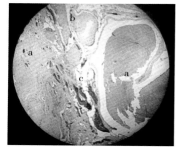

A. 神经血管复合体的全景显微镜视图（免疫组织化学染色S100，×40）可见微蓝色的葡萄状血管结构，（a，右）的横截面组成。周围神经束S100免疫染色呈棕色（c），厚壁供血动脉（b）

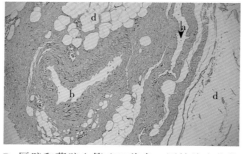

B. 厚壁和薄壁血管（HE染色；原始放大倍数×200）。厚壁供血动脉（b）和相邻的薄壁塌陷的静脉样结构（a）嵌入纤维脂肪组织床（d）

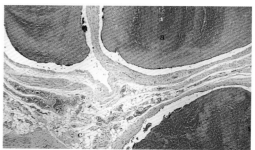

C. 血栓形成的复杂大血管（HE原始染色；放大×200）。（a）血栓形成的复杂大血管结构。（c）富含神经束的纤维脂肪组织床

图7-2-6 G点组织学表现（Adam Ostrzenski）

资料来源：A Ostrzenski, P Krajewski, P Ganjei-Azar, AJ Wasiutynski, MN Scheinberg, S Tarka, M Fudalej Verification of the anatomy and newly discovered histology of the G-spot complex BJOG, 2014. DOI: 10.1111/1471-0528. 12707.

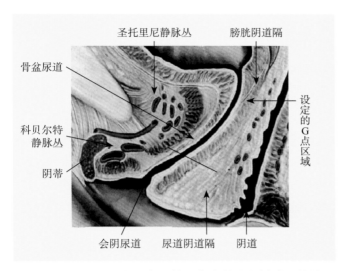

图7-2-7 在假设的G点区域不存在特有的性感受结构

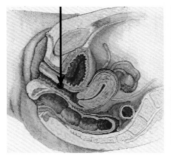

A. 触及并标记G点

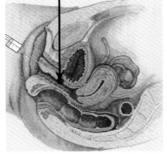

B. 阴道外口局麻

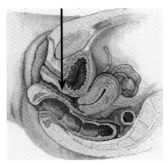

C. 钝针刺入G点

D. 注射2～4ml充填剂

图7-2-9 G点注射术过程示意图

受到足够的刺激时，可能增加其性感受。这就构成了G点增大术的理论基础。

（1）适应证：可以触及非常敏感的G点，本身的阴蒂高潮不能满足，渴望通过手术改善者。

（2）禁忌证：不能触及敏感的G点，心理存在异常，严重传染病，出凝血功能障碍，身体重要脏器功能不佳者。

（3）手术方法：首先由术者或者患者自己寻找到敏感的G点（图7-2-8），并以亚甲蓝标记其位置和范围。在阴道口12点处到G点区域均匀注射少量局麻药物，增宽阴道黏膜下间隙。在阴道口黏膜部插入较粗的钝针，沿着黏膜下向G点区域进针，边进针边回抽，确保没有回血。到达G点区域后，注射2～4ml的填充剂（图7-2-9），不宜驻留在一个点注射，要边回针、边注射，以免填充剂入血。

（4）注意事项：常用的填充剂有医用胶原蛋白、透明质酸等材料，也有人尝试用自体脂肪填充，不论哪种材料，均不宜注射太多，一定不要注射入血，否则可能诱发极为严重的并发症。

4．O点注射术 O点注射是指使用具有一些生长因子的生物活性药物，在阴蒂、包皮、尿道口、阴道口等部位注射（图7-2-10），使之代谢改善，更为敏感，因为这些区域是诱发性高潮（orgasm）的主要部位，因此称之O点。常用的注射药物有富血小板血浆（platelet-rich plasma，PRP）等物质。

（1）适应证：女性性感受不足、性冷淡，渴望用

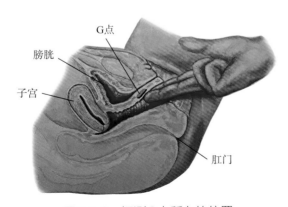

图7-2-8 探测G点所在的位置

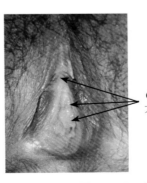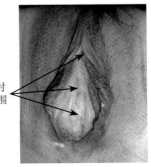

图7-2-10 常用的O点注射范围

注：阴蒂、包皮，尿道口附近，阴道口附近。

微创的方法进行改善者。

（2）禁忌证：心理异常，要求过高，严重传染病，出凝血功能障碍，身体重要脏器功能不佳者。

（3）手术方法：截石位、常规消毒铺巾，标记O点位置，一般包括阴蒂区域、阴蒂包皮、尿道外口区域、阴道外口区域等，首先给予局部麻醉，然后以商品富血小板血浆或者自制的富血小板血浆等生物活性药物，在该区域的皮下均匀地注射，总用量3～5ml。有时可以在PRP中加入透明质酸，在改善局部代谢的同时进行充填治疗（图7-2-11）。

（4）注意事项：注射时尽量使用很细的针头，采用多点少量注射方法，注射深度要浅，一般位于皮下或者黏膜下，不要将药物注射到阴蒂海绵体、尿道口等部位，以免术后出现并发症。

5. 阴部神经干分支切断术　阴部神经痛是影响女性生活质量的重要因素，当其他治疗效果不佳时，可以采用利多卡因进行阴部神经干阻滞术（图7-2-12），如果效果不佳，则阴部神经干分支切断术就成了无奈的选择。

（1）适应证：发现阴部神经痛症状，其他治疗无

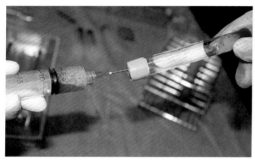 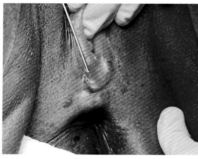 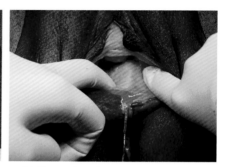

A. 回收PRP-HA混合物必须小心操作，并在无菌条件下进行

B. 筋膜切开术后会阴部皮下注射PRP-HA溶液

C. 阴道后壁脂肪填充必须在数字化控制下进行，以保持在黏膜下层，避免直肠损伤的风险

图7-2-11　PRP复合其他材料（脂肪、透明质酸）在外阴注射

资料来源：Paola Aguilar, Barbara Hersant, Mounia SidAhmed-Mezi, et al. Novel technique of vulvo-vaginal rejuvenation by lipofilling and injection of combined platelet-rich-plasma and hyaluronic acid: a case report. SpringerPLUS, (2016) 5: 1184.

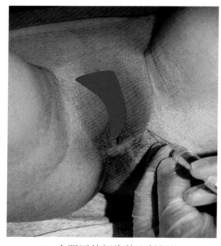 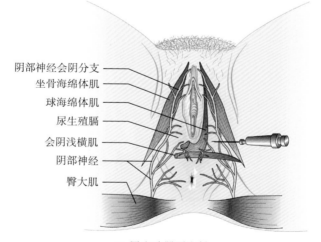

A. 大阴唇外侧缘外注射部位

注：为避免注射过程中针头移动，医生的右手由左手支撑（OS Weinschenk 2014）。

阴部神经会阴分支
坐骨海绵体肌
球海绵体肌
尿生殖膈
会阴浅横肌
阴部神经
臀大肌

B. 尿生殖器膈注射

注：针在大阴唇外侧缘外矢状方向放置。注射部位位于构成尿生殖膈（OS）边界的三块肌肉之间。

图7-2-12　阴部神经干阻滞术

资料来源：Stefan Weinschenk, Markus W. Hollmann, Thomas Strowitzki. New perineal injection technique for pudendal nerve infiltration in diagnostic and therapeutic procedures Arch Gynecol Obstet (2016) 293: 805-813 DOI 10.1007/s00404-015-3812-0.

效，呈现进行性加重，严重影响生活质量者。

（2）禁忌证：阴部神经痛症状很局限、较轻，发病时间短，有保守治疗机会者；严重传染病，出凝血功能障碍，身体重要脏器功能不佳者。

（3）手术方法：截石位，常规消毒铺巾。首先解剖定位阴部神经穿出阴部管的位置，然后根据疼痛累及的范围，选择性地切断阴部神经的一些分支，最后缝合切口（图7-2-13～图7-2-16）。

（4）注意事项：阴部神经切断术是一种破坏性手术，对会阴区域的感觉和功能有明显的影响，术后性感觉等严重减退、大小便的控制也会出现一定问题。因此，进行该手术时要严格把控适应证。如果局限区域的症状可以考虑进行某个神经分支的切断，以减少影响。

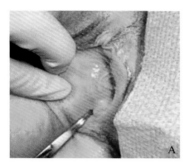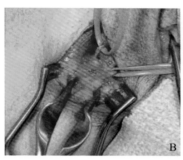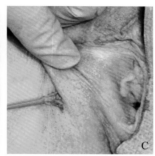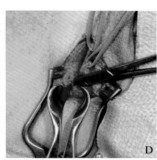

图7-2-13 阴部神经干分支的解剖暴露

注：产后1年生第一胎时，右侧阴道撕裂及血肿需要引流。A. 撕裂和引流留下的瘢痕；B. 蓝色环绕阴部神经会阴两条分支，鼻镜插入坐骨直肠窝进行解剖/观察；C. 拉扯会阴支会引起疼痛的瘢痕运动；D. 插入Alcock管出口的扁桃体钳，将会阴分支近端插入闭孔内肌。

资料来源：Eric L. Wan, BS Andrew T. Goldstein, MD Hillary Tolson, BS A. Lee Dellon, MD, PhD Injury to Perineal Branch of Pudendal Nerve in Women: Outcome from Resection of the Perineal Branches Reconstr Microsurg 2017; 33: 395-401.

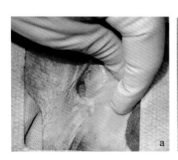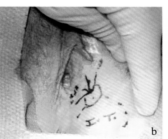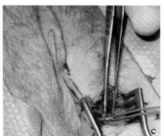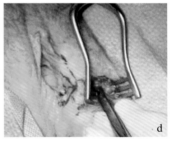

A. 外阴切开术5年前有疼痛瘢痕

注：a. 左侧，白色，外阴切开术瘢痕轮廓；b. 坐骨结节（IT）标记，圆圈代表Alcock管出口，阴部神经会阴支向阴唇和前庭辐射的理论轮廓。耻骨下支的轮廓从IT向上延伸；c. 蓝色环绕阴部神经的会阴主支；d. 给神经注射局部麻醉后，将其置于牵引下（黑色箭头），将瘢痕拉向它。

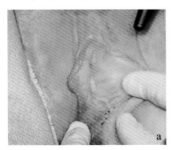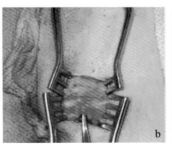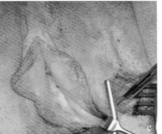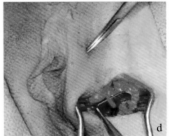

B. 会阴切开术前2年伴有疼痛瘢痕

注：a. 左侧白色会阴切开术瘢痕；b. 坐骨直肠窝黄色脂肪内的白色瘢痕组织；c. 阴部神经会阴支向前庭下方/内侧移动；d. 相比之下，阴部神经背侧支则向阴蒂底部的钳位上方/内侧移动。

图7-2-14 外阴疼痛瘢痕阴部神经干分支分离和切断手术

资料来源：Eric L. Wan, BS Andrew T. Goldstein, MD Hillary Tolson, BS A. Lee Dellon, MD, PhD Injury to Perineal Branch of Pudendal Nerve in Women: Outcome from Resection of the Perineal Branches Reconstr Microsurg 2017; 33: 395-401.

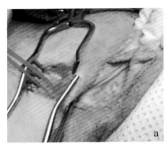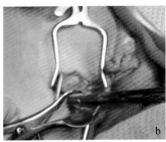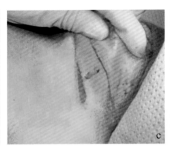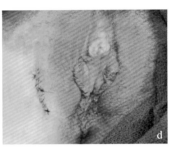

C. 前庭切除术2年前伴有疼痛瘢痕

注：a. 牵拉阴部神经分支，显示它们支配着晚期阴道黏膜与前庭边缘的交界处；b. 用扁桃体钳将阴部神经右侧会阴支近端植入闭孔内肌；c. 切除的会阴神经远端送去病理；d. 闭合切口。

图7-2-14　外阴疼痛瘢痕阴部神经干分支分离和切断手术（续）

资料来源：Eric L. Wan, BS Andrew T. Goldstein, MD Hillary Tolson, BS A. Lee Dellon, MD, PhD Injury to Perineal Branch of Pudendal Nerve in Women: Outcome from Resection of the Perineal Branches Reconstr Microsurg 2017; 33: 395-401.

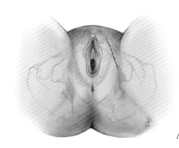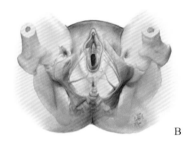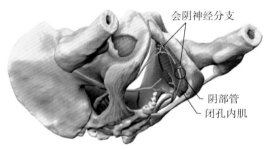

图7-2-15　阴部神经分支切断手术技术示意图

注：A. 在图的左侧，背侧支和会阴支一起出Alcock管，而在对侧，背侧支出Alcock管更靠前。在这个出口可以做神经阻滞。前庭后部受会阴支支配，会阴支也可向肛门前部延伸；B. 取截石位，虚线示首选切口，位于大阴唇外侧，以进入坐骨直肠间隙。为了切除伸向直肠的会阴分支，可能需要更靠后的切口；C. 闭孔内肌为粉红色，会阴支远端在坐骨直肠窝内分开，近端转向并植入闭孔内肌。

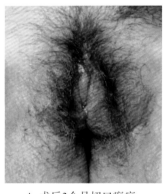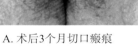

A. 术后3个月切口瘢痕　　　　B. 术后4个月切口瘢痕

图7-2-16　阴部神经分支切断术切口瘢痕

资料来源：Eric L. Wan, BS Andrew T. Goldstein, MD Hillary Tolson, BS A. Lee Dellon, MD, PhD Injury to Perineal Branch of Pudendal Nerve in Women: Outcome from Resection of the Perineal Branches Reconstr Microsurg 2017; 33: 395-401.

附：富血小板血浆制备方法

1977年，Harkedeng首次分离了大量富血小板血浆，并将其用于心外科术后，1984年，Okuda发现富血小板血浆中具有大量的生长因子。1993年，Hood等首先提出富血小板血浆（PRP）的概念，富血小板血浆是自体全血经离心后得到的血小板浓缩物，含有大量生长因子及蛋白质，如血小板源性生长因子（platelet-derived growth factor，PDGF）、转化生长因子β（transforming growth factor β，TGF-β）、胰岛素样生长因子1（insulin-like growth factor 1，IGF-1）、表皮生长因子（epidermal growth factor，EGF）、血管内皮生长因子（vascular endothelial growth factor，VEGF）（图7-2-17）。在其中加入凝血酶后可变为胶状物，称为富血小板凝胶或富血小板白细胞凝胶。

1. 功能特点　PRP具有促进骨关节修复和创面愈合的作用，它能在骨缺损的局部微环境释放一些生长因子，主要是存在于α颗粒中的PDGF和TGF-β起作用。当在PRP中加入凝血酶及氯化钙等催化剂后，其血小板中的生长因子被激活并被释放出来，进而促进各种组织的修复与再生。研究发现，PRP被激活后其生长因子释放量较激活前大大增加，且其促增殖作用明显增强。PRP释放生长因子的量随着凝血酶浓度的增加而增加。

2. 富血小板血浆的制备　目前PRP的制备方法尚不统一，主要分密度梯度离心法和血浆分离置换法2种。

（1）密度梯度离心法：是根据血液中各组分沉降系数的不同，从全血中分离提取出PRP，现如今普遍采用二次离心法，然而不同的离心速度及离心时间所制备的PRP中血小板浓度和活性各不相同。临床常用的富血小板血浆为新鲜自体血液经低速离心制备而成。采集自体血、抗凝，在室温下于4~6小时内以27.5~37.5转/分低速离心15~20分钟（或1220转/分离心5分钟），使红细胞、白细胞基本下沉，血小板比重较轻，大部分保留在上层血浆中，分离出上层血浆，即为富血小板血浆，可获得全血中70%以上的血小板。

方案1（试剂盒制备）：全血（54ml）+柠檬酸葡萄糖溶液（6ml），离心15分钟，3200转/分；取出上层血浆，即乏血小板血浆（platelet poor plasma，PPP）离心2分钟，2000转/分；获得未激活的PRP全血（6~9ml），用自体凝血酶或者氯化钙激活PRP。

方案2（临床自行制备）：抗凝血，2次离心，每10ml全血可得1ml PRP。

6步法制备PRP过程：①抽血→②抗凝→③离心（3000转/分×10分钟）→④取全部血浆→⑤再次离心（3000转/分×15分钟）→⑥取血浆底部（约1/3）和血小板得到PRP（图7-2-18）。

（2）血浆分离置换法：是利用医用血成分分离设备将全血分离制备成血小板血浆和浓缩血小板等成分，此法主要应用于血库血小板的采集及临床成分输血。

3. 注意事项　PRP属于自身成分，因取材方便、制备简单、生物活性成分高，无排斥、低风险、可吸收等特点而被广泛应用于修复和再生领域。但临

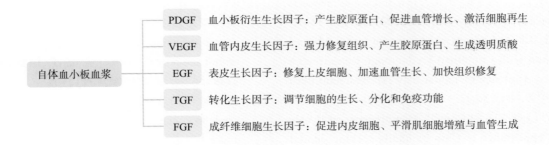

图7-2-17　富血小板血浆中的生长因子及其作用

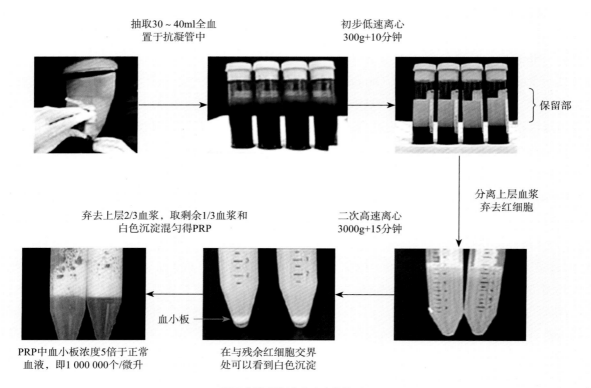

抽取30～40ml全血
置于抗凝管中

初步低速离心
300g+10分钟

保留部

分离上层血浆
弃去红细胞

弃去上层2/3血浆，取剩余1/3血浆和
白色沉淀混匀得PRP

二次高速离心
3000g+15分钟

血小板

PRP中血小板浓度5倍于正常
血液，即1 000 000个/微升

在与残余红细胞交界
处可以看到白色沉淀

PRP 制备详细步骤及产物外观

图7-2-18　富血小板血浆制备过程示意图

床应用目前尚有一些问题：①需建立统一高效稳定的制备方法，为其临床应用提供可靠的质量保证。②PRP浓度与促组织再生之间的量–效与时–效关系尚需进一步研究。③PRP中各生长因子的活性、细胞分子生物学机制及相互间的作用等方面的研究尚不够完备。④PRP对整个机体的影响尚缺乏长期的研究。

（李一琳　杨锦秀　张　甄）

参考文献

[1] WEI S-Y, LI Q, LI S-K, et al. A new surgical technique of hymenoplasty[J]. Int J Gynecol Obstet, 2015, 130(1): 14-18.

[2] CAO Y, LI Q, LI F, et al. Aesthetic Labia Minora Reduction with Combined Wedge-edge Resection: A Modified Approach of Labiaplasty [J]. Aesthetic Plast Surg, 2014, 39(1): 36-42.

[3] CAO Y, LI Q, ZHOU C, et al. Measurements of female genital appearance in Chinese adults seeking genital cosmetic surgery: a preliminary report from a gynecological center [J]. Int Urogynecol J, 2014, 26(5): 729-735.

[4] CAO YJ, LI FY, LI SK. A modified method of labia minora reduction: The de-epithelialised reduction of the central and posterior labia minora [J]. J Plast Reconstruct Aesthet Surg, 2012, 65(8): 1096-1102.

[5] WEI S, LI Q, LI S, et al. Spontaneous ventral urethral fistula in a young man whose mother had a retained IUD in uterus during the gestation[J]. Can Urol Assoc J, 2014, 8(1-2): E92- E95.

第二篇

妇科整形手术

第 **8** 章 阴道缺失的整形手术

阴道缺失是一种少见的女性生殖道畸形，可以由先天性发育异常引起，也可以是因为外伤、产伤、肿瘤等造成阴道缺失。现代社会中少数人寻求男-女性别转变，也需要一个阴道结构。阴道是女性体内非常重要的一个结构，不单承担着性活动、生殖等重要的功能，也是女性自我完善的一个象征。因此，阴道成形术是女性妇科美容整形的重要项目之一。

第一节 基础知识

阴道成形术已经有一个多世纪的历史，目前报道的术式也有100多种，但迄今为止，尚缺乏一种公认的最佳术式，每个人的评价多是根据其涉足范畴、专业特点、临床经验等方面的积淀而做出。除了顶压成形法之外，目前最为主流的阴道成形术式主要有以下4类：游离移植法阴道成形术、带蒂肠管法阴道成形术、带蒂腹膜法阴道成形术和带蒂皮瓣法阴道成形术。它们各具特色，分别适用于不同的人群。

一、阴道缺失的病因及分类

阴道缺失的致病因素繁多，最常见的是先天性发育异常，其次为肿瘤切除后造成的部分或全部阴道缺失。临床一般根据阴道缺失的病因或者缺失程度进行分类。

1. 按照病因进行阴道缺失的分类 按照病因通常可以分为先天性、后天性和心理性阴道缺失3大类。

（1）先天性阴道缺失：指由于基因调控、激素分泌或者性激素受体等出现异常，引起阴道的不发育或者部分发育缺失，表现为完全或部分性阴道缺失。其中最常见的就是MRKH综合征（Mayer-Rokitansky-Küster-Hauser syndrome，也称为Rokitansky综合征或

米勒管发育不全），其次是肾上腺皮质增生症等。几乎所有可以影响性器官分化、性激素分泌及调控、性激素受体的因素，均有可能引起女性的阴道发育异常，表现为阴道缺失。

（2）后天性阴道缺失：指由于肿瘤切除、产伤、外伤、炎症等原因造成的部分或完全性阴道缺失。其中最常见的是生殖系统肿瘤切除后遗留的阴道缺失。由于致病原因复杂、周围组织破坏严重，其治疗较为困难。

（3）心理性阴道缺失：主要指那些要求进行男-女性别转变手术的人群，她们往往需要进行阴道成形，以实现其身心的完善。

2. 按照阴道缺失的程度进行分类 影响阴道成形术效果的一个重要因素是阴道缺失的程度。因此，为了方便制订手术方案，人们还常按照阴道缺失程度进行分类。

（1）子宫、阴道全程缺失：由于先天性未发育（米勒管缺陷）、肿瘤切除、变性或者外伤等原因，子宫、全程阴道的缺失。多无生育能力，以单纯阴道成形为宜。

（2）阴道全程缺失：由于尿生殖窦发育缺陷、肿瘤切除、外伤等原因，阴道全程缺失，或者仅在外阴

遗留小凹陷。其子宫可能正常或者发育欠佳，如宫颈闭锁、幼稚子宫等，这类患者个别有生育能力，除了阴道成形外，尚要考虑阴道与子宫的连通问题。

（3）阴道部分缺失：由于阴道发育不完善、宫颈或外阴肿瘤切除、外伤等原因，造成阴道部分缺失。按照其缺失的部位不同，可以分成3类，即阴道上段缺失、阴道下段缺失和阴道狭窄。这类患者往往具有生育能力，进行阴道成形时，多要考虑对生育能力的影响。

二、阴道成形术的历史进展

先天性阴道缺失是一种少见的先天性畸形，最常见于MRKH综合征和雄激素完全不敏感综合征（complete androgen insensitivity syndrome，CAIS）。MRKH综合征是胚胎时期副中肾管未发育，或副中肾管尾端发育停滞未向下延伸所致。发病率为女性新生儿的1/10 000~1/4000。患者除子宫阴道发育障碍外，部分伴有泌尿系统或骨骼系统畸形。通常患者的输卵管、卵巢、女性第二性征及全身生长发育正常。检查可见绝大多数患者在正常阴道口部位有完全闭锁的阴道前庭黏膜而无阴道痕迹，染色体核型检查为46，XY。CAIS的发病率占女性新生儿的1/40 000~1/13 000，患者染色体呈男性核型（46，XY），可见发育不良的睾丸以及很短的阴道残迹，但是缺乏米勒管的相应结构。CAIS患者由于雄激素受体发生突变，对睾酮等雄激素不敏感，从而形成女性的外表及外阴形态。

1. 开端 阴道成形术有着悠长的历史，曾经采用过很多方法，据报道有100多种。古希腊早期就有对阴道膜状闭锁及相关治疗措施的记载。1573年，佛兰德斯解剖学家和外科医师、现代解剖学的奠基人Vesalius（1514—1564，主要作品《人体结构》）的学生Realdus Columbus首次报道了阴道发育不良。

现代阴道成形术应该是从Dupuytren开始，1817年他施行了阴道成形术，首次在会阴的尿道直肠间隙进行了造穴，但造穴后没有用任何组织覆盖腔壁，终因腔壁收缩、组织靠拢愈合形成瘢痕，手术失败。但其造穴技术的部分技巧沿用至今。以后人们逐步认识到，阴道造穴后能否一次性解决腔壁覆盖组织是手术成功的关键。1872年，Heppner首次描述了采用小阴唇组织进行阴道成形。1898年，Abbe建立了真正阴道成形术的里程碑，他采用了阴道造穴并使用中厚植皮覆盖创面获得成果。他将皮肤覆盖在裹着纱布的橡胶模具上，10天后取出模具，发现植皮完全成活。术后采用模具测试，证明完全可以满足性交要求。然而Abbe报道的技术直到40年后才由Mc Indoe推广，1938年他报道了63例患者，给人们留下了深刻的印象。1948年Counseller报道了70例采用中厚植皮成功治疗的阴道缺失患者，标志着植皮法阴道成形术真正被医学界认同和推广。

先天性无阴道患者的治疗主要是重建有性交功能的阴道结构，简单实用、并发症少、副损伤小、外形满意、术后护理方便、比较符合生理要求的阴道成形术是理想术式的目标。目前，对于先天性无阴道的一线治疗方法仍然存在争议。在英国和美国，一般将非手术的扩张治疗作为首选方法。外科手术通常应用于扩张治疗无效或者会阴部有手术史的患者。而在其他一些欧洲国家，通常将外科手术作为首选方法，术后应用持续扩张以防止再造阴道狭窄。而就手术方法来说，阴道成形术术式繁多，各种术式都有自己的优缺点，评价术式的优良与否不但要考虑再造阴道形态与功能重建程度是否能达到要求，同时需要将术式对患者心理影响一并考虑进去。由于此类人群惧怕被人知晓病情、怕受到他人歧视，往往心理负担很重，在重建有功能的阴道同时，如果能够遗留尽量小的手术痕迹，甚至是无法被看出手术治疗的痕迹是她们最希望的事情。

2. 非手术治疗 1938年，Frank提出的一种非手术方法，是应用不同大小的硬质棒状物在会阴、尿道和直肠间向内逐渐顶压形成人工阴道。1981年，Ingram报道采用自行车椅座顶压法，利用躯体重量代替手部操作，获得满意效果。椅座前端装有顶压用的扩张器，各有大小、长短不同的三套扩张器，以15~30分钟间隔顶压，每次至少2小时，并逐步更换更大更长的扩张器，形成具有性功能的人工阴道一般需要4～6个月。扩张过程中要注意防止造成尿失禁。个别患者由于长期性生活的顶压，特别是外阴发育良好、阴道前庭部黏膜弹性好、有浅在陷凹存在者，可形成满足性生活需要的人工阴道。其后也有学者对Ingram的顶压装置进行改进以促使这种顶压过程更舒适。有报道称，无阴道患者81%～90%通过模具压迫可成功形成解剖上及功能上的阴道，术后患者对性生活感到满意，并与正常人群无明显差异。

因为阴道扩张是一种无创的、相对低廉的治疗方法，并且成功率很高，因此包括美国妇产科协会等许多机构都将阴道扩张作为治疗先天性阴道缺失的首选方法。但也有人认为，阴道扩张所谓的"成功"是值得商榷的，因为该方法在治疗过程中遇到了很多困难，导致患者的依从性和满意度降低。在扩张过程中，患者会感到不适以及疼痛，而这种疼痛对于某些患者可以说是灾难性的，并且对于某些患者，扩张治疗实际上在潜意识上是对于畸形存在的心理强化。因此，实施阴道扩张的患者，同期的心理支持、疏导也要开展，以增强患者的自信心，保证患者能够有意愿和毅力坚持完成治疗。

阴道扩张法是采用压力效应逐渐延长、扩大阴道，因此该法获得成功的先决条件是必须有一个无瘢痕的阴道残迹，并且更重要的是患者要有意愿和毅力坚持完成扩张治疗。对于会阴部有瘢痕或者缺乏阴道残迹的患者，该方法很难获得成功。

3. 手术治疗 采用外科手术再造阴道是先天性阴道缺失的另一种治疗方法，该方法主要适合扩张治疗无效或者无意愿采用扩张治疗的患者。手术的目的是再造一个长度和宽度足够的新阴道，以保证舒适、满意的性生活。主流术式包括两个步骤：一个是在尿道直肠间隙造穴，另一个是转移适当的上皮进行覆盖。目前，通过手术方法再造阴道可以再细化为如下种类。

（1）局部缝合阴道成形术：在会阴部制作类阴道的凹陷，包括Williams阴道成形术以及各种改良方法。

（2）游离组织移植法阴道成形术：在尿道直肠间隙再造阴道腔穴后，应用各种衬里组织覆盖再造阴道。主要是McIndoe技术及其各种改良的术式。采用的覆盖材料包括游离皮片、皮瓣、羊膜、真皮以及口腔黏膜、脱细胞异体真皮、组织工程化上皮等。

（3）造穴+腹膜代阴道：应用腹腔镜辅助技术的各种阴道成形术，比如Vecchietti法与Davydov法。

（4）造穴+肠管代阴道：应用回肠末端、乙状结肠或者直肠代替阴道术。

下文对以上几类分别进行描述。

（1）局部缝合阴道成形术：在会阴部缝合周围组织，制作类阴道的凹陷。

该方法由Williams于1964年首先报道，他们将大阴唇缝合在一起从而在会阴部形成一个陷窝。因为这种方法形成的阴道是外突的，长度较短，术后不能获得满意的性生活，没有得到广泛应用。2001年，Creatsas等将这种方法进行改良，他们在尿道外口水平沿大阴唇内侧向会阴联合"U"字形切开形成一个皮瓣，然后将皮瓣转位分层缝合，在会阴部形成一个陷窝，以达到可以性交的目的。根据他们治疗178例MRKH综合征患者的经验，96%的患者解剖学上获得成功，并且94%的患者性生活满意。该方法潜在的风险是出血、感染、伤口裂开以及毛发生长。但是这种方法形成的新阴道同样长度较短，很难解释如何进行满意的性生活，可能是在随后的性交过程中的扩张作用延长了阴道的长度。

（2）游离组织移植法阴道成形术：尿道膀胱-直肠间隙造穴+游离组织覆盖创面。

1）游离皮片移植法阴道成形术：1898年，Abbe首先提出将皮片套在填满碘仿纱布的橡胶囊上，植入直肠膀胱间隙再造阴道。1938年，McIndoe和Banister将这个方法再次引入临床，并广泛应用。该方法首先在尿道和直肠之间分离出一个接近正常阴道尺寸的间隙，然后将包裹中厚皮片的模具植入分离出的间隙内，经过一段时间，新阴道表面充分上皮化，患者可以进行规律的性生活。该术式的优点是简单易行，不需要开腹手术，再造的阴道有足够的长度和宽度。已有的报道表明，患者术后性生活的满意度为80%～90%。但是缺点是术后需要长期佩戴模具以防止阴道挛缩，并且阴道上皮无分泌功能，在进行性生活时需要外源性润滑剂，并且取皮区会留有明显的瘢痕，影响美观，增加了患者的心理负担。

2）口腔黏膜移植法阴道成形术：口腔黏膜移植目前已广泛应用于尿道、结膜、颌面部缺损、咽部及气管等的修复重建。根据同物相济的原则，口腔黏膜是与阴道黏膜在组织学上最相近的。2003年，Lin等和Yesim等分别报道了8例和4例先天性阴道缺失患者用颊黏膜再造阴道并取得成功，经15个月的随访，再造阴道能保持足够的深度和宽度，再造阴道光滑、湿润、有黏液分泌，性生活满意，且口腔内瘢痕不明显，张口不受限。口腔黏膜移植法阴道成形术作为一种较新的阴道重建方式，无论在外观、功能，还是感觉上都令人满意。这一结果表明该技术有较好的应用前景，缺点主要是口腔黏膜数量有限、上皮化时间较长。2009年，由李森恺设计，赵穆欣等第一次将口腔黏膜修剪成微粒后进行移植，取得了成功。将口腔黏膜修剪成微粒后移植，使得每个微粒都成为上皮化的细胞来源，明显缩短了创面上皮化的时间，解决了口腔黏膜量少、覆盖创面慢的问题。经过10年的应用、上百例患者的随访，证实该方法有良好的效果，绝大多数患者可以获得比较理想的结果。李森恺评价该方法是创伤最小、非常容易普及的阴道成形方法。但该方法仍需要长期随访来评价术式的优缺点。

3）头皮移植法阴道成形术：Hockel等取头部皮肤移植来治疗先天性阴道缺失患者，新阴道上皮柔软，有良好的组织可塑性，术后患者性生活满意。血供良好、愈合期短、并发感染少。头发毛囊的深度定位在1mm下，术中切取0.25mm厚的头部皮片不会妨碍供区头发生长，不会留有瘢痕，且这些移植皮片也不会导致受区毛发生长。

4）羊膜移植法阴道成形术：1934年，Brindeau尝试应用异体羊膜再造阴道，由于羊膜无免疫原性，移植后无排斥反应，并且体表不会留有瘢痕。但是羊膜再造阴道极易发生挛缩、狭窄，并且有发生病毒感染的风险，同时由于存在伦理学上的争议，目前临床上已经不再采用。

5）异体脱细胞真皮基质移植法阴道成形术：脱细胞真皮基质（acellular dermal matrix，ADM）是采用脱细胞处理后，保留了细胞外基质和完整的基底膜，抗原性小，作为一种生物补片应用于各种组织修补。朱兰等将异体ADM应用于阴道成形术中，在阴道造穴后，将带孔的异体ADM缝合成筒状，包裹在用避孕套和碘仿纱条制成的软模具后置入腔穴，间断缝合异体ADM外缘于阴道口及两侧小阴唇。术后10天时，取出软模具并更换为硅胶模具。术后6个月复查见部分患者上皮愈合良好，部分患者顶端有挛缩、弹性稍差，深度6~8cm，宽度3~4cm，患者阴道外形正常、光滑柔软、分泌物不多、无异味。异体ADM来源方便，避免了自体损伤，简化了手术步骤。但是，异体ADM材料本身价格较昂贵，而且上皮化时间不稳定，容易出现远端挛缩闭锁。由于缺乏长期随访的资料，其最终结局仍在观望中。

（3）带蒂皮瓣移植法阴道成形术：尿道膀胱-直肠间隙造穴+带蒂皮瓣覆盖创面。

应用阴唇皮瓣、下腹壁皮瓣、腹壁下动脉穿支皮瓣、阴股沟皮瓣、腹股沟岛状皮瓣等各种皮瓣用于阴道成形术也可见报道，皮瓣血供丰富，成活率高，术后狭窄发生率低，但是与中厚皮片一样，供区明显的瘢痕是其无法克服的缺点。

1）阴唇皮瓣移植法阴道成形术：早在19世纪就有人尝试应用小阴唇皮瓣进行阴道成形，国内宋儒耀于1963年首次提出以游离植皮与阴唇瓣转移相结合的阴道成形术，取得较好的效果。阴唇瓣的应用解剖：大、小阴唇的动脉主要来自阴部外浅动脉和阴唇后动脉，小阴唇内有阴唇后神经分支进入，自小阴唇内侧剖开小阴唇，使其形成包含血管和神经的带蒂小阴唇轴型皮瓣，为阴道成形提供了既有良好血供又具有感觉神经的组织。单纯小阴唇皮瓣是在两侧小阴唇上形成蒂在下的两个阴唇皮瓣，将其直接转移到阴道内。阴唇皮瓣移植法手术创伤小，操作简单，组织成活率高，而且再造阴道具有敏锐的感觉，但形成的阴道组织量不足，有时不能满足需要，而且破坏了外阴部外形，所以除非是小阴唇明显肥大的患者，往往需要增加部分游离植皮来加深阴道深度。

2）下腹壁皮瓣移植法阴道成形术：1986年，陈宗基等首先提出应用含有腹壁浅血管（以腹壁浅血管为主，也包含部分旋髂浅和阴部外浅血管的血供）及其分支的左腹壁皮下带蒂皮瓣再造阴道，治疗10例患者均获成功。此法的优点：①腹壁皮下带蒂皮瓣系包含有腹壁浅血管及其分支血供的轴型皮瓣，血供较可靠，皮瓣易成活，并发症少。②再造阴道壁柔软、洁净、有弹性，不致发生挛缩，外阴形态正常。③不需要长期佩戴阴道模具。④腹部供瓣区缺损能直接缝合，不需要另行植皮修复。⑤由于术后皮筒有牵引黏膜轻度内缩，因此在会阴部看不出任何痕迹。缺点是不能一次性重建阴道感觉。

3）腹壁下动脉穿支（deep inferior epigstric perforator，DIEP）皮瓣移植法阴道成形术：DIEP皮瓣是近10年来发展起来的一个新型穿支皮瓣，其临床应用得到广泛关注。该方法的优点是可以保留完整的腹直肌前鞘及腹直肌，以及进入肌肉的运动神经，在保证皮瓣可靠血运的同时，又能保证供区腹直肌功能完好无损。对于广泛的阴道肿瘤切除，由于需要较多组织充填，为一较好的选择。缺点是手术分离肌皮穿支较为复杂，且在腹壁上遗留较明显的瘢痕，用于治疗先天性阴道缺失略显臃肿。

4）阴股沟皮瓣移植法阴道成形术：阴股沟皮瓣是在1989年由新加坡的Wee等首次报道，1990年何清廉运用阴股沟皮瓣再造阴道成功以来，阴股沟皮瓣在整形外科中得到了广泛的应用。用阴股沟皮瓣移植再造阴道有以下优点：①皮瓣轴心血管恒定，供血可靠并有神经分布，为一种轴型感觉皮瓣，手术成功率高，术后阴道有敏锐的感觉。②皮瓣厚薄适度，质地佳，再造阴道壁柔软、富有弹性，既有伸展性又有紧缩感，符合性生理要求。③供区隐蔽，能够直接原位缝合，术后缝合的线状瘢痕易被掩盖。④术后患者不需要佩戴任何阴道模具。不足之处：两侧阴股沟处会留有瘢痕，再造阴道可能有毛发生长，由于张力原因，两侧大阴唇术后常向外敞开，使会阴部的生理保护作用下降，同时外观不太自然，皮瓣术后可能发生脱垂。

5）腹股沟岛状皮瓣移植法阴道成形术：Akba等认为利用扩张的腹股沟岛状皮瓣再造阴道具有方法简单、再造阴道无毛发生长、不需要佩戴模具、并发症发生率低、供区畸形小等优点。

（4）组织工程化技术阴道成形术：组织工程学为阴道成形提供了一种全新的技术手段。DE Filippo RE等以免阴道黏膜上皮细胞、平滑肌细胞作为种子细胞，在体外培养扩增后种植于聚乙醇酸（polyglycolic acid，PGA）支架上，培养24～48小时后植入裸鼠皮下继续培育，植入体内1周后探察聚合物支架发现种植的两种细胞均出现多层次分化，随着时间的推移这种趋势逐渐明显，6周呈现显著的层次结构，可见形态逐渐规则，数量逐渐增多的平滑肌束形成，而未种植细胞的对照组支架无组织形成的迹象。免疫组化染色显示形成的组织中上皮细胞抗细胞角蛋白（cytokeratin，CK）抗体染色阳性、平滑肌细胞α-肌动蛋白抗体染色阳性，其染色的形态和强度与正常阴道组织相似。此外，还观察到形成的组织表现出与正常阴道组织相似的对电刺激产生特有的反应。Panici在先天性阴道缺失患者的阴道前庭采集1cm²大小的全层黏膜，利用酶消化法获取细胞并扩增后再将该上皮用于阴道腔面的覆盖，术后1个月观察所形成的阴道长度和厚度及组织活检均接近正常阴道，但是无远期效果的报道。周佳等进行了阴道黏膜上皮细胞和平滑肌细胞的体外培养的研究，也说明构建组织工程化阴道是可行的。然而研究中发现，种子细胞的问题是制约阴道组织工程发展的瓶颈。阴道黏膜细胞、平滑肌细胞来源有限，体外培养时间长，技术复杂，多次传代后细胞功能易老化，所获得的细胞数量不能满足构建阴道的需要。因此，组织工程化阴道成形技术有一定的前景，但目前仍然有较多实际需要解决的问题。

（5）腹腔镜辅助的各种阴道成形术：腹腔镜应用于阴道成形术是近十几年发展起来的技术。腹腔镜具有手术创伤小、出血少、恢复快、术后住院时间短等优点。在很多医疗中心，特别是欧洲国家已经作为阴道成形的首选方法。

1）Vecchietti法：最先报道于1965年，起初为开腹手术，近十几年来改良为腹腔镜手术。该方法将一个直径约2cm的橄榄形的丙酸烯球体置于阴道残迹中，然后通过腹腔镜将连在小球的丝线由膀胱后经腹腔拉到腹外，然后每天收紧丝线1～1.5cm。在8天内会阴部形成一个深度10~12cm的新阴道。新阴道的上皮会逐渐被会阴周围上皮爬行覆盖。但患者在发生规律性生活前，依然要长期佩戴模具，避免阴道挛缩。已有的报道表明，该手术可以取得很好的治疗效果。一项涉及110例患者的研究表明，解剖和功能上的成功率分别为97%和98%。手术成功的标准是术后6个月时阴道的长度不小于6cm，宽度不小于2横指。在性功能评估方面，术后患者的性欲、兴奋度、性满意度方面与健康人群无明显差别，但在润滑性、高潮以及舒适度方面要比正常人群差。

Vecchietti法在原理上与阴道扩张法相似，两者具有同样的适应证及禁忌证。在牵拉的过程中，患者仍然要忍受持续牵拉带来的痛苦，并且存在肠道、膀胱损伤的风险。

2）Davydov法：同Vecchietti法一样，Davydov法最早也是一种开放式，近年来随着腹腔镜技术进步，逐渐发展为腹腔镜辅助式。这种术式包括三步：首先在直肠和尿道之间分离出一间隙，然后将腹膜分离下拉与阴道口缝合，然后荷包缝合阴道顶部。术后患者要在阴道内佩戴模具或者行规律的性生活，避免阴道狭窄以及阴道顶部塌陷。同Vecchietti法不同，Davydov法可以应用于有会阴部手术史的患者，这类患者会阴部通常有瘢痕，皮肤活动性较差，不适于扩张治疗。

Davydov法的风险包括膀胱和输尿管损伤、膀胱阴道瘘、化脓性腹膜炎。阴道顶部薄弱和塌陷也是该术式的潜在风险。

（6）肠道代替阴道术：用部分肠道代替阴道最早报道于1904年，Baldwin用一段小肠来再造阴道。手术首先要在直肠和尿道之间分离间隙，然后截取部分肠道（结肠或回肠），将带有血管蒂的肠道拉入新阴道，将远端边缘缝合于阴道外口，近端荷包缝合。该术式的优点是再造阴道长度及宽度充足，术后阴道不发生挛缩，患者不需要佩戴模具。并且由于肠道可以分泌黏液，在发生性生活时不需要外源性润滑剂，可以降低性交困难的风险。程开祥认为，乙状结肠再造阴道是目前最为理想的阴道成形方法。但是在腹腔镜应用之前，肠道阴道成形术为开放手术，要会阴腹部联合手术，手术的创伤大、并发症较多，术后患者致残率和死亡率较高。虽然近年来随着腹腔镜的广泛应用，肠道阴道再造术创伤减小，术后并发症、致死率和致残率明显减少，但同其他术式相比，创伤仍然较大。由于肠道分泌物较多，患者甚至需要长期佩戴尿垫，并且分泌物有明显的异味，有的患者要经常冲洗阴道，给患者的生活和心理造成很大的负担。有报道表明，移植后的肠道，可以发生结肠炎等肠道相关疾病，并且应用肠道再造阴道，同时存在发生恶性肿瘤的风险。尽管如此，最近的报道表明，肠道阴道成形术后性满意度可以达到80%以上。

4. 展望　先天性阴道缺失的手术种类繁多，每种都存在着各自的优缺点，无法说哪种术式才是阴道成形的"金标准"术式。理想的阴道成形方法需要简单易行、并发症少、再造阴道在解剖学上与正常阴道接近，并且患者术后性生活满意度高。倘若能够解决阴道组织工程中的种子细胞问题，提高培养物的生理功能，简化组织培养的操作，那么利用患者自身的少量细胞，就可以通过组织工程技术"再造"出最接近正常的阴道结构，则无疑是一种最理想的阴道成形术。

（赵　阳　原　野　魏蜀一）

附1：女性性功能调查问卷（FSFI）

女性性功能问卷

说明：问卷中的问题是关于过去1个月内你在性方面的感觉和体会，请尽量真实和明确地回答，在填写问卷之前先明确以下几个定义。

1. 性行为：包括爱抚、前戏、手淫和性交。

续表

---

2. 性交：阴茎插入阴道。

3. 性刺激：包括性伙伴对你的前戏，自我刺激（手淫），性幻想。

以下每个问题只选择一个答案

性欲或性渴望：是指一种想要性生活的感觉，或者是对性伙伴性要求的回应，或回味、想象自己的做爱过程。

1. 在过去1个月内，你有性欲或出现性渴望（包括性梦、性幻想、性冲动）的频率是（　　）

A. 几乎总有或总有　　　　　　　　B. 经常有（累计超过半个月的时间）

C. 有时（累计约半个月）　　　　　D. 一些时间（累计少于半个月）　　　E. 几乎没有或完全没有

2. 在过去1个月内，你主观上对性生活的愿望是（　　）

A. 很高　　　　　　　　　　　　　B. 较高　　　　　　　　　　　　　C. 中等

D. 较低　　　　　　　　　　　　　E. 很低或完全没有

3. 在过去1个月内，你是否接受性伙伴的性要求（　　）

A. 不接受　　　　　　　　　　　　B. 在配偶压力下被动服从（1次/月）

C. 被动服从（2次/月）　　　　　　D. 被动服从（3～4次/月）

E. 接受　　　　　　　　　　　　　F. 主动要求

性兴奋：是一种包括生理和心理的兴奋感觉，表现为生殖器的发热或麻刺的感觉，阴道湿润，肌肉收缩。

4. 在过去1个月内，你在性行为或性交过程中出现性兴奋的频率是（　　）

A. 没有性行为　　　　　　　　　　B. 几乎总出现或每次都出现　　　　C. 经常出现

D. 有时出现　　　　　　　　　　　E. 出现过几次　　　　　　　　　　F. 几乎没出现或完全没出现

5. 在过去1个月内，你在性行为或性交过程中出现性兴奋的程度是（　　）

A. 没有性行为　　　　　　　　　　B. 很兴奋　　　　　　　　　　　　C. 较兴奋

D. 中等兴奋　　　　　　　　　　　E. 较低兴奋　　　　　　　　　　　F. 很低或完全没有兴奋

6. 在过去1个月内，在性行为或性交过程中出现性兴奋时你是否得到满足（　　）

A. 没有性行为　　　　　　　　　　B. 几乎总是能得到满足或每次都得到满足

C. 大部分都得到满足　　　　　　　D. 有时能得到满足

E. 有几次能得到满足　　　　　　　F. 几乎没有得到满足或根本没有得到满足

7. 在过去1个月内，你在性行为或性交过程中出现阴道湿润的频率是（　　）

A. 没有性行为　　　　　　　　　　B. 总出现或每次都出现　　　　　　C. 大多数时间都会出现

D. 有时会出现　　　　　　　　　　E. 有几次会出现　　　　　　　　　F. 几乎没出现或根本没出现

8. 在过去1个月内，你主观认为在性行为或性交过程中出现阴道湿润是否困难（　　）

A. 没有性行为　　　　　　　　　　B. 非常困难或不可能出现阴道湿润　C. 很困难

D. 较困难　　　　　　　　　　　　E. 不太困难　　　　　　　　　　　F. 不困难

9. 在过去1个月内，你在性行为或性交过程中阴道湿润能持续（　　）

A. 没有性行为　　　　　　　　　　B. 几乎一直持续湿润　　　　　　　C. 持续很长时间

D. 持续部分时间　　　　　　　　　E. 持续一会儿　　　　　　　　　　F. 几乎没有湿润或根本没有湿润

10. 过去1个月内，你在性行为或性交过程中保持阴道持续湿润是否困难（　　）

A. 没有性行为　　　　　　　　　　B. 非常困难或不可能出现阴道湿润　C. 很困难

D. 较困难　　　　　　　　　　　　E. 不太困难　　　　　　　　　　　F. 不困难

11. 当你有性刺激或性交时，是否经常达到性高潮（　　）

A. 没有性行为　　　　　　　　　　B. 几乎总出现或每次都出现　　　　C. 大多数时间都会出现

D. 有时会出现　　　　　　　　　　E. 有几次会出现　　　　　　　　　F. 几乎没出现或根本没出现

12. 过去1个月内，当你有性刺激或性交时，你主观认为是否会出现性高潮（　　）
A. 没有性行为　　　　　　　　B. 出现性高潮非常困难或不可能出现　　C. 很困难
D. 较困难　　　　　　　　　　E. 不太困难　　　　　　　　　　　　　F. 会出现性高潮

13. 过去1个月内，你对自己在性行为或性交过程中达到性高潮的能力是否满意（　　）
A. 非常满意　　　　　　　　　B. 基本满意　　　　　　　　　C. 有时满意有时不满意
D. 不太满意　　　　　　　　　E. 非常不满意

14. 过去1个月内，你对性行为过程中你和同伴之间情感上的亲密程度是否满意（　　）
A. 非常满意　　　　　　　　　B. 基本满意　　　　　　　　　C. 有时满意有时不满意
D. 不太满意　　　　　　　　　E. 非常不满意

15. 过去1个月内，你对你的性伙伴是否满意?（　　）
A. 非常满意　　　　　　　　　B. 基本满意　　　　　　　　　C. 有时满意有时不满意
D. 不太满意　　　　　　　　　E. 非常不满意

16. 你对过去1个月的性生活，总体来说是否满意（　　）
A. 非常满意　　　　　　　　　B. 基本满意　　　　　　　　　C. 有时满意有时不满意
D. 不太满意　　　　　　　　　E. 非常不满意

17. 过去1个月内，当阴茎插入阴道时，是否感觉到不舒服或疼痛（　　）
A. 没有性交　　　　　　　　　B. 总有或一直有　　　　　　　C. 大多数时间都有
D. 有时有　　　　　　　　　　E. 很少有　　　　　　　　　　F. 几乎没有或根本没有

18. 过去1个月内，当性交结束后，是否还感觉到不舒服或疼痛（　　）
A. 没有性交　　　　　　　　　B. 总有或一直有　　　　　　　C. 大多数时间都有
D. 有时有　　　　　　　　　　E. 很少有　　　　　　　　　　F. 几乎没有或根本没有

19. 过去1个月内，你在性交过程中感觉到不舒服或疼痛的程度是（　　）
A. 没有性交　　　　　　　　　B. 很严重　　　　　　　　　　C. 较严重
D. 中等严重　　　　　　　　　E. 不太严重　　　　　　　　　F. 不严重或完全没有不舒服或疼痛

附2：FSFI域评分和全量表评分

FSFI的各个项目分数和满分（总分）可以从下表列出的计算公式中得出。对于单个项目分数，将组成该项目的各个项目的分数相加，然后乘以该项目的因子。将六个项目的分数相加，得到满分。应该注意的是，在单项中，项目得分为零表明受试者报告在过去一个月内没有性活动。可以在右侧栏中输入得分。

项目	问题序号	得分范围	因子	最小值	最大值	得分
性欲望	1、2	1 ~ 5	0.6	1.2	6.0	
性唤起	3、4、5、6	0 ~ 5	0.3	0	6.0	
润滑	7、8、9、10	0 ~ 5	0.3	0	6.0	
性高潮	11、12、13	0 ~ 5	0.4	0	6.0	
满意度	14、15、16	0（或1）~ 5	0.4	0.8	6.0	
疼痛	17、18、19	0 ~ 5	0.4	0	6.0	
总分				2.0	36.0	

第二节 口腔黏膜微粒移植阴道成形术

阴道是软产道的重要组成部分及女性性生活的重要器官。对于各种先天性或后天获得性疾病所致的阴道缺失，治疗目的主要是重建有功能的阴道。其中先天性阴道缺失患者及雄激素不敏感患者占的比例较大。目前，临床上阴道成形的手术方法，多采用皮片、肠袢、皮瓣等自体或异体组织移植，术式虽然不少，但各有优劣，尚无公认最理想的阴道成形方法。

从组织学上分析，正常阴道壁上皮为非角化的复层鳞状上皮，根据"同物相济"（replacing like with like tissues）的原则，即以相似的组织修复组织缺损，可获得比较理想的功能与形态效果。口腔黏膜的上皮大部分为非角化的复层鳞状上皮，尤其是两侧颊部经常摩擦的部位，上皮层数更多，是再造阴道比较理想的供区。早在2003年，中国台湾的Lin WC及土耳其的Yesim Ozqenel G相继报道了应用自体口腔黏膜游离移植进行阴道成形的病例，他们将口腔黏膜片戳孔或裁剪成邮票状上皮后移植，以扩大口腔黏膜移植后的覆盖面积，但其上皮化比较漫长，完全黏膜化的时间约为2个月。2004年，李森恺受到烧伤科微粒皮移植治疗大面积烧伤创面的启发，带领团队将自体口腔黏膜制成微粒，并移植进体内进行阴道成形获得成功。2009年，赵穆欣总结该方法进行了报道。经过上百例患者、10余年的术后随访观察，我们认为该方法是一种简单、有效的阴道成形手术，创伤小、成功率高，有推广应用价值。

一、手术方法

1. 手术适应证

（1）先天性MRKH综合征或者其他先天性阴道缺失患者。

（2）阴道狭窄、尿生殖窦发育不良患者，如肾上腺皮质增生症。

（3）应用其他方法阴道成形术后出现组织坏死、遗留创面经久不愈的患者。

（4）应用其他方法阴道成形后出现阴道狭窄的患者。

2. 手术禁忌证

（1）男–女性别重置患者进行阴道成形时不建议使用。

（2）先天性阴道缺失存在子宫，需要再造阴道与子宫沟通者不建议使用。

（3）瘢痕体质、容易出现瘢痕增生或瘢痕疙瘩的患者。

（4）具有严重传染病、重要脏器功能不良、出凝血功能不佳者。

3. 术前准备
临床检查、染色体检测、激素水平检测，确认为女性，阴道缺失；经仔细沟通决定选择女性身份；经过超声、磁共振、尿道镜、膀胱镜等影像学证实，患者阴道部分或者全部缺失，不存在尿道–阴道的异常沟通。

4. 手术所需要的特殊材料

（1）明胶海绵：用于承载黏膜微粒（图8-2-1）。

（2）带侧孔软硅胶阴道模具：术后早期支撑（图8-2-2）。

（3）硬质阴道模具：术后后期支撑（图8-2-3）。

5. 手术方法
截石位，气管插管全身麻醉，常规消毒铺巾。

（1）采取口腔黏膜：应用0.5%碘伏消毒口腔，口角拉钩牵开口腔颊部，亚甲蓝标记腮腺导管开口位置（图8-2-4）防止手术损伤。在口腔两侧颊部范围内点片状间断采取黏膜（图8-2-5～图8-2-7），每粒黏膜大小约7mm×5mm，总共30～40粒，黏膜体积2～3ml，切取的黏膜之间保留间隔2～5mm的黏膜上皮岛，切取深度为黏膜全层，对口唇上下部位的黏膜则不予采取。将采取下的黏膜颗粒用生理盐水反复冲洗后，用眼科剪刀剪成黏膜微粒，微粒直径约0.7mm（图8-2-8）。生理盐水冲洗，备用。口腔内创面纱布压迫止血，不予缝合。

（2）阴道造穴：自尿道外口置入双腔气囊导尿

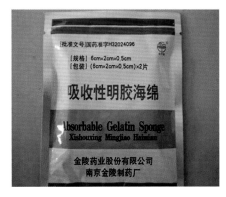

图8-2-1 明胶海绵

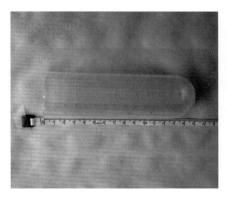

图8-2-2 带侧孔软硅胶阴道模具

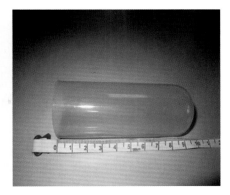

图8-2-3 硬质阴道模具

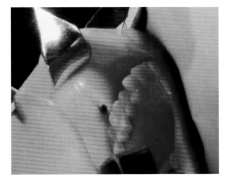

图8-2-4 标记腮腺导管开口

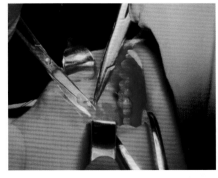

图8-2-5 点片状采取口腔黏膜

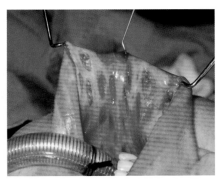

图8-2-6 采取口腔黏膜完毕后颊部创面

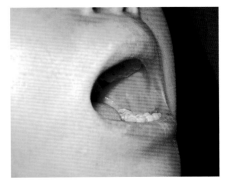

图8-2-7 术后6天供区恢复良好，无张口受限

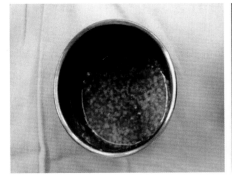

图8-2-8 将口腔黏膜剪碎成微粒并涂抹在明胶海绵上备用

管并留置导尿。行水垫法阴道造穴术：助手以左手示指伸入直肠内，紧贴直肠前壁做导引，于阴道前庭相当于阴道外口的陷窝或浅凹处，呈等腰三角形刺入3根7号长针头于尿道直肠间隙内，深约8cm，回抽无血无气无液体后，分5个不同的深度，边退针边注射300ml肾上腺素亚甲蓝生理盐水，令直肠尿道间的腔穴膨胀。在阴道前庭中央呈">-<"形或"X"形切开黏膜（图8-2-9），以爱丽斯钳牵拉切口

周边，并在尿道直肠间隙内潜行剥离，直至腔穴深度10～12cm，顶端达腹膜反折部，宽4～5cm，可容纳3横指后，在阴道拉钩牵开的情况下，将细小纤维条索切断并彻底止血。助手左手示指自直肠内撤出，检查手套有无血迹以确保直肠在剥离过程中未被损伤。同样检查导尿管内尿液的颜色是否蓝染或有血色，以判断尿道及膀胱是否损伤。对于经验丰富者，也可在外牵前庭组织的情况下，直接进行造穴，与上述方法

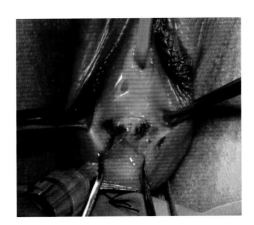

图8-2-9　先放置导尿管，在会阴区做">-<"形切口，在尿道与直肠之间注射肿胀液

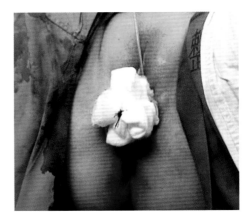

图8-2-10　将口腔黏膜微粒置于阴道腔穴后，放入软模具，模具内填塞纱布并加压包扎

相似，只是省略了注水增宽尿道直肠间隙的步骤。

（3）阴道成形：将制备的黏膜微粒借助手术刀柄均匀撒布于5～6个大小为2.0cm×6.0cm明胶海绵条上，将明胶海绵条在阴道造穴成形器的引导下分别贴附于阴道再造穴腔的上、下、两侧壁及顶端，将带侧孔软硅橡胶模具纳入阴道再造穴腔，缓慢退出阴道成形器，防止明胶海绵条的错动，并使模具与明胶海绵条及阴道穴腔贴紧，内部用碘仿纱条及平纱填满，使阴道模具与阴道壁贴合无缝隙。最后将外露于阴道口的模具口纵行剪成4条，用4号线间断缝合固定于阴道口四周的皮肤，留长线将模具内纱布打包包扎（图8-2-10）。外敷纱布，固定尿管，"丁"字带加压固定会阴区敷料。

6. 术后护理　围手术期常规应用抗生素48小时，术后5天内进少渣流质饮食以控制排便。每天观察外层辅料，是否有明显渗出及异味，若渗出明显则仅更换外层敷料，若存在明显异味，则同时更换模具内纱布。若无明显异常，则在术后6天剪除打包包扎，取出模具内纱布条，保留模具，用氯己定（洗必泰）冲洗腔穴，观察上皮生长情况后，再塞入碘仿纱条及平纱，嘱患者可以开始由流食缓慢过渡至正常饮食。以后每天冲洗1次，至术后2周左右腔穴创面完全被黏膜覆盖后即可拔出导尿管出院。出院后嘱患者每天将模具取出清洗1次，并保持会阴区清洁。术后1个月，如再造阴道无出血、破溃等并发症出现，可以更换成硬质模具。在术后6个月内建议患者24小时佩戴

硬质模具，从6个月后开始，逐渐缩短佩戴时间，直至模具离体2天以上阴道无明显短缩为止。如果患者婚后性生活规律，可以完全不用佩戴模具。如果仍无性生活，则间隔2～3天佩戴模具2小时。

二、术后随访

对38例进行口腔黏膜微粒移植法阴道成形患者进行了15～72个月的术后随访（平均33个月）。出院后，嘱其分别在术后1个月、3个月、6个月、12个月时来医院检查，术后1年以上的患者可以每半年检查1次，随访内容包括形态学评价、组织学检查、微环境检查和性功能评价等几个方面。

1. 再造阴道的形态学评价方法

（1）再造阴道腔穴摄像及摄影：应用数码相机，患者取截石位，用阴道窥器暴露阴道，在外源性光源的辅助下，观察阴道黏膜的颜色、质地及有无破溃、糜烂、出血，并留取合适图像及录像。

（2）阴道指诊：碘伏润滑检查手套后，以两指探入阴道腔穴，轻柔触诊阴道四壁及顶壁，触诊上皮光滑柔韧性的同时问询患者是否有疼痛不适感觉。以三指撑开一定体积后轻度顶压再造阴道顶壁，感觉再造阴道的弹性，同时询问患者感觉。

（3）记录患者佩戴模具情况：在阴道再造术后6个月以上的患者，开始逐渐脱离模具，以期望最终可以不再佩戴模具。在早期，模具离体时间以15分钟

为一时间段，逐渐增加时间。增加时间的前提是重新将模具放入后，在15分钟内可轻松恢复至取出前的深度并且无狭窄的感觉。要求患者自己记录每天模具离体的时间表，在下次复查时带来。

（4）测量再造阴道的尺寸：在患者完全脱离模具后，应用牙科印模材料，调制成柔软可塑形的状态（一般需要应用120ml粉末配合37℃温水40～50ml快速搅拌，使其均匀软化）后，置入双层避孕套内，揉搓成长圆柱形，远端略细，表面涂抹0.5%碘伏溶液后置入阴道内。待患者主诉有明显顶压感后静置1分钟，待其稍硬定型后取出，标记阴道口位置。小心剥除外层避孕套后，以软尺测量深度、周径（取阴道中段的尺寸，以避免误差），最终以排水法测定阴道的体积。

2. 再造阴道的组织学检查　将碘液涂在阴道壁上观察其染色情况，正常阴道鳞状上皮含丰富糖原，可被碘染成橘色或深赤褐色。在1例术后狭窄的患者行二次松解的同时，于再造阴道正常组织处随机采取全层组织，组织块大小约4mm×4mm，行HE染色观察。

3. 再造阴道的微环境检查　用精密pH试纸检测再造阴道分泌物的pH，用OLYMPUS BX41超高倍显微镜做分泌物常规检查。

4. 再造阴道的性功能评价　对术后6个月以上的已有性生活的32例患者中进行了再造阴道的性功能评价，使用女性性功能指数（Female Sexual Function Index，FSFI）量表对这些患者进行评价。目前FSFI量表已经成为评价女性性功能的可信量表，主要从6个方面进行评价，包括性欲、性兴奋、阴道的湿润度、性舒适度、性高潮和对性伙伴的满意度。FSFI量表的最高分为36分，女性性功能良好的评分范围一般在30～36分，女性性功能较好的评分范围为23～29分，小于23分认为性功能低下。对患者的配偶主要采取直接提问或询问患者本身的方式来获得配偶的主观感觉数据，询问内容主要包括性生活是否需要润滑剂、过程中是否有疼痛不适感觉、对再造阴道深度是否满意等。

5. 随访结果

（1）围手术期观察：自体口腔黏膜微粒移植法阴道成形术的手术时间平均为86分钟（75～120分钟），

术中出血40～80ml，平均住院时间为14天（12～15天）。术后6天第一次更换模具内纱布，透过软硅胶模具口腔黏膜微粒大部分成活，阴道创面无明显渗血情况，大多数创面都已经被黏膜上皮覆盖，上皮化率平均为62%（55%～70%）。此后，每天更换1次纱布并继续观察上皮化进程（图8-2-11），术后2周左右，再造阴道创面上皮化覆盖率已经超过95%（图8-2-12），仅有少许渗液。此时将导尿管拔除，患者出院。再造阴道创面完全上皮化时间为术后12～19天，平均（14.3±1.83）天。

所有38例患者均未诉术后口腔疼痛、出血，术后24小时内即能饮水，术后2～3天即能进流食，术后5天开始缓慢恢复正常饮食。口腔黏膜供区创面于术后5天（4～6天）完全愈合，口腔内供区无继发畸形，张口不受限，感觉正常。

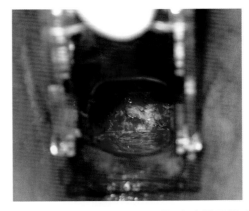

图8-2-11　术后8天第一次将软硅胶模具撤离，见再造阴道创面已经大部分上皮化

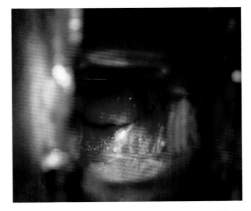

图8-2-12　术后14天患者出院前，见再造阴道创面完全上皮化

（2）随访时间：38例患者中，除1例患者因婚后惧怕丈夫知晓其为先天性阴道缺失患者，于术后6个月失去随访外，其余37例患者全部按时随访，平均随访时间33个月（15～72个月）。

（3）再造阴道的形态学评价结果：术后随访见所有患者外阴及阴道外口形态与正常女性相似，无明显手术痕迹，早期佩戴模具时，双侧小阴唇略水肿，随着模具离体时间延长，肿胀情况逐渐好转。用阴道窥器打开后观察阴道上皮，见再造阴道壁的黏膜光滑、湿润，呈粉白色，偶尔在阴道侧壁见部分黏膜赘生物，为无菌性炎症增生的肉芽组织，轻触可少量出血，近阴道外口处阴道壁可见皱襞（图8-2-13～图8-2-16）。

阴道指诊时，感觉阴道壁光滑，再造阴道弹性好，早期触诊时偶有疼痛，在术后6个月后基本无明显不适感觉。

患者佩戴模具时间从术后6个月开始逐渐缩短，完全脱离模具所需时间平均为15.26±2.1个月（12～20个月）。其中，上皮化良好、无明显创面的患者脱离模具时间稍早，尤其是早期即开始有规律性生活的患者，模具离体时间明显短于未婚者。

在患者完全脱离模具后，测量最终定型的再造阴道的尺寸，应用牙科印模材料拓模阴道模型后，测量其深度、周径及体积。之所以测量周径，是因为以往文献中关于阴道宽度的描述往往都是应用几横指来表示，会因为测量者的不同存在明显的差异，而直径的描述也不够准确（因阴道并非圆柱状结构），因此使用周径来描述比较客观准确。结果38例患者平均阴道深度为（8.5±0.66）cm（7～10cm），平均阴道周径为（12.3±1.24）cm（10～15cm），平均阴道体积为（100±8）ml（85～120ml）。

（4）再造阴道的组织学检查结果：再造阴道组织

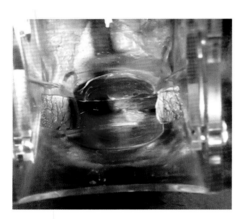

图8-2-13 术后1个月复查时见再造阴道黏膜完整，色粉红、湿润、有弹性

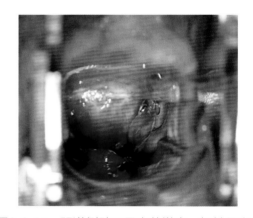

图8-2-14 阴道侧壁可见肉芽增生，轻触易出血

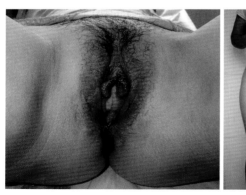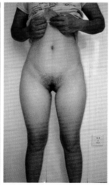

图8-2-15 术后半年患者复查，外阴同正常女性，阴、腹部均无手术痕迹

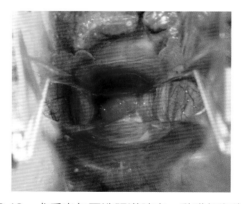

图8-2-16 术后半年再造阴道腔穴，黏膜红润光滑，耐摩擦力更强，侧壁可见黏膜皱襞

学切片显示其上皮为复层鳞状上皮，与正常阴道上皮相似（图8-2-17）。上皮由多层细胞组成，呈极性排列，结构连续，厚度均匀，并明显分为基底细胞层、棘细胞层、颗粒层和透明层，其中颗粒层较厚，表层细胞虽含透明角质颗粒，但未出现角化。黏膜上皮与黏膜下层连接平坦光滑，有钉突存在。在阴道口附近的组织，可见会阴皮肤与口腔黏膜两种组织交界处泾渭分明，两种组织互相交融，各自保留了自己的特性（图8-2-18）。

（5）再造阴道的微环境检查结果：再造阴道内可见分泌物，为浅黄色（图8-2-19），量中等，无异味。分泌物镜检可见有少量鳞状上皮细胞，部分患者分泌物中见少量杆菌，但种属不详，未检出正常阴道分泌物中应见到的乳酸杆菌。再造阴道的平均pH为6.2（5.5～7.0）。

（6）再造阴道的性功能评价结果：38例患者中有32例患者参与了女性性功能指数量表调查，其中有24例（75%）患者的配偶知晓患者的患病和治疗情况，愿意配合进行性生活满意度调查。32例患者开始性生活时间从术后4个月到1年不等，一般每周1～2次。所有患者对性生活均比较满意，阴道有感觉，阴道润滑度比较满意，无明显性交痛等不适。配合调查的配偶中23例对性生活较满意（96%），认为再造阴道光滑、湿润，可以顺利完成性生活并无明显不适感；1例男方感觉阴道深度不足。术后6个月左右即开始性生活的患者，出现少量阴道出血，术后9个月以后则不再出现此种情况。女性性功能指数量表评估均在患者婚后2个月后进行，再造阴道组的总评分为28.8±2.1分（23～32分）（表8-2-1）。

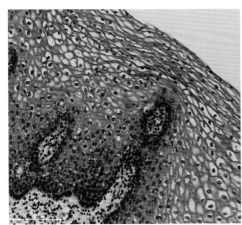
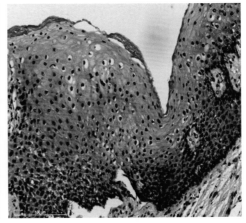

图8-2-17　正常阴道黏膜与再造阴道黏膜对比（HE×200）

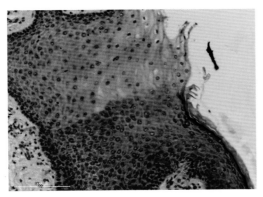

图8-2-18　在阴道口处见口腔黏膜与会阴皮肤交界处组织分别为皮肤与黏膜组织（HE×200）

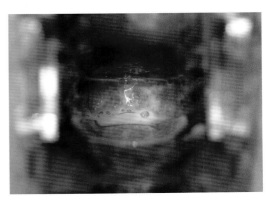

图8-2-19　再造阴道的分泌物，色淡黄，略黏稠

表8-2-1 口腔黏膜微粒法阴道成形术患者术后性功能评分（n=32）

项目	分数/分	项目	分数/分
性欲评分	4.3 ± 0.7	性舒适度评分	5.2 ± 0.5
性兴奋评分	4.4 ± 0.6	性功能总评分	28.8 ± 2.1
阴道湿润度评分	5.3 ± 0.6	大于30分	$n=14$
性高潮评分	4.4 ± 1.0	$23 \sim 29$分	$n=17$
性满意度评分	5.4 ± 0.5	小于23分	$n=1$

（7）并发症

1）术后出血：2例患者在术后1个月和3个月时分别发生阴道侧壁小血管破裂出血，紧急在当地医院急诊行缝扎止血；2例患者阴道顶壁一侧由于上皮化不良，长期出血，持续至术后12个月左右，随着模具离体时间的延长创面缓慢愈合。

2）再造阴道狭窄：2例患者在术后3个月时因无法耐受硬质阴道模具而将其拿出体外超过4小时，造成了早期阴道挛缩，经保守扩张治疗得到治愈。1例患者于术后9个月时突然发生阴道外口狭窄，经保守扩张治疗无效后，再次入院行阴道口松解术。

3）小阴唇水肿：所有患者佩戴硬质阴道模具时，对小阴唇组织的回流造成一定的妨碍，导致患者小阴唇肿胀明显，随着模具离体时间的延长到最后脱离模具后，症状缓解并消失。

4）泌尿系感染：3例患者在佩戴硬质阴道模具期间，反复发生泌尿系感染，随着模具离体时间延长而好转。

5）肛肠症状：12例同时合并痔疮的患者，在佩戴硬质阴道模具期间痔疮症状加重，7例经保守治疗症状好转，尤其是随着模具离体时间的延长，症状逐渐减轻。而5例在保守治疗无效后，采用手术方法解决问题。

6）移植物坏死：未出现。

7）直肠、膀胱损伤：未出现。

8）感染性疾病：将此归纳至并发症中不甚准确，但确实有患者患上了尖锐湿疣，病变侵犯了阴道口周围黏膜及阴道内的黏膜。此现象提醒我们，虽然是再造阴道，因其上皮来源于口腔黏膜，依然可以被病毒侵犯致病。

三、注意事项

1. 再造阴道上皮化情况 应用自体口腔黏膜微粒行阴道成形术后，创面完全上皮化的时间明显缩短至14天左右，与拉网植皮或邮票移植法相比有明显的优势。这是因为将黏膜剪成微粒后洒在创面上，每个微粒都可以成为一个上皮的种子，在理论上每个微粒都可以迅速地覆盖自身面积100倍的创面。一般来说，创面完全上皮化都在10天左右，与烧伤科使用微粒皮治疗大面积烧伤创面的上皮化时间相差无几。创面上皮化主要依靠的是上皮细胞的迅速分裂爬行，因此，早期即便创面完全上皮化，但由于层数较少且缺乏真皮组织而不耐摩擦，容易破裂出血，这也可以解释为什么早期再造阴道常常会出现渗血、渗液、慢性炎性肉芽肿的情况，甚至可以将手术中封闭的小血管暴露出来，导致小血管再次破裂而出现延期出血。而随着时间的延长，上皮的层次逐渐加多、皮下组织的逐渐成熟，再造阴道耐摩擦能力逐渐增强。

2. 带侧孔软硅胶模具的应用 应用组织游离移植行阴道成形术，术后需要解决的一个重要问题是如何能够保证移植物的固定及术后引流的问题。早期的模具材料多为木材、橡胶、玻璃等，硬度高，无明显弹性，最主要的是没有引流作用，常导致移植物感染坏死而致手术失败。现在应用的带侧孔软硅胶模具，其制作原料是硅胶，将模具做成中空圆柱状，前端为半圆形，具有一定的硬度及弹性，配合在中空的模具内填塞纱布可以很好地保持再造阴道腔穴形态。同时，模具表面有许多孔洞，可以将渗出物很好地引流到纱布上，然后通过更换模具内的纱布保持术区的清洁，保证移植物的成活率。在对模具内进行消毒液清洗的同时，同样也对创面进行了清洁。在阴道成形术后早期，上皮仍然很柔嫩不耐受摩擦时，应用软硅胶模具可以最大限度地保护上皮不受损伤。

3. **硬质阴道模具的应用**　应用游离移植的组织进行阴道再造术，术后往往需要应用阴道模具来对抗组织挛缩，以保证再造阴道的腔穴。软硅胶模具仅在术后1个月内佩戴，第2个月开始，患者开始佩戴硬质阴道模具。这是因为软硅胶模具虽然舒适性更好，但其内必须填塞纱布才能保证一定的体积，在护理方面比较麻烦。而到术后2个月时，再造阴道上皮已经比较结实，耐摩擦能力加强，因此更换为硬质模具，更加方便护理。硬质阴道模具由中国医学科学院整形外科医院妇科整形中心（以下简称中心）自行设计，委托北京来时路医用材料有限责任公司生产，应用的材料为生产一次性阴道窥器用的无毒高密度聚乙烯材料。

4. **患者佩戴硬质阴道模具情况**　游离移植的收缩通常开始于术后10天至术后6个月，移植物的完全成活和快速的创面上皮化可以降低收缩的程度，用模具支撑是阻止收缩的良好方法。我们在临床中发现口腔黏膜移植后的挛缩较皮片移植后的程度轻，分析原因可能为：①黏膜的上皮层比较厚，具有坚硬而不易弯曲的机械力学特征，其在切取后发生的早期回缩少。②黏膜移植后其血管化时间短，能在早期即成活并扩增覆盖创面，减少了瘢痕的形成，因此晚期的收缩也少。应用微粒黏膜移植，虽然微粒数有限，不能完全覆盖创面，但是由于其增殖能力强，创面上皮化的速度也比较快，也避免了过多瘢痕的形成，并且在瘢痕收缩的高峰期，应用模具支撑来对抗挛缩，可以减少远期再造阴道挛缩的发生率。

我们要求患者在术后6个月内24小时佩戴模具，其中，除了清洗和消毒模具，模具尽量不离体。因为术后6个月内是瘢痕的重塑期，在这个阶段瘢痕的挛缩也是比较明显的，如果在此阶段能够通过物理的手段（如模具支撑）对抗挛缩，那么再造阴道的短缩和狭窄率将会明显降低。经过随访我们发现，患者在术后6个月内坚持佩戴模具，其阴道的深度都能保持在8cm以上，本组患者中有2例在术后3个月时曾自己拿出模具，使模具离体时间超过了4小时，待患者再次放入模具时发现无法成功放入阴道内，紧急来院。待患者到院时模具已经离体24～48小时，查体发现再造阴道短缩至4cm，孔径仅容一指半通过，扩张阴道时，患者感觉明显疼痛。于是，我们应用了女性金属导尿管，在上面缠绕纱布后套上避孕套，在避孕套表面涂抹碘伏作为润滑剂置入阴道内，每天增加缠绕纱布的数量，逐渐增加其直径，经如此缓慢扩张后，于7天后重新将阴道模具放入阴道内。到患者完全脱离模具后，这2名患者的阴道深度、直径、体积均无明显缩小，对最终的效果无明显影响。术后6个月以上，患者可以间断佩戴模具，那些术后早期（术后4个月）就结婚有性生活的患者，阴道深度稳定度更好。平均在术后15个月（12～20个月），患者的再造阴道趋于稳定，其深度和宽度无明显变化后，可以脱离模具的支撑。但是，也有特例，部分患者可能会出现晚期挛缩情况。一例雄激素不敏感患者，在术后9个月时，突然发现模具离体后无法放入体内，此时患者已经间断佩戴模具3个月，模具离体时间已有6小时无明显变化。症状发生时，无明显异常事件发生，患者自述曾经吃过辛辣刺激食物，并有户外运动1小时。发现问题后，患者曾经尝试自行扩张，但未成功，于是来院就诊。术中探查见其阴道外口2cm处一狭窄段长达3cm，整体阴道深度仍达9cm，经我们采取保守扩张治疗仍无效后，患者选择再次手术松解阴道口的狭窄部。术中探查，在松解开阴道口处3cm左右的狭窄段后，见其阴道深部的宽度仍正常，仅阴道口部出现环形狭窄。在松解后的创面上重新播撒口腔黏膜微粒，术后10天即创面完全上皮化，患者出院。从松解手术后，再次重复当初的复查过程，目前恢复顺利，现在刚刚术后8个月，仍在继续观望中。对该患者发生晚期挛缩的原因，是否为个别现象还是由某种特殊原因诱导导致仍在观望中，对新增病例的观察也仍在继续。同时，通过早、晚期挛缩的患者经同样的保守治疗后取得不同疗效的结果分析认为，早期挛缩的患者仍可经保守扩张治疗而恢复，而晚期挛缩患者保守扩张疗效则不确定。

5. 再造阴道的微环境评价　阴道分泌物俗称"白带"，正常的女性阴道分泌物主要是由女性生殖系统前庭大腺、子宫颈腺体、子宫内膜的分泌液和阴道黏膜的渗出液以及脱落的阴道上皮细胞混合而成。阴道内的分泌物及阴道内的正常菌群共同构成了阴道的微环境。

口腔黏膜的固有层内存在较多小涎腺，具有分泌功能，分泌的物质为黏液。除含有99%的水外，其主要成分为黏蛋白、乳铁蛋白、唾液淀粉酶和溶菌酶等，起着润滑、抗干燥、保护作用。应用自体口腔黏膜微粒移植再造阴道也发现，所有患者其再造的阴道均湿润，可见浅黄色分泌物，无异味。源于移植后的口腔黏膜本身分泌的可能性很大，因为所有雄激素不敏感患者也存在同样的分泌物，量与性质与先天性阴道缺失患者相近。分析其原因可能为移植的口腔黏膜微粒中包含了小涎腺，其在创面定植成活后保留了分泌功能。

6. 再造阴道的功能评价　对于接受本术式的先天性阴道缺失及雄激素不敏感的患者来说，再造阴道的目的仅仅是完成性生活，因此对于这些患者的再造阴道的功能评价，主要是针对患者及其配偶关于性功能情况的评价。目前，国外学者对再造阴道的功能进行评价的研究已有不少，而国内这方面的研究不多，并且仅仅评价性生活的存在与否。我们采用FSFI量表这样一个多维的自评标准化量表进行调查，从而可以对术后再造阴道的性功能进行系统性评价。FSFI最早是由Rosen在2000年提出的，目前已经成为评价女性性功能的常用可信量表。

对有性生活的32例患者的最后评分进行分析后，我们发现，性欲、性兴奋、性高潮的评分均不是很高，分析其原因考虑与患者因疾病导致的心理压力较大，对自身缺乏自信有关。而相反，性满意度的评分则较高，考虑是因为患者的性生活定位较低，仅在能

够帮助配偶完成性生活即感到满意有关。舒适度、湿润度的评分也较高，反映了该术式的一种优势，即在不应用外源性润滑剂的情况下，可以帮助患者完成性生活，而此前仅仅应用肠道代替阴道的情况下才能达成，再次明确了本术式的优越性。在患者配偶满意度方面，评分也较高，说明绝大多数患者的配偶没有在性生活中感觉明显不适，这也为患者增强了信心。随着时间的延长，患者信心的恢复、紧张及自卑的心理压力减轻，患者的性兴奋、性高潮等的评分是否会有所增加，这也是以后我们要继续研究的内容。

四、口腔黏膜微粒移植法阴道成形术的特点

1. 应用自体口腔微粒黏膜游离移植阴道成形术，手术操作简单，创伤小，移植物易于成活，供区及外阴形态无破坏，体表无明显可见的瘢痕，易于被患者接受，可以减轻患者的心理压力。

2. 再造阴道上皮为未角化的复层鳞状上皮，组织学表现与正常阴道组织相似，同时具有分泌功能，在不应用外源性润滑剂的情况下，可以顺利完成性生活。

3. 新阴道经足够长时间对抗挛缩后，最终拥有足够的深度和容积，阴道壁光滑、湿润、具有良好的弹性和延展性，可以满足性生活的要求。

4. 在术式恢复早期，因上皮下缺乏真皮结构，导致上皮较薄弱，容易出现出血等并发症。

5. 为对抗游离移植的组织出现术后挛缩的情况，患者需要长时间佩戴硬质阴道模具，部分患者对佩戴模具产生的不适感难以忍受，认为其严重影响了日常的正常生活，而部分患者则诱导或加重了其他原有疾病，如泌尿系统的反复感染，再如痔疮症状加重，甚至需要手术解决，增加了患者生理、心理及经济的负担。

（李森恺　李峰永　李　强）

第三节 口腔黏膜微粒联合脱细胞异体真皮基质移植阴道成形术

自体口腔黏膜微粒移植法阴道成形术存在明显优点，值得推广应用，但术后早期出血及术后佩戴模具对抗挛缩时间较长则为其不足。我们认为主要原因仍在于口腔黏膜数量太少。大片状黏膜移植与黏膜微粒移植成活上皮挛缩率差别较大，主要原因在于游离移植的组织中真皮组织含量的多少，即真皮组织含量越多，挛缩越轻，反之则越重。在烧伤整形科，在患者无法提供足量的中厚皮片时，为了覆盖创面主要使用的是微粒皮移植技术。为了解决微粒皮挛缩率高的问题，加入了脱细胞真皮基质（ADM）与微粒皮或刃厚皮复合移植，形成组织工程化皮肤，而应用的结果也确实达到了中厚皮片移植的效果，成活的上皮弹性好、耐摩擦、挛缩轻，为大面积严重烧伤、烫伤患者无法提供大面积中厚皮片的问题提供了一种解决方案。而在口腔颌面外科，也将ADM游离移植于口腔创面修复口腔黏膜的大面积缺损。同时，朱兰等也尝试将ADM或组织工程化生物材料游离移植于再造阴道腔穴，经会阴区的上皮细胞2个月左右的爬行覆盖，形成再造的阴道上皮，也取得了较好的疗效。因此，中心将ADM与自体口腔黏膜微粒复合游离移植，以发挥口腔黏膜微粒上皮化迅速及ADM降低移植物的挛缩率的双重优势，从而在上皮化迅速的前提下，减少硬质阴道模具佩戴的时间。

一、手术方法

1. 术前检查 临床检查：患者相貌、体态、外观，乳房、外阴发育、阴蒂、尿道外口位置，肛诊探查子宫或宫颈。实验室检查：激素水平，染色体核型，超声检查子宫、卵巢、阴道情况。

2. 术中应用的特殊材料与设备

（1）带侧孔软硅胶阴道模具。

（2）异体脱细胞真皮基质（ADM，规格6cm×5cm，图8-3-1）。

（3）硬质阴道模具。

（4）可吸收止血纱布（速即纱）（图8-3-2）。

（5）拉网机（图8-3-3）。

3. 手术过程

（1）口腔黏膜采取：与单纯口腔黏膜微粒移植法相同（参见本章第二节）。

（2）阴道造穴：与单纯口腔黏膜微粒移植法相同（参见本章第二节）。

（3）异体脱细胞真皮基质拉网：将ADM取出后在清洁的生理盐水里洗涤3遍，标记ADM基底膜面后，应用拉网机对ADM打孔拉成网状，使之面积增加3～4倍，备用（图8-3-4、图8-3-5）。

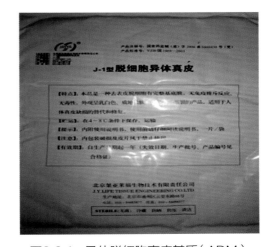

图8-3-1 异体脱细胞真皮基质（ADM）

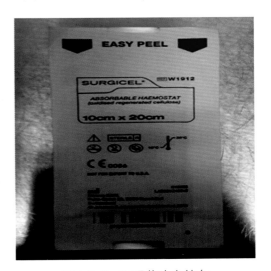

图8-3-2 可吸收止血纱布

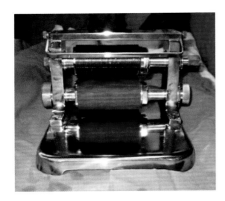

图8-3-3　拉网机

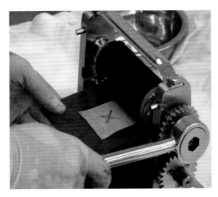

图8-3-4　标记ADM基底膜面后，利用拉网机将ADM拉网备用

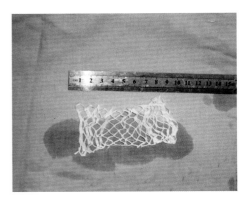

图8-3-5　ADM拉网后

（4）阴道成形：将可吸收止血纱布（或者凡士林油纱）覆盖包裹在软硅胶模具上后，用5-0可吸收缝线将打孔后的ADM缝合固定在止血纱布上（图8-3-6）。将黏膜微粒涂抹在ADM的网孔中，重点涂抹在顶壁处。然后用阴道拉钩牵开再造阴道腔穴后，将软硅胶模具连同其上的自体口腔黏膜微粒与ADM复合的组织工程化上皮置入其中，轻柔地拔出阴道拉钩，并向模具内填塞碘仿纱条（或抗生素纱条）及平纱等填充物，使阴道模具与阴道壁贴合无缝隙。最后将外露于阴道口的模具纵行剪成4条，用4号线间断缝合固定于阴道口四周皮肤，留长线将模具内纱布打包包扎。外敷纱布，固定尿管，"丁"字带加压固定会阴区敷料。

4．术后护理　术后护理同单纯口腔黏膜微粒移植法（参考本章第二节）。

二、术后随访

对2010—2013年采用口腔黏膜微粒联合异体脱细胞真皮基质移植法阴道成形术的17例患者进行了随访，随访内容同单纯口腔黏膜微粒移植法。

1．围手术期观察　ADM复合组的手术时间为90～125分钟，平均110分钟；术中出血45～70ml，平均65ml。住院时间12～15天，平均14天，口腔黏膜供区愈合时间为5～7天，阴道上皮化时间为12～20天，平均（15.18±2.19）天。术后7天第一次更换模具内纱布，透过软硅胶模具口腔黏膜微粒大部分成活，阴道创面无明显渗血情况，大多数创面都已经被黏膜上皮覆盖，此时可见清晰的真皮网格结构（图8-3-7），ADM与阴道创面贴合结实可靠。此后，每

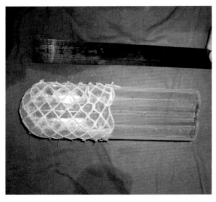

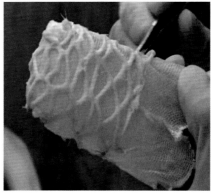

图8-3-6　将拉网后的ADM缝合固定于软硅胶阴道模具上备用，可吸收止血纱布置于两者之间

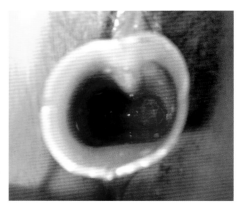

图8-3-7　术后7天第一次更换模具内纱布时，透过模具见ADM网格结构及创面上皮化良好

天更换1次纱布并继续观察上皮化进程，在术后2周左右，创面的上皮覆盖率已经超过95%，仅有少许渗液。此时将导尿管拔除，患者出院。

2. 随访时间 ADM复合组17例患者均接受术后随访，随访时间12～24个月，平均15个月。

3. 再造阴道的形态学评价 术后随访见所有患者外阴及阴道外口形态与正常女性相似，无明显手术痕迹。用阴道窥器打开后观察阴道上皮，再造阴道壁的黏膜光滑、湿润，ADM复合术后早期可见清晰的真皮网格结构（图8-3-8），随着时间延长，真皮被上皮覆盖，层次增加，同时被组织分解吸收部分后，逐渐模糊不可见（图8-3-9）。随着术后恢复时间的延长，再造阴道腔穴维持良好，阴道上皮红润、光滑、有弹性（图8-3-10、图8-3-11）。再造阴道同样分泌淡黄色无异味的黏液。

患者佩戴模具时间从术后6个月开始逐渐缩短，ADM复合阴道成形术完全脱离模具所需时间平均为（11.7±1.64）个月（9～15个月）。其中同样上皮化完整且早期开始规律性生活的患者脱离模具更早。

ADM复合组患者完全脱离模具后，测量最终定型的再造阴道的尺寸，再造阴道深7～11cm，平均（8.97±0.94）cm，周径10～14.5cm，平均（12.32±1.35）cm，容积85～120ml，平均（105±10）ml（图8-3-12～图8-3-14）。

4. 再造阴道的功能评价 ADM复合组中，12例已有性生活的患者，平均FSFI得分为（29.0±2.36）分

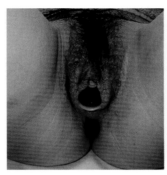
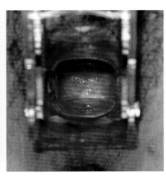

图8-3-10 术后3个月复查

注：阴道腔穴维持良好，再造阴道上皮红润，ADM网格结构不可见。

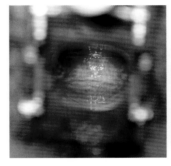
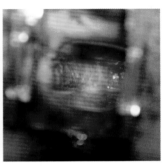

图8-3-11 术后9个月复查

注：再造阴道顶壁及侧壁上皮红润光滑，无明显出血点。

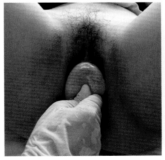
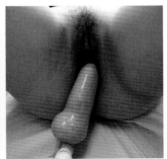

图8-3-12 利用牙科印模材料对再造阴道拓模

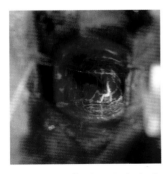
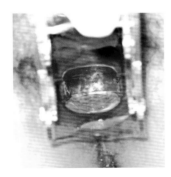

图8-3-8 术后15天患者出院前换药

注：ADM网状结构仍清晰可见，创面已完全上皮化。

图8-3-9 术后1个月复查

注：ADM网格结构已经开始模糊，上皮化程度良好，无明显创面。

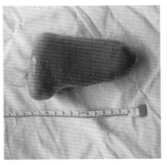
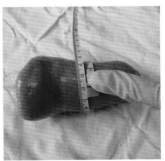

图8-3-13 测量再造阴道的深度及周径

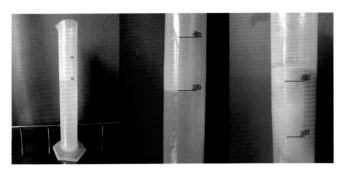

图8-3-14　利用排水法测量再造阴道容积

（表8-3-1），性生活时均未出现疼痛、出血，无需应用外源性润滑剂，配偶未述不适。

表8-3-1　ADM复合组患者术后性功能评分（n＝12）

项目	分数
性欲评分	4.4 ± 0.8
性兴奋评分	4.4 ± 0.7
阴道湿润度评分	5.5 ± 0.7
性高潮评分	4.8 ± 0.6
性满意度评分	5.1 ± 0.7
性舒适度评分	5.3 ± 0.5
性功能总评分	29.5 ± 2.6
大于30分	n=8
23 ~ 30分	n=4
小于23分	n=0

5. 并发症

（1）术后出血：ADM复合组1例患者在术后10天住院期间发生阴道侧壁小血管破裂出血，紧急电凝止血后给予缝扎，其余未再出现术后出血问题。

（2）再造阴道狭窄：未出现。

（3）小阴唇水肿：同单纯应用口腔黏膜微粒组，直至脱离模具后才好转。

（4）泌尿系感染：未出现。

（5）肛肠症状：1例同时合并痔疮的患者，在佩戴硬质阴道模具期间，痔疮症状加重，经保守治疗症状好转。

（6）移植物坏死：1例患者在术后换药时见部分ADM脱落，部分成活，口腔黏膜微粒未出现坏死。

（7）直肠、膀胱损伤：未出现。

三、注意事项

黏膜微粒化后再移植的手段已经解决了加速创面上皮化的问题；如何解决术后挛缩率高的问题，应该从如何增加黏膜下组织的角度来思考。因此术式改良的关键点就是如何增加黏膜下组织。

1. 微粒皮肤移植时对抗创面挛缩的方法　在烧伤整形科，当有大面积重度烧伤烫伤的患者时，常常应用微粒皮移植来进行创面覆盖。针对术后创面挛缩，烧伤科通常以增加外源性真皮组织的方法进行缓解，其中最常应用的就是ADM。ADM由于细胞成分及Ⅰ、Ⅱ型细胞相容性抗原已被完全清除，大大降低了材料的抗原性，不会诱发针对移植物所产生的特异性细胞免疫反应。作为一种真皮替代物，为移植物提供了足够量的真皮组织，提供了排列规则的胶原束和弹力纤维，可以减少瘢痕的形成和挛缩。将ADM与微粒皮或刃厚皮复合移植，形成了的组织工程化皮肤，移植后的复合皮，达到了中厚皮片移植的效果，即成活的上皮弹性好、耐摩擦、挛缩轻，常常应用于关节及需要负重部位等。

ADM取材于同种异体皮，通过冻干处理除去表皮和真皮内的细胞成分，并采取多种安全措施防止发生疾病传播。ADM的无细胞特性减少了炎症反应，移植入机体后，机体认为其是自体组织，逐渐将其改建为自体组织相似的组织。由于ADM保留了原有的正常胶原三维结构及完整的基底膜，保留了真皮中含胶原支架的细胞外基质，为组织细胞的再生提供一个良好的支架，故可支持和引导来源于宿主的具有再生能力的成纤维细胞和血管内皮细胞按照应有组织学方式浸润长入迁移至移植材料中，并为细胞提供生存的三维空间，更是为组织细胞提供了一个生长代谢的有利场所，使组织细胞能在其上生长。ADM的真皮面有利于异体ADM的快速血管化，基底膜面可为上皮细胞的移行和定植提供一个天然平面，有利于ADM

的上皮化。同时，由创面基底部移入ADM中的成纤维细胞仍具有产生成熟基质的能力。在移植后的8周左右，新生的成纤维细胞便可合成自体胶原。ADM的吸收率较低，在15%～20%，如果移植区清洁、湿润、无明显感染，则吸收率更低，说明更多的ADM被机体保留作为了自身结构的一部分而发挥作用。

2. ADM单独移植用于创面修复的效果　在口腔颌面外科，当出现大面积的全层口腔黏膜缺损时，可将ADM游离移植于口腔创面，利用其细胞支架的作用，使残余的口腔黏膜上皮在ADM上生长重建完整的口腔黏膜结构，不会出现明显的挛缩而导致口腔出现功能障碍，也没有出现排斥反应。

在妇产科，朱兰、杨蓉等曾经将ADM直接游离移植于再造阴道腔穴，由会阴区的上皮细胞经2个月左右的爬行覆盖形成再造的阴道上皮，也取得了较好的疗效。但是，也有学者报道了远端阴道部分闭锁的病例，分析其原因，主要是上皮由阴道口爬行生长覆盖整个阴道尤其是阴道顶壁需要的时间较长，在这个过程中，极容易出现远端的组织自行粘连闭锁。

3. 口腔黏膜微粒联合ADM网状移植的疗效　在ADM网状移植的基础上再均匀地撒上口腔黏膜上皮细胞，使上皮化在再造阴道各个部位同时进行，尽可能同步形成阴道上皮，可以避免上皮化较晚的部位出现闭锁等问题。经过2年左右的随访观察，我们认为将口腔黏膜微粒与ADM复合移植，可以取得很好的效果，具体结果如下。

（1）再造阴道上皮化情况：与ADM复合形成组织工程化上皮后，创面完全上皮化的时间为12～15天，平均13天，与单纯口腔黏膜微粒组无显著性差异。ADM的应用之所以没有影响上皮化的时间，是因为我们将ADM进行拉网后移植，而口腔黏膜微粒主要涂抹在网孔处，使得微粒仍可以从创面获得营养而能够顺利地完成上皮化。虽然1例患者出现了部分ADM的脱落，但随访观察，其上皮化时间并未比其他患者明显延长，术后15天时，见创面完全上皮化，残存的ADM仍可形成部分网格状结构。

（2）患者佩戴模具情况：ADM复合组完全脱离模具所需时间平均为（11.7±1.64）个月（9～15个月）。与单纯口腔黏膜微粒组的（15.26±2.1）个月（12～20个月）具有显著的统计学意义（$P<0.01$）。对游离移植的组织，创面愈合后上皮的弹性、外观是否良好与所移植组织中真皮含量的多少有直接关系。ADM复合移植组中，由于有人为的真皮组织的添加，使得移植物抗挛缩能力大大加强，最直观的体现就在于术后使用硬质阴道模具支撑的时间明显缩短，也就是说移植物的成纤维细胞成熟稳定的过程花费时间明显缩短。在随访中，17例患者无1例出现再造阴道狭窄的情况，也能说明添加了ADM后对再造阴道腔穴容积的维持起到了作用。

患者脱离模具后，对再造阴道进行最终的测量，将得出的数据与纯口腔黏膜微粒组进行比较，得出以下结论：两组再造阴道的深度、周径、体积不存在显著性差异（$P>0.05$）。也可以理解为，在取得原有术式的所有效果的同时，我们明显地缩短了术后模具佩戴的时间，提高了患者的生活质量。

（3）再造阴道的微环境评价：ADM复合组再造阴道的分泌物的量和性质与黏膜微粒组大致相同，同样为浅黄色分泌物，无异味。

（4）再造阴道的功能评价：对有性生活的12例患者进行性生活质量问卷调查后，将汇总的分值逐项与单纯口腔黏膜微粒组的各组数值进行比较，得出结论为两组各项数据不存在显著性差异。术式的改良并未改变原有术式的优势，患者的再造阴道仍保持了光滑、湿润、有弹性的特点，同时仍然具有分泌的功能，在性生活时无需应用外源性润滑剂。这些特点使得患者的再造阴道的润滑、疼痛、舒适等方面的分值较高。而源于自身的心理压力也仍存在，导致了性兴奋、欲望等分值不是很高。

四、口腔黏膜微粒联合异体脱细胞真皮基质移植法阴道成形术的特点

自体口腔黏膜微粒移植法阴道成形术存在明显优点，最主要的是口腔黏膜的组织学特性与阴道黏膜最接近；再造阴道的上皮为黏膜组织，光滑、湿润、有弹性，黏膜还具有分泌功能，在性生活时无需应用外

源性润滑剂即可顺利完成；移植物的供区隐蔽，体表无明显的手术痕迹，且供区的愈合能力强，愈合后无明显痕迹及功能障碍；手术方法简单、对身体损伤小、无需骚扰腹腔，在技术条件比较落后的地区也可以开展。基于以上的优点，该术式值得推广应用，但术后早期出血及术后佩戴模具对抗挛缩时间较长是其不足。为了缓解其不足，可以联合应用网状ADM移植来重建阴道，其特点如下。

1. 应用自体口腔黏膜微粒与ADM复合形成组织工程化上皮后游离移植阴道成形术，保留了原有术式的所有优点，如手术操作简单、创伤小、移植物易于成活、供区及外阴形态无破坏、体表无明显可见的瘢痕、易于被患者接受、可以减轻患者的心理压力等。

2. 加入ADM对再造阴道上皮化的时间并未形成影响，而且再造阴道同样具有分泌功能，在不应用外源性润滑剂的情况下，可以顺利完成性生活。

3. 加入ADM形成的再造阴道，术后应用硬质模具对抗移植物挛缩的时间明显缩短，而最终阴道的尺寸，如深度、周径、体积等与单纯口腔黏膜微粒移植法的再造阴道无显著性差异。

4. 在术式恢复早期，上皮仍较薄弱，对术后早期出血的问题无显著的改善。

5. 无论移植物中是否有ADM，对患者性生活质量均无明显影响。

6. 增加了ADM后，虽然硬质阴道模具的使用时间明显缩短，但时间仍然在9个月以上，对患者的日常生活仍会形成干扰，无法完全避免。而且由于患者人数有限，仍需要继续观察。

（李峰永　王可可　周　宇）

第四节　阴股沟皮瓣转移阴道成形术

阴股沟是指介于大阴唇外侧和股部内侧之间的区域，其前方以阴阜区域为界，后方则以肛门水平为界。在阴股沟区域形成的以阴唇后动脉为轴心血管所带动的皮瓣称为阴股沟皮瓣。阴股沟皮瓣转移法阴道成形术是1989年由新加坡的Wee和Joseph首先提出的，Wee通过解剖发现：阴部内动脉对会阴部的血液供应主要分成两大分支，一个是在肛区的直肠下动脉，另一个是在会阴膜基底部进入会阴浅间隙的会阴

动脉。会阴动脉在发出会阴横动脉后，继续向前走行，延续为阴唇后动脉。在大腿内收肌群近端表面，阴唇后动脉与阴部外深动脉的阴唇前动脉相互吻合，供应阴股沟前部的区域，其供血区域可以延伸至股三角。掀起双侧阴唇后动脉携带的阴股沟皮瓣，缝合形成阴道，作为阴道腔穴的上皮覆盖，获得手术的成功（图8-4-1、图8-4-2）。

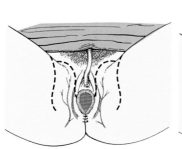

A. 根据阴唇后动脉走行，设计两侧阴股沟皮瓣

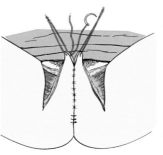

B. 掀起两侧阴股沟皮瓣

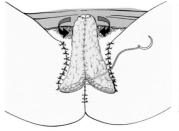

C. 翻转阴股沟皮瓣，缝合形成一个皮肤袋

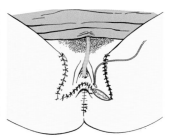

D. 将形成的皮袋插入阴道腔穴，再造阴道

图8-4-1　阴股沟皮瓣移植法阴道成形术手术示意图

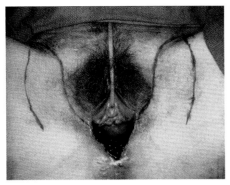 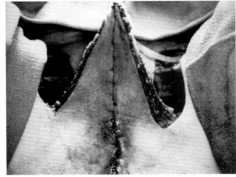 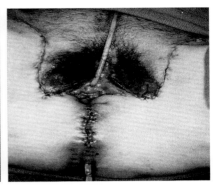

A. 设计皮瓣　　　　　　　　　　B. 掀起皮瓣　　　　　　　　　　C. 阴道成形

图8-4-2　Wee报道的阴股沟皮瓣移植法阴道成形术的手术过程

一、阴股沟皮瓣移植法阴道成形术

国内何清濂（1990）首先报道应用阴股沟皮瓣再造阴道获得成功，随后李森恺等相继应用阴股沟皮瓣进行了阴道成形术。

1. **阴股沟皮瓣的血供模式**　刘元波、李森恺等（2001）描述了阴股沟区的界定：前方通过耻骨联合做水平线，后方为两侧坐骨结节连线，外侧为自阴股沟向大腿内上方延伸5cm所做的阴股沟平行线，内侧为女性大阴唇外侧缘。在阴股沟区可选择无毛区应用于阴道再造，这即是阴股沟皮瓣。他们通过10具女尸进行阴股沟皮瓣区域解剖时发现：阴股沟皮瓣区域主要有三重血供支持，即来自阴部内动脉的阴唇后动脉、来自阴部外动脉的阴唇前动脉和来自闭孔动脉的分支。他们认为用于阴道成形的阴股沟皮瓣的供血血管是阴唇后动脉的外侧支，而以阴唇后动脉主干、阴唇后动脉与阴部外深动脉血管吻合贯穿全长的皮瓣则是外阴-会阴皮瓣。

2. **手术适应证**

（1）各种原因导致阴道缺乏，婚前1年，要求进行阴道成形术，而无明显禁忌证者。

（2）阴股沟区域皮肤健康，血供正常者。

3. **手术禁忌证**

（1）阴股沟区域存在明显瘢痕、皮肤匮乏或者各种皮疹影响皮肤质量者。

（2）重型糖尿病，局部血供不可靠者。

（3）存在重要脏器严重疾病、免疫功能缺陷或者凝血功能障碍者。

4. **术前准备**　全面体检，了解子宫、卵巢的发育情况，确认无阴道、无阴道尿道高位汇流现象，应用超声探测仪可以清晰测定并标记双侧阴唇后血管的走向。术前常规清洁灌肠及肠道准备。

5. **手术过程**（图8-4-3）　全身麻醉，截石位，常规消毒铺巾。

（1）皮瓣设计：根据多普勒测定的阴唇后动脉走向，在阴股沟区域设计一个宽约5cm、长约10cm的梭形皮瓣，阴唇后动脉应该包含在皮瓣中间，其旋转点一般在设计的阴道后缘的1～2cm处。皮瓣后方在设计的阴道后缘水平以后，为去表皮区域。

（2）阴道造穴：在阴道前庭后方设计"H"字形切口，在尿道直肠间隙注入适量的生理盐水，形成水垫增宽该间隙，按照设计切口切开前庭黏膜，以锐性分离结合钝性分离的方法在尿道直肠间隙进行分离，使之可以容纳3指左右，深度在8～10cm。在阴道拉钩显示下，以双极电凝器充分止血，备用。

（3）掀起皮瓣：按照皮瓣设计，切开皮肤及皮下脂肪，直达深筋膜浅面，由外向内、由前向后，在深筋膜深面、肌膜浅面掀起皮瓣，注意一定要包含阴唇后血管束。直到设计的阴道后缘水平。其后的皮瓣部分要去掉表层皮肤。观察掀起皮瓣的血运，确认皮瓣远端有肯定的出血迹象，整个皮瓣的指压反应正常后，充分止血，备用。

（4）转移皮瓣：在皮下脂肪层，沟通再造阴道腔穴和皮瓣创面区域，形成皮下隧道，充分止血后，将

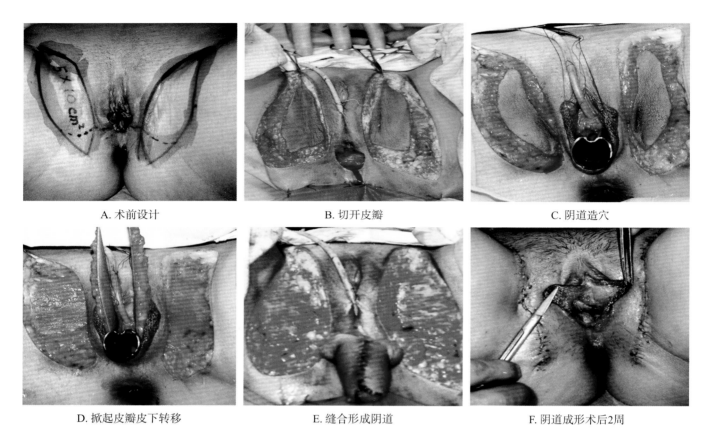

A. 术前设计　　　　　　　B. 切开皮瓣　　　　　　　C. 阴道造穴

D. 掀起皮瓣皮下转移　　　E. 缝合形成阴道　　　　　F. 阴道成形术后2周

图8-4-3　阴股沟皮瓣移植法阴道成形术的手术过程

掀起的两个皮瓣经隧道转移到阴道造穴的区域，并相互缝合形成一个皮面朝外的袋状结构，备用。

（5）阴道成形：将形成的皮袋翻转，插入形成的阴道腔穴内，以较粗的可吸收缝线将其固定在双侧骶结节韧带上，以免下垂。将形成的皮瓣与阴道造穴的边缘缝合，形成完整的阴道。新造的阴道腔穴中适当填塞纱布，以保证阴道的容积并压迫止血，用外口处的缝线打成包堆进行固定（也可以植入弹性硅胶模具支撑固定）。两侧供瓣区则充分止血后，拉拢分层缝合，直接关闭创面。

6. 术后处理　术后需要禁食5～7天，然后改无渣流食，主要是希望术后1周左右不要排便，以免局部辅料的污染和皮瓣的脱垂。术后一般留置导尿管7～10天，然后打开包堆，观察皮瓣的成活情况。术后2周拆线，留置模具支撑3～6个月，之后可以正常进行性生活。

7. 手术注意事项　本手术成功的关键在于转移

阴股沟皮瓣的成活和可靠固定。

（1）皮瓣血供的保障：手术过程中应该时刻保护该皮瓣的主干血管束，并经常观察皮瓣的血运，以免出现皮瓣坏死等问题。因为该皮瓣的血供模式存在一定的变异，因此术前必须进行皮瓣主干血管的超声定位，在明确血供分布特点的前提下，才能安全地掀起皮瓣。因为该主干血管在会阴浅横肌水平是位于深筋膜以下的，因此，为了安全掀起皮瓣，多建议在深筋膜层的下方，而不像一般皮瓣在深筋膜层浅面掀起皮瓣。

（2）皮瓣的固定：再造阴道皮瓣一般是通过与周围组织愈合而实现固定，因为腹腔的压力传导作用，常引起再造阴道的部分脱垂现象，影响手术的效果。因此，现在有人建议可以用支持线将再造阴道固定于骶结节韧带上，以减少皮瓣的滑脱。但是该韧带与阴部神经的主干相邻近，缝合时要尽量避免误伤，以免引起术后顽固性会阴痛。

二、术后常见并发症及处理

1. 皮瓣坏死 阴股沟皮瓣移植法阴道成形术最严重的并发症就是皮瓣坏死，由于主干血管的走向位置较深，其供血分布范围有一定的变异，因此此术后偶有皮瓣部分甚至全部坏死。所以，整个手术过程中，都要注意皮瓣主干血管束的探测与保护，剥离、转移过程尤应注意，如果术中发现皮瓣血供不良，可以将皮瓣部分或者全部修薄，用植皮的方法进行阴道成形。李森恺认为，一个血供不可靠的皮瓣再造阴道的效果，远不如植皮法形成的阴道。如果术后出现再造阴道皮瓣坏死，可以首先换药，等待创面清洁，肉芽形成后植皮修复创面。

2. 出血 由于皮瓣形成和转移过程中要形成很大的创面，如果止血不彻底或者存在出凝血障碍，则可能形成术后出血、血肿，影响手术效果。所以术中应该使用双极电凝器对皮瓣创面、阴道造穴创面和供瓣区创面反复止血，以免术后血肿感染，如果术后发现出现出血、血肿，较小的可以压迫观察，较大者则要拆开缝线止血。

3. 感染 会阴区域清洁度较低，如果术后出现血肿、排泄物污染等问题，常可引起轻重不等的感染。为了减少术后感染，术前要进行肠道准备，术中要注意止血，术后要应用抗生素、禁食和导尿等。如果出现感染迹象，如发热、疼痛等，可以在全身控制感染的前提下，局部打开包堆，适当拆除缝线，排出血肿，充分引流，可以使用多孔硅胶模具帮助引流。

4. 脱垂 术后由于腹压和重力的作用，常造成再造阴道的部分脱垂，为了减少术后脱垂，现在多强调术中固定皮瓣和包堆压迫固定，术后应用较长时间的模具支撑。如果术后发现脱垂，可以适当延长模具的支持时间，个别脱垂部分，在不影响阴道深度的前提下可以少量切除。

5. 阴道狭窄 阴股沟皮瓣转移阴道成形术后一般收缩较轻，较少出现术后阴道挛缩。如果皮瓣成活不理想，形成较多的瘢痕，可能会出现术后阴道挛缩，其预防方法是密切观察，适当应用模具支撑。如果术后发现了阴道挛缩，可以使用气囊扩张术或口腔黏膜微粒移植阴道增宽术。个别狭窄严重的患者，可以考虑重新进行阴道成形术。

6. 外阴瘢痕 外阴瘢痕是采用本手术进行阴道成形最为人诟病的问题，几乎所有进行该手术的患者都不得不面对外阴区域遗留的明显瘢痕，它对外阴的审美影响甚大，且难以修复。李森恺教授常感叹，作为整形专业人士，进行这类有损美观的重建手术，颇为遗憾。为此，他研发了口腔黏膜微粒移植阴道成形术，以期彻底解决这类问题。

三、随访及评价

中心应用阴股沟皮瓣移植法阴道成形术已经有30余年的历史，完成了上百例患者的阴道成形术，总体观察，疗效比较满意，手术成功率较高（图8-4-4），达到90%以上，并发症较少，很多接受手术的患者已

病例1

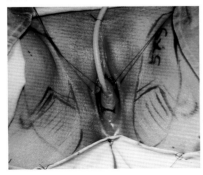 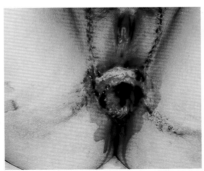 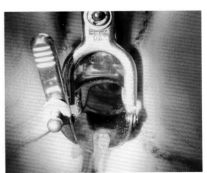

A. 术前设计　　　　　　　　B. 术后10天　　　　　　　C. 术后2周阴道表现

图8-4-4　阴股沟皮瓣移植法阴道成形术的手术效果展示

病例2

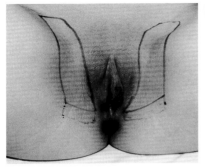

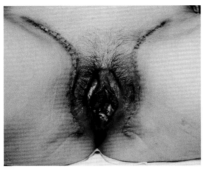

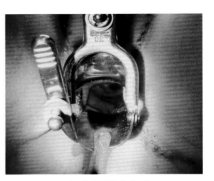

A. 术前设计　　　　　　　　　　B. 术后10天　　　　　　　　　C. 术后2周阴道表现

图8-4-4　阴股沟皮瓣移植法阴道成形术的手术效果展示（续）

经结婚，甚至生子，说明该手术可以满足性活动的基本要求。但遗憾的是外阴遗留较为明显的瘢痕，破坏了外阴美感。目前，该手术已经不再用于先天性阴道缺失患者的治疗，仅对肿瘤造成的阴道缺失患者需要较多组织修复时应用。

总体而言，阴股沟皮瓣可以应用于阴道成形术，其优点是供区位置邻近阴道、手术比较方便、成功率高；缺点是阴股沟皮瓣血供有一定变异、可能出现皮瓣部分坏死、再造阴道有脱垂的倾向等。

（原　野　丁　健　张　甄）

第五节　其他常用的阴道成形术

一、改良全厚植皮法阴道成形术

植皮法阴道成形术是最经典的阴道成形术之一，最早是由Abbe（1898）提出，他采用了阴道造穴并使用中厚植皮覆盖创面获得成功。他将皮肤覆盖在裹着纱布的橡胶模具上，10天后取出模具，发现植皮完全成活。术后采用模具测试，证明完全可以满足性交要求。然而Abbe报道的阴道成形技术，直到40年后才由McIndoe推广，1938年他报道了63例患者，给人们留下了深刻的印象（图8-5-1），因此人们称为Abbe-McIndoe阴道成形术式。我国葛秦生（1957）、朱洪荫（1962）、吴益珍（1983）等先后报道采用中厚皮片游离移植再造阴道获得了良好的效果。这种方法如果能够保证所植皮片全部成活，术后又能采用模

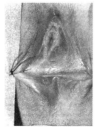
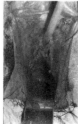
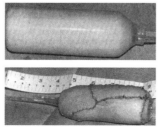
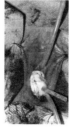
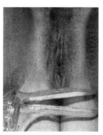
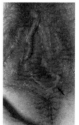
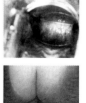

A. 术前　　B. 造穴　　C. 翻转皮片包绕可扩张模具　　D. 模具置入　　E. 术后外观　　F. 术后阴道　　G. 阴道腔穴
　　　　　　　　　　　　缝成袋状　　　　　　　　阴道　　　　　　　　　　　　　　　　　　　　　及供区情况

图8-5-1　早期报道的植皮法阴道成形术（整形外科，第二版，S. J. Mathe-s主编，2006）

具支撑，防止皮片收缩，效果常令人满意。此类方法简单易行，为目前最常采用的阴道再造方法之一。

1. **植皮法阴道成形术的技术改良** 术中保证皮片成活和术后避免皮片收缩是保证手术效果的关键，为此人们对该技术进行了一系列的改良，主要包括以下术式。

（1）中厚皮片移植法阴道成形术。

（2）全厚皮片移植法阴道成形术。

（3）全厚网状皮片移植法阴道成形术。

（4）全厚网状皮片移植+网状弹性支具法阴道成形术。

2. **改良全厚皮片移植法阴道成形术** 为了提高植皮法阴道成形术的疗效，中心进行了一系列改良，以减少供区瘢痕、增加皮片成活和减少皮片挛缩。其中主要涉及3个技术（图8-5-2）。

（1）无创面全厚皮肤取皮技术（偷皮技术）：这是1988年由李森恺提出的一个全厚皮肤采取方法，其操作要点是使用取皮鼓将需要取皮面积扩大1倍，采取全厚皮肤，然后切下需要的皮肤量，其余部分皮肤则打孔后植回供皮创面。该技术主要适用于需要较大面积的全厚皮肤者。在全厚皮片移植法阴道成形手术中，一般需要10cm×10cm的全厚皮肤，故可以采取

10cm×20cm的全厚皮肤，切下一半卷成阴道，剩余一半则打孔回植供皮创面。这样供皮区可以自然愈合，不需要进一步的组织移植来覆盖创面。

（2）全厚皮小孔引流法阴道成形技术：植皮法阴道成形技术需要植皮区皮肤与创面完美地贴合，因此皮下的渗出组织液要充分引出。为了实现该目的，李森恺于1989年提出了全厚皮小孔引流法阴道成形技术。该技术的要点是将采取的全厚皮片用尖刀规律性地打上多个小孔（长度2~3mm），深度穿透整个皮肤，要求小孔均匀分布在整张皮肤上。将该皮片翻转卷成阴道，置于再造的阴道腔穴中，可靠固定，即可获得良好的治疗效果。

（3）管型多孔高弹性硅胶阴道模具的应用：为了加强再造阴道上皮组织的引流和固定，2003年李森恺发明了管型多孔高弹性硅胶阴道模具。该模具具有较高的弹性，可以将皮肤、黏膜等组织有效地支撑、固定在创面上，有利于组织的成活；该模具上面均匀地密布小的引流孔，可以将创面渗出的组织液有效地引流；硅胶具有良好的组织相容性，紧贴着创面不会影响周围上皮的再生；在固定模具的前提下，可以冲洗、更换模具中的辅料，有利于保持创面处的清洁。该模具的应用对于提高阴道成形中全厚皮片的成活起

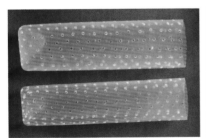
A. 高弹多孔硅胶模具

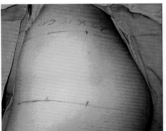
B. 偷皮法取皮——供区

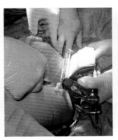
C. 正鼓取皮

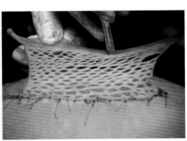
D. 剩余一半皮打孔回植

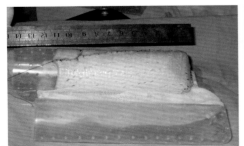
E. 全厚皮打孔后翻转缝合

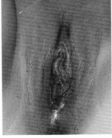
F. 术前外阴

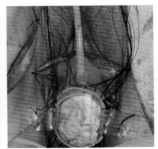
G. 植入皮片和模具

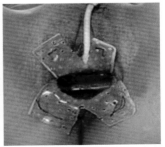
H. 术后2周阴道外观

图8-5-2 改良全厚皮片移植法阴道成形术所涉及的关键技术

到至关重要的作用。

3．全厚皮片移植法阴道成形术手术过程 截石位、全身麻醉、常规消毒铺巾。

（1）全厚皮肤采取：使用取皮鼓采用无创面全厚皮肤取皮技术，在背区、臀区或股外侧区采取约100cm²全厚皮片，供皮区直接缝合打孔的皮肤进行覆盖。也可以在双侧臀沟区域或者一侧下腹部区域采取皮肤组织，修成全厚皮片备用，供区则拉拢后分层直接缝合。

（2）皮肤处理及卷管：将采取的全厚皮片固定在木板上，以亚甲蓝划分切割线，按照设计的切割线，以尖刀进行定点切割、打孔，每个小孔直径2～3mm，一定要穿透皮肤全层。然后将皮肤翻转，皮面贴着硅胶模具，以5-0可吸收缝线连续缝合，卷成一个桶状（图8-5-2），备用。

（3）阴道造穴：在阴道前庭部设计"X"字形切口，在尿道直肠间隙注射适量的肿胀麻醉药物，形成水垫，增宽尿道直肠间隙。按照设计切口切开前庭黏膜，采用锐性结合钝性的剥离方法，在尿道直肠间隙进行分离、造穴，使之宽度可以容3指，深度8～10cm，充分止血备用。

（4）皮肤植入与固定：将卷好的打孔全厚皮片连同模具一起植入剥离的阴道腔穴中，将皮片缝合在前庭黏膜上，在模具中填入碘仿或抗生素纱条，打包固定。

4．术后护理 术后护理的关键在于保持固定辅料的稳定性和清洁性，会阴区域加压包扎，通常需要留置导尿管10～14天，禁食7天，之后进无渣流食。同时应用抗生素3～5天。术后48小时换药，更换外围辅料，保持包堆辅料固定。一般术后10～14天打开包堆，清理辅料，冲洗创面观察皮片成活情况。拆线后继续模具支撑，最少连续模具支撑6个月，之后逐渐减少支撑时间，可以进行正常性生活。

5．注意事项 术后的疗效需要较长时间的模具固定来保持，在模具支撑期间应每天冲洗阴道腔穴、消毒模具，以免成活的皮肤出现感染和挛缩。半年后，如果有规律的性生活，可以不再使用模具，但如果长期没有性生活，必须定期使用模具进行扩张，以免再造的阴道出现后期的挛缩。

二、异体脱细胞真皮基质移植法阴道成形术

使用异体脱细胞真皮基质（ADM）覆盖创面进行阴道再造的方法最早是由Stany MP（2005）等提出，后经过国内著名妇产科专家朱兰（2006）、杨欣（2008）、宋磊（2012）等先后使用和报道，发现其方法简单、疗效良好。朱兰、杨蓉等曾经将异体ADM直接游离移植于再造阴道腔穴的创面上，其治疗机制是异体ADM提供细胞生长的支架，由会阴区的上皮细胞经2个月左右的爬行，逐渐覆盖创面，形成再造的阴道上皮，取得了较好的疗效。但是，有学者报道了使用该方法再造阴道，远端阴道部分闭锁的病例，分析其原因，主要是上皮由阴道口爬行生长覆盖整个阴道尤其是阴道顶壁需要的时间较长，在这个过程中，极容易出现远端的组织自行粘连闭锁。经过大量的临床应用，人们发现以成活的真皮为支架，以会阴黏膜细胞为覆盖上皮，约6个月可完成阴道的上皮化。

1．手术方法 截石位、全身麻醉、常规消毒铺巾。

（1）阴道造穴：同改良全厚植皮法阴道成形术。

（2）异体ADM卷管：将商品化的ADM修剪成10cm×10cm大小，用生理盐水清洗3遍，以双侧避孕套包裹抗生素纱布，做成直径约3cm、长度约10cm的条状模具，将ADM皮面朝向模具，围绕模具，以4-0可吸收缝线将其缝合成桶状，备用。

（3）阴道成形：将卷好的ADM连同模具一起植入剥离的阴道腔穴中，将皮片缝合固定在前庭黏膜上，在模具中填入碘仿或抗生素纱条，打包固定。

2．术后护理 术后护理的关键在于保持固定辅料的稳定性和清洁性，会阴区域加压包扎，通常需要留置导尿管10～14天，禁食7天，之后进无渣流食。同时应用抗生素3～5天。术后48小时换药，更换外围辅料，保持包堆辅料固定。一般术后10～14天打开包堆，清理辅料，冲洗创面观察ADM的成活情况。拆线后继续使用模具支撑，最少连续模具支撑6个月，之后逐渐减少支撑时间，可以正常进行性生活。

3．注意事项 术后的疗效需要较长时间的模具固定来保持，术后2周更换硬质模具，模具支撑不能少于6个月。在模具支撑期间，要每天冲洗阴道腔穴、消毒模具，以免出现感染影响上皮的长入和后期的挛缩。半年后，如果有规律的性生活，可以逐渐脱离模具，但如果长期没有性生活，必须定期地使用模具进行扩张，以免再造的阴道出现后期的挛缩。

4．评价 该手术的优点是手术操作和术后处理都比较简单，没有供区瘢痕；缺点是ADM比较昂贵，术后的上皮化时间较长，后期挛缩较重，有一定的模具依赖性。

三、股薄肌皮瓣带蒂移植法阴道成形术

股薄肌皮瓣带蒂移植法阴道成形术最早是由McCraw（1976）报道，之后逐渐被人们所接受并广泛应用，我中心在某些患者中也应用了该技术进行阴道成形。由于该手术血管具有一定的变异，皮肤成活有失败可能，且遗留非常明显的瘢痕，限制了该技术的应用。但该手术提供了较为丰富的组织量，可以用于充填肿瘤切除后的组织缺损，目前多用于女性生殖系统肿瘤切除后的阴道成形。

1．股薄肌皮瓣（gracilis myocutaneous flap）的应用解剖 股薄肌位于大腿内侧皮下，以薄的腱膜起于耻骨联合的下半、耻骨下支及坐骨下支，宽约6cm，向下呈带状，并逐渐变窄呈锥形，止于股骨内上髁平面，长23～41cm，厚0.4～1.3cm。其血供主要是股深动脉或旋股内动脉的分支。肌肉的中上2/3部分可以携带表面的皮瓣成活。

2．手术方法（图8-5-3～图8-5-5） 截石位、全身麻醉、常规消毒铺巾。

（1）设计并切取肌皮瓣：在耻骨结节和膝关节内侧中点连线，为股薄肌前缘，将该线3等分，于中下1/3交界以上区域设计皮瓣，长度10～15cm，宽度6～8cm，为了保证皮瓣的成活，其距离耻骨结节以下8cm以内的血管分支均要保留。按照设计线由远到近、由前到后掀起肌皮瓣，并将远端的血管分支结扎。保留近端8cm以内的血管分支。供区创面直接分层缝合，肌皮瓣则由皮下隧道转移到会阴区域，并相互缝合形成一个皮面朝内的空心圆柱状备用。

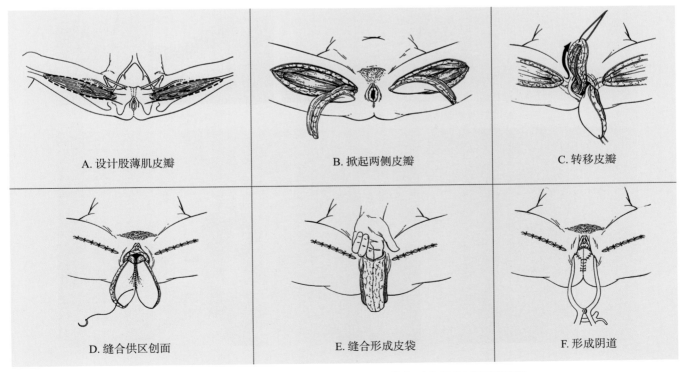

A.设计股薄肌皮瓣　　B.掀起两侧皮瓣　　C.转移皮瓣

D.缝合供区创面　　E.缝合形成皮袋　　F.形成阴道

图8-5-3 双侧股薄肌皮瓣带蒂移植法阴道成形术手术过程示意图

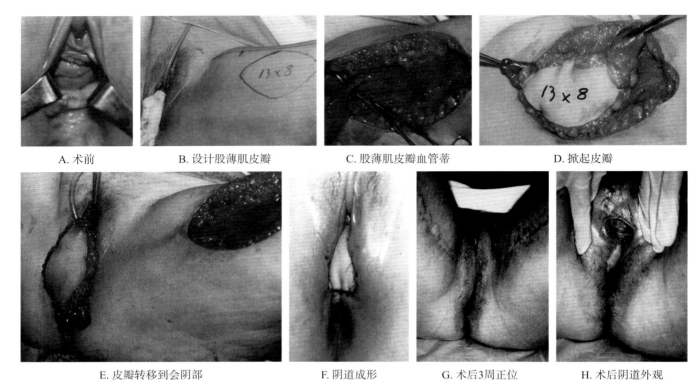

A. 术前　　　　　　　B. 设计股薄肌皮瓣　　　　　C. 股薄肌皮瓣血管蒂　　　　　D. 掀起皮瓣

E. 皮瓣转移到会阴部　　　　　F. 阴道成形　　　　G. 术后3周正位　　　　H. 术后阴道外观

图8-5-4　早期报道的股薄肌皮瓣带蒂移植法阴道成形术手术过程

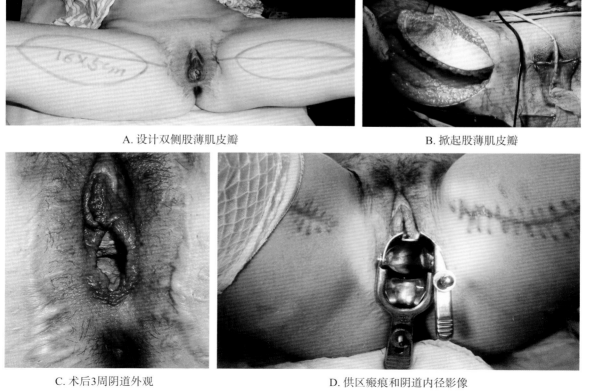

A. 设计双侧股薄肌皮瓣　　　　　　　　　　B. 掀起股薄肌皮瓣

C. 术后3周阴道外观　　　　　　　D. 供区瘢痕和阴道内径影像

图8-5-5　中心完成的股薄肌皮瓣带蒂移植法阴道成形术治疗阴股沟皮瓣移植法手术失败的患者

（2）阴道造穴：在阴道前庭部设计"X"字形切口，在尿道直肠间隙注射适量的肿胀麻醉药物，形成水垫，增宽尿道直肠间隙。按照设计切口切开前庭黏膜，采用锐性结合钝性的剥离方法，在尿道直肠间隙进行分离、造穴，使之宽度可以容3指，深度8～10cm，充分止血备用。

（3）阴道成形：将缝合成空心圆柱状的股薄肌皮瓣插入剥离的阴道腔穴之中，其皮缘缝合固定在前庭黏膜上，成形阴道。新建的阴道中空部分适当填塞碘仿或者抗生素纱条，并在外口处打成包堆固定。

3. 术后护理　手术完成后，外阴加压包扎，常规留置导尿管，禁食，限制运动。术后48小时更换辅料，观察肌皮瓣的血运，如果指压反应正常、血供可靠，则可以适当填塞纱布后局部加压包扎，直到术后10～12天，拆除缝线，置入阴道模具。术后应用硬质阴道模具2～3个月，防止早期肌皮瓣的收缩或者挛缩。

4. 注意事项　手术成功的关键在于保证肌皮瓣的成活，而股薄肌皮瓣的血运来自肌肉表面的小分支供应，且有一定的变异概率。因此，术前最好探测一下肌皮瓣穿支的分布和血供，解剖皮瓣时要将皮瓣和肌肉缝合在一起，以免大幅度移动，损伤了其供血的小分支。另外，针对个别皮瓣成活不好者，可以二期进行植皮修复。

5. 评价　该术式的优点为组织量丰富，可充填肿瘤切除后的腔穴，肌肉血运比较可靠；其缺点是皮肤的血供模式有变异，可能出现皮肤坏死、供区瘢痕明显、创伤较大。

四、下腹壁皮瓣带蒂移植法阴道成形术

下腹壁皮瓣带蒂移植法阴道成形术最早是由陈宗基（1986）报道。该皮瓣曾在整形外科医院流行过一段时间，由于其血运可靠、手术成功率较高、再造阴道质量较好、供区瘢痕尚可接受，且其蒂部在上方不会出现阴道脱垂变浅等优点，受到很多专家的推崇，如陈宗基、陈美云等采用该法做了一批这种阴道成形。但后来由于新技术的出现，逐渐被新的阴道成形技术所取代。

1. 下腹壁皮瓣（lower abdominal skin flap）的应用解剖　下腹部皮瓣是指以腹壁浅动、静脉为轴心而设计的皮瓣。腹壁浅动脉起自腹股沟韧带中点下3～5cm处的股动脉，呈单支、双支或多支垂直上行，经腹股沟韧带浅面的中1/3或外1/3上行供养下腹部皮肤。该血管束在腹股沟韧带下方穿出深筋膜，并贴着深筋膜的表面在腹股沟韧带的前面向头侧方向前行。腹壁浅动脉可以单独分出，可以与旋髂浅动脉、阴部外浅动脉共干，可以从阴部外浅分出，个别可能缺如。旋髂浅动脉起于股动脉的部位较腹壁浅动脉略高，有70%的主轴血管由韧带下方走向髂前上棘；27%越过韧带浅面走向下腹壁，从股动脉发出的阴部外浅动脉则向耻骨联合方向走行，分布于耻骨联合附近的下腹壁和会阴区。如有腹壁浅动脉缺如时，常由旋髂浅动脉代偿。临床上一般以腹股沟韧带中点为旋转点，该点与脐部连线为轴线，以此线为中心或者稍偏外侧设计皮瓣。

2. 手术过程（图8-5-6）　截石位，全身麻醉，常规消毒铺巾。

（1）皮瓣设计：术前先用多普勒血流探测仪探测腹壁浅动脉、旋髂浅动脉走行方向并用记号笔标明。以腹股沟韧带中点为起点，距腹股沟韧带中点上方8～10cm部位设计长8～9cm、宽10cm的一个菱形皮瓣，其基底部另包含一个半圆形皮瓣，用于形成阴道盲端，从皮瓣底边至腹股沟韧带下股动脉的范围内均为皮下蒂。

该皮瓣的要点：旋转点为腹股沟韧带下2.5cm股动脉波动处；皮瓣轴线为通过旋转点做与体轴平行的脐旁平行线；皮瓣掀起的平面为腹外斜肌筋膜浅层；皮瓣的面积最大40cm×9cm，平均20cm×7cm；一般内侧不过中线，上界不过脐。

（2）皮瓣掀起与缝合：按设计线，切开上端及两侧皮肤和深筋膜，底边仅切开真皮层，勿伤及皮下组织。皮下蒂部由内侧缘做斜切口向外侧缘掀起全厚皮片备用，再在肌膜浅层将皮瓣及皮下蒂掀起直至腹股沟韧带下方。将皮瓣皮面朝里，先缝合内外侧边缘成为远端开口的筒状。底边再与半圆形皮瓣对拢缝合，形成远端为盲端的阴道皮筒。

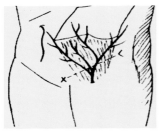
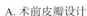
A. 术前皮瓣设计

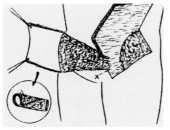
B. 掀起下腹部皮瓣

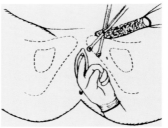
C. 转移皮瓣到阴道造穴中

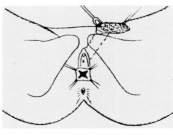
D. 植皮闭合下腹部创面

图8-5-6 下腹壁皮瓣带蒂移植法阴道成形术手术过程示意图

（3）阴道造穴：在相当于阴道前庭部、尿道口的下方设计"X"字形切口，切开黏膜及黏膜下组织，在尿道膀胱与直肠之间钝性分离，形成深约12cm、直径4～5cm的人工阴道腔穴。

（4）皮瓣转移：在腹壁皮瓣蒂部的内侧，通过耻骨联合后方、腹膜外间隙，在膀胱与骨盆之间的间隙向新分离的阴道腔穴钝性分离出一个能够容纳皮筒通过的隧道，通过隧道将由下腹部皮瓣形成的阴道结构引导到会阴区域。也可以将腹股沟韧带附着在耻骨结节处的纤维部分切断，在腹股沟韧带与耻骨之间沿耻骨结节及其上支外侧面，向人工阴道腔穴方向钝性分离，形成能容皮筒通过的皮下隧道。将预制的阴道皮筒通过隧道引入剥离的阴道腔穴中，并经腔穴引至阴道外口，皮下蒂留在隧道内。

（5）阴道成形：将皮下蒂在适当位置与耻骨膜或腹股沟韧带边缘缝合固定数针，缝合切断的腹股沟韧带，皮筒口边缘与阴道口创缘缝合成形阴道。阴道内塞放碘仿纱条，并用阴道口的缝线相对结扎固定。

3. 术后护理 控制大便至拆线，7～10天后拆线，拆线后阴道内继续塞放敷料或临时模具1～2周，更换模具，继续支撑1～3个月，定期冲洗阴道。留置导尿管至拆线。术后半年可以进行性生活。

4. 注意事项 下腹壁皮瓣带蒂移植法阴道成形术成功的关键因素有两个方面：一个是保证下腹壁皮瓣的成活，另一个是剥离一个安全转移的隧道。前者要求对下腹壁皮瓣的术前血管探测和标记、术中皮瓣的掀起、皮瓣皮下蒂的长度、皮瓣转移的角度等进行精确的设计和操作。后者在分离转移隧道时，要避免损伤邻近的膀胱、血管、神经、尿道等结构，以免影响其功能。

5. 下腹壁皮瓣带蒂移植法阴道成形术的评价 应用下腹部轴型皮瓣再造阴道，皮瓣血供丰富，再造阴道弹性良好，不破坏外阴形态，但手术较复杂，创伤较大，术后腹部供区继发形态畸形（图8-5-7）。

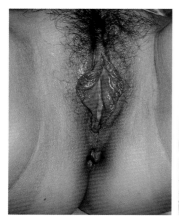
A. 术后10年外阴大体观

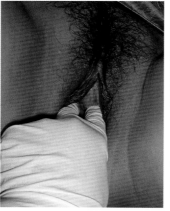
B. 术后10年阴道内可容2指余

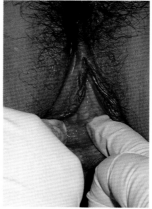
C. 术后10年阴道黏膜

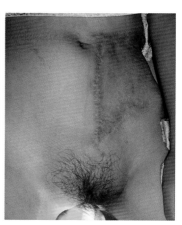
D. 术后10年供区瘢痕

图8-5-7 下腹壁皮瓣带蒂移植法阴道成形术后10年复查

五、乙状结肠带蒂移植法阴道成形术

部分肠管移植法阴道成形术最早是由Baldwin（1904）报道，采用回肠进行阴道再造并获得成功。1953年，Conway和Stark报道采用直肠进行阴道再造获得成功。后来经过大量的临床实践，证实用回肠末端或者乙状结肠进行阴道再造效果最为理想。目前在国内很多地区，如上海、山东、辽宁等，乙状结肠带蒂移植法阴道成形术已经成为经典术式。到了20世纪末，随着内镜的广泛应用，内镜辅助下部分乙状结肠带蒂移植法阴道成形术也逐渐开展，并有逐渐替代传统的开腹肠管移植手术的趋势。程开祥认为，该手术可以在很大程度上模拟正常的阴道，其功能和外形均较理想，术后并发症发生率也较低，是一种比较理想的阴道成形方法。但是总体来看，肠道移植法阴道成形术仍存在一定的风险，如坏死、感染、脓肿形成等，甚至有一定的死亡率。有时纵然围手术期可以成功渡过，但肠道的异常分泌物是令患者非常难以接受

的，这些问题限制了该术式的推广。

1. 全腹腔镜下乙状结肠带蒂移植法阴道成形术手术过程 截石位、全身麻醉、常规消毒铺巾。

（1）准备腹腔镜：消毒腹部、外阴，铺手术巾，留置导尿管；人工气腹；置入腹腔镜；置入操作钳。

（2）截取部分肠段：在腔镜下进行移植乙状结肠袢的选择及游离；将游离好的肠管移出腹腔，直视下对移植乙状结肠袢进行切割，然后将余下的两个肠管断端进行肠吻合术，间断缝合乙状结肠浆膜层，全层间断缝合乙状结肠两端。将吻合的肠管还纳入腹腔，将截取肠段的上端进行缝合封闭备用。

（3）阴道成形：于阴道前庭凹陷处，切开黏膜后钝性向深部分离，通过尿道膀胱与直肠间隙，到达子宫直肠陷凹腹膜，镜下直视切开腹膜，充分游离形成人工阴道洞穴；将截取肠段移入剥离阴道腔穴中，其下端与前庭创面缝合；冲洗盆腔，置入阴道模具，加压包扎会阴区域，结束手术（图8-5-8）。

2. 术后处理 监测生命体征、吸氧、活动同一

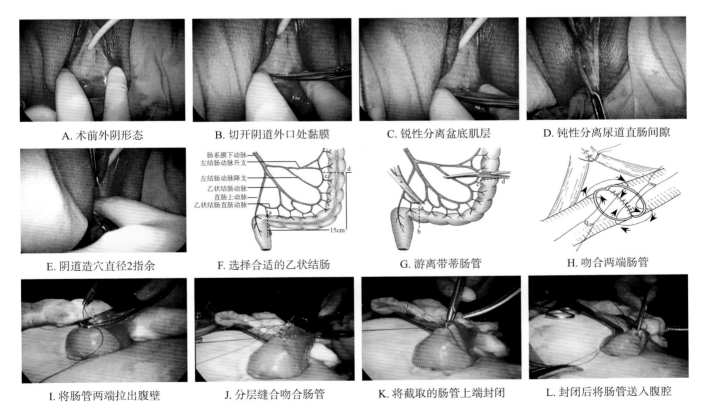

A. 术前外阴形态　　B. 切开阴道外口处黏膜　　C. 锐性分离盆底肌层　　D. 钝性分离尿道直肠间隙

E. 阴道造穴直径2指余　　F. 选择合适的乙状结肠　　G. 游离带蒂肠管　　H. 吻合两端肠管

I. 将肠管两端拉出腹壁　　J. 分层缝合吻合肠管　　K. 将截取的肠管上端封闭　　L. 封闭后将肠管送入腹腔

图8-5-8　腹腔镜辅助下乙状结肠带蒂移植法阴道成形术的手术过程

注：（图F）a. 选择结肠段下端系膜侧；b. 选择结肠段下端结肠带侧；c. 选择结肠段上端系膜侧；d. 选择结肠段上端结肠带侧。

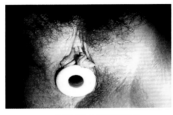

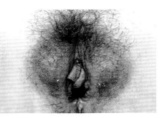

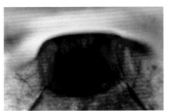

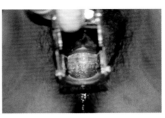

M. 术后植入阴道模具　　　N. 术后半年外阴形态　　　O. 阴道内部形态　　　P. 术后阴道内黏膜表现

图8-5-8　腹腔镜辅助下乙状结肠带蒂移植法阴道成形术的手术过程（续）

般腹腔镜手术。饮食与补液：术后肛门排气后予半流质饮食及普通饮食。会阴、尿道的护理：术后保持导尿管通畅，观察尿量、尿色，每天用稀释碘伏冲洗会阴两次，冲洗后尿道口滴氯霉素眼药水预防尿路感染，导尿管保留2天后拔出。抗生素的应用：术后一般预防性应用抗生素2～3天。阴道模具的佩戴：术毕即佩戴阴道模具，隔天碘伏清洁消毒阴道一次并更换模具，更换时注意观察移植的乙状结肠的色泽，避免损伤乙状结肠。坚持每天24小时佩戴阴道模具，直到阴道及阴道口扩张满意为止，至少3个月。

3. 出院注意事项及随访　术后7天即可出院，嘱患者定期复查，坚持每天24小时佩戴阴道模具，术后3个月后可以进行性生活。随访：术后2个月内，每周随访1次，2个月后每月随访1次，1年后每3～6个月随访1次。咨询患者的一般情况，包括阴道模具佩戴情况、阴道口大小、阴道排液量及性质、阴道长度、阴道色泽、性生活情况等。

4. 注意事项　本手术是在腹腔镜辅助下结合体外操作完成的，要求术者对腹腔镜操作非常熟练、普外科肠段游离和吻合技术非常可靠，才能保证手术的成功。对于男-女性别转换者，应首先施行男性外生殖器切除，然后再行女性外生殖器再造、阴道造穴，最后完成阴道成形手术。

5. 肠管带蒂移植法阴道成形术的手术并发症　腹腔内的畸形、肠管吻合的并发症、可能存在的血运障碍和肠粘连等因素限制了这类方法的应用，Schuper应用直肠祥移植法进行阴道成形，95例中死亡率为3.2%。

6. 部分乙状结肠带蒂移植法阴道成形术的评价　该手术的优点是可分泌润滑液、拟真度高、深度

较好、模具依赖较小。其缺点是有一定气味、分泌与肠道功能相关、手术风险较大、需要普外和腹腔镜技术支撑。

六、腹膜带蒂移植法阴道成形术

早在1972年，Rothman就提出了用腹膜作为新阴道腔壁衬里进行阴道成形术，并获得了比较满意的效果。他认为使用该手术形成的阴道宽敞、光滑、湿润，符合生理要求。国内朱志洁、王振海等（1978）引用Rothman腹膜带蒂移植法阴道成形技术治疗先天性阴道缺失畸形，经过大量的临床实践，发现再造阴道宽敞，阴道壁粉红色、湿润、光滑，与正常阴道酷似，已婚者性生活双方都较满意，是一种比较理想的阴道成形方法。20世纪末，随着腹腔镜技术的广泛应用，人们尝试用腹腔镜结合会阴造穴来进行阴道成形术，北京大学第一医院（2003）率先成功实施了用腹腔镜辅助腹膜带蒂移植法阴道成形术，后来该技术在很多医院开展，其中深圳市罗湖区人民医院使用本技术完成了上千例阴道成形，腹腔镜下腹膜带蒂移植法阴道成形技术得以成熟，并推出了其特有的腹腔镜操作技术，举办了多期国际培训班，使得该技术成为目前阴道成形的主流方法之一。

1. 腹腔镜辅助腹膜移植法阴道成形术手术方法　截石位、全身麻醉、常规消毒铺巾。

（1）准备腹腔镜：消毒腹部、外阴，铺手术巾，留置导尿管；人工气腹；置入腹腔镜；置入操作钳。

（2）阴道造穴：于阴道前庭陷凹处，切开黏膜后钝性向深部分离，通过尿道膀胱与直肠间隙，到达子宫直肠陷凹腹膜，镜下直视切开腹膜，充分游离形成

人工阴道洞穴。

（3）切除始基子宫、游离周围腹膜：在腔镜下找到并切除始基子宫；沟通会阴部造穴与腹腔的连接，游离子宫直肠陷凹周围腹膜使之拥有较大的移动度，充分止血备用。

（4）阴道成形：将游离的腹膜组织移入剥离阴道腔穴中并下拉，其下端与前庭创面缝合，成形阴道；其上端在腹腔镜下荷包缝合2~3层，以充分隔离阴道与腹腔的联通，冲洗盆腔，阴道内置入直径约3cm的模具，加压包扎会阴区，结束手术（图8-5-9）。

2. 术后护理　术后给予补液、抗生素治疗3~5天。住院期间外阴及会阴部以消毒液（0.1%碘伏）擦洗，每天2次。术后2~3天拔除留置导尿管。术后第5天取出阴道模具，然后以导尿管插入阴道，以0.1%碘伏冲洗阴道3天。之后每天用戴手套的手指做阴道扩张。根据阴道松弛情况，再改用阴道模具做阴道扩张，每天1次，每次5分钟，依次由小号扩至大号，同时教会患者自己扩张，患者掌握扩张阴道技术后可出院。出院后患者每天自行冲洗并以模具扩张阴

道1次，1个月后改为每周2次直至有正常性生活。术后适当应用阴道模具3~6个月，有规律性生活后无需长期在阴道内放置阴道模具。

3. 评价　该术式的优点是手术比较简单、对腹腔的影响比较小、外形相对拟真。其缺点是再造阴道稳定性较差，需要较长时间的冲洗和模具扩张，有出血、肉芽增生等并发症。

七、顶压法阴道成形术

顶压法阴道成形术是一种以外加顶压力为主的非手术治疗方法，其在会阴区域施加持续的顶压力，可以逐渐形成一个可以满足性交需求的类似阴道的腔穴，该方法目前主要由两类，即直接顶压和牵拉顶压。

1. 直接顶压法阴道成形术　这是1927年由Frank和Geist推荐的一种非手术阴道成形技术，他们推荐采用会阴区反复间断性的压迫，直到患者感到中等程度的不适感，从而在尿道直肠间隙开拓出一个隐性腔穴。每次顶压治疗时间不少于2个小时，整个过程大

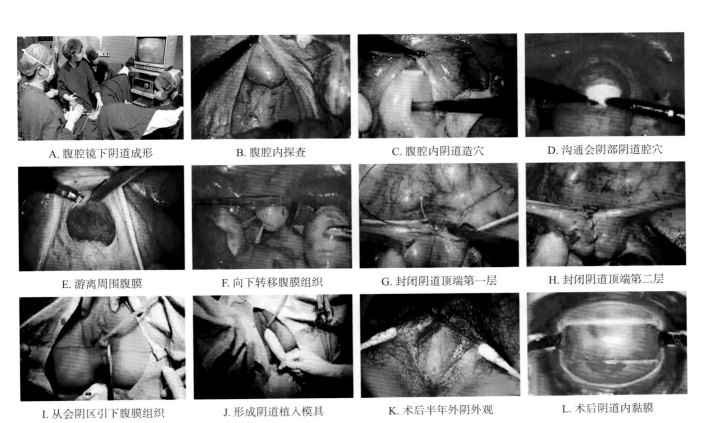

A. 腹腔镜下阴道成形　　　　B. 腹腔内探查　　　　C. 腹腔内阴道造穴　　　　D. 沟通会阴部阴道腔穴

E. 游离周围腹膜　　　　F. 向下转移腹膜组织　　　　G. 封闭阴道顶端第一层　　　　H. 封闭阴道顶端第二层

I. 从会阴区引下腹膜组织　　　　J. 形成阴道植入模具　　　　K. 术后半年外阴外观　　　　L. 术后阴道内黏膜

图8-5-9　腹腔镜下腹膜带蒂移植法阴道成形术手术过程

约需要数周到数月的时间，有时甚至需要半年，直到大号模具可以置入压出的腔穴中。这种治疗最好在不完全性阴道缺失患者中实施，治疗过程有一定的疼痛，需要患者的适应和坚持。新形成的阴道的皮肤衬里属于复层鳞状上皮，在进行性交时需要外加润滑剂。这是目前最简单的阴道成形技术，在欧美区域仍被普遍推荐。

2. 牵引顶压法阴道成形术 这是顶压法阴道成形术进一步发展形成的一种疗法，该方法需要进行一个微创手术，即牵引隧道形成术：使用穿刺器，在下腹部刺入皮肤，形成阴道–膀胱前间隙–腹壁隧道；然后导引穿过一条牵引索，牵引索的阴道端固定在顶压支具上，另一端则通过牵引隧道，固定在腹壁外固定结构上；最后在腹壁上持续拉紧牵引索，按期缩短牵引索，通过阴道内持续的顶压力，经过3～6个月形成足够深度的阴道。

3. 评价 该术式的优点是操作简单、创伤较小、费用较低。其缺点是疼痛较重、难以坚持、形成阴道较短、成功率低。

八、组织工程法阴道成形术

组织工程是20世纪末兴起的一门生物科学，主要致力于组织再生和组织重建，它有三大要素，即种子细胞、支架材料和微环境调节因子。通过该技术，人们在器官再造和创面修复等方面取得了一定的进展，其中组织工程法阴道成形术是获得临床试用的研究之一，李森恺教授倡导的口腔黏膜微粒移植法阴道成形术就是在组织工程理念的影响下提出的。但组织工程法阴道成形术最早见于2014年《柳叶刀》报道的一组病例，该论文报道了4例患者，采用组织工程法阴道成形，术后8年效果良好，认为这是一种有广阔前景的阴道成形方法（图8-5-10）。同年，PRS也报道了一组组织工程法阴道成形术获得成功的病例（图8-5-11）。但是，后来一直未见到大宗组织工程法阴道成形术的报道，可能其中有些技术难关限制了该技术的广泛应用。

大致的手术过程：首先在阴道前庭（或者口腔颊部）采取1～2cm²的黏膜作为种子细胞，采用细胞

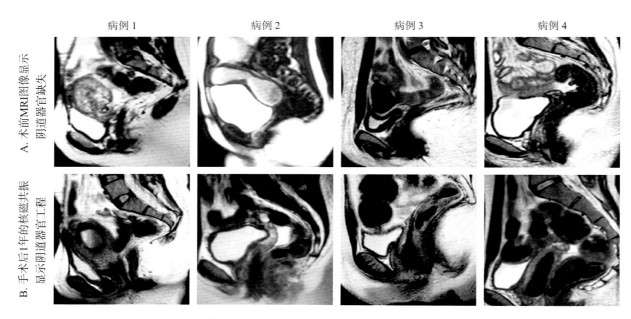

图8-5-10 组织工程再造阴道的首次报道

资料来源：Atlántida M Raya-Rivero, Diego Esquiliano, Reyna Fierro-Pastrana, Esther López-Bayghen, Pedro Valencia, Ricardo Ordorica-Flores, Shay Soker, JamesJ Yoo, Anthany Atala Tissue-engineered autologous vaginal organs in patients: a pilot cohort study Lancet 2014; 384: 329-336.

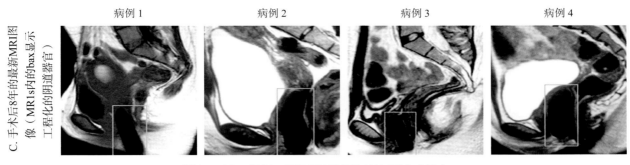

病例1　　　　　　病例2　　　　　　病例3　　　　　　病例4

C. 手术后8年的最新MRI图像（MRIs内的box显示工程化的阴道器官）

图8-5-10　组织工程再造阴道的首次报道（续）

资料来源：Atlántida M Raya-Rivero, Diego Esquiliano, Reyna Fierro-Pastrana, Esther López-Bayghen, Pedro Valencia, Ricardo Ordorica-Flores, Shay Soker, JamesJ Yoo, Anthany Atala Tissue-engineered autologous vaginal organs in patients: a pilot cohort study Lancet 2014; 384: 329-336.

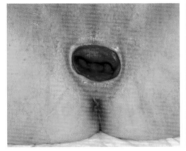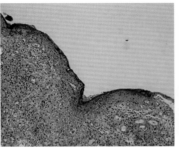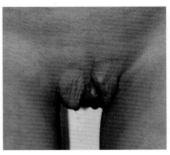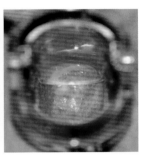

A. 手术后3周新阴道腔的临床表现。可见完整的阴道上皮细胞　　B. 术后3周后新阴道的侧壁进行活检的组织学标本。原始的放大（×10）　　C. 术后1年外阴形态　　D. 术后1年阴道黏膜

图8-5-11　组织工程法阴道成形的手术效果

资料来源：Luca A. Dessy, Marco Mazzocchi, Federico Corrias, The Use of Cultured Autologous Oral Epithelial Cells for Vaginoplasty in Male-to-Female Transsexuals: A Feasibility, Safety, and Advantageousness Clinical Pilot Study *Plast. Reconstr. Surg.* 133: 158, 2014.

培养的方法进行细胞增殖；将增殖的种子细胞在体外种植到胶原（或者PGA）支架上，进行复层上皮组织培养；2周后进行阴道造穴，将培养的复层上皮组织贴附在剥离的阴道腔穴创面上，放置阴道模具进行支撑。术后10~14天取出模具，换药。术后经过3~6个月的模具支撑，保证阴道的容积（图8-5-10、图8-5-11）。

（曹玉娇　张思娅　魏蜀一）

参考文献

[1] ACOG Committee Opinion: No.562: Müllerian agenesis: diagnosis, management, and treatment[J]. J Obstet Gynecol, 2013, 121(5): 1134-1137.

[2] LIN WC, CHANG CY, SHEN YY, et al. Use of autologous buccal mucosa for vaginoplasty: a study of eight cases[J]. Hum Reprod, 2003, 18(3): 604-607.

[3] ZHAO M, LI Q, LI P, et al. Use of autologous micromucosa graft for vaginoplasty in vaginal agenesis[J].

Ann Plast Surg, 2009, 63(6): 645-649.

[4] FROST-ARNER L, ABERG M, JACOBSSON S. Split skin graft reconstruction in vaginal agenesis: A long-term follow-up[J]. Scand J Plast Reconstr Surg Hand Surg, 2004, 38(3): 151-154.

[5] ZHOU JH, SUN J, YANG CB, et al. Long-term outcomes of transvestibular vaginoplasty with pelvic peritoneum in 182 patients with Rokitansky's syndrome[J]. Fertil Steril,

2010, 94(6) : 2281-2285.

[6] DORNELAS J, JA RMY-DI BELLA Z IK, HEINKE T, et al. Vaginoplasty with oxidized cellulose: anatomical, functional and histological evaluation[J]. Eur J Obstet Gynecol Reprod Biol, 2012, 163(2): 204-209.

[7] ZHU L, ZHOU H, SUN Z, et al. Anatomic and sexual outcomes after vaginoplasty using tissue-engineered biomaterial graft in patients with Mayer-Rokitansky-Küster-Hauser syndrome: a new minimally invasive and effective surgery[J]. J Sex Med, 2013, 10(6): 1652-1658.

[8] 朱兰，周惠梅，郎景和. 组织工程医用补片在人工阴道成形术中的应用[J]. 中国实用妇科与产科杂志，2006，22（12）：953-294.

[9] MILLARD DR. 整形外科原则[M]. 程宁新，王原路，熊斌，译. 广州：广东科技出版社，2004：197.

[10] METRO MJ, WU HY, SNYDER HM 3rd, et al. Buccal mucisal grafts: lessons learned from an 8-year experience[J]. J Urol, 2002, 168(1): 202-203.

[11] 黄勇，徐盈斌，张旭辉，等. 不同比例自体微粒皮与异体脱细胞微粒真皮复合移植的研究[J]. 中华实验外科杂志，2011，28（9）：1441-1444.

[12] 谢永林，邓礼辉，罗岳西. 热凝树脂在阴道模具中的临床应用[J]. 川北医学院学报，2006，21（5）：435.

[13] COSKUN A, COBAN YK, VARDAR MA, et al. The use of a silicone-coated acrylic vaginal stent in McIndoe vaginoplasty and review of the literature concerning silicone-based vaginal stents: a case report[J]. BMC Surg, 2007, 10(7): 13.

[14] CROUCH NS, CREIGHTON SM. Long-term functional outcomes of female genital reconstruction in childhood[J]. BJU Int, 2007, 100(2): 403-407.

[15] BORKOWSKI A, CZAPLICKI M, DOBRONSKI P. Twenty years of experience with Krzeski's cystovaginoplasty for vaginal agenesis in Mayer-Rokitansky-Kuster-Hauer syndrome: anatomical, histological, cytological and functional results[J]. BJU Int, 2007, 101(11): 1433-1440.

[16] FEDELE L, BIANCHI S, FRONTINO G. The laparoscopic Vecchietti's modified technique in Rokitansky syndrome: anatomic, functional, and sexual long-term results[J]. Am J Obstet Gynecol, 2008, 198(4): 377e1-377e6.

[17] PAN Y, LIANG Z, YUAN S, et al. A long-term follow-up study of acellular dermal matrix with thin autograft in burns patients[J]. Ann Plast Surg, 2011, 67(4): 346-351.

[18] 霍孟华，戚可名，黄金井. 异体脱细胞真皮基质的

研究与应用[J]. 中华整形外科杂志，2002，18（5）：311-313.

[19] WAINWRIGHT DJ, MADDEN M, LUTERMAN A, et al. Clinical evaluation of an Acellular allograft dermal matrix in full-thickness burns[J]. Tissue Eng, 2003, 9(1): 163-164.

[20] NAKHAL RS, CREIGHTON SM. Management of vaginal agenesis[J]. J Pediatr Adolesc Gynecol, 2012, 25(6): 352.

[21] LAUFER MR. Congenital absence of the vagina: in search of the perfect solution. When, and by what technique, should a vagina be created[J]. Curr Opin Obstet Gynecol, 2002, 14(5): 441-444.

[22] ISMAIL-PRATT IS, BIKOO M, LIAO LM, et al. Normalization of the vagina by dilator treatment alone in Complete Androgen Insensitivity Syndrome and Mayer-Rokitansky-Kuster-Hauser Syndrome[J]. Hum Reprod, 2007, 22(7): 2020-2024.

[23] KESER A, BOZKURT N, TANER OF, et al. Treatment of vaginal agenesis with modified Abbe-McIndoe technique: long-term follow-up in 22 patients[J]. Eur J Obstet Gynecol Reprod Biol, 2005, 121(1): 110-116.

[24] LIMA M, RUGGERI G, RANDI B, et al. Vaginal replacement in the pediatric age group: a 34-year experience of intestinal vaginoplasty in children and young girls[J]. J Pediatr Surg, 2010, 45(10): 2087-2091.

[25] 陈宗基，陈美云，熊邦初，等. 腹壁轴型皮下蒂皮瓣阴道成形术——一个新的阴道再造法[J]. 中华整形烧伤外科杂志，1986，2（3）：161-164，232.

[26] AKBAS H, USTUN C, GUNEREN E, et al. The use of expanded groin flap for vaginal reconstruction[J]. Plast Reconstr Surg, 2002, 110(6): 1601-1603.

[27] BRUN JL, BELLEANNEE G, GRAFEILLE N, et al. Long-term results after neovagina creation in Mayer-Rokitanski-Kuster-Hauser syndrome by Vecchietti's operation[J]. Eur J Obstet Gynecol Reprod Biol , 2002, 103(2): 168-173.

[28] BORRUTO F, CAMOGLIO FS, ZAMPIERI N, et al. The laparoscopic Vecchietti technique for vaginal agenesis[J]. Int J Gynaecol Obstet, 2007, 98(1): 15-19.

[29] BRUCKER S, GEGUSCH M, ZUBKE W, et al. Neovagina creation in vaginal agenesis: development of new laparoscopic Vecchietti-based procedure and optimized instruments in a prospective comparative interventional study in 101 patients[J]. Fertil Steril, 2008, 90(5): 1940-1945.

[30] GIANNESI A, MARCHIOLE P, BENCHAIB M, et al. Sexuality after laparoscopic Davydov in patients affected by congenital complete vaginal agenesis associated with uterine agenesis or hypoplasia[J]. Hum Reprod, 2005, 20(10): 2954-2959.

[31] FEDELE L, FRONTINO G, RESTELLI E, et al. Creation of a neovagina by Davydov's laparoscopic modified technique in patients with Rokitansky syndrome[J]. Am J Obstet Gynecol, 2010, 202(1): 33-38.

[32] 周佳，刘伟，刘伍德. 阴道黏膜上皮细胞的分离培养和鉴定[J]. 组织工程与重建外科，2005，1（5）：272-274.

[33] YEŞIM OZGENEL G, OZCAN M. Neovaginal construction with buccal mucosal grafts[J]. Plast Reconstr Surg, 2003, 111(7): 2250-2254.

[34] LIN WC, CHANG CY, SHEN YY, et al. Use of autologous buccal mucosa for vaginoplasty: a study of eight cases[J]. Hum Reprod, 2003, 18(3): 604-607.

[35] ROSEN R, BROWN C, HEIMAN J, et al. The Female Sexual Function Index (FSFI): A multidimensional self-report instrument for the assessment of female sexual function[J]. J Sex Marital Ther, 2000, 26(2): 191-208.

[36] 董丽霞. 自制模型在腹腔镜下Vecchitti阴道成形术中的应用[J]. 实用妇产科杂志，2005，21（11）：703-704.

[37] 谢永林，邓礼辉，罗岳西. 热凝树脂在阴道模具中的临床应用[J]. 川北医学院学报，2006，21（5）：435.

[38] COSKUN A, COBAN YK, VARDAR MA, et al. The use of a silicone-coated acrylic vaginal stent in McIndoe vaginoplasty and review of the literature concerning silicone-based vaginal stents: a case report[J]. BMC Surg, 2007, 10, 7: 13.

[39] 王炜. 整形外科学[M]. 杭州：浙江科学技术出版社，1999：86.

[40] 陈谦明，周曾同. 口腔黏膜病学[M]. 3版. 北京：人民卫生出版社，2008：6.

[41] COMMUNAL PH, CHEVRET-MEASSON M, GOLFIER F, et al. Sexuality after sigmoid colpopoiesis in patients with Mayer-Rokitansky-Kuster-Hauer syndrome[J]. Fertil Steril, 2003, 80(3): 600-606.

[42] NADARAJAH S, QUEK J, ROSE GL, et al. Sexual function in women treated with dilators for vaginal agenesis[J]. J Pediatr Adolesc Gynecol, 2005, 18(1): 39-42.

[43] GIANNESI A, MARCHIOLE, P, BENCHAIB M, et al. Sexuality after laparoscopic Davydov in patients affected by congenital complete vaginal agenesis associated with uterine agenesis or hypoplasia[J]. Hum Reprod, 2005, 20(10): 2954-2957.

[44] CROUCH NS, CREIGHTON SM. Long-term functional outcomes of female genital reconstruction in childhood[J]. BJU Int, 2007, 100(2): 403-407.

[45] BORKOWSKI A, CZAPLICKI M, DOBRONSKI P. Twenty years of experience with Krzeski's cystovaginoplasty for vaginal agenesis in Mayer-Rokitansky-Kuster-Hauer syndrome: anatomical, histological, cytological and functional results[J]. BJU Int, 2007, 101(11): 1433-1440.

[46] FEDELE L, BIANCHI S, FRONTINO G. The laparoscopic Vecchietti's modified technique in Rokitansky syndrome: anatomic, functional, and sexual long-term results[J]. Am J Obstet Gynecol, 2008, 198(4): 377e1-377e6.

[47] NINA CALLENS, GRIET DE, KATJA P, et al. Long-term psychosexual and anatomical outcome after vaginal dilation or vaginoplasty: A comparative study[J]. J Sex Med 2012, 9(7): 1842-1851.

[48] KUOHUNG W, THOMPSON SR, LAUFER MR. Use of acellular human dermal allograft for vaginoplasty in Mayer-Rokitansky-Küster-Hauser syndrome: a case report[J]. J Reprod Med, 2007, 52(9): 864-867.

[49] DORNELAS J, JA´RMY-DI BELLA Z IK, HEINKE T, et al. Vaginoplasty with oxidized cellulose: anatomical, functional and histological evaluation[J]. Eur J Obstet Gynecol Reprod Biol, 2012, 163(2): 204-209.

[50] ZHU L, ZHOU H, SUN Z, et al. Anatomic and sexual outcomes after vaginoplasty using tissue-engineered biomaterial graft in patients with Mayer-Rokitansky-Küster-Hauser syndrome: a new minimally invasive and effective surgery[J]. J Sex Med, 2013, 10(6): 1652-1658.

[51] 朱兰，周惠梅，郎景和. 组织工程医用补片在人工阴道成形术中的应用[J]. 中国实用妇科与产科杂志，2006，22（12）：953-294.

[52] 杨蓉，杨欣. 异体脱细胞真皮基质用于阴道成形术的远期疗效观察[J]. 中国妇产科临床杂志，2008，9（3）：222-223.

[53] 金汉宏，刘丹，冯国友，等. 脱细胞异体真皮基质与自体微粒皮混合移植关节部位的临床应用[J]. 中华损伤与修复杂志（电子版），2007，2（5）：285-290.

[54] 李智，张宝林，贾赤宇. 脱细胞异体真皮与自体微粒皮复合移植治疗深度烧伤愈合后皮肤质量观察[J]. 中国美容医学，2009，18（6）：817-819.

[55] 潘云川，徐家钦，袁素，等．异体脱细胞真皮基质加自体刃厚皮复合移植远期随访评价[J]．中华烧伤杂志，2010，26（6）：439-443.

[56] PAN Y, LIANG Z, YUAN S, et al. A long-term follow-up study of acellular dermal matrix with thin autograft in burns patients[J]. Ann Plast Surg, 2011, 67(4): 346-351.

[57] 王战鑫，徐洋，孙宏晨．口腔黏膜缺损两种治疗方法的比较研究[J]．现代口腔医学杂志，2006，20（6）：567-568.

[58] 张伟，胡敏，王恩博，等．脱细胞异体真皮基质修复口腔黏膜缺损的临床研究[J]．中华口腔医学杂志．2005，40（3）：241-243.

[59] 侯劲松，廖贵清，黄洪章，等．脱细胞异体真皮基质修复口腔上皮缺损的临床评价[J]．中国口腔颌面外科杂志，2006，4，（6）：427-429.

[60] 汪湧，杨驰．应用脱细胞真皮基质修复口腔黏膜缺损22例报道[J]．中国口腔颌面外科杂志，2006，4（4）：267-270.

[61] WAINWRIGHT DJ. Use of an acellular allograft dermal matrix in the management of full-thickness burns[J]. Burns, 1995, 21(4): 243-248.

[62] 霍孟华，戚可名，黄金井．异体脱细胞真皮基质的研究与应用[J]．中华整形外科杂志，2002，18（5）：311-313.

[63] WAINWRIGHT DJ, MADDEN M, LUTERMAN A, et al. Clinical evaluation of an Acellular allograft dermal matrix in full-thickness burns[J]. Tissue Eng, 2003, 9(1): 163-164.

[64] GHOSH MM, BOYCS S, LAYTON C. A comparison of methodologies for the preparation of human epidermal·dermal composites[J]. Ann Plast Surg, 1997, 39(4): 390-404.

[65] ROHRICH RJ, REAGAN BJ, ADAMS WP Jr, et al. Early results of vermilion lip augmentation using acellular allogeneic dermis: an adjunct in facial rejuvenation[J]. Plast Reconstr Surg, 2000, 105(1): 409-416.

[66] AKIBA T, TAKAGI M, SHIOYA H，et al. Reconstruction of thoracic wall defects after tumor resection using a polyterafluoroethylene soft tissue (Gore-Tex) patch[J].

Jpm J Thorae Card iovas Surg, 1998, 46(6): 526-529.

[67] CHEN ZJ, CHEN MY, CHEN C, et al. Vaginal reconstruction with an axial subcutaneous pedicle flap from the inferior abdominal wall: a new method[J]. Plast Reconstr Surg, 1989, 83(6): 1005-1012.

[68] 秦成路，张帝开．腹腔镜腹膜阴道成形术（罗湖Ⅱ式）的手术技巧[J]．中国实用妇科与产科杂志，2018，34（4）：381-385.

[69] CHEN ZJ. Vaginal reconstruction with an abdominal axial subcutaneous pedicle flap-a new method for vaginal reconstruction[J]. Zhonghua Zheng Xing Shao Shang Wai Ke Za Zhi, 1986, 2(3): 161-164, 232.

[70] DORNELAS J, JA´RMY-DI BELLA Z IK, HEINKE T, et al. Vaginoplasty with oxidized cellulose: anatomical, functional and histological evaluation[J]. Eur J Obstet Gynecol Reprod Biol, 2012, 163(2): 204-209.

[71] KUOHUNG W, THOMPSON SR, LAUFER MR. Use of acellular human dermal allograft for vaginoplasty in Mayer-Rokitansky-Küster-Hauser syndrome: a case report[J]. J Reprod Med, 2007, 52(9): 864-867.

[72] STANY MP, WINTER WE, ELKAS JC, et al. The use of acellular dermal graft for vulvovaginal reconstruction in a patient with lichen planus[J]. Obstet Gynecol, 2005, 105: 1268-1271.

[73] ZHU L, ZHOU H, SUN Z, et al. Anatomic and sexual outcomes after vaginoplasty using tissue-engineered biomaterial graft in patients with Mayer-Rokitansky-Küster-Hauser syndrome: a new minimally invasive and effective surgery[J]. J Sex Med, 2013, 10(6): 1652-1658.

[74] 杨蓉，杨欣．异体脱细胞真皮基质用于阴道成形术的远期疗效观察[J]．中国妇产科临床杂志，2008，9：222-223.

[75] 游艳琴，宋磊，李立安．25例先天性无阴道的手术治疗[J]．军医进修学院学报，2012，33（9）：908-912.

[76] 朱兰，周慧梅，郎景和．组织工程医用补片在人工阴道成形术中的应用[J]．中国实用妇科与产科杂志，2006，22（12）：953-954.

第**9**章 女性生殖器官发育异常的整形手术

女性生殖器官发育异常的发病率为0.1%~0.15%，其中近90%为子宫发育异常。其发病原因目前尚不清楚，一般认为与副中肾管、尿生殖窦的发育异常相关。女性生殖器官在形成、分化过程中，因内源性、外源性因素的影响，内生殖器始基的融合、管道腔化和发育，以及外生殖器的衍变等发生改变，可导致各种发育异常。常见的有正常管道形成受阻，如处女膜闭锁、阴道横隔、阴道纵隔、阴道闭锁和宫颈闭锁等；副中肾管衍生物发育不良，如无子宫、无阴道、始基子宫、子宫发育不良、单角子宫和输卵管发育异常等；副中肾管衍生物融合障碍，如双子宫、双角子宫、鞍状子宫和中隔子宫等。而以尿生殖窦发育异常为主的患者只占很少一部分，主要表现为女性假两性畸形。

女性尿生殖窦畸形是一种少见的先天性畸形，主要累及外阴及阴道下段的发育，常表现为部分或者完全性的男性化外阴，如阴蒂肥大、阴唇粘连、阴道狭窄、阴道尿道共干等。常见于肾上腺皮质增生症患者等46，XY性发育异常（disorders of sex development，DSD），有时也可以存在于雄激素不敏感的患者，或染色体异常DSD中。

第一节 基础知识

女性生殖器官主要由上部的副中肾管（米勒管）和下方的尿生殖窦发育而来，其中副中肾管发育成输卵管、子宫、阴道的上半，而尿生殖窦发育成外阴及阴道的下半。

一、女性生殖器官的发育

胎儿发育一般可以分成胚期和胎期，胚期是指妊娠后的前12周，主要是器官的分化形成阶段，胎期是指妊娠4~10个月，主要是器官的发育阶段。而女性内生殖器官的形成主要可以分成3个阶段，任何一个阶段发育停止或者发育不全均可导致各种女性生殖器官发育异常。

1. 女性内生殖器的分化和发育

（1）初始器官形成：胚胎4~5周，原始性腺和中肾等结构起源于尿生殖嵴，其内侧部分演化为生殖腺嵴，外侧部分衍变为中肾嵴（图9-1-1）。女性胚胎在5~6周时，副中肾管平行于中肾管的外侧，由中肾管引导向尾部延伸。

（2）融合：在胚胎6~8周时，两条副中肾管下端跨过同侧的中肾管并融合，下段形成子宫、子宫颈及阴道的上2/3段，上段保持分离，发育为双侧输卵管。

（3）隔膜吸收：胚胎16周时，子宫始基中间的隔膜溶解，最后完全吸收形成有腔的子宫、宫颈及阴道的上段。

2. 尿生殖窦的发育

（1）尿生殖窦的概念：尿生殖窦（urogenital sinus）是指在胚胎外生殖器形成初期，在尿生殖口的头端形成的小突起。在胚胎发生之初，胚胎腹侧有泄殖腔，随着胚胎的发育，在妊娠4~5周末，尿直肠隔

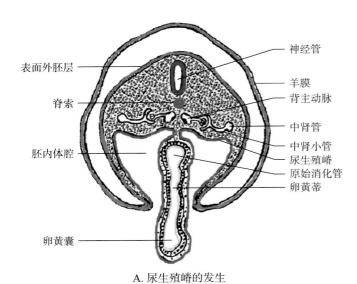

A. 尿生殖嵴的发生

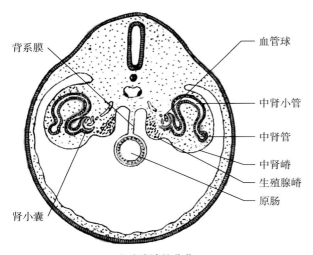

B. 生殖腺嵴的分化

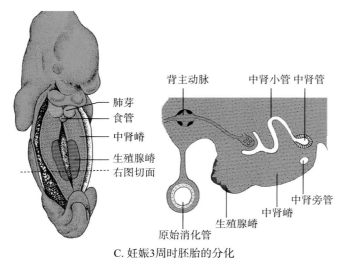

C. 妊娠3周时胚胎的分化

图9-1-1 尿生殖嵴的发生和发展

的延伸和会阴的发育，将输尿管以及生殖导管的开口部与直肠分离，其背侧部分发育为直肠，腹侧部分则形成尿生殖窦（图9-1-2）。尿生殖窦是泌尿生殖道发育的重要始基之一，正常演变为膀胱、男女性尿道、阴道前庭、前列腺部和膜部。

（2）尿生殖窦的分化：女性尿道下部、阴道下半及外生殖器均由尿生殖窦发育而成。按照其分化方向，尿生殖窦可以分成上、中、下三段。

上段：膀胱部，发育成膀胱，顶端尿囊退化形成脐中韧带，如不退化则成脐尿瘘。

中段：尿道部，呈狭窄的管状，女性发育成尿道，男性则发育成尿道前列腺部、膜部。

下段：初阴部，扁平结构，女性发育成阴道前庭，男性则发育成尿道海绵体的大部分。

（3）尿生殖窦来源泌尿系统的形成：膀胱和尿道来源尿生殖窦，尿生殖窦中的输尿管开口部向内与尿囊基部的内腔汇合，参与膀胱的形成，其余部分形成尿道。在女性形成较短的尿道，其开口部较宽，形成阴道前庭。在男性由尿生殖窦所形成的尿道与沿阴茎形成的尿道相连，开口于阴茎顶端。

（4）尿生殖窦来源生殖系统的形成：一般认为女性的阴道下半部分由尿生殖窦分化而来。但女性生殖管道的主体来自副中肾管（米勒管），其上段末端发育成输卵管伞，上段和中段发育成输卵管大部，下段发育成子宫，下段的末端发育成阴道穹隆部。人类卵子在受精37天后，体腔上皮背侧中肾管（沃尔夫管）外侧卷折为副中肾管，一对副中肾管跨过中肾管的腹侧继续向中下生长，最后融合为泌尿生殖膈，两侧副中肾管之间的隔逐渐消失，形成子宫阴道腔。阴道从子宫阴道腔的尾端发育而来，后者由副中肾管和尿生殖窦形成，两者的连结点是米勒结节，即阴道的胚胎发育源于两部分，上半起源于副中肾管，下半起源于尿生殖窦。当妊娠18周时，副中肾管远端与尿生殖窦顶端相融合，融合的副中肾管尾端细胞分化形成阴道索。阴道索逐渐延长，与两侧的来自尿生殖窦后面的内胚组织的外翻部位（阴道窦球）相汇合，阴道窦球向头部延伸，与阴道索的尾部融合，并同时分裂增殖，形成一实质圆柱状体，称为阴道板。于妊娠

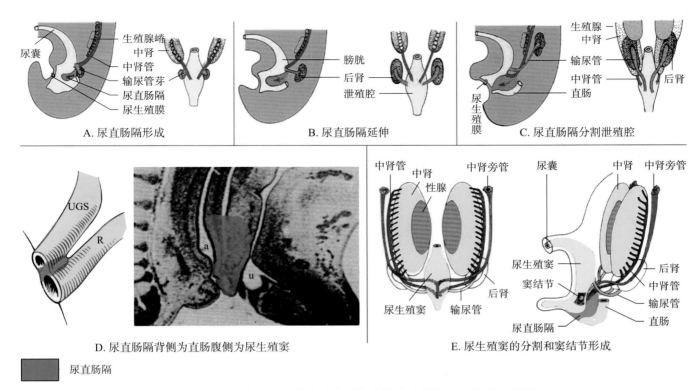

A. 尿直肠隔形成

B. 尿直肠隔延伸

C. 尿直肠隔分割泄殖腔

D. 尿直肠隔背侧为直肠腹侧为尿生殖窦

E. 尿生殖窦的分割和窦结节形成

尿直肠隔

图9-1-2　尿直肠隔将泄殖腔分割为背侧的直肠和腹侧的尿生殖窦

20～24周，由阴道板中部逐渐凋亡、管腔化，由上向下穿通形成阴道腔，随后阴道索贯通并被来自尿生殖窦的上皮覆盖分化成正常的阴道。

目前比较统一的看法是阴道上段来自副中肾管，阴道下段来自尿生殖窦，但关于阴道中段的发育来源还有争论，胚胎学专家认为，阴道中段来自由阴道窦球发育而来的阴道板，应该是由尿生殖窦发育而来，而妇产科的相关专家则认为阴道中段可能来自副中肾管，因为这样更容易解释阴道纵隔和斜隔等发生的机制。有人认为阴道管腔上1/3～4/5部分的上皮由阴道子宫始基形成，而下1/5～2/3部分的上皮由阴道窦球分化而来（图9-1-3、图9-1-4）。米勒结节在阴道的位点决定副中肾管和尿生殖窦在阴道形成中所占的比例，大多数阴道的上1/3来自副中肾管，下2/3由尿生殖窦的阴道板发育而来，极少数有变异。

如阴道发育的胚胎始基双侧副中肾管和尿生殖窦缺如或发育停滞，将引起不同类型的阴道畸形并致不孕，如阴道窦球未形成阴道板，或阴道板未形成管道则表现为阴道闭锁；尿生殖窦上皮未能贯穿前庭部导致无孔处女膜。

（5）外生殖器的形成：尿生殖窦以尿殖孔（urogenital aperture）开口于体外，以尿殖孔为中心形成外生殖器（图9-1-5）。

生殖结节：尿生殖窦前部中间形成的小突起称为生殖结节，女性形成阴蒂，男性发展成阴茎。

生殖褶：生殖结节的尾侧正中线形成一条沟，称为尿道沟，它隔开两侧的皮皱，称为尿道褶，尿道褶向后延伸，从两侧夹住尿生殖口。女性的尿道褶夹住由尿生殖窦分化来的阴道前庭，形成小阴唇。男性的尿道褶左右融合，形成阴茎的尿道及包皮。

生殖隆起：在生殖结节和尿道褶的两侧各有一个不太明显的隆起，为生殖隆起（又称阴唇阴囊隆起）。女性的生殖隆起变化不大，逐渐发育形成大阴唇。男性则左右的生殖隆起在正中线融合形成阴囊。

二、女性生殖器官发育异常的分类

女性生殖器官的早期分化主要受性染色体相关基因的调控，后期则在性激素的影响下进行发育，当整个调控系统的某些环节出现异常，则可能明显影响生

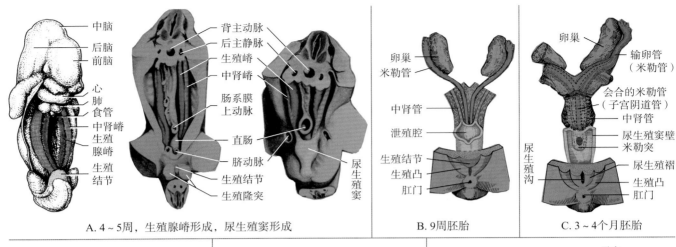

A. 4~5周，生殖腺嵴形成，尿生殖窦形成

B. 9周胚胎

C. 3~4个月胚胎

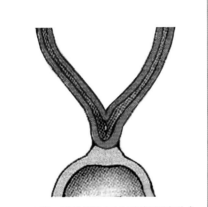

D. 18周，米勒管与尿生殖窦顶端融合

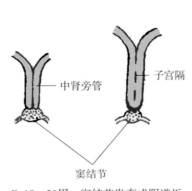

E. 18~20周，窦结节发育成阴道板

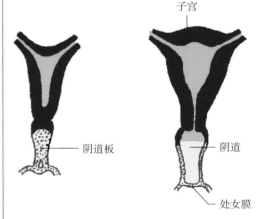

F. 20~24周，阴道板空化形成阴道

图9-1-3　副中肾管的分化和阴道的发生

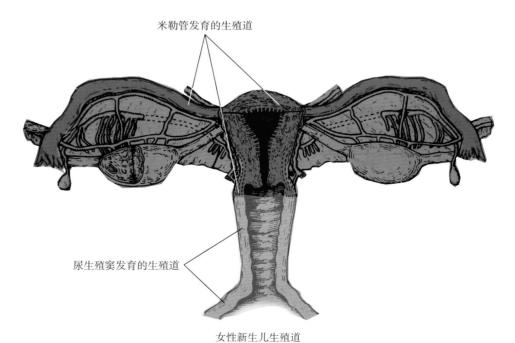

女性新生儿生殖道

图9-1-4　女性新生儿阴道发育的组织来源

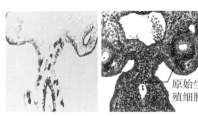
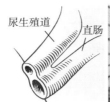
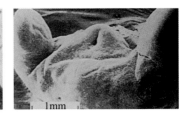

A. 3周　原始生殖细胞迁移入卵黄囊　　　B. 4～5周　尿直肠隔分离开尿生殖窦和直肠　　　C. 6～7周　泄殖腔外观

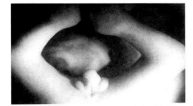
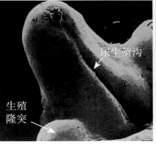
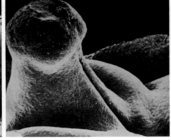
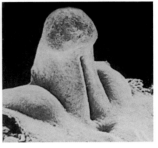

D. 7～8周　生殖结节和隆突　　　E. 妊娠第8周胚胎，生殖器未分化阶段，扫描电镜显示生殖结节、尿道沟和会阴体部的形态结构

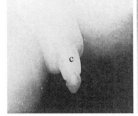
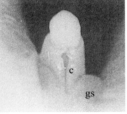
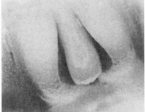
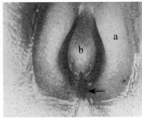
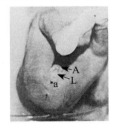

F. 12周，阴蒂（c）呈阳具状，尿道皱襞（1）至阴蒂基部是分开的，生殖器肿胀（gs）是分开的。尿道皱襞不融合　　　G. 22周，阴蒂（b）突出，生殖器肿胀向上迁移形成大阴唇（a）　　　H. 26周，小阴唇（L）突出于大阴唇（A）（a，肛门）

图9-1-5　女性外生殖器的发生与发育

资料来源：Ammini AC, Pandey J, Vijyaraghavan M, Sabherwal U: Human female phenotypic development: Role of fetal ovaries. J Clin Endocrinol Metab 1994; 79: 604-608. © The Endocrine Society.

殖器官的发育，形成畸形的表型。根据其组织来源，一般将女性生殖器官的发育分成副中肾管来源和尿生殖窦来源两个部分，其畸形也按照这种分类方法分别进行分类描述。

1. 影响女性生殖器官分化和发育的敏感阶段　女性生殖器官发育异常，主要是胚胎发育过程中副中肾管和尿生殖窦的正常发育受到干扰，其中最容易被干扰的阶段为妊娠7～12周（图9-1-6），之后也可能受激素水平的影响，使其发育过程产生偏移。

2. 副中肾管发育异常的分类　由副中肾管发育的内生殖器官是女性生殖系统的主体，出现畸形的概率较高，其出现的问题也是困扰多数患者的临床问题，因此相关协会对其常见畸形类型进行不同的分类。

（1）美国生育协会（1988）副中肾管异常的分类：美国生育协会（American Fertility Society，AFS）1988年的副中肾管异常的分类是最早获得全球共识、被最广泛应用，且使用最久的分类系统，该分类系统以副中肾管异常程度为基础分为四大类，该分类系统的局限性是不足以满足多部位组合性畸形的分类要求（图9-1-7）。

第一类：副中肾管发育不良，如MRKH综合征。

第二类：垂直融合异常，如阴道横隔和宫颈发育不良。

第三类：侧面融合异常，如非对称阻塞性或对称非阻塞性。

第四类：垂直-侧面融合缺陷的异常构造。

（2）欧洲人类生殖与胚胎学会和欧洲妇科内镜协会（ESHRE/ESGE）分类（2013）：该分类弥补了

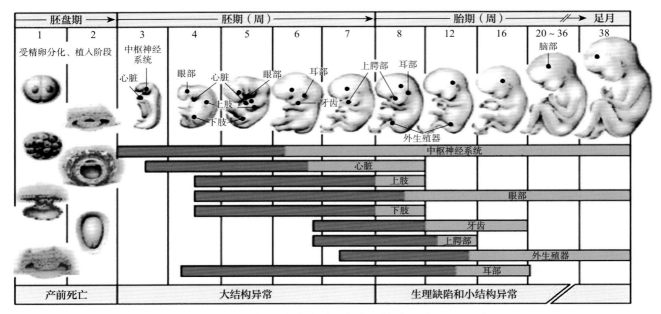

图9-1-6 胚胎发育中生殖畸形发生的敏感期（7～38周）

注：致畸因素通常作用的位置

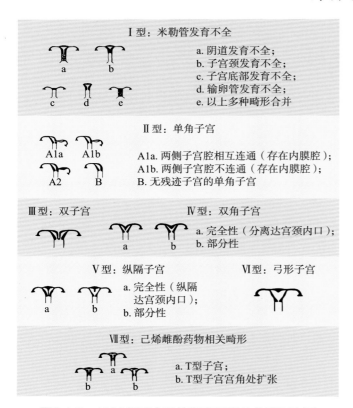

图9-1-7 1988版副中肾管发育异常的分类示意图

表9-1-1 女性生殖器官发育异常ESHRE/ESGE分类（2013）

阴道发育异常（V）	宫颈发育异常（C）	子宫发育异常（U）
V0正常阴道	C0正常宫颈	U0正常子宫
V1非阻塞性阴道纵隔	C1宫颈纵隔	U1畸形子宫
V2阻塞性阴道纵隔	C2双宫颈	U2纵隔子宫
V3阴道横隔和/或处女膜闭锁	C3单宫颈残迹	U3双角子宫
V4阴道发育不良	C4宫颈发育不全	U4单角子宫
		子宫发育不良尚未分类

3. 尿生殖窦发育异常的分型 尿生殖窦主要发育成膀胱、尿道、阴道下段和外阴等结构，当它发育出现异常时，其外生殖器的表型常发生改变，这些改变根据程度的不同，常人为地分为5型。

（1）尿生殖窦发育异常的分型

1）Ⅰ型：外生殖器仅有阴蒂增大。

2）Ⅱ型：阴蒂增大并有较宽漏斗状尿生殖窦，阴道与尿道有一共同开口。

ASF分类系统对宫颈和阴道畸形描述不够细致的缺陷，对生殖道梗阻性畸形的定义更为清晰，但对子宫分型无法体现临床有无梗阻性症状。这是目前应用较多的生殖器官发育异常临床分类方法（表9-1-1）。

3）Ⅲ型：尿生殖窦较窄，但仍为漏斗状。

4）Ⅳ型：阴茎底部有一小的尿生殖窦开口。

5）Ⅴ型：尿生殖窦开口在阴茎顶端如正常男性。

（2）女性尿生殖窦发育异常的表型：女性尿生殖窦是外阴、尿道和阴道下半形成的基础，在女性假两性畸形患者中通常存在一定程度的尿生殖窦发育异常，其主要临床表现为外阴异常、尿道异常、生殖道异常。其外阴表现根据男性化程度不同可表现为不同程度的阴蒂肥大、尿道外口异常、阴唇融合等（图9-1-8），而尿道、生殖道的异常则可表现为尿道、阴道的管腔化异常（图9-1-9），如阴道部分闭锁（发病率1/5000～1/4000）、阴道狭窄、尿道阴道瘘、尿道膀胱瘘、尿道阴道共干等。

三、女性梗阻性生殖器官发育异常的临床表现及治疗原则

女性生殖器官发育异常，既可以表现为性别模糊，归类为性发育异常（DSD），进而可以按照DSD进行诊断和治疗；也可以清晰地表现为女性，但生殖器官存在畸形，如子宫、卵巢、阴道的异常，其中以梗阻性生殖器官发育异常表现严重、治疗较为困难。

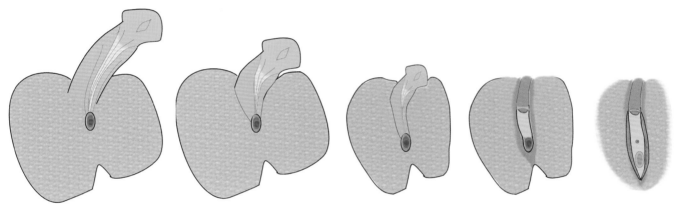

图9-1-8　常见的尿生殖窦发育异常的外阴表现示意图

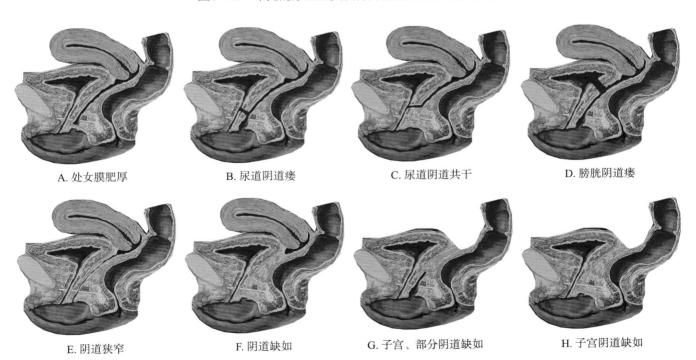

A. 处女膜肥厚　　　　　B. 尿道阴道瘘　　　　　C. 尿道阴道共干　　　　　D. 膀胱阴道瘘

E. 阴道狭窄　　　　　F. 阴道缺如　　　　　G. 子宫、部分阴道缺如　　　　　H. 子宫阴道缺如

图9-1-9　常见尿生殖窦发育异常的阴道表现

2019年，美国妇产科医师学会（American College of Obstetricians and Gynecologists，ACOG）发布了《梗阻性子宫阴道发育异常管理》。其中指出：该畸形以青少年发病为主，以生殖道梗阻导致的原发性闭经、下腹疼痛为主要临床表现。患者常无法正常性生活，不具备生育能力或者生育能力低下，可对患者造成长期持续的身心负面影响。而且该类畸形经常合并泌尿、骨骼、消化系统发育异常等其他复杂畸形。青少年女性下生殖道畸形可带来严重的抑郁及焦虑情绪、低自尊、女性身份认同感下降等身心影响，其中75.2%的患者合并抑郁症状，67.4%的患者合并焦虑症状，较同龄健康女性比例显著增加。由于罕见，极易漏诊、误诊及误治。梗阻性生殖器官发育异常在我国保守估计有超过10万的患者。

1．症状　主要表现为无月经初潮，有周期性腹痛及盆腔包块。症状出现的早晚、严重程度与子宫内膜的功能有关，阴道下段闭锁（Ⅰ型）患者子宫正常，子宫内膜功能好，症状出现较早且严重；而阴道完全闭锁（Ⅱ型）患者往往子宫发育及子宫内膜功能均较差，症状可能出现较晚。

（1）阴道斜隔：不同类型，可表现为痛经或月经淋漓不净或阴道流液。

（2）阴道横隔：不同类型，可表现为痛经或月经淋漓不净或生育困难。

（3）MRKH综合征：主要表现为闭经和性生活困难。

2．体征

（1）阴道下段闭锁：外阴外观正常，但前庭无阴道开口，需要与处女膜闭锁相互鉴别。前庭处黏膜表面色泽正常，不向外隆起，阴道上段扩张积血严重时可伴有子宫颈及宫腔积血。检查时发现包块位于直肠前方，可突向直肠，包块下极位置较低但未到达处女膜水平。若经血得到及时引流，合并输卵管积血及盆腔子宫内膜异位症的发生率可降低，生育情况良好。

（2）阴道完全闭锁：外阴表现与阴道下段闭锁相同，多合并子宫颈发育不良，部分患者可合并子宫体发育异常，通常因宫腔积血而致子宫体增大。由于经血逆流严重，同时存在附件区包块，为输卵管积血、卵巢子宫内膜异位囊肿以及重度盆腔粘连。特点为进行性加重的周期腹痛，病程长久者同时伴有子宫腺肌病。

（3）阴道斜隔：痛经或月经淋漓不净或阴道流液，阴道一侧包块。

（4）MRKH综合征：患者无阴道无子宫。

（5）阴道横隔：有痛经，性生活不满意，无法暴露宫颈。

（6）宫颈发育不全：症状同阴道闭锁。

3．辅助检查

（1）染色体和生殖激素测定：是必须的，用于原发性闭经的诊断与鉴别。

（2）B超和MRI检查：有利于术前诊断和评估。

1）盆腔B超检查：简便易行，无创，可作为首要诊断方法。阴道下段闭锁患者的阴道上段扩张积血，部分患者可合并子宫腔积血和输卵管积血，阴道完全闭锁患者的子宫颈未探及或仅见条索样组织，常有子宫增大、宫腔积血，可合并输卵管积血、卵巢囊肿及盆腔积液。

2）盆腔MRI检查：常为重要的术前检查手段，MRI检查对评估子宫颈及阴道上段的结构异常更为精确，可以作为鉴别诊断的方法。还有助于发现共存的其他生殖、泌尿系统畸形。

（3）X线和CT检查：对于合并骨骼系统畸形的排查有价值。复杂的泌尿系统发育异常，可通过静脉肾盂造影或者泌尿系统三维重建协助诊断。

梗阻性畸形患者合并泌尿系统发育异常的概率较高，建议常规性行泌尿系统超声检查，必要时行腹腔镜探查术有助于明确合并的子宫颈及子宫体发育异常，以及继发的盆腔子宫内膜异位症情况。

4．治疗原则及注意事项

（1）治疗原则：梗阻性子宫阴道发育异常的治疗应以切开、切除或者组织移植为手段，实现生殖器官的有效沟通为主要原则。其中包括阴道、子宫和输卵管等器官的相互沟通，常用的技术包括全阴道成形、部分阴道成形；阴道横隔、纵隔和斜隔的切除；宫颈成形、宫腔融合；输卵管沟通等。

（2）注意事项：女性下生殖道畸形诊治难度较

高，手术干预相关并发症风险高，应由有丰富经验的医师进行诊治。2019年ACOG发布的《梗阻性子宫阴道发育异常管理》明确指出：疑似宫颈闭锁的患者，应转诊到对生殖道畸形有丰富经验的医师处就诊。

梗阻性生殖道发育异常患者均是子宫内膜异位症的高危人群，虽然梗阻性生殖道发育异常患者的初始治疗可以缓解梗阻所致的疼痛，但是仍应严密随诊，以避免后续痛经及子宫内膜异位症的发生，术后可以考虑一段时间的抑制月经治疗。

所有梗阻性生殖道发育异常的患者均有术后阴道再次狭窄的风险，可能需要术后持续性阴道扩张或者其他手术干预。虽然梗阻性生殖道发育异常患者通过早期干预后生育结局通常较好，但因为常合并子宫内膜异位症等不孕相关因素，可能会合并不良妊娠结局。所以，患者术后应长期随诊，必要时进行生育及妊娠指导。

（王可可　杨　堃　车可心）

第二节　阴蒂缩小术

阴蒂是女性重要的美学器官和性感受器，对女性的性审美和性感觉均有重要的作用。它在发生时与男性的阴茎同源，当其发育过程中受到较高的雄激素水平的影响时，则会过度发育，呈现不同程度的阴蒂肥大。阴蒂肥大表现为阴蒂过长、粗大，不仅影响女性外阴的美观和形态；对其性能力也有一定的影响，可能导致性活动的不适；会对女性的性心理、自我认知和性自尊产生负面影响。她们往往求助于医疗部门，要求进行相关的改善。

一、正常阴蒂与阴蒂肥大

1. 阴蒂的正常测量值　正常的阴蒂位于两侧大阴唇的内侧、小阴唇的顶端，大部分覆盖在阴蒂包皮之中，仅露出阴蒂头，如豌豆大小。评判阴蒂的大小

一般从两个方面入手：一个是阴蒂头，包括阴蒂头的长度和宽度；另一个是阴蒂体，包括阴蒂体的长度和直径。一般认为，正常成年女性的阴蒂大小：阴蒂头长3～6mm、宽2～5mm，阴蒂体长20～30mm、直径5～8mm。一些报道对阴蒂的各项数据进行了测量（表9-2-1），2005年，Jillian Lloyd报道，阴蒂长度平均为19.1mm、阴蒂头宽度为5.5mm。2015年，曹玉娇报道612例中国成年女性外阴测量，其测量均值包皮长度为（25.66±4.42）mm、阴蒂头长为4.93mm、阴蒂头宽为3.59mm；2018年，王鲁文报道700例中国成年女性的外阴测量，其中阴蒂包皮长度为25.38mm，阴蒂头长4.08mm、宽2.64mm，阴蒂体长为26.45mm。2018年，Kreklau报道了657例白种人成年女性的外阴测量，测量均值中阴蒂头长为6.89mm、阴蒂头宽为4.62mm。

2. 阴蒂肥大的诊断标准　正常阴蒂体直径为

表9-2-1　正常女性成人阴蒂测量数据表

报道人	阴蒂长/mm	阴蒂包皮长/mm	阴蒂头长/mm	阴蒂头宽/mm	人种
Jillian Lloyd	19.1			5.5	白种人
曹玉娇		25.66	4.93	3.59	黄种人
王鲁文	26.45	25.38	4.08	2.46	黄种人
Kreklau			6.89	4.62	白种人
平均	22.78	25.52	5.3	4.04	

5~8mm，若阴蒂超过正常大小，表现的过长、粗大，则为阴蒂肥大（clitoral hypertrophy）。目前阴蒂肥大尚无统一的诊断标准，主要依据医者的主观判断，有人认为阴蒂头的高度径线超过8mm可以诊断阴蒂肥大，有人则认为超出正常女性的阴蒂2倍以上时，诊断阴蒂肥大更为合适。

大部分患者没有任何症状，部分患者在日常行走的过程中自觉有摩擦感。常见的阴蒂肥大可以分为病理性肥大和单纯性肥大两种，以病理性肥大多见（图9-2-1）。

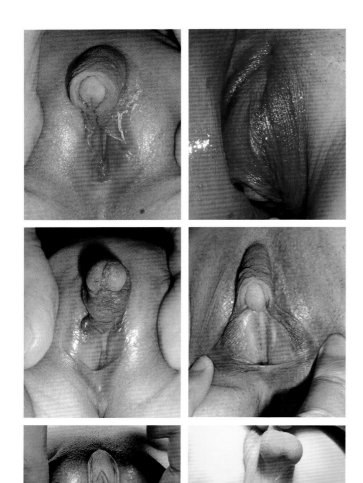

图9-2-1　阴蒂肥大的常见表型

二、阴蒂肥大的常见病因与诊断

病理性阴蒂肥大多由患者雄激素水平较高引起，常见于女性的肾上腺皮质增生和染色体异常等。少数患者无染色体或性激素等异常，则称为单纯性阴蒂肥大。

1．激素水平异常的阴蒂肥大　患儿出生前或出生后暴露于雄激素过多的环境，这种阴蒂肥大常合并不同程度的男性化表现，常见原因如下。

（1）先天性肾上腺皮质增生症（CAH）：皮质激素合成中的羟化酶缺乏，导致雄激素合成增多。

（2）母亲妊娠期罹患可导致男性化的肿瘤：如卵巢睾丸母细胞瘤、肾上腺良性肿瘤或黄体瘤等。

（3）母亲妊娠期使用雄激素类药物。

（4）患儿罹患肾上腺肿瘤：常伴有高血压、库欣综合征表现。

2．非激素水平异常的阴蒂肥大　没有明显的雄激素异常，这类阴蒂肥大患者常伴有性染色体异常（如Turner综合征）、真两性畸形及阴蒂神经纤维瘤病。如果反复、长期手淫，或是性配偶经常刺激阴蒂也可造成阴蒂轻度增大。

3．诊断原则　根据病史、阴蒂肥大外观，可以诊断阴蒂肥大。激素水平检查、性染色体检查，B超、CT等检查，有助于进一步明确病因。病史要重点询问姐妹或直系女性亲属中有无类似阴蒂肥大者，母亲在妊娠期间是否服用雄激素类药物、是否患有卵巢睾丸母细胞瘤、肾上腺良性肿瘤等。

4．病因鉴别　对于引起阴蒂肥大最常见的原因要进行鉴别，以便针对性地制订治疗计划。

（1）先天性肾上腺皮质增生症：多见于小儿，可以表现为外阴男性化和失盐。失盐可引起食欲减退、嗜睡、呕吐；男性化则表现为女性患儿外生殖器模糊，阴蒂可增大似阴茎，阴唇粘连，阴道与尿道共干等。随着年龄增大，患者表现肌肉发达、生长较迅速、骨龄提前和骨骺提前融合，发育年龄不出现女性青春期变化、无月经来潮。

（2）卵巢睾丸母细胞瘤：多见于20~40岁的女性，表现为月经稀少、闭经，常有乳房和子宫萎缩，继之出现男性化，如毛发增多、声音变粗、面部痤疮和阴蒂肥大。

（3）真两性畸形：出生即存在异常，首先存在外生殖器模糊，可表现为小阴茎或阴蒂肥大，伴尿道下裂。性腺可为卵睾、卵巢或睾丸，卵巢多在左侧，睾丸或卵睾多在右侧，常下降不完全。

三、阴蒂肥大的治疗

阴蒂肥大诱因较多，病因诊断明确后，要针对病因进行相应的治疗，同时还应对肥大的阴蒂进行手术整形。当患儿性别认定为女性或决定长期以女性身份生活者，可按女性外阴进行塑形，常用的阴蒂整形手术方式包括保留阴蒂背侧血管神经束的阴蒂缩小术、阴蒂全部或部分切除术、阴蒂隐藏术等。最佳的手术时机在3~6岁。

1. 保留阴蒂背侧血管神经束的阴蒂缩小术　是目前较为理想的阴蒂缩小术式，该术式切除了大部分肥大的阴蒂干，使阴蒂外观体积、形态趋于正常；多余的阴蒂包皮向后转移可重建小阴唇，使女性外阴的形态更加完善；保留了阴蒂头的血管神经束支配，可保证阴蒂头成活并保留有感觉功能；阴蒂头处于小阴唇的上方，更容易感受性刺激，诱发性高潮。

（1）手术适应证：在确定女性身份，排除手术禁忌证的前提下，大部分中、重度的阴蒂肥大均可采用该术式。

（2）手术禁忌证

1）两性畸形患者，社会性别尚不确定者。

2）轻微的阴蒂肥大，仅需要局部少量楔形切除就可以纠正者为相对禁忌。

3）妊娠、性传播疾病的传染期。

4）严重的重要脏器疾病、功能不良者，凝血功能障碍者。

（3）手术基本过程（图9-2-2）：避开月经期，全身麻醉，截石位，碘伏消毒，常规铺巾。

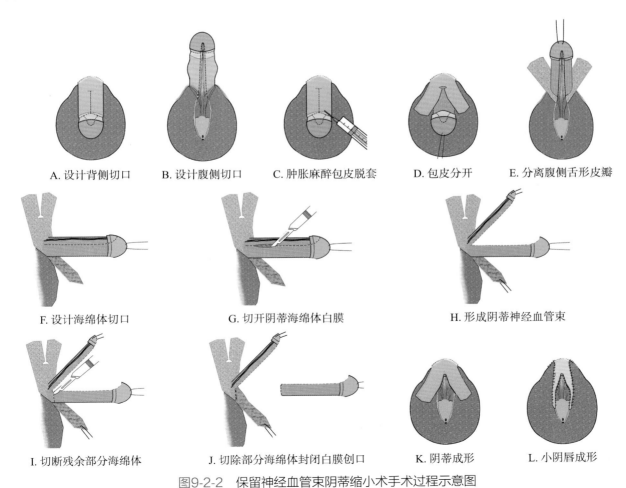

A. 设计背侧切口　　B. 设计腹侧切口　　C. 肿胀麻醉包皮脱套　　D. 包皮分开　　E. 分离腹侧舌形皮瓣

F. 设计海绵体切口　　G. 切开阴蒂海绵体白膜　　H. 形成阴蒂神经血管束

I. 切断残余部分海绵体　　J. 切除部分海绵体封闭白膜创口　　K. 阴蒂成形　　L. 小阴唇成形

图9-2-2　保留神经血管束阴蒂缩小术手术过程示意图

1）设计切口：一般需要两个切口，一个是背侧"工"字形切口，在阴蒂中远段背侧正中设计纵向切口，其远端距离冠状沟3～5mm处设计一个横向切口，其长度跨越阴蒂周径的大半，与腹侧纵向切口相连接；背侧中线纵向切口的近端距离阴蒂根部2.5cm处，垂直于该切口，设计一个横向切口，长度为重建阴蒂的周长的一半。另一个是腹侧黏膜两旁的舌形切口，即围绕阴蒂系带及阴蒂腹侧的黏膜部分，设计一个倒"U"字形皮瓣，其两侧延伸到阴蒂腹侧与阴道前庭交界部。

2）切开、包皮脱套：沿着切口设计线切开腹侧和背侧的皮肤，首先将阴茎腹侧的舌形组织瓣自海绵体表层剥离下来，然后在包皮下筋膜组织中注射少量的生理盐水，适当增大包皮下间隙，然后以小剪刀分离阴蒂包皮，使得阴蒂海绵体与阴蒂包皮大部分分离，将阴蒂体独立出来。

3）保留神经血管束的部分阴蒂切除：包皮脱套后，在阴蒂海绵体背侧正中辨识阴蒂背神经血管束，每侧旁开5～8mm设计2条平行于阴蒂背神经血管束的切口，在阴蒂根部环绕阴蒂海绵体扎一个橡皮条止血带，沿着设计线切开海绵体白膜，暴露下方的海绵体组织。在海绵体组织中斜向内下方剥离，直到两侧切口贯通，注意保护中央部的神经血管束，将多余的海绵体组织与神经血管束分离，在阴蒂头部位，保留与阴蒂背神经血管束相连的部分阴蒂头组织（长约5mm、宽约10mm、厚约3mm），其余的阴蒂海绵体结构自其根部切除。

4）新阴蒂成形：充分止血后，放开橡皮条止血带，再次止血，将保留的神经血管束两侧的筋膜组织牵拉向腹侧进行缝合，形成一个新的柱状阴蒂体，其根部部分埋藏固定在耻骨联合上方的皮下脂肪组织中，剩余2～2.5cm长度固定在耻骨联合前筋膜上，阴蒂头保留组织适当修剪，和腹侧剥离的舌形瓣尖端相对缝合，形成一个长5～6mm、宽3～5mm的新的阴蒂头，并将其下方缝合固定在耻骨联合前筋膜部位，形成一个新的阴蒂。

5）阴蒂包皮成形：将掀起的阴蒂包皮重新覆盖到修整后的阴蒂背侧，其上方的横向切开皮缘与新建阴蒂头保留的冠状沟部包皮缘相互缝合，形成一个新的阴蒂包皮帽状结构，其两侧则在皮下固定几针，形成新的条状阴蒂包皮。其余部分阴蒂包皮向后转移，形成新的小阴唇。

6）小阴唇成形：沿着阴道前庭前方的两侧边缘设计2条平行切口，其长度与转移的阴蒂包皮组织瓣等长，切开切口，适当分离形成两个长条形创面，将向后转移的包皮多余部分适当修整，分别与内外侧创缘相互缝合，形成一对新的小阴唇。

（4）手术注意事项：本术式保留了阴蒂原有的部分感觉神经，且组织瓣自带血供，新建阴蒂体可以很大程度上保留原有的性感受能力，并诱发性高潮。为了保证手术效果，必须注意以下几个方面。

1）保留完整的神经血管束结构，手术分离时要非常小心，全程在海绵体结构中剥离，注意保护阴蒂背神经血管束及周边组织。

2）形成的新阴蒂头要接近正常阴蒂头的大小，新的阴蒂头由2部分组成，即背侧保留的阴蒂头组织和腹侧的舌形瓣的尖端，因此，要对组织进行适当修剪，使其成形后大小基本正常。

3）如果可能，可以形成新的阴蒂体柱状结构，保留的阴蒂神经血管束组织的表层筋膜可以适当多留一些，以便最后可以拉拢到腹侧缝合形成新的阴蒂体海绵体结构。如果阴蒂过度肥大接近正常的阴茎组织，也可以不再形成新的柱状结构，直接以片状的神经血管束组织构建新的阴蒂体。

2. 阴蒂全部或部分切除术 将阴蒂部分或大部分切除，留接近正常量的阴蒂根部、残端直接缝合；或者将整个阴蒂海绵体（包括阴蒂头、阴蒂体、阴蒂脚）全部切除。这类治疗术后，阴蒂性敏感度明显降低，可明显影响性感受和性功能。

（1）手术适应证：当患者表现为轻度阴蒂肥大，或者医疗条件较差，受医疗技术的限制不能进行复杂手术时，可以采用比较简单的部分切除法治疗阴蒂肥大。

（2）手术基本过程：避开月经期，全身麻醉，截石位，碘伏消毒，常规铺巾。

1）设计切口：常用阴蒂缩小切口有两个，一个是背侧正中直线切口或"T"字形切口，另一个是腹侧的近外侧平行切口。前者的优点是可以少干扰包皮结构，以免影响包皮的感觉和血供；后者的优点是可以将阴蒂腹侧的结构完整地保留下来，保留较好的腹侧感觉且形成的阴蒂外形比较逼真。

2）切开、包皮脱套：沿着设计的切口切开皮肤组织，贴近阴蒂体部位筋膜下钝性分离，使得阴蒂体与包皮分离。

3）切除部分阴蒂：将阴蒂过长、过粗的部分切除，保留正常大小的阴蒂体以便重建新的阴蒂体。一般建议从腹侧或者两侧切除部分阴蒂，而背侧的带有神经血管束的部分尽量保留，以便有一定的感觉恢复（图9-2-3）。对于轻微的阴蒂肥大，不伴有明显的阴蒂过长，则可以只是楔形切除部分阴蒂头，以便改善外观（图9-2-4）。

4）重建阴蒂结构：将保留阴蒂海绵体的外膜部

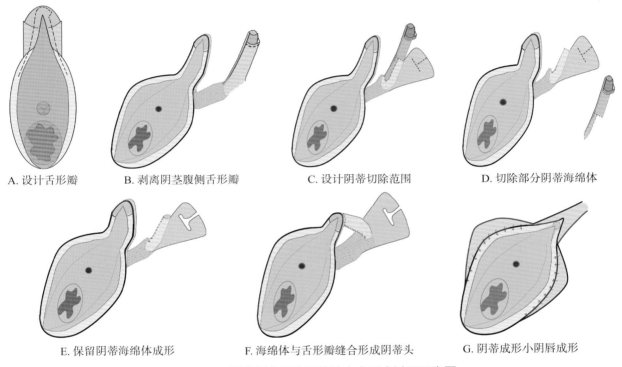

A. 设计舌形瓣　　　B. 剥离阴茎腹侧舌形瓣　　　C. 设计阴蒂切除范围　　　D. 切除部分阴蒂海绵体

E. 保留阴蒂海绵体成形　　　F. 海绵体与舌形瓣缝合形成阴蒂头　　　G. 阴蒂成形小阴唇成形

图9-2-3　阴蒂部分切除阴蒂缩小术手术过程示意图

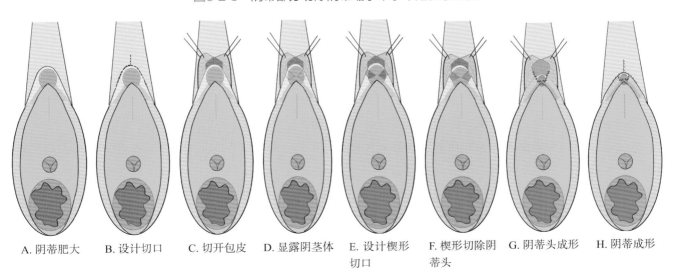

A. 阴蒂肥大　B. 设计切口　C. 切开包皮　D. 显露阴茎体　E. 设计楔形切口　F. 楔形切除阴蒂头　G. 阴蒂头成形　H. 阴蒂成形

图9-2-4　楔形切除法阴蒂头缩小术

分缝合，形成类似正常阴蒂样结构，并将其固定在耻骨联合前方的筋膜上。

5）缝合切口：将阴蒂包皮适当修整、缝合切口，形成类似包皮帽样结构，多余的包皮部分可以向后阴道前庭两侧转移，局部切开缝合，形成新的小阴唇。

（3）手术注意事项：阴蒂部分切除术是一种破坏性的手术，可能会明显降低阴蒂的性敏感度，因此在切除时要尽量保留包含神经血管束的阴蒂背侧中线部分，其他部分则可适当切除，如果阴蒂肥大非常明显，局部缩小操作困难，则可以完全切除阴蒂结构，只是这样操作后感觉更差。总之阴蒂部分切除术是一个比较传统的手术，但由于其对术后性感受影响很大，目前已经很少开展，只有在一些肿瘤等严重疾病时采用。

3. 阴蒂隐藏术　去除多余阴蒂包皮、将阴蒂海绵体折叠后隐藏固定于耻骨联合下方，修剪或楔形切除阴蒂头部分组织，缩小阴蒂头至正常大小。这类治疗不干扰阴蒂本身，可保留阴蒂头的感觉功能。但阴蒂海绵体勃起时，外阴部易出现一突起，且性兴奋时折叠后的阴蒂海绵体的勃起功能受限，可产生痛感。当阴蒂肥大明显时，过大的体积难以隐藏，术后外形改善不理想。

（1）手术适应证：轻、中度的阴蒂肥大，阴蒂增粗不明显、以阴蒂过长为主要表现者可以考虑应用阴蒂隐藏术。

（2）手术基本过程：避开月经期，全身麻醉，截石位，碘伏消毒，常规铺巾。

1）设计切口：多采用腹侧的近外侧平行切口。其优点是可以将阴蒂腹侧的结构完整地保留下来，同时方便将过长的阴蒂体部折叠缝合固定在耻骨联合下方，且可保留较好的腹侧感觉，形成的阴蒂外形比较逼真。如果需要转移包皮形成小阴唇，则可增加一个背侧的"工"字形切口，以方便处理包皮。

2）切开、包皮脱套：沿着设计切口切开皮肤组织，贴近阴蒂体部位筋膜下钝性分离，使得阴蒂体与包皮分离，并将阴蒂体根部附着在耻骨联合前的筋膜剥离，以方便阴道体的下移。

3）切除部分阴蒂：将过长的阴蒂体部在根部折叠缝合，盘曲固定在耻骨联合的下方，其余部分固定在耻骨联合前面的筋膜上，楔形切除两侧部分阴蒂头，以便改善外观。

4）重建阴蒂结构：将保留的阴蒂头部分与腹侧包皮瓣的尖端缝合，形成类似正常大小的阴蒂，并将其固定在耻骨联合前方的筋膜上。

5）缝合切口：将阴蒂包皮适当修整、缝合切口，形成类似包皮帽样结构，多余的包皮部分可以向后阴道前庭两侧转移，前庭两侧在边界处纵向切开，分离出两个切口创面，分别与后移的阴蒂包皮的两层进行缝合，形成新的小阴唇。

（3）手术注意事项：本手术阴蒂体部是需要保留的组织，只是使其后移和折叠，因此操作时要注意保护其神经、血管，以免影响其感觉和成活，折叠时不宜形成过大的折角，以免勃起后出现疼痛。该术式只有很窄的适应证，对于阴蒂过粗者，因海绵体折叠困难，不建议应用。

四、阴蒂肥大的预防

阴蒂肥大的病因多是由于雄激素水平过高引起，而且随着年龄增长逐渐大。因此当患者确定女性身份并诊断阴蒂肥大后，应该采取一定的措施来减小阴蒂增大的程度。常用的措施包括三个方面，即补充糖皮质激素、切除具有一定功能的睾丸和使用雄激素拮抗剂。

1. 使用糖皮质激素　如果患者诊断为肾上腺皮质增生症，应该自小就在内分泌科医师的指导下服用糖皮质激素，通过负反馈效应抑制肾上腺的功能，减少其雄激素的分泌量，从而控制阴蒂的发育，改善其女性生殖器官的发育。

2. 性腺切除　如果患者为部分性雄激素不敏感或者真两性畸形，虽然选择了女性身份，但其睾丸或者卵睾分泌的雄激素仍然在不断影响着外阴和身体的发育，这时可以考虑将其含有睾丸成分的性腺组织切除，从而降低雄激素水平，抑制阴蒂的增大。

3. 使用雄激素拮抗剂　对于病因不明的阴蒂肥大患者，如果存在雄激素过高，在确定女性身份后，则可以适当使用雄激素拮抗剂，从而对抗雄激素的作用，进而抑制阴蒂的增大。

总之，对于激素水平异常的阴蒂肥大患者，可以采用各种方式来调整激素水平，减少雄激素的影响，进而预防阴蒂肥大的发生。对于非激素异常的患者，

目前治疗手段有限，一般建议在性别确认后，直接行阴蒂缩小手术治疗。

（丁　健　原　野　张　甄）

第三节　尿道生殖道畸形矫正术

1976年，Simpson提出阴道闭锁与先天性阴道缺失不同，前者是尿生殖窦发育缺陷造成，子宫体发育多正常，可合并宫颈发育不良；而后者则是副中肾管发育不良的结果，表现为子宫阴道均缺如。阴道闭锁是由于双侧副中肾管融合后的发育障碍，多伴有宫颈闭锁，子宫内膜可有正常分泌功能。而MRKH综合征是由于副中肾管头段发育形成输卵管，而其中段与尾段未发育形成的女性生殖道的畸形综合征，表现为无子宫无阴道，可伴肾及骨骼畸形。

尿生殖窦发育异常的患者多存在外阴发育欠佳，经常会出现：①阴唇粘连现象，即两侧的小阴唇融合在一起，形成一个膜状的结构，覆盖着尿道开口和阴道开口的前庭空间，表现为生殖器模糊。②与阴唇粘连同时出现的畸形，常有阴道狭窄和阴道尿道异常沟通，这时阴道外口或者阴道全程均可能存在狭窄，甚至出现尿道生殖道共干、尿道阴道瘘等问题。③如果窦结节未形成阴道板，或阴道板未形成管道则可表现为阴道闭锁，而尿生殖窦上皮未能贯穿前庭部时则形成无孔处女膜，这些畸形有时会影响月经的排出，青春期可形成周期性腹痛。尿生殖窦畸形影响外阴的形态，且会明显地阻碍患者的性活动和生育过程。因此，患者需要寻求医学帮助，来纠正其外阴的异常状态。

一、阴唇粘连的表现与治疗

阴唇粘连患儿就诊多在青春期前，3个月至3岁高发。患儿无特异性表现，常因尿潴留、泌尿系统感染、尿流改变、局部疼痛就诊时发现。主要表现为小

阴唇之间形成一层无血管透明膜或膜状粘连线，遮蔽部分或者全部阴道口和/或尿道口。患者外阴的分化发育状态不同，阴唇粘连的表现也有差别，从最轻的只是在阴唇下方存在一层十分菲薄的薄膜，到重型的阴唇全部粘连，且存在一个较厚的隔层不等。因此，它对患者的影响也大有不同。

1. 阴唇粘连的分型　目前关于阴唇粘连的划分尚无严格的界定，一般按照阴唇粘连的程度分为轻、重两型（图9-3-1）；有人根据粘连涉及的组织将其分为小阴唇、大小阴唇粘连两类；也有人根据阴唇粘连发生的阶段将阴唇粘连分成先天性、后天性粘连两类。

（1）按照粘连程度划分

1）轻度粘连：指小阴唇上部、中间或下部粘连，阴道口和/或尿道口不能完全暴露。

2）重度粘连：指两侧小阴唇完全粘连在一起，中间形成膜状粘连线，膜中间或可见小孔，阴道口、尿道口完全不能暴露。

（2）按照涉及组织划分

1）小阴唇粘连：大、小阴唇结构关系正常，只是小阴唇部分或者全部粘连，占比较高。尿道口和阴道口可能被遮盖，也可能被覆盖。

2）大小阴唇粘连：大、小阴唇界限模糊，整个阴唇组织均在中线融合，多见于重度粘连。阴道口、尿道口多被遮盖，形成共干关系。

（3）按照粘连发生的阶段划分

1）先天性阴唇粘连：自出生即发现的阴唇粘连，多见于性发育异常和尿生殖窦发育异常。

2）后天性阴唇粘连：出生时阴唇是分离的，出

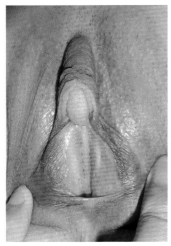
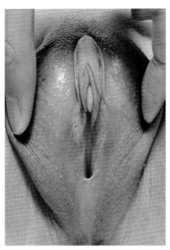
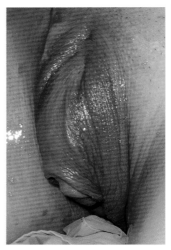
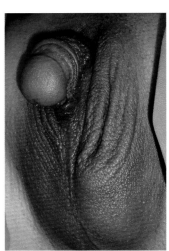

A. 小阴唇轻度粘连　　　B. 大小阴唇轻度粘连　　　C. 重度粘连　　　D. 重度粘连

图9-3-1　阴唇粘连伴有阴蒂肥大部分表型

生后由于炎症、外伤等因素引起两侧阴唇的粘连。

2. 阴唇粘连的常见病因　先天性阴唇粘连常因雌激素不足或者雄激素过高造成尿生殖窦中的尿道褶出现部分或者完全的融合，形成类似男性的外阴或者女性外阴前庭被膜状组织覆盖；后天性阴唇粘连则多由外阴局部炎症粘连造成。

（1）雌激素水平偏低：肾上腺皮质增生患者雄激素水平偏高，拮抗雌激素的作用，常表现为阴唇粘连和外阴男性化。女婴出生后至3月龄时雌激素水平下降至不足出生时的1/3，迅速下降的雌激素水平可能诱发阴唇粘连。

（2）抵抗力不足：外阴阴道上皮细胞内缺乏糖原，阴道pH较高，局部抵抗力下降，易被外界病原微生物感染，引起外阴炎症、充血、渗出，引起粘连。

（3）会阴部卫生较差：长期使用纸尿裤且更换不及时，使局部皮肤处湿度、温度增加，微生物易繁殖，氨产生量增加，阴唇上皮细胞损伤、脱落而增加感染机会。

（4）免疫异常：外阴白斑严重时经常表现为阴唇粘连和外阴萎缩。

3. 阴唇粘连的治疗原则　对症治疗，保持局部清洁，适当涂抹抗生素油膏和雌激素软膏减轻炎性粘连，效果不佳者择期进行阴唇分离手术。

4. 阴唇切开术　对于保守治疗无效的患者可以考虑进行阴唇切开术，一般在1岁以上，确认女性身份后，进行择期手术。

（1）手术适应证

1）确认孩子的性别是女性，或者由监护人决定将孩子按照女性抚养。

2）阴唇粘连已经遮盖阴道口和尿道口，影响到正常生活和发育。

3）保守治疗1个月，局部炎症消退，阴唇粘连症状不能好转。

4）外阴白斑患者，阴唇萎缩粘连已经影响到性活动和排尿。

（2）手术基本过程（图9-3-2）：全身麻醉或者局部麻醉，截石位，碘伏消毒、常规铺巾。首先在阴裂

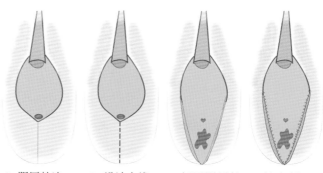

A. 阴唇粘连，术前　　B. 设计中线切口　　C. 切开阴唇粘连部位　　D. 缝合创口，小阴唇成形

图9-3-2　阴唇粘连阴唇切开术手术过程示意图

的粘连部位正中设计切口线，该线应该包括整个粘连区域，上自阴蒂头，下达阴唇后联合，凡是有粘连的部位均要切开。局部浸润麻醉下，按照切口设计线纵向切开粘连的阴唇组织，充分止血后将前庭黏膜和阴唇部皮肤相互缝合，成形小阴唇结构。

（3）注意事项：阴唇粘连主要影响阴道前庭的外观和功能，为了术后实现良好的性功能，阴唇粘连的下方一定要充分切开，使得阴唇后联合的高度低于阴道外口的后壁。如果伴有阴道外口狭窄，还应该同时进行阴道外口开大，以实现正常的前庭外观。

5. 小阴唇成形术　先天性阴唇粘连的患者，因为尿道褶发育异常，常表现为缺乏小阴唇结构，而阴蒂包皮组织过剩。为了塑造一个良好的女性外阴外观，对于伴发阴蒂明显肥大的患者，可以在阴蒂缩小的同时进行阴唇切开术。这样，多余的阴蒂包皮组织后移，可以利用阴唇切开的创口，将同源的包皮组织进行小阴唇成形术。

（1）手术适应证

1）确认患者的女性身份，或者由监护人决定按照女孩抚养。

2）阴唇粘连伴有明显的阴蒂肥大。

（2）手术基本过程：全身麻醉，截石位，常规消毒铺巾。

1）阴蒂缩小（图9-3-3）：设计阴蒂前后方切口，阴蒂包皮脱套，保留神经血管束的阴蒂缩小，阴蒂成形，阴蒂包皮后移（详见本章第二节）。

2）阴唇粘连切开：设计阴裂正中切口，纵向切开阴唇粘连全长，适当分离，充分止血（详见上述，图9-3-4）。

3）小阴唇成形（图9-3-5）：将向后转移的阴蒂包皮组织在不影响血运的前提下进行修剪，使之过渡自然、两侧对称，将包皮基底的创面与阴唇粘连切开的创面对合，分层缝合内、外侧的皮肤，重塑一对美观的小阴唇。

（3）注意事项：理想小阴唇重塑的关键在于足够量的包皮组织，因此在修剪后移的包皮组织时要尽量保留，在不影响血运的前提下尽量伸展。如果转移皮瓣的血运不可靠，可以暂时不进行修整，只是单纯地

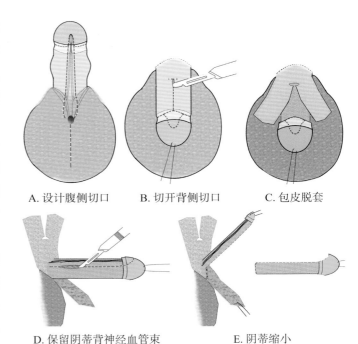

A. 设计腹侧切口　　B. 切开背侧切口　　C. 包皮脱套

D. 保留阴蒂背神经血管束　　E. 阴蒂缩小

图9-3-3　保留神经血管束的阴蒂缩小术手术示意图

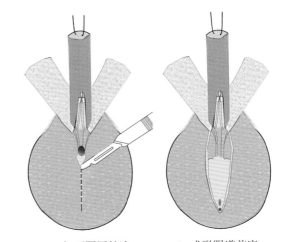

A. 切开阴唇粘连　　B. 成形阴道前庭

图9-3-4　阴唇粘连切开手术示意图

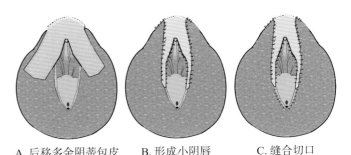

A. 后移多余阴蒂包皮　　B. 形成小阴唇　　C. 缝合切口

图9-3-5　小阴唇成形手术示意图

后移，6个月后等局部血运建立后再进行再造小阴唇的修整，使之对称美观。

二、阴道狭窄与阴道尿道异常沟通的表现和治疗原则

阴道下半和尿道均由尿生殖窦发育而来，如果胚胎的分化、发育过程中出现干扰，则可能引起尿道、阴道的结构异常，最为常见的就是阴道狭窄和阴道尿道的异常沟通。外伤、肿瘤、炎症或者手术如累及阴道和尿道，也可能造成阴道狭窄和尿道阴道异常沟通。阴道狭窄是指成年女性的阴道宽度过窄，无法完成性生活。而阴道尿道异常沟通则常表现为尿道阴道瘘和尿道阴道共干。

1. 阴道狭窄的分型　常见的阴道狭窄可以根据出现的原因、发生的部位或者病变的程度进行分类。

（1）按照发病原因进行分类

1）先天性阴道狭窄：出生即存在的阴道狭窄，系发育异常引起，主要因副中肾旁管会合后最下端仅部分贯通所致。可单纯表现为阴道口狭窄、阴道全长狭窄，也可表现为阴道横隔、阴道纵隔等阴道畸形。一般需要进行手术治疗，或者使用扩张器进行治疗。

2）后天性阴道狭窄：出生后才出现的阴道狭窄，主要由外伤、产伤、炎症、肿瘤、手术等引起阴道宽度过窄、粘连或者形成阴道瘢痕。例如，分娩造成阴道撕裂伤未加认真修补，瘢痕愈合后引起阴道狭窄；结核性阴道炎，会导致阴道壁的组织发生破溃、坏死，长期病变可能导致阴道壁粘连和阴道狭窄；妇科恶性肿瘤癌细胞转移，可引起阴道壁组织坏死、粘连，导致阴道狭窄。阴道狭窄不仅会影响性生活，也会影响受孕和分娩，多数需进行手术治疗。

（2）按照病变部位进行分类（图9-3-6）

1）阴道口狭窄：阴道狭窄的部位仅限于阴道外口部位，而阴道内部宽度基本正常，其成因可以是先天发育异常，也可能是因创伤、炎症或肿瘤引起，有时心理性的恐惧也可以引起反应性盆底肌痉挛，造成暂时性阴道口狭窄。病理性阴道口狭窄治疗主要是通过组织转移，实现阴道外口开大；而心理性的阴道口狭窄则以心理疏导为主，必要时可以使用模具扩大阴道外口，使之适应性活动的要求。

2）阴道部分狭窄：病变仅累及阴道的一部分，如下段、中段或者上段狭窄，其常见的原因是外伤，因伤情变化多端，阴道病变的部位和程度也表现不同，其治疗的原则也与损伤的病理特征有关。

3）阴道全长狭窄：阴道狭窄累及阴道全长，多因发育欠佳引起，有时炎症、外伤、阴道成形术后挛缩等也可能形成全长的阴道狭窄，其治疗主要是采用组织移植的方法进行阴道增宽术或者阴道再造术。

（3）按照病变的程度进行分类

1）阴道轻度狭窄：阴道可容1指余，内径接近正常，仅部分区域出现狭窄环或者狭窄带，性生活伴有疼痛、出血或者不能完成正常的性活动。病变多由于手术、治疗或者炎症引起，一般可以通过组织扩张或者局部组织改形的方法进行矫治。

2）阴道中度狭窄：阴道仅容1指，内径小于正常，可能因先天发育欠佳或者阴道成形术后的支撑不

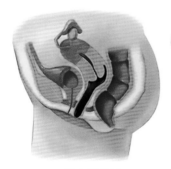
A. 处女膜肥厚

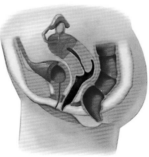
B. 阴道外口狭窄

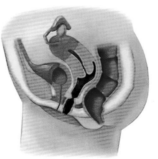
C. 阴道中段狭窄

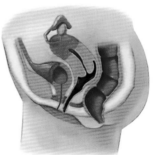
D. 阴道全长狭窄

图9-3-6　常见阴道狭窄分型矢状面示意图

足等原因造成，其治疗可以采用狭窄段阴道的组织扩张，或者狭窄阴道的松解，组织移植来实现治疗。

3）阴道重度狭窄：阴道宽度不足1指，内径明显小于正常，有时阴道可插入尿管，有时阴道内有严重的瘢痕形成，很难插入检查工具，阴道几乎完全闭锁，甚至经血都不能顺利流出，可造成腹痛等症状。其治疗则多采用部分或者全程阴道重建的手段。

2. 阴道狭窄的整形治疗原则　阴道狭窄患者，轻者经血可以流出，但阴道壁僵硬，性交困难。可以通过挛缩带松解、局部改形、阴道模具扩张法或者气囊扩张法来拓宽阴道。如果阴道狭窄严重，存在明显瘢痕挛缩，则需要手术切除瘢痕后做阴道再造。

3. 阴道尿道异常沟通分型　因为尿道、阴道在发育上是同源的，因此当其分化受到干扰，可能出现发育的异常，形成尿道和阴道的异常沟通，有些是形成瘘，有的则完全没有分割，形成共干现象。目前主要是根据尿道、阴道的异常沟通部位来进行分型的，常见的畸形有下列5种（图9-3-7）。

（1）膀胱-阴道瘘：膀胱底或邻近部位与阴道穹隆部产生异常沟通，主要表现为控尿困难，尿液自阴道中排出。其治疗一般建议从膀胱入路进行修补。

（2）膀胱颈-阴道瘘：膀胱颈和阴道上段产生异常沟通，主要表现为控尿能力降低，经常存在尿液自阴道流出的现象。治疗多建议从膀胱入路进行修补，如果瘘孔贴近尿道内口，经膀胱入路暴露困难，也可以等成人后，自阴道入路进行修补。

（3）尿道-阴道瘘：尿道和阴道中、下段之间产生异常沟通，主要表现为控尿能力正常，但排尿时，尿道和阴道均有尿液流出。其治疗一般建议等成年后，从阴道入路进行修补。

（4）尿道全长-阴道共干：阴道中下段缺失，与尿道合并成一个共同的流出道，子宫和阴道穹隆部常存在，尿液和经血从共同的通道中排出，如果共干部分包括尿道内口，患者控尿常存在问题，如果共干部分在尿道内口之下，则患者控尿能力正常。其治疗通常是需要先做阴道成形，然后将再造阴道与原有阴道上段沟通，同时修复尿道和阴道的异常沟通。

（5）尿道外口-阴道共干：尿道阴道间隔下端发育欠佳，使得尿道外口部的下壁和阴道外口部的上壁相互连通，共同形成一个开放的腔穴。其表现为从外

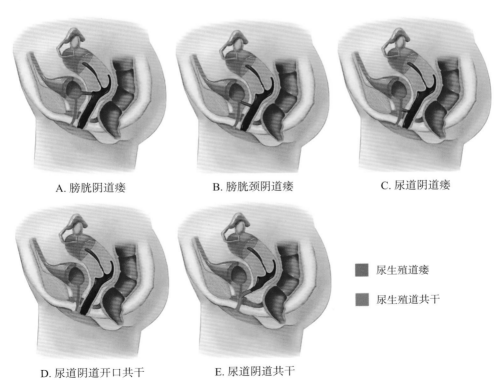

A.膀胱阴道瘘　　　　　　B.膀胱颈阴道瘘　　　　　　C.尿道阴道瘘

D.尿道阴道开口共干　　　　E.尿道阴道共干

■ 尿生殖道瘘
■ 尿生殖道共干

图9-3-7　常见阴道尿道异常沟通示意图

阴观察，似乎阴道和尿道是一个腔穴，而探查时可见，其中上部是相互分隔的。主要的问题是容易出现尿路感染。一般建议当共干很短时，可以不予处理，如果共干较长，则可到成年后转移局部黏膜瓣进行修补。

4. 阴道尿道异常沟通整形处理原则　这类畸形的主要治疗原则有3个：①局部组织转移修补异常沟通；②尽早恢复患者的控尿能力；③通过阴道重建的方法恢复生殖道的功能。其治疗时机主要视手术入路而定，膀胱入路可以1岁后开展，而阴道、会阴入路最好在成年后进行。

三、阴道狭窄常用治疗方法

1. 阴道外口开大术　阴道外口狭窄常见于先天发育异常，有时见于外伤、肿瘤和炎症。其处理原则就是阴道外口开大，以满足性活动的要求并呈现一个正常的女性阴道外观。

（1）手术适应证

1）各种原因导致的阴道外口狭窄。

2）缺乏女性身体特征，或者监护人决定按照女性抚养。

（2）手术禁忌证

1）性发育异常（DSD）患者，性别尚不确定。

2）阴道全程缺失需要进行阴道成形者为相对禁忌。

3）患有严重的内脏疾病，脏器功能不全，凝血功能障碍或者重度传染病的传染期。

（3）手术基本过程：全身麻醉，截石位，常规消毒铺巾。其主要过程分为切开和重建两步（图9-3-7）。

1）狭窄阴道外口切开：设计阴道下壁的纵向切口或者舌形切口，局部肿胀麻醉下，切开阴道外口造成狭窄的组织或者瘢痕结构，使得阴道外口开大到足以容纳2指的宽度，充分止血。

2）外阴创面的修复：如果阴道外口切开后创面较小，可以采用直接缝合（图9-3-8），局部皮瓣进行修复，如舌形瓣（图9-3-9）、改良舌形瓣（图9-3-10）等，如果阴道外口创面较大，难以直接缝合创面，则

需要转移组织，修复创面。常用的覆盖创面方法包括自体皮肤黏膜、脱细胞真皮基质、阴股沟皮瓣等。

（4）注意事项：阴道外口开大是实现性活动非常重要的治疗方法，因此必须要保证阴道口的大小和形态，由于阴道上壁和尿道口紧邻，没有多少开大空间，一般都在阴道下壁进行开大。但是过分开大阴道下壁，容易导致会阴体薄弱，甚至削弱肛门括约肌的效果，因此开大阴道时必须注意方向，不能一味地正中劈开，距离肛门外口约2cm时，开大的切口要向两侧延展，以免损伤会阴的重要结构。阴唇粘连常伴有阴道外口狭窄，可以同时纠正（图9-3-8）。

2. 阴道扩张术　主要针对外阴发育较好，但阴道部分或全长的狭窄。如果狭窄的阴道可以插入扩张囊，则可以尝试首先进行阴道扩张术，用来扩大阴道容积。如阴道外口正常者，多可避免手术，如果阴道外口仍存在狭窄，则单纯进行阴道外口开大就可以实现阴道的正常口径。

（1）手术适应证

1）女性身份确认，外阴发育基本正常，发育性阴道狭窄。

2）阴道内可插入扩张囊，阴道壁弹性尚可，没有严重瘢痕及其他器质性病变。

（2）手术禁忌证

1）性发育异常（DSD），女性身份尚不确定。

2）阴道内瘢痕明显，阴道旁存在邻近器官的病变或畸形，不能耐受压迫。

3）患有严重的内脏疾病，脏器功能不全，凝血功能障碍或者重度传染病的传染期。

（3）手术基本过程：该治疗一般分为两步，即扩张阴道内径和扩大阴道外口。

阴道内径的扩张：一般采用乳胶导尿管，可以从F8、F10开始，碘伏消毒后，将导尿管从阴道口插入阴道中，注入生理盐水。初始注水10～20ml，以后每周补充注水一次，每次增加10ml，每2周更换一次尿管，如果可能最好更换大一号的导尿管，常用导尿管型号有F12、F14、F16、F18、F20、F22、F24等。通常经过3个月左右，导尿管球囊注水量可以达到100～120ml，接近正常阴道的容积，然后再观察2

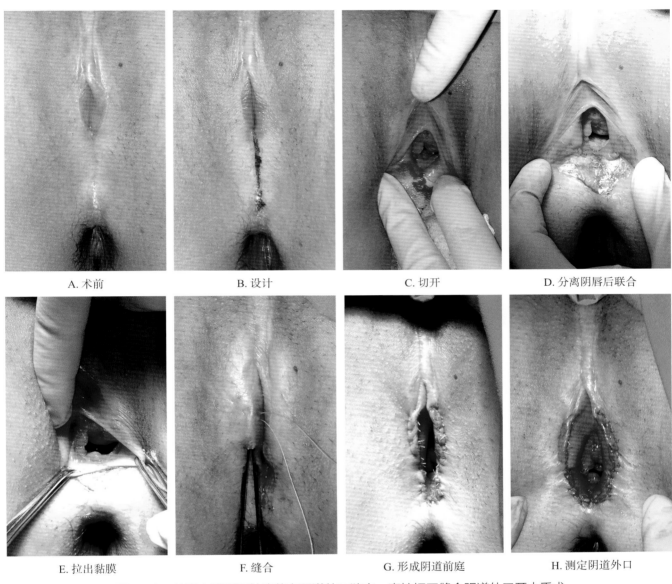

| A. 术前 | B. 设计 | C. 切开 | D. 分离阴唇后联合 |
| E. 拉出黏膜 | F. 缝合 | G. 形成阴道前庭 | H. 测定阴道外口 |

图9-3-8 外阴白斑阴唇粘连伴有阴道外口狭窄，直接切开缝合阴道外口开大手术

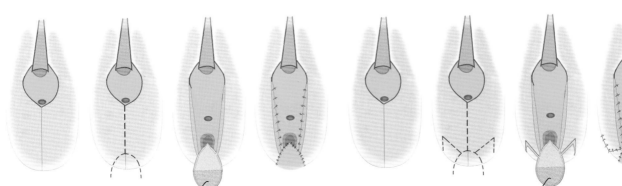

A. 阴唇粘连伴有阴道外口狭窄

B. 设计纵向切口及会阴舌形瓣

C. 切开粘连、掀起皮瓣

D. 缝合创面开大阴道外口

A. 阴唇粘连伴有阴道外口狭窄

B. 设计纵行切口、舌形瓣、三角瓣

C. 切开、皮瓣转移

D. 开大阴道外口缝合创面

图9-3-9 舌形瓣法阴道外口开大术手术示意图

图9-3-10 改良舌形瓣法阴道外口开大手术过程示意图

周，测量阴道的内径，如果满意则更换硬质模具支撑一段时间，即可进行性生活。如果阴道内径足够而阴道外口不足，则进行阴道外口开大术。

阴道外口开大：扩张完成后，阴道口的狭窄可以手术矫治，术后要适当应用一段时间的硬质模具，以保证阴道扩大容积的维持。

（4）注意事项

1）保持卫生：因为扩张过程比较漫长，必须保证阴道内的洁净，每次更换导尿管时，均应使用碘伏充分消毒阴道，以免引起局部感染。

2）使用乳胶扩张囊：由于乳胶的弹性较好，虽然其扩张囊的额定注水量只有50～60ml，但一般可以增大注水量到100ml左右。

3）连续扩张：组织扩张的特点是连续扩张效果最好，月经期也不要中断，其经血可以经过导尿管中央的导水孔流出，不用担心。

4）适当控制运动：当注水量较多时，可能有些不适感，去除扩张囊很快就会好转，一般不用特别处理，注水后期要适当控制运动量，以免球囊破裂。

3. 阴道内挛缩带松解术　针对阴道内创伤或者手术后较轻的带状瘢痕，可以采用局部瘢痕松解、局部黏膜瓣转移或者补充异体脱细胞真皮基质修复创面，以松解阴道的局限性狭窄。

（1）手术适应证

1）阴道内比较表浅的带状瘢痕挛缩，不存在大量的组织缺失。

2）阴道横隔形成较窄的狭窄环。

（2）手术禁忌证

1）阴道内很深的瘢痕，邻近器官可能同时被累及。

2）阴道内上皮明显匮乏，松解后遗留大量的创面。

3）患有严重的内脏疾病、脏器功能不全、凝血功能障碍或者重度传染病的传染期。

（3）手术基本过程：全身麻醉或者局部麻醉，截石位，常规消毒铺巾。

1）挛缩带松解：一般松解挛缩带的方法有两种。一种是局部黏膜瓣转移修复法，即沿着挛缩带的走向设计切口，切开阴道全层，在该切口的两侧组织富余区设计局部黏膜瓣，并切开、掀起备用。另一种是游离移植修复创面法，多沿着挛缩带垂直的方向切开瘢痕，将局部组织向两侧松解、拉伸，使得阴道恢复正常的内径，并形成一个创面，充分止血。

2）创面修复：如果局部黏膜比较丰富，则将掀起的黏膜瓣转移到创面部，缝合固定，通过局部组织调整实现阴道内径的增大，常用的有连续"Z"改形、"V-Y"改形、旋转黏膜瓣修复等（图9-3-11）。如果准备用游离组织修复创面，则可采取自体皮片、黏膜片、异体脱细胞真皮基质片等，通过游离组织移植的技术覆盖创面并进行固定，以实现局部创面的修复。

（4）注意事项：因为不同创面的修复方法其切口设计略有不同，因此术前要充分评估阴道内组织缺失

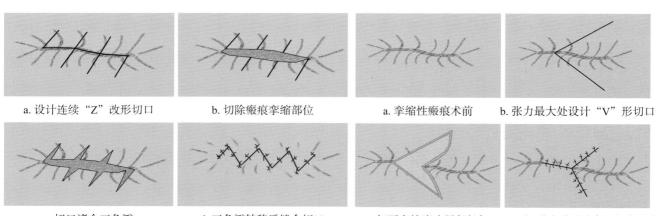

a. 设计连续"Z"改形切口　　b. 切除瘢痕挛缩部位　　a. 挛缩性瘢痕术前　　b. 张力最大处设计"V"形切口

c. 切口诸个三角瓣　　d. 三角瓣转移后缝合切口　　c. 切开挛缩瘢痕局部松解　　d. "Y"形改形后缝合延长挛缩带

A. 连续"Z"改形松解瘢痕挛缩带　　B. "V-Y"改形松解瘢痕挛缩带

图9-3-11　常用局部改形松解阴道内挛缩手术过程示意图

量和挛缩程度，以便采用更为有效的手段处理创面。

4. 阴股沟皮瓣转移阴道中下段狭窄矫正术　对于外伤性、发育性或者再造阴道术后中下段狭窄，可以在充分松解阴道狭窄后，转移一侧或者双侧阴股沟皮瓣进行修复。

（1）手术适应证

1）阴道口和阴道中下段轻、中度狭窄，外阴形态基本正常者。

2）阴股沟区域没有明显的瘢痕或者挛缩现象。

（2）手术禁忌证

1）阴道上段狭窄，预计皮瓣长度不足以修复者为相对禁忌。

2）阴道中下段严重狭窄，预计转移皮瓣修复困难者为相对禁忌。

3）外阴瘢痕或者挛缩明显，没有充足的皮肤来源者。

4）患有严重的内脏疾病、脏器功能不全、凝血功能障碍或者重度传染病的传染期。

（3）手术基本过程（图9-3-12）：全身麻醉，截石位，常规消毒铺巾。

1）松解阴道狭窄：自现有阴道下壁6点处做纵向切开并向两侧剥离，使得阴道内径可以容纳2~3指，使得现有皮肤留在阴道上部和两侧，下壁创面充分止血备用。

2）设计和形成阴股沟皮瓣：以超声探测仪探测并标记阴唇后动脉的行程，根据阴道创面的大小设计一侧或者两侧阴股沟皮瓣。以阴唇后联合水平为皮瓣蒂部设计旋转点，以阴唇后动脉的血管轴线为皮瓣的中心，设计需要宽度的带蒂皮瓣，其宽度限制在5cm以内，长度一般不超过8cm。形成皮瓣时由外向内、由上向下剥离，掀起平面为深筋膜与肌膜之间。掀起皮瓣后观察皮瓣远端边缘的血运，如果可靠则止血备用，如果血运不足，则需要修剪部分皮瓣，直到见到可靠的出血点。

3）设计和形成皮下隧道：在阴道创面和阴股沟皮瓣创面之间设计皮下隧道，钝性分离，形成可容皮瓣穿过的隧道，充分止血后将掀起的皮瓣由阴股沟区转移到阴道内，阴股沟皮瓣供区创面多可直接分层缝合。

4）转移皮瓣修复创面：将转入阴道中的皮瓣转移到阴道下壁的创面处，将皮肤与阴道黏膜缝合，消灭阴道内创面，并保证缝合完毕后阴道内径大于2指。

（4）注意事项

1）阴股沟皮瓣的上皮是皮肤，转移到阴道后，其颜色、弹性、质地和润滑度等方面均不如正常阴道，术后可能需要使用润滑剂。

2）阴股沟供区遗留的瘢痕较为明显，如对外阴的美观要求较高，则要慎重考虑。

3）阴股沟皮瓣的良好血供是手术成功的关键，如果感觉掀起皮瓣的血供不佳，可以修成皮片游离移植修复阴道创面。即宁可使用游离移植，也不勉强转移血运不佳的皮瓣。

5. 口腔黏膜微粒移植阴道狭窄矫治术　先天性肾上腺皮质增生症者，其阴道发育欠佳，常出现全长的阴道狭窄现象，可以用口腔黏膜微粒游离移植的方法进行矫治。

（1）手术适应证

1）先天性阴道狭窄：外阴发育良好，阴道大部分明显狭窄，但通畅性良好。阴道周围关系正常，原有阴道壁没有明显的瘢痕性狭窄。

2）再造后阴道狭窄：由肠道、腹膜、皮瓣、植皮等方法再造阴道后出现狭窄，但局部瘢痕不重，阴道周围关系正常。

3）后天性（外伤、肿瘤、炎症后）阴道狭窄：局部瘢痕仅限于黏膜层，阴道周围关系正常。

（2）手术禁忌证

1）阴道周围有明显瘢痕增生，关系紊乱者。

2）阴道与子宫通畅性欠佳者（子宫不发育者除外）。

3）患有严重的内脏疾病、脏器功能不全、凝血功能障碍或者重度传染病的传染期。

（3）手术基本过程（图9-3-13、图9-3-14）：全身麻醉，截石位，常规消毒铺巾。

1）术中探查：以金属导尿管或者尿道探子分别插入尿道和阴道，探查两者之间的相互关系，如果不

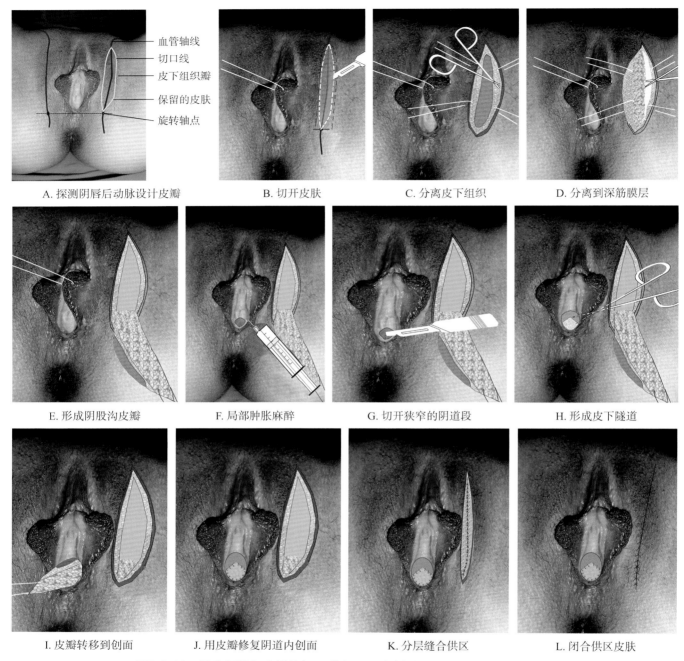

A. 探测阴唇后动脉设计皮瓣　　B. 切开皮肤　　C. 分离皮下组织　　D. 分离到深筋膜层

E. 形成阴股沟皮瓣　　F. 局部肿胀麻醉　　G. 切开狭窄的阴道段　　H. 形成皮下隧道

I. 皮瓣转移到创面　　J. 用皮瓣修复阴道内创面　　K. 分层缝合供区　　L. 闭合供区皮肤

图9-3-12　转移阴股沟皮瓣修复阴道中下段狭窄松解后创面手术过程示意图

存在共干、瘘等结构异常，且经血排出正常，则可继续手术。

2）设计切口：出于安全考虑，一般在狭窄阴道的3、9点位，设计两条平行的切口。

3）扩大阴道内径：以小拉钩暴露阴道内壁，沿着设计线分别切开两侧的阴道黏膜，然后以钝性的力量扩大阴道内壁，使之可以容纳3指，充分止血备用。

4）采取口腔黏膜：在口腔两侧的颊部，多点

状采取口腔黏膜，并剪成直径小于1mm的微粒（约2ml）备用，口腔内肾上腺素纱布压迫止血（20ml生理盐水+1ml肾上腺素，详见口腔黏膜微粒移植法阴道成形术章节）。

5）黏膜移植、矫治阴道狭窄：将口腔黏膜微粒平铺在数个明胶海绵载体上，黏膜微粒朝向创面覆盖在扩大后形成的阴道内创面，植入多孔硅胶模具，并在模具内填入抗生素纱条，固定模具后包扎。

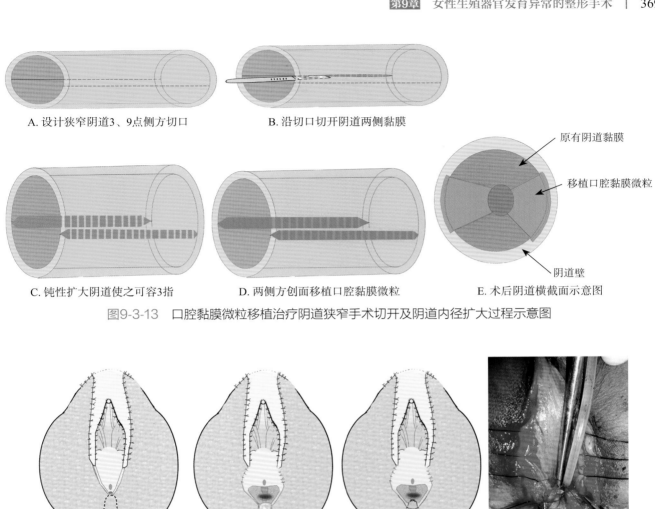

A. 设计狭窄阴道3、9点侧方切口　　　　B. 沿切口切开阴道两侧黏膜

C. 钝性扩大阴道使之可容3指　　D. 两侧方创面移植口腔黏膜微粒　　E. 术后阴道横截面示意图

原有阴道黏膜

移植口腔黏膜微粒

阴道壁

图9-3-13　口腔黏膜微粒移植治疗阴道狭窄手术切开及阴道内径扩大过程示意图

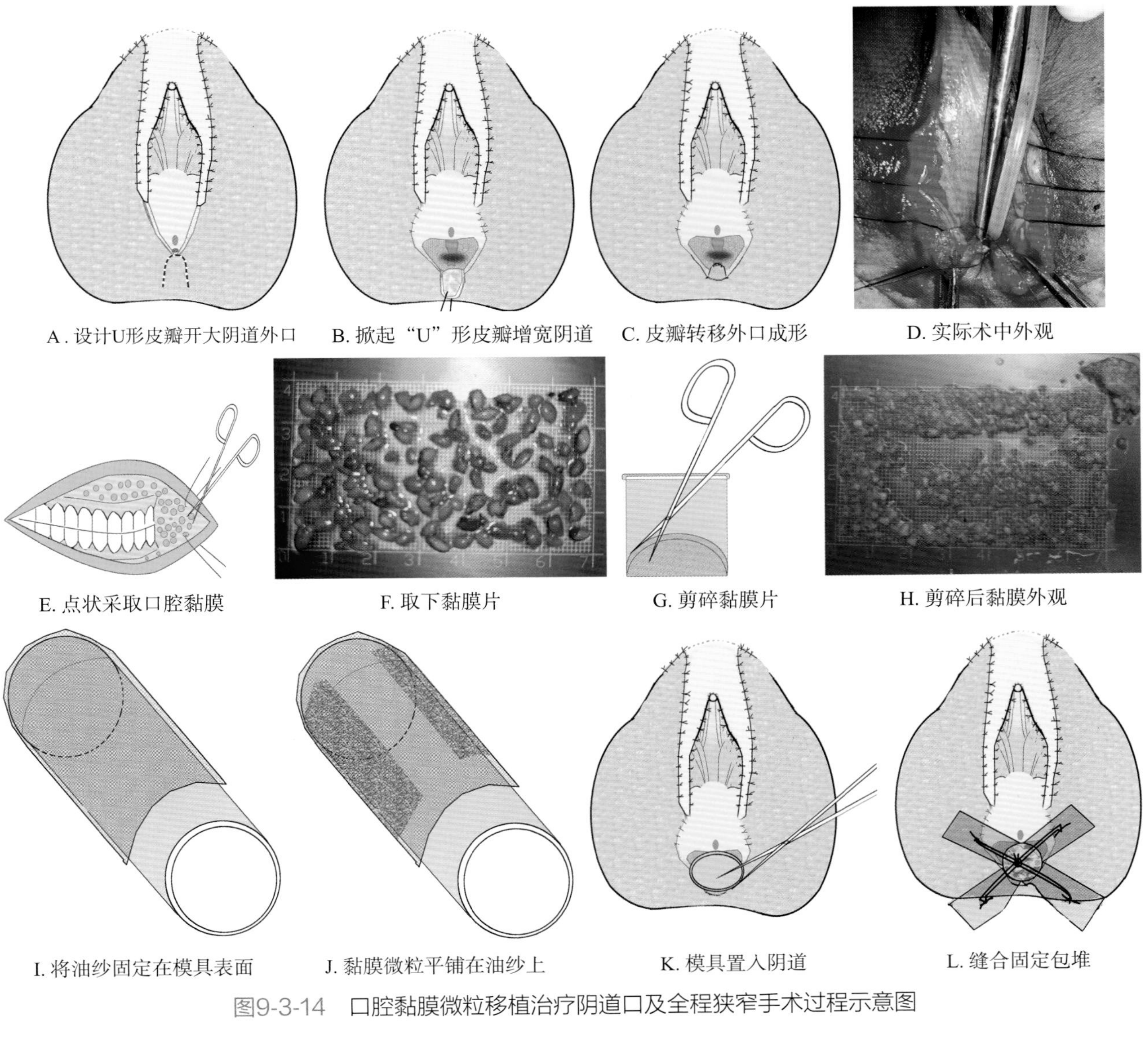

A. 设计U形皮瓣开大阴道外口　　B. 掀起"U"形皮瓣增宽阴道　　C. 皮瓣转移外口成形　　D. 实际术中外观

E. 点状采取口腔黏膜　　F. 取下黏膜片　　G. 剪碎黏膜片　　H. 剪碎后黏膜外观

I. 将油纱固定在模具表面　　J. 黏膜微粒平铺在油纱上　　K. 模具置入阴道　　L. 缝合固定包堆

图9-3-14　口腔黏膜微粒移植治疗阴道口及全程狭窄手术过程示意图

（4）术后处理：禁食1周，留置导尿管，应用抗生素；1周后更换模具内辅料，最好保留模具稳定并更换辅料到2周，然后再拆除模具并每天清洗（图9-3-15）。多孔模具可以继续使用，也可以更换成无孔的硬质模具，佩戴6～12个月后可以正常进行性生活。

（5）注意事项：由于口腔黏膜移植覆盖的创面术后有一定的收缩性，故扩张后的阴道内径应该在3cm以上。口腔黏膜的可靠固定是其成活的重要保证，所以术中均匀覆盖创面，术后可靠固定是保证疗效的关键，而手术的最后成功依赖于阴道模具的正确使用。

四、阴道闭锁和处女膜闭锁的表现与治疗

（一）阴道闭锁

阴道闭锁（atresia of vagina）是指阴道与外界不能沟通，阻止经血的流出和性活动的进行。该病为尿生殖窦发育缺陷所致，常合并宫颈发育异常，但卵巢、子宫内膜发育正常。阴道闭锁的发病率为1/40 000～1/30 000。其主要表现为原发闭经、周期性下腹痛、盆腔包块、盆腔疼痛及性生活困难等。一般选择手术治疗，预后大多良好。

1. 阴道闭锁的分型　阴道闭锁一般根据畸形出现的解剖部位分为两型，即阴道下段闭锁和阴道完全

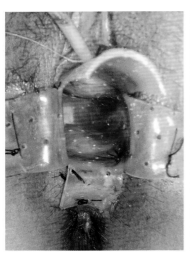

A. 术后1周更换模具内辅料

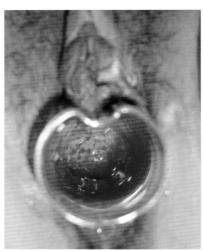

B. 术后12天阴道内黏膜生长外观

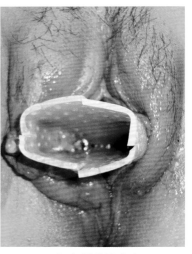

C. 术后2周模具清洗

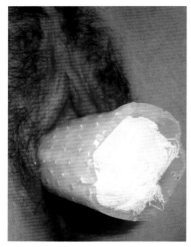

D. 术后3周模具使用

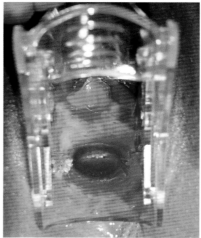

E. 术后3周阴道内黏膜外观

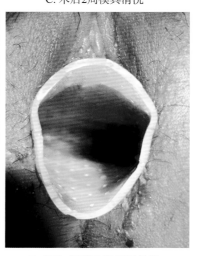

F. 术后3周模具使用后外观

图9-3-15　口腔黏膜微粒移植法矫治阴道狭窄后模具的护理

闭锁。但有人为了更为准确地描述，认为分成四型更为合适。

（1）传统分型（图9-3-16）

1）阴道下段闭锁：也称为Ⅰ型阴道闭锁，阴道上段及宫颈、子宫体均正常，但阴道下段缺失，未能与阴道前庭贯通。

2）阴道完全闭锁：也称为Ⅱ型阴道闭锁，多合并宫颈发育不良、子宫体发育不良或子宫畸形，阴道上段发育欠佳，而中下段则完全没有发育，有些患者在阴道前庭阴道开口部有一个浅凹。

（2）详细分型

1）Ⅰ型阴道下段闭锁：副中肾管发育正常而尿生殖窦受累，未参与形成阴道下段，表现为阴道下段闭锁，阴道上段及子宫发育正常。

2）Ⅱ型阴道完全闭锁：双侧副中肾管融合后，尾端发育障碍，副中肾管结节未发育，阴道窦球也未能从尿生殖窦突出并与副中肾管结节融合发育成阴道板，可合并副中肾管外分部和/或融合部发育异常，表现为阴道完全闭锁，伴有宫颈闭锁，子宫体发育正常或有畸形。

3）Ⅲ型阴道上段闭锁：尿生殖窦发育正常，副中肾管结节受累未腔化，可合并副中肾管外分部和/或融合部发育异常，表现为阴道上段闭锁，伴有宫颈闭锁，子宫体发育正常或有畸形。

4）Ⅳ型阴道顶端闭锁：副中肾管融合部和/或外分部受累而副中肾管结节与阴道窦球仍正常发育，表现为阴道顶端闭锁，伴有宫颈闭锁，子宫体发育正常或有畸形。

2. 阴道闭锁的临床表现 主要为闭经、下腹坠痛、性生活困难等。不同类型的闭锁症状也各有特点。超声可检查有无阴道、宫腔积血，判断宫颈及宫体有无畸形、子宫内膜及卵巢发育情况，是否出现了子宫内膜异位症包块等。MRI了解阴道、宫颈、宫体、子宫膜及卵巢的情况。

（1）Ⅰ型阴道闭锁：症状出现较早，主要为阴道上段扩张，可以合并宫颈、宫腔积血；盆腔检查发现包块位置较低，位于直肠前方；症状为闭经、下腹坠痛及性生活困难。

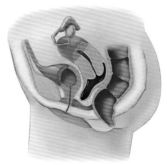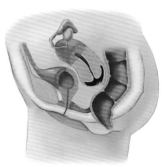

A. 阴道下段闭锁（Ⅰ型）　　B. 阴道完全闭锁（Ⅱ型）

图9-3-16　传统阴道闭锁分型示意图

（2）Ⅱ型阴道闭锁：子宫内膜分泌功能欠佳，下腹坠痛症状出现较晚，经血容易逆流至盆腔，易发生子宫内膜异位症。常继发盆腔炎症，引起盆腔疼痛，且经期加重。

3. 治疗原则 明确诊断后，应尽早手术解除梗阻，使经血引流通畅；同时再造一个解剖上、生理上接近正常的、永久通畅的阴道，缓解患者的婚姻、生育和精神压力。下段闭锁要将上段阴道与前庭沟通、引流经血、重建下段阴道，一般选在月经期手术，术后需定期扩张阴道以防挛缩。完全闭锁则应进行阴道再造，并充分评估宫颈发育状况，以便决定子宫的去留。常用的手术方法有子宫切除术、阴道贯通术、宫颈端-端贯通术等。

4. 阴道闭锁常用的手术治疗

（1）Ⅰ型阴道闭锁的手术治疗

1）治疗目的：解除梗阻，阴道闭锁段切开使阴道上段开放，引流经血。常用阴道沟通+阴道下段重建术。

2）手术适应证：青春期启动后，确诊阴道下段闭锁，经血不能排出，性活动、生育功能障碍。

3）手术禁忌证

a. 年龄过小，诊断不确定、难以保证再造阴道的通畅。

b. 患有严重的内脏疾病，脏器功能不全、凝血功能障碍或者重度传染病的传染期。

4）手术基本过程：全身麻醉，截石位，常规消毒铺巾。

a. 穿刺探查：根据超声、MR和肛门指诊的指引，由阴道前庭下方正常阴道开口部位向阴道积血的包块部位穿刺，抽出不凝血或紫黑色积血后，留置针头作为手术指引。为了手术安全，穿刺针的方向最好在肛门指诊引引下进行，并与尿道、直肠等结构平行。

b. 闭锁阴道开放：在阴道开口部位设计"X"形切口，切开前庭黏膜，沿着穿刺针的方向钝性或者锐性分离，直到阴道积血部位见到紫色的包块后，在切口部位的两侧各缝合一针牵引线作为标志，然后切开阴道积血的包块。充分清除积血及凝血块，反复冲洗后钝性扩大阴道外口的内径，使之可以容纳2~3指，止血备用。

c. 下段阴道成形：将标记线处的阴道黏膜下拉，如果可以到达前庭部位，则与前庭黏膜缝合，成形阴道，如果不能到达阴道前庭部，则需要进行组织移植来成形下段阴道，可以使用皮片、黏膜、皮瓣或者异体脱细胞真皮基质等材料来覆盖创面。

5）手术注意事项：下段阴道闭锁矫治术成功的关键在于找到上段积血的阴道末端，最好在其高张力状态下寻找，所以多选择在月经期手术。术前确认积血的存在和部位是非常重要的，一旦术中不能顺利找到积血的阴道，则会大大增加手术的风险和难度。为了手术的顺利进行，术前肛门指诊触及积血包块并经过B超确认是必须的过程。另外，残端阴道积血后黏膜辨认较为困难，切开包块前最好缝线进行标识，以保证手术的顺利和安全。

（2）Ⅱ型阴道闭锁：因阴道闭锁患者通常均具有功能性的子宫内膜，有生育的能力，应积极尝试保留生育功能的手术。若患者不需要保留子宫，或患者有手术后不能恢复正常子宫形态及功能、宫颈成形术后再次粘连、子宫及输卵管感染等情况，可切除子宫以缓解症状，同时或待结婚前1年再进行人工阴道成形术。常用的治疗方法为宫腔沟通+阴道成形术。

1）手术适应证：确认阴道全程闭锁，但子宫体、宫颈发育基本正常，内膜功能良好，有宫腔内积血，预计有生育能力者。

2）手术禁忌证

a. 子宫发育很差、宫颈完全没有发育或内膜功能欠佳者，一般没有生育能力，多需要切除子宫，为相对禁忌。

b. 患有严重的内脏疾病、脏器功能不全、凝血功能障碍或者重度传染病的传染期。

3）手术基本过程：最好采用腹-会阴联合切口，腹部可以使用内镜操作。全身麻醉，截石位，常规消毒铺巾。

a. 阴道造穴：在阴道前庭尿道开口的下方，阴道正常开口处设计"X"字形切口，切开前庭黏膜，在尿道直肠间隙，采用锐性、钝性结合的手法，进行阴道造穴，其深部需要腹腔内指引，以便与子宫颈部连通，钝性扩大造穴内径达3cm左右（可容3指），充分止血备用。

b. 阴道成形：采用皮片移植、肠管转移或者皮瓣移植的方法进行阴道成形术，再造一个直径3cm、长度8~10cm的阴道（详见阴道成形术章节）。

c. 宫腔沟通：找到宫颈，由再造阴道上端向子宫体方向穿刺到达经血淤积的宫腔，然后扩大宫颈内腔隙的内径，放出经血后，放置一个F20左右的硅胶导尿管作为支架（或者使用专用支架）连通宫腔与阴道。

4）手术注意事项：沟通宫腔和阴道的支架需要放置3个月以上，以防宫颈挛缩再次堵塞，影响经血的排出。另外，长期放置的支架容易引发感染，要注意卫生和局部的清洁，适当服用抗生素。

（二）处女膜闭锁

处女膜是位于阴道外口和会阴的交界处的膜性组织，正常处女膜上有处女膜孔沟通阴道和前庭，如处女膜上完全无孔隙，则为处女膜闭锁（又称无孔处女膜、atresia of hymen、imperforate hymen），这是女性生殖器官发育异常中较常见的类型，发病率为1/2000~1/1000。其形成机制可能是在发育过程中，阴道窦球和尿生殖窦之间的膜状上皮结构未能被重吸收形成孔隙，隔断了阴道与前庭间的沟通。多为散发，偶有家系报道。

1. 临床表现　新生儿期发现的处女膜闭锁，多无明显症状，个别受母源性雌激素刺激，子宫阴道黏液分泌增加，可见处女膜膨隆及下腹包块，甚至会压迫尿道引起泌尿系积水，甚至腹水。多数处女膜闭锁于月经初潮后发现，其主要症状由经血淤积于阴道、子宫甚至逆流到腹腔引起。典型表现：①青春期后无月经初潮。②逐渐加重的周期性下腹痛。③下腹部包块，并且逐月增大。④严重时伴有便秘、尿频或尿潴留、肛门坠胀等症状。检查可看到处女膜突出、膨胀，膜后呈紫蓝色（经血潴留），下腹部可触及高张力包块，有压痛。肛门指诊扪到压向直肠、紧张度大、有压痛的包块。超声显示阴道积液，处女膜穿刺可见黏稠不凝的深褐色或陈旧性的血液。常需要与完全性横隔、先天性宫颈闭锁和阴道闭锁等阴道梗阻性病变相鉴别。

2. 治疗原则　早发现，早治疗，手术切开或切除处女膜，充分引流。一般认为青少年期行处女膜切开术最为理想，因为升高的雌激素可促进外阴伤口的愈合。如暂时不方便手术，可通过药物抑制月经周期，并镇痛治疗。

3. 处女膜切开术　常用的治疗方法有处女膜切开和切除两类，其操作略有区别，但目的一致，均是要实现经血的充分引流。理想的手术时机是新生儿期、青春期后或月经初潮前。

（1）手术适应证：处女膜闭锁一经发现，应尽早手术治疗。如在月经来潮时诊断，应急诊手术，放出经血，治疗不宜过晚，以免造成宫腔积血、输卵管积血等问题。

（2）手术基本过程：截石位，局部麻醉，常规消毒铺巾。

1）穿刺定位：可于腹部加压，使外突性包块更明显，局麻下以粗针头在处女膜突出的中央部位向阴道内方向穿刺，抽出不凝血或陈旧性积血可确定诊断，取下注射器，保留针头不动作为手术的导引标志。

2）切开或者切除处女膜：以穿刺针头为导向，在阴道外口的处女膜上设计"X"字形、圆形、椭圆形切口，按照设计线切开处女膜，使得孔径达到10mm以上，彻底吸出阴道积血，并以生理盐水反复冲洗阴道腔。

3）缝合切口：切除多余的处女膜，修剪处女膜缘，如果处女膜较薄，则处女膜孔径最好保持在10mm左右。对处女膜缘两侧阴道面和前庭面的黏膜稍加分离、止血，然后以6-0（或5-0）可吸收缝线间断缝合处女膜缘的创面。如果处女膜很厚，则应将处女膜孔开得大些，可容1.5指以上，并将处女膜缘缝合到处女膜环上，以减少复发。对于较厚的处女膜，为了防止术后处女膜孔挛缩和继发性阻塞，可以将两面的黏膜做切口错开45°，使之形成类似"Z"字改形的交错对合，然后缝合切口。

（3）注意事项：处女膜切开术后需要注意两方面：一是要可靠引流经血，避免经血蓄积和逆流；二是要避免或减轻感染。患者因长期宫腔积血，术后很容易继发子宫、输卵管等生殖道的感染，进而引起粘连甚至不孕。一般处女膜切开术后需要应用抗生素进行抗感染治疗（如头孢曲松钠等），以避免切口感染和生殖道感染的风险。

（周　宇　刘美辰　李一琳）

参考文献

[1] 陈华，李世荣，覃霞，等. 两性畸形的临床研究进展[J]. 中国美容整形外科杂志，2007（4）. DOI: 10.3969/j. issn.1673-7040.2007.04.024.

[2] 张文同，刘月忠. 女性尿生殖窦畸形[J]. 现代妇产科进展，2002，11（5）：2. DOI: 10.3969/j.issn.1004-7379. 2002.05.038.

[3] DING YU, WANG YAPING, LYU YIQING, et al. Urogenital sinus malformation: From development to management [J]. Intractable Rare Dis Res, 2023, 12: 78-87.

[4] THOMAS DAVID FM. The embryology of persistent cloaca and urogenital sinus malformations [J]. Asian J Androl, 2020, 22: 124-128.

[5] ACIÉN PEDRO, ACIÉN MARIBEL. The presentation and management of complex female genital

malformations [J]. Hum Reprod Update, 2016, 22: 48-69.

[6] JESUS LISIEUX EYER. Feminizing genitoplasties: Where are we now? [J]. J Pediatr Urol, 2018, 14: 407-415.

[7] HENDREN WH. Urogenital sinus and cloacal malformations [J]. Semin Pediatr Surg, 1996, 5: 72-9.

[8] RINK RC, METCALFE PD, CAIN MP, et al. Use of the mobilized sinus with total urogenital mobilization [J]. J Urol, 2006, 176: 2205-2211.

[9] SALLE JOÃO L PIPPI, LORENZO ARMANDO J, JESUS LISIEUX E, et al. Surgical treatment of high urogenital sinuses using the anterior sagittal transrectal approach: a useful strategy to optimize exposure and outcomes [J]. J Urol, 2012, 187: 1024-1031.

[10] CAMANNI DANIELA, ZACCARA ANTONIO, CAPITANUCCI MARIA LUISA, et al. Bladder after total urogenital mobilization for congenital adrenal hyperplasia and cloaca—does it behave the same? [J]. J Urol, 2009, 182: 1892-1897.

[11] LECLAIR MARC-DAVID, GUNDETTI MOHAN, KIELY EDWARD M, et al. The surgical outcome of total urogenital mobilization for cloacal repair [J]. J Urol, 2007, 177: 1492-1495.

女性性别异常是指两类人：一类是先天性性发育异常（DSD），外阴形态模糊但属于女性或者决定按照女性抚养；另一类是男性生理结构者具有女性心理性别认定，强烈渴望进行男-女性别转换的人群。这两类人外阴达不到正常女性的形态，均存在一定程度的生理性别和心理性别的冲突，需要进行必要的性别重塑。前者治疗始于女性性别的确认，而后者则需要心理性别的反复确认，确诊易性症，成年后才能进行相关的治疗。

第一节 基础知识

一、性别认定与性别异常

性别是指性的差别，即男、女两性的区别。这种差别体现在遗传、解剖、生理、代谢、心理、社会等各个方面。

1. 性别划分 "性别"一词具有多层内涵，总体而言个体的性别大致可分为六种。

（1）染色体性别：从染色体结构上区分男女，男性为46, XY，女性为46，XX。

（2）性腺性别：从性腺组成上区分男女，男性为睾丸，女性为卵巢。

（3）生殖器性别：从生殖器结构上区分男女，男性为阴茎、阴囊，女性为阴蒂、阴唇、阴道及子宫。

（4）激素性别：从体内性激素种类上区分男女，男性为雄激素为主，女性为雌激素为主。

（5）社会性别：自身所在的生存环境对其性别的认定，如户籍和社会身份上区分男性和女性。

（6）经验性别（心理性别）：指个体对自身的性别认定，即在心理层面上自身感觉是男性、女性或非二元性别。

2. 性别认定 自然人的性别是一种社会属性，其形成主要是根据患者的生殖器官的表型特征而指定，并在社会关系中得以确认，如户籍、身份等。如果出现表型混淆、模糊，法律上则以染色体核型为性别认定的主要依据。四种生理性别称为指派性别，是由个体的遗传特点所决定；而社会性别和经验性别则是随着年龄增长，在个体认知和环境交流中逐渐形成。个体的性别认定是一个过程，在幼年知晓有男、女之别时萌生，随着年龄的增长，可能受自身发育、激素水平、父母亲友、教育或环境的影响。这些性别概念既相互区别又相互联系，只有这几方面的表现协调一致，才能呈现一个和谐的个体。

3. 性别异常 实际个体并非可以简单地定义为男性、女性，有些人同时具有部分男性和女性的特征，他们通常被归于性别异常。性别异常是指上述6个层次的性别划分中相互之间不一致，常包含性发育异常（DSD）和性别不一致（易性症）两大类。

（1）性发育异常（DSD）：若染色体、性腺、生殖器及激素等出现异常，常导致性发育异常。对于一个外生殖器雌雄难辨的个体，做出性发育异常的诊断或许不难，但要确诊疾病的分类，进而进行性别认定，有时却非常困难，需要仔细的病史询问、周密的体格检查、核型鉴定与性染色质检验，以及相应的物理和生物化学检测、基因检测、内镜和影像学检查、开腹探查等，根据检查结果来综合分析确定。由于此类患者的性心理发育是个长期过程，随年龄增长，可能出现经验性别与性别认定相矛盾的情况，此时可进行性别再认定。从广义的角度来看，性发育异常可被定义为染色体、性腺、表型或经验性别均不一致的疾病。

（2）性别不一致（易性症）：某些人群即便生理结构完全正常，在性别认定上也会出现不一致，这些个体相信自己应该是另一种性别，认为自己的灵魂附在了错误的躯壳内，因而具有强烈改变躯体性别特征的愿望。

随着科学的进步和人们对于性别问题认知的不断加深，性发育异常疾病和性别不一致的诊断和治疗也在不断发展中。

（3）性别异常的治疗：性别异常的治疗是一个序列治疗，其治疗方式和治疗时机是极其复杂的，需根据诊断、生殖器发展潜能、心理与社会因素等方面进行性别认定或性别再认定，切忌单凭外生殖器形态及染色体核型贸然进行性别认定，这是选择治疗方法、决定治疗效果的前提。

二、性发育异常疾病及相关综合征

1. 概念 性发育异常（disorder of sex development，DSD；旧称两性畸形、雌雄间体、性反转）是指性别决定和性分化异常的一组异质性遗传病，表现为遗传性别、性腺性别和表型性别的异常及不均一性（Lee PA，2006）。发病率约为1/5500（Sax L，2002）。

2006年，由欧洲儿科内分泌学会（European Society for Pardiatric Endocrinology，ESPE）和Lawson Wilkins儿科内分泌学会（Lawson Wilkins Pardiatric Endocrine Society，LWPES）赞助的50名专家组成的工作组制定了一份共识声明，被称为"芝加哥共识"。此共识将原有的术语摒弃，统一更名为"性发育异常"，并提出新的分类标准和已知突变基因（Lee PA，2006）。

2. 分类 性发育异常的分类方式复杂，主要体现在染色体、性腺、激素等方面的不同，还混杂有其他相关综合征（Acién P，2020）（表10-1-1）。目前主要依据于性发育异常个体的染色体特征分为三大类：46, XX DSD；46, XY DSD和染色体DSD。

表10-1-1　性发育异常的分类

染色体核型	病因	典型疾病
46, XX DSD	性腺（卵巢）发育异常	卵睾型DSD（ovotesticular DSD，OT-DSD）
		睾丸型DSD（testicular DSD）
	雄激素过剩	先天性肾上腺皮质增生症（多为21-羟化酶缺乏）（congenital adrenal hyperplasia，CAH）
		芳香化酶缺乏症（aromatase deficiency）
	非典型	Mayer-Rokitansky-Küster-Hauser（MRKH）综合征
46, XY DSD	性腺（睾丸）发育异常	卵睾型DSD
		完全性或部分性性腺发育不良（complete or partial gonadal dysgenesis）
	雄激素合成障碍	综合征（如Smith-Lemli-Opitz syndrome）
	雄激素功能障碍	完全性或部分性雄激素不敏感综合征（complete / partial androgen insensitivity syndrome）
	非典型	尿道下裂
染色体DSD		45, X Turner 综合征
		45X/46, XY 混合性性腺发育不良
		47, XXY Klinefelter综合征

3．常见性发育异常的临床表现

（1）先天性肾上腺皮质增生症（congenital adrenal hyperplasia，CAH）：是一组以肾上腺皮质类固醇合成通路上的各类催化酶缺乏，引起的以皮质类固醇合成障碍为主的常染色体隐性遗传性疾病。在世界范围内，CAH的发病率为1/20 000 ~ 1/10 000，女男比例约为2∶1。CAH是46, XX DSD中最常见的疾病，其中21-羟化酶缺乏症（21-hydroxylase deficiency，21-OHD）占90% ~ 95%（Van Batavia JP，2016）。其主要临床表现：女性患者会阴呈现不同程度的男性化，有时接近男性外观。①阴蒂肥大如阴茎。②大阴唇融合如阴囊，易误诊为男性尿道下裂合并双侧隐睾，但大阴唇内不能触及性腺。③尿道开口位置不定，可能位于阴蒂根部腹侧，阴道与尿道共同开口，或者尿道通过增大的阴蒂开口。④卵巢和子宫正常，常有原发性闭经或月经初潮晚，月经不规则等。⑤有阴道结构，与子宫相通，阴道多狭窄，阴道外口位置异常且狭窄（图10-1-1）。⑥乳腺发育不全，皮色黝黑，全身多毛，面部、阴毛、腋毛过早出现，声音低沉。⑦早期体格急性增长，骨成熟加快，躯体高大而肌肉强健。但10岁以后，因骨骺早期闭合，生长缓慢，导致最终身材矮小。

（2）雄激素不敏感综合征（androgen insensitivity syndrome，AIS）：又称睾丸女性化综合征，是一种严重的雄激素受体（androgen receptor，AR）应答异常，是由于基因突变引起的X染色体相关的隐性遗传病。主要表现为男性患者女性化表现。AIS是46, XY DSD中最常见的一类疾病，发病率约为1/20 000。根据AR缺损程度分为完全性、部分性和轻度AIS。

1）完全性雄激素不敏感综合征（CAIS）：男性患者呈女性体态，外观无任何男性化表现。①出生时即可表现为正常女婴外生殖器，大小阴唇发育较差，呈幼稚型。②阴毛和腋毛稀疏或缺如。③无子宫、输卵管和卵巢。④几乎所有患者都有一个狭窄短小的盲端阴道，阴道测量范围为2.5 ~ 8cm。⑤睾丸正常大小，一般位于腹腔、腹股沟管、阴唇内，或沿睾丸下降路程的任何地方。⑥无附睾和输精管，精囊和前列腺常缺如（图10-1-2）。⑦乳房女性发育，乳晕苍白

且发育不良。⑧最终身高高于正常女性的平均身高，可能是由于位于Y染色体上的生长控制基因（growth-controlling gene，GCY）的作用。

2）部分性雄激素不敏感综合征（PAIS）：男性患者会阴部呈不同程度的女性化表现（图10-1-3）。①阴茎短小、小阴茎类似阴蒂。②阴囊部分或全部分裂类似阴唇。③可伴有尿道下裂。④隐睾多见，睾丸小，无精子，附睾和输精管发育不良。⑤无子宫和输卵管，可能存在盲端阴道。

（3）卵睾型DSD（ovotesticular DSD，OT-DSD）：旧称真两性畸形，指同一人体内睾丸及卵巢两种组织并存，可分别在两侧，或同一个性腺内同时含有两种性腺组织，称为卵睾。据统计，两侧均为卵睾者占20%，一侧为卵睾而对侧为卵巢或睾丸者占40%，两侧分别为睾丸与卵巢者占40%。OT-DSD是一种罕见的DSD，发病率小于1/20 000，占所有DSD的3% ~ 5%（Syryn H，2021）。染色体核型绝大部分为46, XX，多呈女性性发育，其中10%存在睾丸组织。这是由于Y染色体上的SRY基因易位到X染色体或另一条染

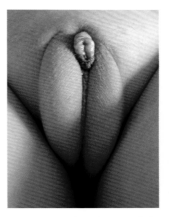

图10-1-1　先天性肾上腺皮质增生症患者外阴表现

注：患者性别认定为女性，11岁，核型46, XX。外阴可见阴蒂稍肥大，阴蒂背侧有包皮堆积。大阴唇肥厚、融合，如阴囊样，阴蒂下方可见发育不良小阴唇结构，阴唇后联合位置较高，阴蒂头下方可见一开口，尿液及经血从此口排出。双侧腹股沟区未扪及包块。

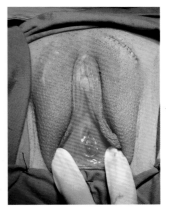

图10-1-2　完全性雄激素不敏感综合征患者

注：患者性别认定为女性，24岁，核型46, XY。阴蒂及小阴唇呈女性化，可见独立的尿道和阴道外口，尿道外口位置稍低，会阴体较窄。见阴道位置有一狭窄腔隙，探查深约6cm，存在明显狭窄，肛门位置无异常。右侧大阴唇处可见手术切口瘢痕，左侧腹股沟上内侧触及小肿块，扪不清，滑动性可。

色体。有少数患者发生了其他基因变异，如SOX9重复、RSPO1突变、NR5A1特异性突变等。约10%核型为46，XY，常呈男性性发育。已报道的基因变异有DMRT1缺失、SRY突变和MAP3K1突变。其余的为嵌合体，如46，XX/46，XY，45，XO/46，XY等。

临床表现具有多样性（图10-1-4）：①若有子宫，通常为发育不全的，且常伴有发育不正常的阴道。②若有阴茎，常表现为尿道下裂。③若有睾丸，通常为隐睾，可位于睾丸下降的任何位置。④青春期后，女性患者可能有乳房发育、女性化外观和月经产生。⑤大多数个体是不孕的，但可能发生排卵或产生精子。⑥偶有卵巢或睾丸肿瘤发生。

（4）Turner综合征：又称先天性性腺发育不全或先天性卵巢发育不全，由Turner于1938年首先发现而得名。Turner综合征是最常见的染色体数目异常而导致的性腺发育异常疾病，是X染色体部分或全部缺失的结果，女性发生率约为1/2500（Gravholt CH，2019）。常见类型：单染色体型，核型为45，XO，约占50%；嵌合体型，核型为45，XO/46，XX，约占25%；其他核型，为X染色体结构异常，如一条X染色体的长臂丢失、短臂丢失、等臂染色体、环形X染色体等。其临床表现主要为身材矮小和原发性闭经，青春期前难以发现。①上颌狭窄，下颌小而内缩，耳畸形低位，后发际低，有颈蹼，盾状胸。②乳房间距宽，乳头发育不良，乳腺未发育，无阴毛及腋毛生长。③生殖器官未发育，外阴呈幼稚型，前庭黏膜发红、薄弱，阴道窄小且短浅，无子宫或呈小三角形、片状子宫，原发无月经（图10-1-5）。④骨质疏松，骨骺延期愈合，骨龄小于年龄，肘外翻，手与脚背面有淋巴管扩张性水肿，指甲发育不良，第4、5掌骨短小。⑤精神发育迟缓，伴发脏器畸形，10%～20%有先天性心脏畸形，以主动脉缩窄最常见。⑥皮肤纹理改变，部分患者呈贯通手。

（5）Klinefelter综合征：又称先天性睾丸发育不全综合征、原发性小睾丸症、先天性曲细精管发育不全综合征。本病由Klinefelter于1942年首先发现而得名。Klinefelter综合征是一种常见的染色体数目异常疾病，男性发病率约为1/1000。典型的染色体核型为47，XXY，此外还有48，XXXY、48，XXYY、49，XXXXY、46，XY/47，XXY等。其典型染色体形

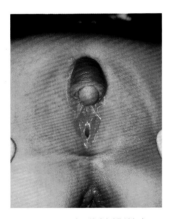
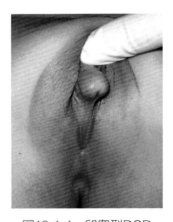

图10-1-3　部分性雄激素不敏感综合征

注：患者性别认定为女性，5岁，核型46，XY。会阴呈幼稚型，阴蒂肥大似小阴茎，长约2cm，尿道外口位于阴蒂根部偏下方，有大阴唇结构，未见小阴唇结构，可探及一狭窄盲端阴道，肛门位置无异常。站立位双侧腹股沟至大阴唇区未扣及肿块样结构。

图10-1-4　卵睾型DSD

注：患者性别认定为男性，3岁，核型46，XX。子宫及卵巢未探及，双侧性腺活检显示卵睾。阴蒂肥大，似男性阴茎，尿道外口位于阴蒂下方，双侧腹股沟处扣及睾丸状物，质地柔软，大阴唇呈现出类似阴茎阴囊转位外观。未探及阴道，肛门位置基本正常。

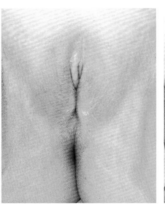
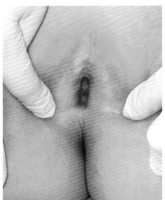

图10-1-5　Turner综合征

注：患者性别认定为女性，23岁，核型45，XO，身高150cm左右。双侧卵巢未见，子宫幼稚，乳房及外阴均为幼稚型，阴道外口较紧，阴道内可容1指余，弹性较差，深度约7cm。

成机制，可能是配子形成减数分裂过程中染色体不分离造成，约40%源于父亲，60%源于母亲。嵌合体型核型的发生，是由于精卵融合后的合子细胞在有丝分裂的过程中出现了染色体不分离。此现象既能发生于核型为46, XY的正常合子细胞，也可发生于核型为47, XXY的异常合子细胞。其临床表现为男性患者，青春期后有一定程度的女性化表现。①男性外观，体形瘦高，手距大于身长，劳动力较差。②睾丸小而硬，直径约2cm。阴茎较短小，不育；男子性征发育不良，体毛稀少，面部无须，喉结发育欠佳。③约25%患者有乳房发育，是血清雌激素/雄激素比值升高的结果。④青春期睾酮水平基本正常，在25岁左右，睾酮水平降到对照值一半，变动幅度较大，糖尿病的发生率为20%。

4. 性发育异常的诊断 性发育异常的临床表现千变万化，诊断十分困难。目前，国内外尚未形成统一、科学的诊断方法。

（1）多学科协作团队（multiple disciplinary team, MDT）诊断：多学科协作团队是对DSD患者进行评估、诊断和序列治疗进行总体规划的先决条件。该团队应包括儿科泌尿外科专家、内分泌学专家、整形外科专家、精神病学专家或心理学家。其目标是根据病史、家族史、染色体核型、解剖学构造、激素水平、激素受体情况等对性别模糊的患者进行诊断，随后评估其生殖器的发育潜能，向患者或者其监护人推荐一个合适的性别。

（2）诊断流程（图10-1-6）：根据病史、家族史、临床表现和超声检查，进行初步评估。生殖器的外观应用Prader分级（表10-1-2、图10-1-7）进行评估，探查有无阴道及其与尿道的关系（详见第9章）。

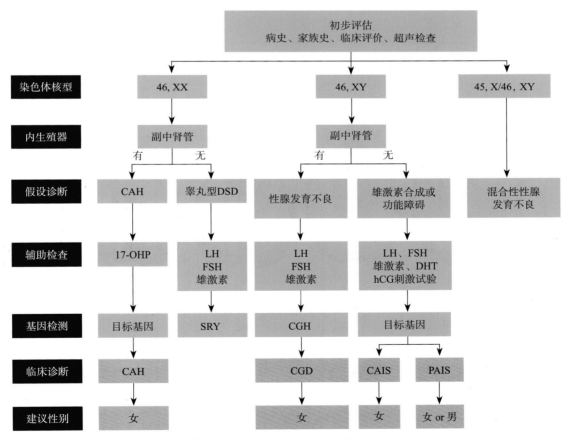

图10-1-6 性发育异常的诊断流程

注：CAH，先天性肾上腺皮质增生症；CGD，完全性性腺发育不良；CAIS，完全性雄激素不敏感综合征；PAIS，部分性雄激素不敏感综合征；17-OHP 17α-羟孕酮；LH，黄体生成素；FSH，卵泡刺激素；DHT，双氢睾酮；hCG，人绒毛膜促性腺激素；SRY，Y染色体性决定区基因；CGH，比较基因组杂交技术。

1）检测染色体核型，一些具有特殊染色体核型的疾病可确诊，如Turner综合征（45, XO）或Klinefelter综合征（47, XXY）。

2）根据患者有无副中肾管结构，进行临床诊断归类。

3）根据临床诊断猜测，进行相应的辅助检查。如46, XX，疑似先天性肾上腺皮质增生症，可进行血清17α-羟孕酮（17α-hydroxyprogesterone，17-OHP）检查，若数值明显升高可确诊为CAH。

4）若患者的诊断分类较为少见，可进一步进行目标基因检测、全外显子组或全基因组测序。如46, XY，无法确定性腺发育不良的分类，可应用比较基因组杂交技术进行筛查。

表10-1-2　Prader外阴分级

分级	表型描述
0级	正常女性
Ⅰ级	女性外生殖器+阴蒂肥大
Ⅱ级	阴蒂肥大+部分阴唇融合形成漏斗形泌尿生殖窦（urogenital sinus，UGS）
Ⅲ级	阴蒂如阴茎+阴唇阴囊融合+UGS开口于会阴
Ⅳ级	阴囊完全融合+UGS开口于阴茎根部
Ⅴ级	正常男性

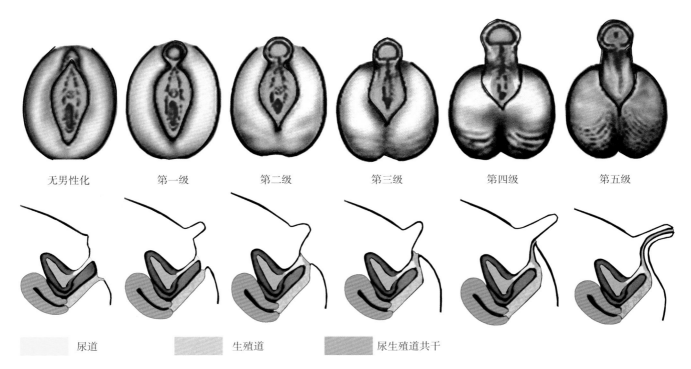

无男性化　　　第一级　　　第二级　　　第三级　　　第四级　　　第五级

尿道　　　生殖道　　　尿生殖道共干

图10-1-7　Prader外阴分级示意图

（3）常用检测方式

1）基因检测：DSD诊断率为30%～50%。DSD患者中最常见的突变是单核苷酸变异（single nucleotide variants，SNV），如错义突变、剪接位点改变、过早出现终止密码。常用检测手段是染色体核型检测、荧光原位杂交（fluorescence in situ hybridization，FISH）、染色体微阵列、高通量测序（CNV-seq），等。应用最多的方法是高通量测序，包括目标基因、全外显子、全基因组测序。目前已知有64个致病基因和967个候选基因用于诊断DSD。

2）内分泌相关检查：是诊断DSD最常应用的检测手段。①性激素检测：黄体生成素（luteinizing hormone，LH）、卵泡刺激素（follicle-stimulating hormone，FSH）、催乳素、孕酮、睾酮、雌二醇。②肾上腺轴功能评估：促肾上腺皮质激素（adrenocorticotropic hormone，ACTH）、血清皮质醇、睾酮、孕酮、17α-羟孕酮、脱氢表雄酮、雄烯二酮。③兴奋试验：促性腺激素释放激素（gonadotropin-releasing hormone，GnRH）兴奋试验，以激发下丘脑-垂体-性腺轴；人绒毛膜促性腺激素（human chorionic gonadotropin，hCG）兴奋试验，以激发睾丸间质细胞功能。④血清抗副中肾管激素（anti-Müllerian hormone，AMH）和抑制素B（inhibin B，InhB）测定：均由睾丸支持细胞分泌，以检测睾丸功能。⑤血尿类固醇激素检测：进行类固醇代谢障碍鉴别。

3）影像学及组织学检查：有助于了解性器官的发育和畸形状态。①超声：探查性腺位置与性状的首选，整体排除泌尿系统畸形。②磁共振成像（magnetic resonance imaging，MRI）：了解盆腔内结构。③内镜检查结合逆行造影：探查泌尿生殖窦（urogenital sinus，UGS）畸形，精准检查以了解阴道、尿道的结构与关系。④性腺活检：内分泌检查无法明确病因及

性质时进行，应尽量取深部及两极组织（卵睾的卵巢组织多包绕睾丸位于两极）。

（4）性别认定

1）目的：当面对一个外生殖器模糊的患儿时，性别认定是最困难的部分，要推荐一个既适合患儿又符合父母抚养意愿的性别。①对患者而言，是为了使其性别自认和性别分配相一致，以避免增加性别焦虑（gender dysphoria，GD）的风险。②对父母而言，在参考父母意见的情况下，确保患儿被明白地抚养，尽量避免患儿的性别自认过程不清晰。

2）原则：性别认定应由多学科协作团队共同完成。推荐性别时，必须考虑患者的性发育潜力、患者对推荐性别的认同、生活质量、避免不必要的手术、激素替代治疗和尽量保留生育能力等多个方面因素。其中性发育潜能是最难预测的一个方面。典型DSD的性别认定可参照表10-1-3。

2019年，中华医学会儿科学分会内分泌遗传代谢学组提出的《性发育异常的儿科内分泌诊断与治疗共识》列出了性别认定原则：①在病理生理及解剖结构上将生物功能及结构损害降到最低（如肿瘤风险、骨质疏松、肾上腺危象以及泌尿生殖道感染、梗阻等）。②将心理和社会的不利影响最小化（如性别混乱、父母亲情淡薄、教育不公平以及社会歧视、孤立、心理压力等）。③尽量保留生育功能（如保护生殖器官解剖结构和功能、冻存生殖细胞、人工辅助生育等）。④尽量保护性功能，维持一定的性生活满意度（如避免损伤性兴奋相关的神经血管，尽量采用可能的先进手术方式保留现有生殖器官功能）。⑤如果有可能，在性器官选择手术上要留有余地，为后续患者不认同抚养性别时保留修正的可能（如性腺切除、性器官组织切除时要慎重，最好能留有余地）。

表10-1-3 典型DSD的性别认定建议

染色体核型	诊断	建议性别
46, XX DSD	先天性肾上腺皮质增生症	女
46, XY DSD	5-α还原酶2缺乏症（5-alpha-reductase-2 deficiency，5-αRD2）	男或女
	17β-羟类固醇脱氢酶3型缺陷症（17-beta hydroxysteroid dehydrogenase 3 deficiency，17β-HSD3）	男或女

续表

染色体核型	诊断	建议性别
46, XY DSD	完全性性腺发育不良（complete gonadal dysgenesis，CGD）	女
	部分性性腺发育不良（partial gonadal dysgenesis，PGD）	男或女
	完全性雄激素不敏感综合征（complete androgen insensitivity syndrome，CAIS）	女
	部分性雄激素不敏感综合征（partial androgen insensitivity syndrome，PAIS）	男或女
	雄激素生物合成缺陷（androgen biosynthetic defects）	男或女
	小阴茎（micropenis）	男
	泄殖腔外翻（cloacal exstrophy）	男或女
	尿道下裂（hypospadias）	男
	卵睾型DSD（OT-DSD）	男或女

（5）性别再认定：有些DSD患者长大后可能出现经验性别与指定性别相矛盾的情况，需要改变性别，因此性别分配应该是可改变的。经验性别的形成与生理结构、性心理发育过程和环境影响均有一定的关系。

1）性心理发育：性心理发育过程包括性别认同、性别角色行为和性取向三个差别显著的部分。①性别认同（gender identity）是指对一种性别产生的基本归属感和自我认同，以及与其他相同性别的相似程度的认同。②性别角色（gender role）描述的是一个社会在特定的文化和历史时期，所认同的男性或女性的社会角色。此角色由个体的外观形态、行为方式、性格特征等因素所决定。③性取向（sexual orientation）是根据一个个体对性刺激的反应来定义的。根据性吸引来源者的性别可将性取向分为异性恋、双性恋和同性恋三种。

2）性别分化的复杂性：人类的性别分化是一个多步骤、持续且相互关联的过程，受到多种因素的影响，如大脑结构、产前和产后激素、遗传、产后环境和社会心理体验，以及所处的社会环境等。在这个过程中，遗传信息被转化为个体的表型，此个体随后确立了男性或女性的身份和性取向意识。在性别认定时，应更重视患者的性别自认。

3）性别认同的波动性：患者的性别认同是存在波动性的，童年时期的性别认同不会贯穿整个成年期。当患者提出要进行性别再认定，以缓解性别焦虑时，可谨慎地实施治疗。值得注意的是，随着医疗水平的提高，手术的难易程度不应成为性别选择的依据。另外，DSD的性别再认定不同于性别不一致患者的性别重置，两者的病因不同，不可一概而论。

5. 性发育异常的治疗原则　DSD的治疗十分复杂，其整形外科治疗主要涉及三个步骤，即性别的选择、外生殖器的重建及第二性征的维持等，同时还应该进行适当内分泌治疗、性腺的处理等。一切以性别塑造为目的的治疗均应在性别认定后再予实施。

（1）DSD治疗方案的制定：主要依赖患者的疾病发展特征，参考患者有关性别的遗传、解剖、生理等生物学检查结果，还必须结合患者的年龄、社会性别、外生殖器形态及本人与家长的意愿等因素。其中已经具备自主性别意识的本人选择是决定性因素。为了患者能获得最适合的效果，最好采用多学科的方法进行个性化的治疗。

（2）治疗时机：针对不同个体，治疗时机和性别选择也有明显差异。

1）诊断明确：对于诊断明确、出现性别焦虑风险小的DSD患者，应尽快为其分配性别。甚至可采用适当的外科手段介入和激素治疗，使其外生殖器外观与性别选择相一致。例如，具有46, XX核型的21-羟化酶缺陷的患儿，即使其男性化表现比较明显，也应建议按照女孩抚养，并尽早实施阴蒂缩小整形术。

2）诊断困难：对于诊断较复杂、生殖器发育潜能评估困难或可能出现性别焦虑风险高的患者，因手术过程不可逆，应推迟到青春期后。可先进行性别认定，待患者身体发育完全，进行性别再认定以后，再根据目标性别进行手术治疗。在此过程中，应劝说患者父母接受DSD不是一种简单的生殖器发育异常，孩子的最终选择可能与父母的期望有很大不同。例如，具有46, XY核型的5-α还原酶2缺乏的患者，即使自身雄激素严重不足，也通常被作为男性抚养。患者可根据青春期后阴茎发育情况或药物治疗效果，进行性别再认定，参考患者本人意愿，随后进行相应性别的整形手术。

3）青春期后就诊：对于畸形出现较晚，青春期甚至婚后才来就诊的患者，大多已经根据其外生殖器形态特征确定了社会性别，并按此性别被抚养长大，已经建立起相应的性心理和性别角色。因此，在选择性别时，不能仅仅依据生物学检查结果来进行，而应充分重视和尊重其既定的社会性别。不过实际上，社会性别的认定与外生殖器表观形态出入不大。

6. 激素替代治疗（hormone replacement therapy，HRT）要点　激素替代治疗是DSD的重要治疗策略之一，其用药方法因DSD患者的年龄和发育阶段而有所不同。激素替代疗法的主要指征是青春期诱导和成年期替代治疗。DSD患者群体中需要激素替代治疗的一般指性腺功能减退者，如性腺切除术后的患者、Turners综合征和卵巢功能早衰患者。激素替代治疗方案要充分个体化。对性功能减退男性，需要用雄激素来诱导青春期来临。性功能减退女性要求雌激素替代以诱导第二性征出现和月经来潮，发生撤退性出血或者1～2年雌激素治疗后可加用黄体酮。对于没有子宫的女性，人工周期是无益的。激素替代治疗的目标不仅是维持第二性征的发育，同时也是为了性心理的发育。激素替代治疗同时可预防骨量减少和骨质疏松（Mizunuma H，1998）。女性的CAIS患者，一般青春期前不切除性腺，其体内的雄激素可通过外周芳香化酶作用转化为雌激素，诱导第二性征发育，

但由于雄激素受体不敏感，一般不会有阴毛和腋毛的生长。是否存在子宫将决定是否单纯雌激素治疗或者联合黄体酮治疗。激素的治疗应该与之前的性别认定相一致。

（1）早期治疗：激素替代的早期治疗属于经验性用药或尝试用药，因各文献显示的样本量小、缺乏对照组或随访不良，没有成为统一的治疗策略。如诊断为小阴茎的患者，可于3岁内进行激素补充以促进阴茎发育；如生殖器模糊的婴儿，可早期用药以评估机体对雄激素的敏感性；如诊断为尿道下裂的患儿，术前可应用激素以增加局部用于尿道再造的组织量；等等。

（2）青春期诱导：激素替代治疗尝试在DSD患者的机体上模拟出一个拥有正常发育节奏的青春期。DSD患者在青春期之前、期间或之后可能出现类固醇产生缺陷或性腺被切除的情况，因此需要激素替代治疗。①诱导青春期或保持第二性征。如雌激素替代以及雄激素替代治疗。②使患者的身高接近成年人的状态，优化骨骼健康和性成熟，以提高性生活质量和社会心理健康。如Turner综合征可以使用生长激素、钙片、维生素D。③对于由先天性肾上腺皮质增生引起的男性化，应用糖皮质激素治疗，可使患者向正常女性发育，甚至可有月经来潮及生育能力。

2019年，DSD中国专家共识推荐青春期诱导性激素替代治疗方案如下。

用药原则：

1）根据性别认定，12～14岁开始。

2）诱导模拟正常青春期、促进第二性征，性激素替代治疗（HRT）。

男性：低剂量雄激素。

女性：低剂量雌激素。

3）满足身高要求，使用生长激素、低剂量性激素替代。

4）如存在肾上腺皮质功能减退，需要皮质激素替代。

男性用药：12岁开始。目的为促进阴茎发育。

5）初始量：庚酸睾酮25～50mg/m肌内注射，开始，每6～12个月增加50mg，直到250mg/m。

6）维持剂量：200～250mg/2周，或1000mg/3个月，维持6个月后根据情况调整。

7）外用：可以DHT凝胶外涂，每天2次，0.3mg/（kg·d），较睾酮活性高50倍。

女性用药：10岁开始。目的为模拟正常性发育，促进乳房和性征发育。

8）10～11岁开始低剂量雌激素（1/6～1/4成人量），逐渐增加到成人剂量1～2mg/d，持续使用过2～3年，逐步完成女性化。

9）有子宫的DSD，要加用孕激素模拟月经周期。

10）无子宫者仅用雌激素，形成女性乳房。

（3）成年期用药：是根据选择的性别进行的长期激素替代治疗，应在内分泌科医师的指导下进行。

（4）注意事项：目前还没有关于最佳激素配方、给药途径、剂量和监测参数的循证数据来指导DSD患者的临床实践，用药时需要注意：①对于未成年的DSD患者，在进行激素替代治疗之前，必须征得本人及其父母的知情同意。随着患者年龄增长，父母可以一种比较温和的方式来充分告知其身体发生了什么，我们要怎样治疗。这为患者和父母提供了一个重复讨论病情的机会，并通过解释治疗目标，为坚持长期治疗奠定了基础。②如果需要的话，在实施激素替代治疗之前应重新评估性别分配，以排除有关心理和生理的任何不确定性。③依从性对于优化治疗和长期效果至关重要。父母在患者到达法定成年年龄前，需要参与选择所需的激素药物和给药类型。④性激素的补充可能会影响到最终的身高，必须考虑骨骼发育问题，选择适当的时机进行用药，并且限定用药量和周期。北美的内分泌专家认为，当骨龄大于12岁时开始激素治疗比较合适，一般认为年龄在12～14岁（Drobac S，2006）。

7. DSD治疗结局 目前尚缺少高质量的临床资料及随机对照试验。长期观察资料一般包括生活质量、性生活满意度、生育能力、社会心理健康程度。对这些资料加以收集有利于进一步指导如何处理DSD患者。目前处理DSD患者的外科技术已经有一定程度的进步，同时更加重视患者的心理治疗、家庭护理、教育与告知等变成标准治疗护理模式。但仍需要时间才能看到这些新的措施下的结果。

（1）性别矛盾：虽然作为男性抚养时满意度并不高（Kuhnle U，2002；Money J，1975；Dessens AB，2005），然而性别认定为女性者比性别认定为男性者更容易发生性别矛盾。一些研究报道了CAH患者性别矛盾的比例以及青春期更改性别的行为（Kuhnle U，2002；Dessens AB，2005；Diamond DA，2006）。Zucker等（1996）报道：5.7%（3/53）的CAH女性在社会中的角色为男性，其中一人自我对外宣称是男性，另外两人出生时即被分配成男性。Dessens等（2005）回顾了多中心的研究，包括250例46, XX CAH患者，出生时均分配成女性，其中5.2%曾有过性别矛盾，1.6%后期行变性手术。性别矛盾、变性的患者均与Prader分级无关。另一项性心理门诊的统计研究报告（Dessens AB，2005）：性别矛盾的发生率甚至高达55%（22%～55%）。不同类别的DSD患者发生性别矛盾的比例不尽相同，发生性别矛盾的人，除了激素原因，还有遗传因素、社会环境因素等。因此，当与患者家庭成员讨论行手术治疗时，应该充分告知患者今后可能发生性别矛盾和再次变性手术的可能性。

（2）手术治疗结果：在过去的几年里，越来越多的治疗中心和团队报道了外科治疗的效果，结果显示：外观良好的手术效果并不代表功能正常。研究多集中于短期的、临时的效果，随访时间较短，有些仅局限于儿童时期，然而这些结果与长期的最终结果可能并不一致。Schwentner C等（2010）对100例46, XY DSD患者进行回顾性研究，平均随访时间16.35年，分为A、B两组，A组39例为性别认定为女性，行性腺切除，外生殖器整形和阴道再造术；B组61例为性别认定为男性，行睾丸下降固定术和尿道下裂修复术。其中阴道再造术后主要的问题还是阴道狭窄；尿道下裂术后的主要问题是尿道狭窄和尿瘘。对于性别认定为男性的DSD患者，阴茎的大小并不是单一因素来决定其性生活的质量。Migeon CJ（2002）报道，对于46, XY DSD患者和严重的会阴型尿道下裂患者，尽管其阴茎的平均长度仅为8.8cm，但绝大多数患者均感觉性生活满意。另外一组成年的小阴茎患者，50%对自己的阴茎和性生活感觉满意（Wisniewski AB，2002）。

Reilly和Woodhouse（1989）发现，75%的成年男性伴随小阴茎者，性主动性较强，且对自己的性功能和性生活感觉满意。不同的外科小组报道的治疗结果不尽相同，患者对于生殖器外形不满意的比例为30%～100%（Eroglu E，2004）。Alizai等（1999）报道了14例CAH患者，其中46%的患者阴蒂外形较差，主要问题是阴蒂萎缩或缺失。Creighton等（2001）报道的也有同样的问题，大约41%外形不满意。Lean等（2005）报道的比较可观，他们将结果分为三种，外形比较满意：基本正常或者非医学人士不能判断出异常者。外形基本满意：仅有一至两处轻微的畸形，非医学人士检查时仍然看不出异常；外形不满意的、明显的畸形，一般人均能看出与正常人不同。以此为判断标准的话，72%的人获得满意的结果。但是他认为，如果描述的畸形细节，25%的阴蒂较小或者缺失，38%的人阴道外口狭窄。这部分人到青春期时需要再次行较小的手术，如阴道扩张等。先前Creighton的报道，约98%的患者成年时需要再次治疗，其中77%的患者需要较大的手术。最常见的原因是阴道狭窄。

在女性外生殖器手术进展的历史中，并发症的出现与患者手术的年龄关系不大，更重要的是取决于外科医师的水平，因此，治疗小组中的外科医师应该经过专门的训练以期提高手术效果（Lean WL，2005）。

（3）性心理及生活质量：女性的生活质量包括与异性的亲密、性欲和性生活的满意度，也包括是否自卑和精神健康。Szarras-Czapnik M等（2007）对DSD患者生活质量的报道，多数为初次性生活推后、很少的性伴侣和性生活经历、性欲低下等。总体表现为生活质量低下，经常焦虑，高频率的自杀想法与自卑（Warne G，2005；Johannsen TH，2006），通常更常发生于CAH和混合型性腺发育不良患者（Johannsen TH，2006）。重要的是，这些患者不愿意与家人甚至治疗中心的医务人员沟通内心的矛盾，因此合理有效的心理治疗显得更为关键。

总之，DSD的明确诊断比较困难，DSD的处理非常复杂，需要多学科长期稳定的合作以提高综合治疗的效果，同时注意积累客观的长期随访结果。

三、性别不一致（易性症）

1．概念　关于变性的相关认知近年来发展迅速，许多概念和分类也随之相应变化，最近的观念认为，要求变性的人群不再是一种疾病状态，而是一种常态分布的少数群体。

（1）性别不一致（gender incongruence，GI）：指个体的经验性别（自身感觉是男性、女性或非二元性别）与指派性别（出生时显露的生理性别）之间存在显著且持续的不一致（Claahsen-van der Grinten H，2021）的状态，这些个体被称为跨性别者（transgender）。其中，跨性别男性是指派性别为女性但希望成为男性的跨性别者，跨性别女性是指派性别为男性但希望成为女性的跨性别者。非二元性别者（nonbinary）是指个体的性别认同不符合传统的女性或男性，认为自身不属于这两类中的任意一类，这是较为复杂也较为少见的一类。

性别不一致，旧称易性症（transsexualism）、易性癖或易性病。2018年6月，世界卫生组织（World Health Organization，WHO）发布的第11版的国际疾病分类法（international classification of diseases，ICD）中将"易性症"更名为"性别不一致"（MoserC，2017）。同时，性别不一致正式从精神和行为异常疾病分类中除名，被列入名为与性健康相关状态（conditions related to sexual health）的一个新分类中。随后，我国的精神病学权威机构也将性别不一致从精神疾病中除名。

（2）性别重置手术（gender reassignment surgery，GRS）：又称性别确认手术（gender-affirming surgery，GAS/gender confirmation surgery，GCS），旧称变性手术。GRS指通过外科手段（组织移植和器官再造）使受术者的指派性别与其经验性别相符，即切除原有的生殖器官并重建受术者认同性别的体表生殖器官和与之相匹配的第二性征的医疗技术。据文献报道，男-女性别重置手术的发生率为1：45 000～1：11 900，女-男性别重置手术的发生率为1：30 400～1：20 000（De Cuypere G，2007），有大约1/4的跨性别者会选择手术治疗。

2. 病因 性别不一致是先天性的，而不是经过后天培养或熏陶突然出现的性别认同障碍。到目前为止，其病因尚未明确，有研究表明，社会心理因素和遗传因素在性别不一致的发展中发挥了作用。

（1）社会心理因素：早期关于性别不一致的研究主要集中在个体的心理因素影响上，譬如父母与跨性别者之间缺乏交流，或父亲角色的缺失（Stoller RJ，1975）。然而，个体心理因素的作用已被证明是有限的。性别不一致的发展应该是一个多因素作用的过程，父母、跨性别者和社会环境因素均有参与。目前的研究认为，患者因素（如性别焦虑）、父母因素（对此疾病产生的心理障碍）和其他特定因素，同时在某些关键的时间框架内共同作用于患者，促使疾病发展（Zucker KJ，1995）。

（2）遗传因素：生物因素的研究主要集中在遗传因素，即产前性激素和其对大脑作用的差异。遗传在性别不一致发展中的作用已在双胞胎研究中得到证实，结果显示同卵双胞胎中性别不一致的情况高度一致，而异卵双胞胎则不同（Heylens G，2012），但候选基因位点尚未确定。脑成像研究已经发现在性别不一致发展中，产前激素暴露是重要的一环。各种研究应用了多种检测方法，表明患者的大脑与其所认定的经验性别有相似之处，与指派性别有不同之处，但结果差异很大（Heylens G，2012）。

上述因素如基因在性别不一致中的致病作用仍存在疑问，社会心理因素和生物因素除了在生长发育过程中发挥各自作用，各相关因素之间也可能存在相互作用，目前尚有许多问题无法解答。

3. 临床表现 性别不一致在临床上主要有两个方面的表现：一是对自身性别的不认同，二是由生理性别与心理性别的冲突而引发的性别焦虑。

（1）自身性别不认同：性别不一致是个体在幼年时知晓有男、女性别之分开始，就萌生不认同自身性别的想法，而不是经过后天培养或熏陶形成的性别认同障碍。儿童期开始出现不同程度的性别焦虑症状，确认自己错生了性别，试图通过穿衣打扮、举止行为、兴趣爱好，不去公共澡堂和没有隔间的公共厕所来满足自己是异性的性别认定。到青春期身体发育后，解剖学的生理表现与性别认定的矛盾使其更加困惑和焦虑，认为自己的灵魂与身体不相符，有强烈改变性别的意愿。

这些个体在性别认定的问题上多有不同。有些人在很小的时候就经历了社会转型，对自己的性别认定有一定的把握，而另一些人在青春期后还在探索自己的性别认定。探索自己的性别认定是正常的发展过程，在这个过程中，孩子学会了给自己的性别贴上标签，并需经历一个稳定的性别认同过程。

（2）性别焦虑：当个体处于儿童期或青少年时，对自身性别认定呈波动式发展，受自身发育、激素水平、父母亲友、环境等多方面影响。患者会向父母或他人寻求帮助，但往往不能得到亲人和周围人群的理解，可能被当作精神病患或变态而遭受歧视、谩骂、欺负或伤害。由此可能产生一些精神问题，如焦虑、抑郁或自闭，可能对不符合自身灵魂的外生殖器产生厌恶和恨意，进而厌弃或伤残自身身体，甚至自杀。

4. 诊断及鉴别诊断 主要依据持续而稳定的对自我性别的不认同和强烈要求性别变更的表现而诊断，需要排除因为精神异常或者其他因素而诱发的暂时性希望成为异性的个体。

（1）诊断：性别不一致的诊断相对容易，取决于其主诉和病史，患者能清晰地认知自己的生理性别，但固执地否认其正确性，持久而稳定地渴望转变为异性。医师需要与患者反复沟通，进行问卷分析。有些人可能通过网络资料或书籍学习来咨询手术，以达到自己的手术目的，因此医师在面诊时应仔细甄别，确定诊断。

（2）鉴别诊断：性别不一致需与同性恋和异装症相鉴别。至于精神分裂者，应由精神科医师会诊，进行排除。

1）同性恋：自我性别认定正常，性取向为同性，渴望将喜欢的同性作为性爱对象，可从自身生殖器获得快感。同性恋者经验性别与指派性别一致，没有切除外生殖器和改变性别的要求；跨性别者的性取向不足以诊断其是否存在性别不一致的问题，主要是针对患者自身对指派性别不认同并且有强烈的改变性别的要求，甚至通过自残或其他更过激的方法来达到目的。

2）异装症：是恋物症的一种特殊形式，喜着异性服装和做异性打扮，由此可达到心理满足，但对自身性别没有不认同；跨性别者由于经验性别不同，大多会依照经验性别做穿衣打扮，以使外在与内在保持一致，但这些表现仅出于心理需求，最关键仍然是跨性别者对自身性别的不认同。

5. 治疗原则　在确立性别不一致的诊断后，如果患者强烈要求，而其身体状况、经济状况和生活环境可以支持，在排除精神障碍性疾病的前提下，可以在成年后开展性别重置手术。该手术包括现有性别生殖器官的切除，异种性别生殖器重建，第二性征重建等。经过改变社会性别、心理辅导，尽快融入社会生活（手术细节见本章第四节）。

总之，性别不一致的诊疗是一个多学科协作的领域，外科医师应与心理健康、内分泌、泌尿、社会工作和物理治疗等方面的专家合作，根据患者的需要提供最佳诊疗策略。

（周　宇　丁　健　原　野）

第二节　性发育异常的整形手术策略

性发育异常治疗是一个复杂的过程，往往涉及患者的心理、生理和病理等各个方面，如果术前可以获得一个准确的诊断，对其治疗将起重要的指导作用。但遗憾的是，还有半数以上的患者病因不明，因此对患者发育潜力的预估可能有一定的偏差，尤其是对孩子性心理和性别认定的判断可能不够准确，有时需要一个性别再认定的过程，这就更增加了治疗的难度。

性发育异常治疗的关键点和起点均为性别认定，一切与性别塑造相关的治疗均应以性别认定为前提。因此性别认定必须非常慎重，要结合患者的遗传、表型、生化、病理、心理、监护人的希望等各个方面的因素，由多团队协作，提供一个最合理的建议，并由监护人和本人确认后才能决定。

一、DSD的治疗目的

在患者性别认定以后，通过整形、内分泌和心理辅导等手段，按照认定性别去塑造性器官和第二性征，去除危及健康的异常性腺，使患者能以一个正常的性别身份融入社会和家庭，并获得较好的性生活能力，甚至进而获得生育能力。

2019年，中华医学会小儿外科学分会泌尿外科学组提出的《性别发育异常中国专家诊疗共识》列出了DSD手术的9大目的。

（1）恢复生殖器功能，可完成性生活。

（2）如果可能，利于未来生育功能。

（3）降低和泌尿生殖道异常相关的风险，如泌尿系感染、潜在的上尿路损害和尿失禁。

（4）避免尿液、血液在阴道和子宫聚集。

（5）避免青春期女性发生男性化及男性乳腺发育。

（6）降低性腺肿瘤发生风险。

（7）培养"独特个体"及"社会身份"。

（8）避免不典型生殖器带来的耻辱。

（9）满足患儿父母渴望尽可能以最好的状态抚养孩子的心情。

二、性腺切除术

DSD患者性腺的发育常存在一定的问题：有些人的性腺分泌性激素与选择性别相悖；有些人并非表现为男或女单一性别的性腺，而是睾丸和卵巢混合存在；有些性腺则存在发展成为肿瘤的潜在风险。这些性腺对于患者正常的性发育和健康存在威胁，常需要选择适当的时机予以切除。

1. 性腺切除的选择和切除时机

（1）性腺存在与否对青春期第二性征形成的影响：在确定性别后，如在青春期有相反的第二性征发生，则应将性腺切除，否则应在期待的男性性征或女性性征完全形成后再切除相反的性腺（表10-2-1）。对于任何切除未成年人性腺的手术均应慎重，除非有健康风险或评估显示完全丧失生育功能者。

例如，完全性雄激素不敏感综合征（CAIS）的患者，性别分配为女性，其睾丸经芳香化酶作用可形成雌激素，对女性性征的形成有重要作用。应保留睾丸至青春期后，待外生殖器、乳房等发育较好后，再将其切除。对部分性雄激素不敏感综合征（PAIS）的患者，外生殖器形态介于女性和男性之间，选择女性性别后，持续的雄激素作用会使男性化更加明显，则应尽量在童年时切除睾丸，可阻止进一步的男性化（Chertin B，2006）。卵睾型DSD，若性腺一侧为睾丸另一侧为卵巢时，尽早切除相反的性腺是合理的；若性腺为卵睾，则很难将两部分分离，并将其中一部分切除，这时如女性化性征较为明显，应保留睾丸至青春期后再切除睾丸部分。当然，所有保留异位、反向性腺的，都应密切观察性腺的发育，做到定期检查，发现其出现组织学改变时及时予以切除，避免恶性肿瘤的发生。

（2）性腺的恶变风险：发育不良的或在腹腔内的性腺存在恶变的风险，DSD患者更易患精原细胞瘤、无性细胞瘤（Looijenga LH，2007），性腺胚细胞瘤甚至在儿童期即可发病（Manuel M，1976），少见的恶性肿瘤包括支持细胞瘤、卵黄囊瘤、畸胎瘤、胚胎性癌、绒毛膜癌和未分类的性索间质肿瘤（Shahidi H，2007；Wysocka B，1999；Nojima M，2004；Handa N，1995；Chan LY，2000），恶性风险最高的是位于腹腔内的性腺，发生恶性肿瘤的概率为15%～50%。46, XY睾酮合成障碍者性腺恶变风险较低，小于15%。而完全性雄激素不敏感综合征患者和卵睾型DSD患者的性腺发生恶性肿瘤的概率仅为2%～3%。介于低风险与高风险之间的是发育不良的性腺和部分性雄激素不敏感综合征患者位于阴囊内的性腺（Chan LY，2000）。性腺恶变的风险并不取决于性腺发育不良的本质，而是取决于性腺所处的位置和年龄，含有Y染色体的DSD患者性腺恶变的风险随年龄增大而增加。完全性雄激素不敏感综合征患者性腺恶变的风险在年龄较小时很低（在25岁时平均3.6%），然而50岁时升至39%（Manuel M，1976）。

（3）性腺存在的部位：主要指睾丸存在的部位，如已确定为男性，应尽量把高位性腺向下牵引，使其下降至阴囊。若无法完成，也应将睾丸置于一个容易监测的位置，定期检查，必要时将其切除，以避免睾丸恶变的发生。如已确定为女性，位于腹股沟或阴唇内的睾丸易于受损伤，也应将其切除。

（4）性腺随访观测的可能性：由于性腺恶变没有特异的方法监测，一般影像学检查和活检均有较高的

表10-2-1　DSD患者的性腺切除的推荐时间（Lisa Allen，2009）

DSD	切除时间
PAIS（已行性别认定为女性）	诊断时，通常在出生后6个月以内
含有Y染色体物质的性腺发育不良者，包括混合性性腺发育不良患者的条索性腺（腹腔内）	儿童时期
雄激素合成缺陷，如5α-还原酶缺乏（已行性别认定为女性）	青春期前
CAIS	诊断时，行疝修补时，或推迟至青春期后
性腺发育不良（阴囊内睾丸）（已行性别认定为男性）	青春期活检（必要时留取精子）

注：CAIS—完全性雄激素不敏感综合征；PAIS—部分性雄激素不敏感综合征。

漏检率，建议睾丸位于阴囊内的患儿，从青春期后，每月进行自检，位于阴囊或腹股沟处的性腺，青春期后每年进行B超检查。Cools等认为对于部分性腺发育不全，若腹腔内性腺不能下降到易于监测的部位时应该切除。对于体表的性腺预计存在恶变风险，如果患者不能按期监测，也应考虑及早切除。

2. 性腺处理原则

（1）选择了性别后，根据所选择的性别，如存在反向的性腺则予以切除，按时进行相对应的激素治疗，促进相同的表型发育。

（2）在性腺发育不全的病例，尤其是睾丸组织发育不全的患者，密切观测性腺的发育，定期检查，发现其出现组织学改变时及时予以切除，避免恶性肿瘤的发生。

腹腔内的性腺必要时移出腹腔，放到腹股沟或阴囊中，以便监测恶变。若不能移出，必要时需要切除性腺。完全性雄激素不敏感综合征患者，如不同意切除性腺的，则需要将性腺放置在更表浅、易于观察的位置。

3. 性腺切除指征 如果存在下述指征，性腺应尽早切除。

（1）（早期）生殖细胞癌。

（2）（预期）性腺分泌的激素对选择的性别有相反作用。

（3）患者自检困难，通过影像学检查监测性腺恶变的依从性差，患者本身要求切除性腺。

（4）存在Y染色体物质的条索状性腺（Turner综合征、46,XY完全性性腺发育不全、混合性性腺发育不全）。

4. 常用的性腺切除手术 根据性腺所在部位不同，采取的手术方法和入路也不同，常用的性腺切除术可以分为三类，即腹腔入路、腹股沟入路和阴囊入路。

（1）腹腔入路性腺探查、切除术：通过影像学检测到性腺部位，全身麻醉、平卧位、常规消毒铺巾。开腹或经过腹腔镜进入腹腔，在性腺可能存在的部位仔细寻找，找到病变的性腺，小心剥离、摘除性腺，充分止血后，关闭腹腔。

（2）腹股沟入路性腺切除术：通过影像学或者触诊，确认腹股沟存在性腺组织。平卧位、全麻，常规消毒铺巾。仔细寻找并固定性腺所在部位，在其浅面切开皮肤、筋膜、肌肉，见到性腺后，缝合牵引线固定。然后切除病变性腺，充分止血，处理精索后，逐层关闭切口。

（3）阴囊入路性腺切除术：经触诊确认阴囊中存在性腺，全麻、截石位、常规消毒铺巾。以手触及并固定性腺所在，逐层切开表层组织，找到性腺后，缝合牵引线固定，然后剥离、切除病变性腺，充分止血、处理精索后逐层闭合伤口。

（4）注意事项：性腺切除成功的关键在于顺利找到性腺，所以术前借助各种手段确认性腺的部位非常重要，另外就是术中的充分止血，以防术后出现血肿。性腺切除后由于性激素水平的迅速下降，可能会诱发患者不适，要注意观察，必要时适当补充性激素以减轻症状。

三、男性外生殖器整形手术

DSD主要的表现是生殖器模糊，其治疗的中心也是将含混的生殖器塑形为发育正常的生殖器。由于生殖器的塑形往往不具有可逆性，因此，开始治疗必须在性别认定完成以后，对于病情复杂、未来发育潜力不清者，可以等待青春期后，按照外阴的发育情况和患者自己的愿望开始塑形。

1. 手术时机 病因检查完成，诊断基本明确，性别认定完成后开始。患儿3个月以上，身体健康、可耐受手术者，可进行外生殖器男性化手术。但考虑到麻醉风险、局部发育情况等因素，通常推荐在1岁后进行手术。若局部组织发育不良，可于术前应用雄激素、促性腺激素治疗，待局部组织量丰沛时再实施手术。手术内容与尿道下裂修复术相似，包括阴茎矫直、尿道再造、阴茎头成形、阴茎阴囊转位矫治、阴囊分裂矫治、睾丸下降并固定于阴囊内。部分性腺切除或缺失的患者，可于青春期后实施睾丸假体植入术。随着阴茎再造技术的进步，对于严重的雄激素不敏感综合征患者可行阴茎再造手术。

2. **手术目标** 将发育的部分女性化的外阴塑形成接近正常的男性外生殖器外观和功能，包括站立排尿、尿流尿线适当、勃起时阴茎伸直（弯曲＜15°）、无勃起疼痛、有正常或接近正常的性功能。外观呈现近似包皮环切术后外观，或完全正常外生殖器外观。

3. **常用男性外生殖整形手术**

（1）阴茎矫直术：将发育向下弯曲如阴蒂样的阴茎，包皮脱套、阴茎腹侧纤维索条的切除、海绵体组织矫直，以及阴茎包皮改形后再覆盖等，塑造一个基本挺直的阴茎结构。

（2）尿道成形术：采用局部皮瓣转移或游离组织移植的方法，重建远端尿道，并使之与原有尿道连通，使得发育异常的尿道外口转位到阴茎头顶端，实现可站立位排尿和正常排精。

（3）尿道口及阴茎头成形术：将发育成扁平状的阴茎头塑形为圆锥状，并将尿道开口在其前下方，接近正常阴茎头的形态。

（4）阴茎-阴囊转位矫治术：切开原有的阴茎阴囊粘连，通过局部皮瓣转移、组织调整，增加阴茎腹侧、阴囊上端的皮肤覆盖，使得阴茎能够与身体长轴成90°角，而不带动阴囊结构。

（5）阴囊分裂矫治术：切开阴囊中间的组织，通过组织转移，将发育如大阴唇样分裂的两侧阴囊组织合并为一体。

（6）睾丸假体植入术：将形状、体积如睾丸状的自体真皮脂肪组织、人工材料等置入阴囊原睾丸所在部位，实现外阴视觉上的正常和对称。

（7）阴茎增大术：对于发育欠佳的阴茎，通过阴茎悬韧带切断和脂肪移植等手段，增大阴茎的长度和直径，使之勃起后长度超过5cm，能够完成最基本的性生活。

（8）阴茎再造术：对于基本没有发育的阴茎，采用组织移植的方法，将局部皮瓣、远位皮瓣或肌皮瓣、游离皮瓣等转移到阴囊上端，再造一个外观和功能接近正常阴茎的柱状结构，并能完成排尿、性交等基本功能。

4. **残存副中肾管的处理原则** 由于睾丸支持细胞发育不良或者AMH受体基因突变，可导致副中肾管退化不全而残存。一般认为无症状的残存副中肾管可以予以保留。但有时副中肾管残存可导致尿道修复术后反复尿路及生殖系统感染、青春期周期性血尿，以及副中肾管残件癌变。因此有些学者倡导在腹腔镜下进行副中肾管残件的切除。是否切除前列腺小囊也存在较大争议，通常认为无症状者不宜与尿道成形术同期进行。若前列腺小囊反复引发尿路感染，可考虑在腹腔镜下或经会阴再次予以手术切除。

5. **男性乳房发育的处理** 多种类型的DSD均会出现乳房发育，如Klinefelter综合征、AIS、OT-DSD、17β-HSD3缺乏症、46, XX睾丸型DSD等，其乳腺癌发生概率是正常男性的8倍。对于新生儿，因胎内受到母体或自身激素刺激而发育的乳房，应避免在1岁前进行评估和治疗。除非怀疑有乳腺癌，否则不需要行乳房X线检查。对于青春期出现乳腺发育的患者，轻型（乳房增大小于6cm）可以观察，半年随访一次，并给予安慰以减轻心理负担。早期药物治疗对持续存在的不同程度的乳房发育均有效。观察1年及以上者，若发育的乳房仍未消退、有明显皮肤过度扩张、药物效果不佳或复发、发育至近似女性乳房的情况，可考虑整形手术切除乳腺和局部脂肪组织，使乳房男性化。

四、女性外生殖器整形

当患者性别认定为女性，而外生殖器具有男性化表现时，如阴蒂肥大、阴唇粘连等，应该进行相应的整形治疗，使之外阴塑造为接近正常的女性外阴形态。

1. **手术目的** 女性外生殖器整形的最终目的：重建一个正常或接近正常的女性外生殖器外观。近年来，随着对此类疾病认知的加深，患者成人后的性体验及心理状态也被列为参考项目，所以手术目标又增加了一项，即成人后能正常完成性生活及自我性别认同感。

2. **手术时机** 目前认为外阴塑形应在性别认定后尽早完成，以帮助患者性心理的正常发育，而阴道成形可以推迟到婚前1年左右，从而帮助其实现性活动和组建家庭。由于女性生殖器官塑形牵涉多个手术目标，不能一次实现，而且其中一些目标又有明显的个体差异。因此，目前对于女性外生殖器整形目标的完成，并无时限要求。医师应牢记需要根据患者的实际情况进行个性化整形手术，以患者自身的需求为治疗的出发点。对于手术时机的确定以及不同手术方式的选择，需要整形外科医师在有足够熟练的手术技巧的同时，耐心全面地与患者及其家属进行详细沟通后决定。一般建议涉及阴道的手术可推迟至患者成年后进行，其余整形手术，可根据患者自身情况实施，如阴蒂缩小整形术、大小阴唇成形术、尿道移位、女性前庭成形等。

3. 常用女性生殖器整形手术

（1）阴蒂缩小成形术：认定女性的DSD患者常伴有阴蒂肥大等外阴男性化表现，需要借助手术的方法将其缩小，即阴蒂缩小成形术。该手术不仅要塑造一个外形接近正常的结构，还要保留阴蒂的性功能。阴蒂作为女性重要的性器官之一，承载着接受性刺激的感受器和勃起膨大的效应器功能，是女性外阴性敏感度最高的组织，若其出现感觉异常，会影响患者的性生活。

阴蒂缩小方式推荐使用保留阴蒂背侧神经血管的阴蒂缩小术（手术步骤详见第九章第二节）。阴蒂头可采用"W"或"工"字形切口，以达到立体效果。再造阴蒂头直径5～6mm，阴蒂长度20～25mm，应尽量保留阴蒂系带结构。术前应与家属交流成形后的外观及预期效果，如有可能让患者也参与术前讨论，以提升术后满意度（图10-2-1）。

（2）阴唇成形术：DSD患者外阴男性化比较明显时，常存在阴唇粘连现象，外阴的外观如男性阴囊，应该行阴唇粘连分离、包皮瓣转移、阴唇成形术（手术步骤详见第九章第三节），以重建阴道前庭及大小阴唇结构（图10-2-1）。

（3）阴道成形术：性别认定为女性的DSD患者，如果表现为阴道缺失、阴道闭锁或者阴道明显狭窄，则需要在成年后进行阴道成形术，以实现患者性活动的需要。有一些DSD患者的阴道成形术为部分成形。如诊断为CAIS、PAIS和CAH的患者，几乎都存

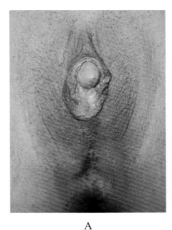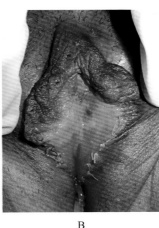

A	B

图10-2-1 DSD阴蒂成形术后

注：患者性别认定为女性，24岁，核型46,XX，诊断CAH，21-OHD。A.外阴可见肥大的阴蒂，长约1.5cm，牵拉后长度约2.5cm，直径约2cm，有包皮覆盖。大阴唇丰满，可见发育不良的小阴唇结构，阴唇后联合位置较高，仅见一开口，自述月经及尿液均从此口排出，可探及狭窄阴道。B.阴蒂成形及小阴唇成形术后7天，可见阴蒂头血运良好。

在狭窄阴道，对于此类患者，应在现有阴道腔穴的基础上进行扩宽，AIS患者还需加深阴道腔穴，应尽量保留现有的阴道黏膜。如何覆盖阴道松解后出现的不规则创面是治疗难点，我们推荐应用自体口腔黏膜微粒游离移植进行部分阴道成形（周宇，2013，2015）（手术步骤详见第九章第三节）。该术式最大的优点是不受创面形状、面积的限制，可最大限度地保留原有阴道黏膜，这是其他阴道成形术式所不具备的优点，如皮片游离移植术、带蒂皮瓣移植术、肠管代阴道术等。另外，该方法覆盖创面上皮化进程快，手术成功率高、感染率低，供区损伤很小，全身无瘢痕遗留，有良好的耐摩擦性，可有分泌物，性交时可不用润滑剂，再造阴道黏膜的外形、组织学和分泌物检测均接近正常阴道黏膜（图10-2-2）。上述优点也是肠管、皮瓣、皮片等衬里材料无法达到的。

4. 高位阴道汇入的处理

高位阴道汇入是一种尿生殖窦畸形，简单来说就是尿道与阴道有一部分共干，两者只有一个共同开口，从矢状面来看呈"Y"字形。一般来说共同通道＞3cm或尿道＜2cm就可以归于高位阴道汇入的范畴。由于考虑到术后控尿的问题，以及尿道与阴道开口距离会阴前庭的距离，一般

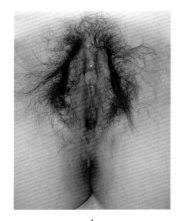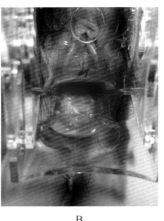

A   B

图10-2-2　DSD患者阴道再造术后

注：患者性别认定为女性，29岁，核型46，XY，诊断为CAIS。A. 应用口腔黏膜微粒游离移植再造部分阴道，现术后3年，外阴未见明显瘢痕。B.可见再造阴道黏膜光滑湿润，接近正常阴道黏膜。

不推荐使用尿生殖窦整体游离拖出的方法，而是采用将阴道从尿生殖窦上分离，单独拖出至会阴的方法。此方法难度较大，且术后并发症较多，如阴道缺血坏死、阴道外口狭窄、会阴疼痛等。尽管可采用前矢状面入路，以减少暴露难度，或在腹腔镜辅助下游离阴道，但实际效果仍有较大争议。传统观点认为由于出生后皮肤延展性较好，阴道成形手术应尽早进行。但由于幼儿或儿童时期的阴道无生理作用，除非尿生殖窦畸形引起大量阴道积液等特殊情况，否则应将难度较大的阴道成形手术推迟至青春期后，以避免不必要的并发症。

（周　宇　车可心　杨　堃）

第三节　女性外阴成形术

无论在DSD患者女性性别决定后，还是女性跨性别者的性别重置手术中，均涉及女性外阴的重建问题，即通过整形手术，将现有外阴结构进行调整，使之呈现一个基本正常的女性外阴形态。那么女性外阴正常形态涉及哪些要求呢？

女性外阴的正常形态由动态和静态两种状态组成：在动态时，外阴以收敛为特征，外阴结构充分折叠，各个器官达到隐藏在阴裂和臀缝中，以方便个体的运动。而静态则主要以舒展为特征，外阴面积展开，各个器官均被显露，以充分实现其功能。目前外阴重建主要是参考女性外阴截石位时各个器官的位置、大小和比例。

一、女性外阴成形的基本要求

1. 女性外阴整体的基本比例　女性外阴在截石位表现为一定的比例关系，这是外阴审美的重要前提（图10-3-1）。由于缺乏相关的资料报道，根据中心的测量结果，推荐下列数据供参考。

（1）范围：上方以耻骨联合为界、下方以肛门为界、两侧以股部内侧与会阴交汇的转折处为界。其中包含了5个区域，由外到内、由上到下分别为阴股沟区、大阴唇区、阴阜区、小阴唇包皮区和阴道前庭区。

（2）横向比例：指女性外阴横向各个器官的相互比例，通常以阴蒂头部水平线为横坐标，主要指阴股沟区（A3-A4）、大阴唇区（A2-A3）、小阴唇区（A1-A2）和阴道前庭区（O-A1）之间的比例关系，不同水平其比例关系也不同，通常在阴蒂、阴蒂根部、尿道口水平和会阴后联合水平各有一组比例关系，其测量数据可以绘成横向比例曲线，作为女阴重建的基本参考。

（3）纵向比例：指女性外阴纵向各个器官的相互比例，通常也是以通过阴蒂头的纵向垂线为纵坐标，指阴阜区（B1-B2）、阴蒂区（B2-O）、尿蒂区（O-B3）、阴道口区（B3-B4）、会阴区（B4-B5）之间的比例关系，这些比例关系在生育前后、不同年龄段也有所不同，可以绘成纵向比例曲线。

2. 阴蒂成形的基本数据（图10-3-2）　阴蒂是女性重要的美容器官和感觉器官，主要由三个部分组

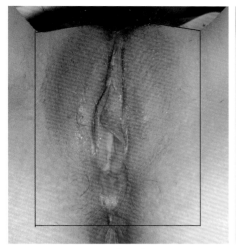

A. 女性外阴范围

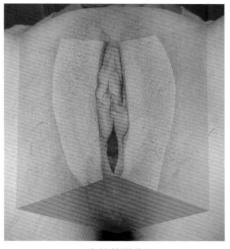

B. 女性外阴分区

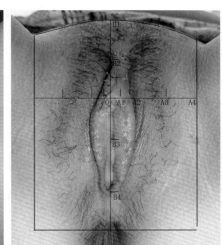

C. 女性外阴比例

图10-3-1 女性外阴的范围、分区及基本比例

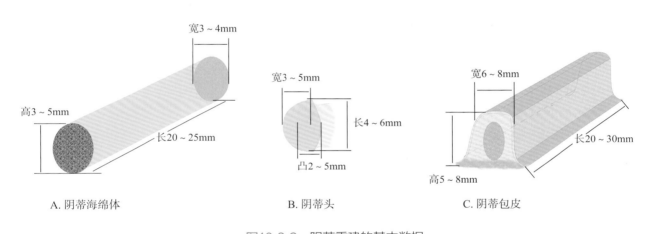

A. 阴蒂海绵体

B. 阴蒂头

C. 阴蒂包皮

图10-3-2 阴蒂重建的基本数据

成，即阴蒂体、阴蒂头、阴蒂包皮帽。其两侧由阴唇间沟将其从周围界定出来，上方是阴阜，下方与小阴唇连接。

（1）阴蒂体：美观的阴蒂体总体呈现一个长条状，长度20～25mm，宽度6～8mm，高度5～8mm，基本与两侧的大阴唇部平齐。

（2）阴蒂头：呈现一个半球状结构，长度4～6mm，宽度3～5mm，凸度2～5mm。

（3）阴蒂包皮帽：呈现风帽状，呈现内外两层，高度6～10mm，长度可以暴露1/3阴蒂头——正好覆盖阴蒂头，两侧随着包皮帽向后，高度逐渐下降，并与小阴唇上端相连，连接部高度通常约为最高处的1/2。

（4）前阴唇间沟：在阴蒂两侧呈现的沟槽状结构，宽度3～5mm，深度5～10mm，长度20～25mm。

3. 小阴唇成形的基本数据（图10-3-3） 小阴唇是位于大阴唇内侧的两个片状结构，其内侧紧邻阴道前庭，外侧通过阴道间沟邻近大阴唇，前接阴蒂包皮，后接阴唇后联合。

（1）小阴唇宽度：小阴唇宽度范围5～50mm，平均宽度12～15mm。其前方较宽、后方较窄，最宽处位于前1/3与后2/3交界的稍后方。

（2）小阴唇长度：小阴唇长度范围40～55mm，平均长度45～48mm，生育前稍短，生育后有所增加。在小阴唇前方约1/4处分成内、外两个部分，内侧部与阴蒂头连接成阴蒂系带，外侧部与包皮帽连接，两部分夹角形成李氏三角。

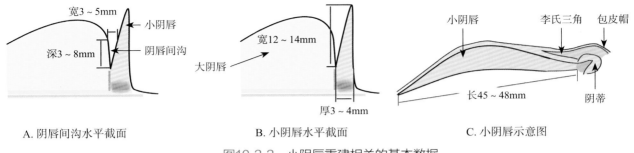

A. 阴唇间沟水平截面　　　　　B. 小阴唇水平截面　　　　　C. 小阴唇示意图

图10-3-3　小阴唇重建相关的基本数据

（3）小阴唇厚度：小阴唇厚度范围3～6mm，平均厚度3～4mm，较小的小阴唇较窄，较大的小阴唇则更加宽大些。

（4）后阴唇间沟：分割大、小阴唇的两个沟槽状结构，其前方连接阴蒂两侧的前阴唇间沟，后方则逐渐变浅，至阴唇后联合部则基本与周边呈现平行状态，总体宽度3～5mm，深度3～8mm，长度40～45mm。

4. 大阴唇成形的基本数据　大阴唇位于阴唇间沟的外侧、阴股沟的内侧，前部连接阴阜，后部连接会阴体部。整体呈现对称的两个半月状隆起。

（1）大阴唇宽度：大阴唇宽度范围在15～30mm，平均20～25mm，其中央部稍宽，前后两端略窄，宽度仅为最宽处的1/2～2/3，较瘦的人大阴唇稍窄，较胖的人大阴唇稍宽。

（2）大阴唇长度：大阴唇长度范围在60～80mm，平均70～75mm。

（3）大阴唇厚度：大阴唇厚度范围在3～15mm，具有种族特征，一般认为白种人大阴唇厚度平均为10mm，黑种人为7～8mm，而黄种人则介于两者之间。大阴唇中央部较厚，内侧较厚、前后端较薄，外侧较薄并与周围组织逐渐过渡，肥胖者阴股沟处皮下脂肪丰满，几乎与大阴唇平齐，两者间没有明显界限，较瘦的人可能大阴唇区域明显发育不良，几乎不出现应有的隆起，有时尚有很多皮肤皱褶。

5. 阴道成形的基本数据（图10-3-4）　阴道是连接子宫和阴道前庭的通道，为一个介于尿道和直肠之间的管道状结构，两侧为疏松结缔组织，内口连接子宫颈，外口通向阴道前庭下部。

（1）阴道内径：内径范围1.5～5指，生育前，其内径较小，一般2指左右，而生育后内径通常增大，一般2.5～3指。

（2）阴道长度：阴道长度范围在60～100mm，一般70～90mm。生育后，如果出现子宫颈向下移位，则阴道可能折叠变短。

（3）阴道轴线：阴道长轴中线与身体长轴线形成锐角交叉，正常两线夹角为15°～25°，生育后则随着盆底支持结构松弛、子宫阴道向后下移位，两线夹角增大，可达45°～60°。

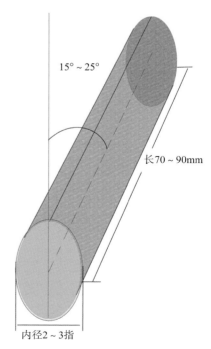

图10-3-4　阴道重建基本数据

二、女性外阴器官的常用成形方法

1. 阴蒂成形 作为性感受器官，阴蒂的重建分成两个部分，即阴蒂体重建和阴蒂包皮重建，阴蒂体主要来自肥大的阴蒂或阴茎海绵体，而阴蒂包皮主要由阴茎包皮或阴蒂包皮修整而成，详见阴蒂重建章节。

（1）阴蒂体成形：阴蒂体多是由粗大的阴茎海绵体、阴蒂海绵体缩小修整而来，通常不建议重建的阴蒂过长或者过粗，以免术后仍然呈现阴蒂肥大样外观。常用的重建方法有两类：一类是保留阴蒂的勃起功能，另一类是不管其勃起与否只要一个条状结构。

1）保留勃起功能的阴蒂体成形术：当海绵体增大不明显时，将原有的阴茎、阴蒂海绵体楔形切除一部分，剩余部分拉拢白膜进行严密缝合，使之呈现条状，这时通常可以保留其部分的勃起功能。

2）不保留勃起能力的阴蒂体成形术：当阴蒂或阴茎过分肥大，需要大部分切除时，很难保留其勃起功能，只能以保留阴蒂形态为目的，这时通常将海绵体腹侧和两侧大部分海绵体和白膜切除，只是保留阴蒂背侧的神经血管束及少量的白膜和海绵体，将其自腹侧缝合使之形成条状，血供则由神经血管束提供。

（2）阴蒂头成形：阴蒂头是女性最重要的性感受器官，其重建的要点是要尽量保留其性感受能力，通常采用肥大的阴蒂头、阴茎头组织修剪而成，常用重建方法有两类。

1）保留阴蒂头性感受能力的阴蒂头成形术：阴蒂头的感觉大部分来自阴蒂背神经，因此希望保留阴蒂的性感受能力，就必须强调阴蒂背神经血管束的保留，当阴蒂、阴茎海绵体较大时，进行缩小术多从两侧入路切开，必须保留其阴蒂背神经血管束，进行阴蒂头缩小修整时，也要尽量保留与神经主干相连部分的阴蒂头，以免损伤其感觉。当阴蒂头增大不明显时，可以采用阴蒂头两侧或腹侧的楔形切除，这样通常也会保留一定的性感觉。保留的阴蒂头直径要求小于8mm。

2）不保留阴蒂头性感受能力的阴蒂头成形术：将肥大的阴蒂头直接切除，阴蒂体部分切除，剩余部分进行阴蒂体和阴蒂头的重建，这就难以保留其性感受能力。只能形成一个类似阴蒂的条状结构。

（3）阴蒂包皮成形术：阴蒂的包皮通常是由原有肥大阴蒂包皮或者阴茎包皮修剪而来，其保留大小要控制在正常的范围以内，剩余的包皮则可以向后转移，作为重建小阴唇的组织。阴蒂两侧需要重建阴唇间沟，以充分勾勒出阴蒂的结构特征。

2. 小阴唇成形术 小阴唇不论对外阴审美、外阴性感受，还是外阴健康均起着重要的作用。其重建要考虑三个因素，即中间小阴唇的重建、内侧阴道前庭的低陷和外侧阴唇间沟的形成，小阴唇成形术详见尿生殖窦发育异常矫治相关章节。

（1）小阴唇成形术：小阴唇的重建组织多来自肥大阴蒂的包皮组织，可保留其部分性感受能力；也可以通过皮片游离移植，重建阴唇间沟，从而实将小阴唇自大阴唇中独立出来。小阴唇重建要前宽后窄，强调最宽点应该在黄金分割点上，即前1/3交界的稍后方。

（2）阴唇间沟成形术：阴唇间沟是勾勒小阴唇的重要结构，比大阴唇平面低3~8mm，通常是由皮下纤维组织与深筋膜的连接而形成，常用的重建手段有两类，即局部加深临近皮瓣固定法和局部加深游离皮片移植法。

1）局部加深临近皮瓣固定法阴唇间沟成形术：在大阴唇内侧、小阴唇外侧设计平行于小阴唇的切口，切开皮肤后进行皮下组织分离，形成一个深度接近深筋膜浅层的沟槽，将两侧的皮瓣适当分离并转移到沟槽的底部，适当固定，形成一个类似阴唇间沟的结构。

2）局部加深游离皮片移植法阴唇间沟成形术：在大阴唇内侧、小阴唇外侧设计平行于小阴唇的切口，切开皮肤后进行皮下组织分离，形成一个深度接近深筋膜浅层的沟槽，将采取的中厚皮片移植到沟槽中，使得小阴唇独立于大阴唇之外，并在皮片成活之后，形成类似阴唇间沟的结构。

（3）阴道前庭成形术：阴道前庭位于小阴唇内侧，前接阴蒂，后连阴唇后联合。其高度通常比阴唇间沟部位平面低5~10mm，基本与深筋膜平面平行，通常在该部位有阴茎海绵体的起点部位，只有将这个部位的海绵体部分或者全部切除，并采用很薄的皮瓣或者皮片移植覆盖，才能形成比较逼真的阴道前庭结构。

3. 阴道成形术　阴道的重建是基于在尿道直肠间隙中分离的阴道腔穴和覆盖在其表面的上皮组织构成。针对不同的状态，一般可以采用不同的组织进行创面覆盖，详见阴道成形术章节。

（1）阴道狭窄患者的阴道成形术：针对狭窄的阴道，需要增大阴道内径，一般采取两侧的平行切口，并进行钝性扩大，实现内径可以容纳3指左右，但扩大阴道内径后，其表面的上皮覆盖就明显不足了，所以需要移植一部分上皮组织覆盖创面。最佳的选择是采用口腔黏膜微粒覆盖创面，也可以使用异体脱细胞真皮基质、中厚皮片或者邻近皮瓣转移覆盖创面。移植上皮成活后适当使用阴道模具支撑就可以形成需要的阴道。

（2）阴道缺失患者的阴道成形术：如果完全没有阴道，则需要在尿道直肠间隙进行分离，形成内径不小于3指的阴道腔穴，然后转移上皮组织覆盖在腔隙的创面上。常用的上皮覆盖组织有游离上皮、局部皮瓣、带蒂肠管、腹膜等，均能获得良好的效果。

（曹玉娇　杨　堃　张　甄）

第四节　跨性别者整形外科治疗特点

针对跨性别者的性别重置术已经成为一种社会需求，有一些性别不一致人群，不认可自己的性别认定，存在明显的性别焦虑，强烈希望通过医疗手段变更自己的性别，甚至为此到国外寻求更为便捷的治疗。这些人群的治疗问题逐渐被政府重视，并组织专家更新了相关规定（《G05性别重置技术临床应用管理规范》2022版）。目前认为性别重置是一类要求较高的整形手术，需要有丰富经验的整形专家组织开展。

一、性别重置的治疗原则

性别不一致导致的性别焦虑是可以解决的，其治疗可分为五个阶段：①正确的诊断。②心理治疗或咨询。③以自身认同一致的性别角色经历真实的生活体验。④激素治疗。⑤性别重置手术。由于该病的发展特征，一般治疗效果不大，最终可能需要性别重置手术实现根本性的治疗，本节仅介绍性别重置手术的方法。

1. 性别重置的核心手术项目　性别重置手术涉及面部、胸部和生殖器整形等，使重要的特征器官呈现男性化或女性化外观。其治疗的核心是原有内、外生殖器的切除和相异性别生殖器的重建。无论是跨性别女性还是跨性别男性，进行性别重置治疗的启动手术大多是以内、外生殖器切除术为主体而设计的整形方案。

（1）跨性别女性：需进行阴茎切除术和睾丸切除术，用局部或邻近组织构建阴蒂、外阴前庭、阴道、大阴唇和小阴唇等结构，同期或二期行隆乳术，视情况行喉结缩小整形术。

（2）跨性别男性：则需进行子宫、卵巢切除术和阴道切除术，应用局部、邻近、远位或游离皮瓣进行阴茎再造术、尿道再造术、阴囊成形术，可选择应用假体置入的方法进行睾丸再造术或置入阴茎体使阴茎有一定的韧度，同期或二期行乳房切除整形术和乳头缩小整形术。

2. 性别重置相关的面部整形　为了更好地融入社会，往往需要一些面部整形，使其第二性征更加符合所选择的性别。这不是必须进行的手术项目，有要求、有条件时可以进行。

（1）跨性别女性：颧骨或下颌骨截骨术，使面部线条柔化更接近女性；激光脱毛，以去除男性的痕迹。

（2）跨性别男性：额部填充、颊部填充和隆颏术来使局部更加突出，以及隆鼻术重塑鼻子，使面部更加男性化；胡须种植以彰显其男性特点。

患者术前2周应停止应用激素，停止吸烟，术前1天备皮并做肠道准备。另外，医护人员与亲属也应为患者提供良好的社会支持，使其心理上能更好地接受术后的各种情况。

二、男−女（male-to-female, MTF）女性化生殖器整形（transfeminine genital surgery）

针对女性跨性别者，性别重置手术的目的在于去除其男性化的各种表型，建立女性化的基本特征，以方便其作为女性融入生活。女性化生殖器整形的重点在于切除现有的阴茎、睾丸，重建女性外阴、阴道和乳房等。

1. 术前检查　由于性别重置手术对健康具有一定的危害性，手术规模较大，风险较高，花费较高，治疗时间较长，而且不可逆，术前必须慎重对待。需要相关的证明和审核程序，并对健康状态、经济状态有充分的准备才能开始策划手术方案。

（1）术前基本准备：年龄超过18岁，不在婚姻状态，确认性别不一致诊断，排除精神类疾病，提供无犯罪证明，个人提出性别重置申请，家人知情或同意，伦理委员会讨论通过。

（2）术前一般性检查：①身体检查，排除身体是否存在无法手术的疾病，如艾滋病等传染性疾病、凝血障碍等血液性疾病、严重贫血或糖尿病等影响术后恢复的疾病等。②有无泌尿系病史、骨盆或前列腺放疗史、生殖器或骨盆手术史。若存在上述疾病，可能出现阴道造穴困难或无法进行阴道再造，仅可完成女性外阴成形术。③有无经腹股沟切口的疝修补术或睾丸切除术。若存在上述疾病可能损伤阴部外浅动脉，影响再造大阴唇的血供。④有无腹股沟疝，术区有无瘢痕组织。

（3）术前生殖器检查：①阴茎包皮的评估，有无包皮环切史，有无包茎。②若患者因阴茎发育不良或服用青春期阻滞剂（pubertal blocker），可能没有足够的阴茎皮肤进行阴道成形术，此时应考虑加用阴囊皮瓣、游离移植组织或带蒂肠管来解决。③睾丸检查，应检查睾丸是否存在肿块。④阴囊检查，包括阴囊发育的评估，若考虑应用阴囊皮瓣再造部分阴道，应于术前通过激光或电解脱毛的方法去除外生殖器毛发，以防止术后再造阴道内有毛发生长，进而导致阴道内感染、分泌物或污垢堆积。

2. 麻醉与体位　取截石位，因手术时间较长，骨突部位应保护得当，全身麻醉。

3. 常用女性化生殖器整形手术基本过程

（1）保留阴茎背神经血管束的阴茎部分切除术和睾丸切除术（penectomy and orchiectomy）

1）阴茎包皮脱套：距离冠状沟5~10mm，设计平行于冠状沟的环形切口，在阴茎头部保留适量阴茎内、外板组织，按照设计线于阴茎皮肤做环形切开，自Buck筋膜浅层剥离并环形脱套包皮组织，直至阴茎根部（图10-4-1）。

2）保留阴茎背神经血管束、部分切除阴茎海绵体：紧贴耻骨联合切断阴茎浅悬和深悬韧带，松解阴茎海绵体周围组织。将尿道海绵体与阴茎海绵体剥离分开，保留尿道完整。以阴茎海绵体背侧间沟为中线，两侧旁开10mm左右各做一条与背侧间沟平行的平行线，沿设计线切开阴茎白膜，保留其间的阴茎背

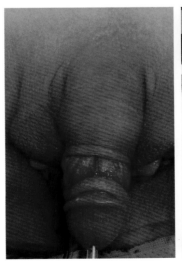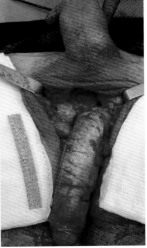

A. 冠状沟下方环形切口　　　B. 阴茎包皮脱套

图10-4-1　阴茎包皮切口和包皮脱套

侧神经血管束后，尽量切除剩余的阴茎海绵体组织（图10-4-2）。

切除睾丸：设计阴囊切口，充分暴露睾丸及附睾，自腹股沟浅环水平结扎精索及伴行血管，完整摘除双侧睾丸及附睾（图10-4-3）。切除标本送病理学检查。

（2）阴蒂成形术（clitoroplasty）：新阴蒂由保留的带有神经血管束的阴茎头重新塑形形成。于阴茎头设计"W"形组织瓣，形成两个三角形阴茎头瓣，将尖端对位缝合，形成一个立体的阴蒂头结构，由保留的阴茎背侧神经血管束供血（图10-4-4）。将神经血管束折叠固定于阴阜深层，阴蒂头位于外阴中线，距离新的阴蒂根部20～30mm，距离新尿道口15～20mm。

（3）阴道成形术（vaginoplasty）：再造新阴道无法做到与正常阴道一样，两者之间存在功能差异。理想的阴道具有以下特点：衬里组织湿润、光滑、有弹性、无毛发生长、性生活时无须润滑剂，理想的深度至少8cm，直径为3cm。术前查体时，应充分

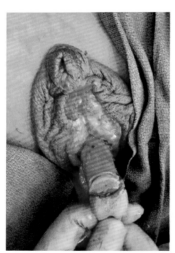 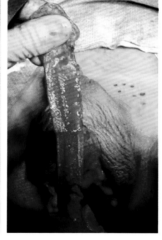

A. 修剪阴茎头成阴蒂头　　　B. 保留阴茎背神经血管束

图10-4-2　保留阴茎背神经血管束阴蒂缩小成形的过程

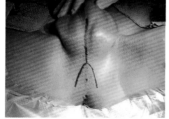 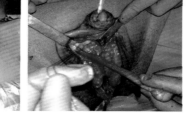

A. 设计阴囊部倒"Y"形切口　　B. 切除睾丸处理精索

图10-4-3　阴囊区切口和睾丸切除

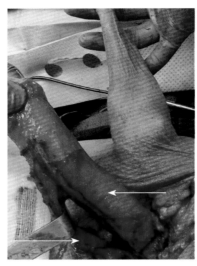 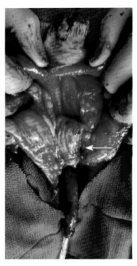

A. 分离出尿道海绵体　　　　B. 固定新阴蒂的位置

图10-4-4　分离尿道海绵体固定新阴蒂的位置

评估患者的体型和局部组织量，制订手术方案。常用方法为阴茎包皮翻转阴道成形术（penile inversion vaginoplasty，PIV）和肠道代阴道成形术，本节仅介绍经典的PIV手术。

PIV手术：于肛门上方约30mm、尿道下方5～10mm处设计倒"V"形切口，保留30～40mm的阴囊瓣。于会阴中心腱入路，锐性剥离约3cm，应用前列腺牵开器暴露前列腺和Denonvilliers筋膜，仔细剥离，将白色的Denonvilliers筋膜分开。此层筋膜可分为前后两层筋膜，一旦筋膜被打开，可进行钝性剥离。在前列腺和直肠间剥离出一个新阴道腔穴，特别注意避免损伤直肠。若腔穴需要扩宽，可通过切开两侧的肛提肌实现。然而，最终再造阴道的宽度受骨盆骨骼的限制。阴道造穴完成后，根据情况可切除部分球海绵体肌。

根据术前设计以阴囊正中或两侧切口入内，将阴囊上提拉紧皮肤，切取中央部阴囊瓣的皮肤，修剪筋膜后形成全厚皮片，翻转后缝合成筒状盲端，备用（图10-4-5）。将脱套的阴茎包皮瓣翻转，将管状的全厚皮片缝合到阴茎皮瓣远端，置入阴道腔穴，形成新阴道的衬里，皮片与皮瓣之间可做多个"W"改形以避免环形瘢痕挛缩（图10-4-6）。用不可吸收缝线将衬里皮瓣固定在骶棘韧带，同时将阴囊皮片固定在新阴道后壁，避免阴道脱垂。

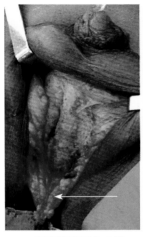

A. 保留阴囊后方皮瓣

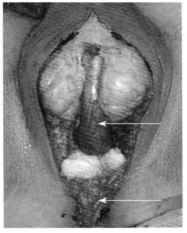

B. 切除球海绵体肌

图10-4-5 保留阴囊瓣

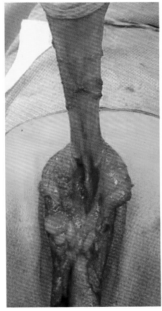

A. 阴茎包皮翻转

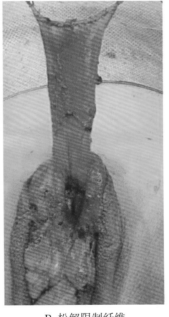

B. 松解限制纤维

图10-4-6 脱套的阴茎包皮瓣翻转

（4）大、小阴唇成形术（labiaplasty）

1）尿道外口成形：将尿道自腹侧正中劈开，距离新阴道口约1cm处，形成新尿道外口。将背侧尿道瓣平铺于新尿道外口与新阴蒂头之间，形成会阴前庭。

2）大小阴唇成形：将保留的阴茎内、外板下翻，遮盖新阴蒂头形成阴蒂包皮，剩余组织下拉与尿道瓣缝合形成小阴唇（图10-4-7、图10-4-8）。将剩余的阴囊皮瓣向内下转移，形成大阴唇（图10-4-9）。若大阴唇空虚，可应用局部组织进行填充，譬如球海绵体肌（图10-4-10、图10-4-11）。

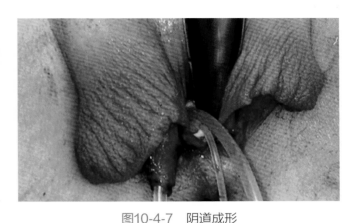

图10-4-7 阴道成形

注：涂上2ml纤维蛋白后将翻转的阴茎皮瓣插入阴道腔穴中。

三、女-男（female-to-male, FTM）男性化生殖器整形（transmasculine bottom surgery）

男性化生殖器整形的手术项目很多，包括子宫卵巢阴道切除术、阴茎成形术、尿道再造术、阴茎的性功能再造、阴囊成形术、睾丸假体植入术和勃起装置植入术。并不是所有患者都会选择所有的手术项目，因此术前要与患者充分讨论，了解患者的手术目标。理想的再造阴茎目标：具有阴茎外观，能站立排尿，再造阴茎有触觉和能感受性刺激，有足够的周径可容纳阴茎假体，可完成性生活，供区遗留畸形小。另外，阴茎成形术的并发症发生率较高，且上述手术项目通常是分期进行的，这些也应与患者进行充分沟通。为达到这些目标，阴茎成形的手术类型可分为两种，即阴蒂阴茎化手术（metoidioplasty）和阴茎再造术（phalloplasty）。

1. 阴蒂阴茎化手术

（1）概念：阴蒂阴茎化手术由治疗重度尿道下裂的技术发展而来，为患者提供了一种相对简单的阴茎替代手术。患者在进行睾酮治疗后，阴蒂有一定程度的发育，将肥大阴蒂进行释放和延长，以塑造类似阴茎的外形和功能。

（2）特点：此术式的优点是损伤小、操作简单、外形自然，保留了完整的性感觉，比阴茎再造术的并发症发生率低。缺点是再造阴茎长度不够，不足以完成性生活。

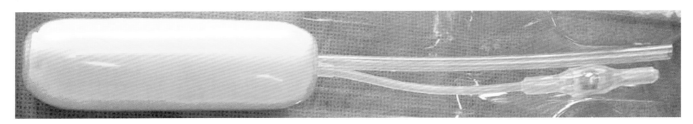

图10-4-8　阴道成形后置入的可扩张阴道模具

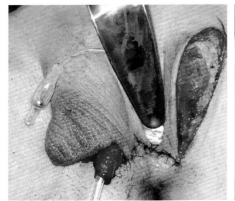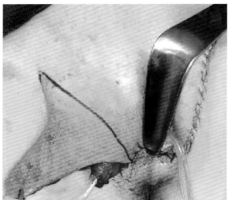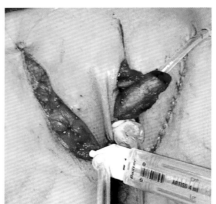

A.辅助切口阴囊瓣下移　　　　　　　　B.去除多余的皮肤　　　　　　　　C.大阴唇成形尿道外口成形

图10-4-9　大阴唇成形

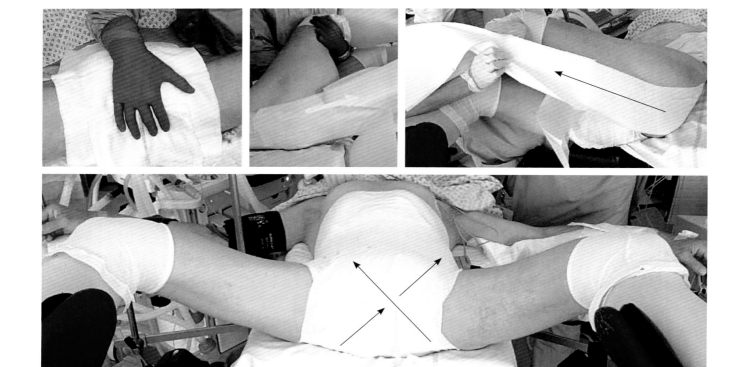

图10-4-10　术后包扎要求，会阴体部弹性加压包扎

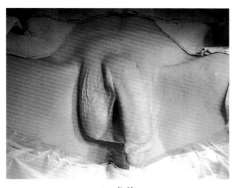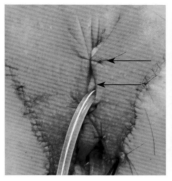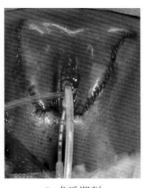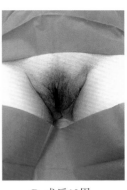

| A. 术前 | B. 术后缝合皮瓣 | C. 术后即刻 | D. 术后12周 |

图10-4-11 跨性别女性性别重置手术前后比较

资料来源：Franck Marie Ledere·Vincent Casoli·Jacques Bandet·Romain Weigert Description of the Baudet Surgical Technique and Introduction of a Systematic Method for Training Surgeons to Perform Male-to-Female Sex Reassignment Surgery Aesth Plast Surg(2015)39: 927-934 DOI 10.1007/s00266-015-0552-2.

（3）基本过程：此类手术步骤包括四部分，阴蒂松解、尿道延长、阴道切除术和阴囊成形术（图10-4-12）。该手术通常分期进行，根据是否重建阴茎段尿道可以分成两种。

1）单纯的阴蒂阴茎化手术：只需要松解尿道板，切断阴茎悬韧带，以延长肥大阴蒂来实现阴茎化。此方法不涉及尿道再造，患者只获得一个阴茎外观，而无法站立排尿。

2）完整的阴蒂阴茎化手术：在上述方法的基础上，需要进行部分尿道再造，将尿道延伸至新阴茎头端，以满足患者站立排尿的功能需求。

2. 阴茎再造术 阴茎再造术属于复杂器官再造，包括阴茎体再造、尿道重建及感觉与性功能重建三部分，可一期或分期手术完成。1936年，Bogoraz首创尝试应用腹部皮管法进行阴茎再造术，术后再造阴茎外观不佳，且无法站立排尿。1948年，Gillies和Harrison首次设计"管中管"结构（tube within a tube）实施性别重置手术，同时完成了阴茎体和尿道再造，这种理念开创了阴茎再造的先河，一直沿用至今。随后相继涌现了数十种术式应用于临床，呈现出单一血管蒂、多血管蒂、游离皮瓣、联合皮瓣和阴茎移植的发展趋势。皮瓣供区包括桡侧前臂游离皮瓣（radial forearm free flap，RFFF）、股前外侧（anterolateral thigh，ALT）带蒂皮瓣或游离皮瓣、背阔肌皮瓣（latissimus dorsi flap，LDF）、肩胛皮瓣、腹部皮瓣、腓骨骨皮瓣（fibular osteocutaneous flap）、腹股沟皮瓣和阴股沟皮瓣等。阴茎假体可以选择自体骨（肋骨、腓骨）、膨胀式假体（三件套）、半硬式假体（硅胶银丝棒）等。

目前最常用的方法是应用RFFF或ALT皮瓣再造阴茎。1984年，Chang首次提出应用RFFF法一次完成阴茎成形术，由于前臂皮瓣菲薄且柔软，有可靠的血供和良好的感觉，使得这项技术成为了男性化性别重置手术的"金标准"。随后，穿支皮瓣的开发和应用发展迅速，从新的角度重新诠释了皮瓣的概念。2009年，Lee首次应用ALT皮瓣进行阴茎成形术，此方法解剖位置相对隐蔽，皮瓣颜色与受区较为接近，且感觉良好，近年来已成为主流供区。而供区需要游离皮片移植，皮下组织可能过于臃肿，或穿支血管变异是该技术的缺点。当然，这些问题均可被解决，若皮下组织过于臃肿，可采用预扩张的方法获得较薄皮瓣；若一个皮瓣组织量不足，或为了避免一个供区损伤过大，可将RFFF制成尿道，ALT皮瓣制成阴茎体，再将两者拼接，形成联合皮瓣进行阴茎成形。

（1）术前评估：①全面询问病史，有无基础病、外伤史和手术史。②全面体格检查，包括可选供区有无瘢痕、脂肪厚度、毛发生长等。若前臂或大腿供区有大量毛发生长，应提前进行激光脱毛。若选择前臂皮瓣为供区，还应进行Allen试验，以评估桡动脉和尺动脉间是否有良好的侧支循环，以免切取桡动脉后

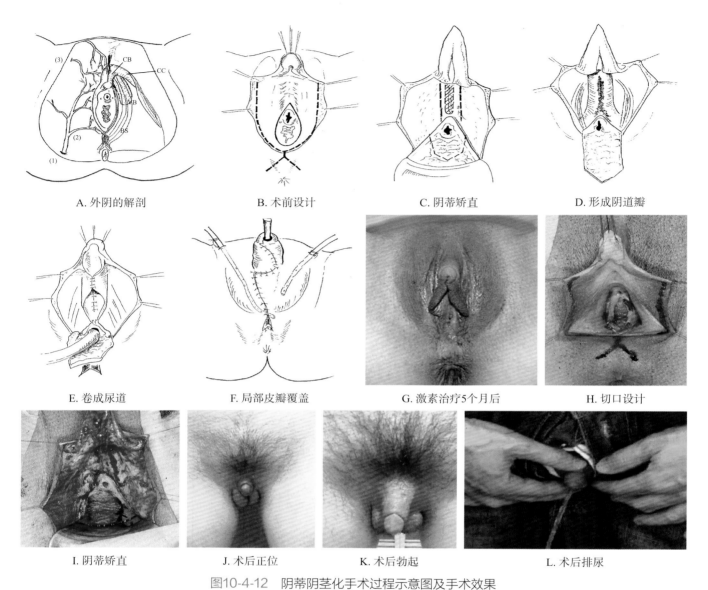

A. 外阴的解剖　　B. 术前设计　　C. 阴蒂矫直　　D. 形成阴道瓣

E. 卷成尿道　　F. 局部皮瓣覆盖　　G. 激素治疗5个月后　　H. 切口设计

I. 阴蒂矫直　　J. 术后正位　　K. 术后勃起　　L. 术后排尿

图10-4-12　阴蒂阴茎化手术过程示意图及手术效果

资料来源：A. Takamatsu, T. Harashina Labial ring flap: a new flap for metaidoioplasty in female-to-male transsexuals Joumal of Plastic, Reconstructive & Aesthetic Surgery(2009) 62, 318-325.

影响前臂的血供。Allen试验操作是术者用双手同时压迫患者供区前臂的桡动脉和尺动脉，嘱患者用力做握拳和张开手掌的动作，反复5～7次直至手掌变白，此时术者继续压迫桡动脉，松开尺动脉观察手掌颜色变化。若10秒内手掌颜色迅速变红或恢复正常，则认为是Allen试验阳性，该侧前臂可作为再造阴茎的供区；反之，若10秒手掌颜色仍为苍白，则Allen试验阴性，表明两主供血管间侧支循环不良，该前臂皮瓣不能选为供区。③影像学检查，评估可选供区的血管情况和穿支位置。④评估患者的心理承受能力，对其

讲述清楚各供区选择的优缺点、显微手术的风险和发生率较高的并发症，共同探讨并选择供区，确保患者在精神、经济和身体上均为承受即将来临和二期可能涉及的多项手术做好准备。

（2）术前设计：主要针对接受阴茎再造部位（受区）的神经血管和提供阴茎再造组织（供区）的血供区域和感觉神经进行分布设计。

1）受区设计：应用多普勒于腹股沟区标记受区血管，即股动脉和隐静脉。若选择RFFF法，受区血管应位于供区对侧，即左侧前臂血管对应右侧受区血

管。若选择ALT皮瓣法，通常选择同侧带蒂皮瓣，即供区和受区位于同侧。但若血管蒂长度不足，则应将带蒂皮瓣改成游离皮瓣进行转移。

2）RFFF供区设计：供区应尽量选择非优势手臂，如右利手应选择左前臂为供区。RFFF涉及大部分前臂皮肤组织，应保留前臂尺侧皮肤，并尽可能保留贵要静脉。前臂的长度决定了新阴茎的长度，皮下脂肪的厚度决定了皮瓣的宽度。皮瓣设计包括尿道、阴茎体和阴茎头三部分。根据前臂的尺寸进行设计，尿道设计应在前臂毛发较少的部位进行，尿道宽约3cm，长约15cm，尿道近端尺寸略宽。阴茎体设计远端皮瓣宽13~14cm，近端皮瓣稍宽，长度13~16cm。阴茎体和尿道设计线之间，应有约1cm宽的皮条去上皮，此为尿道和阴茎体各自卷管的连接处。皮瓣远端的3cm设计为阴茎头。

3）ALT皮瓣供区设计：大腿供区的皮瓣通常比前臂的皮下脂肪厚，可能会影响尿道和阴茎体的卷管效果，导致再造阴茎的直径过于粗大。于股外侧肌和股直肌之间，用手持多普勒标记穿支血管位置。以穿支皮瓣为中心，设计再造阴茎用皮瓣，皮瓣设计理念与前臂皮瓣类似。

（3）手术基本步骤：全身麻醉，截石位，骨性部位应保护得当。

1）子宫、卵巢切除术和阴道切除术：应用腹腔镜或机器人辅助技术进行子宫切除术，以避免开放式手术损伤腹壁下血管，以及减少腹部瘢痕。于阴道黏膜下层注射局麻药，进行水剥离和止血，阴道黏膜剥除后将阴道缝合封闭。

2）部分尿道成形术：于前庭两侧做平行切口，掀起黏膜瓣卷管形成新尿道近段背侧半，腹侧半尿道可用阴道黏膜瓣、小阴唇瓣或游离移植口腔黏膜进行再造。

3）性感受器成形术：将阴蒂包皮脱套，阴蒂头重新定位于新阴茎根部充当性刺激感受组织。阴蒂头可去皮埋在皮下，也可完整保留置于体表。

4）阴囊成形术：将双侧大阴唇向下内侧转位并进行缝合，形成新阴囊。

5）阴茎受区解剖准备：患者可由截石位改成平卧位，再进行阴茎再造术。解剖受区的股动脉和隐静脉，用于血管吻合。另外，髂腹股沟神经也应被分离和标记，用于神经吻合。

6）RFFF供区阴茎成形术：前臂供区手术可与受区手术同时进行。探寻到桡动脉，进行标记。抬起手臂不屈血，直接用止血带加压。自远端开始解剖，识别、结扎并在远端离断桡动脉，识别头静脉、前臂外侧皮神经、前臂内侧皮神经的前支，尽可能保留皮瓣的浅静脉。贵要静脉应保留，以维持供区前臂的静脉回流。

将尿道和阴茎体之间的皮瓣去表皮，保留真皮层，切取的表皮保留备用。皮瓣自筋膜层掀起，尽量保留桡神经的感觉分支。将桡动脉自肱动脉分支处标记，桡动脉的伴行静脉自近端开始剥离，尽量保留伴行静脉和头静脉之间的穿支。

置入适合型号的导尿管，将尿道皮瓣的皮肤面向内卷管形成新尿道，将阴茎体皮瓣的皮肤面向外包裹新尿道形成新阴茎体。若缝合处有张力，可在阴茎体腹侧进行皮片游离移植。将阴茎头皮瓣包绕新尿道远端，最远端皮缘与新尿道最远端缝合形成新尿道外口。将阴茎头和阴茎体之间切除一条全层皮肤，将之前保留的条状皮片游离移植于此，模拟冠状沟结构。

将供区血管离断后，转移至受区血管处。一组人关闭供区，应用皮片游离移植覆盖供区创面，另一组人进行尿道吻接和蒂部血管和神经的显微外科吻合。

7）ALT皮瓣供区阴茎成形术：皮瓣设计与RFFF法相似。皮瓣自深筋膜浅层掀起后，沿股直肌定位和识别旋股外侧动脉降支，无论是肌皮穿支还是肌间隔穿支均应仔细剥离并保留。为保留皮瓣的感觉，应尽量识别和解剖股外侧皮神经。尽量延长血管蒂，在股直肌和缝匠肌下形成一隧道，将皮瓣通过隧道带蒂转移至受区。若血管蒂较短，应将此带蒂皮瓣改成游离移植。

8）再造阴茎皮瓣带蒂转移或游离移植于供区：先将新尿道与再造的近端尿道进行吻合，然后再缝合固定阴茎体皮瓣，阴茎体皮瓣的缝合接缝应位于腹侧以隐藏切口瘢痕（图10-4-13）。若需要进行显微手术，如RFFF法，需分别进行血管和神经吻合，将桡动脉与股浅动脉、头静脉和隐静脉，前臂内、外侧皮神经与髂腹股沟神经进行吻合。待血管吻合成功后，仔细观察皮瓣灌注情况。留置负压引流管或半管引

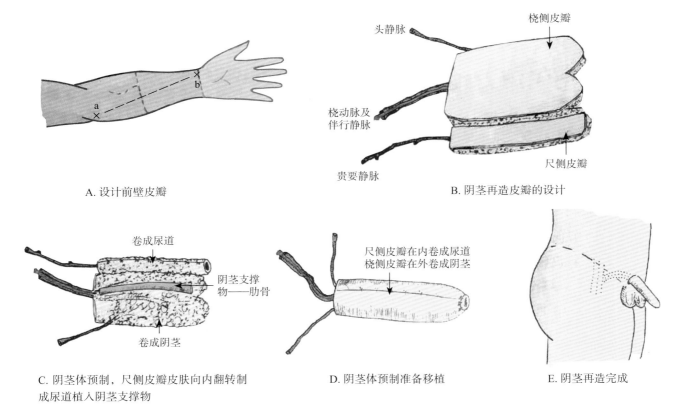

A. 设计前壁皮瓣

B. 阴茎再造皮瓣的设计

C. 阴茎体预制，尺侧皮瓣皮肤向内翻转制
成尿道植入阴茎支撑物

D. 阴茎体预制准备移植

E. 阴茎再造完成

图10-4-13　吻合血管、神经的前臂皮瓣游离移植阴茎再造术示意图

流，弹力网套加压包扎。包扎时皮瓣区应留窗观察，随时了解皮瓣灌注情况（图10-4-14）。

四、性别重置术后常见并发症

1. 女性化生殖器整形术后并发症

（1）阴道再造术

1）早期并发症（术后几周内）：与普通外科并发症大致相同，包括伤口裂开、出血、组织坏死、感染、瘘、血肿、脓肿等。其中影响较大的有：①血肿。判断术区血肿可借助于影像学检查，使用静脉造影剂可发现活动性出血。出血原因可能是残余海绵体组织出血，CT可表现为管状、"V"字形或环形高密度影，MRI的T2加权像呈高信号。在性刺激时，这些残余海绵体组织会勃起，导致疼痛或不适。若对功能影响较大，可能需要再次切除。②阴道直肠瘘。据文献报道直肠损伤发生率为4.5%，通常可在术中发现，并进行一期缝合关闭瘘口。阴道成形术后发生瘘的情况并不多见，但曾经发生过直肠损伤或第二次行

阴道再造术后发生瘘的风险较高。阴道直肠瘘的症状为新阴道有气体和粪便排出。影像学检查可有助于判断瘘的位置，在应用CT或MRI检查之前，向直肠或阴道腔内灌注造影剂，可更直观地显示瘘的情况。根据瘘口的位置和大小，选择修补方法。若瘘口很小，可应用局部组织瓣转移关闭瘘口。若瘘口较大或位置较深，可应用邻位皮瓣或筋膜瓣转移，在直肠和阴道间插入一血运良好的组织瓣，以防止瘘的再次发生。

2）晚期并发症（术后几个月到几年）：包括新阴道狭窄和脱垂，通常在术后随访时由患者主诉或查体时发现。①阴道狭窄：术后根据阴道衬里的组织特性，进行一段时间的阴道扩张可有效地避免阴道狭窄。譬如，再造阴道全部由皮瓣组织，术后需佩戴模具1个月。若衬里材料有游离移植物，术后需佩戴模具6~12个月。向阴道腔内灌注造影剂后应用影像学检查，可显示狭窄位置和长度。若狭窄时间较短、症状较轻，可规律佩戴模具进行慢性扩张，若狭窄情况改善，可避免手术。若狭窄时间较长，症状严重，模具无法置入腔穴，需行手术治疗。阴道松解、扩张

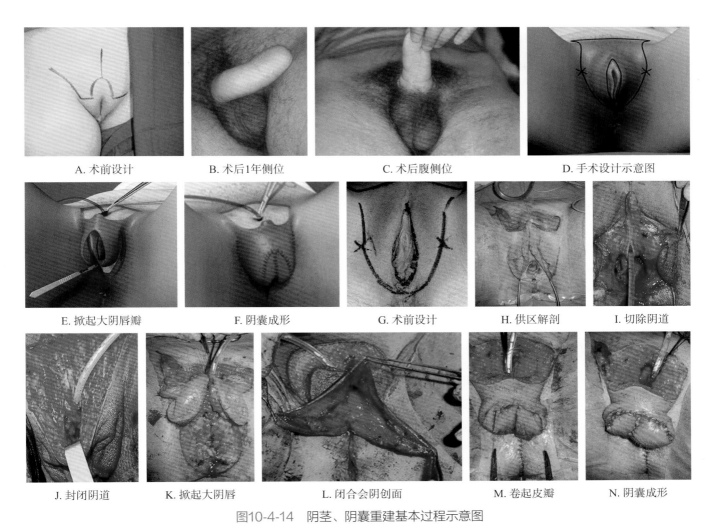

| A. 术前设计 | B. 术后1年侧位 | C. 术后腹侧位 | D. 手术设计示意图 |

| E. 掀起大阴唇瓣 | F. 阴囊成形 | G. 术前设计 | H. 供区解剖 | I. 切除阴道 |

| J. 封闭阴道 | K. 掀起大阴唇 | L. 闭合会阴创面 | M. 卷起皮瓣 | N. 阴囊成形 |

图10-4-14 阴茎、阴囊重建基本过程示意图

资料来源：Gennaro Selvaggi, Piet Hoebeke, Peter Ceulemans, et al. Scrotal Reconstruction in Female-to-Male Transsexuals: A Novel Scrotoplasty Plast, Reconstr. Surg. 123: 1710, 2009.

后，可采用自体口腔黏膜微粒覆盖创面，进行部分阴道再造。②阴道脱垂：值得注意的是，若术中将新阴道固定在骶棘韧带上，可大概率规避阴道脱垂的风险。在动态盆腔MRI检查时，嘱患者做Valsalva动作，可显示脱垂程度。脱垂较轻的可修正阴道口部皮瓣，使之美观，如阴道脱垂明显，则应考虑模具支撑固定或重新缝合固定线。

（2）阴蒂成形术：术后最常见的问题是阴蒂头坏死、阴蒂头过大或者阴蒂形态不理想。其主要的成因是手术中可能损伤阴蒂背神经血管束，或者对阴蒂重建的数据不熟悉，保留组织大小不合适造成。如大小和形态不理想，术后半年可以进行再次修整，如果阴蒂头坏死，则会影响局部的性感受。

（3）女性外阴成形术：外阴成形的关键在于大阴唇外形的塑造和阴道前庭的成形。前者有赖于设计阴囊皮瓣的充分下移和适当充填，其常见的问题是可能出现皮瓣后方尖端的部分坏死；后者主要强调阴茎体根部海绵体的充分处理，以便将阴道前庭平面充分降低，该过程可能损伤阴茎背神经血管，要注意保护，以保证再造阴蒂的感觉正常。

2. 男性化生殖器整形术后并发症

（1）阴茎再造术：阴茎再造术由于手术步骤繁杂，具有较高的并发症发生率。

1）血肿、感染：是最常见的早期并发症，由此可出现一系列的新尿道问题，如尿道狭窄、尿道瘘、吻合口裂开等。由于可用于近段尿道再造的黏膜组织有限，因此拒绝同时行阴道切除术的患者发生尿道吻合口裂开和尿道瘘的发生率更高。逆行尿道造影是诊断新尿道并发症的"金标准"。与正常尿道的构造不同，再造尿道可能比正常尿道更宽，且组织不光滑。

2）尿道狭窄：血运欠佳的区域和吻合口是尿道狭窄发生率较高的部位。早期可应用局部扩张的方法缓解尿道狭窄。若局部瘢痕挛缩明显，扩张法效果不佳，可于半年后进行狭窄尿道切除和部分尿道再造术。

3）尿瘘：多由尿道缝合处感染或血运欠佳造成，尿道瘘发生后，不要急于缝合瘘口，分泌物和污染物会随着尿液进入周围组织，使感染区域扩散，可能造成更大面积的组织溃烂。应进行药物治疗和局部组织清创，在感染控制、局部清洁的情况下，进行观察或二期缝合，有些小瘘口可自行闭合；若不闭合，可于半年以后行尿瘘修补术。

4）皮瓣部分坏死：是常见的早期并发症。术后应注意观察皮瓣的充盈情况、颜色、温度等情况，使用手持多普勒对皮瓣进行监测。通常情况下，皮瓣全部坏死不太常见，但部分皮瓣坏死有可能发生。若出现皮瓣坏死，应控制感染，在坏死组织界限清晰后进行局部创面处理。

5）供区瘢痕：是患者非常关注的问题之一，尤其是前臂。植皮后3周，患者可佩戴弹力套对瘢痕进行压迫，以减少瘢痕增生和手部肿胀。若患者选择文身来遮盖瘢痕，应建议术后1年以后进行，且应避免桡神经感觉支配区域进行文身。

（2）阴蒂阴茎化手术：阴蒂阴茎化手术可能出现的并发症包括尿道狭窄和尿道瘘，与阴茎成形术相比，其并发症发生率相对较低。若阴道未被全部切除，残留的阴道腔可能会与会阴皮肤相通形成窦道，以排出阴道分泌物。

（3）阴茎假体和阴囊假体：阴茎假体通常在一期手术愈合后半年植入，植入材料包括半硬式假体和膨胀式假体。半硬式假体由聚四氟乙烯包裹金属芯组成，可提供再造阴茎的刚性和持续性的勃起状态。膨胀式假体由三部分组成，包括两个圆柱形充气气瓶和一个储液器，通过放置在阴囊的泵进行系统激活和控制阴茎勃起。CT和MRI可用于评估假体的完整性。假体周围可能会发生轻微的无菌性炎症，不应误认为感染。阴茎假体的并发症包括装置故障、位置偏移、假体外露和感染，可能与再造阴茎的皮瓣组织缺乏致密的海绵体筋膜层的包裹、术区遗留大量手术瘢痕有关。若感染无法控制或假体外露，应取出假体，使机体脱离异物刺激，待局部愈合完全可再次植入假体。阴囊中植入假体再造睾丸多采用硅凝胶假体，之外也可以采用自体真皮脂肪卷成睾丸状植入，其常见问题是感染或者组织成活欠佳，处理方法是取出假体，等炎症彻底消退后半年，再次植入。

（周　宇　李峰永　李　强）

参考文献

[1] ACIÉN P, ACIÉN M. Disorders of Sex Development: Classification, Review, and Impact on Fertility[D]. J Clin Med, 2020, 9(11): 3555.

[2] ALIZAI NK, THOMAS DF, LILFORD RJ, et al. Feminizing genitoplasty for congenital adrenal hyperplasia: what happens at puberty? [J]. J Urol, 1999, 161(5): 1588-1591.

[3] BERENBAUM SA. Effects of early androgens on sex-typed activities and interests in adolescents with congenital adrenal hyperplasia[J]. Horm Behav, 1999, 35(1): 102-110.

[4] CAREL JC, ELIE C, ECOSSE E, et al. Self-esteem and social adjustment in young women with Turner syndrome—influence of pubertal management and sexuality: population-based cohort study[J]. J Clin Endocrinol Metab, 2006, 91(8): 2972-2979.

[5] CHAN LY, WONG SF, YU VS. Advanced stage of dysgerminoma in testicular feminisation: is radical surgery necessary? [J]. Aust N Z J Obstet Gynaecol, 2000, 40(2): 224-225.

[6] CHENG PK, CHANOINE JP. Should the definition of micropenis vary according to ethnicity? [J]. Horm Res, 2001, 55(6): 278-281.

[7] CHERTIN B, KOULIKOV D, ALBERTON J, et al. The use of laparoscopy in intersex patients[J]. Pediatr Surg Int, 2006, 22(5): 405-408.

[8] CLAAHSEN-VAN DER GRINTEN H, VERHAAK C, STEENSMA T, et al. Gender incongruence and gender dysphoria in childhood and adolescence-current insights in diagnostics, management, and follow-up[J]. Eur J Pediatr, 2021, 180(5): 1349-1357.

[9] CREIGHTON SM, MINTO CL, STEELE SJ. Objective cosmetic and anatomical outcomes at adolescence of feminizing surgery for ambiguous genitalia done in childhood[J]. Lancet, 2001, 358(9276): 124-125.

[10] CROUCH NS, CREIGHTON SM. Long-term functional outcomes of female genital reconstruction in childhood[J]. BJU Int, 2007, 100(2): 403-407.

[11] CROUCH NS, MINTO CL, LAIO LM, et al. Genital sensation after feminizing genitoplasty for congenital adrenal hyperplasia: a pilot study[J]. BJU Int, 2004, 93(1): 135-138.

[12] DAVENPORT ML. Evidence for early initiation of growth hormone and transdermal estradiol therapies in girls with Turner syndrome[J]. Growth Horm IGF Res, 2006, 16(Suppl A): S91-S97.

[13] DE CUYPERE G, VAN HEMELRIJCK M, MICHEL A, et al. Prevalence and demography of transsexualism in Belgium[J]. Eur Psychiatry, 2007, 22(3): 137-141.

[14] DESSENS AB, SLIJPER FM, DROP SL. Gender dysphoria and gender change in chromosomal females with congenital adrenal hyperplasia[J]. Arch Sex Behav, 2005, 34(4): 389-397.

[15] DEWING P, SHI T, HORVATH S, et al. Sexually dimorphic gene expression in mouse brain precedes gonadal differentiation[J]. Brain Res Mol Brain Res, 2003, 118(1-2): 82-90.

[16] DIAMOND DA, BURNS JP, MITCHELL C, et al. Sex assignment for newborns with ambiguous genitalia and exposure to fetal testosterone: attitudes and practices of pediatric urologists[J]. J Pediatr, 2006, 148(4): 445-449.

[17] DREGER A, SANDBERG DE, FEDER EK. From principles to process in disorders of sex development care[J]. Horm Res Paediatr, 2010, 74(6): 419-420.

[18] DROBAC S, RUBIN K, ROGOL AD, et al. A workshop on pubertal hormone replacement options in the United States[J]. J Pediatr Endocrinol Metab, 2006, 19(1): 55-64.

[19] EROGLU E, TEKANT G, GUNDOGDU G, et al. Feminizing surgical management of intersex patients[J]. Pediatr Surg Int, 2004, 20(7): 543-547.

[20] FLATAU E, JOSEFSBERG Z, REISNER SH, et al. Penile size in the newborn infant[J]. J Pediatr, 1975, 87(4): 663-664.

[21] GILLIVER SC, ASHWORTH JJ, ASHCROFT GS. The hormonal regulation of cutaneous wound healing[J]. Clinics In Dermatology, 2007, 25(1): 56-62.

[22] GOLLU G, YILDIZ RV, BINGOL-KOLOGLU M, et al. Ambiguous genitalia: an overview of 17 years' experience[J]. J Pediatr Surg, 2007, 42(5): 840-844.

[23] GRAVHOLT CH, VIUFF MH, BRUN S, et al. Turner syndrome: mechanisms and management[J]. Nat Rev Endocrinol, 2019, 15(10): 601-614.

[24] GRAZIANO K, TEITELBAUM DH, HIRSCHL RB, et al. Vaginal reconstruction for ambiguous genitalia and congenital absence of the vagina: a 27-year experience[J]. J Pe- diatr Surg, 2002, 37(7): 955-960.

[25] GREAVES R, KANUMAKALA S, READ A, et al. Genital abnormalities mimicking congenital adrenal hyperplasia in premature infants[J]. J Paediatr Child Health, 2004, 40(4): 233-236.

[26] HANDA N, NAGASAKI A, TSUNODA M, et al. Yolk sac tumor in a case of testicular feminization syndrome[J]. J Pediatr Surg, 1995, 30(9): 1366-1367, discussion: 1367-1368.

[27] HEYLENS G, DE CUYPERE G, ZUCKER KJ, et al. Gender identity disorder in twins: a review of the case report literature[J]. J Sex Med, 2012, 9(3): 751-757.

[28] HOUK CP, HUGHES IA , AHMED SF, et al. Summary of Consensus Statement on Intersex Diso rders and the irmanagement. International Intersex Consensus Conference[J]. Pediatrics, 2006, 118(2) : 753-757.

[29] HOUK CP, HUGHES IA, AHMED SF, et al. Summary of consensus statement on intersex disorders and their management[J]. Pediatr, 2006, 118(2): 753-757.

[30] HUGHES IA, NIHOUL - FékétéC, THOMAS B, et al. Consequences of the ESPE /LWPES guideline for Diagnosis and treatment of Disorders of sex development[J]. Best Pract Res Clin Endocrinol Metab, 2007, 21(3): 351-365.

[31] VIDAL I, GORDUZA DB, HARAUX E, et al. Surgical options in disorders of sex development (dsd) with ambiguous genitalia[J]. Best Pract Res Clin Endocrinol Metab, 2010, 24(2): 311-324.

[32] JOHANNSEN TH, RIPA CP, MORTENSEN EL, et al. Quality of life in 70 women with disorders of sex development[J]. Eur J Endocrinol, 2006, 155(6): 877-885.

[33] KOFF SA, JAYANTHI VR. Preoperative treatment with human chorionic gonadotropin in infancy decreases the severity of proximal hypospadias and chordee[J]. Journal of Urology, 1999, 162(4): 1435-1439.

[34] KREGE S, WALZ KH, HAUFFA BP, et al. Long-term follow-up of female patients with congenital adrenal hyperplasia from 21-hydroxylase deficiency, with special emphasis on the results of vaginoplasty[J]. BJU Int, 2000, 86(3): 253-258, discussion: 258-259.

[35] KUHNLE U, KRAHL W. The impact of culture on sex assignment and gender development in intersex patients[J]. Perspect Biol Med, 2002, 45(1): 85-103.

[36] LEAN WL, DESHPANDE A, HUTSON J, et al. Cosmetic and anatomic outcomes after feminizing surgery for ambiguous genitalia[J]. J Pediatr Surg, 2005, 40(12): 1856-1860.

[37] LEE PA, HOUK CP, AHMED SF, et al. Consensus statement on management of intersex disorders. International Consensus Conference on Intersex[J]. Pediatrics, 2006, 118(2): e488-e500.

[38] LEE PA, WITCHEL SF. Genital surgery among females with congenital adrenal hyperplasia: changes over the past five decades[J]. J Pediatr Endocrinol Metab, 2002, 15(9): 1473-1477.

[39] ALLEN L. Disorders of Sexual Development[J]. Obstet Gynecol Clin North Am, 2009, 36(1): 25-45.

[40] LOOIJENGA LH, HERSMUS R, OOSTERHUIS JW, et al. Tumor risk in disorders of sex development (DSD)[J]. Best Pract Res Clin Endocrinol Metab, 2007, 21(3): 480-495.

[41] LYNN H, GILLAM, JACQUELINE K, et al. Ethical Principles: An Essential Part of the Process in Disorders of Sex Development Care[J]. Horm Res Paediatr, 2011, 76(5): 367-368.

[42] MANUEL M, KATAYAMA PK, JONES HW Jr. The age of occurrence of gonadal tumors in intersex patients with a Y chromosome[J]. Am J Obstet Gynecol, 1976, 124(3): 293-300.

[43] MAYER A, LAHR G, SWAAB DF, et al. The Y-chromosomal genes SRY and ZFY are transcribed in adult human brain[J]. Neurogenetics, 1998, 1(4): 281-288.

[44] MEYER-BAHLBURG HF, DOLEZAL C, BAKER SW, et al. Prenatal androgenization affects gender-related behavior but not gender identity in 5-12-year-old girls with congenital adrenal hyperplasia[J]. Arch Sex Behav, 2004, 33(2): 97-104.

[45] MEYER-BAHLBURG HF. Gender identity outcome in female-raised 46, XY persons with penile agenesis, cloacal exstrophy of the bladder, or penile ablation[J]. Arch Sex Behav, 2005, 34(4): 423-438.

[46] MIGEON CJ, Wisniewski AB, Gearhart JP, et al. Ambiguous genitalia with perineoscrotal hypospadias in 46, XY individuals: longterm medical, surgical, and psychosexual outcome[J]. Pediatrics, 2002, 110(3): e31.

[47] MINTO CL, LIAO LM, WOODHOUSE CR, et al. The effect of clitoral surgery on sexual outcome in individuals who have intersex conditions with ambiguous genitalia: a cross-sectional study[J]. Lancet, 2003, 361(9365): 1252-1257.

[48] MIZUNUMA H, SODA M, OKANO H, et al. Changes in bone mineral density after orchidectomy and hormone replacement therapy in individuals with androgen insensitivity syndrome[J]. Hum Reprod, 1998, 13(10): 2816-2818.

[49] MONEY J. Ablatio penis: normal male infant sex-reassigned as a girl[J]. Archives of Sexual Behaviour, 1975, 4(1): 65-71.

[50] MOSER C. ICD-11 and Gender Incongruence: Language is Important[J]. Arch Sex Behav, 2017, 46(8): 2515-2516.

[51] MOURIQUAND PD. Possible determinants of sexual identity: how to make the least bad choice in children with ambiguous genitalia[J]. BJU Int, 2004, 93(Suppl 3): 1-2.

[52] NOJIMA M, TAGUCHI T, ANDO Y, et al. Huge seminoma developed in a patient with testicular feminization[J]. J Obstet Gynaecol Res, 2004, 30(2): 109-112.

[53] OBERFIELD SE, MONDOK A, SHAHRIVAR F, et al. Clitoral size in full-term infants[J]. Am J Perinatol, 1989, 6(4): 453-454.

[54] OGILVIE CM, CROUCH NS, RUMSBY G, et al. Congenital adrenal hyperplasia in adults: a review of medical, surgical and psychological issues[J]. Clinical Endocrinology (Oxf), 2006, 64(1): 2-11.

[55] OZBEY H, DARENDELILER F, KAYSERILI H, et al. Gender assignment in female congenital adrenal hyperplasia: a difficult experience[J]. BJU Int, 2004, 94(3): 388-391.

[56] PENA A. Total urogenital mobilization-an easier way to repair cloacas[J]. J Pediatr Surg, 1997, 32(2): 263-267, discussion: 267-268.

[57] PIPPI SALLE JL, BRAGA LP, MACEDO N, et al. Corporeal sparing dismembered clit- oroplasty: an alternative technique for feminizing genitoplasty[J]. J Urol, 2007, 178(4 Pt 2): 1796-1801.

[58] PRADER A. Genital findings in the female pseudo-hermaphroditism of the congenital adrenogenital syndrome; morphology, frequency, development and heredity of the different genital forms[J]. Helvetica Pediatrica Acta, 1954, 9(3): 231-248.

[59] RANDOLPH JG, HUNG W. Reduction clitoroplasty in females with hypertrophied clitoris[J]. J Pediatr Surg, 1970, 5(2): 224-231.

[60] REILLY JM, WOODHOUSE CR. Small penis and the male sexual role[J]. J Urol, 1989, 142(2 Pt 2): 569-571.

[61] REINER WG. Gender identity and sex-of-rearing in children with disorders of sexual differentiation[J]. J Pediatr Endocrinol Metab, 2005, 18(6): 549-553.

[62] RINK RC, ADAMS MC, MISSERI R. A new classification for genital ambiguity and urogenital sinus anomalies[J]. Bju International, 2005, 95(4): 638-642.

[63] RINK RC, METCALFE PD, CAIN MP, et al. Use of the mobilized sinus with total urogenital mobilization[J]. J Urol, 2006, 176(5): 2205-2211.

[64] SAX L. How common is intersex? A response to Anne Fausto-Sterling[J]. J Sex Res, 2002, 39(3): 174-178.

[65] SCHWENTNER C, SCHILLING D, SEIBOLD J, et al. Long term outcome of males with disorders of sexual deiifferentiation(DSD) [J]. Eur Urol Suppl, 2010, 9(2): 258.

[66] SHAHIDI H, ROBIA M. Bilateral germ cell tumors and androgen insensitivity syndrome[J]. J Clin Oncol, 2007, 25(29): 4686-4688.

[67] SHARMA S, GUPTA DK. Gender assignment and hormonal treatment for disorders of sexual differentiation[J]. Pediatr Surg Int, 2008, 24(10): 1131-1135.

[68] Standards of Care for the Health of Transsexual, Transgender, and Gender Nonconforming People[EB/OL]. www.wpath. org/documents/SOC%20V7%2003-17-12. pdf.

[69] STOLLER RJ. Sex and gender[M]. London: Hogarth Press, 1975.

[70] SYRYN H, VAN DE VIJVER K, COOLS M. Ovotesticular Difference of Sex Development: Genetic Background, Histological Features, and Clinical Management[J]. Horm Res Paediatr, 2021, 9(1): 275-284.

[71] SZARRAS-CZAPNIK M, LEW-STAROWICZ Z, ZUCKER KJ. A psychosexual follow-up study of patients with mixed or partial gonadal dysgenesis[J]. J Pediatr Adolesc Gynecol, 2007, 20(6): 333-338.

[72] THOMAS DF. Gender assignment: background and current controversies[J]. BJU Int, 2004, 93(3): 47-50.

[73] THYEN U, LANZ K, HOLTERHUS PM, et al. Epidemiology and initial management of ambiguous genitalia at birth in Germany[J]. Horm Res, 2006, 66(4): 195-203.

[74] VAN BATAVIA JP, KOLON TF. Fertility in disorders of sex development: A review[J]. J Pediatr Urol, 2016, 12(6): 418-425.

[75] WARNE G, GROVER S, HUTSON J, et al. A long-term outcome study of intersex conditions[J]. J Pediatr Endocrinol Metab, 2005, 18(6): 555-567.

[76] WISNIEWSKI AB, MIGEON CJ. Longterm perspectives for 46, XY patients affected by complete androgen insensitivity syndrome or congenital micropenis[J]. Semin Reprod Med, 2002, 20(3): 297-304.

[77] WRIGHT NB, SMITH C, RICKWOOD AM, et al. Imaging children with ambiguous genitalia and intersex states[J]. Clin Radiol, 1995, 50(12): 823-829.

[78] WYSOCKA B, SERKIES K, DEBNIAK J, et al. Sertoli cell tumor in androgen insensitivity syndrome-a case report[J]. Gynecol Oncol, 1999, 75(3): 480-483.

[79] ZUCKER KJ, BRADLEY S. Gender identity disorder and psychosexual problems in children and adolescents[M]. New York: Guilford, 1995.

[80] ZUCKER KJ, BRADLEY SJ, OLIVER G, et al. Psychosexual development of women with congenital adrenal hyperplasia[J]. Horm Behav, 1996, 30(4): 300-318.

[81] 茅江峰，伍学焱. 染色体和性发育异常疾病[J]. 药品评价，2016，13（3）：39-42.

[82] 王卫萍. 性发育疾病新的分类和基因诊断[J]. 中国优生与遗传杂志，2010，18（2）：5-7.

[83] 中华人民共和国卫生健康委员会. 性别重置技术管理规范（2017年版）.

[84] 中华医学会儿科学分会内分泌遗传代谢学组. 性发育异常的儿科内分泌诊断与治疗共识[J]. 中华儿科杂志，2019，57（6）：410-418.

[85] 中华医学会小儿外科学分会泌尿外科学组. 性别发育异常中国专家诊疗共识[J]. 中华小儿外科杂志，2019，40（4）：289-297.

[86] 周宇，李强，李森恺，等. 脱细胞同种异体真皮与口腔黏膜及自体皮肤混合微粒移植再造阴道. 中国修复重建外科杂志[J]. 2015，29（6）：761-765.

[87] 周宇，李森恺，周传德，等. 自体微粒口腔黏膜游离移植阴道再造术在性发育疾病中的应用. 中华整形外科杂志[J]. 2013，29（6）：457-459.

第**11**章 阴道直肠瘘的整形外科手术

阴道直肠间隙较小，其间组织薄弱，当受到发育、外伤、炎症、手术或肿瘤的影响，可以出现异常的联通，即形成阴道直肠瘘（rectovaginal fistula，RVF）。根据病变部位不同，阴道直肠瘘的位置也有所不同。它可以引起直肠和阴道的异常沟通，导致控便能力下降，阴道排出粪便和肠道气体，阴道内出现明显炎症，进而导致不孕症。因此，阴道直肠瘘出现以后，要积极地治疗，以改善阴道的内环境和恢复其生育能力。由于阴道直肠间隙组织薄弱，组织量不足，一旦形成阴道直肠瘘，治疗存在一定困难，有时需要一定量的组织移植，所以，常需要整形外科的介入。

第一节 基础知识

一、阴道直肠间的解剖特点

阴道、直肠之间紧邻，由阴道后壁、阴道直肠间隙结缔组织和直肠前壁共同构成一个组织屏障（图11-1-1），它们主要由胚胎的尿直肠隔发育而来。当其发育过程受到干扰，则可能形成直肠和阴道的共干或阴道直肠瘘。另外，当局部损伤，如进行直肠手术、阴道手术、滞产或肿瘤放射治疗，也可能损伤该屏障，导致直肠与阴道的异常联通。

阴道与直肠间的屏障比较薄弱，接近阴道外口处，由于会阴体的存在，组织间隔较厚，约20mm，随着阴道的深入，其屏障逐渐变薄，在距离阴道外口3～4cm范围内，因为存在肛提肌结构，其屏障的厚度由外而内由15mm逐渐变薄为7～8mm。随阴道继续深入，则阴道直肠间只剩下少量的结缔组织，经产妇该间隙可能变薄。接近宫颈水平时，阴道直肠间插入一个腹膜间隙（道格拉斯陷凹），即阴道后方是腹膜，其后是道格拉斯陷凹，再后方则是腹膜和直肠前壁（图11-1-2）。

直肠阴道隔的解剖特点，使得两者之间一旦受到损伤，很容易形成异常联通，即阴道直肠瘘。

二、阴道直肠瘘的分类

为了理解的直观和治疗的方便，临床上通常根据阴道直肠瘘所在的部位、瘘的多少、瘘的大小和治疗的难易进行分类。

1. **按照阴道直肠瘘所在的部位分类**　一般分成高、中、低位三种（图11-1-3）。

1）高位阴道直肠瘘：瘘孔位于宫颈水平以上。

2）中位阴道直肠瘘：瘘孔位于高位、低位阴道直肠瘘之间的水平。

3）低位阴道直肠瘘：瘘孔位于肛管齿状线、阴唇系带以下水平。

因为瘘孔部位不同，其修复方法有所不同，有人为了治疗方便，只是按照阴道侧瘘孔所在部位进行分类：位于阴道口以下水平的为会阴–直肠瘘、位于阴道口下方3cm以内的为低位阴道–直肠瘘、位于宫颈以上则为高位阴道直肠瘘，其余则为中位阴道直肠瘘。

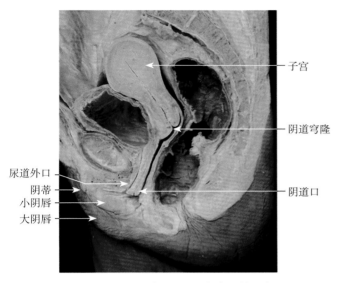

图11-1-1 阴道直肠间屏障（矢状面）

子宫
阴道穹隆
阴道口
尿道外口
阴蒂
小阴唇
大阴唇

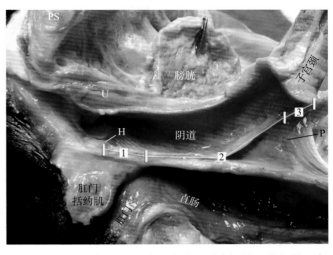

图11-1-2 阴道直肠间屏障和腹膜间隙（新鲜尸体矢状面）

注：27岁女性，死亡12小时采集，未防腐尸体盆腔器官矢状面。显示阴道三阶段：1. 会阴体高，2. 直肠阴道间隙，3. 子宫颈阴道交界处至腹膜后返折处，H. 处女膜缘，P. 腹膜返折，PS. 耻骨联合，U. 尿道，EAS. 肛门括约肌。

资料来源：Pedro A. Maldonado, Kelley S. Carrick, T. Ignacio Montoya, and Marlene M. Corton. Posterior Vaginal Compartment Anatomy: Implications for Surgical Repair. Female Pelvic Med Reconstr Surg 2019; 00:00-00.

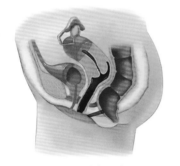
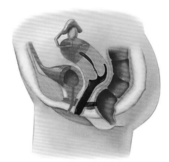
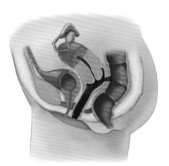

A. 低位阴道直肠瘘　　　　　　B. 中位阴道直肠瘘　　　　　　C. 高位阴道直肠瘘

图11-1-3 按照阴道直肠瘘部位分类

2. 按照阴道直肠瘘的多少进行分类　一般分为单孔和多孔两类。

1）单孔阴道直肠瘘：阴道直肠间只有一个瘘孔。

2）多孔阴道直肠瘘：存在不止一个阴道直肠瘘孔。

3. 按照修复的难易程度进行分类　一般分成单纯性和复杂性两类。

1）单纯性阴道直肠瘘：位于阴道中下段，直径小于25mm的瘘。

2）复杂性阴道直肠瘘：位于阴道上段，直径大于25mm的瘘。

三、阴道直肠瘘外科治疗的现状与进展

阴道直肠瘘（RVF）是直肠与阴道之间相连通的由上皮组织覆盖的病理性通道，尽管发病率较低，但一旦发病会严重影响患者的生活质量，且一般无法自愈，大部分需要手术干预。由于病变部位的局部解剖和功能复杂，手术修复难度较大，处理不当会导致反复感染，复发率较高。现结合国内外近十年文献对RVF的治疗现状和进展做以综述。

1. 病因　RVF可由于泄殖腔先天发育障碍或后天的外伤、感染、癌症等因素引发。先天性RVF多与

肛门直肠畸形并存，常需要进行肛门重建术。后天性RVF的病因（表11-1-1）以产科损伤最为常见，如分娩时间延长、会阴撕裂伤或会阴侧切术后的并发症，约占85%。克罗恩病是其第二大病因，3%～5%克罗恩病女性患者会在疾病发展过程中发生RVF。RVF也可见于盆腔术后并发症，特别是直肠低位前切除术，有研究报道其术后RVF发生率为1.6%，常发生于术中损伤阴道后壁、吻合口漏等情况。此外，盆腔恶性肿瘤、放疗对局部组织的破坏也可导致瘘管形成。

表11-1-1　后天性RVF病因分类

病因分类	常见病因列举
分娩	产程过长 会阴Ⅲ～Ⅳ级撕裂、会阴侧切术
炎症与感染	肛门直肠脓肿、前庭大腺脓肿、人类免疫缺陷病毒相关的感染
	克罗恩病、憩室病
癌症	直肠癌、宫颈癌、阴道癌
手术	肛门直肠手术、阴道手术、子宫切除术
	直肠低位前切除术、回直肠吻合术
其他	放疗、粪便嵌塞、暴力性交

2. 分类　根据瘘口与直肠、阴道及直肠阴道隔的解剖关系可将RVF分为三类：低位瘘是直肠侧瘘口位于或低于齿状线，而阴道侧瘘口位于或低于阴唇系带；高位瘘是阴道侧瘘口位于或高于宫颈平面；中位瘘介于两者之间。目前，国际上普遍认可1983年Rothenberger DA等提出的分类，将RVF分为"单纯性"和"复杂性"两类，单纯性RVF位于阴道的下部或中部1/3，直径≤2.5cm，多由创伤或感染引起；而复杂性RVF位于直肠阴道隔上部，直径>2.5cm，多继发于炎症性肠病、放疗或癌症，还包括反复修复失败的瘘管。然而，也有学者认为该分类标准有待进一步修正以指导治疗方案的选择，并提出将瘘管直径1.0cm作为选择局部组织修补的上限。

3. 诊断　RVF的临床症状主要表现为阴道内粪便排出或阵发性排气，其他症状还包括化脓、恶臭的阴道分泌物、性交困难、肛周疼痛、阴道刺激感和泌尿生殖道反复感染；大便失禁提示肛门外括约肌损伤的可能。通过直肠指检了解括约肌张力和会阴体宽度，评估肛门括约肌功能，以判断是否需要进行肛门括约肌成形术。此外，需要了解诸如产科病史、炎症

性肠病、恶性肿瘤等可能病因，在活动性疾病或感染的情况下修补瘘的手术失败率较高。

低位RVF可通过肛镜和窥器检查直接观察到，但仅通过体格检查难以识别瘘口较小或高位的瘘管，因此需要在麻醉和影像学辅助下明确瘘管的解剖结构，包括亚甲蓝棉塞试验、CT、MRI、直肠内超声（transrectal ultrasound，TRUS）、阴道造影、瘘管造影和肠镜检查等。其中，MRI和TRUS是RVF最有效的成像方式，有助于评估肛门括约肌复合体等周围组织的受累情况。

4. 治疗原则、手术方法和手术方式　RVF治疗方案的选择取决于诸多因素，如瘘管的形成时间、大小、位置、病因、症状、局部组织情况、既往手术史以及患者的合并症，常需要妇产科、泌尿外科和结直肠外科等多学科参与。Lo等回顾总结397例RVF治疗的经验认为，RVF应优先考虑外科手术修复，非手术治疗仅适用于瘘管直径小或无法耐受麻醉和手术的患者。感染和炎症需要在术前得到有效控制，瘘口处的引流、抗生素的使用、挂线疗法以及局部护理有助于组织的愈合。在控制活动性炎症后重新评估感染情

况，如脓肿成熟及瘘管形成，则可以考虑进行手术治疗。对于症状较严重、患有活动性克罗恩病或放射性直肠炎的患者，有必要进行粪便转流，部分病例在粪便转流的基础上配合控制感染和局部治疗，瘘管有自愈的可能。

自1917年Potter CA报道了手术治疗RVF的效果至今，各类外科修补术式层出不穷，总体来说可归纳为瘘管切除分层缝合法、推移瓣修补法、组织瓣间置修补法、生物材料修复法、脂肪组织移植术，以及内镜技术。

（1）瘘管切除分层缝合法：该术式操作相对简单，并发症发生率较低，常选择经阴道入路切除瘘管及周围瘢痕组织，适当游离直肠阴道隔后，依次缝合直肠黏膜层、直肠阴道隔、阴道黏膜层，应设法使缝合的创口错开而不相重合。括约肌的完整对实现肛门控便功能十分重要，对于术前或术中括约肌有损伤的情况可同时行括约肌成形术。瘘管的上皮细胞残留及周围瘢痕、硬化组织是影响愈合的主要因素，因此彻底切除是减少复发的关键。但由于该术式仅在原位修补，未充分游离周围组织，若切除范围较大，修补的局部组织张力大且血运较差，则复发率较高，因此多适用于单纯性RVF的修复。

（2）推移瓣修补法：该术式最早于1902年由Noble GH提出，在切除瘘管后，将局部黏膜瓣游离、推进，以健康的上皮组织覆盖、闭合瘘口以修补RVF，包括经肛门和阴道两种入路。需要注意的是，黏膜瓣底部宽度应为顶端的2倍，以确保有足够的血液供应。经肛门入路优先闭合压力较高的瘘管直肠侧，减小了瘘管愈合过程中的张力且阻止了肠道细菌的污染，可选择直肠黏膜推移瓣、肛周皮肤推移瓣、全厚皮瓣等术式，修复成功率为40%～90%。诸多文献将其作为低位RVF的首选术式，但不适用于直肠有活动性炎症、肛门狭窄以及局部组织血运较差的情况，此时可考虑选择阴道黏膜推移瓣，但直肠侧的压力相对较高可能会干扰愈合。推移瓣修补术是将传统复杂的手术步骤变成简单的黏膜吻合，减少了手术对会阴及肛门括约肌的损伤，具有创伤小、术后恢复快的优点。

（3）组织瓣间置修补法：该方法主要适用于RVF反复修复失败的患者。可经会阴入路在直肠阴道隔平面间置血供良好的组织瓣，而后闭合两侧瘘口并重建会阴体。移植的组织瓣可以增强该区域的血液供应，消除死腔，保护直肠和阴道两侧的缝合处，避免感染的发生，从而提高RVF修复的成功率，但同时也增加了手术的复杂性，并且大多需要进行粪便转流造口术。既往的研究报道了多种组织瓣的临床应用，其中较常用的有股薄肌肌瓣和Martius瓣，其他还包括阴股沟皮瓣、网膜等。

1）股薄肌肌瓣转移间置修补术：Garlock JH等于1928年首先描述此术式。于大腿中部获取股薄肌肌瓣，将其穿过通向会阴的皮下隧道，环形或横行置于瘘管的直肠与阴道侧之间，应特别注意避免扭转肌肉的血液供应，切勿对神经血管束施加过大的压力。该术式的优点在于股薄肌位置表浅，取材方便，可提供较大量血供良好的组织覆盖较大的缺损，且切取股薄肌对肢体功能影响较小，术后并发症如尿路感染、植入部位感染、股薄肌坏死、二便失禁等发生率较低，但与其他组织瓣间置修补术类似，对患者性生活质量有不同程度的负面影响。采用该术式修复RVF的成功率为50%～92%。Rottoli等经前瞻性队列研究发现，股薄肌肌瓣转移间置术修补与克罗恩病相关的RVF成功率为75%（6/8），认为其可作为克罗恩病所致的RVF及复发性RVF的一线治疗方案。

2）Martius瓣间置修补术：Martius H于1928年首次提出了利用带蒂的大阴唇脂肪瓣与前庭球海绵体肌修复尿道阴道瘘。改良Martius瓣间置修补术广泛应用于会阴区瘘管的修补，经由大阴唇切口分离直肠阴道间隙，游离大阴唇脂肪瓣或带蒂球海绵体肌瓣，保留阴部内动脉后外侧分支作为血管蒂，可将组织瓣经皮下隧道间置于RVF的切缘和闭合缘之间。Martius瓣切取容易，供区并发症少，愈合后大阴唇的外观无明显改变，可用于低位RVF、克罗恩病引起的RVF或复发的RVF修补，但应慎用于放疗相关的RVF，且存在供区面积小、血液供应有限的问题。此外，尚有术后性交困难、阴唇损伤的病例发生。该术式在不同系列研究中的成功率为60%～100%。Trompetto等随访评估了24例RVF患者接受该术式前后的生活质量、大便控制和性功能情况，均取得了较满意的疗效，并认为其可作为低位RVF的一线治疗方案。

3）阴股沟皮瓣间置修补术：1989年WeeJT和JosephVT首次报道将阴股沟皮瓣用于阴道成形，后经学者改良用于修补RVF。李森恺等通过10例尸体的解剖学研究发现，阴股沟皮瓣的血供源于阴唇后动脉和闭孔动脉前皮支，阴股沟皮瓣阴道成形术所利用的主要血管是阴唇后动脉外侧支，而闭孔动脉前皮支浅出点位置较高且较为固定，适用于RVF或会阴部小范围皮损的修复，可经阴道入路剥离瘘管及周围组织，将以此为蒂的皮瓣经皮下隧道转移至瘘口区缝合固定。皮瓣取自阴股沟上端，皮肤薄，皮下脂肪组织少，毛发生长较少，不会破坏会阴外形，不会造成供区的功能损伤且瘢痕较隐蔽。Lee和Khalil等报道应用该皮瓣治疗复发性RVF，均取得了较满意的手术效果。

4）网膜间置修补术：高位RVF或直肠严重受损，如接受放疗的患者需要经腹腔入路修复，对于周围组织相对健康的高位RVF患者，可在腹腔镜下分离、切除瘘管并间置网膜，通常选择左胃网膜动脉为血管蒂。van der Hagen等对40例在腹腔镜下行网膜间置修补术的RVF患者进行了长期随访研究，平均随访28个月，95%的患者修复成功。de Bruijn H等结合腹腔镜和经会阴入路进行网膜间置修补术，使网膜更充分覆盖直肠阴道隔；7例复杂性RVF患者修复成功率为100%，平均随访15个月无复发。此外，有报道使用达芬奇手术机器人系统经腹修复高位RVF的病例，相比于腹腔镜技术其在盆腔中的操作更为灵活，减小了手术创伤。网膜血供丰富，且具备大量脂肪组织也能促进伤口愈合。该术式具有手术视野好、操作精细、术后远期复发率低等优势，但手术相对复杂、风险高、易发生感染，因此需要严格把握手术指征。

（4）生物材料修复法：生物补片的置入可以为新生组织的长入提供支架，促进炎症反应和瘢痕形成，使瘘管闭合。优点在于无需组织切除，操作相对容易，适用于自身组织量不足或质量较差的患者。2004年，Moore RD等首次介绍了2例使用猪脱细胞真

皮基质移植作为补片成功修复RVF的病例。随后应用于RVF修补的补片材料如猪小肠黏膜下层、猪膀胱基质、人类尸体脱细胞真皮基质等层出不穷。然而，Mege等对10例RVF患者进行前瞻性研究认为，生物补片的一期修补成功率较低，不足以替代组织瓣间置修补术。由猪的小肠黏膜制作补片塞入肛周瘘管的应用较广泛，但有文献统计其在RVF修复的成功率不足50%。

（5）脂肪组织移植术：脂肪移植作为整形外科填充软组织的基本手段逐渐应用于肛周瘘管的修补，为RVF的治疗提供了新方法。脂肪组织中富含干细胞、成纤维细胞等，能够促进新生血管长入、伤口愈合、组织再生。2003年GarcíaolmoD等报道了1例通过自体脂肪移植成功修复克罗恩病相关的RVF病例。de Weerd等报道应用自体脂肪移植治愈了部分复杂性RVF病例，并通过MRI证实了瘘管被脂肪组织所替代。García-Arranz等应用同种异体脂肪干细胞注射于瘘管区治疗克罗恩病相关的RVF，经过Ⅰ～Ⅱa期临床试验证明了该治疗方法是安全、可行的，瘘管闭合的成功率为60%，但仍需要进一步研究评估其安全性和有效性。

（6）微创内镜技术的应用：随着内镜技术及器械的发展，近年有学者尝试将其应用于RVF的治疗。D'Ambrosio等采用经肛门内镜显微手术（transanal endoscopic microsurgery，TEM）修复RVF，使瘘管及硬化组织可在三维直视下切除，修复成功率为92.3%（12/13）。Tong等采用内镜夹瘘管闭合术治疗16例RVF患者，平均随访10.2个月，修复成功率为43.7%（7/16）。Lin等对经会阴入路，采用切割吻合器治疗7例RVF患者，平均随访6个月未见复发，手术效果较满意。Lamazza等采用自体膨胀型镍钛合金支架治疗6例结直肠癌切除术后RVF患者，在内镜下将支架置于结直肠狭窄梗阻处，以恢复其原始直径并将直肠与阴道分隔开，其中5例治愈，1例在瘘口直径减小、周围组织炎症消退后进行了组织瓣间置修补术并获得成功，认为其可作为结直肠术后复杂的复发性RVF的一种辅助治疗方法。上述微创技术具有切口少、患者术后恢复较快、住院时间较短等优势，但也存在隔膜血

肿、术后复发、肛门括约肌损伤等并发症的发生。目前仍缺乏长期的大规模随访证实其可靠性与安全性。

5. 小结与展望 RVF一直以来都是临床上的治疗难题，尽管近年来技术不断创新，但目前外科治疗方式的选择需要手术医生结合自身经验，根据患者的病因和瘘管的解剖特点量身定制，尚未有明确标准化的治疗方案。一方面，缺少相关的前瞻性研究，各项研究中统计的病例数量也有限；另一方面，文献中描述的具体手术方式的修复成功率也受到患者的病因、

医生的手术技术等因素影响而缺乏一致性。由于RVF发病率较低，可能需要多中心的队列研究，并针对特定类别的病因比较各项研究的结果。此外，瘘管闭合率的提高不应以降低生活质量为代价，对括约肌功能情况、性功能影响程度等方面的评估有必要纳入术后的随访研究，我们期待高质量的研究数据为RVF的治疗提供循证支持。

（原　野　刘美辰　强　帅）

第二节　阴股沟皮瓣间置修补法阴道直肠瘘修复术

阴股沟是介于大阴唇外侧和股部内侧之间的区域，在阴股沟区域形成的以阴唇后动脉为轴心血管的皮瓣称为阴股沟皮瓣，阴股沟皮瓣带蒂转移阴道成形术是1989年由新加坡的Wee和Joseph首先提出的。之后，国内何清濂、李森恺、袁相斌等纷纷研究和利用阴股沟皮瓣进行阴道再造、修复会阴区创面、治疗阴道直肠瘘，进行阴茎、阴囊再造等，获得了比较理想的临床效果。

一、阴股沟皮瓣的解剖特点

阴股沟皮瓣位于股部上段内侧与大阴唇之间，血运可靠、动用方便，是会阴区域最常使用的皮瓣之一，主要用于带蒂转移，也可以用于游离移植。

1. 阴股沟皮瓣的特点及范围　网络状多重供血，可分别以皮瓣的前方、后方、中部为蒂掀起皮瓣应用，贴近会阴器官，常用于会阴区域创面修复和器官再造。

（1）特点：阴股沟皮瓣厚度较薄、质地柔软。供区血管位置基本恒定，比较隐蔽，宽度在6~8cm时可以直接关闭，是一个比较理想的带蒂皮瓣供区。主要可以用来修复会阴区域的创面和进行器官再造。

（2）范围：2001年，刘元波等描述了阴股沟区的界定（图11-2-1）。

前方：耻骨联合的水平线。

后方：两侧为坐骨结节连线。

外侧：自阴股沟向大腿内上方延伸5cm所做的阴股沟平行线。

内侧：女性大阴唇外则缘。

2. 阴股沟皮瓣的血供特点　阴股沟皮瓣拥有多重血供，分别来自阴部内动脉、阴部外浅动脉和闭孔血管束（图11-2-2）。

Wee（1989）通过解剖发现：会阴部的血液供应主要来源为会阴内动脉，它可分成两大分支：一支是在肛区的直肠下动脉，另一支是在会阴膜基底进入会阴浅间隙的会阴动脉。会阴动脉在发出会阴横动脉

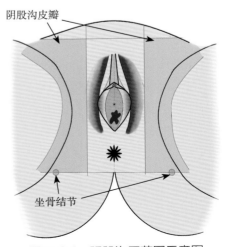

图11-2-1　阴股沟区范围示意图

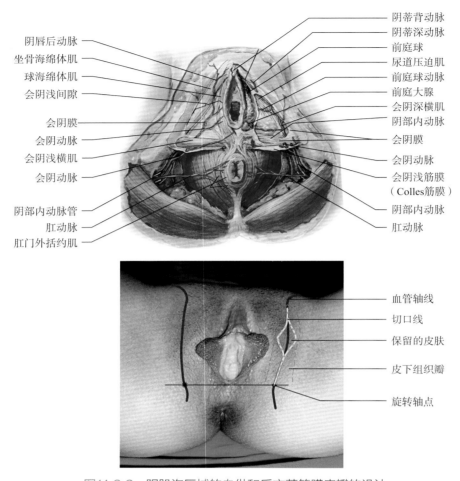

图11-2-2　阴股沟区域的血供和后方蒂筋膜皮瓣的设计

后，继续向前走行，延续为阴唇后动脉。在大腿内收肌群近端表面，阴唇后动脉与阴部外深动脉的分支阴唇前动脉相互吻合，供应阴股沟前部的区域，其供血区域可以延伸至股三角。

刘元波等（2001）通过10具女尸阴股沟区域解剖发现：阴股沟区域主要由3重血供支持，分别来自阴部内动脉的阴唇后动脉、来自阴部外动脉的阴唇前动脉和来自闭孔动脉的分支。他们认为用于阴道成形的阴股沟皮瓣的供血血管是阴唇后动脉的外侧支，而以阴唇后动脉主干、阴唇后动脉与阴部外深动脉血管吻合贯穿皮瓣全长的皮瓣则是外阴-会阴部皮瓣。

白晋等（2007年）对11例女尸的阴股沟区域的主要供血血管进行了显微测量，所获数据如下。

（1）阴部外浅动脉：多起于股动脉起点内侧，起始部外径为1~2.5mm［（2.14±0.23）mm］，蒂长2.4~6cm，向上行走，发出升支和降支。其伴行静脉多为1支，少数为2支，汇入大隐静脉，其外径为1.5~3.7mm。阴部外浅动脉的体表投影：以髂前上棘和耻骨结节为圆心，分别以10cm、5.3cm为半径，在股前部画弧形成的交点为其起始点的投影。

1）升支：出现率88%，平均外径为1mm［（1.38±0.34）mm］，多经大隐静脉浅面行向内上，经耻骨结节外缘跨越腹股沟韧带达耻骨上区，分支分布于阴股沟区上端、下腹壁和阴阜区皮肤，多与对侧同名动脉吻合，过半数的细小分支进入外阴部，分布于阴蒂或阴茎。

2）降支：又称阴部外浅动脉会阴支，出现率94%，平均外径1.1mm［（1.21±0.24）mm］，多在大隐静脉下方通过，呈水平方向走向内侧，发出分支分布于阴股沟上端，与闭孔动脉前皮支升支血管吻合，降支从大阴唇外上方进入阴唇后，向下分布于大阴唇上端1/3，在大阴唇与阴唇后动脉的终末支血管，以本干的方式形成吻合。另外，阴部外浅动脉还恒定地发出一长股支，分布于大腿上端1/3内侧。

（2）阴唇后动脉：是阴部内动脉的终末支之一，主干在球海绵体肌与坐骨海绵体肌之间的沟内，向内上方进入大阴唇，自会阴浅横肌至阴道口后缘，阴唇后动脉多数为2支，少数为1支。主干在阴道口后缘水平，平均外径1mm［（1.13±0.24）mm］，体表定位：距会阴正中线平均2.7cm，距皮肤表面2.6cm。主要分布于大阴唇后端2/3和小阴唇，并在大阴唇皮下恒定地以本干与阴部外浅动脉吻合。该吻合一般位于大阴唇皮下。阴唇后动脉主干在阴道口后缘前后各1.5cm范围内，恒定地向阴股沟区发出2～3支，分为阴唇后动脉内侧支和阴唇后动脉外侧支［外径（0.67±0.33）mm］，发出后向前外侧行走，透过深筋膜，沿途发出3～5个分支，分布于阴股沟皮瓣下端，与闭孔动脉前皮支和旋股内侧动脉在大腿内上方的分支吻合。

（3）闭孔动脉前皮支：多数来自闭孔动脉前支，少数来自旋股内动脉，闭孔动脉前皮支紧邻耻骨下支外缘或穿过其骨质浅出，该处血管外径0.8mm［（0.68±0.11）mm］，体表定位：浅出点距离会阴正中3cm，距离阴道口前缘约1.7cm，距耻骨下支外侧缘6mm，血管浅出后迅速发出升支、降支和大阴唇支，分布于阴股沟皮瓣中部和大阴唇，有同名静脉相伴。

3. 阴股沟皮瓣的神经　阴股沟皮瓣的神经支配也是多重的，主要有4个来源。

（1）生殖股神经股支：起自L1、L2神经，又称腰腹股沟神经，随髂外动脉下降，经腹股沟韧带深面，沿股动脉外侧到股部，自卵圆窝穿出成皮神经，分布于大腿内侧、股三角部皮肤。

（2）髂腹股沟神经皮支：经皮下环浅出，行向下方，出皮下环处神经直径为（1.33±0.25）mm，主要分布在阴股沟皮瓣的上端。

（3）阴唇后神经：来自会阴神经，与同名血管伴行，越过会阴浅横肌后，分布于大阴唇，在阴道口后缘水平，直径为（1.32±0.34）mm，体表定位：距离会阴正中2.8cm，距离皮肤2.5cm，在阴道口后缘前后各1.5cm范围发出2～3支阴唇后神经外侧支，直径

为（1.22±0.23）mm，分布于阴股沟皮瓣后部。

（4）股后皮神经会阴支：主要分布于大阴唇、在阴道口后缘水平，直径为（1.21±0.43）mm，体表定位：距离会阴正中线2.9cm，距离皮肤2.5cm，发出2～3个分支，分布于阴股沟皮瓣后外侧。

二、阴股沟皮瓣间置修补阴道直肠瘘

阴道直肠瘘经常存在瘘孔处的瘢痕，局部组织匮乏，因此修复手术失败率较高。为了提高其疗效，从整形外科的原则来看，需要组织移植，而会阴区域最方便移植的就是阴股沟皮瓣，所以，阴股沟皮瓣可以作为阴道直肠瘘修复的良好供区。但是，随着阴股沟皮瓣长度的延长，其末端血供也存在一定的不确定性，所以，该皮瓣对于中位、低位的阴道直肠瘘修复效果较好，对于高位阴道直肠瘘则修复效果不理想。当瘘孔较小时，可能需要的皮肤量不大，可以采用阴股沟筋膜皮瓣进行组织补充，从而提高疗效。

1. 手术适应证

（1）先天性中位、低位阴道直肠瘘。

（2）外伤、手术、产伤、炎症、肿瘤等造成的中位、低位阴道直肠瘘。

2. 手术禁忌证

（1）高位阴道直肠瘘为相对禁忌证。

（2）阴股沟区域存在明显瘢痕，影响局部的血供和创口闭合。

（3）阴股沟区域曾经进行放射治疗，局部瘢痕化明显者。

（4）存在严重的重要脏器疾病、严重传染病传染期、凝血功能障碍等问题，不适合手术者。

3. 手术入路及时机　儿童期阴道过窄，不宜采用阴道入路手术，可以采用尾骨切开经直肠进行修补。成人一般在阴道直肠瘘形成后6个月时修补较好。

4. 手术基本过程　采用阴股沟皮瓣间置修补阴道直肠瘘一般需要6个步骤（图11-2-3）。

（1）瘘孔位置确认：这是手术成功的前提，一般采用直肠镜、阴道镜、指诊等手段确认阴道直肠瘘的位置、大小和多少。如果瘘孔过小，直视下难以

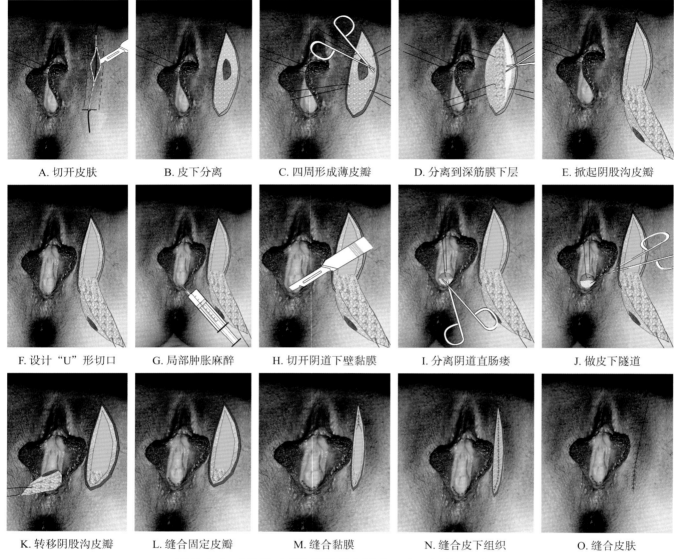

A. 切开皮肤　　　　　B. 皮下分离　　　　　C. 四周形成薄皮瓣　　　　D. 分离到深筋膜下层　　　　E. 掀起阴股沟皮瓣

F. 设计"U"形切口　　　G. 局部肿胀麻醉　　　H. 切开阴道下壁黏膜　　　I. 分离阴道直肠瘘　　　　J. 做皮下隧道

K. 转移阴股沟皮瓣　　　L. 缝合固定皮瓣　　　M. 缝合黏膜　　　　N. 缝合皮下组织　　　　O. 缝合皮肤

图11-2-3　阴股沟皮瓣间置修补阴道直肠瘘手术过程示意图

发现，可以在直肠内注射100ml混有亚甲蓝的生理盐水，经过阴道内局部黏膜的蓝染，确定瘘孔的部位和多少。

（2）皮瓣设计：采用多普勒超声血管探测仪或者类似的血管探测仪检测和标记阴唇后动脉外侧分支的部位和走行，作为阴股沟皮瓣的设计轴线，以阴道口下缘水平位皮瓣的旋转点，根据瘘孔所在部位，设计适当长度和宽度的皮下筋膜蒂瓣。如果瘘孔较小，可以设计较小的皮肤供区切口（图11-2-3），但皮下筋膜瓣要足够大和足够长，以充分补充组织量。

（3）皮瓣掀起：全麻，截石位，常规消毒铺巾。

按照设计线切开皮肤，一般自外侧向内侧，自前端向后方，从深筋膜下层掀起皮瓣。皮下筋膜瓣一般比皮瓣要略长，如果皮瓣长度足够，可以保留闭孔动脉的前皮支，如果皮瓣长度不足，可以切断闭孔动脉分支。观察皮瓣远端，如果有确认的出血，则说明血运良好，可以止血备用，如果未发现末端出血，则需要适当修剪皮瓣远端，直到发现可靠的出血为止。掀起皮瓣时为了避免损伤穿支血管，建议将皮肤和深筋膜层缝合数针，以便整体牵动。

（4）皮瓣转移：包括瘘孔的处理、隧道形成和阴股沟皮瓣转移等步骤。

1）处理瘘孔：适当肿胀麻醉，在处女膜缘处做"U"形切口，在黏膜下分离到阴道瘘孔区，在黏膜上做小的圆形切口，分开瘘孔和黏膜间的联系，适当向直肠侧分离瘘管，如果可以直接闭合，则间断缝合瘘管的直肠面；如果难以直接闭合，则适当分离，使局部具有一定空间，以方便阴股沟皮瓣的转移。

2）剥离隧道：在阴股沟皮瓣供区创面的皮下向阴道瘘孔分离区域钝性分离隧道，使之可以轻松转移阴股沟皮瓣，充分止血后备用。

3）转移皮瓣：将掀起的阴股沟皮瓣的末端缝合牵引线，松解周围的组织连接，将其通过剥离的隧道转移到阴道瘘孔区域。

（5）瘘孔修复：如果瘘孔直肠面张力较大，难以直接缝合，可以将阴股沟皮瓣的皮肤边缘与直肠面创缘进行缝合；如果瘘孔的直肠面可以缝合但阴道面张力较大，则可以将阴股沟皮瓣的皮肤边缘缝合到阴道黏膜的创缘；如果瘘孔的阴道面、直肠面均有较大的创面，难以直接缝合，则可以采用双侧的阴股沟皮瓣，分别修复两面的组织缺损。将皮瓣的皮下组织适当固定在周围的筋膜组织上，修复瘘孔，缝合阴道黏膜的两个切口。

（6）供区闭合：充分止血后，阴股沟皮瓣供区创面多可以分层缝合直接闭合，如果因组织匮乏，术后显示局部凹陷，可以术后6个月采用脂肪颗粒注射的方法进行充填。

5．术后处理 术中伤口放置引流、留置导尿，阴道内适当填充抗生素纱条，留置肛管，适当加压包扎。术后禁食7天，48小时后拔出引流条和阴道内抗生素纱条，清洁外阴，留置导尿保留7~10天、肛管保留7天。

三、典型病例

病例1：患者，36岁，3年前分娩时会阴撕裂，会阴修复后出现阴道直肠瘘，常有阴道内排气、排便。检查显示：单个中位阴道直肠瘘，孔径约1cm。择期全麻下行阴股沟皮瓣间置修补法阴道直肠瘘修复（图11-2-4），术后效果良好，1年后复查瘘孔完全闭合。

病例2：患者，30岁，1年前在外地行阴道紧缩术，术后出现阴道直肠瘘。检查提示：单孔中位阴道直肠瘘，孔径约8mm，周围瘢痕明显。择期在全麻下行阴股沟筋膜皮瓣间置修补法阴道直肠瘘修复术（图11-2-5），术后恢复良好，外阴形态自然，半年后复查效果理想，瘘孔完全关闭，外阴瘢痕不明显。

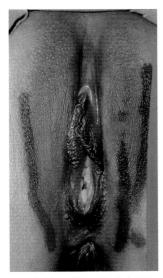 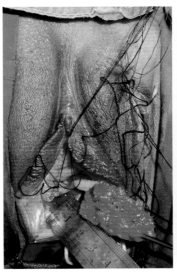 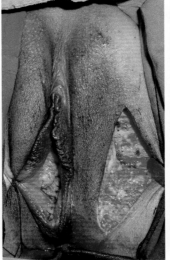 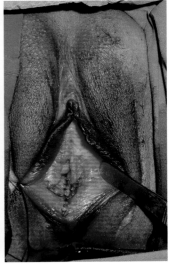

| A. 术前探测标记阴唇后动脉 | B. 转移阴股沟皮瓣 | C. 供区分层缝合 | D. 瘘孔区封闭创面 |

图11-2-4 采用阴股沟皮瓣间置修补法阴道直肠瘘修复术过程

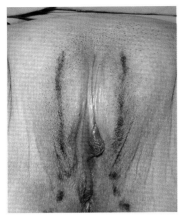
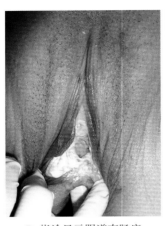
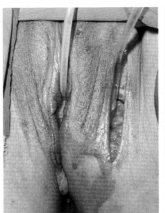
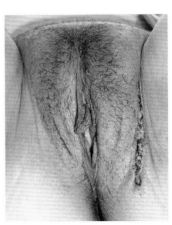

A. 测量并标记阴唇后动脉走行　　B. 指诊显示阴道直肠瘘　　C. 转移阴股沟皮瓣后　　D. 分层关闭供区创面

图11-2-5　阴股沟筋膜瓣间置修补法修复阴道直肠瘘术前术后的外阴形态

四、术后随访及注意事项

采用阴股沟皮瓣间置修补法修复中位、低位阴道直肠瘘的效果非常好，我们修复了数十例均实现了一期愈合，但修复高位阴道直肠瘘效果较差，我们修复了2例，均经过二次手术才实现了瘘孔的完全闭合。因此，对于高位的瘘孔，最好采用其他手段进行治疗，如直肠下移或者腹直肌皮瓣转移修复等。

1. 阴股沟皮瓣间置修补法阴道直肠瘘修复后的随访　原野就病区10年来进行的阴股沟皮瓣间置修补法阴道直肠瘘修复患者进行了随访，发现所有人均反映良好，瘘孔无复发，外阴瘢痕多不明显，外阴畸形较小，认为这是一种比较理想的术式，手术成功率高、并发症少，供区相对隐蔽，值得推荐。其缺点就是手术比较复杂，对于高位的瘘孔修复比较困难。

2. 皮瓣使用方式的选择　根据阴股沟皮瓣的血供特点，常用的阴股沟皮瓣可以选择不同的血管为蒂部主干血管。

（1）阴部外动脉为蒂形成皮瓣，蒂在上方，感觉好，有丰富淋巴回流。

（2）阴唇后动脉主干为蒂形成皮瓣，蒂在下方，血供理想，但破坏大阴唇的外观。

（3）阴唇后动脉外侧支为蒂形成皮瓣，吻合支丰富，可用于阴道成形和尿道裂修复。

（4）阴唇后血管神经束为蒂形成皮瓣，蒂在外下方，可用于阴道成形。

（5）闭孔动脉前支为蒂形成皮瓣，蒂在中部，转移比较困难，主要用于阴道直肠瘘的修复。

3. 皮瓣掀起的层面　为了加大切取范围，确保皮瓣成活，可以在大腿深筋膜下层，连同大腿内收肌肌膜一同掀起形成皮瓣。从皮瓣构筑而言，阴股沟皮瓣属于筋膜皮瓣，但在形成皮瓣过程中，需要越过耻骨下支和坐骨升支，大腿内收肌肌膜的连续性受到破坏，因此尚不能完全归属于典型的筋膜皮瓣（Kinata，1998）。如果切取范围小，可以在深筋膜浅层进行分离，这样皮瓣的移动度和灵活性会大大增加。

4. 皮瓣切取大小　阴股沟皮瓣的宽度一般为5~6cm，最宽可达8cm；长度一般为6~8cm，如果需要的皮瓣过长，则最好先进行皮瓣延迟术，以免皮瓣转移后部分成活不良。

典型病例：患者，18岁，先天性高位阴道直肠瘘，反复修复多次失败后，来院就诊。为了修复其瘘孔，我们准备使用超长阴股沟皮瓣进行修复。首先进行了第一次皮瓣延迟术（图11-2-6），手术顺利，在皮瓣两侧切开，然后缝合；2周后进行了第二次皮瓣延迟，即将需要的整个皮瓣掀起，然后远位缝合，术后2周发现皮瓣尖端部分血运不佳。修整后转移，将皮瓣顺利转移，并成功修复了阴道直肠瘘。

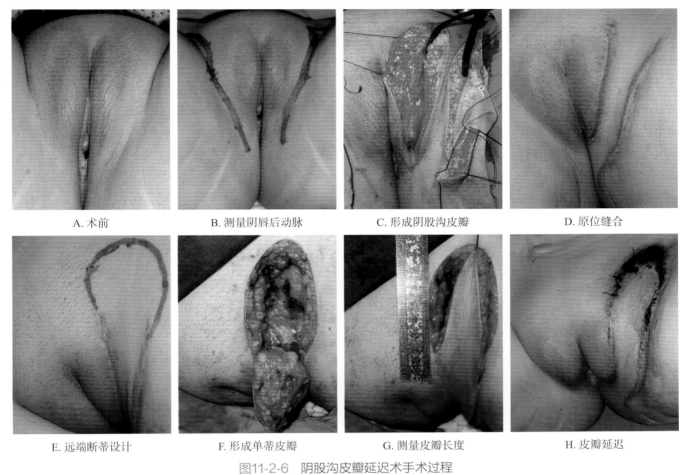

A. 术前　　　　　　B. 测量阴唇后动脉　　　　C. 形成阴股沟皮瓣　　　　D. 原位缝合

E. 远端断蒂设计　　　　F. 形成单蒂皮瓣　　　　G. 测量皮瓣长度　　　　H. 皮瓣延迟

图11-2-6　阴股沟皮瓣延迟术手术过程

（李森恺　原　野　强　帅）

第三节　其他常用阴道直肠瘘修复术

阴道直肠瘘是一种女性常见的泄殖腔畸形，可能是发育缺陷，也可能由后天原因造成，其修复方法也有多种，治疗效果不一，修复的最佳时机均在瘘孔形成半年以后，现将常用其他的阴道直肠瘘修复技术介绍如下。

一、直接切开分层缝合法阴道直肠瘘修复术

直接切开分层缝合法是妇产科最常用的方法之一，它是将瘘孔附近黏膜环形切开，分别缝合瘘孔的直肠面和阴道面黏膜，从而实现瘘孔的闭合。该方法操作简单，损伤较小，虽然复发率较高，但仍不失为一种初治时的实用选择。

1. 手术适应证

（1）各种位置单孔较小的阴道直肠瘘（直径小于5mm）。

（2）瘘孔附近组织弹性好、组织量丰富、没有明显的瘢痕。

（3）低位瘘孔疗效较好。

2. 手术禁忌证

（1）瘘孔多发、瘘孔孔径较大、瘘孔处瘢痕增生明显。

（2）瘘孔形成时间较短、局部瘢痕粘连明显者，为相对禁忌证。

（3）瘘孔修复失败，术后局部张力较高。

（4）患有重要脏器的严重疾病、严重传染病的传染期、凝血功能障碍不适合手术者。

3．手术基本过程　主要包括切开、瘘管剥离和创面缝合三个步骤（图11-3-1）。

（1）切开：通常在瘘孔周围设计小的圆形切口，

如果邻近阴道外口，可以附加一个处女膜缘的"U"字形切口，切开后从黏膜下分离到瘘孔附近。切开阴道黏膜，使得瘘孔与阴道黏膜分离。

（2）瘘管剥离：固定瘘管的阴道端，沿着瘘管的走向朝直肠方向分离，直达直肠黏膜附近。为了清晰辨识组织，可以在瘘孔中注射少量的高浓度亚甲蓝，使黏膜层蓝染，作为剥离的指示。注意尽量保证瘘管的完整性，不要将瘘管剥破。

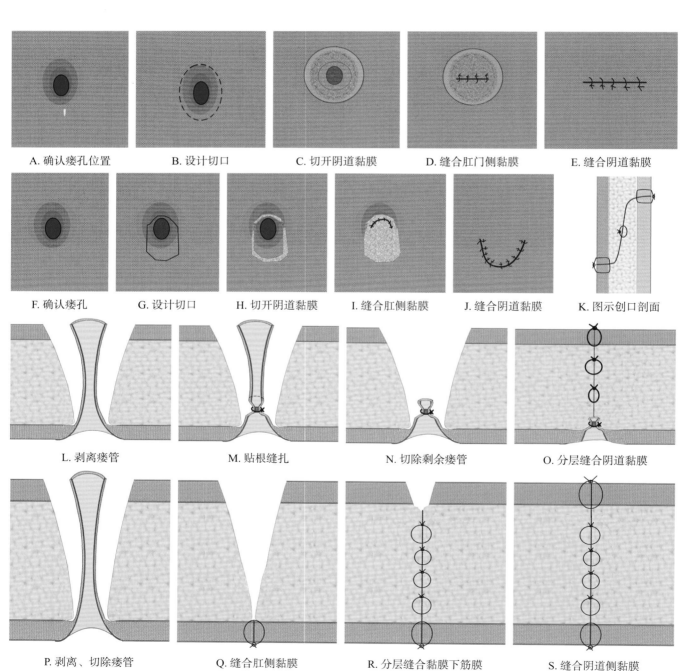

A. 确认瘘孔位置　　B. 设计切口　　C. 切开阴道黏膜　　D. 缝合肛门侧黏膜　　E. 缝合阴道黏膜

F. 确认瘘孔　　G. 设计切口　　H. 切开阴道黏膜　　I. 缝合肛侧黏膜　　J. 缝合阴道黏膜　　K. 图示创口剖面

L. 剥离瘘管　　M. 贴根缝扎　　N. 切除剩余瘘管　　O. 分层缝合阴道黏膜

P. 剥离、切除瘘管　　Q. 缝合肛侧黏膜　　R. 分层缝合黏膜下筋膜　　S. 缝合阴道侧黏膜

图11-3-1　常用各种直接切开分层缝合法阴道直肠瘘修复术

（3）创面缝合：如果瘘管处组织量丰富，缝合没有张力，切除部分瘘管，使之贴近直肠面，然后以4-0可吸收缝线将直肠面的黏膜外翻缝合，线结留在直肠中，然后缝合黏膜下结缔组织和阴道的黏膜面。

4. 手术注意事项　直接切开缝合法操作简单，但成功率较低，为了提高其修复的成功率，可以采用以下三种措施，即错位缝合法、结扎法和多层缝合法。

（1）错位缝合法：对于中位或者高位瘘孔，为了增加手术成功率可以采用，即设计的阴道黏膜切口偏向一侧，使掀起的黏膜瓣与直肠的黏膜缝合部分偏向一侧，而分离后缝合的阴道黏膜的缝合线偏向对侧，使得两层缝合不在一个切面上，从而减少瘘的复发。

（2）结扎法：对于很小的瘘孔，瘘管剥离后可在其根部使用可吸收缝线进行缝合结扎，并适当处理结扎后的瘘管黏膜，如同阑尾切除后的处理。然后分层缝合黏膜下组织和阴道黏膜，这样可以提高手术的成功率。

（3）多层缝合法：对于会阴体附近的低位瘘孔，处理完肛门侧黏膜后，其局部组织量非常丰厚，可以分为数层进行缝合，以增加局部的组织量，减少复发的风险。

二、局部黏膜瓣转移法阴道直肠瘘修复术

当阴道直肠瘘的瘘孔较大，局部缝合存在张力时，往往需要进行一定的组织移植，以减少局部张力，减少术后愈合的风险，最简单的组织移植方法就是在组织量丰富的部位转移一个阴道黏膜瓣到瘘孔区域，从而提高手术成功率。

1. 手术适应证

（1）瘘孔较大（5~15mm），局部有少量瘢痕，周边组织弹性好，组织量丰富。

（2）较小的瘘孔修复失败后，局部有一定的瘢痕增生。

2. 手术禁忌证

（1）瘘孔较大，但周边组织张力高、弹性差，瘢痕范围较大、转移困难时。

（2）瘘孔修复多次失败，局部组织量明显匮乏者。

（3）瘘孔形成时间较短，局部瘢痕粘连明显者。

（4）患有重要脏器的严重疾病、严重传染病的传染期、凝血功能障碍不适合手术者。

3. 手术基本过程　主要包括切开、瘘管剥离、肛门面黏膜处理和阴道面黏膜瓣转移四步（图11-3-2）。

（1）切开：确认瘘孔后，设计环绕周边的环形切口，切口距离瘘孔的边界大约等于瘘孔的直径，局部麻醉后切开阴道黏膜，适当分离阴道黏膜。

（2）瘘管剥离：镊子固定瘘管的阴道端，向着肛门黏膜的方向剥离，直到肛门黏膜附近。注意保留瘘管适当的厚度，不要损伤瘘管的完整性。

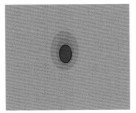 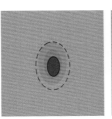 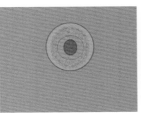 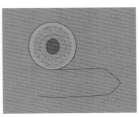 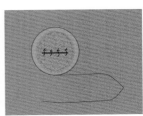

A. 确认瘘孔位置　　B. 在瘘孔周围切开　　C. 剥离瘘管组织　　D. 设计阴道黏膜瓣　　E. 封闭肛门侧黏膜

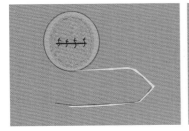 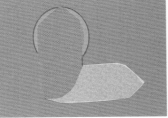 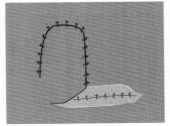 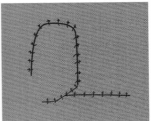

F. 切开黏膜瓣　　　G. 旋转转移黏膜瓣　　　H. 分层缝合黏膜下筋膜　　　I. 缝合黏膜瓣供区

图11-3-2　局部黏膜瓣转移法阴道直肠瘘修复术手术示意图

（3）肛门面黏膜处理：调整张力，修剪部分瘘管，然后以4-0可吸收缝线外翻缝合肛门面黏膜，使得缝线的线结位于直肠面。如果瘘孔张力较小，也可以进行根部结扎缝合。

（4）阴道面黏膜瓣转移：在阴道面瘘孔周边组织量丰富的区域设计一个舌形瓣，其长度略大于阴道创面，宽度约等于阴道创面，局麻下切开阴道全层，掀起黏膜瓣，适当旋转后转移到瘘孔区域创面，然后用4-0可吸收缝线缝合阴道黏膜瓣，供区分层缝合后直接闭合。

4. **手术注意事项** 黏膜瓣的转移是为了减少瘘孔处张力，改善其局部血供，因此，必须选择组织量丰富、血运可靠的区域作为供区，而且掀起的黏膜瓣应该保证其组织完整性，所以最好是阴道全层掀起。为了减少黏膜瓣转移中的困难，适当调整黏膜瓣设计的部位和角度，以方便手术的顺利进行。

三、直肠下移法阴道直肠瘘修复术

对于高位性较大的阴道直肠瘘，由于修复困难，

成功率很低，有人主张可以将阴道面瘘孔牵张缝合或者旷置，而通过直肠段部分切除后下移实现瘘孔的闭合。直肠可以部分切除后采用吻合器行肠管吻合，也可以整个脱出到肛门处与皮肤缝合，从而减少了术后并发症的风险。

1. **手术适应证**

（1）孔径较大的高位瘘孔，局部组织张力较高、瘢痕增生明显者。

（2）高位瘘孔反复修复失败者。

2. **手术禁忌证**

（1）直肠本身存在病变，不宜动员者。

（2）阴道周围器官损伤严重，形成多发性瘢痕增生（冰冻骨盆），局部剥离困难者。

（3）患有重要脏器的严重疾病、严重传染病的传染期、凝血功能障碍不适合手术者。

3. **手术基本过程** 主要包括瘘管处粘连分离、阴道面黏膜缝合、直肠游离、部分直肠切除和直肠吻合5步（图11-3-3）。

4. **手术注意事项** 该手术必须由肛肠外科医生主持，由于手术损伤较大，选择时要非常慎重，如果

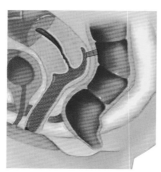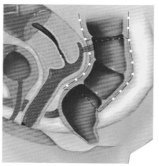

A. 确认高位阴道直肠瘘　　　　　　B. 手术剥离与切除范围

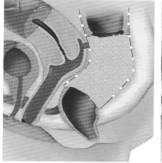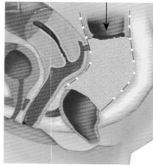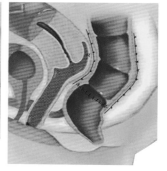

C. 分离直肠切除瘘口段　　　　D. 将上段直肠下移　　　　E. 行肠吻合术和阴道黏膜缝合

图11-3-3　直肠下移法高位阴道直肠瘘修复术手术过程示意图

行直肠脱出的选择，术后可能出现直肠黏膜外翻等问题。目前有些人认为直肠下移法修复低位阴道直肠瘘效果良好，是一种理想的选择。

四、远位肌皮瓣转移法阴道直肠瘘修复术

对于较大的高位阴道直肠瘘，可以采用远位肌皮瓣转移法进行修复，可用的有腹直肌肌皮瓣、股薄肌肌皮瓣等。但由于手术创伤较大，涉及多个术区，应慎重选择。

1. 手术适应证

（1）口径较大的高位阴道直肠瘘，局部张力较大、组织匮乏者。

（2）高位阴道直肠瘘多次修复失败、局部瘢痕明显者。

（3）肌皮瓣供区良好，没有明显瘢痕或血供损伤者。

2. 手术禁忌证

（1）中位、低位单纯性瘘孔为相对禁忌证。

（2）肌皮瓣供区瘢痕明显，存在血供不可靠者。

（3）阴道周围器官损伤严重，形成多发性瘢痕增生（冰冻骨盆），局部剥离困难者。

（4）患有重要脏器的严重疾病、严重传染病的传染期、凝血功能障碍不适合手术者。

3. 腹直肌肌皮瓣转移法阴道直肠瘘修复术基本过程 主要包括肌皮瓣形成、瘘孔处粘连分离、肠瘘修补和肌皮瓣转移4步（图11-3-4）。

（1）腹直肌肌皮瓣形成：术前采用多普勒血管探测仪探测并标记腹壁下动脉的位置及走行。以一侧腹壁下动脉穿入腹直肌外缘处为旋转点，沿着该

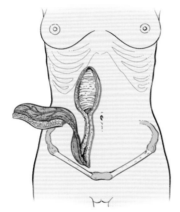

A. 形成腹直肌岛状皮瓣

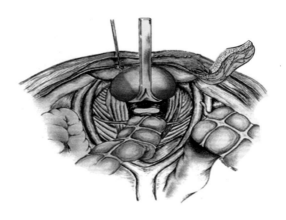

B. 分离瘘孔附近粘连及阴道直肠间隙

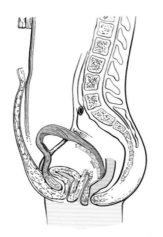

C. 腹直肌皮瓣插入阴道直肠间隙

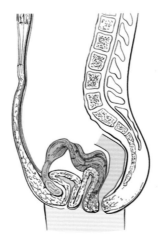

D. 修补瘘孔固定肌皮瓣

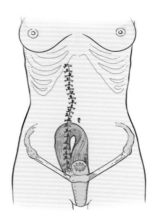

E. 直接关闭腹壁

图11-3-4 球拍状腹直肌肌皮瓣转移法高位阴道直肠瘘修复术

侧腹直肌的走向设计腹正中切口，越过脐部到达尖突下，在切口上段外侧，设计适当大小的肌皮瓣（4cm×6cm），根据瘘孔的大小，在肌皮瓣的远端设计适当大小的皮肤瓣，其他部分则为皮下组织瓣。切开皮肤、皮下脂肪、腹直肌前鞘，在腹直肌下找到腹壁下动脉的主干后，在腹直肌下方平面由内而外、由上到下掀起肌皮瓣（不要损伤脐上部分腹直肌前鞘），除了皮肤瓣外，其他皮下组织瓣只保留部分皮下脂肪（厚度占整个脂肪层的1/2~2/3）。

（2）阴道直肠瘘孔处粘连分离：开腹，由阴道部指引，在子宫后方阴道上段分离阴道直肠瘘孔处的粘连，将阴道后方和直肠前面分开，加大阴道直肠间隙。

（3）肠瘘修补：直肠瘘孔处少量切除瘢痕组织后分层缝合，闭合直肠瘘。

（4）肌皮瓣转移瘘孔修复：将形成的肌皮瓣经腹腔转移，插入阴道直肠间隙，皮肤瓣与阴道黏膜缝合，修补瘘孔，其他部分与周围组织适当固定。腹腔内肌蒂部分用大网膜覆盖或使用防粘连膜，以免形成肠粘连。充分冲洗后放置引流，腹壁伤口分层缝合后直接闭合。

4．手术注意事项　本手术成功的关键有三个方面：一是要保证肌皮瓣的血供，分离和转移过程中一定不要损伤腹壁下动脉和腹直肌发出到皮瓣部的分支，最好将皮瓣和腹直肌之间缝合几针；二是要准确分离阴道直肠瘘的粘连，由于患者局部可能存在一定程度的粘连，组织分离时要在阴道部的指引下，仔细分离；三是要可靠的肠瘘修补和防止肠粘连。

五、尾骨切开直肠入路阴道直肠瘘修复术

主要针对婴幼儿阴道直肠瘘，在其尾骨尚未完全硬化时，方便切开尾骨，自直肠后方进入直肠，直接显露阴道直肠瘘并进行修复。

1．手术适应证　婴幼儿较大的阴道直肠瘘，尾骨尚未硬化时可以考虑应用该入路进行修复。

2．手术禁忌证　患儿尾骨已经硬化完全，或者伴有其他严重的泄殖腔畸形，单纯后路难以修复者。

3．手术基本过程　全身麻醉，俯卧位，肛门上

方臀沟正中切口，切开皮肤、皮下组织、尾骨、直肠，暴露直肠前部的阴道直肠瘘，切开瘘孔周围的直肠黏膜，分层缝合阴道面黏膜、黏膜下组织和直肠面黏膜。然后分层闭合伤口。

4．手术注意事项　婴儿手术后的直肠引流和营养保证是手术成功的关键，禁食、单纯静脉营养不利于患儿的发育，建议在无渣流食的前提下，放置7~10天的肛管引流，以保证伤口的愈合。

六、会阴体纵行劈裂法阴道直肠瘘修复术

儿童先天性高位阴道直肠瘘，修复入路比较狭窄，可以采用会阴劈开入路进行修补。其优点是视野比较清晰，可以直视下修复，缺点是必须即刻修复会阴体及肛门括约肌，术后如果出现感染，则可能造成较大的阴道直肠瘘和大便失禁。

1．手术适应证
（1）儿童，大孔径高位阴道直肠瘘，修复困难。
（2）高位阴道直肠瘘修复多次失败。

2．手术禁忌证
（1）中位、低位单纯性阴道直肠瘘为相对禁忌。
（2）阴道周围器官损伤严重，形成多发性瘢痕增生（冰冻骨盆），局部剥离困难者。
（3）患有重要脏器的严重疾病、严重传染病传染期、凝血功能障碍不适合手术者。

3．手术基本过程　全麻下，做会阴纵向切口，矢状劈开阴道直肠间结构，包括阴道后壁、会阴体及皮下结缔组织、直肠肛管前壁、肛门括约肌等，直达瘘孔所在部位，适当游离瘘孔周围组织，切除瘢痕，分别缝合阴道黏膜和直肠黏膜，然后分层修复阴道后壁、直肠前壁、阴道直肠间结缔组织、会阴体、肛门括约肌以及会阴皮肤（图11-3-5）。

4．手术注意事项　本手术入路需纵行劈开会阴结构，缝合时要即刻修复切开的各结构，其中最为关键的是肛门括约肌的修复，必须准确、可靠，以免术后出现控便能力下降。术后要放置肛管、阴道引流纱条，并严格禁食7~10天，然后改无渣流食、清流食、半流食，逐渐恢复正常饮食，切忌过早排便。

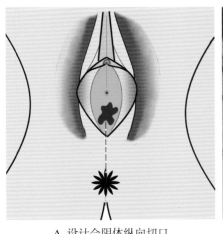 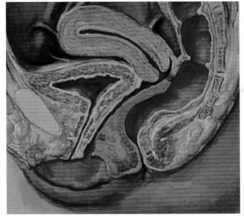 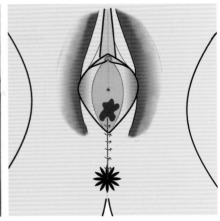

A. 设计会阴体纵向切口　　　　　　　　B. 切开会阴体的范围　　　　　　　　C. 重建会阴缝合皮肤

图11-3-5　会阴体纵行劈裂法阴道直肠瘘修复术切口设计与切开范围示意图

（车可心　赵　阳　魏蜀一）

参考文献

[1] OH C, YOUN JK, HAN JW, et al. Experiences of rectovaginal fistula in anorectal malformation[J]. J Pediatr Surg, 2020, 55(8): 1495-1498.

[2] TEBEU PM, FOMULU JN, KHADDA JS, et al. Risk factors for obstetric fistula: a clinical review[J]. Int Urogynecol J, 2012, 23(4): 387-394.

[3] BHAMA AR, SCHLUSSEL AT. Evaluation and management of rectovaginal fistulas[J]. Dis Colon Rectum, 2018, 61(1): 21-24.

[4] KAIMAKLIOTIS P, SIMILLIS C, HARBORD M, et al. A systematic review assessing medical treatment for rectovaginal and enterovesical fistulae in crohn's disease[J]. J Clin Gastroenterol, 2016, 50(9): 714-721.

[5] ZHENG H, GUO T, WU Y, et al. Rectovaginal fistula after low anterior resection in Chinese patients with colorectal cancer[J]. Oncotarget, 2017, 8(42): 73123-73132.

[6] ABU GAZALA M, WEXNER SD. Management of rectovaginal fistulas and patient outcome[J]. Expert Rev Gastroenterol Hepatol, 2017, 11(5): 461-471.

[7] TROMPETTO M, REALIS LUC A, NOVELLI E, et al. Use of the martius advancement flap for low rectovaginal fistulas[J]. Colorectal Dis, 2019, 21(12): 1421-1428.

[8] DAS B, SNYDER M. Rectovaginal fistulae[J]. Clin Colon Rectal Surg, 2016, 29(1): 50-56.

[9] VOGEL JD, JOHNSON EK, MORRIS AM, et al. Clinical practice guideline for the management of anorectal abscess, fistula-in-ano, and rectovaginal fistula[J]. Dis Colon Rectum, 2016, 59(12): 1117-1133.

[10] KNUTTINEN MG, YI J, MAGTIBAY P, et al. Colorectal-vaginal fistulas: imaging and novel interventional treatment modalities[J]. J Clin Med, 2018, 7(4): 87.

[11] LO TS, HUANG YH, DASS AK, et al. Rectovaginal fistula: twenty years of rectovaginal repair[J]. J Obstet Gynaecol Res, 2016, 42(10): 1361-1368.

[12] ABU Gazala M, WEXNER SD. Management of rectovaginal fistulas and patient outcome[J]. Expert Rev Gastroenterol Hepatol, 2017, 11(5): 461-471.

[13] BEKSAC K, TANACAN A, OZGUL N, et al. Treatment of rectovaginal fistula using sphincteroplasty and fistulectomy[J]. Obstet Gynecol Int, 2018, 2018: 5298214.

[14] BHOME R, MONGA A, NUGENT KP. A transvaginal approach to rectovaginal fistulae for the colorectal surgeon: technical notes and case series[J]. Tech Coloproctol, 2018, 22(4): 305-311.

[15] FU J, LIANG Z, ZHU Y, et al. Surgical repair of rectovaginal fistulas: predictors of fistula closure[J]. Int Urogynecol J, 2019, 30(10): 1659-1665.

[16] RUFFOLO C, SCARPA M, BASSI N, et al. A systematic review on advancement flaps for rectovaginal fistula in

Crohn's disease: transrectal vs transvaginal approach[J]. Colorectal Dis, 2010, 12(12): 1183-1191.

[17] GÖTTGENS KW, SMEETS RR, STASSEN LP, et al. The disappointing quality of published studies on operative techniques for rectovaginal fistulas: a blueprint for a prospective multi-institutional study[J]. Dis Colon Rectum, 2014, 57(7): 888-898.

[18] KERSTING S, ATHANASIADIS CJ, JUNG KP, et al. Operative results, sexual function and quality of life after gracilis muscle transposition in complex rectovaginal fistulas[J]. Colorectal Dis, 2019, 21(12): 1429-1437.

[19] PARK SO, HONG KY, PARK KJ, et al. Treatment of rectovaginal fistula with gracilis muscle flap transposition: long-term follow-up[J]. Int J Colorectal Dis, 2017, 32(7): 1029-1032.

[20] ROTTOLI M, VALLICELLI C, BOSCHI L, et al. Gracilis muscle transposition for the treatment of recurrent rectovaginal and pouch-vaginal fistula: is Crohn's disease a risk factor for failure? A prospective cohort study[J]. Updates Surg, 2018, 70(4): 485-490.

[21] GALLO G, REALIS LUC A, CLERICO G, et al. Martius' flap for recurrent perineal and rectovaginal fistulae in a patient with Crohn's disease, endometriosis and a mullerian anomaly[J]. BMC Surg, 2017, 17(1): 107.

[22] MCNEVIN MS, LEE PY, BAX TW. Martius flap: an adjunct for repair of complex, low rectovaginal fistula[J]. Am J Surg, 2007, 193(5): 597-599.

[23] REICHERT M, SCHWANDNER T, HECKER A, et al. Surgical approach for repair of rectovaginal fistula by modified martius flap[J]. Geburtshilfe Frauenheilkd, 2014, 74(10): 923-927.

[24] TROMPETTO M, REALIS LUC A, NOVELLI E, et al. Use of the martius advancement flap for low rectovaginal fistulas[J]. Colorectal Dis, 2019, 21(12): 1421-1428.

[25] 李森恺, 刘元波, 李养群, 等. 闭孔动、静脉前皮支阴股沟岛状皮瓣修复阴道直肠瘘[J]. 中华整形外科杂志, 2000, 16（4）: 200-202.

[26] 刘媛媛, 李养群, 唐勇, 等. 应用阴股沟皮瓣治疗困难性阴道瘘及阴道狭窄[J]. 中华整形外科杂志, 2013, 29（1）: 65-67.

[27] LEE SK, LEE YS, SONG SY, et al. Double-sided folded internal pudendal artery perforator flap for the repair of a recurrent rectovaginal fistula[J]. Arch Plast Surg, 2018, 45(1): 90-92.

[28] KHALIL HH, MALAHIAS MN, KARANDIKAR S, et al. Internal pudendal artery perforator island flap for management of recurrent benign rectovaginal fistula[J]. Plast Reconstr Surg Glob Open, 2016, 4(8): e841.

[29] SCHLOERICKE E, ZIMMERMANN M, BENECKE C, et al. Surgical management of complicated rectovaginal fistulas and the role of omentoplasty[J]. Tech Coloproctol, 2017, 21(12): 945-952.

[30] VAN DER HAGEN SJ, SOETERS PB, BAETEN CG, et al. Laparoscopic fistula excision and omentoplasty for high rectovaginal fistulas: a prospective study of 40 patients[J]. Int J Colorectal Dis, 2011, 26(11): 1463-1467.

[31] dE BRUIJN H, MAEDA Y, MURPHY J, et al. Combined laparoscopic and perineal approach to omental interposition repair of complex rectovaginal fistula[J]. Dis Colon Rectum, 2018, 61(1): 140-143.

[32] PUNTAMBEKAR S, RAYATE N, AGARWAL G, et al. Robotic rectovaginal fistula repair[J]. J Robot Surg, 2012, 6(3): 251-253.

[33] DEVAKUMAR H, CHANDRASEKARAN N, ALAS A, et al. Transvaginal repair of complex rectovaginal fistulas using the porcine urinary bladder matrix as an augmenting graft[J]. Female Pelvic Med Reconstr Surg, 2017, 23(3): e25-e28.

[34] MEGE D, FRASSON M, MAGGIORI L, et al. Is biological mesh interposition a valid option for complex or recurrent rectovaginal fistula? [J]. Colorectal Dis, 2016, 18(2): O61-O65.

[35] NORDERVAL S, LUNDBY L, HOUGAARD H, et al. Efficacy of autologous fat graft injection in the treatment of anovaginal fistulas[J]. Tech Coloproctol, 2018, 22(1): 45-51.

[36] dE WEERD L, WEUM S, NORDERVAL S. Novel treatment for recalcitrant rectovaginal fistulas: fat injection[J]. Int Urogynecol J, 2015, 26(1): 139-144.

[37] GARCÍA-ARRANZ M, HERREROS MD, GONZÁLEZ-GÓMEZ C, et al. Treatment of crohn's-related rectovaginal fistula with allogeneic expanded-adipose derived stem cells: a phase Ⅰ-Ⅱa clinical trial[J]. Stem Cells Transl Med, 2016, 5(11): 1441-1446.

[38] D'AMBROSIO G, PAGANINI AM, GUERRIERI M, et al. Minimally invasive treatment of rectovaginal fistula[J]. Surg Endosc, 2012, 26(2): 546-550.

[39] TONG Y, TRILLING B, SAGE P, et al. Short-term outcomes of the over-the-scope clip proctology system for rectovaginal fistula repair: a prospective study[J]. Tech

Coloproctol, 2019, 23(3): 245-249.

[40] LIN HC, HUANG L, CHEN HX, et al. Stapled transperineal fistula repair of rectovaginal fistula: a preliminary experience[J]. Surg Innov, 2018, 26(1): 66-71.

[41] LAMAZZA A, FIORI E, STERPETTI AV. Endoscopic placement of self-expandable metal stents for treatment of rectovaginal fistulas after colorectal resection for cancer[J]. Gastrointest Endosc, 2014, 79(6): 1025-1027.

第**12**章 外阴挛缩的整形手术

女性外阴是一个面积变化很大的解剖部位，站立位或者运动时，外阴充分收敛、折叠，以适应运动的需要和保护会阴的重要器官，而在排泄或者分娩时，则需要局部的充分展开。当女性外阴受到某些因素的影响，弹性明显下降，影响到其充分展开时，则表现为外阴挛缩。它会在一定程度上影响外阴器官的功能，如生殖、排泄等，明显影响女性的生活质量和自信心，经常需要医疗的帮助。除了一些药物治疗之外，最为有效的治疗手段就是整形外科的组织移植。

第一节 基础知识

一、女性外阴挛缩的常见病因及分类

1. **外阴挛缩的常见病因** 女性外阴在烧伤、机械损伤、肿瘤切除术后、严重感染、免疫失调或退行性变时，可能会导致皮肤、黏膜组织的缺损或者上皮弹性的损害，出现局部挛缩，导致外阴结构破坏、畸形，甚至局部损毁、功能障碍等。对于外阴挛缩的矫治，手术是最有效的治疗方法之一。手术的目的是切除病变组织、松解挛缩畸形、恢复外生殖器的正常位置及性生活和大小便排泄功能。

2. **外阴挛缩临床分类**

（1）按病因分类：可分为原发性外阴挛缩和继发性外阴挛缩。

1）原发性外阴挛缩：指外阴局部的疾病引起的挛缩，常见疾病包括外阴硬化性苔藓等。

2）继发性外阴挛缩：指手术、外伤、烧伤后引起的外阴皮肤，甚至深层组织缺损形成的瘢痕挛缩畸形。

（2）按照病变累及的深度分类：可分为浅表性病变和深部病变。

1）浅表性病变：指累及皮肤及浅层皮下组织的病变，如外阴萎缩性硬化性苔藓、浅表性瘢痕，以及外阴上皮内瘤变、化脓性汗腺炎等病损切除术后的挛缩创面，这些病损的切除层次一般限于皮肤层或浅部脂肪层。

2）深部病变：指累及皮肤、皮下组织及深层的肌肉、骨骼等结构的病变。包括骨盆会阴外伤导致的深层组织粘连、浸润性外阴恶性肿瘤根治切除术后遗留的创面、深度烧伤创面等。根据创面大小、深度及具体部位等因素而定，可采用皮片移植、局部皮瓣转移修复、带蒂皮瓣转移修复及游离皮瓣转移修复。

（3）按照病变分布范围分类：可分为局部挛缩和广泛挛缩。

1）局部挛缩：指仅累及一个或数个器官，但外阴整体轮廓尚比较正常的病变，如外阴萎缩性硬化性苔藓常累及阴蒂包皮、小阴唇及阴道和肛周皮肤，表现为中心分布的特点。

2）广泛挛缩：指累及会阴大部分区域，使得会阴整体轮廓扭曲变形的病变，如Hurley Ⅱ期至Ⅲ期化脓性汗腺炎已形成明显瘢痕，分布范围广，需要在外阴、臀部、腹股沟和腹部皮肤广泛切除后进行延迟植皮术。根据瘢痕累及的范围，还可分为周围型外阴

挛缩畸形和中央型外阴挛缩畸形两种类型。周围型外阴挛缩畸形主要累及会阴周围、大腿内侧、臀部、阴阜等；中央型外阴挛缩畸形多因直接接触伤害所致，主要累及外生殖器、尿道和肛门的出口。

二、女性外阴挛缩相关的应用解剖

女性外阴的体表界限前方为耻骨，两侧到分割大阴唇和大腿根部的皮肤皱襞，后方至会阴体，中心边界到阴唇后联合。外阴由大阴唇、小阴唇、阴蒂、前庭、阴道口、尿道口和前庭大腺组成。

1. 局部血供和感觉神经支配　女性外阴血液供应主要来自阴部内动脉，而阴部外动脉的贡献较小。外阴前部的神经支配来自髂腹股沟神经和生殖器股神经，后部的神经支配来自股后皮神经的会阴支和阴部神经。外阴的大部分淋巴引流到腹股沟浅淋巴结（Leonardo，2014）。

2. 正常解剖层次和手术切除平面

（1）解剖层次：从截石位看（图12-1-1），女性外阴表面被皮肤覆盖，外阴的基底为泌尿生殖膈下筋膜，该筋膜是大腿股筋膜的延伸。在皮肤和泌尿生殖膈下筋膜之间是脂肪组织，由浅筋膜或Colles筋膜分为浅部和深部。

（2）手术切除平面：外阴的分层解剖与手术相

关，基于此衍生出三个渐进的解剖平面，用于区别三种主要的外阴切除类型：①表浅或皮肤切除，仅切除皮肤/黏膜，保留皮下脂肪组织和筋膜结构（如鳞状上皮内瘤变的病变切除）。②单纯切除，切除皮肤/黏膜以及位于浅筋膜上的脂肪组织的浅部（适用于佩吉特病和浅表浸润性肿瘤）。③深度或根治性切除，从外阴表面到泌尿生殖膈的所有外阴组织切除（适用于侵袭性肿瘤）。术者要熟悉女性外阴的解剖层次，明确手术深度的解剖学标志，以便于区分外阴浅层切除术与单纯、深层或根治性外阴切除术（Leonardo，2014）。

三、外阴硬化性苔藓的治疗进展

女性外阴硬化性苔藓（vulvar lichen sclerosus，VLS）是一种常见的淋巴细胞介导的外阴慢性炎症性非瘤样皮肤病变，以外阴及肛周的皮肤和黏膜萎缩变薄为主要特征（图12-1-2），个别患者也可累及阴道黏膜（图12-1-3）。呈慢性进展性，易顽固性反复发作，不及时规范治疗可导致外阴萎缩、粘连、狭窄、瘢痕形成，影响排尿、排便和性交，局部发生癌变的风险亦有所升高（专家共识，2021）。VLS的发病呈双峰状，青春期前和绝经后是两个发病的高峰，前者更多，占50%～60%（Fruchter R，2017）。从病

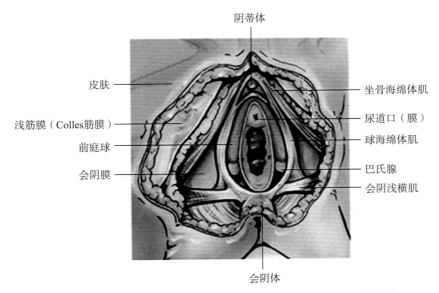

图12-1-1　女性外阴的正常解剖层次（Leonardo，2014）

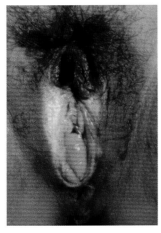

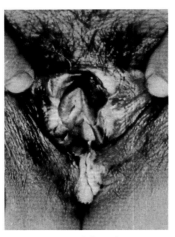

A. 外阴硬化性苔藓　　　　　　　B. 黏膜白斑病

图12-1-2　常见外阴硬化性苔藓的表现

理组织学角度，外阴硬化性苔藓可以分为三种类型，分别是萎缩型（经典型）硬化性苔藓、慢性单纯性苔藓合并硬化性苔藓和分化型外阴上皮内瘤变倾向性的硬化性苔藓，后两种分类分别体现了病变的炎症倾向和肿瘤倾向（胡君，2016）。虽然确切的患病率尚不清楚，但研究发现，每70名女性中就有一名患有VLS（Goldstein AT，2005），但是VLS在一般人群中的发病率未知。荷兰最近的一份报告估计，1991—2011年，经组织学证实的女性VLS发病率从每100 000名女性中的7.4例上升至14.6例。发病率的提高可能源于人

们认识的提高，活检率和诊断率相应提升（Bleeker MC，2016）。文献报道VLS的恶变率为2/10万，并且随年龄增长而升高，75岁以上VLS患者的恶变率约为25/10万（Neil SM，2010）。33%~67%的外阴癌邻近组织可见VLS病变，高龄和鳞状上皮不典型增生是VLS恶变的独立危险因素（Lee A，2015；Cooper SM，2004）。2004年国际外阴疾病学会（International Society for the Vulvovaginal Disease，ISSVD）的指导意见认为，VLS与分化型的外阴鳞状上皮内瘤变相关，后者容易迅速进展为外阴角化型鳞状细胞癌。未经治疗的VLS患者罹患外阴鳞状细胞癌的概率是正常人的300倍，经过规范治疗可使恶变风险明显降低（Lee A，2015）。VLS相关致癌的确切机制尚不确定，但有一种假设认为，免疫监视功能的异常造成了恶性肿瘤的免疫逃逸。因此，对于VLS的早期诊断、早期干预可改善患者长期预后。

1. VLS命名的修订　本病曾被称为外阴白斑、外阴硬化性萎缩、外阴营养不良等，1987年ISSVD正式命名为外阴硬化性苔藓，目前已在临床上广泛使用。国际疾病分类（International Classification of Diseases，ICD）依据疾病特征，并用编码的方法进行标识。经过ISSVD命名后，ICD 11较 ICD 10关于VLS分类更加趋于统一，规范的命名都是"外阴硬化

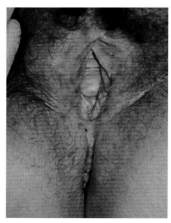

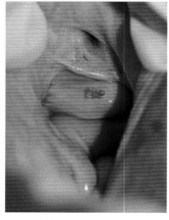

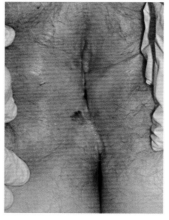

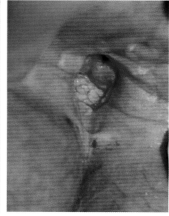

A. 治疗前外阴色素减退，萎缩性斑块紫癜，小阴唇发萎缩，阴道松弛　　B. 阴道前壁远端紫癜斑块存在数年　　C. 治疗后外阴斑片状色素沉着局灶性紫癜，大面积的瘢痕挛缩，外阴变形　　D. 发病3年后，阴道后壁白色鹅卵石样斑块，局部可见紫癜

图12-1-3　累及阴道黏膜的外阴硬化性苔藓（Zendell，2013）

资料来源：Kate Zendell, Libby Edwards. Lichen Sclerosue with vaginal involvement report of 2 cases and review of the literature. JAMA Dermatology, 2013, 149(10):1202-1203.

性苔藓"，已完全摒弃了旧的名称如"外阴白斑""外阴干枯病"等。

2. VLS的临床表现　VLS最常见的症状是顽固性瘙痒，一般以夜间为著，严重者可影响日常生活和睡眠。其他伴随症状可能包括外阴疼痛、排尿困难、尿痛、性功能障碍、性交排便疼痛等。外阴硬化性苔藓经典的皮肤纹理改变为边界清楚的白色斑片，呈皱缩或玻璃纸样表现，少数表现为光滑、蜡样表面或非特异性不规则的过度角化（图12-1-4）。可累及小阴唇和大阴唇内侧、阴唇间沟、阴蒂、前庭、会阴体和肛周，多呈对称性分布，通常不累及大阴唇的毛发生长区域。与扁平苔藓不同，VLS很少累及阴道黏膜。皮肤脆弱是外阴硬化性苔藓的特征，表现为紫癜、糜烂和皲裂。病灶长期存在有可能伴有外阴结构内陷，小阴唇缺失和阴蒂埋入瘢痕化的阴蒂包皮内，引起排尿障碍、尿痛、便血等，有时阴道口前后的粘连最终会导致阴道口狭窄，引起性交困难甚至心理障碍。近10%的VLS患者可完全无症状，通常是自己偶然发现或医生在妇科检查时发现（Krapf KM，2020）。

3. VLS的诊断及鉴别诊断　根据病史、临床症状、体格检查和必要的辅助检查，即可做出VLS的临床诊断。临床表现典型、可以明确诊断的患者，外阴皮肤病理学活检结果不一定都有特异性表现（McCarthy S，2019）。有典型VLS临床表现者无需外阴皮肤病理学活检亦可做出诊断（Lewi FM，2018）。如患者临床表现不典型，临床诊断存有疑虑，或体格检查不排除癌前病变、恶性肿瘤以及其他常见的外阴皮肤疾病可能时，建议进行活检。组织病理学检查是VLS诊断的"金标准"。VLS病理学诊断标准：表皮萎缩、基底细胞空泡变性、滤泡堵塞、角化过度、淋巴细胞浸润、表皮下硬化带、真皮乳头层胶原透明化等（图12-1-5）（Edwards SK，2015）。

合并外阴水肿、红斑、皲裂、表皮脱落时，常规行阴道分泌物检查，以排除外阴阴道假丝酵母菌等下生殖道感染；当临床症状和体征提示系统性免疫相关疾病可能时，应行免疫疾病相关检查。VLS还应与慢性单纯性苔藓、扁平苔藓、白癜风、黏膜类天疱疮、接触性皮炎、外阴上皮内瘤变等进行鉴别。

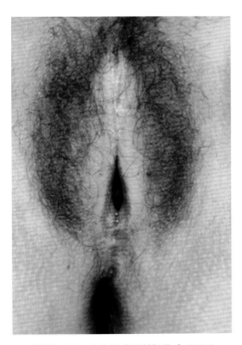

图12-1-4　VLS典型外观（Jill M Krapf，2020）

注：阴蒂包皮、小阴唇和阴道口象牙白色萎缩斑块，具有蜡状纹理，呈"卷烟纸"外观。阴蒂包皮和小阴唇萎缩粘连，阴蒂埋藏，阴道口狭窄。

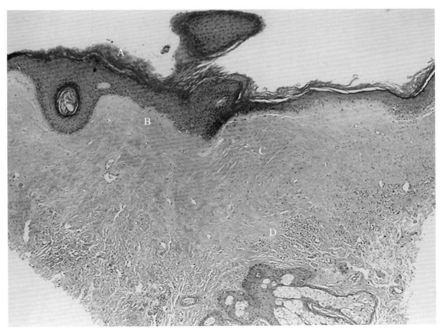

图12-1-5　VLS的经典组织学表现（Krapf KM，2020）

注：A. 表皮角化过度；B. 表皮萎缩伴皮脊缺失；C. 真皮-表皮交界处下方的胶原均质化；D. 基底膜附近的苔藓样T淋巴细胞浸润。

4. 女性外阴硬化性苔藓的治疗 虽然VLS没有治愈方法，但已经探索了许多治疗方案，以达缓解瘙痒和疼痛的症状，防止瘢痕造成的解剖改变，防止恶性转化的目的。外阴硬化性苔藓是一种局部良性病变，应以保守治疗为首选。治疗的目的是缓解症状，预防粘连，延缓进展、避免复发，预防并发症和提高生活质量（胡君，2016）。除部分青春期前VLS可自然缓解外，大部分VLS患者需要积极干预和治疗，并且强调即使是无症状者也应接受治疗，旨在延缓病变进展，改善长期预后。ISSVD、美国/欧洲皮肤性病协会等推荐局部外用糖皮质激素作为VLS的一线治疗（ACOG practice bulletin，2020），对于药物治疗无效者可选择物理治疗，对于外阴粘连、局部结构损毁严重者可选择手术治疗。

（1）一般治疗：外用视黄酸类药物治疗VLS被认为是有益的，如果外用类固醇无效，可以尝试使用，也可以考虑进行维持治疗（Kirtschig G，2015）。鱼肝油软膏、维生素E霜等外用保湿润滑剂作为VLS长期维持治疗药物，可以提高局部皮肤的屏障功能，改善外阴干涩等自觉症状。以往曾广泛应用的局部外用黄体酮、丙酸睾酮、雌激素，口服视黄酸或光敏剂治疗等，因缺乏临床获益的证据，已不推荐常规使用。

（2）药物治疗：常用药物有糖皮质激素和钙调磷酸酶抑制剂两大类。

1）外用糖皮质激素：随机对照试验比较了强效和超强效局部皮质类固醇与其他治疗方式的效果；在所有研究中，局部使用类固醇治疗VLS最有效。治愈通常不是治疗的目的，而是在3个月后改善症状（75%～95%）。通常早期VLS比晚期对治疗的反应更好；但是已形成的瘢痕是不可逆转的。外用糖皮质激素是VLS的一线治疗药物，分为诱导缓解和维持治疗两个阶段。诱导缓解阶段建议局部外用糖皮质激素软膏或乳膏，连续3～4个月，50%以上的患者临床症状消失，角化过度、出血和皲裂等皮损得到明显改善（李静然，2018）。而维持治疗阶段则选用局部低剂量糖皮质激素软膏或乳膏，终身维持，达到控制外阴症状、减少复发率、降低外阴粘连形成和恶变的风险（Lee A，2015）。即使在瘢痕形成、外阴粘连的患者

中，强效皮质类固醇也能促使部分患者瘢痕软化，粘连松解（Bradford J，2010）。只有在这些治疗失败时才建议进行手术干预。研究结果表明，与不接受局部皮质类固醇治疗的女性相比，接受局部皮质类固醇治疗的女性外阴SCC发生率较低（Vilmer C，1998）。《女性外阴硬化性苔藓临床诊治专家共识（2021年版）》推荐0.05%丙酸氯倍他索软膏作为VLS治疗的外用糖皮质激素的首选药物。诱导缓解阶段每天1次共4周，然后隔天1次，持续4周，最后每周2次，持续4周，共3个月。用药剂量参照指尖单位（fingertip unit，FTU），1指尖单位是指从开口为5mm的药膏管中挤出从示指指尖覆盖到第一指间关节的药量，建议1次使用半指尖单位（约为0.5g）。局部糖皮质激素软膏可以安全应用于青春期前外阴硬化性苔藓患者（廖秦平，2011）。青春期前患者，建议每月复诊评估；对于成年患者，则可以直接考虑用3个月诱导缓解后评估。维持治疗阶段是每周1次持续终身（Lewi FM，2018）。该治疗方案的完全缓解率和部分缓解率可达66%和33%（Funaro D，2014）。糠酸莫米松乳膏的诱导缓解和长期维持的疗效与0.05%丙酸氯倍他索软膏相当，安全性更好，也可作为一线治疗的选择药物（Virgili A，2014）。

2）钙调磷酸酶抑制剂：局部钙调磷酸酶抑制剂可能是治疗VLS的有效替代品，尤其是在儿童（女孩）中。钙调磷酸酶抑制剂可作为VLS的二线治疗药物，如0.1%他克莫司乳膏和1%吡美莫司。多数文献报道，钙调磷酸酶抑制剂治疗VLS的症状改善率在34%左右，病灶清除率约为24%（Goldstein A，2011）。钙调磷酸酶抑制剂的优势在于改善色素减退，不抑制胶原合成，不引起皮肤萎缩和激素性皮炎；缺点是缓解瘙痒的作用较弱、起效慢、具有刺激性，会导致灼伤。长期系统性使用他克莫司有诱发淋巴网状内皮细胞肿瘤和外阴癌的风险，因而美国食品和药品监督管理局（Food and Drug Administration，FDA）建议连续使用不超过2年（Vasilios P，2020）。《女性外阴硬化性苔藓临床诊治专家共识（2021年版）》建议局部外用0.1%他莫克司乳膏治疗持续时间限制在16～24周以内。长期安全方面需要进一步

研究。

（3）物理治疗：常用的有聚焦超声、激光、光动力和冷冻四类方法。外阴聚焦超声、点阵式激光、光动力等物理治疗方法以其安全、有效、微创的优势，成为VLS可选择的治疗手段。物理治疗前建议行外阴组织活检，排除外阴上皮内瘤变及恶性肿瘤的可能（《女性外阴硬化性苔藓临床诊治专家共识（2021年版）》），对患者进行外阴疾病和全身情况的评估，包括临床表现，是否出现继发病变、合并症及病理诊断情况。

1）聚焦超声治疗：聚焦超声治疗是利用超声的良好穿透性和定位性，在不破坏表面组织的前提下，通过热效应破坏病变的真皮和皮下组织，促进局部的微循环和组织修复，从而缓解症状和改善皮肤质地。在对41例接受聚焦超声治疗的VLS患者的研究中，90%的患者在治疗后6个月内症状改善或消失。治疗前后的组织活检显示炎症症状减轻。然而，近10%的患者报告了不良反应，最常见的是皮肤烧伤和水疱（Ruan L，2010）。一项多中心随机对照试验对62例外阴非肿瘤性上皮病变患者（诊断为VLS的患者比例大于30%）进行了组织学标本（治疗前后）的比较，比较了聚焦超声治疗与外用高效皮质类固醇3个月治疗的疗效。研究发现，与局部皮质类固醇组相比，聚焦超声治疗在组织学上的治疗效果为"显效"。外阴聚焦超声治疗是一种安全有效的治疗新途径，尤其推荐用于药物治疗无效或有药物治疗禁忌的患者，但其长期预后尚有待进一步随机对照研究的证实。

2）激光治疗：点阵式激光作用于外阴受累皮肤，使表皮细胞和部分真皮乳头组织迅速汽化和脱落，刺激组织胶原蛋白重塑，从而改善VLS患者的瘙痒症状，帮助恢复皮肤弹性，对于症状顽固、局部药物治疗无效的患者可以尝试激光治疗（李静然，2020）。有研究报道27名有症状的VLS患者接受了3～4次治疗点阵CO$_2$激光治疗，其中24名女性（89%）报告其瘙痒和疼痛症状得到缓解（Lee A，2016）。在另一项研究中，7名患者中有6名在12～37个月的随访中无复发（Stuart GC，1991）。相反，另一个研究中所有病例在经过激光治疗后均复发

（Kartamaa M，1997）。

2019年国际尿控协会（International Continence Society，ICS）/ISSVD提出，激光用于VLS的治疗仍然是一项新技术，缺乏大样本随机对照试验和远期随访数据，临床医生在治疗前需与患者进行充分的沟通和知情说明（Pretty M，2019）。

3）光动力治疗：光动力治疗（photodynamic therapy，PDT）依赖于三种成分之间的相互作用，即光敏剂、适当波长的光和氧。其原理是选用特定波长的光源照射外阴皮肤，诱发浓集于病变组织细胞中的光敏剂产生一系列光化学反应，破坏病变组织，促进细胞再生，从而达到治疗的目的。最近的一项系统回顾研究了11项使用光动力疗法治疗VLS的研究，共有337名女性参与。PDT可显著改善VLS相关症状，但组织病理学炎症变化不一致（Prodromidou A，2018）。虽然局部PDT在缓解VLS相关症状方面可能有效，但目前有限的研究表明局部PDT似乎与临床或组织学反应的改善无关。如果标准治疗失败，可考虑在外VLS中进行PDT；然而，治疗是痛苦和耗时的。现有的观察性研究结果尚无法确定PDT对VLS的准确疗效及远期作用，PDT治疗VLS尚未得到广泛的临床应用（陆皓，2020）。

4）冷冻治疗：冷冻治疗需要在全身麻醉下进行，治疗温度为-186℃。每个病灶进行一次接触性的冻融治疗，同时结合病灶内皮质类固醇（曲安奈德）注射。由于伤口愈合较慢，术后需要用凡士林纱布、加压敷料和消毒液进行伤口护理。该方法可改善患者瘙痒症状，但复发率高，且术后创面愈合时间和疼痛时间均较长，对于病变组织较厚的患者治疗效果不佳（Stücker M，2005），因此临床应用受到限制。

（4）外科手术治疗：VLS为慢性进展性疾病，早期未得到合理治疗或对药物或物理治疗不敏感，病程迁延可导致外阴瘢痕形成，解剖改变、功能失常甚至恶变。VLS造成的最常见的解剖异常包括阴蒂及阴唇粘连、阴道口狭窄，外阴裂隙型肉芽肿（Kennedy CM，2005）。阴蒂粘连会导致假性阴蒂囊肿形成，包皮垢堆积，不仅容易诱发炎症、感染，而且由于阴蒂头闭锁无法暴露受到摩擦而降低了性感受。阴唇粘

连、阴道口狭窄会造成性交困难、性交疼痛，性交时阴唇系带反复撕裂形成肉芽创面。手术治疗适用于保守治疗失败、药物治疗无法抑制的瘢痕形成，外阴粘连影响正常生理功能和可疑恶变患者。手术方式包括外阴局部病灶切除术、外阴粘连松解术、植皮术、皮瓣转移修复术等。对于怀疑有恶变倾向的VLS建议采用病损切除皮瓣转移法进行修复。改良的修复手术可以改善外阴形态，治疗阴蒂粘连、阴道口狭窄和外阴裂隙型肉芽肿等。

（刘美辰　周　宇　曹玉娇）

第二节　女性外阴硬化性苔藓常用整形手术

手术是应对女性外阴硬化性苔藓的最后手段。在苏格兰东北部的一家外阴治疗诊断，10年期间收治5458名患有外阴疾病的女性，但只有25名（0.45%）女性接受了手术治疗。在他们的研究中，外科手术的数量很少，这表明大多数患有外阴硬化性苔藓的女性可以通过单独的内科治疗得到有效的控制（Gurumurthy M，2012）。对于必须接受手术治疗的患者，大多数可以通过简单的操作，如粘连松解或芬顿手术，成功地进行治疗（Gurumurthy M，2012），不建议对这类患者采用创伤过大的手术（Kirtschig G，2015）。术后随访研究证实手术矫正阴蒂包皮粘连和外阴撕裂性肉芽肿的患者满意率高，并发症风险低，患者阴蒂性敏感度和达到高潮能力明显改善，性交困难减少（Flynn AN，2015）。对于有恶变倾向，或已经发生恶变的，手术治疗更是必然的选择。

当恶变风险并不明确时，不建议进行经验性的手术治疗。只有当活检提示细胞异常增殖和无序排列时才提示恶变。此外，当病变区域范围明确，完全切除小的受累区域可能是最佳的活检方式。但在大多数VLS病例中，上皮细胞没有明确恶变表现，但病变范围广泛，完全切除会不可避免地导致组织结构毁损和性交困难。即使是根治性手术，术后皮肤营养不良和瘙痒的复发率仍高达39%~59%（Woodruff JD，1963；Langley II，1951；McAdams AJ Jr，1958；Candiani GB，1981）。因此根治性外阴切除术和去皮法外阴切除术都不是成功治疗VLS的合适方法。残留的苔藓样硬化组织是VLS高复发率的重要原因。已发表的长期研究结果并不能证明针对单纯VLS的外阴切除术是合理的，该术式更适用于与外阴恶性肿瘤相关的VLS的治疗（Kirtschig G，2015）。

单纯手术切除并不能达到根治VLS的目的，在过去，外阴切除术治疗VLS复发率高达50%，并且遗留残缺的外观，因此不被提倡。不管是植皮还是皮瓣转移，术后也都存在复发风险（Moyal-Barracco M，2014），极大地限制了外科手术治疗的有效性。研究发现Koebner现象是导致VLS手术治疗失败的原因之一。这是一种病理过程，表现为正常皮肤在受到创伤后出现硬化或新的皮损（Brodrick B，2013），因此，手术可能诱发额外的瘢痕形成。超强效皮质类固醇在术后的应用可以减少Koebner现象的发生风险，大大提高了手术治疗的有效性。因此一般建议术后仍需配合药物治疗以达到抑制炎症反应的作用。

下面着重介绍几种治疗VLS的外科手术方式。

一、阴蒂包皮粘连松解术

阴蒂包皮粘连是VLS的一种常见并发症，可导致阴蒂埋藏，假性囊肿形成，阴蒂性敏感度下降，造成继发性性感受缺失（Goldstein AT，2007；Goldstein I，2008）。同时由于包皮垢在假囊肿内的堆积，可导致局部感染和炎症发生。而对于部分患者，矫枉过正可能会导致阴蒂过于敏感，很难处理。因此，即使是对当时没有症状的早期患者，也应给予局部类固醇和保湿剂以预防阴蒂粘连。阴唇粘连可导致尿道口及阴道口狭窄，导致性交和排尿困难或不能。阴蒂包皮部的粘连，可通过微创手术或激光治疗进行松解。

1. 阴蒂背部切开术 2007年，Goldstein和Burrows描述了阴蒂包皮粘连的手术矫治方法，该手术首先要在包皮和阴蒂之间插入泪管探针，进行钝性的粘连松解。然后在包皮背部做一个5mm的切口。如有必要，可以用手术刀修剪包皮边缘，以防止复发性粘连（Goldstein AT，2007）。本手术一般采用截石位，局部浸润麻醉，常规消毒铺巾。手术步骤主要分为确定诊断、剥离粘连和去除部分包皮三个部分（Goldstein I，2008）。

（1）确立诊断：慢性感染或苔藓样硬化等皮肤疾病会导致阴蒂包皮失去弹性，引起阴蒂包皮粘连。当纤维化的阴蒂包皮不能充分回缩，遮盖至少50%的阴蒂头时，称为轻度阴蒂包皮粘连（图12-2-1）。此时多无症状，可局部应用雌二醇乳膏进行治疗。当纤维化阴蒂包皮遮盖75%～95%的阴蒂头时，可分别归为中、重度阴蒂包皮粘连。此类患者可能会出现阴蒂区瘙痒、压痛和不适的症状，并可能伴有红斑、流液、包皮垢甚至阴蒂头炎。患有中度或重度阴蒂包皮粘连且不能保守治疗的有症状的女性可考虑选择背部切开

手术来治疗。

（2）分离粘连：麻醉后首先将钝头探针从阴蒂包皮游离缘慢慢探入，找到阴蒂包皮和阴蒂头之间的层次。将1%利多卡因从探针的间隙注入以扩大该平面，明确组织层次。再用一把弯的蚊式钳夹住阴蒂包皮中央区皮肤（图12-2-2）。

（3）切除部分包皮、缝合创面：用组织剪沿着蚊式钳钳夹的组织边界向上剪切，直到暴露阴蒂头的最上面部分。4-0可吸收缝线固定缝2针，一针缝在阴蒂头最上方几毫米处。第二针缝在阴蒂包皮的外下方，距离大阴唇最膨隆处的阴唇间沟数毫米，在阴蒂头和阴蒂系带的外侧。用弯曲的蚊式钳钳夹包皮，然后用手术刀沿着钳子边缘切除包皮（图12-2-3）。

双极电凝小心止血，6-0可吸收缝线间断缝合关闭左右两侧阴蒂包皮切口（图12-2-4）。术后伤口覆盖凡士林纱布。术后护理包括在该区域使用冰袋冰敷。必要时可使用镇痛剂。3天后可以盆浴。没有证据表明背侧切开手术对性高潮质量有影响。

（4）术后随访：2015年，Flynn等对8名阴蒂包皮粘连患者的手术结果进行调查研究，术后7名患者表示对手术结果"非常满意"，1名患者表示"满意"。

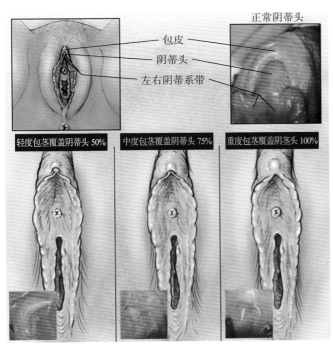

图12-2-1 包皮粘连的诊断分度

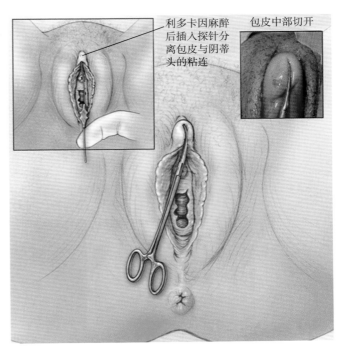

图12-2-2 分离包皮粘连和包皮纵向钳夹

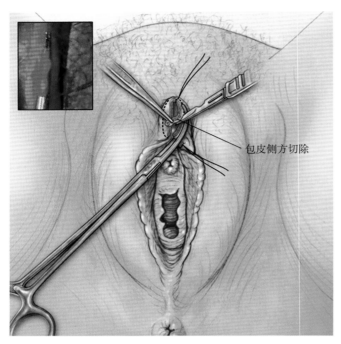

图12-2-3 切除包皮直达阴茎头上端边界

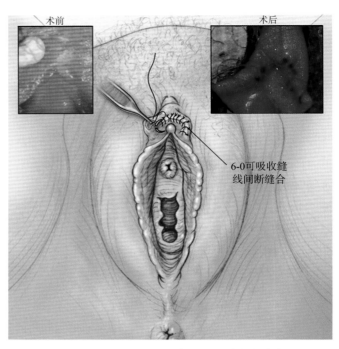

图12-2-4 以6-0可吸收缝线间断缝合包皮创面

手术前有阴蒂性敏感度降低的4名女性术后阴蒂性敏感度和性高潮均改善（Flynn AN，2015）。对于远端尿道狭窄的患者，可选择口腔黏膜移植的办法进行治疗。为防止术后出现Koebner现象，患者应每天在手术部位涂抹0.05%氯倍他索软膏，直至痊愈。

2. 阴蒂包皮水分离术 2010年，Ostrzenski提出可以通过水分离技术结合阴蒂包皮的倒"V"形成形术治疗阴蒂包皮粘连（Adam Ostrzenski，2010）。本

手术一般采用截石位，局部浸润麻醉，常规消毒铺巾。主要过程：确认诊断、注水分离、去除多余包皮三步（图12-2-5）。

（1）确认硬化性苔藓的诊断：通过各项检查和临床表现，确认患者为VLS导致的埋藏阴蒂，其阴蒂包皮上常有一个小的孔隙（凹陷）。

（2）注水分离包皮粘连：局部浸润麻醉完成后，用2条牵引线向两侧牵拉包裹阴蒂头的包皮。牵引线缝

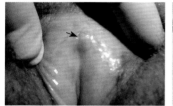

A. 外阴硬化性苔藓致阴蒂包皮粘连

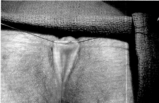

B. 包皮缝牵引线

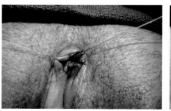

C. 插入导管注水分离包皮

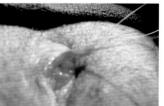

D. 倒"V"形切除多余包皮

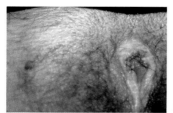

E. 6-0可吸收缝线缝合包皮切口

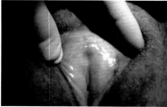

F. 术前阴蒂头外观

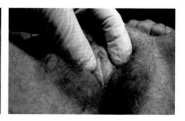

G. 术后阴蒂头外观

图12-2-5 水分离技术矫治阴蒂包皮粘连的手术过程及术后6周随访对比（Ostrzenski，2010）

合在皮肤黏膜交界处。通过触诊确定阴蒂头位于包皮下方，确保其位于2条牵引缝线之间。然后，将血管导管插入凹陷处的孔隙，连接注射器后用无菌生理盐水的液压进行水压剥离，分离阴蒂与包皮间的粘连。

（3）阴蒂包皮倒"V"成形术：牵引阴蒂上方的皮肤赘余，设计倒"V"形切口，以去除过多的阴蒂包皮，使得阴蒂包皮帽外形自然。以6-0可吸收缝线缝合包皮创口（Ostrzenski，2010）。

3. CO_2激光治疗VLS致包皮粘连 2012年，Kroft报道采用CO_2激光剥离阴蒂包皮粘连，经过临床应用，感觉治疗效果良好（Kroft J，2012，图12-2-6）。

二、阴道口狭窄矫治术

许多女性外阴硬化性苔藓的另一个并发症是阴道口狭窄。对许多女性来说，阴道口狭窄会导致严重的性交困难、性功能障碍和外阴撕裂性肉芽肿。阴道口狭窄的保守治疗包括局部使用超强效皮质类固醇和使用分级阴道扩张器逐步扩张。如果保守治疗失败，需要手术治疗进行干预。目前临床上广泛使用的手术方法包括会阴成形术、芬顿手术、会阴切开术/粘连松解术。

1. 会阴成形术治疗VLS造成的阴道口狭窄 是指切除阴唇后联合覆盖的瘢痕内皮和会阴体的瘢痕上皮，应用阴道口的推进黏膜瓣来覆盖缺损。在确认诊断的前提下，本手术基本过程可以分成三步，即切除病变组织开大阴道口、游离阴道黏膜瓣、转移黏膜瓣修复创面（Goldstein A，2011，图12-2-7、图12-2-8）。

（1）确认诊断：阴唇系带附近的外阴撕裂性肉芽肿最常发生于炎症性或萎缩性外阴皮肤病，如VLS。也可见于盆底肌高张力或会阴切开修补术术后愈合不良的情况。阴唇系带的位置存在裂口，当尝试阴道性交或做阴道妇科检查时阴唇系带位置出现疼痛，反复破裂及出血，即可做出诊断。治疗包括避免接触刺激物、局部皮质类固醇、局部激素和阴道扩张器的使用。如果保守治疗效果不佳，则可进行手术治疗（图12-2-7）。

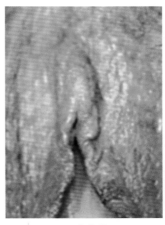
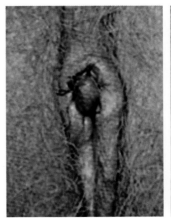
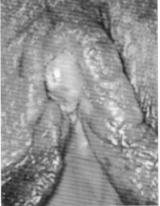

A. 治疗前　　　　　　　B. 激光切割粘连松解后

C. 切口缝合后　　　　　D. 治疗后6周（Kroft J，2012）

图12-2-6　CO_2激光治疗硬化性苔藓伴阴蒂粘连

（2）标记并切除病变部、开大阴道外口：麻醉满意后，在阴唇后联合部肉芽肿处设计切口，切除外阴撕裂性肉芽肿，并用开大阴道外口，使之可以满足性生活的要求。为了彻底切除肉芽肿组织，牵拉术区将张力放在阴唇系带上，充分暴露病变皮肤范围。切除范围包括阴道后壁的处女膜组织，并在肉芽肿性裂周围各个方向上至少向外延伸1cm（图12-2-8）。

（3）游离阴道黏膜瓣：在切除肉芽肿范围内，于全层阴道深面剥离阴道黏膜，形成阴道黏膜瓣（图12-2-9）。外牵黏膜瓣试行会阴成形术，用Allis夹钳夹住阴道后壁黏膜瓣远端。松解直肠阴道筋膜，使阴道黏膜瓣可以无张力向前推进3~4cm（图12-2-9）。为了防止复裂，手术操作原则为正常的会阴体皮肤必须在无张力的情况下和阴道内正常的推进黏膜瓣相吻合。

（4）转移阴道黏膜瓣、会阴成形：用缝线将推进后阴道黏膜瓣和直肠筋膜锚定缝合固定。一般采用间断垂直褥式缝合技术，用3-0可吸收缝线分2排6针，将阴道黏膜瓣和阴道直肠筋膜固定，并关闭死腔。随后使用4-0可吸收缝线将健康的阴道黏膜缝合到正常的会阴皮肤上（图12-2-10）。

（5）术后随访：2002年，Rouzier团队进行了一个为期10年的64名女性参与的队列研究，调查会阴体重建术对阴道口狭窄的功能改善作用。术后92%的患者报告其性交困难缓解，86%的患者报告性交质量改善，64名患者中只有5名患者出现复发性性交困难。其中3例会阴体再次撕裂，2例阴道推进黏膜瓣裂开（Rouzier R，2002）。VLS患者的手术应由熟悉该疾

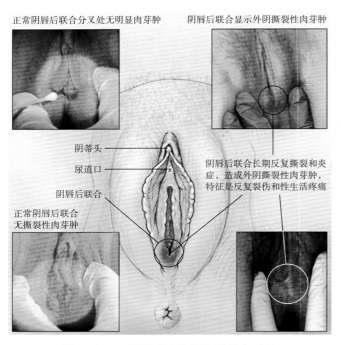

图12-2-7　阴唇后联合部撕裂性肉芽肿

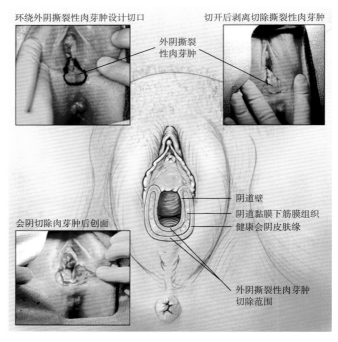

图12-2-8　标记并切除撕裂性肉芽肿、开大阴道口

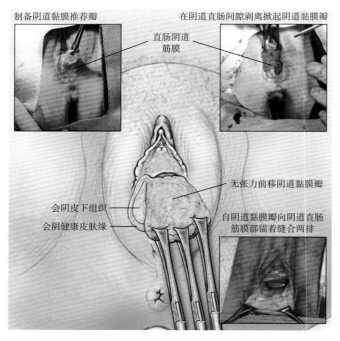

图12-2-9　游离阴道黏膜瓣并试行转移

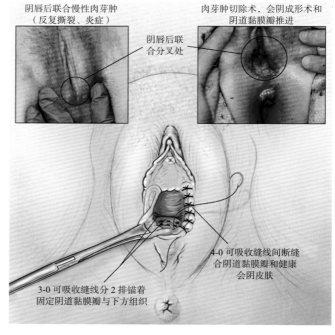

图12-2-10　固定黏膜瓣，缝合创面

病和潜在并发症的经验丰富的外科医生进行。建议围手术期通过药物治疗抑制炎症反应以改善手术效果，应注意扩张器的使用、术后早期恢复性生活，以防止再次狭窄（Kirtschig G，2015）。

我中心采用上述方法治疗数例因VLS导致的阴道口狭窄患者，取得了良好的疗效（图12-2-11）。

2. 局部改形术治疗VLS造成的阴道口狭窄　这是整形外科常用的一类技术，通过局部组织调整，松解阴道口挛缩、改善局限性张力带、开大阴道外口。在此有三种方法比较常用，即V-Y成形术、双Z成形术和纵切横缝改形。

（1）V-Y成形术（Gurumurthy M，2012，图12-2-12A）：是一种松解小挛缩带的可靠方法。一般在阴唇后联合最紧张处设计"V"形切口，局麻下松解阴道口挛缩，开大阴道外口后，将皮瓣前推，并行"Y"形缝合。如果张力带累及范围很小，也可以行横向两侧的"V-Y"改形术，以松解阴道口下方的挛缩。

（2）双Z成形术（Gurumurthy M，2012，图12-2-12B）：是另一种解除挛缩的方法，一般沿着阴道下方的挛缩带，设计两个连续的"Z"改形，通过几

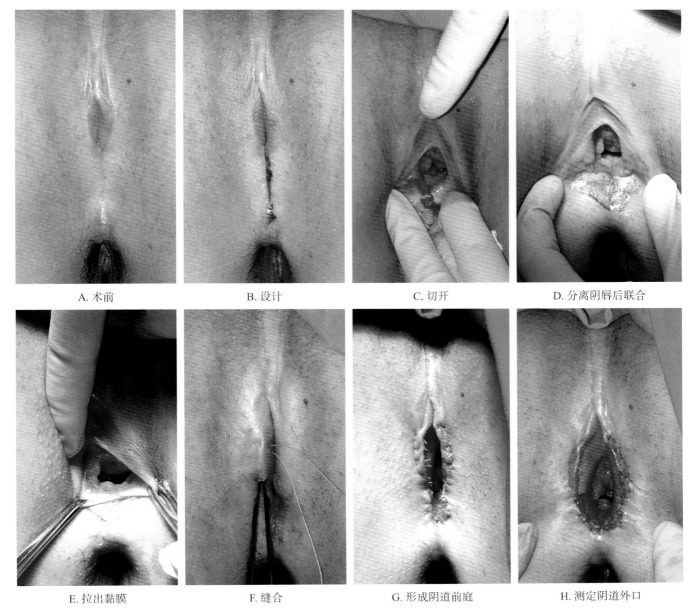

A. 术前　　　　　　　　B. 设计　　　　　　　　C. 切开　　　　　　　　D. 分离阴唇后联合

E. 拉出黏膜　　　　　　F. 缝合　　　　　　　G. 形成阴道前庭　　　　H. 测定阴道外口

图12-2-11　采用阴道黏膜瓣外移的方法治疗因VLS导致的阴唇粘连、阴道口狭窄

个三角瓣转移，松解继发于VLS的阴道口狭窄，防止挛缩复发。然而，这些手术需要技巧和经验，对于VLS，这些皮瓣转移技术不是首选的治疗措施，但对于复发病例，可以采用这些手术。

（3）纵切横缝改形术（Suganthi Chandru，2009，图12-2-12C）：会阴挛缩区域正中纵向切开、充分松解挛缩，开大阴道外口后，横向缝合技术（又称会阴正中切开术、芬顿手术）。本技术可以缓解阴唇系带撕裂的疼痛。它的基本原理是在挛缩的阴唇系带和会阴体上做纵切横缝，常用于纠正产后会阴修复形成的皮桥，以及瘢痕粘连导致的阴唇后联合抬高，改善性交困难（Gurumurthy M，2012）。

3. 阴唇粘连松解术　针对阴唇融合造成的阴道口狭窄不能进行正常性生活的患者，也可以使用阴唇粘连松解术（又称会阴切开术）。术前通过局部类固醇激素将活动性症状完全控制后才能进行手术治疗。术中沿着融合线进行锐性切开，不切除原有组织，无需缝合，也不使用抗粘连药物。剥离后在皮缘注射

长效局麻药。由于创伤可能导致VLS的症状加重，因此有些患者在术后皮质类固醇的使用频次术后要加倍。同时要指导患者用手指轻轻按压剥离的皮肤边缘，进行局部扩张治疗，不能进行此操作的患者可以放置扩张器防治挛缩。术后仍需长期应用低剂量皮质类固醇以抑制炎症反应，维持手术效果（Bradford J，2013）。

三、外阴皮肤切除、植皮/皮瓣转移术

外阴皮肤切除术最早由Rutledge和Sinclair在1968年提出，是公认的治疗外阴多灶弥散性原位癌的手术方式。Rottenmaier报告了4例患者进行了外阴皮肤切除术和中厚植皮。皮肤切除范围包括阴唇、会阴体、阴蒂包皮。取右大腿内侧的皮片移植覆盖创面。一例VLS的患者在术后45个月复发，一例弥漫性萎缩的患者在术后96个月复发，复发病变组织累及移植皮片（Rettenmaier MA，1985）。

移植的皮片也受累及的原因尚不明确。1962年Whimster观察到将VLS和黏膜白斑处的皮片和大腿正常皮片互换位置后，病变皮片自发清除病损，而原本正常的腿部皮片在新的受区萎缩。这说明存在于深部真皮脂肪组织中的刺激因子会影响被覆的皮片的新陈代谢。这种真皮和表皮因素在VLS发生中的相互作用可能解释了外科治疗失败的原因，从而呼吁使用外源性睾酮进行配合治疗（Jeffocoate TN，1962）。外阴温暖潮湿的环境也可能是诱导萎缩发生的刺激因素。1982年，DiPaola（DiPaola GR，1982）报道了一例用会阴根治切除术联合双侧股薄肌肌皮瓣修复重建术治疗的外阴鳞癌合并苔藓样变的患者，术后2年移植的正常组织也发生了弥漫性苔藓样变，说明用于修复重建的组织，即使包含了原本正常的皮肤、皮下组织、肌肉、神经血管，也会发展成硬化性萎缩性苔藓样变。说明病因不是神经血管供应，也不是皮下组织的病变，而是高度受控于局部环境。对于有恶变倾向的VLS建议切除后，采用皮瓣法进行修复。

外阴皮肤切除、植皮/皮瓣转移术具体手术方式见本章第三节。

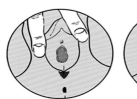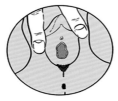

a. 设计 "V" 形松解切口　　b. 松解后 "Y" 形缝合

A. "V-Y" 成形术

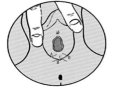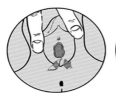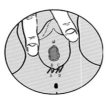

a. 设计双 "Z" 字改形　　b. 切开皮瓣转移　　c. 缝合转移后皮瓣

B. 双 "Z" 成形术

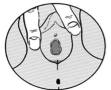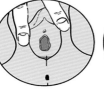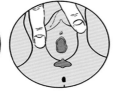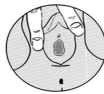

a. 设计纵向切口　　b. 充分松解挛缩　　c. 横向缝合伤口

C. 纵切横缝改形术

图12-2-12　松解阴道外口挛缩常用的局部改形技术

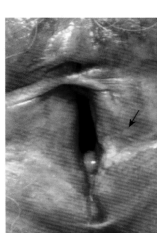

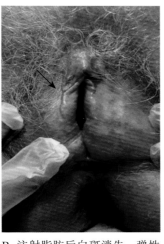

A. 外阴硬化性苔藓术前外观　　B. 注射脂肪后白斑消失，弹性增加，萎缩好转

图12-2-13　游离脂肪颗粒注射改善外阴硬化性苔藓（Boero，2015）

资料来源：Veronica Boero, Massimiliano Brambilla, Elisa Sipio, et al. Vulvar lichen sclerosus: A new regenerative approach through fat grafting. Gynecologic Oncology, 2015, 139: 471-475.

四、生物材料注射治疗

为了减轻皮肤瘙痒，抑制炎症反应，恢复皮肤的完整性，阻止皮肤组织结构的进一步改变，应用脂肪间充质干细胞（adipose derived stem cells，ADSCs）和富血小板血浆（platelet-rich plasma，PRP）进行VLS治疗的研究也已经展开。尽管多数研究报道了患者症状减轻，生活质量改善，甚至给出了临床和组织学改善的证据（图12-2-13），但由于各种实验设计缺陷和偏倚的存在，相关研究的证据等级不高，因此不能证实ADSCs和PRP是治疗VLS的有效手段（Eshtiaghi P，2019）。

（刘美辰　王可可　李一琳）

第三节　外阴挛缩的整形手术

外阴挛缩多由烧（创）伤所致，也可因感染、产伤、手术等因素导致。手术方法以病变的类型、严重程度及具体部位等因素而定，采用皮片移植、局部皮瓣转移修复或带蒂皮瓣转移修复。

一、用于表浅性外阴挛缩矫治的植皮术

对于广泛性、表浅性的外阴挛缩，可以采用病变切除、游离植皮的方法进行矫治（图12-3-1）。例如，对于需要手术治疗的VLS，局部皮肤切除、植皮的优势在于可以在一定程度上阻止病变进一步浸润扩展，在缓解症状的同时，对切除组织的病理学检查可发现是否有潜在恶性。植皮术可以对损坏的外阴解剖结构进行修复，改善患者的生活质量和性功能。切除的深度为单纯皮肤切除，保留皮下浅筋膜。

1. 皮片及供皮区的选择　皮片移植是一种常见的修复性手术技术，可用在外阴单纯皮肤缺损的创面覆盖，也可用来覆盖肌肉瓣。常用的皮片为中厚皮片和全厚皮片。中厚皮片一般厚度为0.3～0.6mm，含表皮和部分真皮，又可分为薄中厚、一般中厚和厚中厚皮片，厚度包含表皮和真皮的1/3～3/4，这种皮片含有较多弹性组织而具有全厚皮片的特点，愈合后收缩少、柔软、耐磨、颜色和质地也较好（曹谊林，2014）。供皮区仍能借毛囊、皮脂腺、汗腺等上皮生长而自行愈合。中厚皮片的常用供区为大腿外侧区、胸背部、腹部、小腿、上臂等，其中背部和大腿外侧可获得较厚的中厚皮片。中厚供皮区不能再次取皮，常形成增厚的瘢痕，供区创面用非黏性辅料覆盖，通过换药促进局部创面自行上皮化（Pavlov A，2021）。全厚皮片则包括表皮和全部真皮。全厚皮片的常用供区为腹股沟区、侧胸部等，供区创面需要一期缝合。若供区创面较大，不能直接缝合时，可行局部皮瓣转移或移植断层皮片进行修复。小面积全厚皮片取皮可用手术刀取皮，大面积断层皮片采取可选用

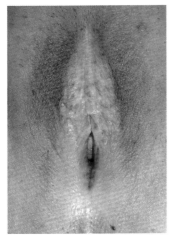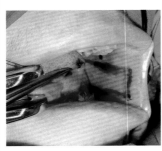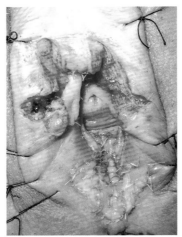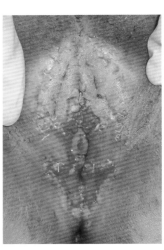

图12-3-1　VLS导致外阴挛缩术前及植皮+口腔黏膜移植矫治术后10天

取皮鼓或滚轴取皮刀取皮。因较厚的皮片在感染创面上不易成活，所以要避免在会阴污染或感染肉芽创面上进行植皮。

2. 皮片的移植　VLS切除后的创面为新鲜创面，可直接进行植皮。若为污染创面要彻底清创后才能植皮。为了保证皮片的有效成活，植皮前必须对创面进行彻底止血。止血后可将皮片移植于创面上，皮片应保持一定张力与周围创面缝合。为预防术后皮瓣挛缩，在会阴区植皮可超量植皮（皮片面积约为创面面积的1.2倍）。缝合时先在皮片的边角固定数针，检查皮片的张力和形状是否合适。修剪多余皮片，再用间断缝合法进行缝合。缝合完毕用抗生素盐水冲洗皮片下创面，以去除皮下积血及血凝块，检查皮下无活动性出血后，可在皮片上适当打洞引流和门钉缝合固定，最后做加压包扎固定。留置导尿、控制排便直到打开包堆。

3. 皮片移植的包扎及固定　皮片移植后的包扎及固定是皮片移植的最后步骤，也是保证皮片成活的重要环节。会阴区植皮后通常选用缝线包扎法，又称包堆法、打包法等，是在植皮四周做保留长线相对结扎打包加压的方法，用于无菌或无污染创面的大片整张植皮。将皮片和受区创缘缝合时留长线备用，待缝合完毕后在皮片上放置油纱包裹松散小纱布块，用纱布将皮片和基底压实，然后将所留长线分组结扎打包加压，再覆盖以多层纱布或棉垫加压包扎。在创面低凹处必须做穿过皮片和创面基底的缝合固定，然后打

包加压。

4. 术后处理　会阴区中厚皮片固定8~10天，全厚皮片固定10~14天，超过该时间方能首次更换辅料及拆线，并观察皮片成活情况。如皮片红润，皮片与创面基底粘连较紧，则表示皮片已成活。如皮片呈暗紫色，其局部有波动感，则表示皮下有血肿形成，如发现较早可用空针吸出积液，或将其切开，清除凝血块后再适当加压包扎，皮片仍有成活可能。如皮片渐成干性坏死，应将坏死部分及时清除，待创面尚未有严重感染时，重新植皮。如植皮区伤口剧烈疼痛，局部有腐臭气味，邻近淋巴结肿大、压痛，同时伴有体温升高，白细胞计数增高，则为发生感染的征象。此时应及早松解辅料，详细检查术区，必要时拆除部分缝线，便于引流及消除线头感染。如及时处理得当，植皮区常不至全部坏死。

5. 外阴植皮术新技术应用　外阴阴道手术伤口愈合不良的发生率高达17%~39%（Wills A，2013）。为了提高外阴植皮的存活率，降低感染和皮肤挛缩风险，一些新的技术被用于困难区域的植皮术，如纤维蛋白组织黏合剂（fibrin tissue adhesives，FTA）和伤口负压闭合装置（wound vacuum-assisted closure devices，VAC）在会阴区植皮术中的应用。

前期的研究显示，在植皮的过程中，用含有纤维蛋白原的血浆覆盖皮肤移植物，然后将其移植到先前涂有凝血酶溶液的受体区域，纤维蛋白组织黏合剂可以使移植物与受体部位的初始机械结合力更强，

黏附时间更短，因此可以改善伤口愈合并抑制皮片收缩（Xu W，1996）。目前含有FTA的制剂如Tisseel（Baxter，Deerfield，Illinois）已被用于临床植皮术中（Riina LH，2002）。具体使用方法如下：对于网状植皮法阴道成形术，可先使用延迟可吸收缝线将网状皮片固定在阴道模具上，并在皮片基底涂上一层薄薄的雾化稀释Tisseel（图12-3-2A）。同样，在受区部位也涂抹一层稀释的Tisseel雾化层，立即将移植物放置在受区，并直接加压3分钟，使FTA凝固并黏附。移植物用缝线、吻合器或FTA单独固定（图12-3-2B，Dainty LA，2005）。

VAC通过改善移植物和受体部位的组织固定、减少剪切力、充分引流炎性渗出、促进受区肉芽形成（Scherer LA，2002），可以提高烧伤和其他创伤患者断层皮片移植（split-thickness skin grafts，STSG）的存活力。FTA和VAC都能改善断层皮片在会阴区的固定、黏附和成活能力，并能增强受污染区域的移植物成活率，因此在会阴植皮手术中有一定的应用价值（Dainty LA，2005）。VAC的具体使用方法：首先将负压吸引装置覆盖会阴植皮区，设置负压参数为间歇性负压模式，伤口部负压为100mmHg。如果在伤口VAC密封中发现泄漏，则使用连续负压模式。VAC使用时后，一般在术后第3天或第4天移除（图12-3-2C）。

VAC将复杂的开放性伤口转化为可控的闭合性伤口，良好的密闭性可确保良好的预后。然而，外阴或肛周伤口患者很难获得良好的气密性，尤其是在Foley导管和肛管周围。目前提出一些优化措施，如使用霍利斯特晶片和透明薄膜敷料可以帮助获得和保持适当的密闭性（Hu J，2018）（图12-3-3）。

具体用法：霍利斯特晶片（编码7806）缠绕在透明薄膜敷料狭缝正上方，以防漏气；也可在Foley管晶片上方，相互交叠地粘贴2层静脉输液贴膜；可将两块10cm×4cm的透明薄膜敷料折叠成90°，垂直部

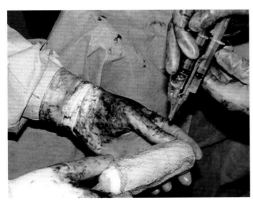
A. 移植皮片涂抹薄层纤维蛋白黏合剂（Tisseel）

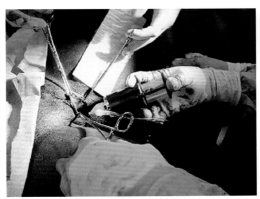
B. 受区创面涂抹薄层（Tisseel）

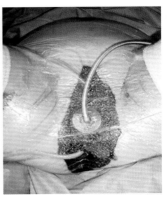
C. 使用负压吸引VAC系统

图12-3-2 常用的改良阴道植皮效果的措施：生物胶、负压吸引

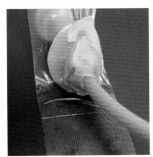
A. 霍利斯特晶片和防漏气透明薄膜敷料

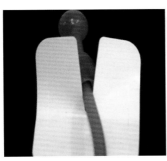
B. 交叠地贴2层静脉输液贴膜以防漏气

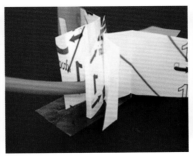
C. 2个透明薄膜敷料折叠成90°，部分对合防漏气

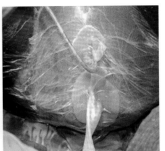
D. 术后VAC在位，充分密封

图12-3-3 常用于改善VAC气密性的方法

分彼此贴在一起，水平部分贴在基底，进一步密封Foley管。总之通过各种手段，我们要将VAC覆盖在伤口上，并将Foley管和肛管周围进行充分密封（Hu J，2018）。

二、用于深部外阴组织缺损矫治的皮瓣修复术

会阴区大面积深部组织缺损的重建包括填充死腔、改善局部轮廓，覆盖神经、血管、骨骼等重要结构，形成尿道、阴道等结构的衬里等，此时皮瓣修复是最恰当的选择。对于有恶变倾向的VLS、已经明确诊断的恶性肿瘤切除后，皮瓣修复也是良好的选择。外阴重建的目标：提供良好的皮肤覆盖，从而最大限度地减少瘢痕和外阴结构的破坏，恢复阴道的形态、位置，保持尿道口的中心位置，防止尿道狭窄。

1. 术前准备　获得完整的病史和体格检查是外阴重建前的必要步骤。切除病变组织前识别相关风险因素对于患者咨询和手术决策都非常重要。血糖水平控制不良的糖尿病、营养不良、免疫缺陷状态、动脉粥样硬化和吸烟都会对重建产生不利影响。应鼓励患者在手术前戒烟，以防止伤口愈合相关并发症。既往的放射病史增加了手术失败风险，可能导致无法一期

闭合创面。患者既往手术史涉及的某些操作可能会限制特定皮瓣在重建中的应用。例如，先前的腹部手术可能会影响在重建中使用腹直肌皮瓣（Pavlov A，2021）。

此外，了解患者的重建目标和期望是影响术后患者满意度的关键。必须要考虑患者术后的功能需求，包括性生活和泌尿系统相关问题。年轻女性可能希望阴道重建以维持术后性功能，而老年女性可能会满足于会阴单纯皮瓣闭合而无需阴道重建，因此术前与患者的深入沟通交流至关重要。

2. 选用皮瓣进行会阴区重建的治疗策略　女性外阴深部组织缺损的重建方法和皮瓣的选择取决于外阴缺损的范围和位置（图12-3-4）。从截石位来看，外阴可分为上、中、下三个亚单位。最上部的亚单位包括耻骨到阴唇上的部分；中间1/3是阴唇所在区域；下1/3由阴道口和会阴组成。每个亚单位的重建最好选用临近的皮瓣（图12-3-4），如臀沟皮瓣可顺利转位到中间1/3区域，但很难覆盖上1/3区域。同样，上1/3的缺损很容易被腹部皮瓣覆盖，但不能覆盖下1/3中1/3的深部区域，包括阴道壁和尿道周围等较深的区域（Tan BK，2014）。

3. 会阴区修复重建常用皮瓣　用于外阴修复重建的皮瓣主要包括各种局部皮瓣、臀沟皮瓣、阴股沟皮

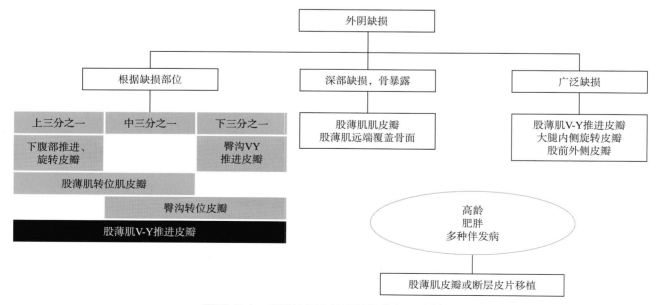

图12-3-4　皮瓣修复术外阴缺损修复重建策略

瓣、大腿内侧皮瓣、股薄肌肌皮瓣和腹直肌肌皮瓣等。

高质量的会阴区皮瓣修复术包括外盖和衬里两方面的修复。阴道壁的缺损和耻骨的外露会导致肉芽增生，最终导致阴道穹隆闭锁。因此必须有足够的衬里，以保持阴道口和阴道的通畅及卫生，确保患者术后恢复正常的性生活。尿道周围的耐磨皮肤可防止尿道狭窄和变形，以防尿线偏斜给患者带来困扰。同时需要注意的外部细节包括阴阜区毛发的保留、恢复阴唇皱褶的对称性、重建阻止粪便进入阴道的直肠阴道隔等（Tan BK，2014）。由于股薄肌和臀沟皮瓣的并发症最小，建议将其用作外阴修复重建的优选皮瓣。

（1）大腿内侧旋转皮瓣和V-Y推进皮瓣：是最常应用的皮瓣供区，根据需要，可以设计成任意皮瓣、轴行皮瓣或者肌皮瓣等，能够很好地满足会阴重建的要求。基于旋股内侧动脉的大腿内侧皮瓣活动性良好，较基于皮下蒂的同一皮瓣具有更好的延伸性。

1）大腿内侧推进皮瓣：多为任意皮瓣，设计简单、应用方便，有时也可以形成携带轴行血管的岛状皮瓣向前推进，其缺点是提供的组织量较少，术后皮瓣边缘可能隆起形成针包样外观。

2）大腿内侧旋转皮瓣：需要设计带有知名动脉的轴行皮瓣或者穿支皮瓣，用于治疗大面积组织缺损，可以实现切口一期闭合，其缺点是在大腿内侧留下一条长的曲线瘢痕。剥离大腿内侧皮瓣时可以用脂肪组织袖保护大隐静脉，以防止术后出现淋巴水肿。

3）股薄肌皮瓣：女性外阴上1/3缺损，首选股薄肌肌皮瓣修复术，该皮瓣会在大腿内侧留下一条短的线性瘢痕（图12-3-5）。在高龄、肥胖和伴有多种基础疾病的患者首选股薄肌皮瓣和植皮，因为手术耗时短，技术要求较低，手术相对安全。

4）股薄肌皮瓣联合植皮：股薄肌皮瓣有时其表面的皮肤瓣太厚且血供不可靠，必要时可以采用肌瓣转移联合植皮的方法进行远位的修复。对于阴道下段缺损可以选用大腿内侧皮瓣覆盖，但阴道深部穹隆缺损可能暴露耻骨，大腿内侧皮瓣太厚无法置入阴道。股薄肌的远端细长部分与覆盖的皮肤移植物一起可用于衬里修复。在深处无法缝合，可使用纤维蛋白胶固定植皮。

（2）臀沟皮瓣：从美学角度来看，由于生理性臀沟的存在，供区瘢痕隐蔽，臀沟皮瓣更易被患者接受（图12-3-6、图12-3-7）。然而，它的范围仅限于外阴的下1/3和中1/3缺损的修复。臀沟皮瓣可设计为旋转皮瓣或V-Y推进皮瓣。

（3）腹直肌皮瓣：腹直肌皮瓣是以腹壁下动脉为蒂的带蒂岛状肌皮瓣，因其组织量丰富、血供可靠、解剖简单、血管蒂长转移方便，而被很多修复重建医生所青睐。在会阴区创面修复中具有举足轻重的地位（图12-3-8）。

4. 局部皮瓣设计及切取注意事项　局部旋转皮瓣设计和切取时需要注意以下几点：①皮瓣剥离层次不可过薄，皮瓣内要包含供血血管（图12-3-9）。②设计的旋转皮瓣的长度不能超过皮瓣蒂部的宽度（图12-3-10）。③供区皮瓣血供可靠，活力良好，不要选择瘢痕皮肤或者血管已被破坏的皮肤作为供区。④供区有良好的组织动员能力和皮肤储备量，不会造成供区继发畸形。符合上述条件的局部旋转皮瓣是优选的

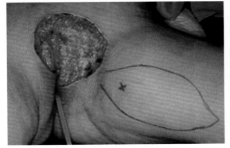

A. 外阴切除后缺陷

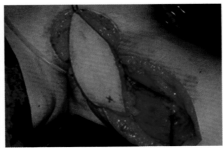

B. 掀起左侧肌薄肌瓣

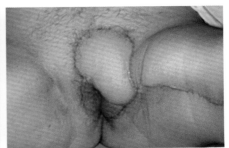

C. 皮瓣移位插入缺损部位，初步闭合供区，术后1年的结果

图12-3-5　71岁外阴癌患者外阴癌切除、股薄肌旋转皮瓣修复外阴缺损（Tan BK，2014）

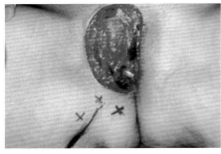
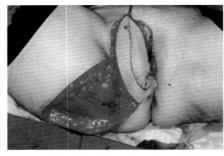
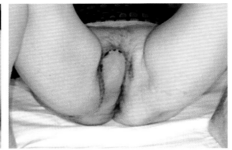

A. 外阴切除后缺损，多普勒探测标记血管走向

B. 掀起右侧臀褶（臀股沟）皮瓣

C. 皮瓣移位插入缺损部位，初步闭合供区；术后一年的结果显示，臀折痕处是一个隐藏良好的供瓣区

图12-3-6 63岁患者右侧外阴佩吉特病切除、臀沟皮瓣转移修复（Tan BK，2014）

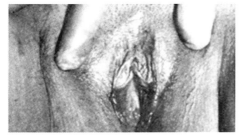
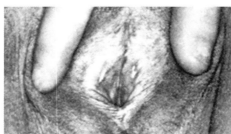
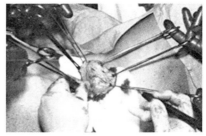

A. 阴蒂旁白色苔藓样变累及小阴唇

B. 阴道口挛缩性生活困难

C. 保留大阴唇的单纯外阴切除

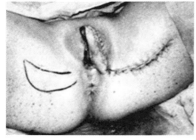
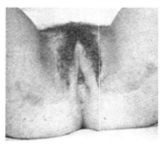
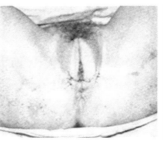

D. 转移双侧臀沟带蒂皮瓣修复创面

E. 术后1个月外观

F. 断蒂修整，V-Y改形调整阴唇后联合

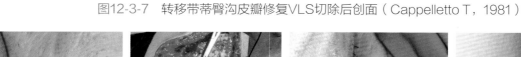

G. 术后6个月，阴道外口正常

图12-3-7 转移带蒂臀沟皮瓣修复VLS切除后创面（Cappelletto T，1981）

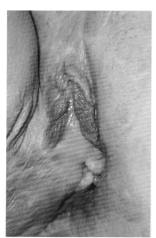
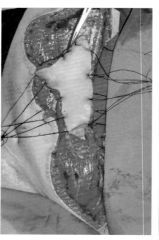
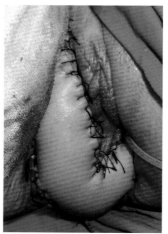
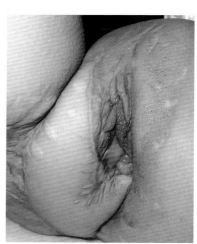

A. 术前

B. 瘢痕松解后创面

C. 转移腹直肌皮瓣

D. 术后6个月复查

图12-3-8 采用腹直肌皮瓣修复大面积外阴缺损

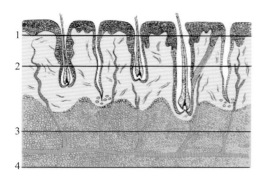

图12-3-9 皮瓣血供示意图

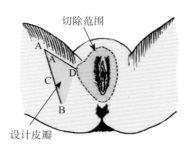

A. 切除病变、设计任意大腿内侧皮瓣

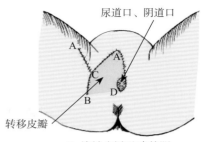

B. 旋转皮瓣重建外阴

图12-3-10 大腿内侧皮瓣的设计与转移示意图

诊疗方案（Julian CG，1971）。这些局部皮瓣可以设计在阴部动脉的穿支上，这样皮瓣血供更加可靠，也不会对皮瓣供区造成不良影响。术中皮瓣面积的合理预估、充分止血、避免皮瓣与基底筋膜死腔形成、合理引流，术后切忌加压包扎以免影响皮瓣血运，这些也是保证手术效果的关键。

（刘美辰　杨　堃　王可可）

参考文献

[1] ADAM OSTRZENSKI. A New, Hydrodissection with Reverse V-Plasty Technique for the Buried Clitoris Associated with Lichen Sclerosus[J]. J Gynecol Surg, 2010, 26: 41-48.

[2] American College of Obstetricians and Gynecologists' Committee on Practice Bulletins—Gynecology. Diagnosis and management of vulvar skin disorders: ACOG practice bulletin, number 224[J]. Obstet Gynecol, 2020, 136(1): e1-e14.

[3] BIEEKER MC, VISSER PJ, OVERBEEK LI, et al. Lichen Sclerosus: Incidence and Risk of Vulvar Squamous Cell Carcinoma[J]. Cancer Epidemiol Biomarkers Prev, 2016, 25(8): 1224-1230.

[4] BRADFORD J, FISCHER G. Long-term management of vulval lichen sclerosus in adult women[J]. Aust N Z J Obstet Gynaecol, 2010, 50(2): 148-152.

[5] BRADFORD J, FISCHER G. Surgical division of labial adhesions in vulvar lichen sclerosus and lichen planus[J]. J Low Genit Tract Dis, 2013, 17(1): 48-50.

[6] BRODRICK B, BELKIN ZR, GOLDSTEIN AT. Influence of treatments on prognosis for vulvar lichen sclerosus: facts and controversies[J]. Clin Dermatol, 2013, 31(6): 780-786.

[7] CANDIANI GB, MANGIONI C, MOLTENI P, et al. Long-term results of surgical therapy in chronic vulvar dystrophies[J]. Ann Obstet Gynecol Med Perinat, 1981, 102(1): 5-9.

[8] CAPPELLETTO T, PROPERSI G, MOLIN M, et al. Chronic vulvar dystrophies. Surgical therapy[J]. Clin Exp Obstet Gynecol, 1981, 8(4): 182-186.

[9] COOPER SM, GAO XH, POWELL JJ, et al. Does treatment of vulvar lichen sclerosus influence its prognosis? [J]. Arch Dermatol, 2004, 140(6): 702-706.

[10] DAINTY LA, BOSCO JJ, MCBROOM JW, et al. Novel techniques to improve split-thickness skin graft viability during vulvo-vaginal reconstruction[J]. Gynecol Oncol, 2005, 97(3): 949-952.

[11] DIPAOLA GR, RUEDA-LEVERONE NG, BELARDI MG. Lichen sclerosus of the vulva recurrent after myocutaneous graft. A case report[J]. J Reprod Med, 1982, 27(10): 666-668.

[12] EDWARDS SK, BATES CM, LEWIS F, et al.2014 UK national guideline on the management of vulval conditions[J]. Int J STD AIDS, 2015, 26(9): 611-624.

[13] ESHTIAGHI P, SADOWNIK LA. Fact or Fiction? Adipose-Derived Stem Cells and Platelet-Rich Plasma for the Treatment of Vulvar Lichen Sclerosus[J]. J Low Genit Tract Dis, 2019, 23(1): 65-70.

[14] FLYNN AN, KING M, RIEFF M, et al. Patient Satisfaction of Surgical Treatment of Clitoral Phimosis

and Labial Adhesions Caused by Lichen Sclerosus[J]. Sex Med, 2015, 3(4): 251-255.

[15] FRUCHTER R, MELNICK L, POMERANZ MK. Lichenoid vulvar disease: a review[J]. Int J Womens Dermatol, 2017, 3(1): 58-64.

[16] FUNARO D, LOVETT A, LEROUX N, et al. A double-blind, randomized prospective study evaluating topical clobetasol propionate 0.05% versus topical tacrolimus 0.1% in patients with vulvar lichen sclerosus[J]. J Am Acad Dermatol, 2014, 71(1): 84-91.

[17] GOLDSTEIN A, CREASEY A, PFAU R, et al. A double blind, randomized controlled trial of clobetasol versus pimecrolimus in patients with vulvar lichen sclerosus[J]. J Am Acad Dermatol, 2011, 64(6): e99-e104.

[18] GOLDSTEIN A. Perineoplasty and vaginal advancement flap for vulvar granuloma fissuratum[J]. J Sex Med, 2011, 8(11): 2984-2987.

[19] GOLDSTEIN AT, BURROWS LJ. Surgical treatment of clitoral phimosis caused by lichen sclerosus[J]. Am J Obstet Gynecol, 2007, 196(2): 126, e1- e4.

[20] GOLDSTEIN AT, MARINOFF SC, CHRISTOPHER K, et al. Prevalence of vulvar lichen sclerosus in a general gynecology practice[J]. J Reprod Med, 2005, 50(7): 477-480.

[21] GOLDSTEIN I. Dorsal slit surgery for clitoral phimosis[J]. J Sex Med, 2008, 5(11): 2485-2488.

[22] GURUMURTHY M, MORAH N, GIOFFRE G, et al. The surgical management of complications of vulval lichen sclerosus[J]. Eur J Obstet Gynecol Reprod Biol, 2012, 162(1): 79-82.

[23] HU J, HAEFNER HK. The Management of Vacuum-assisted Closure Following Vulvectomy with Skin Grafting[J]. Plast Reconstr Surg Glob Open, 2018, 6(4): e1726.

[24] JEFFOCOATE TN. The dermatology of the vulva[J]. J Obstet Gynaecol Br Emp, 1962, 69: 888-890.

[25] JULIAN CG, CALLISON J, WOODRUFF JD. Plastic management of extensive vulvar defects[J]. Obstet Gynecol, 1971, 38(2): 193-198.

[26] KARTAMAA M, REITAMO S. Treatment of lichen sclerosus with carbon dioxide laser vaporization[J]. Br J Dermatol, 1997, 136(3): 356-359.

[27] KATE ZENDELL, LIBBY EDWARDS. Lichen Sclerosue with vaginal involvement report of 2cases and review of the literature[J]. JAMA Dermatology, 2013, 149(10):

1202-1203.

[28] KENNEDY CM, DEWDNEY S, GALASK RP. Vulvar granuloma fissuratum: a description of fissuring of the posterior fourchette and the repair[J]. Obstet Gynecol. 2005. 105(5 Pt 1): 1018-1023.

[29] KIRTSCHIG G, BECKER K, GÜNTHERT A, et al. Evidence-based (S3) Guideline on (anogenital) Lichen sclerosus[J]. J Eur Acad Dermatol Venereol, 2015, 29(10): e1-e43.

[30] KRAPF KM, MITCHELL L, HOLTON MA, et al. Vulvar Lichen Sclerosus: current perspectives[J]. Int J Women's Health, 2020, 12: 11-15.

[31] KROFT J, SHIER M. A novel approach to the surgical management of clitoral phimosis[J]. J Obstet Gynaecol Can, 2012, 34(5): 465-471.

[32] LANGLEY II, HERTIG AT, SMITH GVS. Relation of leukoplakic vulvitis to squamous carcinoma of the vulva[J]. Am J Obstet Gynecol, 1951, 62(1): 167-169.

[33] LEE A, BRADFORD J, FISCHER G. Long-term management of adult vulvar lichen sclerosus: a prospective cohort study of 507 women[J]. JAMA Dermatol, 2015, 151(10): 1061-1067.

[34] LEE A, LIM A, FISCHER G. Fractional carbon dioxide laser in recalcitrant vulval lichen sclerosus[J]. Australas J Dermatol, 2016, 57(1): 39-43.

[35] LEWI FM, TATNALL FM, VELANGI SS, et al. British Association of Dermatologists guidelines for the management of lichen sclerosus[J]. J Dermatol, 2018, 178(4): 839-853.

[36] MCADAMS AJ JR, KISTNER RW. The relationship of chronic vulvar disease, leukoplakia, and carcinoma of the vulva[J]. Cancer, 1958, 11(4): 740-757.

[37] MCCARTHY S, MACEOIN N, O'DRISCOLL M, et al. Should We Always Biopsy in Clinically Evident Lichen Sclerosus? [J]. J Low Genit Tract Dis, 2019, 23(2): 182-183.

[38] MICHELETTI L, PRETI M. Surgery of the vulva in vulvar cancer[J]. Best Pract Res Clin Obstet Gynaecol, 2014, 28(7): 1074-1087.

[39] MOYAL-BARRACCO M, WENDLING J. Vulvar dermatosis[J]. Best Pract Res Clin Obstet Gynaecol, 2014, 28(7): 946-958.

[40] NEIL SM, LEWIS FM, TATNALL FM, et al. British Association of Dermatologists'guidelines for the management of lichen sclerosus 2010[J]. Br J Dermatol,

2010, 163(4): 672-682.

[41] PAVLOV A, BHATT N, DAMITZ L, et al. A Review of Reconstruction for Vulvar Cancer Surgery[J]. Obstet Gynecol Surv, 2021, 76(2): 108-113.

[42] PRETTY M. The Clinical Role of LASER for vulvar and vaginal treatments in gynecology and female urology: an ICS/ISSVD best practice consensus document[J]. J Low Genit Tract Dis, 2019, 23(2): 151-160.

[43] PRODROMIDOU A, CHATZIIOANNOU E, DASKALAKIS G, et al. Photodynamic Therapy for Vulvar Lichen Sclerosus-A Systematic Review[J]. J Low Genit Tract Dis, 2018, 22(1): 58-65.

[44] RETTENMAIER MA, BRALY PS, ROBERTS WS, et al. Treatment of cutaneous vulvar lesions with skinning vulvectomy[J]. J Reprod Med, 1985, 30(6): 478-480.

[45] RIINA LH. A supplement to surgical rounds cosmetic and burn surgery roundtable on fibrin sealants[M]. Jamesburg: NJ' Romaine Pierson Publishers, Inc., 2002.

[46] ROUZIER R, HADDAD B, DEYROLLE C, et al. Perineoplasty for the treatment of introital stenosis related to vulvar lichen sclerosus[J]. Am J Obstet Gynecol, 2002, 186(1): 49-52.

[47] RUAN L, XIE Z, WANG H, et al. High-intensity focused ultrasound treatment for non-neoplastic epithelial disorders of the vulva[J]. Int J Gynaecol Obstet, 2010, 109(2): 167-170.

[48] SCHERER LA, SHIVER S, CHANG M, et al. The vacuum assisted closure device: a method of securing skin grafts and improving graft survival[J]. Arch Surg, 2002, 137(8): 930-933, discussion 933-934.

[49] CHANDRU S. Evaluation of modified Fenton procedure for persistent superficial dyspareunia following childbirth[J]. Gynecol Surg, 2009, 7(3): 245-248.

[50] STUART GC, NATION JG, MALLIAH VS, et al. Laser therapy of vulvar lichen sclerosus et atrophicus[J]. Can J Surg, 1991, 34(5): 469-470.

[51] STÜCKER M, GRAPE J, BECHARA FG, et al. The outcome after cryosurgery and intralesional steroid injection in vulvar lichen sclerosus corresponds to preoperative histopathological findings[J]. Dermatology, 2005, 210(3): 218-222.

[52] TAN BK, KANG GC, TAY EH, et al. Subunit principle of vulvar reconstruction: algorithm and outcomes[J]. Arch Plast Surg, 2014, 41(4): 379-386.

[53] VASILIOS P, LOANNIS B, EIRINI-CHRYSOVAIANTOU B, et al. An arm based network meta-analysis on treatments for vulvar lichen sclerosus and a call for development of core outcome sets[J]. AJOG, 2020, 222(6): 542-556.

[54] VILMER C, CAVELIER-BALLOY B, NOGUES C, et al. Analysis of alterations adjacent to invasive vulvar carcinoma and their relationship with the associated carcinoma: a study of 67 cases[J]. Eur J Gynaecol Oncol, 1998, 19(1): 25-31.

[55] VIRGILI A, GORGHI A, TONI G, et al. First randomized trial on clobetasol propionate and mometasone furoate in the treatment of vulvar lichen sclerosus: results of efficacy and tolerability[J]. Br J Dermatol, 2014, 171(2): 388-396.

[56] BOERO V, BRAMBILLA M, SIPIO E, et al. Vulvar lichen sclerosus: A new regenerative approach through fat grafting[J]. Gynecologic Oncology, 2015, 139(3): 471-475.

[57] WILLS A, OBERMAIR A. A review of complications associated with the surgical treatment of vulvar cancer[J]. Gynecol Oncol, 2013, 131(2): 467-479.

[58] WOODRUFF JD, BAENS J. Interpretation of atrophic and hypertrophic alterations in the vulvar epithelium[J]. Am J Obstet Gynecol, 1963, 86: 713-723.

[59] XU W, LI H, BRODNIEWICZ T, et al. Cultured epidermal sheet grafting with Hemaseel HMN fibrin sealant on nude mice[J]. Burns, 1996, 22(3): 191-196.

[60] 中国医疗保健国际交流促进会妇儿医疗保健分会外阴阴道疾病项目专家委员会. 女性外阴硬化性苔藓临床诊治专家共识（2021年版）[J]. 中国实用妇科与产科杂志，2021，37（1）：0-74.

[61] 曹谊林，祁佐良，王炜. 整形外科学[M]. 北京：人民军医出版社，2014：47-51.

[62] 胡君，单学敏，吴忧，等. 外阴硬化性苔藓的诊治现状及研究进展[J]. 中国妇产科临床杂志，2016，17（1）：83-85.

[63] 李静然，王建六. 点阵式激光在硬化性苔藓治疗中的应用[J]. 中国妇产科临床杂志，2020，20（1）：21-24.

[64] 李静然，魏丽惠. 外阴苔藓类疾病的局部糖皮质激素治疗[J]. 中华妇产科杂志，2018，53（9）：651-653.

[65] 廖秦平，李航. 妇产科皮肤病学[M]. 北京：北京大学医学出版社，2011：127-129.

[66] 陆皓，高佳音，霍利婷，等. 光动力治疗外阴硬化性苔藓的研究进展[J]. 中国生育健康杂志，2020，3：90-92.

女性外阴部经常有一些慢性皮损和良性肿瘤，如慢性湿疹、疣状增生、血管瘤、皮脂囊肿、淋巴瘤和色素痣等，这些病变有时伴有顽固性的瘙痒、不适，有时则没有明显的症状（图13-0-1、图13-0-2）。它们的存在会影响女性的健康、心理和自尊，常需要医疗的帮助，当保守治疗难以解决时，则需要外科切除，如果追求理想的外阴形态，则需要借助整形外科的修复手段。

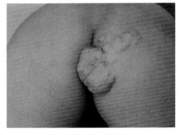

A. 结缔组织痣

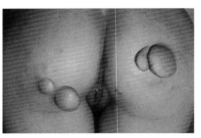

B. 结节性黄瘤

图13-0-1　臀区结节样增生

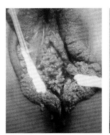

A. 尖锐湿疣

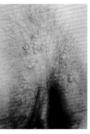

B. 传染性软疣

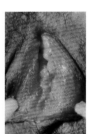

C. 假性湿疣

图13-0-2　外阴各种疣样增生

第一节　基础知识

外阴良性肿瘤根据其组织来源不同分为两大类。①上皮来源的肿瘤：乳头状瘤、色素病变和汗腺瘤等。②中胚层来源的肿瘤：纤维瘤、脂肪瘤、平滑肌瘤、颗粒细胞肌母细胞瘤、血管瘤与淋巴瘤等。外阴良性肿瘤的病因目前尚不明确，与多种因素相关，包括外阴感染、外伤、机械刺激、过敏性外阴炎、激素、全身性疾病（如糖尿病）等。

一、外阴良性肿瘤的分类

1. 乳头状瘤（papillary epithelioma）系外胚层来源的外阴疣状增生，比较少见，多发生于阴唇，也可见于阴阜、阴蒂和肛门周围，往往是单个、缓慢生长，以中年以上（40~70岁）的妇女多见。可以分为乳头状瘤、疣状乳头状瘤和纤维乳头状瘤，典型乳头状瘤有2.5%~3%的恶变风险，后两种则很少恶变。肿瘤呈一个或多个软的疣状增生物，表面有油脂性物质。其直径可由数毫米至数厘米，呈指状突出于皮肤表面，大的乳头状瘤因反复的摩擦，表面可溃破、出血、感染。乳头状瘤一般无明显临床症状，但可有外阴瘙痒史和局部炎症史。典型的乳头状瘤呈单发或多发性的局部突起，肿瘤表面有密集的乳头状突起，乳头小而多，质略硬。镜检可见复层鳞状上皮细胞排列整齐，细胞有中度增生、无明显的变异性，但偶尔可见少数核分裂象。上皮脚多而宽大，可见明显的棘层细胞增生肥厚，上皮向表面突出，形成多数的乳头状形态，上皮脚变粗向真皮纤维结缔组织内伸展。一般采用手术切除治疗，可沿着肿瘤周边5mm

范围切除，有时切除不彻底容易复发。手术时可做冰冻切片检查，若证实有恶变，应做较广泛的切除。外阴乳头状瘤常要与尖锐湿疣、扁平湿疣等进行鉴别（图13-1-1～图13-1-3）。

2. 黑色素痣（melanocytic nevi） 是由一群良性的黑色素细胞过度生长，聚集在外阴的表皮与真皮交界处产生的皮肤色泽改变，痣细胞源于表皮内的色素细胞和皮神经的施万（Schwann）细胞。色素痣

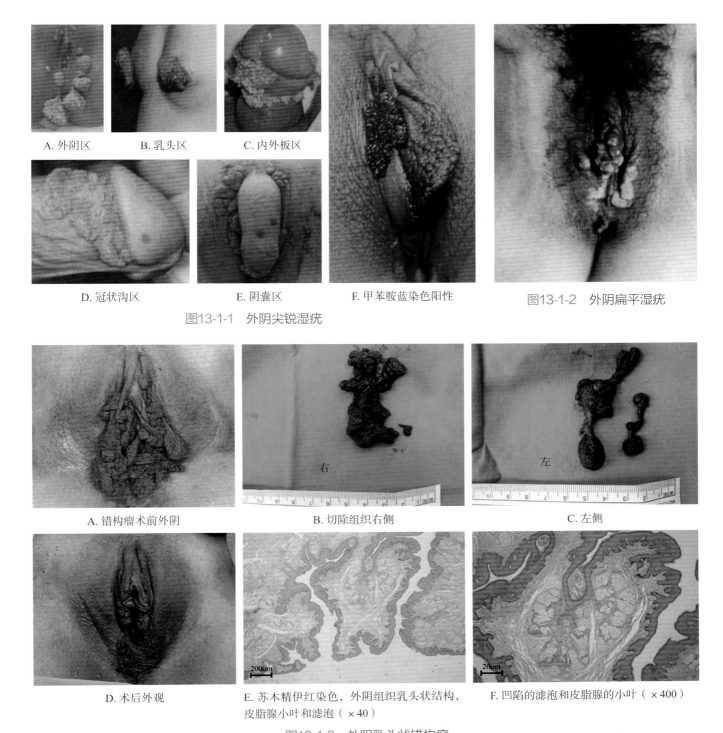

A. 外阴区　　　　B. 乳头区　　　　C. 内外板区

D. 冠状沟区　　　　E. 阴囊区　　　　F. 甲苯胺蓝染色阳性

图13-1-1　外阴尖锐湿疣

图13-1-2　外阴扁平湿疣

A. 错构瘤术前外阴　　　　B. 切除组织右侧　　　　C. 左侧

D. 术后外观　　　　E. 苏木精伊红染色，外阴组织乳头状结构，皮脂腺小叶和滤泡（×40）　　　　F. 凹陷的滤泡和皮脂腺的小叶（×400）

图13-1-3　外阴乳头状错构瘤

资料来源：Hsiao-Su Wu, Hsu-Tang Cheng, Shih-Ming Jung, et al. Distinctive genital folliculosebaceous cystic hamartomas in a patient with fibrous dysplasia. The Journal of Craniofacial Surgery 2012, 23(2).

可表现为粉红色（通常是皮内痣）、淡棕、深棕或黑色。大小一般为0.1～1.0cm，表面平坦或略隆起，有的光滑，有的粗糙，有的可有毛发。生长较缓慢（图13-1-4）。黑色素痣对性激素的刺激较敏感，往往在青春期增大、变黑。外阴色素痣的危害主要是可以发展成为恶性黑瘤，据报道，大约40%的恶性黑色素瘤起源于黑色素痣。黑色素痣恶变时，可表现为颜色加深，周围皮肤发红，有渗出、出血、结痂及形成小溃疡；局部灼热、刺痒及疼痛，伴腹股沟淋巴结肿大。如果色素沉着病变在临床上表现不典型，可以进行活检。皮肤镜检查也可以帮助临床医生决定是否需要活检（Caterina ME，2014）。外阴黑色素痣的治疗一般建议预防性切除。一旦有恶变倾向时，即出现增大、变黑、呈放射状，出现卫星灶、溃疡、结节等，要在病变周围1～2cm范围进行预防性切除。

3. **黑色素性斑疹/外阴黑色素沉着病（melanotic macule / vulvar melanosis）** 是外阴棕色至黑色的斑疹或斑块，可以单发或以多发融合的形态发生，后者被称为外阴黑色素沉着病（图13-1-5）。黑色素性斑疹大多不突出于表面，最常发生在黏膜和黏膜与皮肤交界处。外阴黑色素沉着病占外阴色素沉着病变的大多数。虽然外阴黑色素沉着病可在任何患者中发生，但在长期低级别鳞状上皮病变患者中更常见。此外，激素作用也与外阴黑色素沉着病的发展相关。外阴黑

色素沉着病是一种良性疾病，通常根据临床特征进行诊断，但如果发现非典型特征，则建议切除活检，并与黑色素瘤鉴别（Leitao Mario M，2014）。

4. **汗腺瘤（sweat gland tumor）** 约占外阴良性肿瘤的13%，是一种良性附件肿瘤，病变起于大汗腺，多为乳头状汗腺瘤（hidradenoma papilliferum），肿瘤好发于大阴唇和小阴唇，常见于青春期后女性。肿瘤界限清楚，形成皮肤隆起结节，大小为0.5～2.0cm不等，直径一般小于1cm。偶可囊性变而增大。瘤体与覆盖表面的薄层上皮粘着，可被推动。结节质地软硬不一。生长缓慢，无症状，极少恶变。有时囊内的乳头状生长可突出溃破囊壁之外，有少量出血症状，亦可发痒，其治疗可以借助激光，主要是手术切除病灶，罕见复发。汗腺瘤是良性的，但已有恶性转化为导管原位癌的病例报道，因此建议切除后进行活检（Hernández-Angeles，2017）。

5. **化脓性汗腺炎（hidradenitis suppurativa）** 是一种涉及毛囊的慢性炎症性疾病，主要累及易摩擦的部位。外阴和腹股沟皱褶是病变发生的常见部位。病变的临床表现较为多样，包括痤疮样红斑丘疹、开放性粉刺（黑头）样病变，重者表现为结节或囊肿伴慢性窦道、溃疡、肿胀乃至出现臭味的分泌物。疾病程度较轻时，化脓性汗腺炎可能被误诊为表皮样囊肿、痤疮或毛囊炎。诊断通常为临床诊断，治疗取决于疾病的严重程

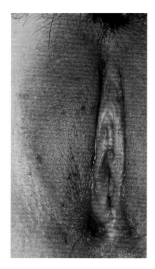

图13-1-4　外阴黑色素痣

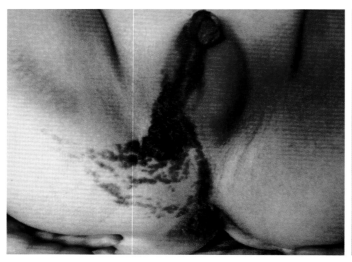

A. 表皮痣（疣状痣）

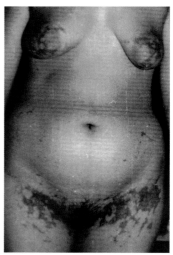

B. 色素失禁症

图13-1-5　外阴色素痣和色素分布异常

度，包括局部应用抗生素、病灶内注射类固醇激素、激光治疗、手术切除，严重者合并全身治疗，如口服抗生素、免疫抑制剂、激素治疗、二甲双胍、肿瘤坏死因子和其他生物治疗。减肥和戒烟对这些患者的治疗也很有帮助（Saunte Ditte Marie Lindhardt，2019）。

6. 汗管瘤（syringoma） 源自汗腺汗管的良性附件肿瘤。虽然最常见于年轻女性的面部和颈部，但外阴汗管瘤也常出现在大阴唇，通常表现为多个1~4mm大小的平顶皮肤色、淡黄色至棕粉红色的丘疹，呈双侧对称分布（图13-1-6）。这些病变通常无症状，常在查体中偶然诊断。然而，部分患者可能会出现病变区域的瘙痒，在月经期或室温高时加重。汗管瘤通常在青春期出现，并在妊娠期间和使用口服避孕药时加重。因此，有学者认为汗管瘤的生长受到激素的影响，尽管迄今为止仍然没有定论。汗管瘤的诊断是临床性的，通过活检确诊，揭示了汗管样腺体结构的特征性组织学特征。如果患者伴有显著的瘙痒，可尝试短期局部使用类固醇和口服抗组胺药物。虽然局部阿托品和外用视黄酸都已成为面部和胸部暴发性汗管瘤的治疗方法，但它们在外阴汗管瘤中的疗效仍有待观察。手术切除、二氧化碳激光气化、冷冻疗法或电外科手术可以确定性地去除汗管瘤（Huang Y H，2003）。

7. 纤维瘤（vulvar fibroma） 源于外阴结缔组织的成纤维细胞，此瘤常单发，多位于大阴唇，少数见于小阴唇、阴蒂及圆韧带。纤维瘤为外阴实体瘤中较常见的类型，多发生于育龄女性。肿瘤大体呈圆形，直径在0.6~8cm，形状不规则，光滑，质硬（图13-1-7、图13-1-8），通常无不适感，有时生长较大可有下坠感及疼痛，甚至引起排尿困难及性交障碍，如被覆上皮溃破，可有出血及分泌物增多，但极少恶变。其治疗是切除肿瘤蒂部。

有些瘢痕体质的患者，外阴受到外伤刺激，可能引起局部的瘢痕增生，甚至出现瘢痕疙瘩（图13-1-9），通常需要手术切除，并且辅助药物和放射治疗。

8. 脂肪瘤（liparomphalus） 多位于阴阜、大阴唇等部位的皮下组织，呈分叶状脂肪增生，瘤体小者无临床表现，变大时外阴部可有下坠感，溃破则引起出血。瘤体柔软，偶见高出皮肤似皮赘，很少恶变。位于皮下脂肪内者，境界清楚，可推动，位于大阴唇者，可见隆突性肿块（图13-1-10）。其治疗可以手术切除或者局部脂肪抽吸治疗。对于外阴区域的脂

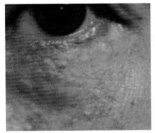
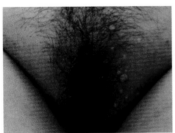
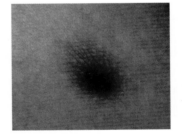
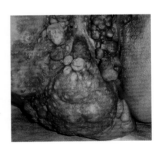

A. 下睑汗管瘤　　　　　　　　B. 外阴汗管瘤　　　　　图13-1-7　纤维瘤表现　　　　图13-1-8　外阴纤维瘤

图13-1-6　常见下睑、外阴汗管瘤外观

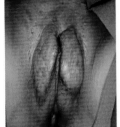
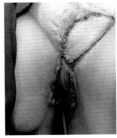
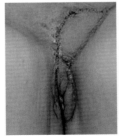
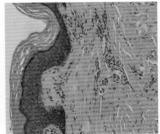

图13-1-9　外阴脱毛引起局部瘢痕疙瘩，切除、皮瓣转移、放疗后外观

资料来源：WenChao Zhang, Xiaojun Wang, Jiuzuo Huang, Wenfang Dong and Xiao Long Spontaneous symmetrical giant keloids at the bilateral labia majora: a case report Journal of International Medical Research, 2019, 0(0)1-6.

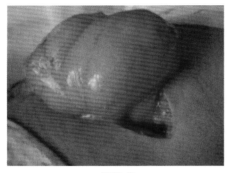 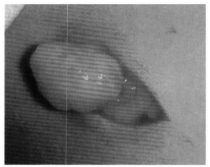 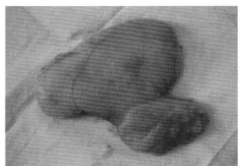

A. 脂肪瘤1　　　　　　　　　B. 脂肪瘤2　　　　　　　　　C. 切下的脂肪瘤

图13-1-10　常见脂肪瘤外观

肪瘤，如果诊断确立，无任何恶变的征兆，可考虑采用负压吸引的方法进行治疗，即局部注射肿胀液，采用负压吸引装置，将脂肪瘤部分或者大部分抽吸出来，从而达到塑形、减瘤的目的。缺点是难以抽吸干净，有复发风险。

9. 颗粒细胞肌母细胞瘤（granular cell myoblastoma）　罕见，可能源于神经组织，好发于大阴唇，偶见于阴蒂。多数表浅，个别位置可稍深。少数可高出皮肤表面，瘤体表面的皮肤常有色素减少。肿瘤单发，偶或多发，生长较缓，为无痛性硬质结节。当肿瘤表面有溃破时，局部有渗出、疼痛，易误认为癌。肿瘤直径1～4cm，无明显包膜，有一定的概率恶变为恶性颗粒细胞瘤。其治疗为病变区域的广泛切除（肿瘤边界外1～2cm），由于无包膜，如切除不彻底容易复发。

10. 平滑肌瘤（leiomyoma）　源于外阴勃起组织平滑肌或圆韧带平滑肌，好发于大阴唇，偶见于阴蒂、小阴唇。多为单发，为圆形或椭圆形包块，直径1～10cm不等，质地较硬，分叶状。多无蒂而有宽的基底，有包膜，能活动，一般无明显不适。随肿瘤长大可使行动不便、产生下坠感；向阴道旁生长，可使性交困难。可有疼痛或压痛。在妊娠期，外阴平滑肌瘤特别容易发生黏液样变性。如果生长速度较快或者直径大于5cm，则应警惕恶变为平滑肌肉瘤的危险。对于表浅或有蒂者，可做肿瘤整块切除。对于平滑肌细胞有上皮细胞样变化者，无论是局灶性的还是广泛性的变化，也不论肌瘤的大小，都要有足够范围的切除，不能仅做肌瘤剜出，因为此类肌瘤极易复发。

11. 血管瘤（hemangioma）　较少见，多为错构瘤而非真性肿瘤，是血管结构异常形成，由无数毛细血管或海绵状血管所构成的良性肿瘤。其治疗包括药物、激光和手术切除。常见的外阴血管瘤如下。

（1）先天性血管瘤：主要有毛细血管瘤和海绵状血管瘤两大类，出生即存在，表现为局部草莓状、鲜红斑痣状或深层海绵状的血管增生、错构，聚集成团，柔软，按压可褪色，可高出皮面。草莓状者2～7岁内多可自然消退，而后两种则会逐渐发展增大，需要治疗。

（2）老年性血管瘤：多位于大阴唇，好发于40～60岁，质软，为红色小结节，直径2～3mm，表面光滑，压之可褪色。一般无症状，不会恶变。表面损伤后易出血。

（3）血管角质瘤：多见于育龄女性，是良性血管丘疹，由扩张的血管组成，可能与毛细血管扩张、静脉回流受阻及妊娠有关。常累及大阴唇，表现为多发，可聚集成群，为深红色或紫黑色疣状物，绿豆大小，最大者直径不超过2cm，表面存在表皮过度角化及角化不全（图13-1-11）。有时呈血管性丘疹，一般无症状，但如果受到刺激，可出现出血。如果皮损处于常受到刺激部位，可以采用消融或是手术切除进行治疗。

（4）化脓性肉芽肿：毛细血管扩张性肉芽肿（granuloma telangiectaticum）轻微损伤引起的皮肤黏膜毛细血管和小静脉分叶状增生而形成的息肉状损害。为组织对创伤及感染的一种反应性病变，常在妊

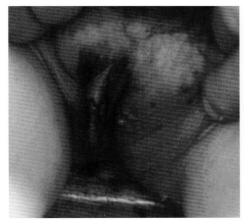

A. 阴唇血管角化症

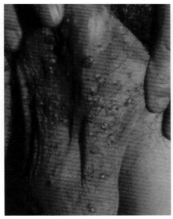

B. 阴囊血管角化症

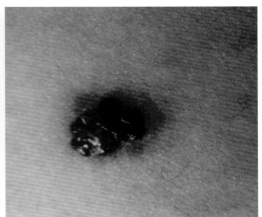

C. 皮肤血管角化症

图13-1-11 外阴常见的血管角质瘤

娠期发病，阴唇多见，产后好转，也可迁延不愈或复发。瘤体呈棕红或暗红色，表面呈肉芽组织状，或被覆薄层表皮，直径约1cm，其基底部可较硬，并有触痛。易反复出血，发生糜烂（图13-1-12）。

当外阴部由于医疗美容等原因注射了生物材料时（如硅胶、胶原蛋白等），可能引起局部的异物性肉芽肿，表现为外阴局限性红肿、疼痛、硬结或者异常包块。磁共振检查常可发现其中的异物存留（图13-1-13）。

12. 淋巴管瘤 也称获得性淋巴管扩张症（acquired lymphangiectasia），呈单个或多个浅红或灰白色囊性结节，是由淋巴管阻塞扩张增生而成。可发生于盆腔放疗、淋巴结清扫、恶性肿瘤手术或潜在炎症性疾病（如克罗恩病）导致的淋巴管破裂。肿瘤为单个或多个，灰红色，质软，边界不清晰，可为半透明状，一般无症状（图13-1-14、图13-1-15）。肿瘤部位可以明显高起。海绵状淋巴管瘤较少见于外阴，此瘤可使整个外阴患侧肿胀，范围广泛者可扩展至会阴部甚至阴道。淋巴管瘤的治疗具有一定难度，因为该病较易复发。手术切除、激光治疗、硬化剂注射和外用药物（如咪喹莫特）均可取得一定的疗效（Stull C，2021）。

13. 神经纤维瘤 瘤体可大可小，小时临床多无症状，增大则局部明显增生、松垂。有时它是全身性神经纤维瘤病在外阴的表现，一般很少恶变，皮肤常伴有咖啡牛奶斑。其治疗以局部切除、改善外形为主。

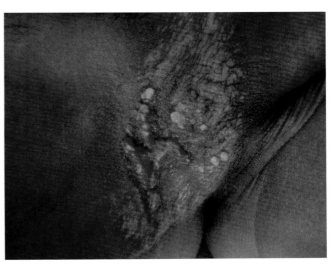

A. 植物性肉芽肿

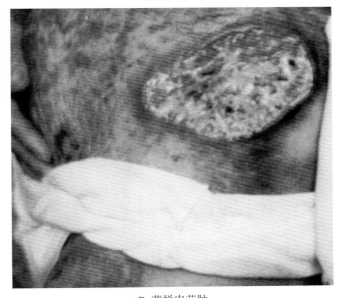

B. 蕈样肉芽肿

图13-1-12 外阴肉芽肿

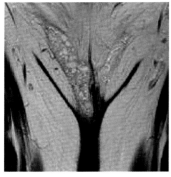
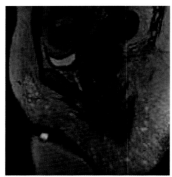
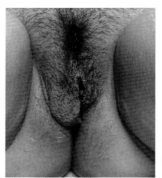
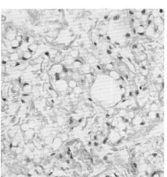

A. MR示皮下硅胶颗粒　　B. 大阴唇臀部均有硅胶　　C. 右侧大隐红斑肿胀　　D. 增生与硅胶混合

图13-1-13　硅胶皮下注射引起的异物性肉芽肿

资料来源：DAVID B. HARKER, JAKE E. TURRENTINE, SEEMAL R. DESAI. Vulvar Asymmetry Due to Silicone Migration and Granulomatous Immune Response Following Injection for Buttock Augmentation. J Clin Aesthet Dermatol. 2017, 10(4): 50-54.

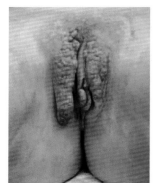
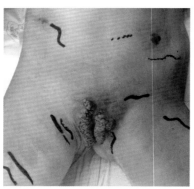
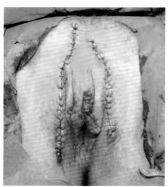
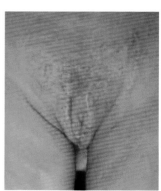

A. 外阴淋巴管扩张，术前　　B. 术前注射吲哚菁绿及光动力检测标记淋巴管　　C. 术后即刻，切除淋巴管扩张，前移皮瓣，小阴唇楔形切除重建　　D. 术后1年，外阴瘢痕

图13-1-14　外阴淋巴管扩张表现及切除疗效

资料来源：Harm Winters, Hanneke J. P. Tielemans, Dietmar J. O. Ulrich, Lymphovenous Anastomosis and Secondary Resection for Noonan Syndrome with Vulvar Lymphangiectasia Plast Reconstr Surg Glob Open 2016; 4:e1007; doi:10.1097/GOX.0000000000001007.

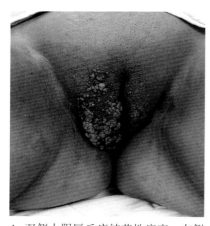
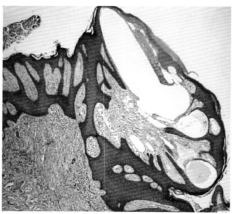
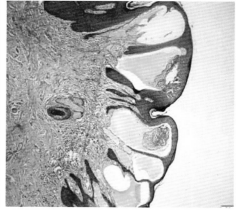

A. 双侧大阴唇丘疹结节性病变，右侧更广泛受累　　B. 右侧大阴唇切片显示真皮乳头内多发扩张淋巴通道伴局灶性角化过度（HE，×2）　　C. 左侧大阴唇切片显示真皮乳头内类似的扩张、充满液体的淋巴通道（HE，×2）

图13-1-15　外阴淋巴瘤大体外观和组织切片

资料来源：Geethanjali Gude | Parikshaa Gupta | Ramesh Kumar Sharma | Arvind Rajwanshi Primary lymphangioma circumscriptum of the vulva presenting as warty plaques Australasian Journal of Dermatology. 2019, 60, 305-307 doi:10.1111/ajd.13014.

14. 表皮样囊肿（epidermoid cyst） 在外阴较为常见，特别是在含毛角质化的上皮上。可发生在任何年龄，常累及大阴唇，较少累及小阴唇。该疾病可能是原发的，也可能与外科手术或创伤有关。通常表现为坚硬、圆形、黄白色丘疹结节，直径范围从几毫米到几厘米不等。组织病理学检查显示囊肿内衬有角质化分层鳞状上皮，具有完整的颗粒层，其中填充有层状角蛋白。如果囊肿破裂，角蛋白会发生异物反应，表现为以多核巨细胞为主的炎症浸润。表皮样囊肿通常生长缓慢且无症状，但可能会出现继发感染、化脓甚至破裂。如果出现严重的脓肿，可通过切开引流或病灶内注射曲安奈德进行治疗。但这些措施不能治愈，如果囊肿有持续的症状，可以进行手术切除，需要将囊壁彻底切除。注意不要手术切除处于炎症期的囊肿（Sally R，2021）。

15. 粟丘疹（milia） 是表皮的小囊肿病变，直径1～2mm，不会发生恶变，一般不需要治疗。该病一般通过临床表现进行诊断，可以使用尖刀片或针头的尖端切开囊肿顶部释放出角蛋白内容物。如果病变较为严重，可进行手术切除。

16. 异位皮脂腺（ectopic sebaceous gland） 也称为福代斯斑（Fordyce spot），常发生在口腔黏膜，也可以发生在外阴。该病较常累及小阴唇，表现为小的淡黄色圆顶丘疹，当黏膜被拉紧可以更清楚地辨识（图13-1-16）。该病不会发生恶变，通常不需要治疗，如果病变严重影响外观，可采取手术切除。

17. 外阴前庭乳头状瘤病（vulvar vestibular papillomatosis） 又称假性湿疣，是一种正常的解剖学变异，其特征在于外阴前庭和小阴唇内存在线性和对称分布的多个叶状黏膜突起，呈现为略细长的丝状软丘疹（图13-1-17）。与异位皮脂腺相比，外阴前庭乳头状瘤病较多为粉红色，较少为黄色。需要和人乳头瘤病毒（human papilloma virus，HPV）感染所致尖锐湿疣进行鉴别。尖锐湿疣的丝状突起倾向于在其基部融合，但外阴前庭乳头状瘤病的丝状突起在基底仍然是分离的。另外，尖锐湿疣触感往往更硬，随机分布，不局限于外阴前庭，但外阴前庭乳头状瘤病往往更柔软，对称地分布在小阴唇和前庭。由于外阴前

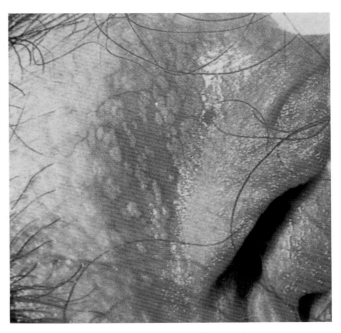

图13-1-16 外阴异位皮脂腺

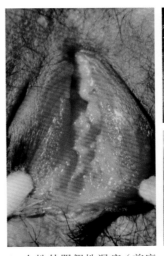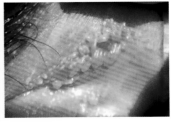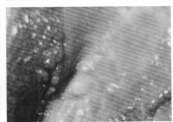

A. 女性外阴假性湿疣（前庭乳头状瘤病） B. 局部放大外观

图13-1-17 外阴前庭乳头状瘤病大体和放大观

庭乳头状瘤病属于正常变异，一般不需要治疗，如果影响外观可使用冷冻或电凝去除（Sally R，2021）。

18. 前庭腺囊肿（vestibular gland cyst） 也称为前庭囊肿或黏液囊肿，是外阴的良性囊肿，位于小内阴唇外阴的前庭内，起源于前庭腺。囊肿柔软，光滑，圆形，大小2～30mm不等，可呈半透明状，其内含有透明黏蛋白（图13-1-18）。囊肿内壁为黏液分泌柱状上皮，有时伴有鳞状化生，很少伴有纤毛上

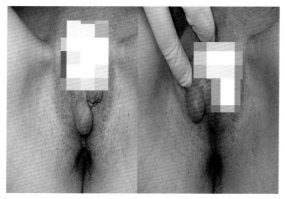

A. 囊肿突出于右侧大阴唇部

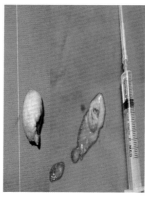

B. 囊肿中有化脓

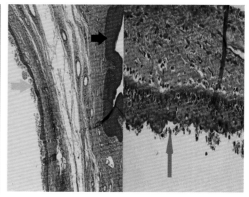

C. 橙色箭头示巴氏囊壁的移行上皮。黑色箭头表示皮肤的鳞状上皮。红色箭头表示巴氏囊壁的移行上皮

图13-1-18　青春期前庭腺囊肿

资料来源：Mustafa öztürk MD, Yakup Cil MD, Ferdi Kinci MD, Hakan, Cermik MD Atypical Location of a Bartholin Cyst in Adolescence J Pediatr Adolesc Gynecol 29(2016)e83-e85.

皮。有学者认为前庭腺囊肿与激素有关，多发于青春期至绝经前女性，同时与口服避孕药相关，有报道称囊肿具有较强的雌激素受体阳性。该病一般无症状，但如果伴有疼痛或影响美观，可以进行手术切除。

19. 脂溢性角化病（seborrheic keratosis）是源于角质形成细胞的良性肿瘤，其患病率随着年龄的增长而增加。常表现为孤立的，表面不均匀的，可呈现油腻或蜡质的棕褐色、棕色或黑色突起样病变。需要与其他色素沉着性病变，如黑色素痣和黑色素瘤进行鉴别。可以通过皮肤镜进行诊断。其组织学特征包括由规则的小核基底样细胞组成的瘤性棘皮上皮，表皮内假性囊肿，以及不同程度的色素沉着过度和角化过度。该病一般不需要治疗，影响美观可手术切除治疗，活检可以确诊。

二、外阴良性肿瘤的治疗原则

根据外阴良性肿瘤的性质不同，需要采用不同的治疗方法。对于诊断明确、性质稳定、累及面积较小、没有症状的良性肿瘤可以以观察为主，不需要治疗。但临床上大部分外阴良性肿瘤很难通过外观就能准确做出诊断。通过皮肤镜、体表超声等方式可以辅助进行诊断，但病理学检查仍然是诊断外阴良性肿瘤的"金标准"。部分浅表的肿物可以先尝试通过药物、激光、冷冻等非手术方法进行治疗。对于非手术治疗方法无效、性质无法明确、随时间有逐渐增大或有恶变趋势、具有临床症状以及患者自己有外观需求的外阴良性肿瘤则需要手术治疗。肿瘤切除后，往往需要借助于整形的手段进行创面修复和形态重塑。根据创面的深浅、大小不同修复手法也不尽相同。常用的修复方法有直接缝合、植皮修复、皮瓣修复等。对于外阴区域的脂肪瘤，如果诊断确立，无任何恶变的征兆，则可考虑采用负压吸引的方法进行治疗，即局部注射肿胀液，采用负压吸引装置，将脂肪瘤部分或者大部分抽吸出来，从而达到塑形、减瘤的目的。缺点是难以抽吸干净，有复发风险。

对于合并严重基础病或全身营养不良的患者，应首先积极改善其全身状况。大面积创面修复或者肿瘤血供极为丰富的患者应考虑术中备血。若累及或邻近会阴区应留置导尿管，防止术后排尿不畅和尿液污染术区和敷料。术前应做肠道准备，清洁灌肠。手术前后可加用抗生素预防感染。

（李一琳　赵　阳　丁　健）

第二节 外阴血管瘤切除术

常见的外阴血管病变包括血管瘤和血管畸形两类，血管瘤是源于中胚层的一种良性肿瘤，而血管畸形则是指中胚层血管系统的发育不良和畸形。由于两者鉴别较为困难，需要组织学证据和对病程发展的观察，一般临床上统称外阴血管瘤。

一、外阴血管瘤表现及诊断

1. 临床表现 血管病变可以在身体的任何一个部位发生，在外阴部的比较少见。外阴血管瘤主要累及大阴唇、小阴唇前庭球等结构，生长较为缓慢。外阴血管瘤可在出生后几周即出现，部分可随着年龄增长逐渐自行消退，但体积较大的血管瘤会引起外阴肿胀、疼痛、影响性生活和美观（Cebesoy F B，2008）。体积较小的外阴血管瘤往往没有症状，且部位比较隐蔽，患者较难在早期发现，就诊时往往已经较大且出现症状（图13-2-1）。

2. 诊断 根据病史、外阴肿物及皮损的特点、肿物体积可随体位而变化，具有一定的可压缩性，有时皮温较高，超声提示血流丰富等特征，比较容易做出诊断。

3. 辅助检查 通过体表超声、磁共振或血管造影等辅助检查可以帮助外阴血管瘤的诊断。外阴血管瘤在临床上需要与前庭腺囊肿、色素痣、疝、静脉曲张，以及其他外阴肿瘤进行鉴别。

二、外阴血管瘤的治疗

1. 治疗原则 外阴血管瘤的治疗初期以观察为主，因为部分可自行消退。对于无法自行消退或者有症状的外阴血管瘤，需要进行治疗。

2. 治疗方法 外阴血管瘤的治疗主要分为非手术治疗和手术治疗两类。有时也可以相互结合。

（1）非手术治疗：目前常用的方法包括药物疗法、物理疗法两类。

1）药物疗法：分口服和注射两种给药途径。常用药物疗法：①口服药物，新生儿服用，常用普萘洛尔类，可以促进血管瘤的消退。②局部注射药物，糖皮质激素类可促进血管瘤缩小，儿童期疗效好，可能出现向心性肥胖；无水乙醇可破坏瘤腔黏膜，促使肿瘤消退，使用有一定风险；化疗（平阳霉素、博来霉素等）可缩小瘤体，但不良反应较大。③栓塞药物（聚桂醇、聚多卡醇等），注射到瘤腔内栓堵局部瘤体，低流速的海绵状血管瘤较为安全。

2）物理疗法：主要分为冷疗、热疗和放射治疗三类。①冷冻（液氮），主要是冷冻剂涂抹在表浅血管瘤表面，使组织坏死。②激光（CO_2激光、染料激光等），主要是利用激光的热效应，损伤血管瘤组织，可用于表浅的血管瘤（图13-2-2）。③局部放疗，利用各类放射线损伤血管瘤组织，其缺点是不良反应大，可影响局部生长发育。常用放射源有三类，即放射性核素发出的α、β、γ射线，X线治疗机和各种加速器产生的不同能量X线，各种加速器产生的电子束、质子束、负介子束及其他重粒子束等。

（2）手术治疗：对于海绵状血管瘤和蔓状血管瘤等较难自行消退的外阴血管瘤，或者非手术治疗效果不佳的患者，应考虑手术治疗。外阴血管瘤的手术原则：在去除血管瘤、保证健康的前提下，尽量保护

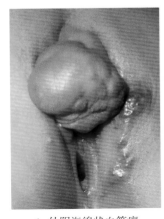 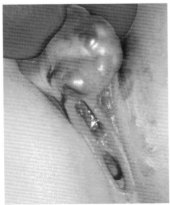

A. 外阴海绵状血管瘤　　B. 凸显可压缩的静脉性血管团

图13-2-1　外阴海绵状血管瘤

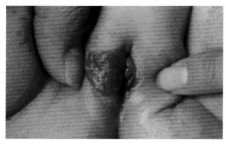
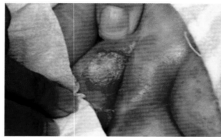
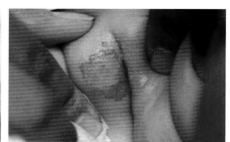

A. 血管瘤覆盖右侧大阴唇，治疗前　　　　　B. 第1次治疗4周后　　　　　C. 第2次治疗5周后

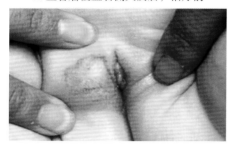
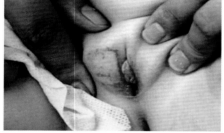
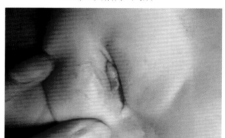

D. 第3次治疗4周后　　　　　E. 第4个疗程后4个月　　　　　F. 第4次治疗后10个月

图13-2-2　长脉冲绿宝石激光治疗婴幼儿血管瘤

注：女，2月龄，外阴高危婴儿血管瘤（IH），使用长脉冲翠绿宝石激光治疗前、中、后的情况。

资料来源：Wen-Ting Su, Ji-Xin Xue, You-Hui Ke. Noteworthy effects of a long-pulse Alexandrite laser for treatment of high-risk infantile hemangioma: a case report and literature review. World Clin Cases, 2019, 26; 7(14): 1876-1883.

外阴的形态。常用手术方法有微创手术和切除手术两类。

1）微创手术：是一类创伤较小的姑息性手术。常用的手术方法：①小针高频电凝疗法，将双极电凝的电极连于小针上，刺入瘤区，利用局部放电损伤肿瘤，促进瘤腔的缩小。②主要供血血管结扎疗法，找到血管瘤的主要供血动脉，在其行走路径上做小切口，通过埋没导引缝合的方法将其分别缝合结扎，减少瘤腔的供血，促进瘤体的缩小。

2）切除手术：将外阴区域的血管瘤部分或者全部切除，直接缝合或通过组织移植重建外阴形态。对于鲜红斑痣类表浅性血管瘤，由于随着年龄增大，可能瘤体增厚、出血、形成结节，可以全部切除，创面植皮修复。对于小阴唇区域的血管瘤，多半存在较大的血窦，切除时要适当选择，将病变较重的区域切除，病变轻者可以保留并修整成较为美观的小阴唇。对于前庭球的血管畸形，一般部分切除畸形区就好，不必把整个前庭球切除。

外阴血管瘤切除术需要充分预估血管瘤的大小范围及与邻近重要组织器官的关系，提前制定相应的治疗方案。术中要注意严密止血，将瘤体彻底切除，防止复发。对于直接行手术切除可能导致大出血的患者，或者有较大动脉供血的外阴血管瘤，如果直接切除血管瘤，术中寻找、分离并结扎血管的难度可能比较大，如果单纯进行栓塞术，可能导致栓塞动脉供血区的皮肤坏死。因此，术前可行选择性肿瘤供血动脉血管栓塞术，可以缩小肿瘤体积，减少术中出血，提高一次手术完全切除肿瘤的成功率，并可一定程度上缩短恢复的时间（Hernández-Angeles，2017；Saunte Ditte Marie Lindhardt，2019）。体积较小的血管瘤切除后可直接缝合。对于较大血管瘤，切除后创面比较大，预估创缘不能直接缝合或者直接缝合会导致周围器官如小阴唇、阴道等牵拉变形严重的，需要考虑植皮或者转移皮瓣修复，术前需要做好供区的皮肤准备，术后防止引流管，密切监测出血情况。

（李一琳　张思娅　张　甄）

第三节 外阴良性肿瘤切除后创面修复术

外阴切除术后创面的修复并没有固定的术式,需要根据创面的位置、深度和面积选择不同的修复方法,结合患者的实际情况灵活设计和综合应用不同的皮瓣进行修复。尽量保留外阴功能的前提下修复创面,重建外阴的外观形态。

一、肿物切除直接缝合

对于表层组织缺损较少,直接缝合表面张力不大且对外阴局部的外形损伤不大的创面,可以在充分进行止血后分层直接缝合(图13-3-1、图13-3-2)。若创

面止血充分、缝合到位、张力合理,直接缝合后创面一般愈合良好,7~10天后可拆除缝线。

二、肿物切除植皮治疗

对于面积广泛但表浅的创面,可以采用植皮进行修复。皮肤供区一般可选腹股沟或下腹部,使用取皮鼓或徒手取皮法取中厚皮片进行移植以消灭创面,打包加压固定10~14天(图13-3-3)。由于会阴区域容易污染、不易固定,建议皮片适当打孔引流和门钉缝合固定,保证植皮的成活。其优点是操作简单、快捷。缺点是皮片颜色与周围皮肤差距较大,皮片的回缩可引起局部外形改变,供区可遗留瘢痕。若皮片成活良好,10~14天可拆除包堆。但植皮区色泽可能会和周围皮肤存在差异并存在一定程度的回缩。6~12个月后,皮片质地柔软,皮片下有薄层脂肪组织,弹性逐渐恢复。若皮片成活欠佳,会出现花斑、水疱、表皮脱落甚至全层坏死。后期的回缩较显著,色泽差距较大,甚至形成瘢痕增生,影响功能与外观,必要时需要进行进一步的修复手术。

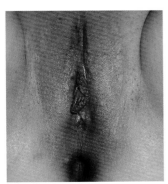

图13-3-1 外阴多发皮脂腺囊肿手术切除后直接缝合

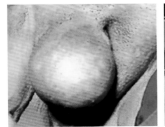

A. 术前外阴

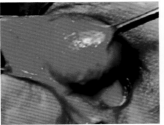

B. 术中显示肿瘤

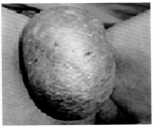

C. 术前外阴

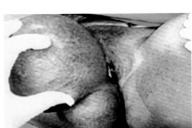

D. 显示哑铃状外观

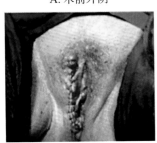

E. 切除肿瘤后

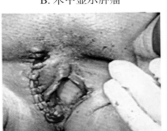

F. 术后外阴延展情况

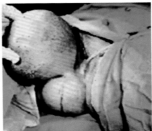

G. 术中设计切口

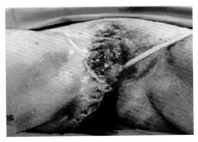

H. 术后外观

图13-3-2 巨大前庭腺囊肿切除直接缝合(Kallam,2017)

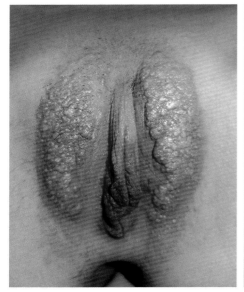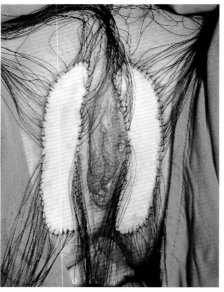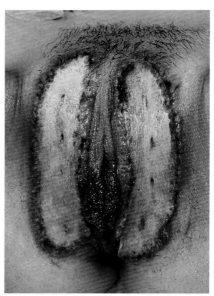

图13-3-3　外阴多发粟丘疹手术植皮治疗

三、肿物切除皮瓣修复

对于面积大无法直接缝合，且深度较深、有重要的神经血管或骨骼暴露，不适合植皮的创面，应选用皮瓣移植的方法进行修复。对于较小的创面可以选择局部皮瓣进行修复，而较大的创面则需要选择由知名动脉供血的轴型皮瓣以保证大面积皮瓣的存活。

1. 局部皮瓣　局部皮瓣没有知名动脉供血，在转移后与受区建立新的血液循环之前其血供依赖于皮瓣的蒂部。因此，设计皮瓣时应考虑蒂部供血和静脉回流是否充分，避免蒂部扭曲及形成张力。注意皮瓣

剥离的层次和平面，避免过度损伤皮瓣血管网（图13-3-4）。同时还需要考虑皮瓣的长宽比例，一般为1：1，血供丰富的部位可达1：1.5。比较常用局部皮瓣有推进皮瓣、"Z"改形、"V-Y"成形术、旋转皮瓣、双蒂皮瓣等（图13-3-5、图13-3-6）。对于不同的大小、形状的创面，可以根据需要充分利用外阴区及大腿的正常组织与皮肤，合理综合运用多种局部皮瓣转移方法灵活设计进行修复。

2. 轴型皮瓣　即修复采用的皮瓣中包含知名血管，并按照该血管的走向设计皮瓣，该血管称为轴心血管，是整个皮瓣的主要血供来源。常用于修复外阴

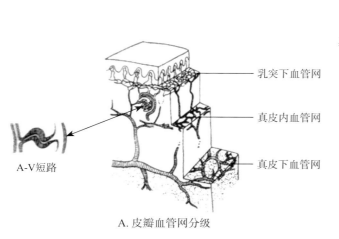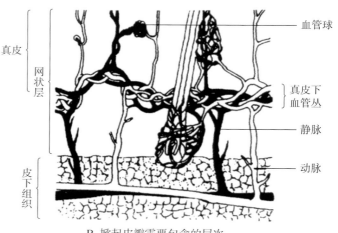

图13-3-4　局部皮瓣血管分布模式示意图

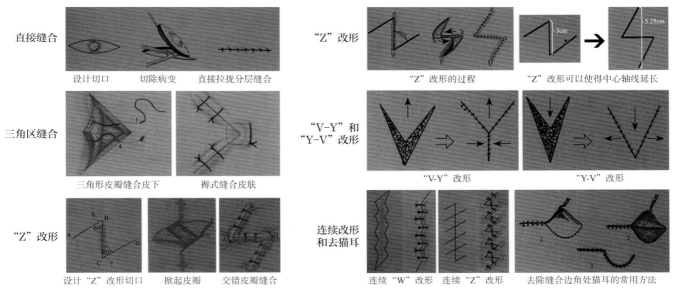

图13-3-5 肿物切除创面闭合常用技术（一）

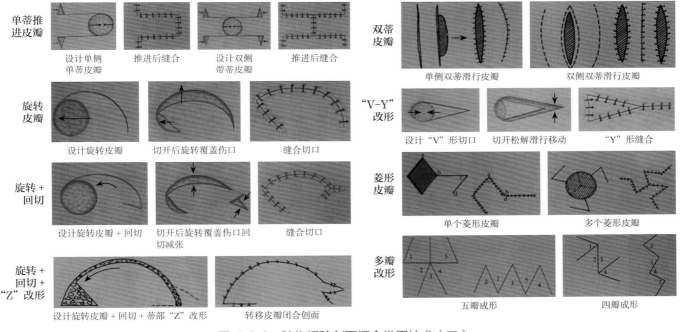

图13-3-6 肿物切除创面闭合常用技术（二）

缺损的轴型皮瓣有阴股沟皮瓣、腹直肌肌皮瓣、股薄肌肌皮瓣和股前外侧皮瓣等（详见第十四章第三节）。

（1）阴股沟皮瓣：也称股-会阴沟皮瓣，位于尿生殖三角的外侧与大腿内侧根部交界的皱褶处。其分别由前方的阴部外动脉分支——阴唇前动脉、后方的阴部内动脉分支——阴唇后动脉、会阴横动脉和中间的闭孔动脉穿支等供血。单蒂皮瓣转移可用于缺损面

积不大的外阴创面修复。可在深筋膜浅层进行皮瓣的剥离，向内侧推进进行缝合。如果缺损面积稍大，可在阴-股交界处纵行切开，以阴唇前、后动脉为蒂形成双蒂皮瓣向内侧推进修复阴唇区域的缺损（详见阴道直肠瘘修复章节）。

（2）腹直肌肌皮瓣：位于腹壁近中线两侧，主要由腹壁上、下动脉供血。由于腹直肌肌皮瓣血供可

靠，转移方面，组织量丰富，供区可直接缝合，是外阴皮肤及软组织缺损较大的创面修复的良好供区。主要以腹壁下血管为蒂的腹直肌肌皮瓣进行带蒂转移修复。根据创面的需要，腹直肌肌皮瓣可以设计成横向、纵向或者其他所需形状。比较适合外阴修复的设计为以腹壁下血管束为蒂的纵行球拍状上腹部腹直肌肌皮瓣。该皮瓣血供稳定，血管变异率小，易于解剖，供区可直接缝合。一般一侧的皮瓣用于同侧的外阴创面修复，若使用双侧皮瓣则对腹壁的强度有一定的影响（详见第十四章第三节）。

（3）股薄肌肌皮瓣：位于股部内侧，其血供主要来自旋股内动脉的股薄肌支。该血管于股薄肌中上1/3处（耻骨结节下方约8cm部位）由股薄肌深面进入肌肉，在肌肉内向下走行，沿途发出3～5支肌皮支动脉滋养皮下组织和皮肤。股薄肌远端浅层有缝匠肌通过，此处无股薄肌肌皮动脉发出，因此可切除皮瓣范围仅限于股薄肌上2/3部分皮肤。可设计该处的宽蒂皮瓣来修复外阴的创面（详见第十四章第三节）。

（4）股前外侧皮瓣：位于股部前外侧区，其主要血供来自旋股外侧动脉降支及其发出的股外侧肌皮动脉穿支和肌间隙皮支。旋股外侧动脉降支体表定位多在腹股沟韧带中点至髂前上棘与髌骨外上缘连线（髂髌线）中点的连线上。连线的下2/3段为该血管的体表投影。股前外侧皮瓣供区血管蒂长，管径粗，不易损伤其他重要血管、神经组织，可取面积较大，取瓣后不影响肢体功能，因此可作为较大面积缺损的外阴修复供区（详见第十四章第三节）。

皮瓣移植后初期，血供完全依靠蒂部。术后第2天开始，皮瓣的基底床和创缘逐渐提供一部分血供。术后6～8天，皮瓣出现内生小动脉，术后1～2周，皮瓣小静脉开始建立回流。皮瓣循环系统建立以后皮瓣存活良好，若循环出现障碍则会导致皮瓣部分甚至全部坏死。通过药物、拆除部分缝线、适当加压、按摩等保守治疗无效的情况下可能需要进行后续的手术治疗。

术后要注意对移植皮肤和皮瓣进行监测。可以通过皮肤颜色、温度、毛细血管充盈试验、血管搏动及出血特点等临床观察指标进行监测。也可以利用红外温度计、经皮氧分压测定仪、多普勒超声血流仪等监测仪进行监测。密切关注皮瓣的术后血供情况，及时进行相关处理。

术后留置导尿管，防止敷料潮湿和创面感染，拔除导尿管前进行憋尿训练。术后无渣饮食7～10天，以期达到术后5～7天不排便，以免污染敷料增加感染风险。每次排便后需要进行敷料更换及消毒换药，保持术区洁净，防止敷料潮湿和创面感染。术后预防性应用抗生素5～7天。对糖尿病、免疫功能缺陷或低下者需要进行相应的治疗。对于部分外阴恶性肿瘤可辅助进行放化疗或生物靶向治疗。

（李一琳　周　宇　杨　堃）

参考文献

[1] MURZAKU EC, PENN LA, HALE CS, et al. Vulvar nevi, melanosis, and melanoma: an epidemiologic, clinical, and histopathologic review[J]. J Am Acad Dermatol, 2014, 71(6): 1241-1249.

[2] LEITAO MM. Management of vulvar and vaginal melanomas: current and future strategies[J]. Am Soc Clin Oncol Educ Book, 2014, undefined: e277- e281.

[3] HERNÁNDEZ-ANGELES C, NADAL A , CASTELO-BRANCO C. Hidradenoma papilliferum of the vulva in a postpartum woman: A case report[J]. Journal of Obstetrics & Gynaecology, 2017, 37(5): 683-684.

[4] SAUNTE DML, JEMEC GBE. Hidradenitis Suppurativa: Advances in Diagnosis and Treatment[J]. JAMA, 2017, 318 (20): 2019-2032.

[5] HUANG YH, CHUANG YH, KUO TT, et al. Vulvar syringoma: A clinicopathologic and immunohistologic study of 18 patients and results of treatment[J]. J Am Acad Dermatol, 2003, 48(5): 735-739.

[6] STULL C, RAKITA U, WALLIS L, et al. Successful Treatment of Acquired Vulvar Lymphangiectasia with 1% Polidocanol Sclerotherapy[J]. Acta Dermato Venereologica, 2021, 101(8): adv00520.

[7] SALLY R, SHAW K, POMERANZ M. Benign "lumps and bumps" of the vulva: A review[J]. Int J Womens Dermatol, 2021, 7(4): 383-390.

[8] SCURRY J, MCGRATH G. Multiple mucinous cysts on the anterior of Hart's lines of the vulva[J]. Pathology, 2012, 44(5): 479-480.

[9] GIORGI VD, MASSI D SALVINI C, et al. Pigmented seborrheic keratoses of the vulva clinically mimicking a malignant melanoma: a clinical, dermoscopic-pathologic case study[J]. Exp Dermatol, 2010, 30(1): 17-19.

[10] BAVA GL, DALMONTE P, ODDONE M, et al. Life-threatening hemorrhage from a vulvar hemangioma[J]. J Pediatr Surg, 2002, 37(4): 1-3.

[11] WEN-TING SU, JI-XIN XUE, YOU-HUI KE. Noteworthy effects of a long-pulse Alexandrite laser for treatment of high-risk infantile hemangioma: a case report and literature review. World Clin Cases, 2019, 26;7(14): 1876-1883.

[12] 王瑾晖，徐协群，朱兰，等. 外阴血管瘤的诊断和治疗[J]. 中国医学科学院学报，2009，31（3）：383-384.

第14章 外阴癌切除后的整形手术

外阴癌是第四大常见的妇科肿瘤，排在子宫癌、卵巢癌和宫颈癌之后，占所有妇科肿瘤的3%~5%。外阴癌最常见的临床症状是长时间的外阴瘙痒，可伴有外阴出血、分泌物过多、排尿困难、外阴疼痛等；最明显的症状是外阴有肿块或瘤块，可呈溃疡状、白斑、息肉或疣状。手术切除是外阴癌的首选治疗方法，但大面积的外阴组织缺损，常需要借助整形外科手段进行修复。

第一节　基础知识

一、外阴癌的概念和分类

1. 外阴癌（carcinoma of the vulva）　泛指女性外阴常见的各种组织来源的恶性肿瘤，属于罕见的恶性肿瘤，约占女性生殖系统恶性肿瘤的4%，好发于绝经后。最近的研究发现，近15%的外阴癌发生在40岁以下女性。根据诱发因素可分为两大类：一类是人乳头状瘤病毒（HPV）感染引起，常见于年轻患者；另一类是非HPV感染引起，常见于无皮肤黏膜上皮内瘤样病变的中老年患者。近年来，外阴癌发病率有所上升，尤其是在75岁以上的老年女性中发病率更高，可能与高龄导致的上皮细胞非典型增生有关。其发病趋势受HPV流行情况（主要是HPV-16、18）和其他危险因素的影响，如种族分布、吸烟、外阴萎缩性疾病或外阴炎症、人类免疫缺陷性病毒（HIV）等。

2. 外阴上皮内瘤变（vulval intraepithelial neoplasia，VIN）　VIN是癌前病变，特征为上皮细胞分化不良、排列紊乱、仍保持极性，细胞核增大、染色深，可以见到多核及异常的核分裂象。根据上皮不典型增生所占上皮的比例不同，VIN可以分为3级，如累及整个上皮层，但未突破基底膜则称原位癌。80%未治疗的外阴高级别上皮内瘤变可以进展为外阴浸润癌。

3. 外阴癌的分类　外阴癌中最常见的是鳞状细胞癌（squamous-cell carcinoma，SCC），其次是恶性黑色素瘤，其他则非常罕见。常见外阴癌根据其组织来源可以分成三类。

（1）来自上皮组织

1）鳞状细胞癌（简称鳞癌）：占外阴癌的80%以上，SCC可分为三种组织学亚型，即疣状、基底细胞样、角化型（图14-1-1）。角化型最多见（65%~80%），常发生在绝经后；基底细胞样和疣状可发生在绝经前或绝经期。

2）恶性黑色素瘤（malignant melanoma，MM）：占5%~10%，常由外阴色素痣恶变而来，外观呈棕褐色或蓝黑色，隆起或扁平结节，也可呈息肉、乳头样，晚期可呈溃疡样（图14-1-2）。其中10%不含黑色素细胞。

3）基底细胞癌：占2%~3%，临床表现类似鳞癌，恶性程度较低，生长缓慢，以局部浸润为主，腹股沟淋巴结转移少见。

4）外阴佩吉特病（vulvar Paget disease）：占1%~2%，是一种少见外阴上皮肿瘤性病变，其肿瘤

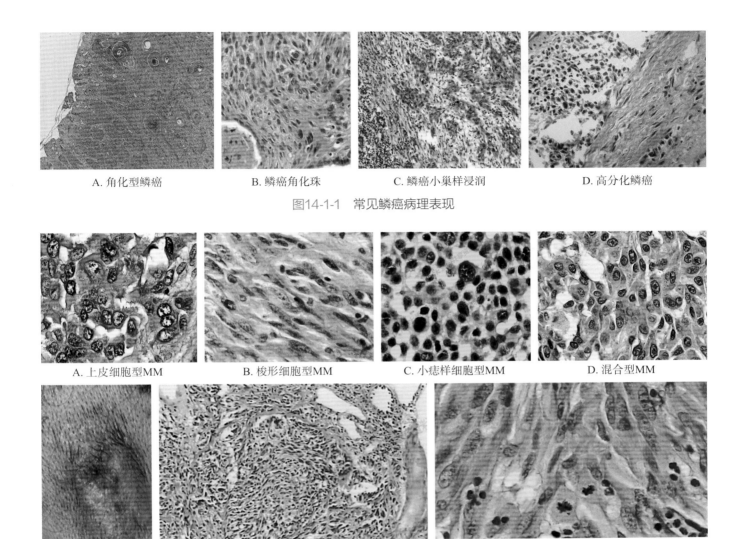

A. 角化型鳞癌　　　　　　B. 鳞癌角化珠　　　　　C. 鳞癌小巢样浸润　　　　D. 高分化鳞癌

图14-1-1　常见鳞癌病理表现

A. 上皮细胞型MM　　　　B. 梭形细胞型MM　　　　C. 小痣样细胞型MM　　　　D. 混合型MM

E. 恶性雀斑外观　　　　F. 恶性雀斑低倍镜观　　　　　　　G. 恶性雀斑高倍镜观

图14-1-2　恶性黑色素瘤常见的病理表现

细胞为佩吉特细胞，源于皮肤胚胎生发层的多潜能基底细胞。好发于绝经后，以外阴孤立、环形、湿疹样红色斑片为特征（图14-1-3）。发病缓慢，直径从2cm到累及整个外阴，表现为持续性瘙痒或灼痛，少数有排尿困难和阴道排液。绝大多数为表皮内癌，10%具有浸润性，如病灶≥10cm，常具有浸润性，可合并外阴腺癌（4%～8%），可发生腹股沟淋巴结转移。约20%的外阴佩吉特病合并有身体其他部位的恶性肿瘤。

5）鲍恩病（Bowen disease）：是一种少见的早期皮肤原位鳞癌，病因不明，呈多发性损害，可能与经常接触砷剂或煤焦油、长期紫外线照射、衣原体感染、病毒感染（HPV-16、18、30、31、33）、经常摩擦损伤或内脏肿瘤有关。发病年龄为20～90岁，60岁以上高发（80%），头颈部高发，外阴部少见，表现为慢性无症状、有鳞屑的斑块（图14-1-4）。多数为单发（2/3），呈淡红或暗红色斑丘疹，以后逐渐扩展融合成片。部分患者可伴发其他部位的恶性肿瘤。病

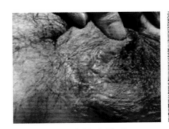
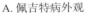
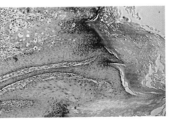

A. 佩吉特病外观　　　　　B. 佩吉特病病理

图14-1-3　佩吉特病外观和病理

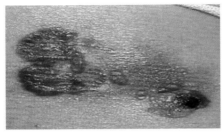
A. 鲍恩病外观

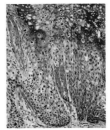
B. 鲍恩病病理

图14-1-4　鲍恩病外观和病理

理表现为角质层增厚、棘细胞排列紊乱、具有异型性和异常核分裂，有大而圆的嗜酸性角化不良细胞（Bowen细胞）。病程缓慢，数年后5%发展为浸润性鳞癌，同时约有1/3转移，6～7年后，约42%的患者出现其他皮肤黏膜癌前病变或恶变损害。

（2）来自腺体：前庭大腺癌、尿道旁腺癌、非特异性腺癌。

前庭大腺癌（primary carcinoma of the Bartholin gland）：占0.1%～5.0%，主要来自腺体，病因不明，可能与前庭大腺囊肿感染有关。可能为腺癌（40%～60%）、少见的有鳞癌、腺鳞癌、移行细胞癌、腺样囊性癌（约占1/3）、小细胞癌等。发病年龄较小，45～55岁高发，表现为前庭大腺部位光滑肿物，2～5cm大，可继发感染、溃烂，容易伴发腹股沟淋巴结转移（初治者，30%～40%转移）。

（3）来自皮下组织

肉瘤：占1.1%～3.0%，很少见，系来自外阴中胚层组织的恶性肿瘤。常见的有脂肪肉瘤、恶性纤维组织细胞瘤、横纹肌肉瘤、平滑肌肉瘤等（图14-1-5）。病因不清，可能与基因突变相关。发病年龄较轻，50岁左右高发，病变早期主要表现为外阴皮下缓慢生长的无痛性包块，有的呈息肉样，可伴有波动感，偶有局部疼痛、不适；病变晚期，局部可形成溃疡、疼痛、出血、感染等表现，常有进行性消瘦，多发生在大阴唇，阴蒂和其他部位少见。可能血行转移到肺等组织。

4. 外阴癌的临床表现　早期病变可以无症状，常见症状为外阴久治不愈的瘙痒和刺痛，可有分泌物增加。局部症状则表现为外阴结节或不规则小溃疡。中、晚期病变则出现肿块、溃烂、出血和感染，伴有疼痛、渗出和臭味。可伴有排尿困难、腹股沟淋巴结肿大等表现。妇科检查要明确外阴肿物或病变的部位、大小、形态、浸润深度，是否累及尿道口、阴道、肛门和直肠，是否有腹股沟淋巴结增大等。

5. 外阴癌的诊断　根据临床表现、活检组织病理学检查和影像学检查（MR、PET-CT），一般可以做出诊断。其中组织病理学检查是诊断的"金标准"，任何可疑的外阴病变都必须活检以排除浸润癌，如伴有多年外阴瘙痒的外阴白斑、久治不愈的糜烂或溃疡、外阴结节、尖锐湿疣等。如有腹股沟淋巴结增大，可在超声指引下行细针穿刺活检，诊断灵敏度可达93%。

（1）外阴癌细胞分化程度分级：病理学检查中一般根据其细胞分化情况分成4级。

Gx：无法评估分化情况。

G1：高分化。

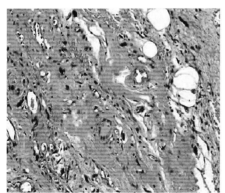
A. 脂肪肉瘤

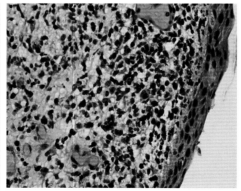
B. 横纹肌肉瘤

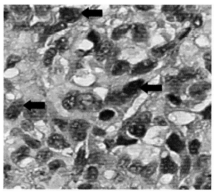
C. 平滑肌肉瘤

图14-1-5　常见外阴肉瘤病理表现

G2：中分化。

G3：低分化或未分化。

（2）外阴癌病情进展程度分期：外阴癌的分期可沿用恶性肿瘤的 TNM分期，基于肿瘤大小（T）、是否转移到淋巴结（N）、是否发生远端转移（M）进行分期。最终的诊断取决于手术标本（外阴和淋巴结）的全面组织学评估。分期反映了外阴癌的进展，一般来说，外阴癌会首先扩展到邻近器官，如阴道、尿道和肛门，随后从淋巴结转移到相近的其他淋巴结，如从腹股沟到股骨、盆腔淋巴结，最后扩散到远端器官，如肝、肺等。临床上为了应用方便，常用的是国际妇产科联盟（Federation International of Gynecology and Obstetrics，FIGO）2009年外阴癌分期（表14-1-1）。

表14-1-1 外阴癌FIGO分期

分期	描述
Ⅰ期	肿瘤局限于外阴
ⅠA期	肿瘤局限于外阴或外阴和会阴，无淋巴结转移，病灶直径≤2cm，间质浸润≤1mm
ⅠB期	肿瘤局限于外阴或外阴和会阴，无淋巴结转移，病灶直径＞2cm，或间质浸润深度＞1mm
Ⅱ期	无论肿瘤大小，肿瘤局部扩散至会阴邻近器官（尿道下1/3、阴道下1/3、肛门），无淋巴结转移
Ⅲ期	无论肿瘤大小，无论肿瘤局部是否扩散至会阴邻近器官（尿道下1/3、阴道下1/3、肛门），但有腹股沟淋巴结转移
ⅢA期	①1个淋巴结转移（≥5mm）或②1~2个淋巴结转移（＜5mm）
ⅢB期	①≥2个淋巴结转移（≥5mm）或②≥3个淋巴结转移（＜5mm）
ⅢC期	阳性淋巴结出现包膜外扩散
Ⅳ期	肿瘤侵犯临近区域或其他器官（尿道上2/3、阴道上2/3）或远处器官
ⅣA	肿瘤侵犯下列任何器官：①上尿道和/或阴道黏膜、膀胱黏膜、直肠黏膜或固定于骨盆，或②腹股沟淋巴结固定或溃疡形成
ⅣB	任何远处部位转移，包括盆腔淋巴结转移

注：肿瘤浸润深度是指肿瘤从最表浅的真皮乳头的上皮–间质连接处至最深浸润点的距离。

二、女性外阴癌的治疗原则

外阴癌的治疗以手术切除为主，辅以放疗、化疗和免疫治疗。

1. 治疗原则 首选手术治疗，早期多采用扩大外阴切除术和腹股沟淋巴结清扫，晚期病变可能需要采用盆腔廓清术，可以结合放疗、化疗和免疫治疗等，常用于晚期转移的姑息治疗或恶性黑色素瘤的治疗。

2. 外阴癌前病变的治疗 要根据病变程度、患者年龄及身体状况而定。一般可用药物（如5-氟尿嘧啶软膏）、物理治疗（如电灼、冷冻或激光）和手术治疗，手术的基本原则是既要切除干净病灶，又要尽量减少对外阴的破坏，以免影响功能。

3. 外阴癌的手术治疗 外阴癌手术需要根据患者外阴癌的临床分期、病灶浸润范围和程度而定，一般分为保守、根治及扩大三个级别进行手术。由于外阴癌的生长特点为局部浸润较广泛而且可多点发生，所以外阴癌的首选治疗方法是根治式外阴及双侧腹股沟淋巴结切除术，即使是对于很小的外阴浸润肿瘤同样适用。这种手术常伴伤口感染和术后并发症，发生率大约为50%。手术还会直接影响到外阴外观，影响患者性生活、性功能，甚至是自信心。目前，已采用更个性化、更人性化的手术来治疗外阴癌。广泛局部切除局部病灶（T1期）和前哨淋巴结（sentinel lymph node，SLN）活检可减少伤口并发症和淋巴水肿。

（1）基本原则：依据分期，切除足够的外阴及周围组织，按照外阴局部癌灶的大小、位置、病理分化及腹股沟淋巴结肿大的情况，行不同范围的淋巴结切除术。对于早期外阴癌（Ⅰ期或Ⅱ期），应进行手术切除，包括一些辅助治疗。对于晚期外阴癌（Ⅲ期或ⅣA期），手术治疗是首选，未进行手术治疗的患者应进行基础放化疗。

1）标准的外阴根治性切除术：是将整个外阴的皮肤、皮下脂肪（病灶外周边≥30mm、内周边＞10mm正常组织）连同双侧腹股沟深浅淋巴结一并切除，一般认为切缘超过肿瘤边缘5～8mm范围的切除，对于减少局部复发有重要的影响。

2）晚期外阴癌：宜先处理淋巴结，然后处理原发灶，可能需要行盆腔廓清术，才能达到切缘干净的目标。

（2）外阴癌手术范围（图14-1-6）

癌前病变（VIN）：距离肿物边缘5～10mm，深度4mm以上，行外阴上皮局部表浅切除术，以Mohs手术效果最好。累及小阴唇也可考虑行激光气化治疗。但切除的复发率可高达30%～40%，因此，术后2～3年内要密切随访。

Ⅰa期：超出肿物边缘10mm，行外阴局部或单侧外阴广泛切除术，通常不需要切除腹股沟淋巴结。

Ⅰb期：超出肿物边缘10mm，包括深筋膜浅层的外阴广泛切除术及病变同侧或双侧腹股沟淋巴结清扫术。

Ⅱ期：外阴广泛切除术及双侧腹股沟淋巴结清扫术和（或）盆腔淋巴结清扫术。

Ⅲ期：同Ⅱ期或同时行下尿道、阴道与肛门皮肤切除术。

Ⅳ期：除外阴广泛切除术、双侧腹股沟淋巴结清扫术和盆腔淋巴结清扫术，再根据膀胱、上尿道或直肠受累的情况选择相应的手术方式。

（3）常用的外阴癌相关手术：主要是肿瘤区外阴的切除和腹股沟淋巴结的清扫（图14-1-7）。

1）广泛外阴切除术：适用于Ⅰb期中心型、位于小阴唇前段、所有Ⅱ期以上者。两侧外阴同时切除，其中癌旁组织应≥2cm，内切缘至少1cm。外阴皮肤、黏膜、皮下完全切除，基底达筋膜层。

2）改良广泛外阴切除术：适用于Ⅰb期、部分非中心型Ⅱ期。在肿瘤边缘外1～2cm处切除，较小时可保留对侧外阴，应保证切缘距离肿瘤边缘≥1cm。

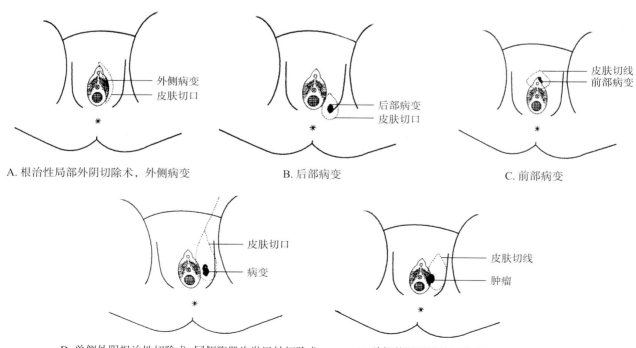

A. 根治性局部外阴切除术，外侧病变

B. 后部病变

C. 前部病变

D. 单侧外阴根治性切除术+同侧腹股沟淋巴结切除术

E. 单侧外阴根治性切除术

图14-1-6 外阴肿物切除方法的选择

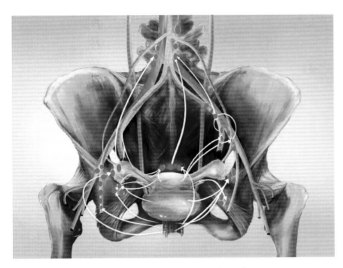

图14-1-7　外阴淋巴回流示意图

3）外阴扩大切除术：适用于癌前病变、Ia期。切缘应距离病变边缘0.5~1.0cm，切缘病理阳性者，可以再次手术，补充切除。

4）腹股沟淋巴结切除术：除了Ia期，各期均要切除腹股沟淋巴结。主要切除阳性淋巴结，可分为腹股沟浅群、深群的切除，单侧外阴癌可只切同侧淋巴结，转移则切双侧。

5）腹股沟淋巴结清扫术：强调对区域淋巴结包括脂肪在内的整块切除，易出现淋巴水肿。

6）腹股沟前哨淋巴结切除术：适用于<4cm肿块，以亚甲蓝和^{99}Tc示踪蓝染前哨淋巴结，切除后冰冻切片检查，阳性者需补充切除，病灶跨中线者应切除双侧前哨淋巴结。

7）腹股沟淋巴结活检术：存在腹股沟淋巴结肿大的外阴病变，可活动则完整切除，融合固定则部分切除，病理确诊后局部放疗。

8）腹股沟淋巴结穿刺活检术：对于已经融合固定的腹股沟病灶或者不能耐受腹股沟淋巴结切除活检手术者，可穿刺活检，确诊阳性后应局部放疗。

随着研究和认识的不断深入，目前在外阴癌的治疗理念中发生了一些变化，在考虑到治疗效果的同时，更加重视患者的生活质量。治疗更注重两个方面：一是最大限度地保存外阴的生理结构，以及对于早期的患者进行个体化治疗；二是将手术、放疗和化疗的优势结合起来，减少手术创伤，提高治疗效果，改善患者生活质量。

4. 外阴癌的放疗和化疗　对于晚期的外阴癌患者，尤其是手术难以切除干净的患者，可采用放疗、化疗对手术予以补充和辅助，既可以使肿瘤在一定程度上缩小，减小手术创伤，改善手术质量，又可以减少术后的复发，可不同程度地改善外阴癌患者的预后。如果手术需要做人工肛门或尿流改道，最好先行放化疗再手术，以缩小手术范围。晚期外阴癌常用的化疗药物有顺铂和氟尿嘧啶等；而放疗多采用适形调强放射治疗（intensity-modulated radiation therapy，IMRT）或其他逆向设计计算系统。

（1）放疗：①术前局部照射，肿瘤缩小后再进行手术。②外阴广泛切除术后盆腔淋巴结的照射。③术后残余癌灶或复发癌灶的治疗。黑色素瘤对放疗不敏感，应相对禁忌。辐射总剂量为60~70Gy，如果腹股沟淋巴结阳性，应行盆腔及腹股沟的照射。外阴癌放疗也用于晚期患者术前缩小手术范围、减少癌细胞扩散，可用于术前、术中及术后治疗。

新型生物制剂，如吉非替尼和埃罗替尼，是效果较好的可逆酪氨酸激酶抑制剂。这些生物制剂通过抑制酪氨酸激酶，阻断人表皮生长因子受体（epidermal growth factor receptor，EGFR）刺激那些对肿瘤生长有益的细胞增殖。已有研究证明，吉非替尼联合曲妥珠单抗能够提高外阴肿瘤细胞株（A431）的放疗敏感性。

（2）化疗：化疗疗效有限，主要用于晚期转移癌或复发癌的治疗，可以采用静脉注射和局部动脉灌注的靶向治疗。常用的化疗方案是铂类（顺铂），单独使用或与其他药物合用，如氟尿嘧啶（5-fluorouracil，5-FU）、紫杉醇、丝裂霉素C等。由于化疗的实际响应率较低，目前仍无标准治疗方案。

三、外阴癌的结局

外阴癌由于早期没有明显的不适和症状，一般就诊时已经处于中、晚期，纵然积极治疗，仍有相当高的死亡率。所以，为了改善外阴癌的结局，最为关键的措施就是预防，如果能够早期发现、早期切除，其

5年生存率还是非常理想的，可达90%，一旦出现转移，其疗效则大为降低。

1．预防 外阴癌的医疗干预最关键的是预防，一般认为有三步预防措施。

（1）一级预防：即疫苗接种，HPV疫苗，尤其是16亚型的接种，可以降低外阴癌的发生。

（2）二级预防：即外阴癌筛查，目前尚没有特异性的筛查手段，鼓励硬化性苔藓患者，如出现色素沉着、溃疡、慢性瘙痒时，尽快进行局部组织活检，以排除外阴癌。

（3）三级预防：癌前病变的预防性切除，及时治疗与外阴癌发病相关的癌前病变，一旦发现可疑病灶，应立即活检，确诊阳性后尽快切除，这对外阴癌的预后具有关键性的影响。

2．预后 对患者来说，一旦确诊外阴癌，就应该及时进行相应治疗，这样会有较好的预后。腹股沟和/或股淋巴结是影响外阴癌患者生存率最显著的因素：阴性淋巴结外阴癌患者的5年生存率较高，为0～93%；阳性淋巴结外阴癌患者的5年生存率较低，为25%～41%。复发病灶为淋巴结，以及远处转移的外阴癌，不适合进行手术或放疗，治疗困难，5年生存率一般小于5%。其他因素如肿瘤分期、癌细胞分化程度、毛细淋巴管侵袭、年龄等也影响患者的预后。

四、恶性肿瘤的治疗历史

尽管手术切除是治疗实体肿瘤最成功的方法，但是在过去的一个世纪中，已经证实，联合疗法的作用正在逐渐增加。当前治疗实体瘤的目标是在新辅助疗法（放、化疗）协助下，减少大范围外科手术造成的畸形，从而为治愈提供最大的可能性。

新辅助疗法主要指放疗和化疗，其作用在于缩小不可切除的肿瘤，使之可切除，或者减少肿瘤切除范围以获得阴性的肿瘤切缘。通常认为，手术联合辅助疗法，疗效优于单纯肿瘤切除。但其缺点也很明确，一方面在于其治疗过程有可能使得疾病进展，另一方面为放化疗的不良反应会增加手术并发症的发生率。

1．外科手术 最早肿瘤的治疗方法是电烙疗法、有毒物质应用、外科手术切除。因外科手术切除后复发率高。20世纪，外科治疗发展为越大越好的广泛切除方法。例如，对浸润性乳癌，Halsted提倡根治性乳癌全切术，要切除胸肌主要肌肉、全部乳房组织和腋窝淋巴结。但后来的临床研究发现，有限的解剖切除更为可取，它与彻底的根治术疗效相似，且联合多种形式的治疗，对患者更为有益。例如，黑色素瘤的切除，切缘超过肿瘤边缘2cm，未见任何益处，乳癌切除后联合放疗可替代乳癌根治术。现代外科的疗法应用从临床经验获得的结果来缩小手术范围，同时也关注于保留形态和功能。根治的方法仅用于局部广泛浸润的最晚期恶性肿瘤。如果有全面的检查和良好的预后，转移肿瘤的切除可以提高患者的生存率，如四肢肉瘤肺转移灶切除后，其5年生存率可高达25%；在选定的患者中，大肠癌肝转移行肝叶切除，患者5年生存率高达25%～40%。

2．放射治疗 电离放射是指使一个原子或分子释放电子的能量。多数放疗是采用的光量子或电子产生电离，放射物的电波在空气中产生的电离的量称为曝光，临床上应用的是吸收剂量，指每单位体积所吸收能量的总和。

放疗的临床应用始于20世纪40～50年代，最早用于对放射敏感的肿瘤，如霍奇金淋巴瘤，之后大量的临床尝试证实了对其他一些肿瘤，手术切除和放射治疗有一定的等价性，治疗方法的选择基于患者的偏好和医者对治疗危险性的评估，如T1/T2期的前列腺癌、喉癌的治疗等。目前，外科医生已经习惯于把放射治疗作为肿瘤整体治疗的一个部分。因为外科手术难以选择肿瘤边缘或者亚微观肿瘤领域的情况，而放射则可很容易地实现分别对待，它在氧合水平最高的组织周围作用最佳，而低氧张力的肿瘤坏死区则疗效作用最差。

现在，放疗的应用方法有所改进，其治疗目的在于行使根治切除时，使得非有意溢出的微小肿瘤无法进行细胞分裂。有研究发现，放射治疗后切口裂开率、并发症发生率均增高，可能与局部血供降低有关。这种放疗造成的局部干细胞耗竭，干细胞注射可以提高组织的愈合恢复。

3．化学疗法 化疗的目的在于相对正常组织优先杀死癌细胞的同时，最大限度地减少毒性，其成功在于相较于肿瘤细胞而言，正常细胞具有更强的DNA损伤修复和生存能力。化疗药物如氮芥和氨甲蝶呤在20世纪40年代被首次发明，其本意是为了完全避免手术。

现在已经证实，化疗的效力可以作为单模式治疗用于血液系统恶性肿瘤，如白血病和淋巴瘤。但对实体瘤的作用尚未完全证实，其治疗的意义更在于缓解癌转移患者的症状，从而延长生存期和提高生活质量。外科医生习惯于将化疗作为手术治疗的辅助治疗用于乳腺癌、结肠癌、头颈部肿瘤、骨肉瘤等。

4．免疫疗法和生物制剂 被动和主动免疫治疗是肿瘤治疗的新形式，它利用免疫机制杀伤癌细胞。

1）被动免疫治疗：在被动免疫中，宿主的免疫系统保持静止而治疗剂来清除肿瘤细胞。最常见的是针对特定肿瘤抗原的单克隆治疗，其优点在于治疗上高度的特异性，在理论上同时降低了不良反应，如曲妥珠单抗在大约25%的乳腺肿瘤中过度表达。获得性免疫疗法是一种可供选择的被动免疫疗法，在这种疗法中，含有抗癌活性的细胞被引进宿主体内。例如，宿主自体的肿瘤浸润淋巴细胞，是恶性肿瘤自然发生的反应，IL-2的存在下增加细胞溶解的可能性或者肿瘤抗原的识别，这样的反应可以在体外操作进行，目前正在研究这种疗法对黑色素瘤治疗的实用性。

2）主动免疫治疗：是指宿主免疫系统直接由抗原物质的存在所刺激。如果抗原物质引起免疫系统广义上的刺激，它就是非特异性的刺激。最有名的是卡介苗。在浅表性膀胱癌的治疗中被证明是有利的，但对黑色素瘤的治疗前景有限。输注细胞因子是主动免疫的另一种非特异形式。介质对肿瘤抗原或效应细胞靶向的反应是特异性的。其最好的例子是疫苗的发展。疫苗是从患者恶性肿瘤中分离得出，但其高度特异性也形成了它们应用的局限性。

3）生物制剂：最新一代抗肿瘤药物，它们与传统的药物研究方法相比，其设计是合理的、目标是先验的、特定的。有一些制剂是抗体，可归于被动免疫，有些则从其他途径治疗肿瘤。目前生物制剂的种类正在增加，如血管生成抑制剂如贝伐珠单抗对切口裂开有一定影响，因为新血管生成是正常创伤愈合的一个关键组成部分。

5．光动力疗法 光辐照是指应用可见光谱内的光在细胞内产生能量，最常见的是激光。辅助药物称为光敏剂，相对于正常组织，此物质优先被肿瘤细胞摄取，通过产生自由基对光做出反应。当把光对准这些细胞，聚焦的能量将导致热损伤或细胞死亡。因光动力治疗需要光才可被激活，所以其效果仅限于表浅的肿瘤。光动力治疗目前被用于晚期食管癌和非小细胞肺癌的治疗，对口腔、皮肤和其他恶性肿瘤的治疗还在调查中。

总之，目前肿瘤的治疗最普遍的方法仍然是手术切除，然而20世纪多方式的放、化疗的优势开始显现。因为对病情的分期判断更准确，对病理学有了更多了解，我们可以进行个性化的肿瘤治疗，并制定有针对性的治疗方案。在了解恶性肿瘤治疗的原则后进行重建手术，这样可以使得术后并发症可能性降到最低，从而让病患可以得到及时的辅助治疗。

（杨 堃 车可心 王可可）

第二节 外阴恶性肿瘤切除后植皮修复术

恶性程度较低、侵犯范围较浅的外阴皮肤肿瘤，如湿疹样癌、皮肤原位鳞癌（鲍恩病）等，往往需要切除较大面积的外阴皮肤，如果损伤深度局限于浅筋膜浅层，其创面的覆盖最好是选用皮肤移植，这样供区的伤害较小，而受区的疗效尚可接受。

一、皮片的概念和分类

皮肤组织约占人体总重量的8%，面积为1.2～2.2m²，厚度为0.5～4.0mm，覆盖在人体表面，主要作用为隔离体内、外环境，隔绝病原体，隔离极端温度，避免过多水分流失。另外，尚有调节体温、免疫功能和合成维生素D等功能。皮肤由浅面的表皮和深面的真皮两部分组成。表皮，薄的半透膜、不透水，主要由角质细胞构成，约含有10%黑色素细胞，表皮的底层为基底膜，由基底角质形成细胞产生的蛋白质构成，表皮的代谢周期约28天。真皮，是一层硬质的纤维层，提供皮肤的机械特性，由胶原、黏多糖和弹性蛋白组成，其上方有包含神经血管的乳头结构插入表皮中，稳定并营养表皮。

1．皮片　用于覆盖创面，具有一定厚度的游离移植皮肤称为皮片。当某些区域出现大面积全层皮肤缺损时，最有效的治疗为皮肤移植，即在身体其他部位切取一定厚度的皮肤组织，转移到受区创面。供区创面通过创面直接缝合、残留真皮的生长愈合等机制得以痊愈。

2．皮片成活的机制　皮片移植的成活受到皮片切除时间和受区条件的限制，一般认为，皮片切除时间越短、受区血供越好、术后固定越可靠、污染越轻、引流越通畅，则皮片成活会越好。目前研究提示，皮片的成活要经历3个阶段，即血清吸收、血管连接和再血管化（图14-2-1）。

（1）血清吸收阶段：植皮最初营养通过创面区域的血浆循环获得。

（2）血管连接阶段：皮片的血管和受区血管出现沟通提供血供，连接的模式有三种。

1）移植皮片血管退化，留下基底膜结构，受体内皮细胞增殖内向生长，定植在移植皮片的基底膜。

2）移植皮片和受体血管断端连接。

3）内皮细胞从受体向移植皮片的内向生长。

（3）移植皮片的再血管化：受区血管重新长入移植皮片中，并有成纤维细胞的介入和纤维连接。

3．皮片的分类　移植皮片根据皮片包含的组织成分（厚度）不同可以分为刃厚皮片、中厚皮片、全

厚皮片等（图14-2-2、图14-2-3）；根据皮片的组织来源可以分为自体皮、异体皮、异种皮。

（1）根据皮片包含的组织成分（厚度）分类

1）刃厚皮片：只包含表皮和少量的真皮乳头的

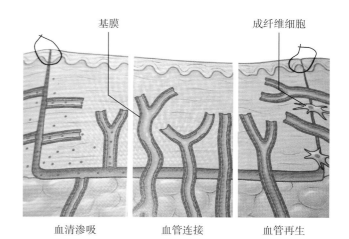

图14-2-1　皮片成活三阶段示意图

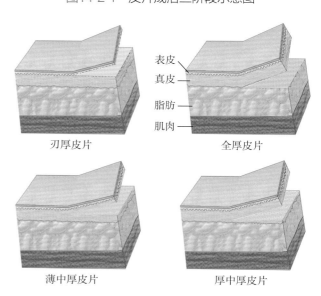

图14-2-2　常用皮片切取层次示意图

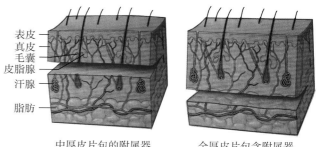

图14-2-3　皮片切取后附属器残余示意图

皮片，菲薄如刀，易成活、多挛缩、色沉重、不耐磨。供区可通过皮肤附属器上皮和残余的表皮基层增生自然愈合，仅用于感染创面的覆盖或大面积烧伤的治疗。

2）中厚皮片：又称断层皮片，包含表皮和部分真皮，根据皮片中真皮厚度的不同，又可分为薄中厚皮片和厚中厚皮片，是整形科应用最多的皮片，比较容易成活，成活后收缩适度，有一定色沉，耐磨性好。供区创面可以由来自附属器的上皮增生自然愈合，可以获得较好的修复效果，用于大多数创面的修复。

3）全厚皮片：包含表皮和全层真皮，成活要求较高，成活后挛缩轻、色沉少、耐磨，具有一定的皮肤附属器，属于质量较好的皮片。供区不能自然愈合，需要直接或转移皮瓣缝合，主要用于面部等重要器官的创面修复。

4）带有真皮血管网的皮片：包含表皮、真皮和真皮下血管网等少量皮下组织，成活要求很高，如部分成活欠佳，可能造成色素不均现象。成活后挛缩少、耐磨、有较多的皮肤附属器，质地柔软。供区需要直接缝合或者转移皮瓣缝合，主要用于要求很高而血供良好的器官修复。

（2）根据皮片的组织来源分类

1）自体皮：在同一个个体上采取和移植的皮片称为自体皮片，无免疫排斥，现取现用，是活的组织移植，疗效好，可以长期存活。一般皮片取自身体比较隐蔽的躯干部位（图14-2-4）。

2）异体皮：从同种的个体上采取皮片，移植到另一个个体上，有一定的免疫排斥。如果供体、受体的基因来源一致，如同卵双生，则称为同基因移植。异体皮多取自尸体，经过深低温保存，也有一定的组织活性，可以暂时成活，但最终会被排斥脱落。一般可以成活2~3周，为自体皮的成活提供基础。多用于大面积烧伤的治疗。目前有一种商品将异体皮脱细胞处理，降低其抗原性，称为异体脱细胞真皮基质，只保留了胶原支架，移植后可以长期存活。

3）异种皮：从一个物种的个体上采取皮肤，移植到另一个物种的个体上，因为物种之间有较强的免疫排斥，这种移植多不能成活，只是起到生物辅料的

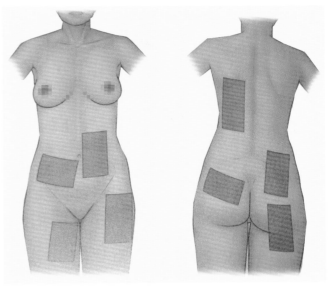

A. 腹侧供皮区　　　　　　B. 背侧供皮区

图14-2-4　自体中厚皮片常用供区

作用。主要用于暂时覆盖创面，减少感染。目前临床上有一些商品为异种皮肤脱细胞、降低抗原性等处理后的真皮支架，可以用于创面暂时覆盖、提供自体细胞生长的环境。

二、取皮的方法及分类

皮片的采取根据使用器械不同主要分为徒手取皮、鼓式取皮、滚轴刀取皮和电动取皮四类。整形科最常用的是前两种。

1. **徒手取皮** 即使用手术刀和常规操作器械切取皮片，常用的手法有两种：一种是直接切取一定厚度的皮片，可以直接用于移植；另一种是切取一定厚度的皮肤和皮下组织，然后剪除皮下组织，修成一定厚度的皮片（图14-2-5）。

2. **鼓式取皮** 使用专用的取皮鼓，切取一定厚度的皮片（图14-2-6）。该技术需要取皮鼓与皮肤的紧密粘结、调整取皮的厚度和一定的操作技术，需整形专业的培训。优点是厚度均匀，可采取大面积的皮片。

3. **滚轴刀取皮** 绷紧供区皮肤，使用滚轴刀，通过调整刀具的角度，切取一定厚度的皮片（图14-2-7）。需要一定的操作技术。优点是操作方便，容易掌握。

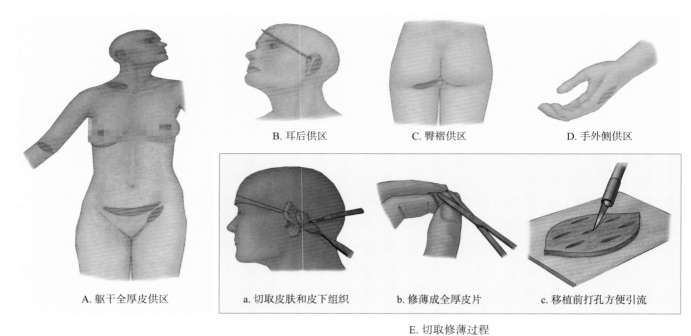

B. 耳后供区　　　C. 臀褶供区　　　D. 手外侧供区

A. 躯干全厚皮供区

a. 切取皮肤和皮下组织　　　b. 修薄成全厚皮片　　　c. 移植前打孔方便引流

E. 切取修薄过程

图14-2-5　全厚皮片供区与切取修薄过程示意图

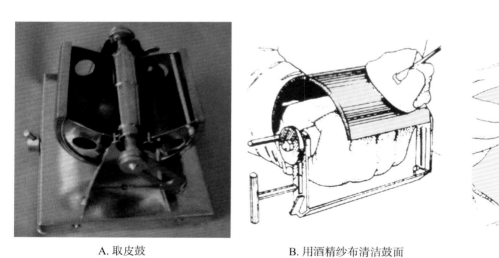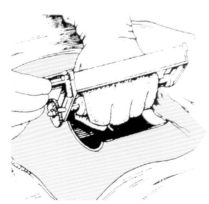

A. 取皮鼓　　　　B. 用酒精纱布清洁鼓面　　　　C. 将鼓面紧密黏附于皮肤上

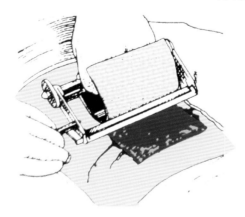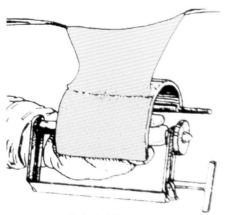

D. 切取一定厚度的皮片　　　　E. 将皮片自鼓面取下

图14-2-6　取皮鼓取皮过程示意图

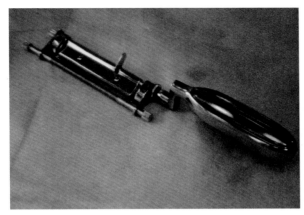

A. 常用滚轴刀

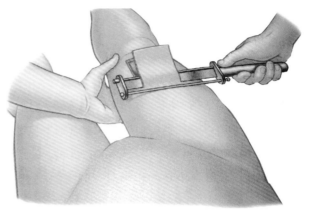

B. 滚轴刀取皮示意图

图14-2-7 滚轴刀取皮示意图

4. 电动取皮 通过调整电动取皮刀的角度，在绷紧的皮肤上采取一定厚度皮片（图14-2-8）。其优点是操作简单，取皮厚度稳定。

三、植皮的方法及分类

皮片的覆盖形式要根据创面的特点而定，根据皮片移植的形态可以分成片状植皮、网状植皮、点状植皮等；为了移植皮片的成活，有效的固定是必不可少的步骤，根据固定方法不同，植皮可以分成包堆固定法、压迫固定法、内嵌固定法等三类。

1. 根据移植皮片的形状和大小分类

（1）片状植皮：移植的皮肤呈片状，是多数植皮采用的方法，成活后皮肤质量较好。当受区创面有感染时，也可以将皮片裁成邮票大小进行移植，称为邮票植皮。

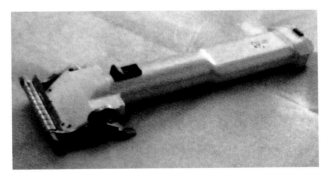

A. 电动去皮机

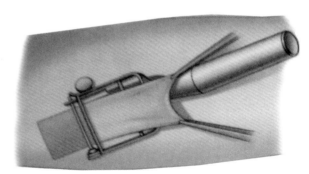

B. 电动去皮机去皮示意图

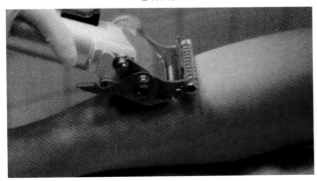

C. 调整电动去皮厚度

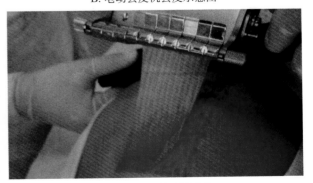

D. 展示取下的中厚皮片

图14-2-8 电动取皮刀取皮过程

（2）网状植皮：将移植皮片通过手术刀或拉网机制成网状，扩大植皮面积，用于较大创面的移植覆盖（图14-2-9）。成活后皮肤有网格状花纹，质地较片状植皮要差。有时为了充分引流渗出液，也可以将移植皮片制成网状，为了减少成活后皮肤收缩，可以切割较小的网孔。

（3）点状植皮：取皮时，以针尖挑起后采取皮片，每个皮片均成为直径5mm左右的点状，供区可以自然愈合，主要用于感染创面的修复，操作比较方便，可在换药室完成。

2. 根据包扎固定皮片的方法进行分类

（1）包堆固定法植皮：是整形外科植皮最常见的包扎方法，即在植皮缝合的周边留下较长的缝线，缝合完毕后，在植皮区均匀放置较多的纱布，使用相对的周边缝线分别打结，压迫固定移植的皮肤（图14-2-10）。根据个人习惯可以采用干纱布或湿纱

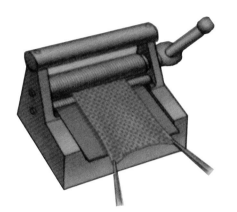

A. 拉网机将皮片制成网状

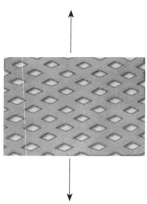

B. 将皮片面积拉伸1.5～2倍

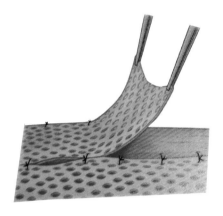

C. 网状皮片移植固定

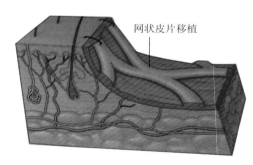

D. 网状皮片移植后

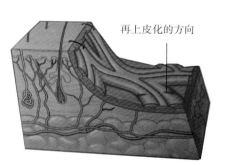

E. 网状皮片再上皮化

图14-2-9　网状皮片的制备和成活过程示意图

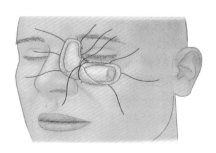

A. 包堆的包扎方法

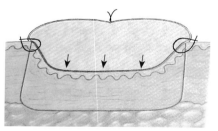

B. 包堆固定截面示意图

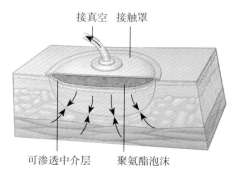

C. 真空辅助闭合敷料固定

图14-2-10　包堆固定法示意图

布，俗称"干包"和"湿包"。

（2）压迫固定法植皮：在植皮区均匀地放置较多的纱布，然后通过绷带压迫可靠地包扎固定。也是常用的植皮包扎方法，通常用于四肢等容易可靠包扎固定的部位，如手部、足部等，但效果不如包堆固定法可靠。

（3）内嵌固定法植皮：将皮肤植入腔穴内时，通过皮肤缝成的腔穴表面填塞较多的敷料、模具等，将皮片固定到腔穴的创面上。会阴区主要用于阴道成形。

四、外阴植皮的特点

外阴区域由于生理解剖特点，植皮较其他部位有所差别。其植皮主要特点有以下三个方面：一是位置多变不容易固定；二是附近有多个器官开口，容易污染；三是组织疏松容易感染。针对这些问题，植皮时要有一定的应对措施。

1．可靠固定、彻底引流、防止感染 由于局部组织疏松，术中出血要彻底。组织渗出较多时，移植皮片上可打出一些孔洞以便引流。会阴区域不同体位时位置、面积变化较大，植皮后最好采用包堆固定法，不宜采用直接压迫固定法。如植皮面积较大，要同时限制下肢的体位，以避免植皮的错动和固定不可靠。术后应使用抗生素防止感染。

2．控制大、小便 为了防止术后污染，外阴植皮术后必须控制大便和小便，控制大便的方法可以采用术前清洁灌肠，术后禁食7天，然后改无渣流食、半流食，一般不需要深静脉营养；控制小便可以插导尿管，一般在包堆打开后再拔出尿管。

3．控制感染、早期开包 植皮术后，要保持会阴区敷料的干燥，严密观察植皮区域的渗出和感染情况，如果渗出较多、局部味道较大，可以适当在包堆辅料上洒乙醇和氯霉素粉，以控制感染。另外，会阴区的包堆要比其他部位的包堆早些打开，如果干燥、清洁，可以按照正常的时间，在术后12～14天打开包堆；如果局部渗出较多，有异常味道，建议可早至7～10天打开包堆，以方便创面的换药和处理。

五、典型病例

病例1：患者，女性，63岁，因外阴佩吉特病6年就诊。检查外阴广泛侵犯，呈湿疹样外观，淋巴结未见转移。择期在全麻下行病灶切除，自下腹部取厚中厚皮片，修复切除后的创面，术后皮片成活良好（图14-2-11）。术后1年随访，未见复发迹象。

病例2：患者，女性，48岁，因外阴鲍恩病4年就诊。检查见外阴广泛侵犯，未见淋巴结转移，择期在全麻下行病灶切除植皮术，术后恢复良好。术后2年复查，未见复发迹象（图14-2-12）。

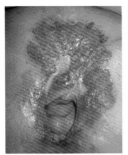 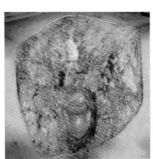 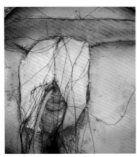 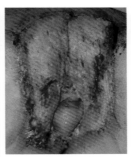 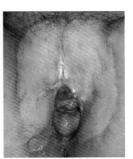

| A. 外阴佩吉特病 | B. 肿物切除后创面 | C. 下腹供皮及外阴植皮 | D. 术后12天 | E. 术后1年 |

图14-2-11 外阴佩吉特病病灶切除后植皮

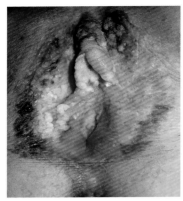
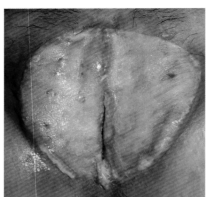
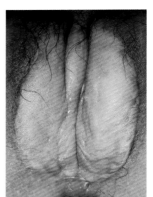

A. 外阴鲍恩病   B. 切除植皮后2周   C. 术后2年

图14-2-12 外阴鲍恩病切除植皮的术后效果

（车可心 原 野 王可可）

第三节 外阴恶性肿瘤切除后的组织瓣修复术

如果外阴的恶性肿瘤细胞分化程度较低、浸润深度较深，或者侵犯了重要器官，如尿道、阴道、肛门等，切除后可能遗留较深的创面，且有一些重要组织的暴露，如骨骼、神经、血管等，单纯植皮已经难以修复，往往需要转移一些组织瓣进行修复。当肿瘤细胞所占比例低于一定的百分比（0.1%）时，即便通过各种常用的手段，也很难确诊，所以需要手术切除的范围实际上应该大于肿瘤的浸润范围，尽管人体对肿瘤有一定的摧毁能量，如基底细胞癌切缘阳性者中，真正复发的只占20%～40%，可尽量切除干净仍然是外科医生所执着的信念，因为这意味着彻底治愈。而这种操作有时会形成很大的创面，难以直接闭合，为了方便闭合创面而姑息切除，很容易导致肿瘤的复发，最好的策略就是联合多个学科，在充分切除的前提下，即刻进行重建。

一、组织瓣的概念和分类

具有完整血供的组织瓣的应用为整形外科领域带来巨大的变革，在修复过程中它们可以提供多种组织成分和较大的组织量，其本身带有充足的血运，可用作器官重塑。常用的组织瓣根据其包含的组织不同可以分成皮瓣、肌皮瓣、筋膜皮瓣、穿支血管皮瓣和以显微外科手术技术移植的复合组织瓣等。它们使得整形外科医生的治疗手段更加多样化、灵活化。

1. 组织瓣的概念 以血供解剖单位为基础界定的组织结构，可以作为组织转移和修复的单元。

2. 常用组织瓣分类 常用的组织瓣可以由皮肤、皮肤和筋膜、皮肤和肌肉、皮肤肌肉和骨骼等结构组成，分别称为皮瓣、筋膜瓣、肌皮瓣、骨皮复合组织瓣等。其中，临床最常应用的是皮瓣，即具有血液供应的皮肤及其附着的皮下组织。

3. 修复用组织瓣选择的原则 创面的修复方法，应该遵循由简单到复杂、由近及远的基本原则（图14-3-1）。

二、局部皮瓣转移修复外阴创面

局部皮瓣就是利用局部组织的松动性，将组织量相对比较富裕部位的皮肤组织，通过一定的方法转移到创面区进行修复，而供区则通过组织拉拢、推进、改形或植皮等方法进行关闭。外阴肿瘤切除后，如果

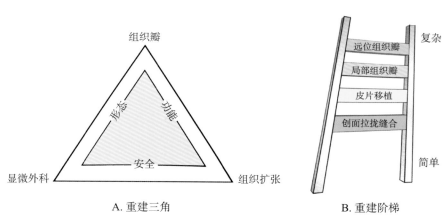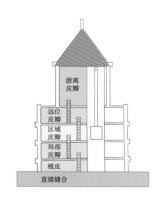

图14-3-1 组织修复方法选择示意图

创面较小，可以考虑局部皮瓣进行修复。局部皮瓣属于任意皮瓣，其掀起深度为深筋膜浅层，主要是通过皮肤中的血管分支供血，因为不包含知名动脉，其血供单元长度受限，不能设计得太长，一般要求长宽比不宜超过1.5：1。局部皮瓣的命名一般根据设计皮瓣的形状和转移方法进行命名。常用的局部皮瓣包括推进皮瓣、旋转皮瓣和插入皮瓣三类。

1．不同形状创面修复常使用的局部皮瓣

（1）梭形创面的修复方法：V-Y推进皮瓣、双蒂推进皮瓣、旋转皮瓣和插入皮瓣等（图14-3-2）。

（2）三角形创面的修复方法：直接缝合、旋转皮瓣、一侧单边推进皮瓣（Burrow皮瓣）、双侧单边推进皮瓣（A-T皮瓣）、易位皮瓣等（图14-3-3）。

（3）圆形创面的修复方法：单侧旋转皮瓣、双侧反向旋转皮瓣、一侧单边推进皮瓣、改良菱形皮瓣等（图14-3-4）。

（4）椭圆形创面修复方法：旋转皮瓣、改良菱形皮瓣、皮下蒂或肌肉蒂三角形皮瓣等（图14-3-5）。

（5）方形创面修复方法：单蒂推进皮瓣、单边推进皮瓣等（图14-3-6）。

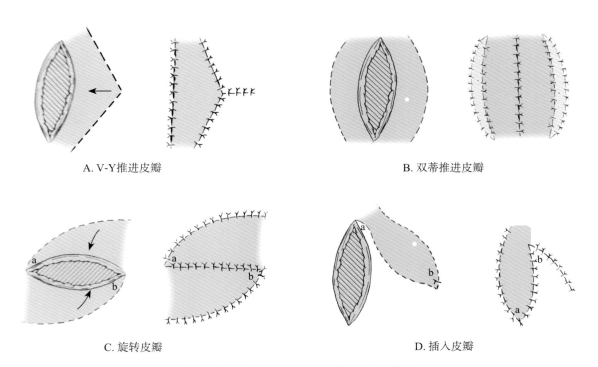

图14-3-2 梭形创面常用修复方法示意图

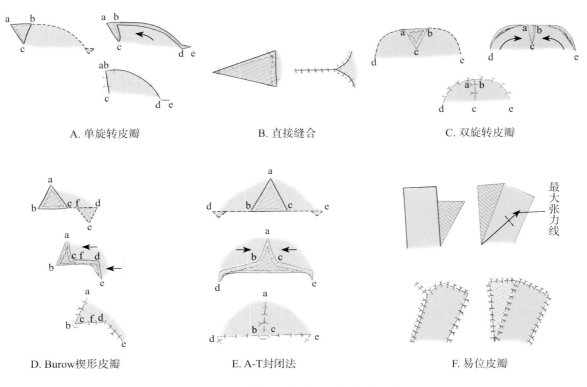

A. 单旋转皮瓣　　　　　　　B. 直接缝合　　　　　　　C. 双旋转皮瓣

D. Burow楔形皮瓣　　　　　E. A-T封闭法　　　　　　F. 易位皮瓣

图14-3-3　三角形创面常用修复方法示意图

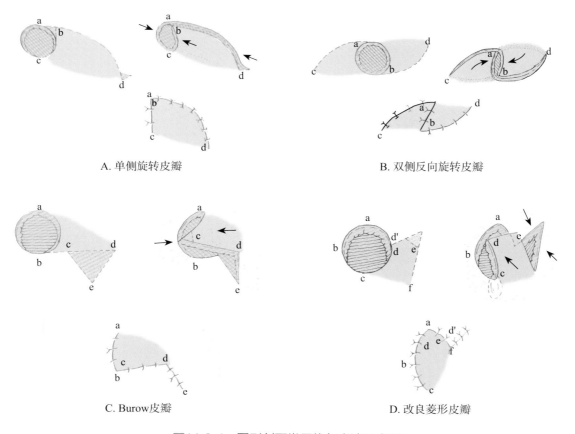

A. 单侧旋转皮瓣　　　　　　　　　　B. 双侧反向旋转皮瓣

C. Burow皮瓣　　　　　　　　　　D. 改良菱形皮瓣

图14-3-4　圆形创面常用修复方法示意图

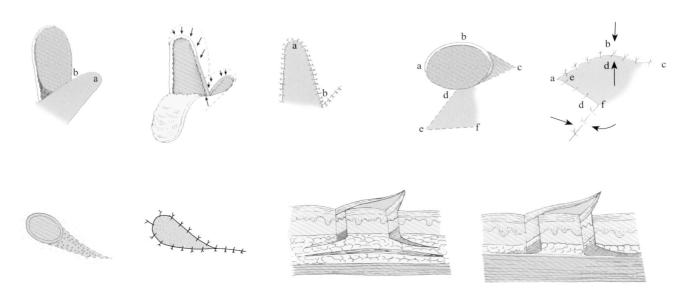

图14-3-5 椭圆形创面修复常用局部皮瓣示意图

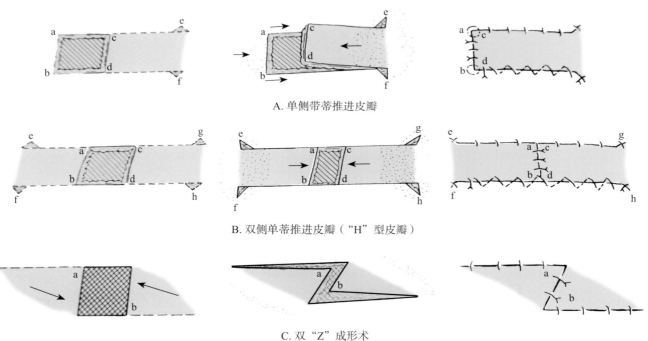

A. 单侧带蒂推进皮瓣

B. 双侧单蒂推进皮瓣（"H"型皮瓣）

C. 双"Z"成形术

图14-3-6 方形创面修复常用局部皮瓣示意图

（6）菱形创面的修复方法：菱形皮瓣、改良菱形皮瓣、双"Z"改形法等（图14-3-7）。

2．手术适应证

（1）外阴癌术后遗留较深、较小的创面，累及外阴的形态和功能。

（2）创面周围有可以动用的富裕组织。

3．手术禁忌证

（1）肿瘤切除后遗留创面过大，局部皮瓣难以修复。

（2）创面周围缺乏可转移的富裕的皮肤组织瓣。

（3）患者情况较差，难以耐受皮瓣转移带来的影响。

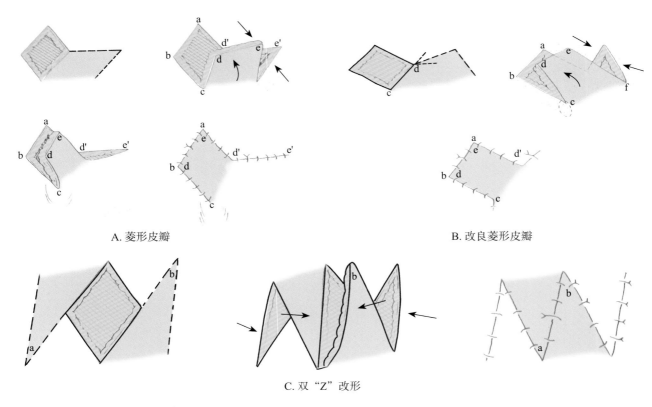

A. 菱形皮瓣　　　　　　　　B. 改良菱形皮瓣

C. 双 "Z" 改形

图14-3-7　菱形创面修复常用局部皮瓣示意图

4. 手术的基本过程　全身麻醉，截石位，常规消毒铺巾。首先根据肿瘤的特点，将原位癌或局部浸润外阴癌切除，创面充分止血。然后在创面周边设计局部皮瓣，根据手术设计，切开皮肤皮下组织，在深筋膜浅层掀起所设计的皮瓣转移到创面部，缝合肿瘤切除后遗留创面，供瓣区充分止血后，改形缝合或植皮闭合创面。

5. 手术注意事项

（1）长宽比的要求：局部皮瓣属于任意皮瓣，在会阴区域其血供一般，设计皮瓣最佳的长宽比是1:1，个别部位，其皮下含有知名动脉，则可以适当增加其长宽比。

（2）蒂的选择：一般设计皮瓣，如果条件允许，最好将蒂部设计在顺应血供方向、血管比较丰富的部位，以保证皮瓣掀起后其血供更加可靠。

（3）皮瓣的大小：一般设计的皮瓣要略小于或等于创面，但皮瓣转移的最长轴应该可以达到创面的最远部，以免封闭创面时张力过大，有时转移皮瓣时感觉皮瓣张力较大，可以适当延长切口，或者做一个横

向的浅层回切，以方便转移。

（4）供瓣区选择：原则是以非重要区域修复重要区域，以富裕区域修复匮乏区域。

三、扩张皮瓣转移修复外阴创面

外阴的恶性肿瘤切除后一般需要即刻修复，不适宜使用扩张皮瓣，但有些发展缓慢的恶性肿瘤，如基底细胞癌，必要时也可以采用扩张的方法进行皮瓣修复。基于外阴区域的皮肤特点，扩张器一般要放置在外阴之外的区域，如下腹部、股内侧等，但因应用得很少，在此仅做简单介绍（图14-3-8）。

1. 手术适应证

（1）恶性肿瘤慢性发展，短时间内没有转移倾向，可以等待6个月以上行切除术。

（2）肿瘤周边邻近组织有丰富的皮肤组织，如邻近大腿内侧、下腹部等，可以选作皮肤扩张区域。

（3）有足够的时间和经费来支撑整个皮肤扩张过程。

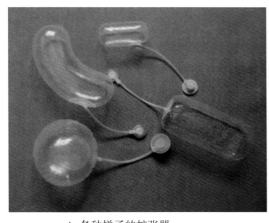

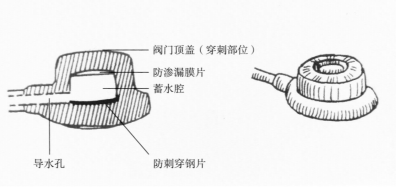

A. 各种样子的扩张器　　　　　　　　　　B. 注射壶剖面图　　　　　　　　　　C. 注射壶外观图

图14-3-8　扩张器外观和注射壶的结构

2．手术禁忌证

（1）肿瘤需要尽快切除，创面需要立刻修复。

（2）肿瘤转移性强，扩张手术可能引起肿瘤转移。

（3）肿瘤周边缺乏皮肤富裕区域作为扩张皮瓣的供区。

3．手术的基本过程　扩张皮瓣手术分为两期，第一期是埋置扩张器，第二期是取出扩张器，转移瓣修复创面。两者之间是注射扩张期，一般需要3～6个月。

（1）埋置扩张器：全身麻醉，截石位，常规消毒铺巾。在准备切除肿瘤的周边设计扩张器埋置区域，在邻近部位做切口，自深筋膜浅层进行潜行剥离，使之可以平铺放置选定大小的扩张器，充分止血备用。将消毒好的扩张器注入空气，检查是否有漏气，如果合格则浸泡在抗生素盐水中备用。剥离一个较浅的通道，准备放置扩张器的注射壶。再次检查无明显出血后，将扩张器置入剥离腔隙中，并正确放置注射壶（正面朝向皮肤方向，如果放置反了，则不能将盐水注入），放置引流管，分层缝合切开的创口，加压包扎，手术结束。

（2）扩张器注射扩张：一般术后2～3周开始少量注水，4周后正式注射，一般注水量以表面皮瓣的温度、色泽正常，指压反应正常为宜。有人建议，为加快注射过程，可以先超量注水，看到皮肤发白后，再抽出一定量的盐水，使得皮肤色泽恢复正常。总之注

水过程应该掌握先快、后慢的节奏，要减少、避免注水器并发症。一般注水针为较细的头皮针，扩张使用注射用盐水。等扩张皮肤达到预期的扩展量，则进行二期手术。

（3）扩张皮瓣转移：按照要求切除外阴肿瘤，止血备用。取出扩张器和注射壶，适当松解周围的组织，推进或旋转修复切除后的创面。

4．手术注意事项

（1）扩张皮瓣的设计要点：使用扩张皮瓣有几个基本前提，即肿物转移的风险较小，切除和创面修复可以等待数月到半年；肿物周边有比较丰富的正常皮肤，放置扩张器区域有一定的立体空间便于术后活动。在具备基本要求后，可以考虑进行扩张器埋置手术，在皮肤富裕区域，选择合适的扩张器（形状合适、大小=需要修复创面的面积×5ml），埋置于深筋膜浅层，其注射壶应埋置得较浅以方便注水。

（2）扩张皮瓣的扩张过程：扩张皮瓣的增大一部分来自对周边皮肤的牵拉，一部来自皮肤本身生物力学的变化，一部分来自皮肤自身的生长，因为这个过程是个渐变的过程，需要3～6个月才能实现皮瓣的明显增大。所以扩张器埋置后一般2～3周时开始注水，每周注水1次，以具备皮瓣膨胀而不影响皮瓣的血运为度。注水15～20次后测量皮瓣的大小，如果达标则转移，如果仍然较小，可以继续注水。

（3）扩张皮瓣的转移要点：扩张皮瓣的面积达到了修复创面需要的量后，可以进行扩张皮瓣转移，因

为扩张皮瓣本身的血供受扩张过程的影响，有一定的变化，设计推进皮瓣时一般没有问题，但设计旋转皮瓣或者插入皮瓣时，要注意血管走向，蒂部保留足够的宽度，不宜旋转的角度过大。

四、轴型皮瓣转移修复外阴创面

由于外阴癌切除面积较大、切除组织较深，往往需要即刻修复，一般修复难以实现，多需要采用轴型皮瓣转移进行修复。所谓轴型皮瓣就是指皮瓣中包含有知名动脉，并且按照血管走向设计的一定大小的皮瓣，根据皮瓣距离创面的距离不同，可以分成邻近皮瓣和远位皮瓣，根据皮瓣转移方法不同，可以分成带蒂皮瓣、岛状皮瓣和吻合神经血管的游离皮瓣。其中带蒂皮瓣应用最为安全和广泛。应用轴型皮瓣最为关键的解剖要点是三个方面：点，旋转点；线，主要供血血管的走行路径；面，即皮瓣掀起的平面和皮瓣单元供血可以覆盖的面积。其中前两者需要术前采用多普勒探测标记。

1. 外阴肿瘤切除后修复皮瓣的选择 外阴肿瘤切除术后，常遗留外阴部较大的伤口，有时还累及肛门、尿道、阴道等重要结构，即刻修复对于患者的伤口痊愈和生活质量的提高有重要的影响。目前，常用一些临近的皮瓣或者肌皮瓣进行修复，常用的组织瓣有腹直肌肌皮瓣、股薄肌肌皮瓣、股前外侧皮瓣、阴股沟皮瓣、臀沟穿支皮瓣、大腿内侧皮瓣、臀部皮瓣、髂腰部复合组织等，根据创面的大小、深度和需要重建的组织不同，可以选择不同的组织瓣进行修复（图14-3-9、图14-3-10）。

2. 外阴癌切除术后创面修复常用的轴型皮瓣

（1）带蒂轴型皮瓣：皮瓣的主要供血血管包含在皮瓣的蒂部，不予清晰解剖，这样可以最大限度地保留静脉回流、神经感觉和淋巴回流，有利于皮瓣的成活和保证皮瓣的质量。缺点是转移受蒂部位置和形状的限制，有时需要断蒂修整。

1）阴股沟皮瓣：1989年，新加坡的Wei首先应用

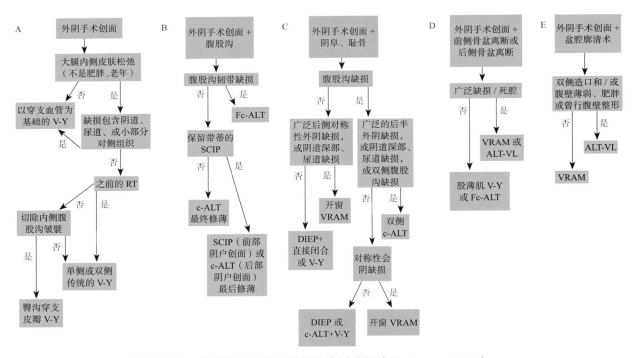

图14-3-9 外阴癌术后创面修复的皮瓣选择（Stefano，2016）

注：外阴癌切除术后会阴重建皮瓣的选择方法。A-E是与外阴相关的五种可能的缺陷。ALT-VL，带股外侧肌的大腿前外侧皮瓣；c-ALT，股前外侧皮瓣；DIEP：腹壁下动脉穿支皮瓣；PC-ALT，大腿前外侧筋膜皮瓣；RT，放射治疗；SCIP，旋髂浅动脉穿支皮瓣；VRAM，垂直腹直肌皮瓣。

资料来源：Stefano Gentileschi, Maria Servillo, Giorgia Garganese, et al. Surgical therapy of vulvar cancer: how to choose the correct reconstruction?. J Gynecol Oncol. 2016, Nor; 27(6): e60.

A. 可用于外阴重建的带蒂皮瓣

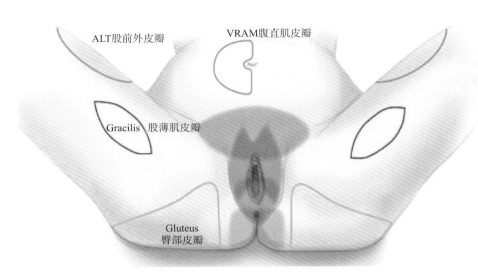

ALT股前外皮瓣　　　VRAM腹直肌皮瓣

Gracilis　股薄肌皮瓣

Gluteus
臀部皮瓣

B. 病例1

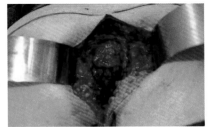

a. 直肠癌术后

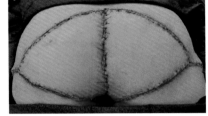

b. 臀筋膜皮瓣转移修复

C. 病例2

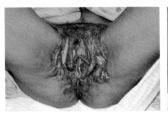

a. 弥漫性会阴汗腺炎

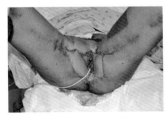

b. 右股浅外皮瓣—阴阜，双股
薄肌皮瓣—大阴唇，双臀下动
脉皮瓣—会阴后部

D. 病例3

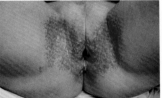

a. 外阴鳞癌放射治疗后

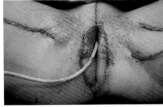

b. 股薄肌皮瓣修复

E. 病例4

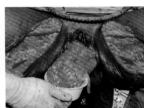

a. 转移双侧股薄肌皮瓣

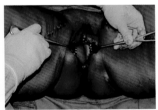

b. 重建全阴道

F. 病例5

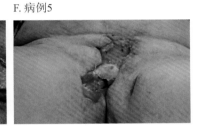

a. 鳞癌术后放射性阴阜坏死

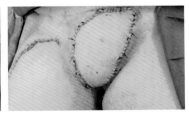

b. 股浅外侧皮瓣

G. 病例6

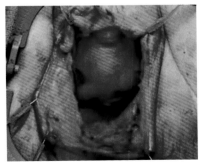

a. 外阴阴道后壁切除

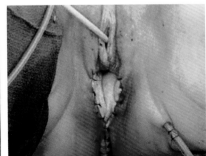

b. 腹直肌皮瓣转移

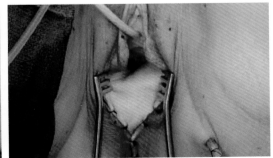

c. 皮下组织充填间隙

图14-3-10　外阴癌切除后创面修复皮瓣的选择（Alexander，2016）

资料来源：Alexander F. Mericli, Justin P. Martin, Chris A. Campbell. An Algorithmic Anatomical Subunit Approach to Pelvic Wound Reconstruction. Plast Reconstr Surg, 137; 1004, 2016.

于阴道成形术，是外阴修复最常应用的轴型皮瓣，供瓣区内侧界位于大阴唇外侧、外侧界为大腿内侧5cm范围以内、前界为耻骨联合水平、后界为阴道口后缘水平。其主要供血动脉根据形成皮瓣的蒂部不同，可以是阴唇后动脉（外径1mm）、阴部外浅动脉（外径1～2.5mm）、闭孔动脉（外径0.8mm）。修整外阴区后（图14-3-11），其供区可以直接缝合或植皮修复。

应用解剖要点：

以阴部外浅血管为蒂：①旋转点，阴部外浅动脉的主干起于股动脉下内侧，即股动脉内侧1cm、下方5cm形成1.5cm的圆，或者髂前上棘10cm画圆、耻骨结节5.3cm画圆，两者交汇处为其体表投影。②供血血管的走行路径，阴部外浅动脉的降支自旋转点水平内行，发出分支到阴股沟区上方、大阴唇外上方进入大阴唇区，并与闭孔动脉浅皮支、阴唇后动脉终末支吻合。③皮瓣掀起平面，深筋膜下层，由外向内侧、由下向上分离。④皮瓣最大切取面积，上界可至下腹部，下界达坐骨结节，宽度为9cm（大腿内5cm，会阴4cm）。

以阴唇后动静脉为蒂：①旋转点，阴唇后动脉起于会阴动脉，穿出会阴浅横肌达阴道口后缘，距离正中线2.7cm，距皮肤表面2.6cm。②供血血管的走行路径，在阴道口后缘外1.5cm范围，阴唇后动脉发出2～3支阴唇后动脉外侧支，行向前外侧，分布于阴股沟皮瓣下端，皮瓣设计可以阴股沟皱襞为纵轴。③皮瓣掀起平面，深筋膜下层，由外向内，由前向后掀起。④皮瓣最大切取面积，长11cm、宽5～5.5cm。

2）下腹部皮瓣（又称髂腹股沟皮瓣）：1973年，Daniel和杨东岳先后将该皮瓣吻合血管，游离移植成功。该皮瓣常用于外阴创面的修复，主要供血动脉来自股动脉分支：腹壁浅动脉皮瓣和旋髂浅动脉皮瓣（图14-3-12）。这个皮瓣可以整个移植，也可以分成

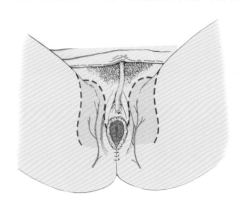
A. 阴唇后动脉为蒂的设计

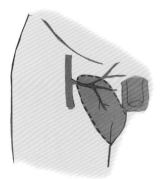
B. 阴部外浅血管为蒂的设计

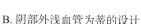
图14-3-11 常用阴股沟皮瓣的设计示意图

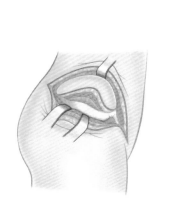
A. 旋髂深动、静脉复合组织瓣

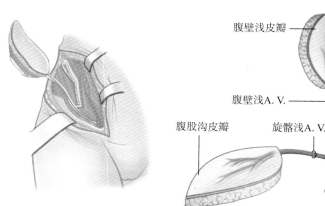
B. 旋髂浅、腹壁浅血管皮瓣

图14-3-12 下腹部皮瓣血供和切取范围示意图

两个皮瓣联合应用（图14-3-13）。优点是皮瓣面积较大，供区隐蔽，但腹壁浅动脉血管解剖不太恒定，管径较细，多用于带蒂转移。

应用解剖要点：

以旋髂浅动脉为蒂：①旋转点，旋髂浅动脉起自股动脉，体表投影在腹股沟韧带下方5cm，股动脉波动处。②供血血管的走行路径，旋髂浅动脉可分成深浅2支，其体表投影为腹股沟韧带中点下方股动脉波动最明显处到髂前上棘的连线。③皮瓣掀起平面，浅支（出现率86%，外径1mm）在深筋膜深面行走0.5cm，穿出阔筋膜，行向髂前上棘方向，可达棘上10cm处；深支（出现率100%，外径1mm）在深筋膜下，沿腹股沟韧带下方行走，在髂前上棘处穿出深筋膜进入臀部。皮瓣的掀起平面在腹外斜肌浅面，蒂部

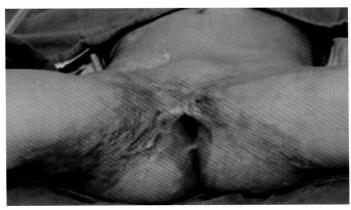

a. 会阴瘢痕挛缩术前外观

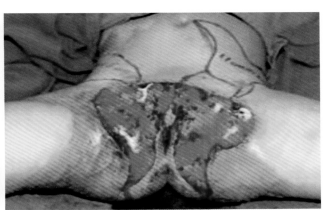

b. 瘢痕松解后设计旋髂浅动脉皮瓣和腹壁浅动脉皮瓣

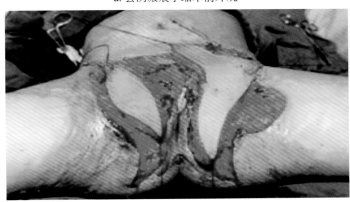

c. 术中转移皮瓣覆盖创面

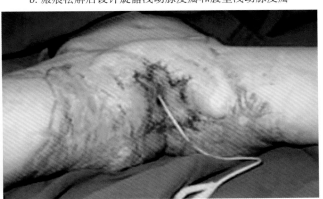

d. 术后13个月，对挛缩行"Z"改形

A. 4岁，女，采用旋髂浅动脉皮瓣和腹壁浅动脉皮瓣联合修复会阴创面

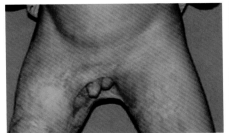

a. 会阴瘢痕挛缩术前外观

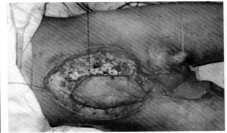

b. 转移腹壁浅动脉皮瓣修复

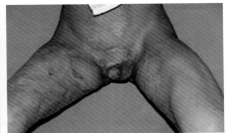

c. 术后42个月外观

B. 9岁，男，采用腹壁浅动脉皮瓣修复会阴创面

图14-3-13 腹壁浅动脉皮瓣或者旋髂浅动脉复合组织瓣（牛皓，2019）

资料来源：牛皓，宋慧锋，许明火，等. 会阴部亚单位缺损修复重建方案[J]. 中华整形外科杂志，2019，35（5）：436-440.

解剖需要在深筋膜深面。④皮瓣最大切取面积，浅支主要分布于腹股沟外侧半，蒂部约10cm，皮瓣面积可达15cm×12cm以上。

以腹壁浅动脉为蒂：①旋转点，腹壁浅动脉起自股动脉，可以与旋髂浅动脉共干，其体表投影也是在腹股沟韧带下方5cm，股动脉波动处。②供血血管的走行路径，自旋转点发出后，行向脐部，分成内外2支，其体表投影为腹股沟韧带中点下方股动脉波动最明显处到脐部的连线。③皮瓣掀起平面，腹壁浅动脉在深筋膜深面走行1cm后，穿过筛筋膜或阔筋膜进入浅层，多在股动脉起始点内侧1cm处跨越腹股沟韧带进入腹壁，然后垂直上行，其掀起平面在深筋膜浅层，近腹股沟韧带时进入深筋膜深面。④皮瓣最大切取面积，内侧支（出现率86%，外径1mm）主要分布在下腹部内侧半，外侧支（出现率66%，外径0.9mm）主要分布于下腹部外侧半。

（2）岛状轴型皮瓣：皮瓣主要供血血管要适当解剖，但不损伤，以其主要供血的血管神经束为蒂，进行皮瓣转移。其优点是血管蒂较长，转移比较方便，但要求术前对供血血管进行探测确定并准确定位。

1）股前外侧皮瓣：1984年，我国的宋业光、罗力生等首先在临床应用，是修复外阴常用皮瓣，其供瓣区位于大腿前外侧，主要供血动脉为旋股外侧动

脉降支（外径2.1mm）及其皮肤分支（图14-3-14～图14-3-16），有人将其供血方式归类为穿支皮瓣。如果供瓣区面积不大，可以直接缝合，如果供瓣区面积较大，可以植皮修复。

2）应用解剖要点：①旋转点，为发自股深动脉的旋股外动脉降支，自股直肌和股外侧肌间隙穿出。平卧位，髂前上棘-髌骨外缘连线的中点为圆心，3cm为半径画圆的外下象限为其体表投影。②供血血管的走行路径，使旋转点位于皮瓣上1/3中央部，以髂前上棘-髌骨外缘连线为轴设计皮瓣。③皮瓣掀起平面，深筋膜下层，由内向外掀起。④皮瓣最大切取

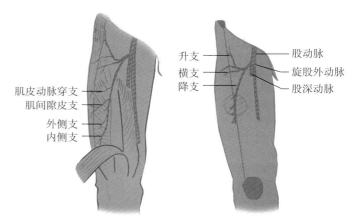

旋股外动脉降支及其分支　旋股外动脉降支及其分支体表投影

图14-3-14　股前外侧皮瓣供血动脉及体表投影

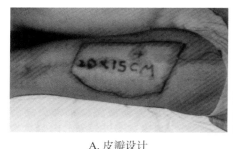

A. 皮瓣设计

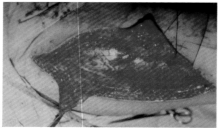

B. 掀起皮瓣

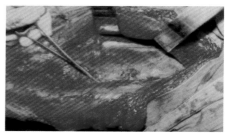

C. 显露降支

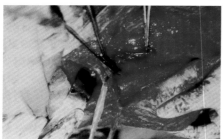

D. 解剖穿支

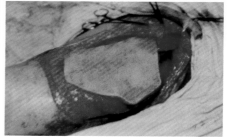

E. 游离皮瓣

图14-3-15　股前外侧皮瓣转移手术过程（高建华，2006）

病例1

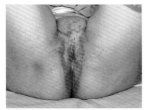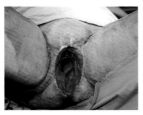

A. 外阴癌骨盆内复发伴放射性发炎

B. 盆腔廓清术，盆底缺损和死腔

病例2

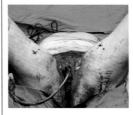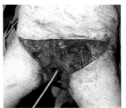

A~C. 外阴、耻骨、阴阜、腹股沟缺损，股血管暴露，左侧腹股沟韧带部分切除

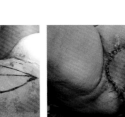

C. 股前外侧皮瓣，带股外侧肌，两个穿支

D. 皮瓣修复创面

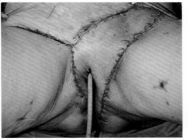

D. 股前外筋膜皮瓣修复缺损。阔筋膜重建腹股沟韧带

E. 修薄皮瓣末端开窗修复阴道口术后

图14-3-16 应用股前外侧皮瓣修复外阴创面（Stefano，2016）

资料来源：Stefano Gentileschi, Maria Servillo, Giorgia Garganese, et al. Surgical therapy of vulvar cancer: how to choose the correct reconstruction?. J Gynecol Oncol. 2016, Nor: 27(6): e60.

面积，约15cm×25cm，上界阔筋膜张肌远端、下界髌骨上7cm、内侧界为股直肌内侧缘、外侧界为股外侧肌间隔。

（3）穿支皮瓣：是利用知名动脉的皮肤穿支作为主要供血动脉的筋膜皮瓣，筋膜皮瓣供血模式有多种（图14-3-17），因一般不牺牲知名动脉，故应用比较灵活、方便。一般可以将会阴部的创面根据部位不同分成上部、中部和下部3个亚单位，不同的亚单位的创面可以选择不同的穿支皮瓣进行修复（图14-3-18）。最常应用的穿支皮瓣有上部的阴部外浅动脉穿支皮瓣（SEPP）、闭孔动脉前支穿支皮瓣（AOAP）和阴部内动脉穿支皮瓣（IPP）。

阴部内动脉穿支皮瓣（IPP、IPAP，又称臀沟皮瓣）：是会阴修复常用的穿支皮瓣。其供瓣区位于两侧的臀股沟区域，其主要供血动脉为阴部内动脉的皮肤穿支。阴部内动脉穿支皮瓣血供来源与髂内动脉，穿支从坐骨结节、尾骨顶端和阴道口（或阴囊）形成的三角形中穿出，该皮瓣适用于修复会阴中区缺损。可以先用多普勒超声血流探测仪在此三角内探及穿支动脉穿出点位置，选择最强穿支动脉作为血管蒂，根据穿支动脉穿出点为轴心，可设计旋转角度小于90°的局部皮瓣，90°~180°的螺旋皮瓣，或者沿阴部内动脉走向设计V-Y推进皮瓣。切取皮瓣时，可由远端先切开皮肤、浅筋膜，向血管蒂钝性分离，由于阴部

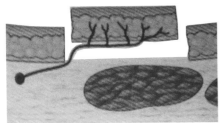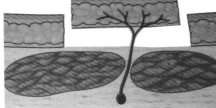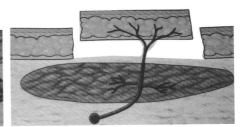

A. Ⅰ类   B. Ⅱ类   C. Ⅲ类

图14-3-17 筋膜及筋膜皮瓣的Mathes-Nahai分类

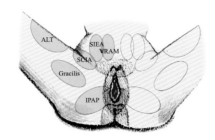

A. 会阴部亚单位及皮瓣选择示意图

注：ALT：股前外侧皮瓣；SCIA：旋髂浅动脉皮瓣；SIEA：腹壁浅
动脉皮瓣；VRAM：垂直腹直肌皮瓣；Gracilis：股薄肌肌皮瓣；
IPP（IPAP）：阴部内动脉穿支皮瓣。

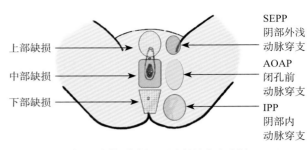

B. 会阴不同部位创面可选择的穿支皮瓣

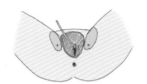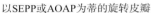

以SEPP或AOAP为蒂的旋转皮瓣

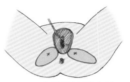

以IPP为蒂的旋转皮瓣

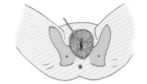

以AOAP或IPP为蒂的蝶形复合皮瓣

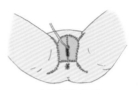

皮瓣转移术后

C. 会阴部常用穿支皮瓣的设计

注：SEPP. 阴部外浅动脉穿支皮瓣；AOAP. 闭孔前动脉穿支皮瓣；IPP. 阴部内动脉穿支皮瓣。

图14-3-18　会阴部亚单位及相关穿支皮瓣的选择和设计

内动脉处于较深的解剖位置，穿支被脂肪包绕，不必完全剔除血管蒂脂肪，设计螺旋桨皮瓣及局部皮瓣时，皮瓣宽度应小于7cm（图14-3-19、图14-3-20）。

应用解剖要点：①旋转点，阴部内动脉皮肤穿支，位于阴道口、坐骨结节和尾骨尖形成的三角区域中，一般以多普勒可以探测确定。②供血血管的走行路径，沿着臀褶的方向，以阴道外下方为蒂，指向坐骨结节。③皮瓣掀起平面，臀部深筋膜浅层。④皮瓣最大切取面积，以臀褶为中心，两侧各扩展2~3cm，长度6~10cm，三角形，底边在阴道旁。

（4）吻合血管的游离皮瓣：外阴肿瘤切除后很少应用游离皮瓣修复，除非面积很大而周边的血供良好，可以适当应用游离皮瓣，但鉴于这类皮瓣手术风险较大，一旦供血血管栓塞、创面感染会导致整个手术的失败，在会阴区创面修复中建议慎用。

3. 常用皮瓣转移手术

（1）手术适应证

1）外阴癌切除术后遗留较大且较深的创面。

2）外阴癌切除，损及阴唇、尿道、阴道、直肠等结构，需要进行器官重建者。

3）外阴癌，外阴局部曾进行放射治疗，血运不

良，切除后创面可能出现伤口愈合不良者。

（2）手术禁忌证

1）患者身体状态极差，难以耐受皮瓣转移手术者。

2）患者肿瘤切除不彻底，周边尚有大量肿瘤组织遗留者。

3）供瓣区有其他病变，不适合转移到肿瘤切除创面者。

（3）手术的基本过程：术前使用多普勒探测仪探测需要转移的轴型皮瓣的主要供血血管的走行轨迹，并进行清晰标记。

1）体位和麻醉：一般采用截石位，全身麻醉，常规消毒铺巾。

2）肿瘤切除和淋巴结清扫：根据外阴癌的大小、类型和侵犯范围，设定肿瘤的切除范围。按照计划彻底切除外阴癌病灶，并进行适当的淋巴结清除。创面彻底止血备用。

3）轴型皮瓣形成：根据创面的大小、部位，选择皮瓣的解剖特点，设计需要的轴型皮瓣，按照该皮瓣的特点切开并掀起该皮瓣。注意保护其主要供血血管蒂部。观察皮瓣，确认皮瓣的血供良好后，适当止

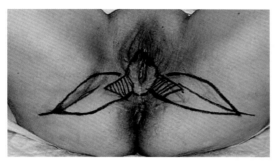

A. 双侧莲花状皮瓣

术前标记切除区域和皮瓣以臀褶为中心。以坐骨粗隆为界的三角形穿支皮瓣

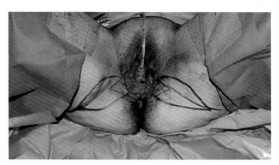

B. 切除复发性黑色素瘤

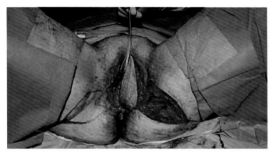

C. 筋膜上平面左侧皮瓣抬高，缺损部位移位

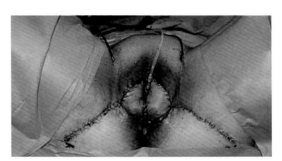

D. 引流和缝合后的最终结果

图14-3-19　阴部内动脉穿支皮瓣修复会阴部创面（Bodin，2012）

资料来源：F. Bodin, D. Weitbruch, F. Seigle-Murandi, P. Volkmar, C. Bruant-Rodier, J. F. Rodier. Vulvar reconstruction by a "supra-fascial" lotus petal flap after surgery for malignancies. Gynecologic Oncology 125(2012): 610-613.

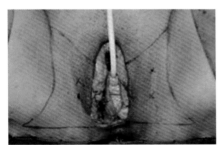

a. 外阴鳞癌术后创面10cm×8cm

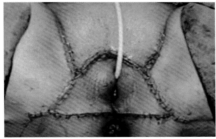

b. 转移闭孔前动脉穿支皮瓣修复

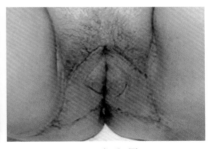

c. 术后2周

A. 女，70岁，转移双侧蝶形闭孔前动脉穿支皮瓣修复外阴创面

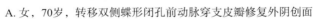

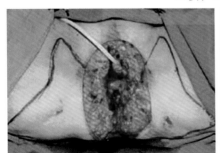

a. 外阴鳞癌术后创面20cm×16cm

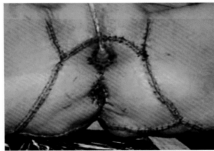

b. 转移双侧阴部内动脉穿支皮瓣修复

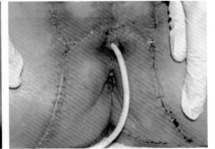

c. 术后2周

B. 女，66岁，转移双侧蝶形阴部内动脉穿支皮瓣修复外阴创面

图14-3-20　转移闭孔动脉前支穿支皮瓣或阴部内动脉穿支皮瓣修复外阴创面（谢昆，2018）

资料来源：谢昆，温冰，瞿伟，等. 穿支皮瓣在修复会阴区肿瘤术后缺损中的应用[J]. 中华整形外科杂志，2018，34（9）：704-708.

血备用。

4）转移皮瓣修复创面：将形成的轴型皮瓣转移到肿瘤切除后的创面，分层缝合，封闭该创面，放置引流管。

供瓣区闭合：根据供瓣区的特点，通过直接缝合、局部改形或者植皮法封闭创面。

（4）手术注意事项

1）选择轴型皮瓣的基本原则：血供可靠、邻近、操作方便、供区隐蔽容易闭合。

2）设计皮瓣的大小：应该接近或者略小于肿瘤切除后创面。

3）皮瓣转移成功的关键：是主要供血血管的结构正常和供血单元可靠，所以形成皮瓣时，要注意保护。

4）形成皮瓣血运的判断与处理：主要根据皮瓣的色泽、温度、皮瓣远端渗血状态等特点进行判断，或者通过注射吲哚菁绿后的荧光探测来进行判断。如果血运可靠，则直接转移，如果血运不可靠，则需要观察或者修剪皮瓣，直到可以见到可靠的皮瓣远端渗血。如果皮瓣血供不佳，则将皮瓣放回供瓣区进行延迟，或者直接修成皮片进行移植。

五、轴型肌皮瓣转移修复外阴创面

轴型肌皮瓣因为其组织量丰富、血运可靠、抗感染能力强，多被应用于会阴创面的修复，尤其是腹直肌肌皮瓣。据报道，因为腹直肌肌皮瓣的广泛应用，使得盆腔廓清术后的并发症明显减少。肌皮瓣的转移方法与皮瓣非常相似，只是需要同时带起肌肉部分，所以剥离平面多在肌肉间隙，组织瓣转移时最好将肌肉和其浅层的皮下筋膜、皮肤等结构缝合在一起，以免剥离中损伤了其血管蒂。常用于会阴创面修复的肌皮瓣有腹直肌肌皮瓣和股薄肌肌皮瓣。

1. 外阴癌切除后创面修复常用轴型肌皮瓣

（1）腹直肌肌皮瓣：1977年，Drever首先应用于乳房下瘢痕的修复，是最常用于会阴修复的肌皮瓣。腹直肌位于腹前壁正中线的两旁，居腹直肌鞘内，为上宽下窄的带形多腹肌，起自耻骨联合和耻骨嵴，肌

纤维向上止于胸骨剑突和第5～7肋软骨前面。长度平均26cm，中点宽度8cm。腹直肌肌皮瓣位于两侧腹部的中线外侧，以腹壁上、下动脉（外径3.4mm）为主要供血血管，皮瓣蒂部较长，可以转移到会阴区域各部。根据需要，可以调整大小并携带肌肉、皮下组织和皮肤。根据转移方式不同，可以形成带肌蒂的肌皮瓣、由血管穿支形成的岛状皮瓣、吻合血管的游离皮瓣等（图14-3-21）。会阴区修复应用最多的是带肌蒂的球拍状腹直肌肌皮瓣。

1）应用解剖要点：①旋转点，腹壁下动脉在腹股沟韧带上1cm发自髂外动脉内侧，其体表投影为腹股沟韧带内2/5与外3/5交界处。②供血血管的走行路径，腹壁下动脉在腹横筋膜后行向内上方，越过腹直肌外侧，由后方进入腹直肌并随之上行，有腹壁上动脉终末支吻合，沿途节段性发出肌皮分支，一般以一侧腹直肌走向为轴线进行设计（图14-3-22）。③皮瓣掀起平面，腹直肌区在腹直肌深面，跨越腹直肌外侧则可控制在深筋膜浅面，由内向外，由上向下掀起（图14-3-23、图14-3-24）。④皮瓣最大切取面积，内侧以腹中线为界，外侧可以超过腹直肌外侧缘3～5cm，上界是肋弓下缘1cm，下界是耻骨上方1cm，会阴修复主要应用上腹部皮瓣。

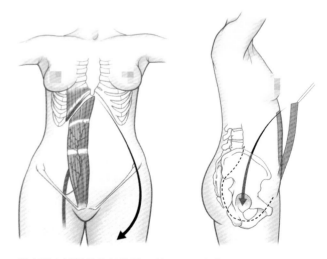

A. 腹直肌皮瓣转移修复外阴区创面　B. 腹直肌皮瓣修复盆腔创面

图14-3-21　腹直肌皮瓣转移模式

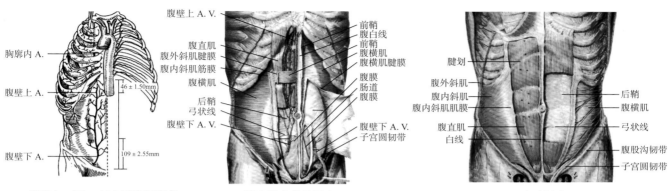

A. 腹壁上、下 A. 起点到肌门距离

B. 腹直肌血供及层次

C. 腹壁层次

图14-3-22 腹直肌的血供和临近的解剖层次

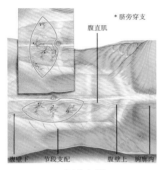

A. 皮瓣血供

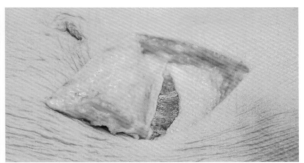

B. 皮瓣设计

C. 切开皮肤腹直肌前鞘

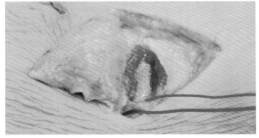

D. 找到腹壁下动脉

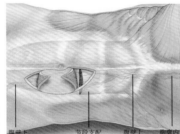

E. 切开皮肤

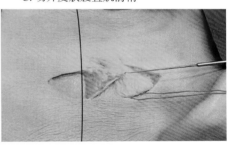

F. 扩大皮肤切口

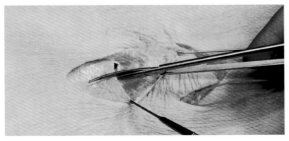

G. 扩大腹直肌前鞘的切口

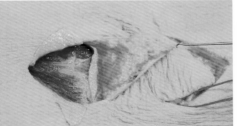

H. 显露腹直肌

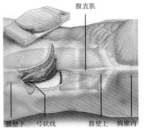

I. 解剖血管示意图

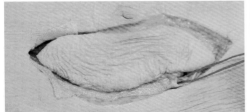
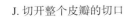

J. 切开整个皮瓣的切口

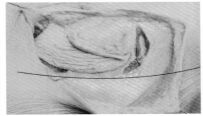

K. 切开整个范围内的腹直肌前鞘

L. 将整个肌皮瓣剥离

图14-3-23 纵行腹直肌穿支皮瓣解剖手术示意图

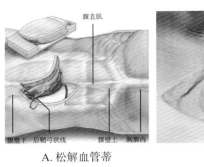

A. 松解血管蒂

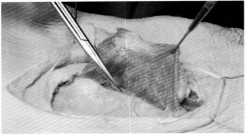

B. 剥离腹直肌深面筋膜

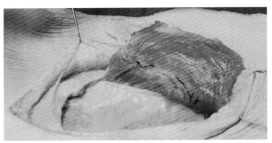

C. 显露腹壁下动脉及其分支

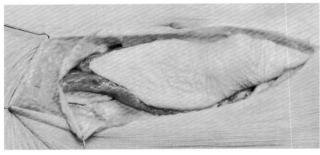

D. 皮瓣整个掀起

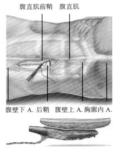

E. 形成皮瓣

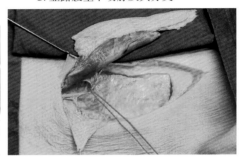

F. 松解血管蒂

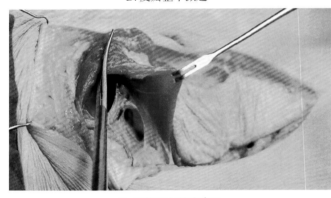

G. 切断下方的腹直肌

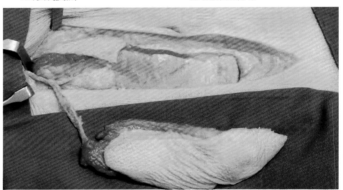

H. 形成岛状穿支皮瓣

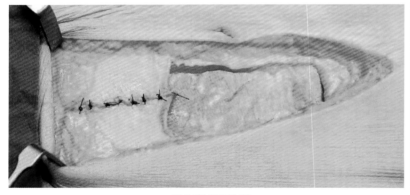

I. 闭合腹直肌前鞘

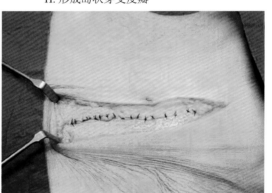

J. 缝合皮肤

图14-3-24 纵行腹直肌穿支皮瓣解剖手术示意图（续）

2）典型病例

病例1：患者，女性，63岁，外阴鳞癌。择期行外阴癌切除，腹直肌肌皮瓣转移术，术后恢复良好（图14-3-25）。

病例2：患者，女性，67岁，外阴癌术后复发。择期行外阴癌切除，腹直肌皮瓣转移术，术后恢复良好（图14-3-26）。

病例3：患者，女性，56岁，外阴平滑肌肉瘤2

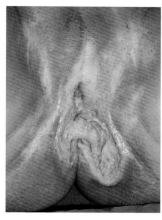

A. 外阴癌术前外观

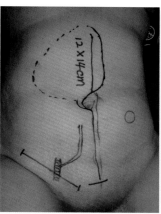

B. 腹直肌皮瓣术前设计

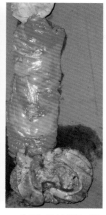

C. 切除的外阴肛肠

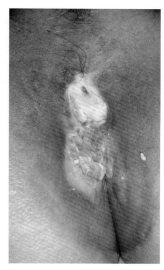

A. 外阴鳞癌术前外观

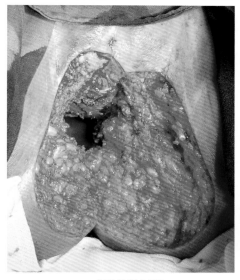

D. 术后外阴创面

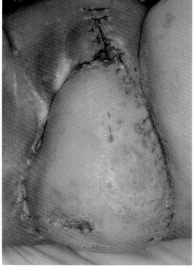

E. 皮瓣修复术后3周

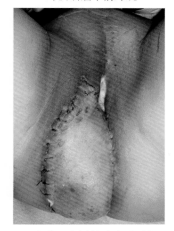

B. 腹直肌皮瓣转移术后3周

图14-3-25　外阴鳞癌切除后腹直肌肌皮瓣转移修复

图14-3-26　外阴鳞癌切除后腹直肌肌皮瓣修复后外观

注：女，63岁，发现外阴1年，体检提示：肿瘤浸润外阴、阴道口、肛门等结构。前哨淋巴结可疑转移。择期在全麻下行外阴癌切除术+腹股沟淋巴结清扫。手术顺利，术后半年复查未见复发。

年。放射治疗后，择期行肿瘤切除腹直肌肌皮瓣转移修复术，术后恢复良好（图14-3-27、图14-3-28）。

（2）股薄肌肌皮瓣：位于大腿前内侧，是会阴修复常用肌皮瓣，主要供血动脉为股深动脉股薄肌支（外径3.0mm），股薄肌位于大腿内侧皮下，以薄的腱膜起于耻骨联合的下半部、耻骨下支及坐骨下支，呈长带状肌向下纵行走行，至股骨内上髁平面移行为一扁圆腱，在缝匠肌的深层止于胫骨粗隆的内侧面。其优点是肌蒂较长、肌肉较薄，转移方便，缺点是其肌瓣下端1/3因为行走在缝匠肌深层，缺乏皮支供应皮瓣血运，故仅能应用其近端2/3设计皮瓣。

应用解剖要点：①旋转点，股深动脉的股薄肌支起自腹股沟韧带中点下方9cm处，斜向内下，经内收长、短肌之间，在耻骨结节下8cm处，由深面进入股薄肌，该点为肌皮瓣旋转点。②供血血管的走行路径，股薄肌支有多组，分节段性进入股薄肌，沿着股薄肌走行，其体表投影为耻骨结节与膝内侧半腱肌连线为皮瓣前缘，其后10cm范围可设计皮瓣（图14-3-29、图14-3-30）。③皮瓣掀起平面，股薄肌深面，由前向后、由近向远掀起皮瓣。④皮瓣最大切取面积，约10cm×15cm（图14-3-31～图14-3-33）。

（3）阔筋膜张肌肌皮瓣：1979年，Bostwick J首

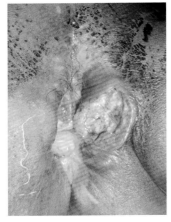
A. 外阴平滑肌肉瘤外观

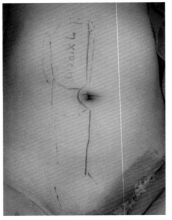
B. 腹直肌皮瓣设计

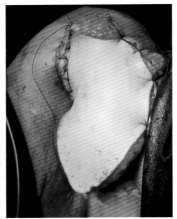
C. 转移皮瓣

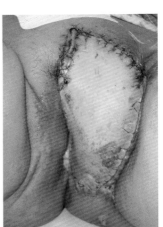
D. 术后3周

图14-3-27　外阴平滑肌肉瘤切除腹直肌肌皮瓣转移修复术

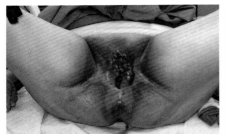
A. 外阴切除后放疗，肿瘤复发

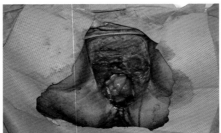
B. 盆腔清除术，明显死腔，盆底缺损

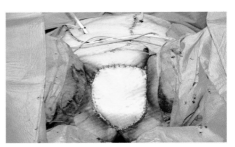
C. 带蒂经盆内垂直腹直肌肌皮瓣修复

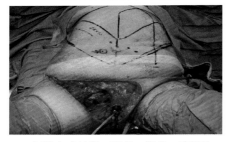
D. 切除上半外阴、耻骨、阴阜、腹股沟

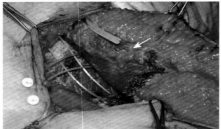
E. 术中放疗，分离垂直腹直肌皮瓣

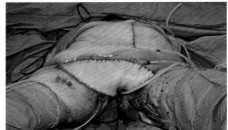
F. 皮瓣修复完成

图14-3-28　采用垂直腹直肌皮瓣修复盆腔、外阴缺损（Stefano，2016）

资料来源：Stefano Gentileschi, Maria Servillo, Giorgia Garganese, et al. Surgical therapy of vulvar cancer:how to choose the correct reconstruction?. J Gynecol Oncol. 2016, Nor; 27(6): e60.

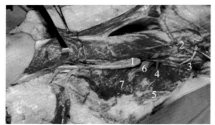
A. 29岁女性新鲜尸体标本右侧大腿股薄肌解剖

注：1. 股动脉；2. 旋股外侧动脉；3. 股深动脉；4. 股薄肌肌支；5. 股薄肌；6. 大收肌肌支；7. 大收肌。

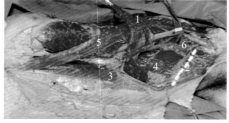
B. 26岁女性新鲜尸体标本，虚线表示肌皮瓣血管蒂长度

注：1. 长收肌；2. 股薄肌肌支；3. 股薄肌；4. 大收肌；5. 缝匠肌；6. 股深动脉。

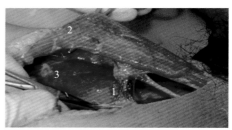
C. 34岁新鲜女尸标本，显示股薄肌支血管蒂长度

注：1. 股薄肌肌支；2. 股薄肌；3. 大收肌。

图14-3-29　股薄肌肌皮瓣血管解剖图

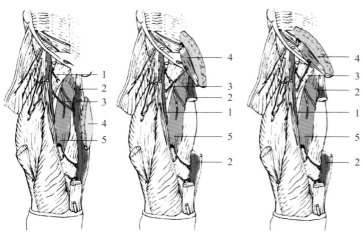

A. 切取股薄肌皮瓣　　B. 传统模式处理血管蒂　　C. 延展性设计（血管蒂转移到长收肌浅面）

图14-3-30　阴股沟皮瓣转移时血管处理的示意图

注：1. 股深动脉；2. 股薄肌；3. 股薄肌肌支；4. 股薄肌肌皮瓣；5. 长收肌。

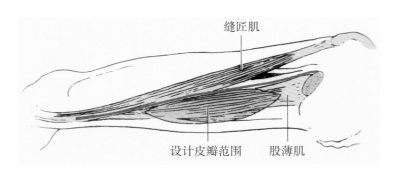

图14-3-31　股薄肌肌皮瓣设计范围

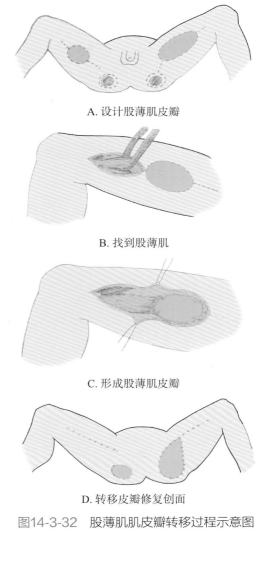

A. 设计股薄肌皮瓣

B. 找到股薄肌

C. 形成股薄肌皮瓣

D. 转移皮瓣修复创面

图14-3-32　股薄肌肌皮瓣转移过程示意图

先将该皮瓣应用于会阴修复，该皮瓣位于大腿外侧，主要供血动脉为旋股外侧动脉升支，该肌皮瓣不单可以提供皮肤组织，还可以提供较大的肌筋膜组织，可以用于腹壁和膀胱的修复。

应用解剖要点：①旋转点，旋股外动脉升支经股直肌与股外侧肌之间向外，在髂前上棘下8cm处进入阔筋膜张肌，该点为旋转点。②供血血管的走行路径，旋股外动脉升支发出前、后缘支，经肌间隙分布于皮肤，包括该肌表面和膝上5cm大腿前外侧皮肤（图14-3-34）。③皮瓣掀起平面，阔筋膜张肌下方。④皮瓣最大切取面积，上界髂嵴上2cm、下界膝上5cm，阔筋膜张肌前后各2cm。

2. 常用肌皮瓣转移手术

（1）手术适应证

1）肿瘤组织切除，局部遗留较大且深的创面。

2）肿瘤切除创面曾经进行过放射治疗，预计可能存在愈合不良。

3）肿瘤切除后遗留经久不愈的溃疡窦道或创面。

（2）手术禁忌证

1）肿瘤切除后创面非常表浅、创面较小，肌皮瓣修复后可造成明显隆起，为肌皮瓣的相对禁忌证。

2）选择肌皮瓣的蒂部供血动脉可能存在损伤，不能保证组织瓣的供血。

3）肌皮瓣供区明显创伤、瘢痕，不适宜转移者。

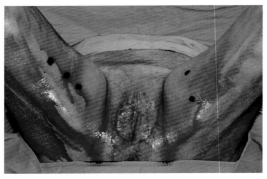

A. 右侧半外阴肿瘤

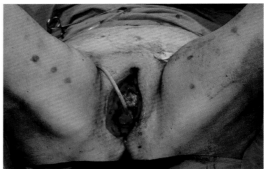

B. 根治性外阴切除术，右侧较宽

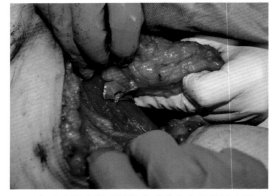

C. 切取右侧大腿以旋股内动脉穿支为蒂的皮瓣

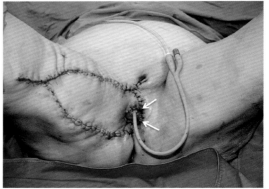

D. V-Y皮瓣推进，白色箭头环绕尿道、阴道的皮瓣边缘

图14-3-33　采用大腿内侧旋股内动脉穿支V-Y皮瓣推进修复外阴创面（Stefano，2016）

资料来源：Stefano Gentileschi, Maria Servillo, Giorgia Garganese, et al. Surgical therapy of vulvar cancer:how to choose the correct reconstruction?. J Gynecol Oncol. 2016, Nor; 27(6): e60.

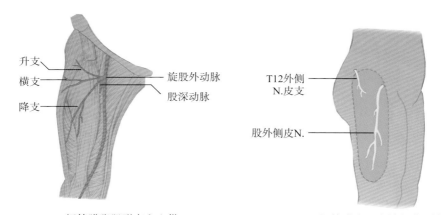

A. 阔筋膜张肌形态和血供

B. 阔筋膜张肌皮瓣的感觉神经

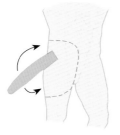

C. 腹侧旋转修复区

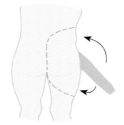

D. 北侧旋转修复区

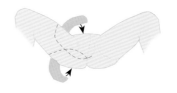

E. 会阴旋转修复区

图14-3-34　阔筋膜张肌的血供、感觉和转移范围

（3）手术基本过程：选择合适的肌皮瓣供区，通过多普勒探测仪或者血管造影，确定供血血管的解剖特点和行走轨迹，并用记号笔清晰标记。

1）麻醉和体位：全身麻醉，截石位，常规消毒铺巾，个别肌皮瓣需要术中变换体位。

2）切除外阴癌、清扫淋巴结：根据外阴癌的特点、分期和转移情况，决定外阴癌的切除范围，按照治疗原则彻底切除病灶，创面止血备用。根据情况需要，决定是否进行腹股沟淋巴结清扫。

3）设计肌皮瓣：根据肿瘤切除后创面的大小，设计合适大小的肌皮瓣，根据转移距离，决定从旋转

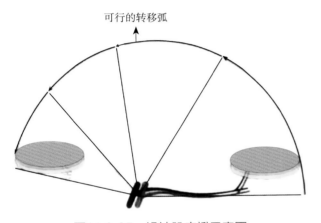

可行的转移弧

图14-3-35　设计肌皮瓣示意图

点到皮瓣远端的合适长度（图14-3-35）。

4）肌皮瓣的形成：按照局部肌皮瓣的解剖特点，切开皮肤、皮下组织，从合适的平面掀起肌皮瓣。仔细保护蒂部的主要供血血管，测量蒂部的长度，适当分离，使得皮瓣可以顺利转移。最后充分止血备用。

5）肌皮瓣转移、封闭创面：通过皮下隧道或者创面连接处，将形成的肌皮瓣转移到肿瘤切除后遗留的创面上，放置引流后分层缝合封闭创面。供瓣区通过直接分层缝合或者植皮关闭创面。适当加压包扎，注意观察皮瓣的血运。

（4）手术注意事项：肌肉是人体重要的运动器官，选择肌皮瓣时，尽量使用对运动功能影响不大、转移方便的肌皮瓣作为供区。如果是穿支血管，可能需要确定血管的穿出点，并以此为中心设计皮瓣。当肌皮瓣转移时要将各层缝合到一起后再予剥离，以免损伤了肌皮动脉的供血。肌皮瓣转移后要观察皮瓣的血供，尤其是股薄肌肌皮瓣，如果皮瓣供血较差，可以只保留其肌瓣部分，遗留创面可以Ⅱ期植皮修复。

（李　强　周　宇　赵　阳）

参考文献

[1] GRAVVANIS AI, TSOUTSOS DA, KARAKITSOS D, et al. Application of the pedicled anterolateral thigh flap to defects from the pelvis to the knee[J]. Microsurgery, 2006, 26(6): 432-438.

[2] COMBS PD, SOUSA JD, LOUIE O, et al. Comparison of vertical and oblique rectus abdominis myocutaneous flaps for pelvic, perineal, and groin reconstruction[J]. Plast Reconstr Surg, 2014, 134(2): 315-323.

[3] CROSBY MA, HANASONO MM, FENG L, et al. Outcomes of partial vaginal reconstruction with pedicled flaps following oncologic resection[J]. Plast Reconstr Surg, 2011, 127(2): 663-669.

[4] FRANCHELLI S, LEONE MS, BRUZZONE M, et al. The gluteal fold fascio-cutaneous flap for reconstruction after radical excision of primary vulvar cancers[J]. Gynecol Oncol, 2009, 113(2): 245-248.

[5] GLEESON NC, BAILE W, ROBERTS WS, et al. Pudendal thigh fasciocutaneous flaps for vaginal reconstruction in gynecologic oncology[J]. Gynecol Oncol, 1994, 54(3): 269-274.

[6] HÖCKEL M, SCHMIDT K, BORNMANN K, et al. Vulvar field resection: novel approach to the surgical treatment of vulvar cancer based on ontogenetic anatomy[J]. Gynecol Oncol, 2010, 119(1): 106-113.

[7] HASHIMOTO I, ABE Y, ISHIDA S, et al. Development of Skin Flaps for Reconstructive Surgery: Random Pattern Flap to Perforator Flap[J]. J Med Invest, 2016, 63(3-4): 159-162.

[8] HASHIMOTO I, ABE Y, NAKANISHI H. The internal pudendal artery perforator flap: free-style pedicle perforator flaps for vulva, vagina, and buttock reconstruction[J]. Plast Reconstr Surg, 2014, 133(4): 924-933.

[9] HOLLENBECK ST, TORANTO JD, TAYLOR BJ, et al. Perineal and lower extremity reconstruction[J]. Plast Reconstr Surg, 2011, 128(5): 551e-563e.

[10] HONG JP, KIM CG, SUH HS, et al. Perineal reconstruction with multiple perforator flaps based on anatomical divisions[J]. Microsurgery, 2017, 37(5): 394-401.

[11] KOTTI B. Optimizing the pedicled rectus abdominis flap: revised designs and vascular classification for safer procedures[J]. Aesthetic Plast Surg, 2014, 38(2): 387-394.

[12] MERICLI AF, MARTIN JP, CAMPBELL CA. An Algorithmic Anatomical Subunit Approach to Pelvic Wound Reconstruction[j]. Plast Reconstr Surg, 2016, 137(3): 1004-1017.

[13] MITRA S, SHARMA MK, KAUR I, et al. Vulvar carcinoma: dilemma, debates, and decisions[J]. Cancer Manag Res, 2018, 10: 61-68.

[14] O'DEY DM, BOZKURT A, PALLUA N. The anterior Obturator Artery Perforator (aOAP) flap: surgical anatomy and application of a method for vulvar reconstruction[J]. Gynecol Oncol, 2010, 119(3): 526-530.

[15] SEO BF, CHOI JY, HAN HH, et al. Perforators as recipients for free flap reconstruction of the inguinal and perineal region[J]. Microsurgery, 2015, 35(8): 627-633.

[16] STANKEVICA J, MACUKS R, BAIDEKALNA I, et al. Midline involvement as a risk factor for vulvar cancer recurrence[J]. Asian Pac J Cancer Prev, 2012, 13(10): 5237-5240.

[17] GENTILESCHI S, SERVILLO M, GARGANESE G, et al. Surgical therapy of vulvar cancer: how to choose the correct reconstruction? [J]. J Gynecol Oncol, 2016, 27(6): e60.

[18] WEI FC, JAIN V, SUOMINEN S, et al. Confusion among perforator flaps: what is a true perforator flap? [J]. Plast Reconstr Surg, 2001, 107(3): 874-876.

[19] YUN IS, LEE JH, RAH DK, et al. Perineal reconstruction using a bilobed pudendal artery perforator flap[J]. Gynecol Oncol, 2010, 118(3): 313-316.

[20] 牛皓，宋慧锋，许明火，等. 会阴部亚单位缺损修复重建方案[J]. 中华整形外科杂志，2019，35（5）：436-440.

[21] 王芳，宋慧锋. 旋髂浅动脉穿支皮瓣的研究进展[J]. 中华损伤与修复杂志（电子版），2016，11（5）：378-381.

[22] 谢昆，温冰，翟伟. 穿支皮瓣在修复会阴区肿瘤术后缺损中的应用[J]. 中华整形外科杂志，2018，34（9）：704-708.

[23] 侯春林，顾玉东. 皮瓣外科学[M]. 上海：上海科学技术出版社，2006：34，602.

[24] Geoffrey C Gurtner. 麦卡锡整形外科·第一分卷[M]. 范巨峰，宋建星，译. 北京：人民卫生出版社，2016：259-263.